肩关节的正常和病理解剖学

Normal and Pathological Anatomy of the Shoulder

主　编（澳）格雷戈里·I. 贝恩（Gregory I.Bain）
（日）井樋 荣二（Eiji Itoi）
（意）乔瓦尼·迪·贾科莫（Giovanni Di Giacomo）
（日）菅谷 启之（Hiroyuki Sugaya）

主　审　杨匡洋　侯树勋　海　涌
主　译　赵立连
副主译　何利雷　马　原

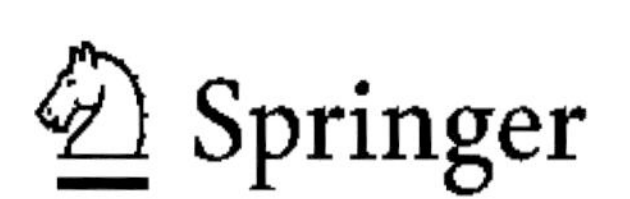

北方联合出版传媒（集团）股份有限公司
辽宁科学技术出版社
·沈阳·

Translation from the English language edition:
Normal and Pathological Anatomy of the Shoulder
edited by Gregory Ian Bain, Eiji Itoi, Giovanni Di Giacomo and Hiroyuki Sugaya

图书在版编目（CIP）数据

肩关节的正常和病理解剖学 /（澳）格雷戈里 · I. 贝恩（Gregory I.Bain）等主编；赵立连主译．—沈阳：辽宁科学技术出版社，2022. 1
ISBN 978-7-5591-2020-5

Ⅰ. 肩…　Ⅱ. ①格… ②赵…　Ⅲ. ①肩关节—人体解剖学—图谱　Ⅳ. ① R322.7-64

中国版本图书馆 CIP 数据核字（2021）第 065921 号

出版发行：辽宁科学技术出版社
（地址：沈阳市和平区十一纬路 25 号　邮编：110003）
印 刷 者：辽宁新华印务有限公司
经 销 者：各地新华书店
幅面尺寸：210mm × 285mm
印　　张：23.5
插　　页：4
字　　数：600 千字
出版时间：2022 年 1 月第 1 版
印刷时间：2022 年 1 月第 1 次印刷
责任编辑：吴兰兰
封面设计：顾　娜
版式设计：袁　舒
责任校对：栗　勇

书　　号：ISBN 978-7-5591-2020-5
定　　价：280.00 元

联系电话：024-23284363
邮购热线：024-23284502
E-mail：2145249267@qq.com
http://www.lnkj.com.cn

译者名单

主　审　杨匡洋　佛山市中医院

侯树勋　中国人民解放军总医院第四医学中心

海　涌　首都医科大学附属北京朝阳医院

主　译　赵立连　佛山市中医院

副主译　何利雷　佛山市中医院

马　原　锐腾运动康复中心

译　者（以姓氏拼音为序）

陈小舒　佛山市中医院

李宏亮　佛山市中医院

卢明峰　佛山市中医院

谭艳庆　佛山市中医院

王昌兵　佛山市中医院

邢基斯　佛山市中医院

许　挺　佛山市中医院

前　言

这本书由ISAKOS上肢委员会编写。肩关节的解剖学研究已有几个世纪，且解剖本身并没有发生变化，因此本书的编者们重点讲述了一些新进展：我们在健康或患病的活体中，动态地去评估和理解解剖的能力。在过去，研究人员仅限于通过尸体解剖揭示功能解剖学的奥秘。这些工作基础有助于我们的理解，但有局限性。

过去的30年，临床医生和研究者所使用的工具发生了翻天覆地的变化。关节镜成为这一变革的核心，同时影像学的成像技术也起到了巨大的推动作用，包括MRI、CT和超声。这些新工具帮助我们更好地理解疾病进程是如何使解剖结构改变的。这本著作使我们更深刻地理解正常解剖和变异，以及病理进程中发生的解剖学改变，进而指导我们通过必要的手术重建来恢复丧失的功能，和避免因对解剖的病理改变认知不清而导致的并发症。

感谢Gregory I. Bain、Eiji Itoi和所有ISAKOS上肢委员会成员的辛勤付出。这本著作的影响力将不仅限于ISAKOS会员，还将使更多的外科医生和他们的患者受益。此外，我们将继续不断努力去探索维持肌肉骨骼系统功能的微创而又经济有效的方式，本书还将为未来的相关研究奠定基础。

Gary G. Poehling
Gary G. Poehling，MD
骨科教授
维克森林大学医疗中心
《关节镜杂志》名誉主编

序

引　言

大体解剖学的原理历经数世纪的发展，已成为当今医学的基础。在过去的20年中，生物力学、影像学和关节镜技术获得了长足进步，加强了我们对临床解剖学、外科解剖学和功能解剖学的理解。

为什么是解剖学和病理学？

病理学是医学的基础，解剖学是外科学的基础。尽管这两门基础科学都有发展进步，但病理解剖学的概念经常被忽视。病理过程如创伤、疾病和退行性病变如何影响正常的解剖结构仍需进一步的研究。

本专著

这本专著旨在汇集肩关节解剖学和病理解剖学的最新理念。本书首先探讨了比较解剖学和发育解剖学。对于每个临床相关的解剖学领域都涵盖了以下内容：大体解剖学的概述；超微结构、影像学和关节镜下图像的讨论，以及病理过程如何影响正常的解剖结构。

在撰写过程中，我们交换了许多应用解剖学、病理解剖学和外科解剖学概念，也将通过分析相关的历史研究和最新文献得出的新理念与读者分享。我们相信，这种新理念的传播将改进对肩部疾病患者的评估和管理。

主编和编者

在过去的20年，ISAKOS上肢委员会的许多外科医生都推动了外科解剖学的发展。本书主要由上肢委员会成员撰写。

致　谢

诚挚地感谢各位编辑和作者为完成本项目所付出的时间努力和专业技术。特别要感谢以下学者：

编者 Giovanni Di Giacomo，意大利骨科医生和解剖学家，提供了来自他出版的图书 *Atlas of Functional Shoulder Anatomy* 中的精美尸体解剖图片。

Henry V Crock AO，澳大利亚骨科医生和解剖学家，提供了来自他出版的图书 *An Atlas of Vascular Anatomy of the Skeleton and Spinal Cord* 中的精细血管解剖图片。

Mark Ross，澳大利亚骨科医生，提供了许多精美尸体解剖图片。

Pau Golano，西班牙解剖学家，在筹备手稿过程中不幸逝世。他的逝世是骨科学界的重大损失。本书中展示了他的一部分精美图片。

Martin Langer，德国骨科医生、艺术家、解剖学家，提供了精彩图解。

Ron Heptinstall，注册护士、摄影家、平面艺术家，提供了精美图解。

来自我个人办公室的 Rebecca Lea、Enid Hillard、Amy Watts 和 Don Branwell，感谢他们在版权、校对整理、参考文献和编辑中的协助。

Gregory I. Bain
主编
ISAKOS 上肢委员会副主席
弗林德斯大学骨外科上肢外科与研究中心教授
澳大利亚，阿德莱德

Eiji Itoi
主编
ISAKOS 上肢委员会主席
东北大学医学院骨外科教授
日本仙台

参考文献

[1] Di Giacomo G, Costantini A, Pouliart N, De Vita A, editors. Atlas of functional shoulder anatomy. Italia: Springer; 2008.

[2] Henry V, Crock AO. An atlas of vascular anatomy of the skeleton and spinal cord. Published by Martin Dunitz; 1996. Henry V Crock AO maintains copyright of these images.

目录

第一部分 引言

第二部分 骨性结构

第三部分 盂肱关节

第四部分 其他关节和滑囊

第五部分 肌腱结构

第六部分 神经血管结构

第七部分　外科解剖学

第一部分

引言

第 1 章　肩关节的比较解剖学

W. Jaap Willems

1.1　简介

在超过 3.7 亿年的漫长历史中，生物经历了从鱼类到两栖动物、爬行动物和鸟类，再到四足动物的进化。鱼类的鳍呈膜状或网状向外侧辐射。从鱼类的鳍进化为四足动物的四肢是一个十分精妙的过程，骨骼结构逐渐进化为具有支撑和运动功能，随后可以完成悬吊动作，最终实现了投掷运动。四足动物的四肢有肌肉和结构清晰的关节。

四足动物的肢体（Chiridium）由 3 个明确的区域组成：远端肢体（腕和手指）、中段肢体（桡骨和尺骨）和近端肢体（肱骨）。

肩胛带支撑着肢体，双侧肩胛带在身体中线借助锁骨融合在一起。

本章将重点描述多种四足动物肩胛带的进化过程，然后通过比较不同的动物模型研究肩关节病理。

1.2　肩胛带的进化：骨性结构

鱼类肩胛带的进化过程中有两个重要的变化。鱼类（鳝鳍鱼类）和四足动物（有四肢的脊椎动物）的肩胛带均由皮骨和内骨骼构成。

1.2.1　鱼类

鱼类的肩胛带与颅骨相连，在进化过程中，脊椎动物的肩胛带完全与颅骨分离。分离后，肩胛带由腹面皮骨部分（匙骨和锁骨）和内骨骼（肩胛骨和前喙骨）组成。

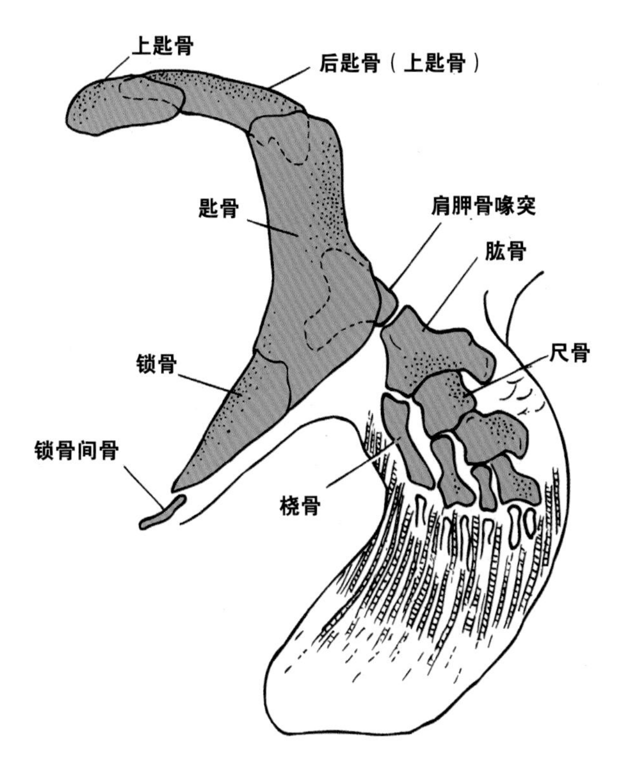

图 1.1　早期四足动物的附肢骨骼（鳝鳍鱼类和多骨鱼类）并未像先前物种那样与颅骨相连，进而导致肩胛带的形成和头部灵活性的增加。匙骨和锁骨的位置更靠近腹侧，肩胛喙骨更靠近背侧；锁间骨连接双侧锁骨

肩胛骨和前喙骨起初是一体的，但四足动物的内骨骼从两个不同的胚胎软骨骨化中心发育而来，因而形成了两块独立的骨骼：肩胛骨和前喙骨（图 1.1）。

1.2.2　两栖动物

两栖动物获得陆栖习性后，首先出现三分式肩胛带：喙骨进化为前方的前喙骨和后方的喙骨、锁骨与前喙骨相连。

1.2.3　爬行动物

相比于肩胛带与颅骨相连的鱼类，爬行动物的肩胛带从头端向尾端移行，包括肩胛骨、取代前喙骨的锁骨和喙骨。

不同物种的前喙骨进化各不相同。在一些动物的肩盂窝周围，前喙骨变为肩胛骨前侧的一部分；另一些动物的前喙骨与胸骨融合，或被锁骨替代。尽管肩胛骨和喙突在解剖学上是相连的，但喙骨和锁骨的基因模式受到不同 Hox 基因的控制，进一步佐证二者是独立的系统发育衍生物。

1.2.4　鸟类

鸟类肩胛带的独特进化方式使其能够飞翔。锁骨的作用最为关键，悬吊上肢使其离开身体。为了适应与飞翔相关的肌肉结构，喙骨变得大而强壮。相应的，肩胛骨为了适应较大的运动范围变得小而弯曲、狭窄。为了适应飞行所需要的强大胸肌，胸骨变成龙骨状。

1.2.5　哺乳动物

哺乳动物的喙骨显著变小，在肩胛骨上形成一个不明显的突起。从喙突延伸至肩胛骨的喙肩韧带是仅留下的进化痕迹，在这里可能会出现一些独立的软骨块。这种进化使肩胛骨与其他骨骼游离开来，不再存有骨性连接。在没有锁骨的哺乳动物中，没有骨性连接的肩胛骨独立支撑四肢，其上附着有肢体自由移动所需的肌肉。新功能对肩胛带的需求使肩胛骨背侧面隆起，即肩胛冈，向下延伸形成

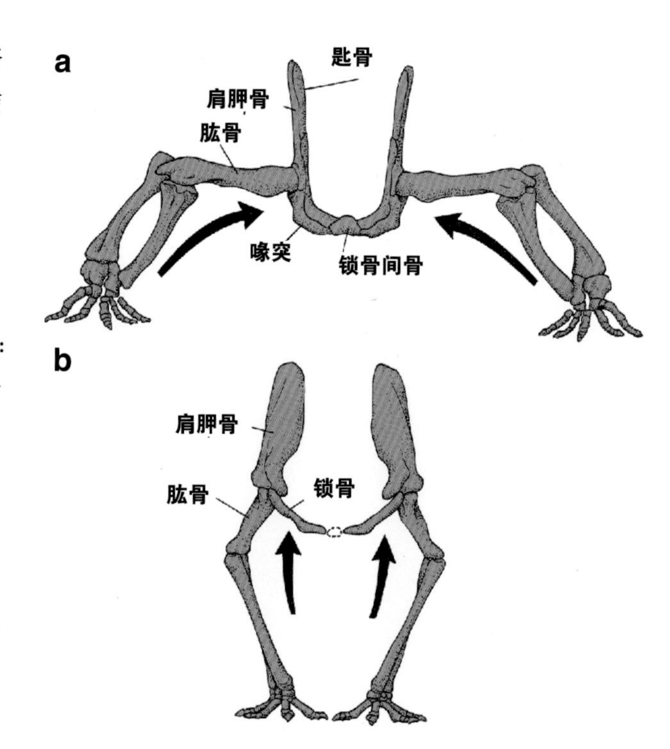

图 1.2　肩胛带的作用随着四肢姿势的变化而变化。（a）四肢伸展匍匐位，受力向内指向肩胛带；（b）肢体位于身体下方，受力更多地指向腹面，特别是锁骨的作用伴随这些改变而大大减小

肩峰。

当四足动物的四肢姿势出现变化时，锁骨也在进化中不断变化。四肢伸展的匍匐姿势时，应力向内指向肩胛带，因此内侧结构在抵抗这些应力过程中发挥了主要作用：在这些动物中，双侧锁骨是互相连接的，称之为锁间骨。当四肢处在身体下方时，指向中线的应力变少，而更多地指向垂直方向，这就减弱了锁骨的作用（图 1.2）。

一些前肢自由度非常大的哺乳动物其锁骨发育很完善，例如食虫动物、灵长类动物、部分有袋动物和啮齿类动物。其他哺乳动物的锁骨则缺如或退化，包括蹄类动物、食肉动物、部分啮齿类动物和有袋动物。

1.3　肩胛带的进化：肌肉系统

四足动物的肩和前肢肌肉的发育源于四方面：鳃节肌（颚肌和咽肌）、中轴肌、背侧肌和腹侧肌（图 1.3）。

1.3.1　鳃节肌

鳃节肌进化成为斜方肌和乳突肌（包括胸骨乳突肌和锁骨乳突肌）。

1.3.2　中轴肌

中轴肌进化成为肩胛提肌、菱形肌复合体和锯肌。三者与斜方肌共同形成肌性悬吊装置，将两侧肩胛骨之间的身体悬吊起来。当肩胛带与颅骨分离，鳃节肌和中轴肌进化成为肌性悬吊装置的一部分，将前肢与身体连接起来。

1.3.3　背侧肌

背侧肌止于肱骨，当动物站立时，背侧肌在运动过程中摆动肱骨或将其固定于某姿势。在所有背侧肌中，只有背阔肌起自肢体以外的体壁。其他作用于肱骨的背侧肌包括小圆肌、肩胛下肌和三角肌，可能形成两组完全不同的肌肉。肱三头肌也源自背侧肌肉，但其作用为伸展前肢。

1.3.4　腹侧肌

胸肌是一块重要的腹侧肌。早期哺乳动物的胸肌由 4 块独立肌肉组成，而灵长类动物只保留了两部分：胸大

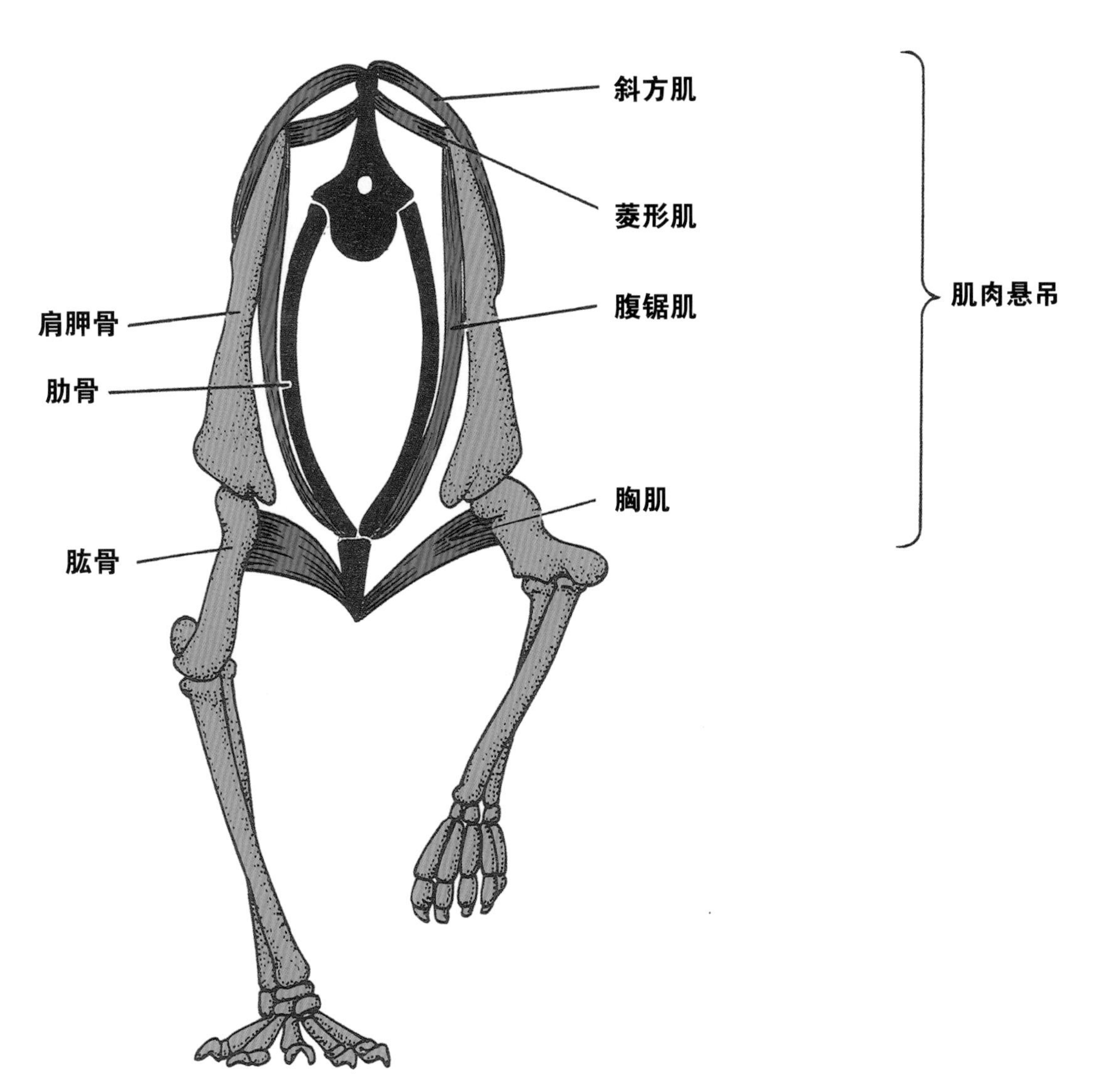

图 1.3　哺乳动物的肌性悬吊作用。一些肌肉源于鳃节肌（斜方肌），一些源于中轴肌（菱形肌和锯肌），一些源于腹侧肌（胸肌）

肌和胸小肌。

哺乳动物腹侧的喙上肌起自肩胛骨外侧面的背侧。骨性肩胛冈将其分为冈上肌和冈下肌，同样止于肱骨。喙肱肌起自喙骨沿肱骨前方走行。

哺乳动物的肱二头肌有两个头，表现为两块肌肉的融合，止于前臂，作用是屈曲前臂。

1.3.5 肩袖

Sonnabend 等对 22 种动物的肩袖进行了解剖研究，包括有袋动物、食肉动物、有蹄动物和其他灵长类动物。研究发现，以上动物都存在肩袖结构，并且大多数动物的肩袖肌腱独立地止于肱骨结节。

Sonnabend 观察到在一些灵长类动物中，肌腱相互融合形成真正的肩袖（联合腱）（例如狒狒和黑猩猩、红毛猩猩等类人猿）。只有一种有袋物种（树袋鼠）的肩袖形成联合腱。研究中所有其他动物的肩袖肌腱之间都没有互相连接。

肌腱之间互相连接成真正的肩袖结构，与过顶类运动和外展类运动的能力密切相关。

1.4 比较解剖学：从四足动物到人类

Inman 等对肩胛带的进化变异做了大量研究，从四足灵长类动物到树栖灵长类动物再到包括类人猿在内的两足物种。

1.4.1 肩胛骨

在进化过程中，当姿势和环抱等功能性需求发生变化时，肩胛骨的形态也随之改变（功能决定形态）。

爬行类动物的肩胛骨宽大，但随着运动效率的提高，出现了许多变化，包括：

1. 肩胛骨尺寸变小；
2. 肩胛盂的方向从外侧转变为后下；
3. 肩胛冈发育；
4. 前喙骨消失；
5. 喙突尺寸变小；
6. 肌肉重组。

肩胛骨的形状依赖于姿势：四足动物需要宽大的前锯肌支撑体重，因此其肩胛骨宽大。从俯身行走（身体与地面平行）到直立行走，以及对于环抱动作的独特需求，使肩胛骨形态发生变化。直立行走姿势和扁平的胸廓，使肩胛骨的位置从外侧转为背侧。肩胛骨位置的变化也使锁骨变长。

肩胛骨最大变化是长宽比。俯身行走形成的是狭长形肩胛骨，而类人猿的肩胛骨变宽。Inman 等引入了肩胛骨指数，即肩胛骨宽（肩胛冈基底）与长（肩胛骨上下角之间）的比值。在向人类进化的持续过程中，肩胛骨指数逐渐变小（主要因为长度不断增加，而宽度增加极小）（图 1.4）。肩胛骨长度的变化主要发生在肩胛冈下方，肩胛骨的腋侧缘与肱骨肌肉的活动角度之间的关系也随之发生了改变。

在灵长类动物进化的过程中，三角肌的作用逐渐提

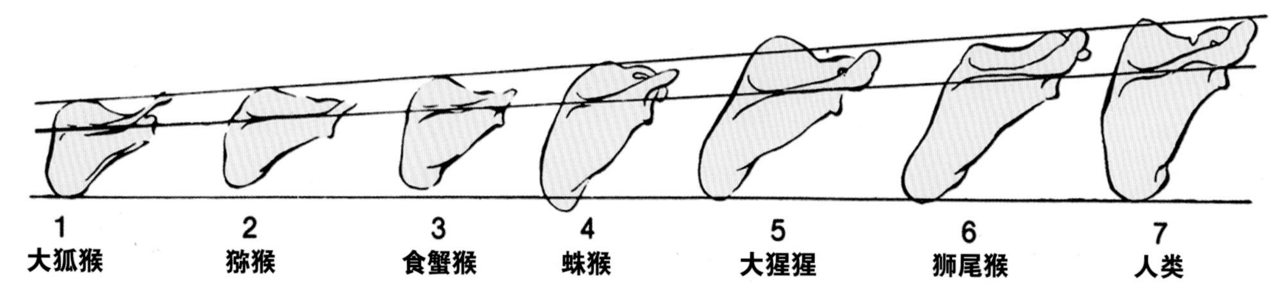

图 1.4 从俯身行走到直立行走的进化过程中，肩胛骨指数逐渐变小

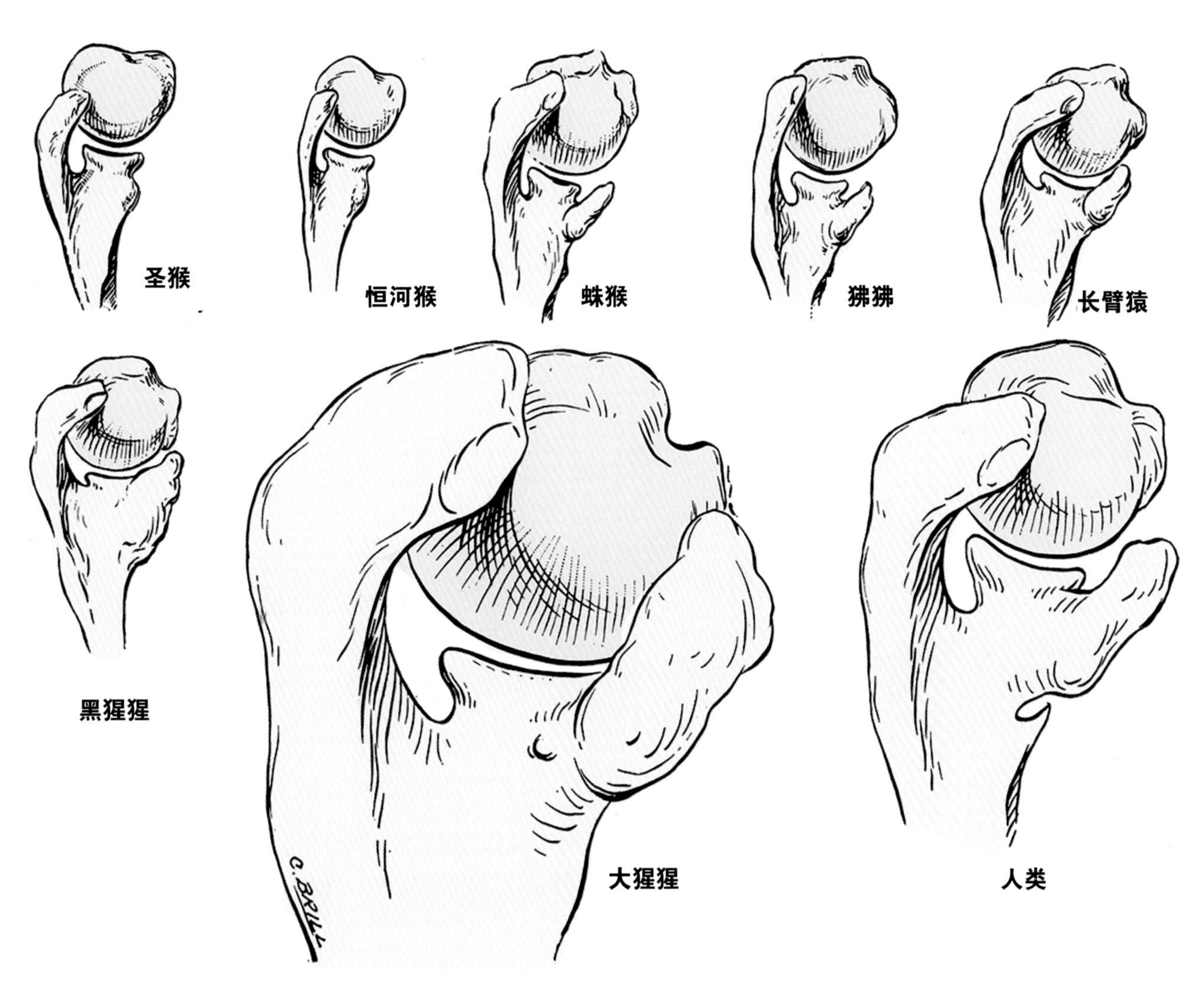

图 1.5　从俯身行走到直立行走的进化过程中，肩胛冈和肩峰逐渐变大。这个变化反映了三角肌的重要性增加。还可以看到在持续的进化过程中，喙突也在不断变大，肱骨头两个结节的尺寸变得不均等，结节间沟内移

升，这从肩胛冈外端突起的变化可以反映出来：俯身行走动物的肩峰几乎没有发育；直立行走动物的肩峰较大，拱悬于肱骨头上方（图 1.5）。

1.4.2　肱骨

爬行动物的前肢活动自如，上肢位于身体以下，肱骨变得比后肢小很多。肱骨近端开始出现两个骨性结节，并进化成为哺乳动物的肱骨结节。

适应奔跑习性的哺乳动物（比如马），肱骨两端的关节面在同一个矢状面发挥功能：通过肱骨头长轴的轴线与肱骨远端关节面的轴线相互垂直。

对于直立行走的灵长类动物，上述两个轴线的角度随着肱骨干内旋的增加而改变，因为肱骨干的内旋使肱骨头发生旋转，以适应前文提到的肩胛骨位置的变化（图 1.6）。

但是环抱动作需要肢体作为一个整体在身体前方发挥功能，将肘关节维持在矢状面。为适应这个状态，肱骨向内扭转，两端关节面向相反方向旋转（图 1.7）。后倾角由奔跑类哺乳动物的 90° 改变为 16° ~36°。

在向环抱动作进化的过程中，肩胛盂变扁平和肱骨结节外移是另一个重要变化。在俯身行走的动物中，肱二头肌腱走行于肱骨头的中央，并在同一平面进入结节间沟：在这个位置上，肱二头肌是一块强大的屈肌。在这些动物中，肱骨大小结节尺寸相同。

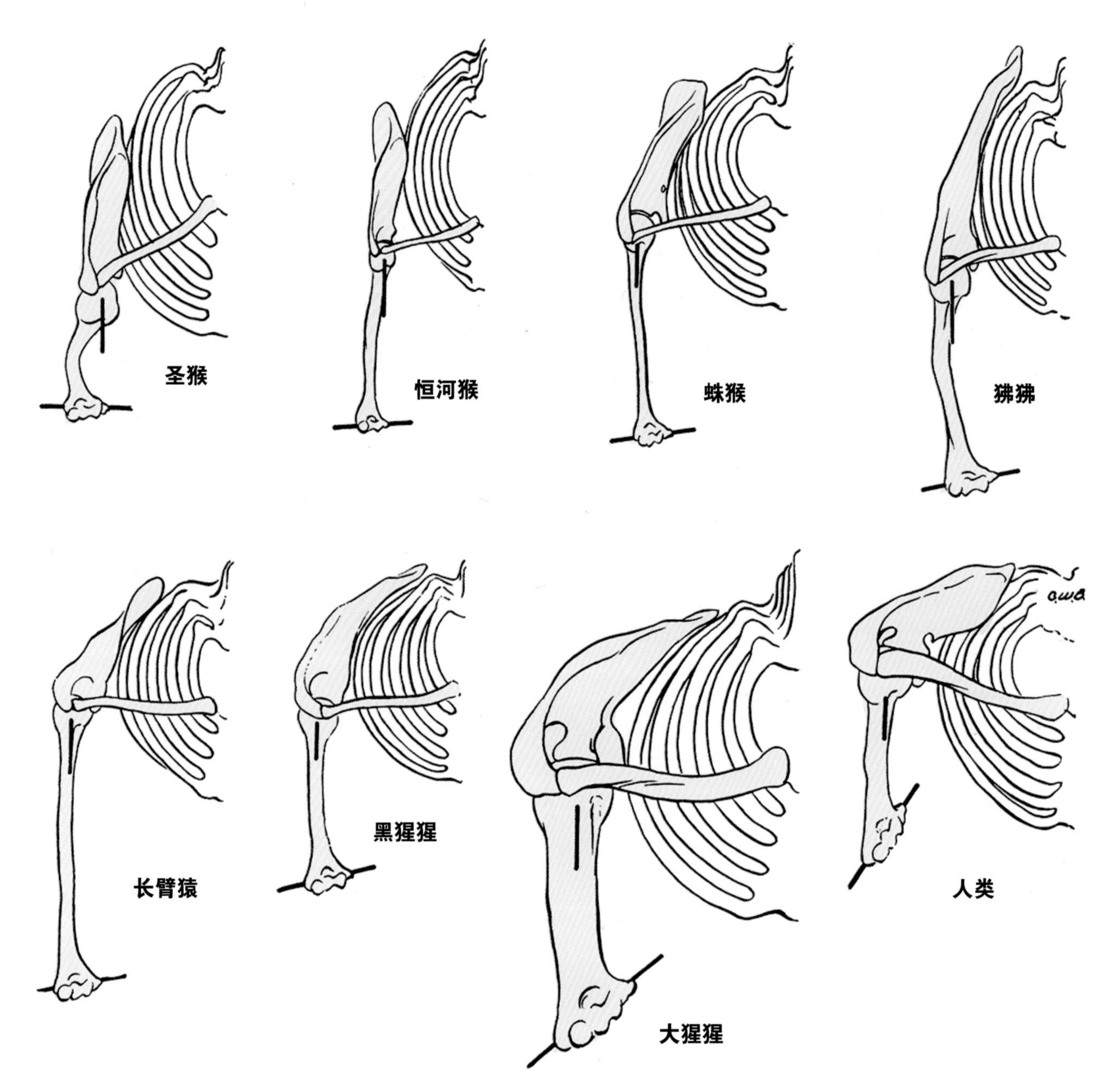

图 1.6 从俯身行走到直立行走的持续进化阶段中发生的变化：胸廓变扁平，肩胛骨移向背侧，肩胛盂更加面向外侧，锁骨变长

在直立行走的动物中，内旋的肱骨干使结节间沟也发生内旋（30°），并且小结节变小。在这个位置上，除非手臂处于外旋位时，肱二头肌长头屈肩的作用下降。

1.4.3 肌肉

在高级灵长类动物中三角肌的肱骨止点逐渐移位尤为显著（图 1.8）。

1.4.3.1 肩胛骨 – 肱骨相关肌肉

这些肌肉连接肩胛骨与肱骨，由冈上肌、冈下肌、小圆肌、肩胛下肌、三角肌和大圆肌组成。随着前肢活动范围的增加，三角肌变大，冈上肌变小。在进化过程中，小圆肌从三角肌中分离开来形成通过肩胛下角的独立肌肉。随着肩胛冈下方肩胛骨尺寸的逐渐增大，冈下肌的体积随之增加。在灵长类动物由初级向高级进化的过程中，肩胛下肌几乎没有变化。

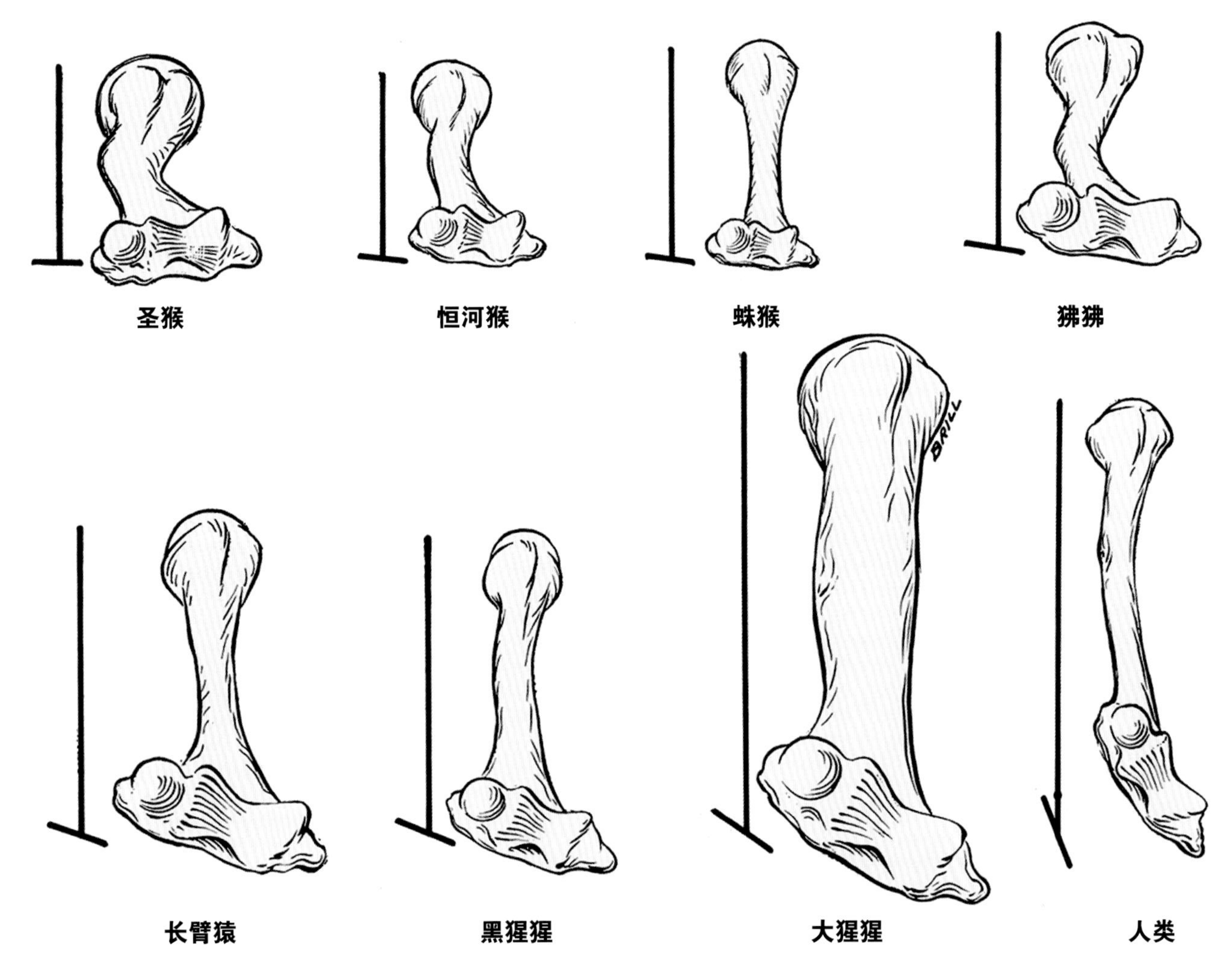

图 1.7　肱骨干扭转的变化过程：肱骨干向内旋，肱骨头关节面向外旋（后倾角由 90°变为 16°~36°），导致结节间沟内旋

肩胛冈下方的肩胛骨变长使肩胛骨外侧缘尺寸也随之增加。因此，冈下肌、小圆肌和肩胛下肌的起点更偏下，发挥旋转、下拉肱骨头的作用。

Sonnabend 等研究了 22 种不同动物的肩袖肌群，包括有袋动物、食肉动物、有蹄动物和其他灵长类动物，发现这 22 种动物都有肩袖肌群，并且大多数动物的肩袖肌腱在肱骨结节上有独立的止点。他发现只有进行过顶运动的动物的肩袖肌腱才会相互融合形成肩袖（联合腱）（例如狒狒和黑猩猩、红毛猩猩等类人猿）。

1.4.3.2　中轴骨 – 肱骨相关肌肉

这些肌肉连接中轴骨和肱骨，由胸大肌、胸小肌和背阔肌构成。胸大肌分浅、深两层。一部分起自胸骨止于锁骨（锁骨头）。胸小肌由胸大肌深层进化而来。

背阔肌和大圆肌源自相同肌层，从躯干经肩胛骨尾端延伸至肱骨。在进化过程中大圆肌从中分离出来，起自肩胛骨尖端。这两块肌肉在树栖灵长类动物中发育得更为完善。

1.4.3.3　中轴骨 – 肩胛骨相关肌肉

这些肌肉连接中轴骨和肩胛骨，由前锯肌、菱形肌、肩胛提肌和斜方肌构成。前 3 块肌肉起自肋骨或颈椎的骨性突起，止于肩胛骨脊柱缘，主要作用是控制肩胛骨内侧缘的运动。肩胛提肌和前锯肌来自同一肌鞘；在进化过程中，近端和远端的纤维变多，中间段的纤维变少，最终形成 2 块独立肌肉。肩胛提肌上抬肩胛骨，前锯肌将肩胛骨拉向前方。斜方肌在灵长类动物的进化过程中几乎没有变化。

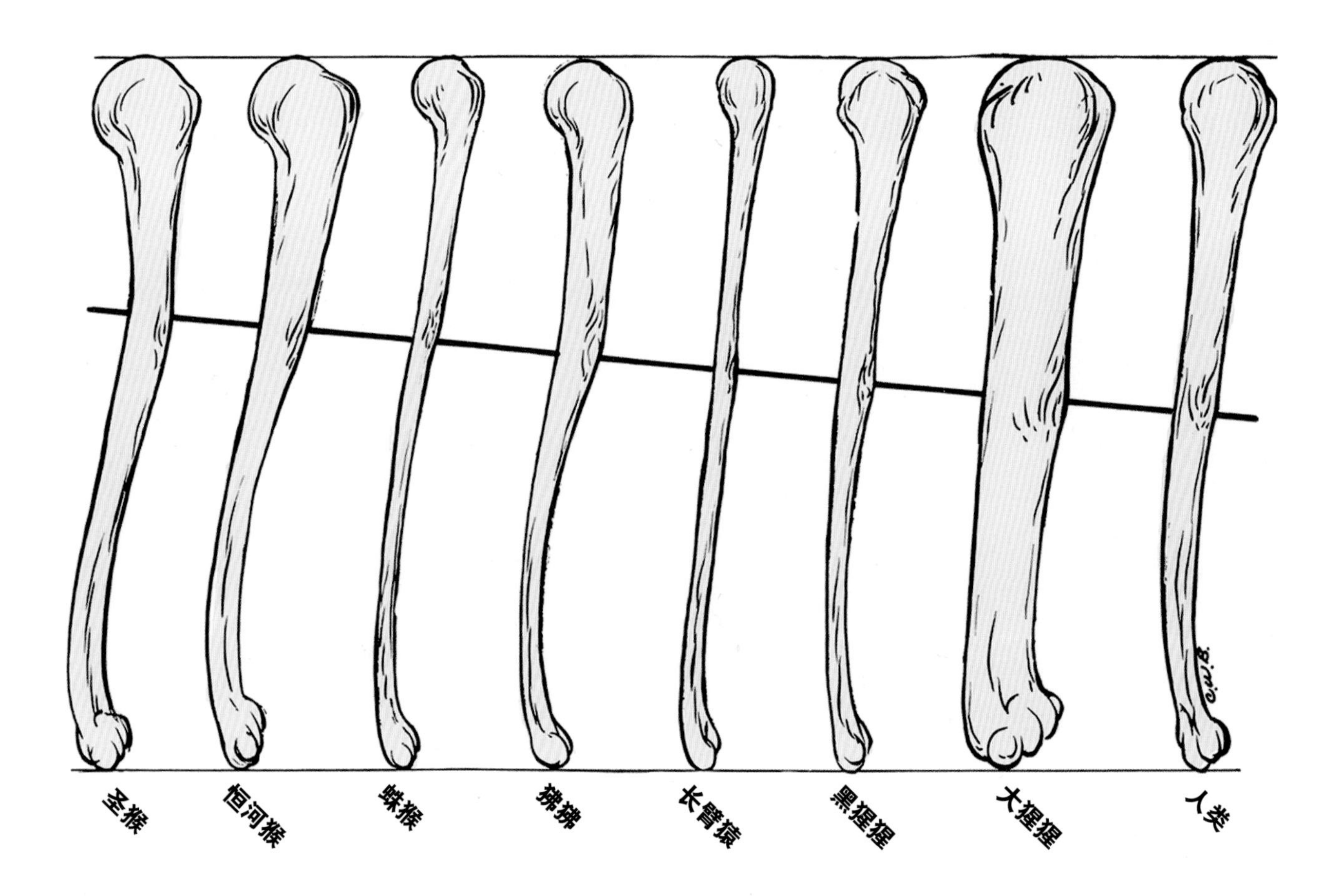

图 1.8　三角肌在肱骨干的止点逐渐向下移位，表明三角肌的功能对高级灵长类动物十分重要

1.4.3.4　肱二头肌和肱三头肌

这 2 块肌肉分别由腹侧和背侧肱肌进化而来。腹侧肱肌的一部分沿着筋膜平面向近端肩胛骨迁移形成肱二头肌。在哺乳动物而非灵长类动物中，肱二头肌是一块独立的肌肉。例如动物中的马，其强大的肱二头肌和冈上肌共同作用上抬前肢。但在灵长类动物中，肱二头肌有 2 个起点（盂上结节和喙突）。肱骨干扭转引发的结节间沟向内侧移位减弱了肱二头肌上举手臂的作用。

肱三头肌源自背侧肱肌，与肱二头肌相似，肱三头肌的 3 个头向近端迁移，其肩胛头止于盂下结节。

1.5　动物模型

动物模型在医学研究的诸多领域都有重要价值，例如解剖学、生物力学和病理学的活体和离体研究。

尸体研究为解剖学、生物力学、肌肉和肌腱功能、肩关节生物力学和不同肩袖修复技术的修复强度等研究提供了良好的手段。活体模型为肌腱愈合、退行性病变和关节稳定性的研究提供了重要方法。

动物模型已用于研究肩关节挛缩、关节成形术、肩关节不稳以及近年来的研究热点肩袖撕裂，但是所有这些病理状态都缺少验证有效的动物模型。已有大量的动物模型应用于活体和离体的肩关节研究，包括小鼠、大鼠、兔子、猫、山羊、绵羊、狗、小牛、短尾猴和狒狒。

Soslowsky 比较了 33 种动物后指出，大鼠是最适合研究肩袖损伤的动物模型（图 1.9）。

Plate 对比了用于肩关节研究的一些动物模型的优势和不足（表 1.1）。

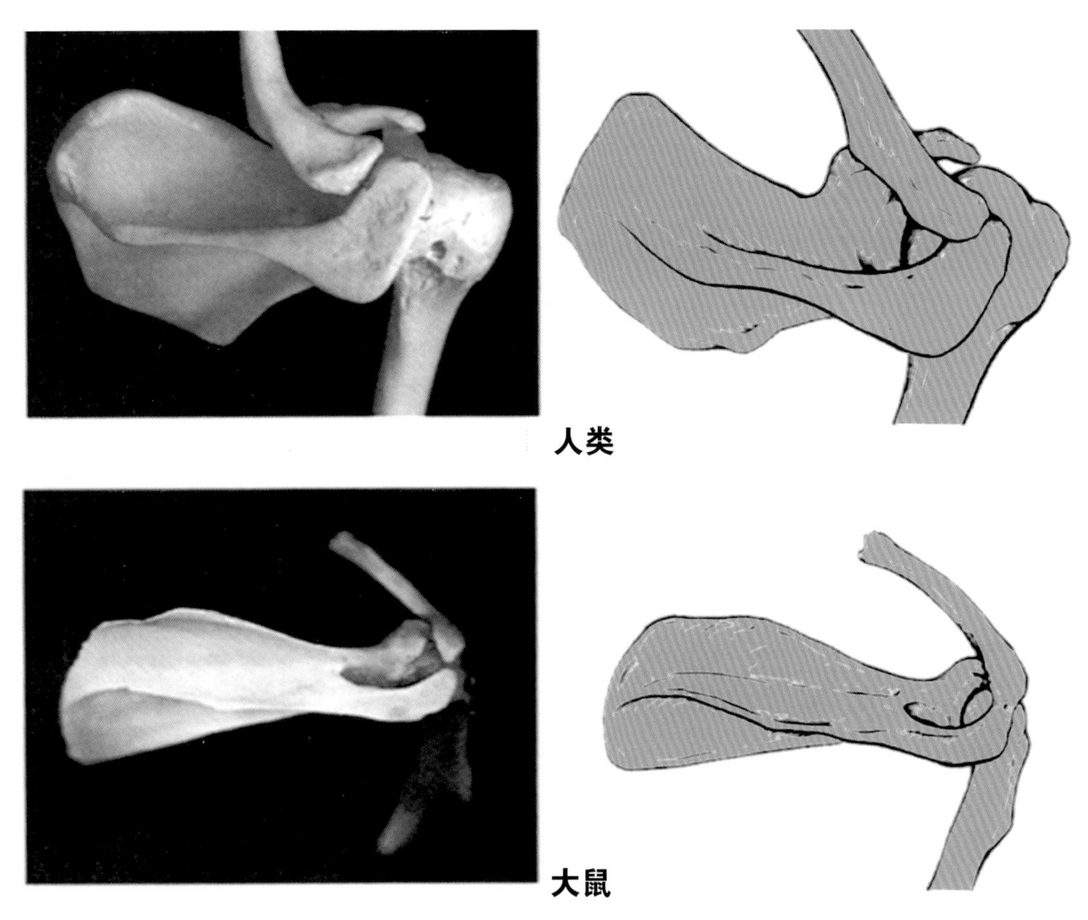

人类和大鼠的右侧肩关节后上观骨性解剖及示意图，可以看到相似的结构：肩峰越过肱骨头向前突出与锁骨相连。

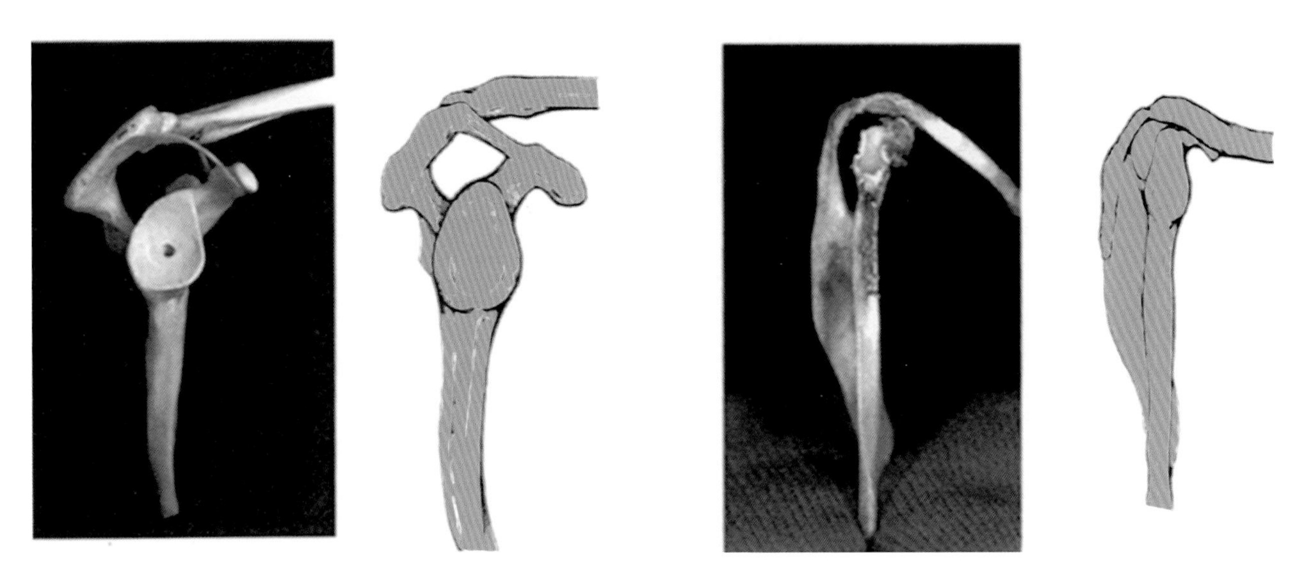

人类和大鼠去除了肱骨的右侧肩关节侧位观或出口位观及示意图，可以看到二者具有相似的位于冈上肌腱上方的“闭合弓”结构。

图 1.9　人类和大鼠肩关节解剖的对比。后上观和出口位观，展示了二者肩关节冈上肌上方的“闭合弓”

表 1.1 用于肩关节研究的动物模型的比较

	大鼠 / 小鼠	兔子	狗	绵羊 / 山羊	灵长类（除人类）
优势	可以比较喙肩弓下 RC 与 SST 实用、性价比高 需求最低（护理、设施） 样本量大	外伤后的纤维脂肪浸润 相对便宜 需求低（护理、设施）	评估 T-BH 尺寸和 RC 负荷相似	肩袖修复 评估 T-BH 尺寸相似	相似的解剖特征、RC 止点和与年龄相关的退行性病变 肩袖修复 多方向运动 评估 T-BH
不足	多向运动有限 肩关节小 RCT 后脂肪浸润显著（但只在联合 SSN 断裂时才发生） 四足动物 无法进行二次肩袖撕裂修复	有限的可比性（SubST、四足动物）	多向运动有限 肩峰和喙骨不同 四足动物 中等需求（护理、设施） 昂贵	多向运动有限 IST 不同 四足动物 需求高（护理、设施） 昂贵	半陆栖、前肢半负重 需求最高（护理、设施） 纵向研究很昂贵 伦理
慢性 RCT	持续的部分撕裂可自行愈合 瘢痕形成假肌腱	慢性条件下的肌肉变化 自行愈合	伴有瘢痕组织的自行愈合	伴有瘢痕组织的自行愈合	慢性损伤的愈合反应未评估
结果评估	活体功能评估 步态分析 Histo CT、MRI	CT、MRI、US 步态分析 Histo	CT、MRI、US 步态分析 Histo	CT、MRI、US Histo	CT、MRI、US Histo 评估上肢活动、行走速度、功能性活动和过顶活动
研究领域	年龄相关的退变机制，例如内在因素、外在因素、撞击、过度使用 活体功能性生物力学研究 分子通路 康复	肌肉变化机制 生物力学研究 T-BH 支架增强修补	T-BH 支架增强修补 生物力学研究 RCR 后力学强度	慢性 RCT 的活体生物力学研究 RCR 后力学强度	年龄相关的退变机制 活体腱骨愈合 生物力学研究 分子通路 RCR 后力学强度

RC，肩袖；SST，冈上肌腱；T-BH，腱骨愈合；RCT，肩袖撕裂；RCR，肩袖修复；SSN，肩胛上神经；US，超声；Histo，组织学分析；SubST，肩胛下肌腱；IST，冈下肌腱

1.6　结论

动物模型是肩关节研究的一个重要部分。但是，我们需要谨慎地将这些概念应用于人体研究。

参考文献

[1] Kardong KV. The vertebrates. Comparative anatomy, function and evolution. 6th ed. Boston: McGraw-Hill International Edition; 2012.

[2] DePalma AF. The classic. Origin and comparative anatomy of the pectoral limb. Surgery of the shoulder. Philadelphia: Lippincott Williams & Wilkins; 1950. p. 1–14. Clin Orthop Relat Res. 2008;466(3): 531–542.

[3] Sonnabend DH, Young AA. Comparative anatomy of the rotator cuff. J Bone Joint Surg Br. 2009;91(12): 1632–1637.

[4] Inman VT, et al. Observations on the function of the shoulder joint . J Bone Joint Surg Am. 1944;26(1): 1–30.

[5] Cavinatto L. Experimental models in shoulder research . A.G.E.S.A. G Milano (ed). London: Springer-Verlag. 2014.

[6] Longo UG, et al. Animal models for translational research on shoulder pathologies: from bench to bedside. Sports Med Arthrosc. 2011;19(3): 184–193.

[7] Plate JF, et al. Age-related degenerative functional, radiographic, and histological changes of the shoulder in nonhuman primates. J Shoulder Elbow Surg. 2013;22(8):1019–1029.

[8] Warden SJ. Animal models for the study of tendinopathy. Br J Sports Med. 2007;41(4):232–240.

[9] Soslowsky LJ, et al. Development and use of an animal model for investigations on rotator cuff disease. J Shoulder Elbow Surg. 1996;5(5):383–392.

[10] DePalma AF. Surgery of the shoulder. Philadelphia: Lippincott Williams & Wilkins; 1950. p. 1–14.

第 2 章　肩关节的发育解剖学

Teresa V á zquez , Javier Calvo , Jose Sanudo , Emilio Calvo

2.1　简介

从分子角度来看，上肢发育过程需要一种与特殊受体结合的蛋白，可激活特异靶基因的表达。

由脊索表达的音猬因子被认为具有调节初始肢芽形成的功能。肢芽是体节中胚层（形成肌肉、神经和血管）和侧板中胚层（形成骨、软骨和肌腱）向外胚层自然发展的产物。于外胚层背腹交界处形成的隆起称之为顶端外胚层嵴。

受精后第 26 天，当胚胎只有 4mm 长（顶臀长）时出现肢芽。肢芽出现时肢体腹外侧体壁向外突出。上肢芽出现早于下肢芽，并在整个发育过程中持续生长优势。肢芽沿着外胚层排列，随后形成神经组织、上皮组织及其附属器。它们也包含中胚层组织及形成软骨、骨、结缔组织和肌肉。肢芽形成不久之后，软骨前体细胞形成软骨核心，其他结缔组织（肌腱和肌肉）在周围聚积。

肌肉骨骼发育的第一步，间充质缩合在肢芽核心形成骨前体基芽。然后这些细胞开始向形成软骨的成软骨细胞（软骨内骨成分）或形成骨的成骨细胞（膜化骨成分）显著分化。

6 周时，在即将发育成肩关节的骨中，成软骨细胞首次形成透明软骨。当骨成分开始形成时，很多区域并没有发生任何向软骨或成骨转化的改变，这些区域称为关节间带。关节间带持续存在，并发育为未来的关节。每个关节间带都经历 3 层组织：2 层软骨形成层和中间 1 层疏松层。软骨成分的生长挤压间带的中心部分，周围区域则形成空腔。空腔逐渐扩展，并向关节中心延伸。空腔内的细胞液化，关节间带周围出现巨噬细胞，产生的分解酶可能与空腔化进程相关。

在上肢骨中，锁骨、肩胛骨体部和远节指骨远端是膜化骨，其余均为软骨内骨。上肢发育从肱骨近端开始（受精后 36 天），止于远节指骨近端（受精后 50 天）。

在即将形成关节的区域，软骨形成受到抑制诱发了关节的发育。关节间带有 3 种重要蛋白高度表达：WNT4、WNT14 和分化生长因子（也称为软骨形态发生蛋白 -1）。第一个关节间带在受精后 36 天出现在肩关节，最后一个则在受精后 47 天在手部出现。

2.2　按时间顺序记述的发育节点

O'Rahilly 和 Müller 描述了胚胎发育阶段的一些重要节点并进行分组，以及胎儿的顶臀长度（CRL，mm）和发育周数。出生后的发育通常以年来计。

2.2.1　胚胎发育

第 13 阶段（4~6mm，28 天），第 14 阶段（5~7mm，32 天）。肢芽继续向外生长，可见起自背主动脉的轴干，到达肢芽基底部时，发出许多贯穿整个肢芽的微血管支。此时神经尚未进入肢芽，骨骼和肌肉成分尚不可见。

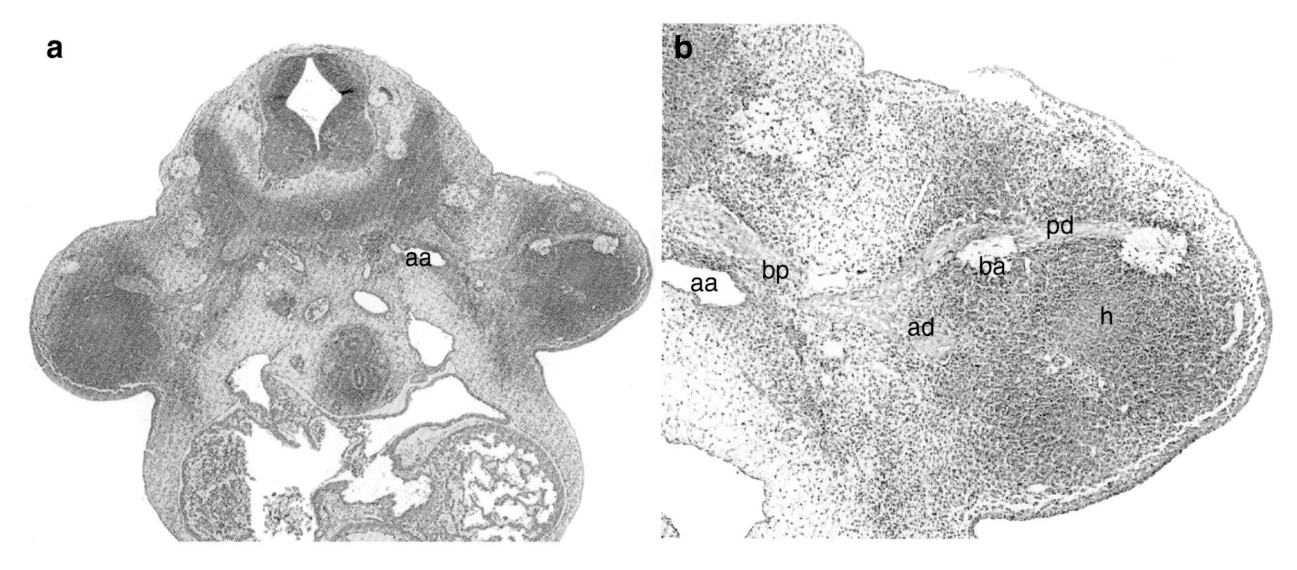

图 2.1 第 15 阶段（8.5mm CRL）胚胎横断面。HE 染色。(a)(×2)和(b)(×4)对应放大的左上肢 aa. 腋动脉；ad. 臂丛前束；ba. 肱动脉；bp. 臂丛；pd. 臂丛后束；h. 肱骨

第 15 阶段（7~9mm，33 天），第 16 阶段（8~11mm，37 天）（图 2.1）。轴动脉延伸形成锁骨下动脉和腋动脉。当轴动脉跨越神经板后发出毛细血管网。此时神经开始进入肢芽共同形成神经板，之后分为前支和后支。

神经板分为前、后两支。前支形成肌皮神经、尺神经和正中神经，后支形成桡神经。可以明确的是，在第 16 阶段神经开始在肢芽基底部向内生长，但神经具体是如何被引导进而支配相应的肌肉，目前仍不清楚。

锁骨前体首次出现在 11mm 时，弯曲致密的结缔组织杆从肩峰向内延伸至第 1 肋。此时，肱骨的间充质组织开始软骨化，但尺骨和桡骨依旧表现为致密的间充质组织。

第 17 阶段（11~14mm，41 天），第 18 阶段（13~17mm，

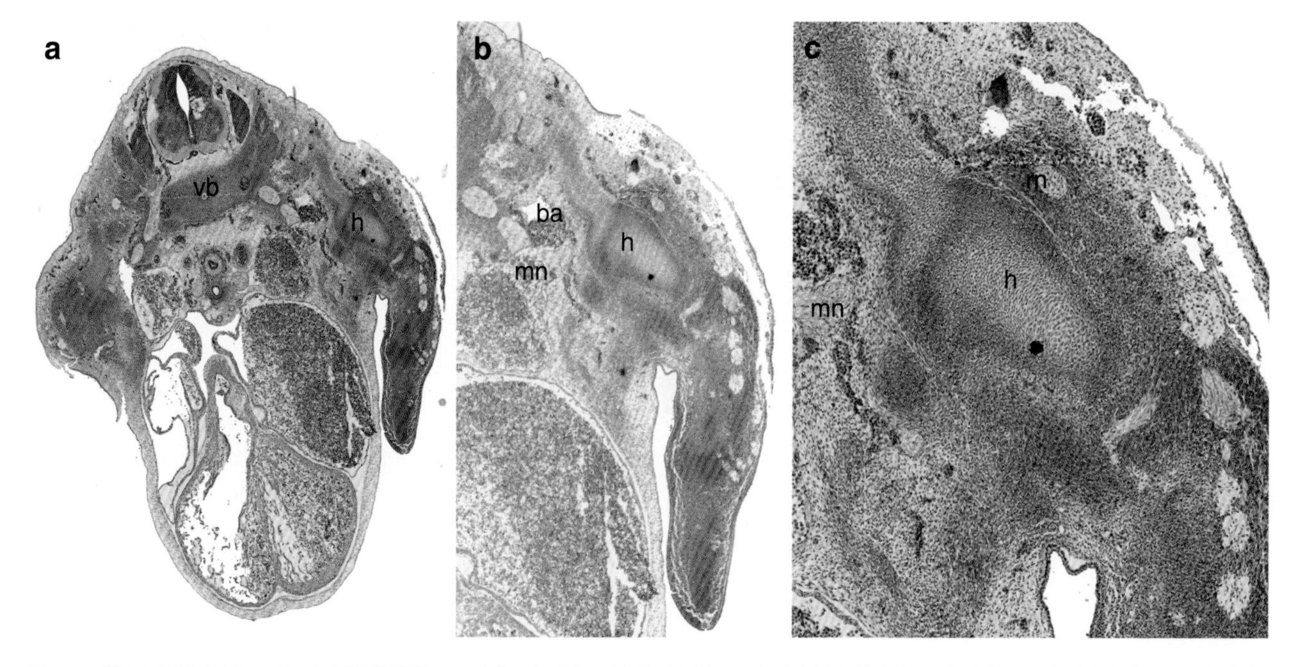

图 2.2 第 17 阶段（12mm CRL）胚胎横断面。HE 染色。(a)(×2) 和 (b)(×4) 对应放大的左上肢；(c)(×10) 对应左肩 ba. 肱动脉；mn. 正中神经；h. 肱骨；rn. 桡神经；vb. 椎体

44 天）（图 2.2）。此阶段的神经已分布到手部，易于辨别。肱骨间充质处于软骨化阶段。Haines（1947 年）指出：在 CRL 达到 12mm 时，肩关节和肘关节软骨已开始形成特异性形态和 3 层关节间带。

此阶段锁骨仍在发育，在结缔组织杆中已形成内外层前软骨体，内层在上方和前方覆盖外层。此时，清晰可见外层通过喙锁韧带与喙突基底部相连。

第 19 阶段（15~18mm，47 天）（图 2.3）。此时，所有骨成分已完成软骨化，上肢的每一块肌肉都清晰可辨，并在发育第 7 周时含有肌纤维。在所有肌组织的发育中，浅层肌分化早于深层肌。同样的，近端肌群与骨骼平行发育，早于远端肌群。神经已完成精确排布，并易于识别。有研究指出喙肱韧带在第 6.5~15 周之间开始发育。

未来锁骨的每一个前软骨体都是独立发育的，并形成

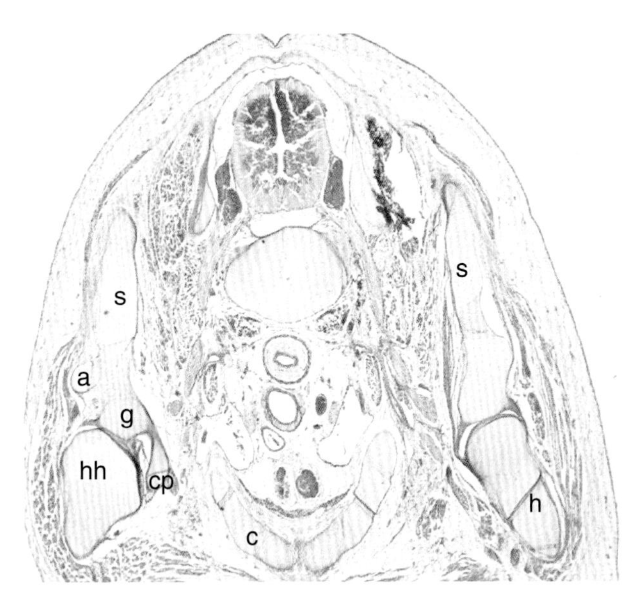

图 2.3　第 19 阶段（18mm CRL）胚胎横断面，HE 染色。（×2）　a. 肩峰；c. 锁骨；cp. 喙突；g. 肩胛盂；h. 肱骨；hh. 肱骨头；s. 肩胛骨

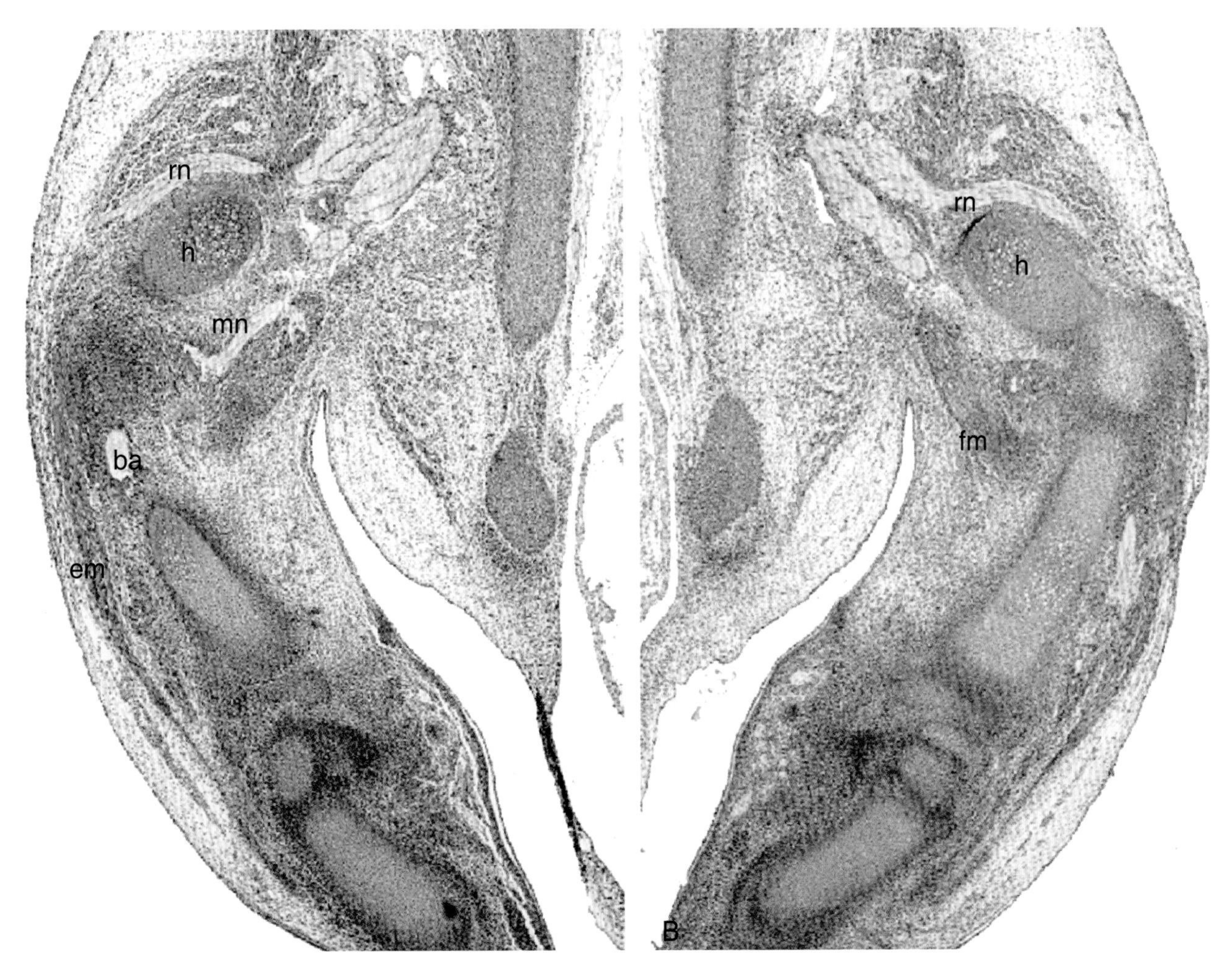

图 2.4　第 20 阶段（20mm CRL）胚胎横断面，HE 染色。（×2）（a）右上肢；（b）左上肢　ba. 肱动脉；em. 伸肌；fm. 屈肌；mn. 正中神经；h. 肱骨；rn. 桡神经

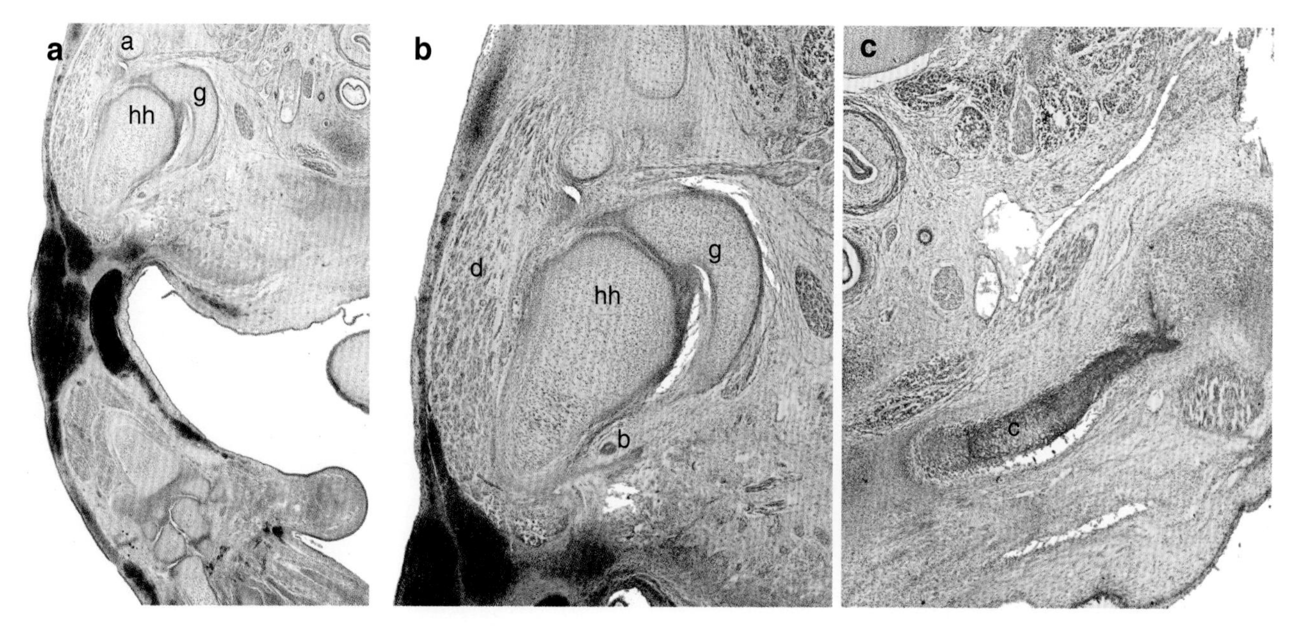

图 2.5 第 20 阶段（27mm CRL）胚胎横断面，Azan 染色。(a)(×2);(b，c)(×4) a. 肩峰；b. 肱二头肌腱；c. 锁骨；d. 三角肌；g. 肩胛盂；hh. 肱骨头

前软骨核心。此阶段的内侧部分可见软骨细胞。

第 20 阶段（18~22mm，50 天），第 21 阶段（22~24mm，52 天），第 22 阶段（23~28mm，54 天）和第 23 阶段（27~31mm，56 天）（图 2.4、图 2.5）。从第 20 阶段开始，动脉的形态已发育成熟；在 19mm 阶段，两个独立的锁骨骨化中心通过前软骨体形成的骨桥融合在一起。在 24~27mm 之间锁骨发育成熟，软骨和软骨膜骨形成。外侧锁骨外端的空腔出现软骨，并出现三角肌结节原基。

2.2.2 胎儿发育

胎儿顶臀长度（CRL）

CRL 30mm（9 周），CRL 53~58mm（10~11 周）（图 2.6）。10 周时能识别出肩关节的各个部分。肱骨头、2 个肱骨结节、走行二头肌腱的结节间沟、肩峰、喙突和肩胛冈均呈软骨化。随时间的推移，肱骨干开始骨化，肱骨干的骨膜具有内细胞层和外纤维层。

此时，肱骨头还很原始，只是一个小的突起。盂唇附着在肩盂边缘，薄而发亮。肱二头肌长头腱类似一根小而呈圆形的绳索跨越肱骨头上方，附着在盂唇的上部，并通过一个小腔隙与肱骨头隔开。关节腔仍窄小，关节囊很薄。此阶段韧带尚不可见。

肩胛骨出现一个凹形的肩盂窝，并可分辨肩胛颈。喙突尺寸比肩峰大，但仍呈软骨化。关节腔清晰可见，由类似滑膜的疏松组织包裹。疏松组织在下方的肩胛颈外侧反折，向内侧止于盂唇。关节囊由胶原纤维构成，被看作是软骨膜的延伸，其细胞成分多于纤维成分。肱骨干继续向远端骨化至背阔肌和大圆肌的止点。肩锁关节可见，并有扁平细胞排列。肩峰的软骨膜延伸至锁骨，具有关节囊韧带的功能。本质上锁骨外侧端呈软骨化。

包裹在关节表面和关节囊的间充质细胞变扁平，并在胚胎 8~10 周时形成滑膜，11 周时发育出滑膜绒毛。包绕在发育中的关节以及与其相连的软骨膜的间充质组织形成一个套袖状膜，最终在 9 周时发育为关节囊韧带。第 10 周形成关节囊，随着时间的推移，胶原纤维数量逐渐增加。喙肱韧带和盂肱上韧带在第 10 周时出现（图 2.7）。

9 周时，包裹肱骨头的肩袖首先以冈下肌的止点形式出现。与肱二头肌长头腱类似，冈上肌腱、冈下肌腱和肩胛下肌腱均位于关节腔外，被一层厚厚的有可能是关节囊的膜状组织与关节腔分开，这层膜状结构被原始盂肱韧带所覆盖。原始盂肱韧带似乎是暂时性的存在，但却是完整的副韧带。然而，12 周时盂肱韧带重塑，进而肩袖肌腱

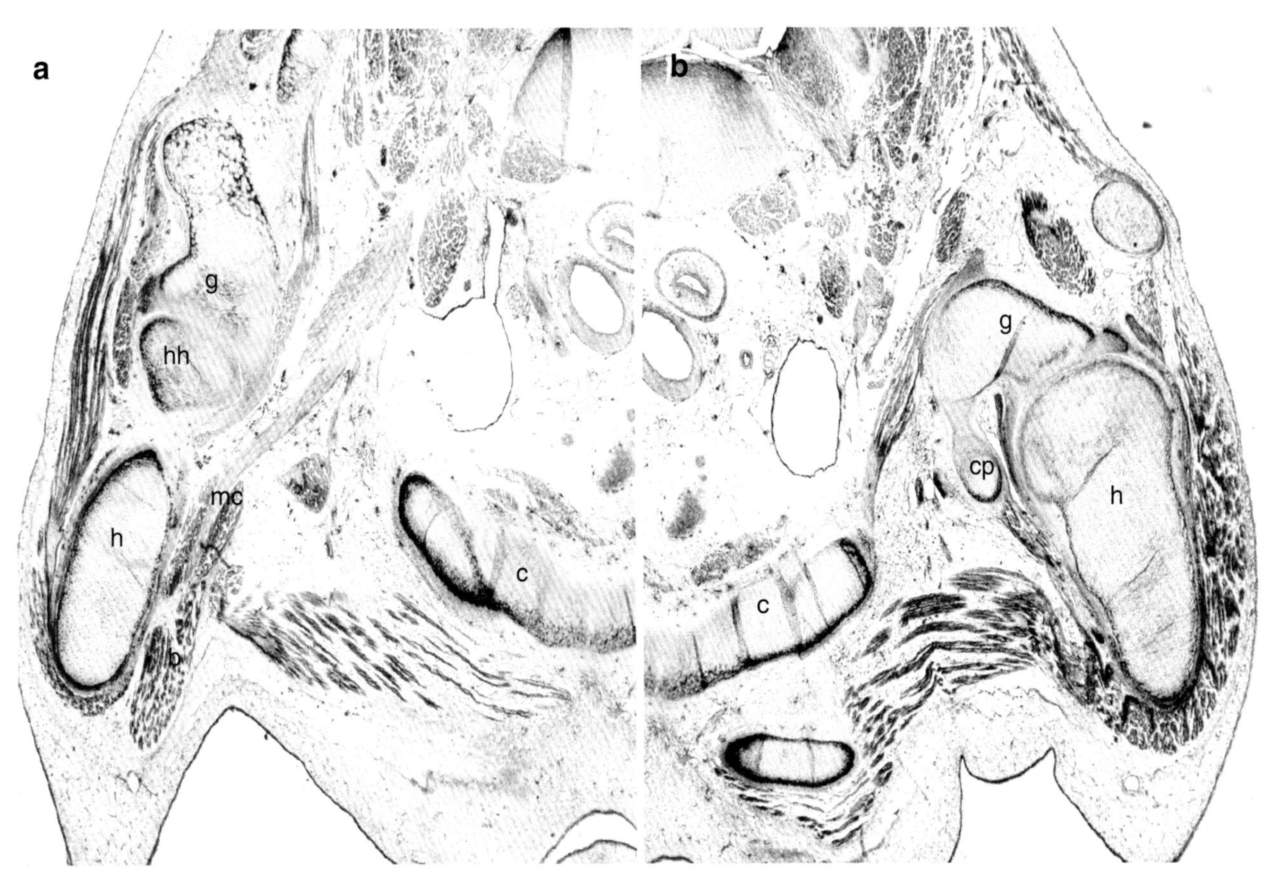

图 2.6　胎儿发育 9 周（34mm CRL）横断面，Bielchowsky 染色。(a) 右上肢（×2）;(b) 左上肢（×2）　c. 锁骨 ; cp. 喙突 ; g. 肩胛盂 ; h. 肱骨 ; hh. 肱骨头 ; mc. 肌皮神经

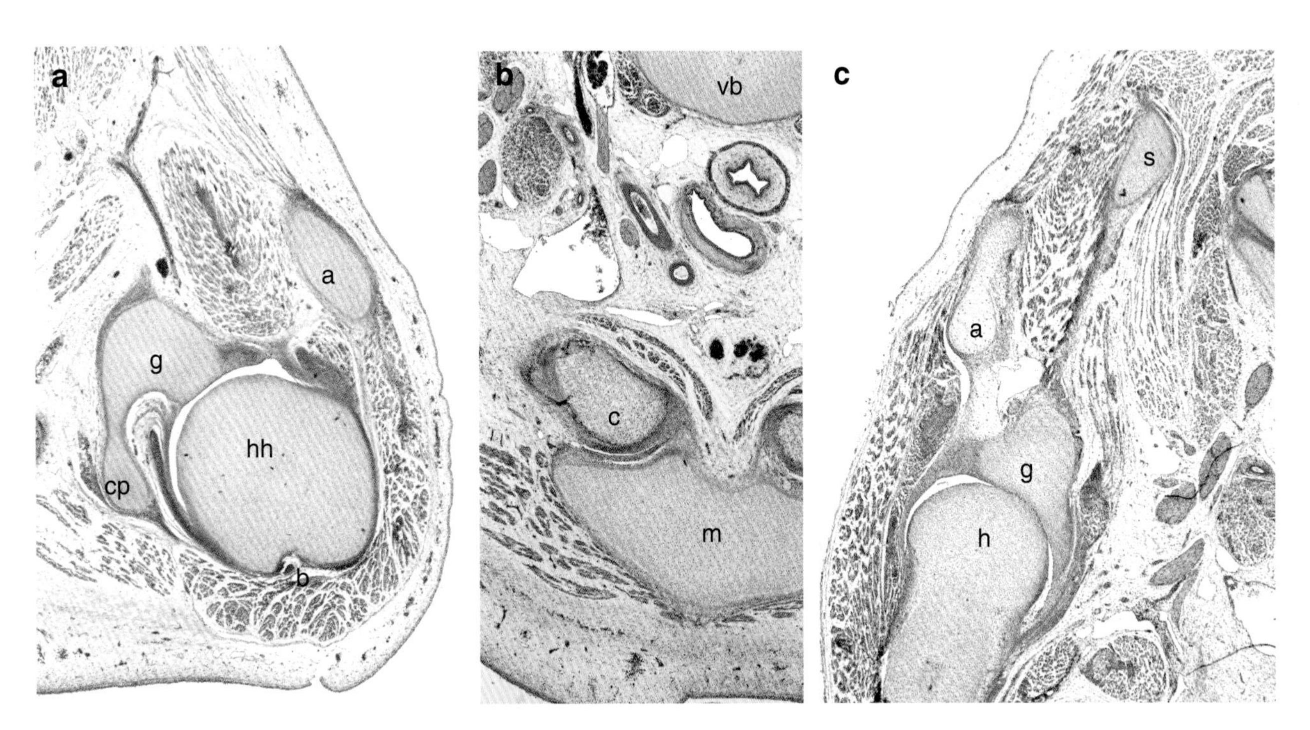

图 2.7　胎儿发育 10~11 周（55mm CRL）横断面。(a) 左肩 HE 染色（×2）;(b) 胸锁关节水平面 Azan 染色（×1）;(c) 右肩（×2）Azan 染色　a. 肩峰 ; b. 肱二头肌腱 ; c. 锁骨 ; cp. 喙突 ; g. 肩胛盂 ; h. 肱骨 ; hh. 肱骨头 ; s. 肩胛骨 ; m. 胸骨柄 ; vb. 锥体

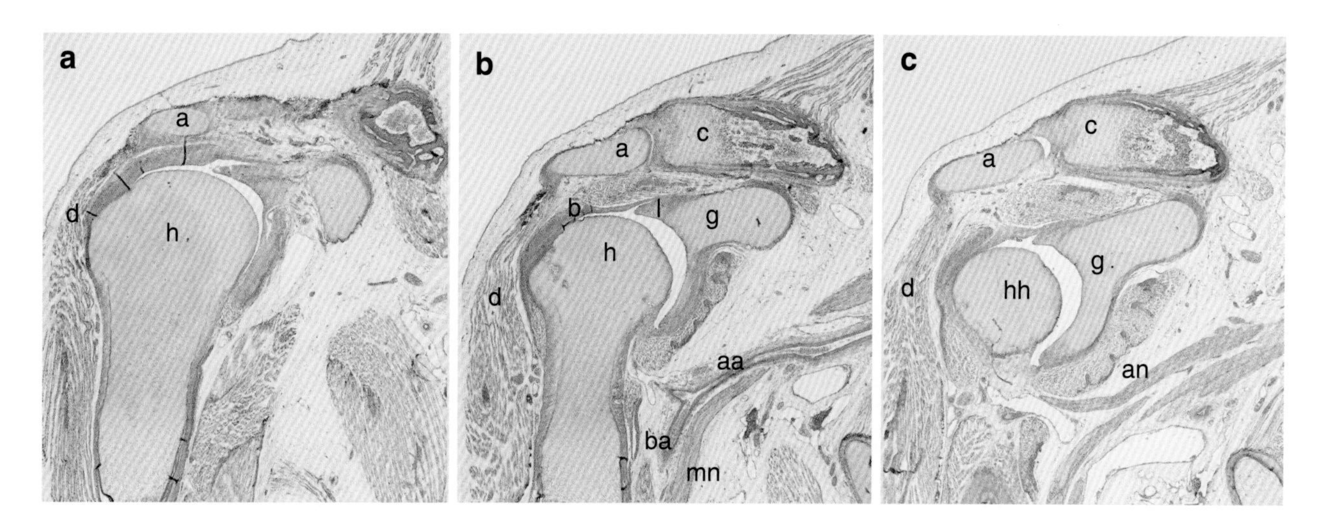

图 2.8 （a~c）胎儿发育 10~11 周（57mm CRL）右肩斜切面（x2）,HE 染色 a. 肩峰；b. 肱二头肌腱；d. 三角肌；g. 肩胛盂；hh. 肱骨头；l. 盂唇；aa. 腋动脉；an. 腋神经；ba. 肱动脉；c. 锁骨；h. 肱骨；mn. 正中神经

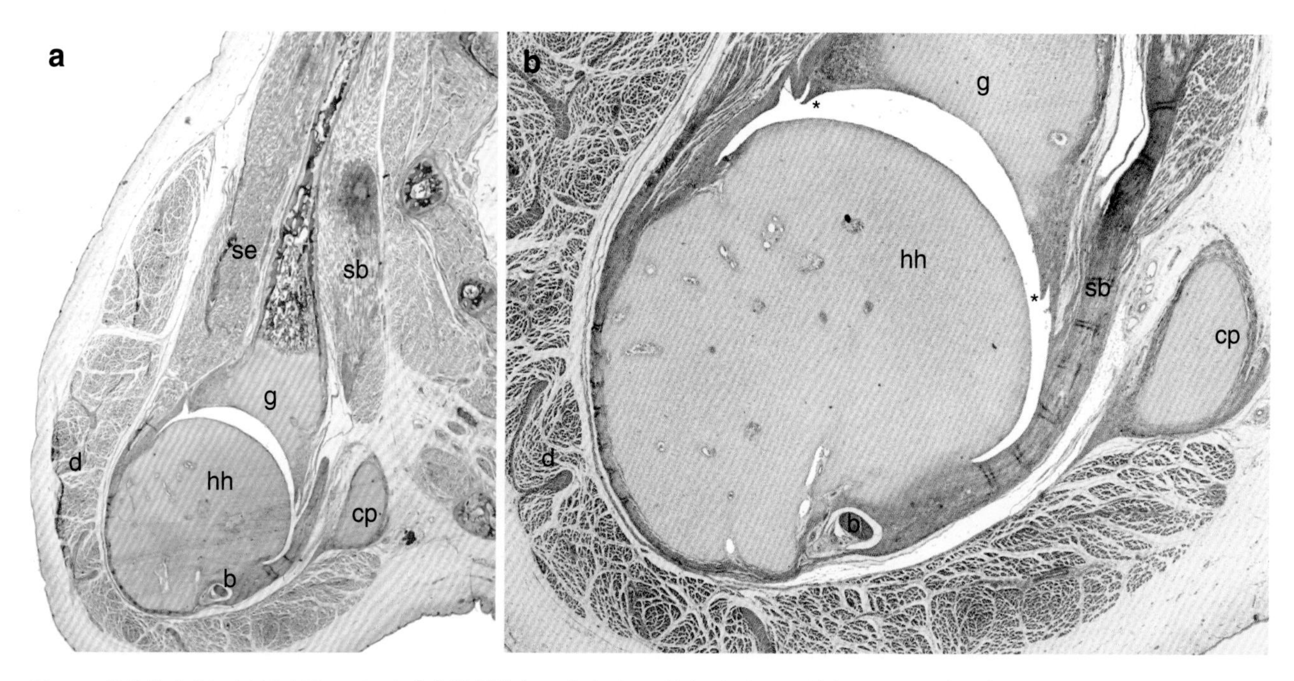

图 2.9 胎儿发育 12~14 周（88mm CRL）右肩斜断面（×1）。（a）HE 染色；（b）Azan 染色 b. 肱二头肌腱；cp. 喙突；d. 三角肌；g. 肩胛盂；hh. 肱骨头；sb. 肩胛下肌；se. 冈上肌；*. 滑膜反折

与肱骨头相连（图 2.8）。

胎儿顶臀长度（CRL）

60mm（12 周），75~98mm（12~14 周）（图 2.9）。肱骨头尺寸显著增大，类似成人的半球形，并出现外科颈。肩盂窝逐渐增大、加深，呈梨形，并在肩胛盂前侧凹陷处有一处切迹，类似成人的解剖形态。除了盂唇的前上方之外，盂唇其他部位的厚度逐渐增加，从而形成类似半月板的外形。在 12 周时，盂唇由纤维细胞构成，滑膜组织遍布整个关节囊。盂肱上韧带已发育成熟，像一根致密的条带走行于肱二头肌长头腱下方并与其平行，能够上提包裹前侧关节囊的滑膜。

14 周时，盂肱下韧带发育。盂唇、肱二头肌腱和盂肱韧带形成一个完整的环形，被认为是维持肩关节稳定的主要因素。

肱骨骨化进一步向近端背阔肌和大圆肌的附着点延伸。关节腔被关节囊韧带包绕，关节囊韧带与肱骨和肩胛骨的软骨膜相连续。位于冈上肌腱止点下方、小结节和盂唇之间的关节囊韧带上部较厚，为盂肱上韧带，在其下方，在小结节和盂唇之间可见关节囊增厚，为盂肱中韧带。14 周胚胎的冠状断面可见显著不同的大小结节。肱骨干继续向近端骨化，至下方的滑膜反折部稍远端。关节腔内出现滑膜绒毛。肱二头肌长头腱的胶原纤维含量增加，其中心部变得致密。肱二头肌长头腱周围的间隙与关节腔相通，从而证实了这个间隙由关节腔延伸而来。

13~14 周时肩袖肌腱已十分明显。13 周时可见清晰的盂唇结构。

12 周时可见肱骨头，随后肩盂骨化。在冈上肌腱和喙肱韧带之间发育完好的静脉丛清晰可见。结节间沟在 12 周和 15 周时很深，但在肱骨头结节间沟底部未见明显的纤维成分。

胎儿顶臀长度（CRL）

120 mm（15~16 周）。这个阶段，由于胶原纤维含量增加，肱骨干骨膜增厚。肩胛骨骨化开始延伸至肩胛颈，关节腔增大。由于胶原纤维含量增加，关节囊增厚，并由盂肱上韧带加强。肩胛骨骨化延伸至肩峰基底部，但肩峰和肩胛盂仍为软骨化。盂唇边缘血管化，纤维性增加。关节腔内的滑膜出现大量的滑膜绒毛，呈高度血管化。条索状肱二头肌长头腱看似上盂唇的延伸。盂肱中韧带和盂肱下韧带也已发育成熟。盂肱中韧带在下方平行于盂肱上韧带走行，二者在肩胛下滑囊开口处分开。

盂肱下韧带与盂唇前部和下部有较宽的连接。

胎儿顶臀长度（CRL）

132~142 mm（18~18.5 周）。肱骨干骨化至下方滑膜反折部，肩胛骨骨化超越肩胛颈，几乎到达肩盂窝。关节腔增大，内有滑膜绒毛和肱二头肌长头腱穿行，可显示出肱二头肌长头腱为关节囊内、滑膜外结构。冈上肌开始血管化，包括盂唇基底部在内的整个盂唇也开始血管化。盂唇的纤维组织增加，主要表现为纤维化而非纤维软骨化。

胎儿顶臀长度（CRL）

143~168 mm（19~21 周）。肱骨干骨化略微超越下方滑膜反折部，肩胛骨骨化则达到肩胛颈。关节囊增厚，关节腔增大。关节腔被滑膜覆盖，腔内可见滑膜绒毛，肱骨干的骨领结构增厚。

20 周时，盂唇出现轻微纤维软骨样变。上方区域的纤维软骨样的盂唇和肩盂窝的软骨的移行过渡不明显，而下方区域的关节囊 / 韧带和肩盂窝的软骨之间的过渡较前者明显。肩盂窝的透明软骨与盂唇显著不同。尚没有组织学研究证实肩盂窝存在透明软骨的裸露区域。

在此阶段，肩胛下肌止点有两种不同的描述方法：与关节囊紧密连接，或在关节内靠近喙突与肱骨小结节在同一上下水平。而在胎儿发育后期，肩胛下肌在小结节上的止点不易辨别（成人止点最靠下的部分）。胸廓逐渐变扁，肩胛骨平面后移以及力学方面的需求，使肌纤维和结缔组织在出生后的发育过程中完成重新排列。

胎儿顶臀长度（CRL）

172~240 mm（22~28 周）。关节腔内的滑膜增厚，具有更多的血管。肱骨干的骨化超过下方滑膜反折部。围绕肱骨干的骨领增厚。软骨管延伸至肱骨头和肩盂窝关节面。

覆盖有软骨的肩盂窝上半部分较下半部分可以更早地观察到血管长入。22 周时，盂窝上半部分可见血管，而盂窝下半部分直到 30 周时才可见到相似的血管通道。26 周时，滑膜绒毛发育出胶原核心和分支。

胎儿顶臀长度（CRL）

370 mm（40 周）。所有关节内结构都呈现出成年人的外形特征。盂唇显著增厚，圆环形边界清晰，使肩盂窝的凹陷加深。前侧盂唇厚度仍然小于其他部位。肱二头肌长头腱变得扁平。

此时，3 条盂肱韧带清晰可见，切除肱二头肌长头腱和大部分盂唇后，可很好地显露出来，形似 3 条粗壮的绳索上提前侧关节囊的滑膜面。上、下盂肱韧带止于盂唇相邻部分，在向肱骨侧延伸的过程中彼此分开，其间夹有一些疏松的滑膜组织。盂肱中韧带与盂肱上韧带平行，二者之间被肩胛下滑囊的尖部隔开。

2.2.3 胎儿后发育

肩关节的发育异常在临床非常罕见。基因缺陷可以改变肩关节的初始形态和结构发育。肩关节在发育过程中受到的损伤（宫内或分娩后），根据损伤时的年龄可导致不同的结果。神经障碍（如脑瘫和欧勃氏麻痹）会影响肌肉的力量，也会影响骨和软组织结构的生长。

出生后软组织只有尺寸发生变化，次级骨化中心的形态和发育是肩关节出生后发育的主要事件。

2.2.3.1 锁骨

锁骨是最先开始骨化的骨，在胚胎第5周时开始骨化，具有两个独立的骨化中心（内、外）。内外两个骨化中心通过软骨内骨化，使锁骨纵向生长，而锁骨干的膜内成骨则使锁骨直径增加。内侧骨化中心对锁骨纵向生长起主要作用，骨化从18岁开始，并在18~25岁之间与锁骨融合。

2.2.3.2 肩胛骨

肩胛骨主要由软骨内骨化形成，肩胛骨有8个骨化中心（图2.10）。在出生时骨化的只有肩胛骨体部和肩胛冈，出生后首先骨化的是喙突。它的两个骨化中心分别位于喙突中心和基底部，于1岁和10岁时出现，大约在15岁时与肩胛骨融合。

肩胛盂由2个骨化中心形成。上方的骨化中心靠近喙突基底部，大约在15岁时闭合。下方的骨化中心如马蹄形，起自肩胛盂下部，形成肩胛盂的下3/4。“Primary”一词用来描述一种少见的发育异常，即肩胛盂下方未发生骨化（图2.11、图2.12）。通常为双侧发病，为肱骨头、喙突或肩峰发育异常的并发症。肩胛盂发育异常通常没有症状，而是偶然在胸部X线检查时发现，但也可表现为显著的上肢残疾。肩胛盂发育异常的症状表现为两个明确的与年龄相关的高峰。第一个高峰在青春期或青年期，表现为运动时肩关节不稳定。第二个高峰在50~60岁，表现为盂肱关节的退行性病变。

肩峰有2个（或3个）骨化中心，出现在青春期，大约在22岁时融合。如果肩峰的这3个骨化中心未能融合，

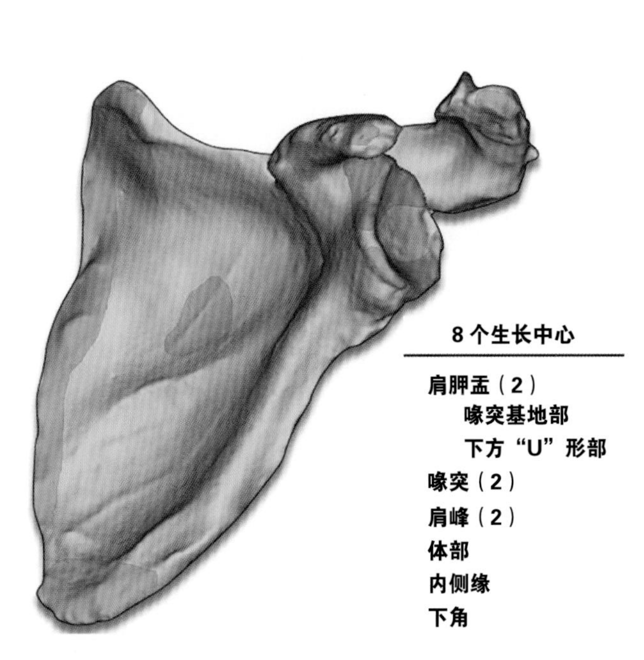

图2.10 肩胛骨骨化中心：包括上下肩胛盂、体部中心、喙突、肩峰、脊柱缘和肩胛下角

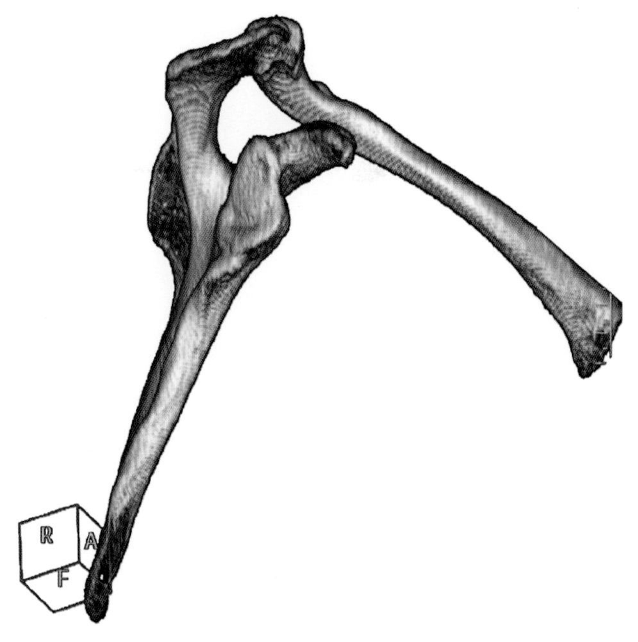

图2.11 发育异常的肩胛盂CT三维重建，可见喙突和肩峰发育不良

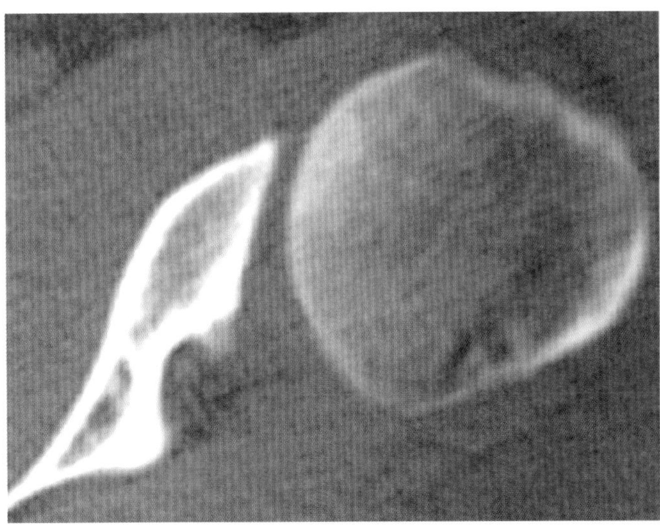
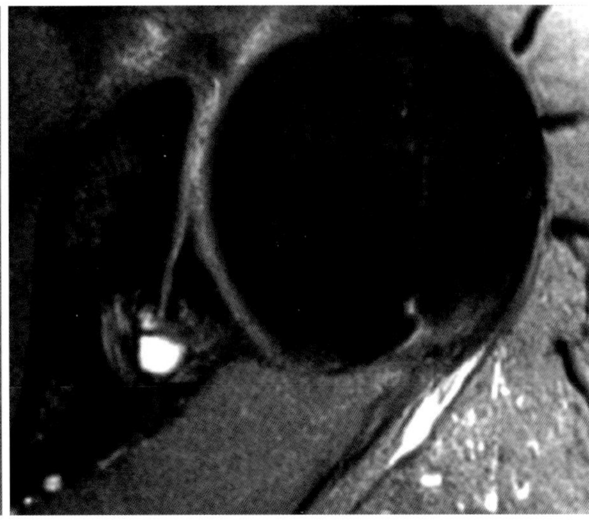

图 2.12　肩胛骨 MRI 和 CT 图像。CT 显示肩胛盂后下方缺损，肱骨头向后方半脱位。MRI 显示后方有较厚的软骨组织，但不能代偿肩盂后方的缺损

将产生肩峰小骨（Os Acromiale）（见第 4 章）。肩胛骨内侧缘和肩胛下角的骨化中心也出现在青春期，在 22 岁时融合。

肱骨近端由 3 个骨化中心形成（肱骨头、大结节和小结节）。肱骨头的骨化中心出现在胎儿发育的 4~6 个月，而大、小结节分别出现在出生后的 3 岁和 5 岁。大、小结节的骨化中心在 5 岁时融合，并在 7 岁时与肱骨头融合。肱骨近端与肱骨干在 19 岁时融合，此时肱骨的纵向生长已停止。

参考文献

[1] Al-Qattan MM, Yang Y, Kozin SH. Embryology of the upper limb. J Hand Surg Am. 2009;34:1340–1350.

[2] Nazir SR, Bazir SZ. Histological development of human foetal shoulder joint. Int J Res Med Sci. 2014;2:293–299.

[3] O'Rahilly R. Development stages in human embryos. Part A: embroys of the fi rst three weeks. Washington: Carnegie Institution of Washington; 1973.

[4] O'Rahilly R, Muller F. Developmental stages in human embryos: revised and new measurements. Cells Tissues Organs. 2010;192:73–84.

[5] Rodriguez-Niedenfuhr MEA. Development of the arterial pattern in the upper limb of staged human embroys: normal development and anatomic variations. J Anat. 1999;1999(199):407–417.

[6] Fawcett T. Development and ossifi cation of the human clavicle. J Anat Physiol. 1913;47(Pt 2):225–234.

[7] Haines RW. The development of joints. J Anat. 1947; 81(Pt 1):33–55.

[8] Gardner E, Gray DJ. Prenatal development of the human shoulder and acromioclavicular joints. Am J Anat. 1953;92(2):219–276.

[9] Gray DJ, Gardner E. The prenatal development of the human humerus. Am J Anat. 1969;124(4):431–445.

[10] Aboul-Mahasen LM, Sadek SA. Developmental morphological and histological studies on structures of the human fetal shoulder joint. Cells Tissues Organs. 2002;170(1):1–20.

[11] Abe S, et al. Early fetal development of the rotator interval region of the shoulder with special reference to topographical relationships among related tendons and ligaments. Surg Radiol Anat. 2011;33(7):609–615.

[12] Fealy S, et al. The developmental anatomy of the neonatal glenohumeral joint. J Shoulder Elbow Surg. 2000;9(3):217–222.

[13] Abe S, et al. Variation of the subscapularis tendon at the fetal glenohumeral joint. Okajimas Folia Anat Jpn. 2014;90(4):89–95.

[14] Lapner PL, Lapner MA, Uhthoff HK. The anatomy of the superior labrum and biceps origin in the fetal shoulder. Clin Anat. 2010;23(7):821–828.

[15] Smith SP, Bunker TD. Primary glenoid dysplasia: a review of 12 patients. J Bone Joint Surg Br. 2010;83: 868–872.

[16] Landau JP. Genetic and biomechanical determinants of glenoid version. J Shoulder Elbow Surg. 2009; 18(4):661–667.

第二部分

骨性结构

第 3 章　肱骨近端

Ronald L. Dierckx

3.1　骨学

肱骨头关节面呈卵圆形（尽管经常被描述为球形），直径 25~30cm，直接与肩胛盂相关节（图 3.1）。肱骨头通过解剖颈与肱骨干相连，肱骨头后外侧的生理性裸区并不是软骨缺损。因为肱骨头近端后下方稍显扁平，所以很难鉴别肱骨颈后外侧的生理性扁平与肩关节前脱位导致的 Hill–Sachs 损伤。鉴别正常解剖和病理表现的一种方法是：Hill–Sachs 损伤发生在喙突水平或其上部位。解剖颈的远端与大结节和小结节相邻（图 3.2）。解剖颈有许多营养孔道，为肱骨头提供血运，解剖颈内侧的解剖学特点使此部位的骨折愈合能力较差。

结节间沟深约 4mm，有肱二头肌长头腱穿行，并将大、小结节分开。大、小结节为肩袖肌腱的止点：肩胛下肌止于小结节，冈上肌、冈下肌和小圆肌止于大结节。肱骨头囊肿很常见，好发于冈上肌腱和冈下肌腱止点的背侧，此部位的囊肿与年龄和肩袖损伤无关。一束带状结缔组织横跨结节间沟，称为横韧带，为肩胛下肌腱的延续。肱骨大结节内缘是横韧带的唯一骨性止点。

肱骨外科颈位于大、小结节远端，是最易发生骨折的区域，在老年人中，这个皮质骨菲薄的区域不再有多孔的干骺骨支撑（老年人的骨质疏松，干骺骨由骨髓填充）。肱骨近端的断面可见纹理清晰的骨小梁（图 3.3）。

肱骨头和肘关节的方向旋转存在差异，盂肱关节轴线与肘关节轴线之间有 20° 后倾角。

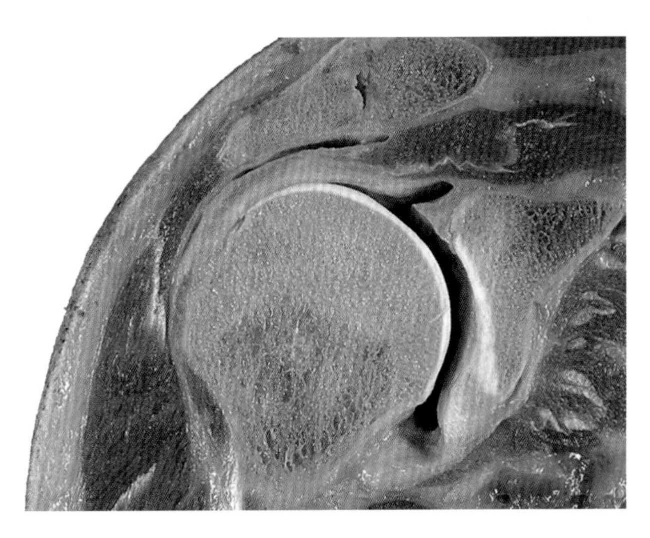

图 3.1　右肩尸体标本冠状断面，可观察到球形肱骨头由肩胛盂、盂唇和肩袖包绕

3.2　血供

肱骨近端骨骺的血运主要来自旋肱前动脉（ACA）（图 3.4a），但旋肱后动脉（PCA）（图 3.4b）也为其提供相当一部分血供。旋肱前动脉和旋肱后动脉来源不同。软骨下骨的血供主要来自旋肱后动脉。肱骨头和肱骨头顶端血供来自旋肱前动脉或旋肱后动脉，两者概率相等。小结节血供主要来自旋肱前动脉，大结节来自旋肱后动脉，结节间沟来自旋肱前动脉（图 3.5a）。旋肱动脉沿干骺端骺板分

图 3.2 左肱骨近端。(a)前面；(b)后面。1. 肱骨头；2. 解剖颈；3. 外科颈；4. 大结节；5. 小结节；6. 结节间沟；7. 肱骨干

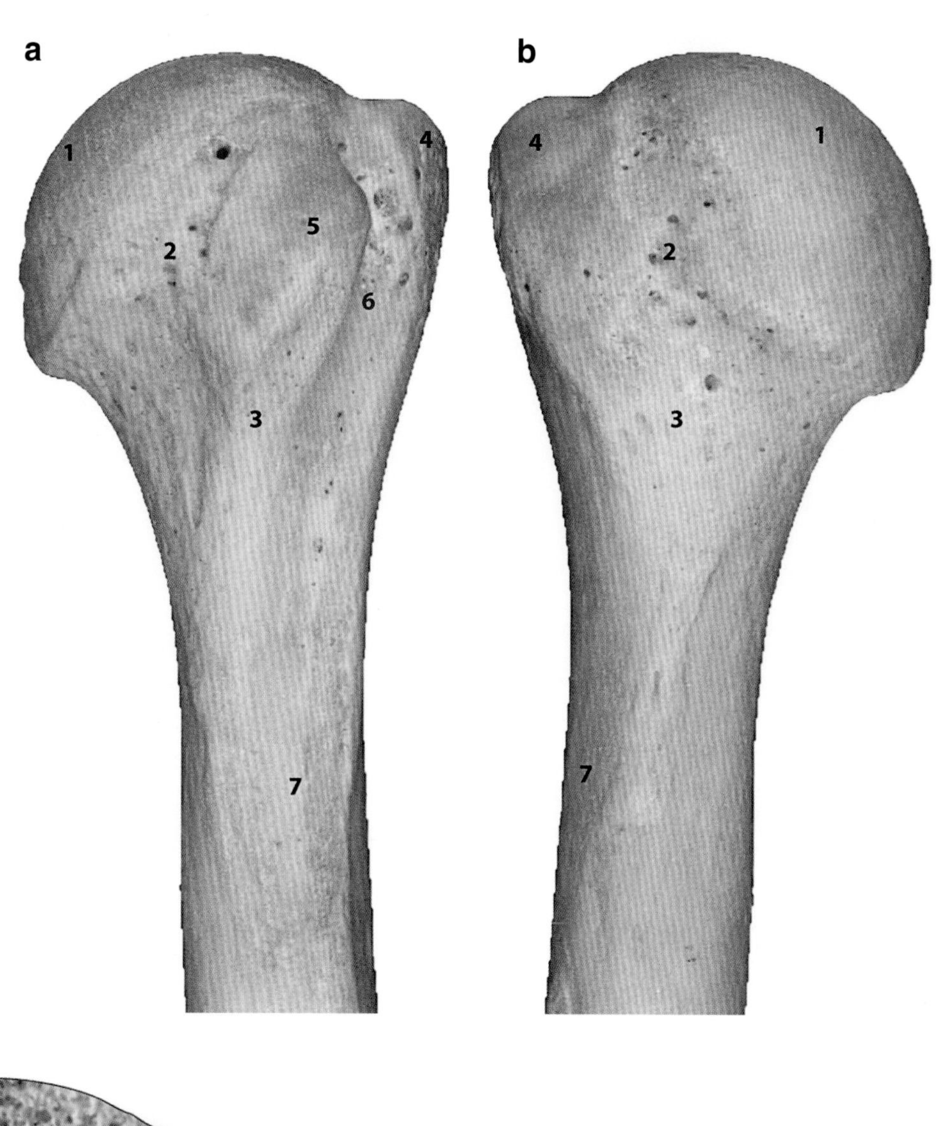

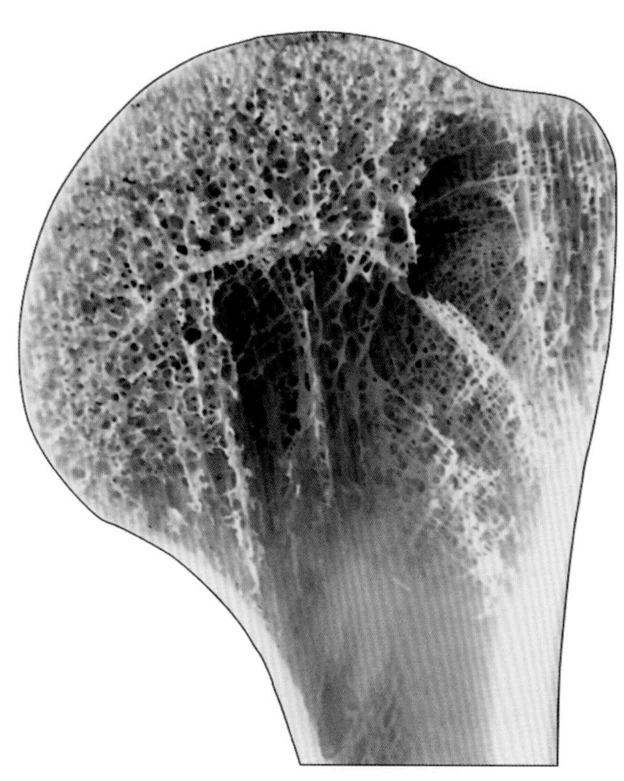

图 3.3 正常肱骨头：肱骨头和肱骨颈的骨小梁形态

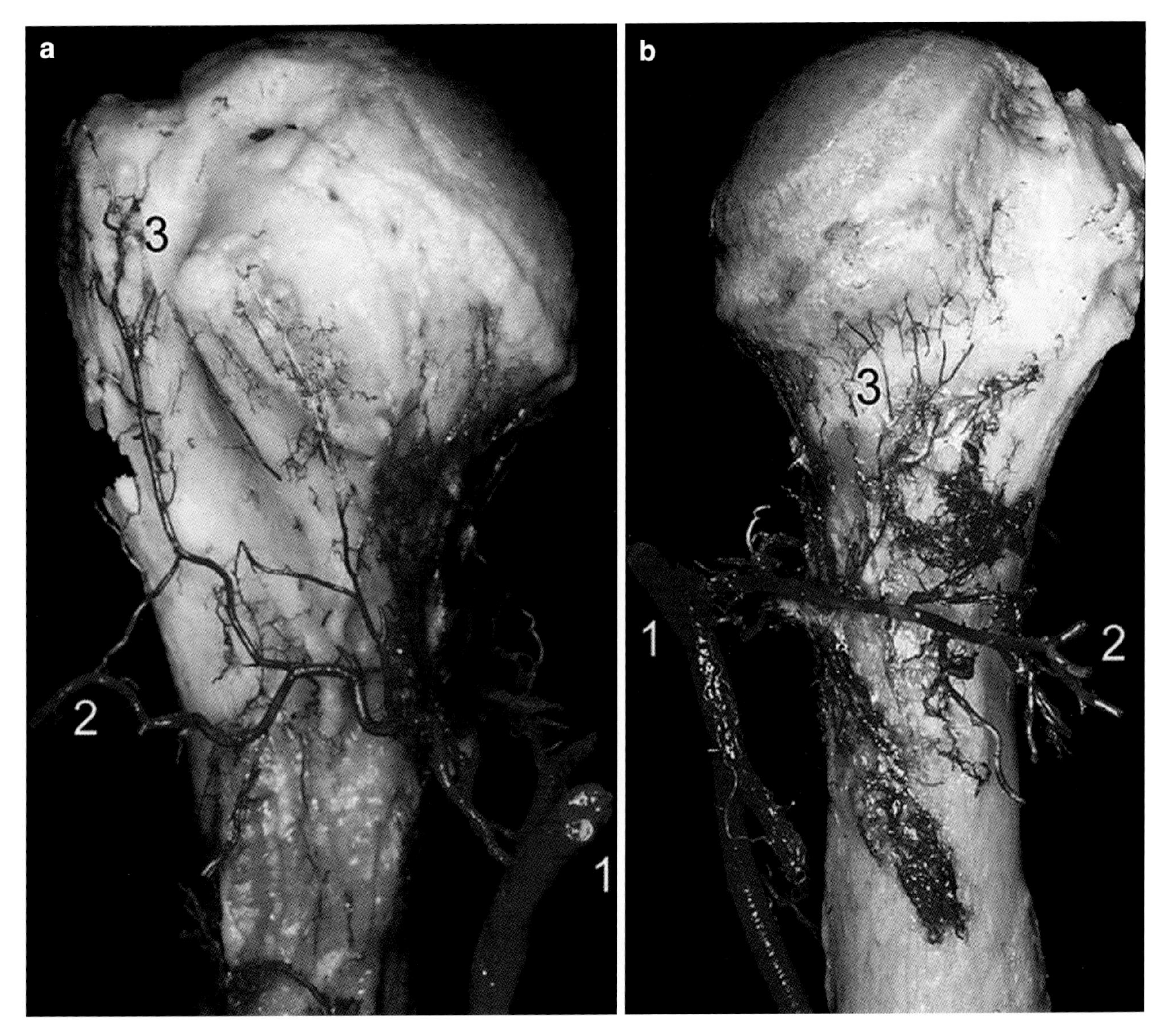

图 3.4 右侧肱骨近端动脉血供。(a)前面观。1. 腋动脉;2. 旋肱前动脉;3. 旋肱前动脉升支。(b)后面观。1. 腋动脉;2. 旋肱后动脉;3. 内侧血管组

布，其小分支穿过骺板到达骺端，并与旋肱前动脉或旋肱后动脉的分支吻合（图 3.5b）。因此，无论选择哪种内固定治疗方法，Neer Ⅱ型和 AO 11C 型（解剖颈骨折）骨折都极易引发缺血性坏死。在评估骨折后骨坏死风险时，应仔细分析不同骨折块的分离和移位情况，且必须考虑到旋肱前动脉和旋肱后动脉的重要作用。

两条旋肱动脉为肱骨结节提供多重血供，而附着在肱骨结节上的肌腱和肌肉将这些动脉保护起来，所以即便大小结节都出现骨折时，骨折碎块始终存有足够的血液灌注。

3.3 退变性关节炎

肱骨近端退变性关节炎可能发生在两个关节：盂肱关节和肩峰肱骨头关节。后者是典型的肩袖完全撕裂长期作用的结果，通常被称为“肩袖骨关节病”。盂肱关节退变有多种表现形式：软骨整体变薄，继发性肱骨头或肩胛

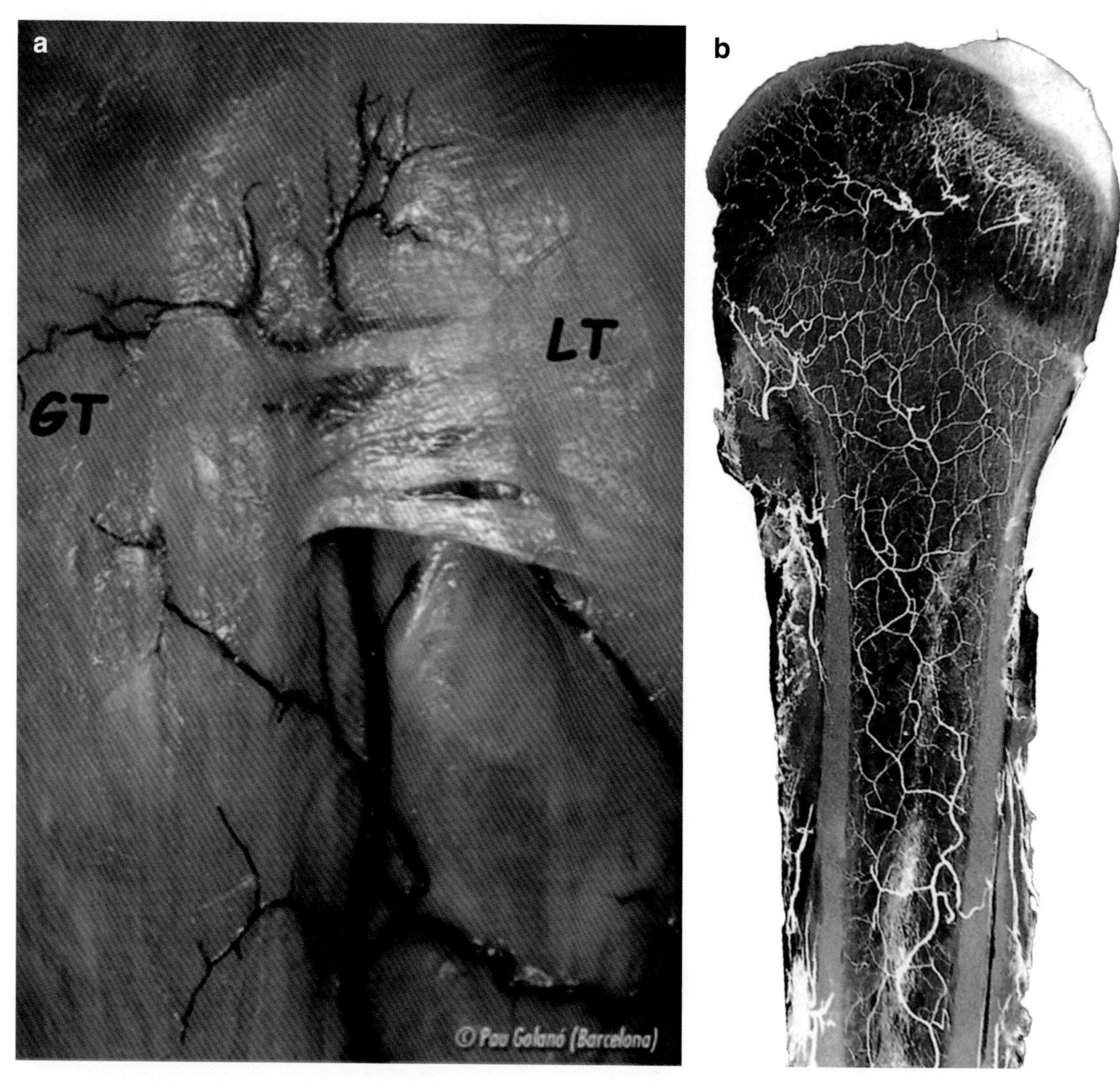

图 3.5 肱骨近端动脉血供。(a)前面观。可观察到旋肱前动脉升支穿过横韧带深面，供应肱二头肌腱和肱骨头。(b)儿童肱骨断面的动脉造影。注意干骺端和髓腔的血管，肱骨头有独立的血管

盂囊肿；骨赘形成，大多发生在肱骨关节面远侧（“胡须样”骨赘）；增生的骨赘也可能会影响到结节间沟的尾端，覆盖于结节间沟表面或使其变狭窄，损伤并卡压肱二头肌腱（图 3.6）。

3.4 肱骨近端骨折

人在 30 岁之前，肩关节的大范围活动度在一定程度上预防了骨折的发生。在青年和青少年中，骨骺骨折分离移位较常见。在青春期和 20~30 岁之间，肱骨近端最常见的骨折是肱骨头后方压缩骨折，损伤机制为肩关节脱位后，与肩胛盂前缘接触挤压引起，称为 Hill-Sachs 损伤。除高能量损伤外，肱骨近端大多数骨折与年龄和骨密度相关，较为典型的是手臂处于外展位时跌倒。解剖颈内侧骨折处的血供差，通常容易导致肱骨头坏死或延迟愈合。肱骨近端骨折在老年人中很常见，发病率呈上升趋势。有些骨折类型较为复杂。影像学检查方面，必

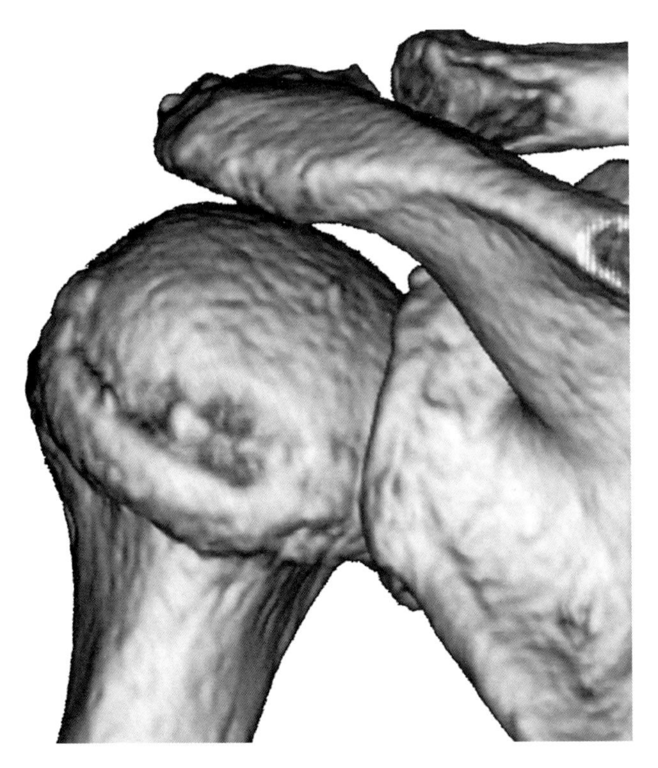

图 3.6　肱骨头的退变性关节炎，可见“胡须样”骨赘

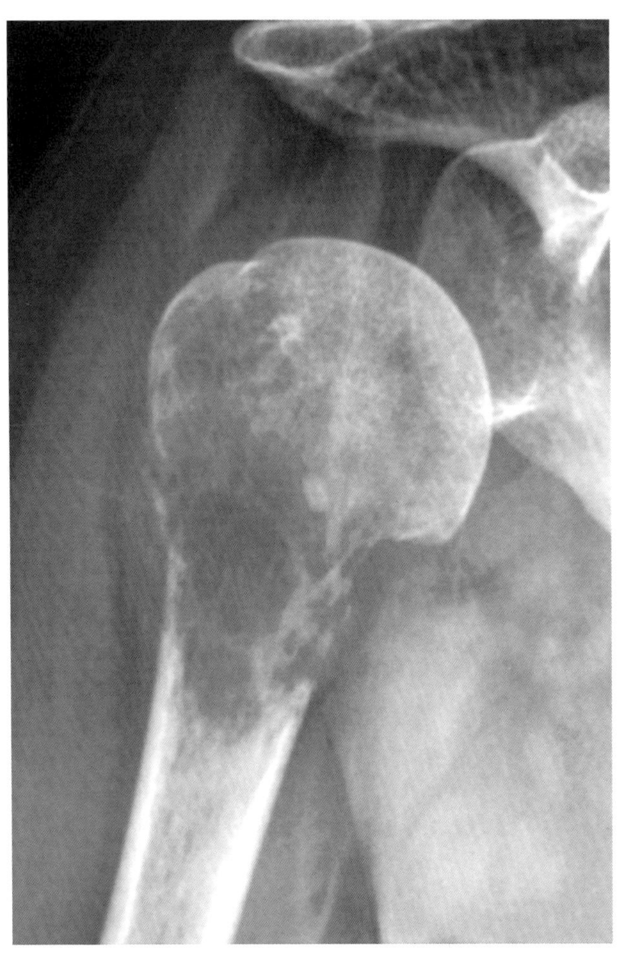

图 3.7　肱骨颈转移性病变，原发灶为肾细胞肉瘤

须进行两个平面的 X 线检查。通常 CT 检查更有助于了解整体的骨折特点。

掌握骨折分类和治疗的解剖学内容，对进行手术复位和内固定的关键操作十分必要。目前有很多骨折分类系统，但所有分类方法对不同的观察者而言其可信度都较低。恢复肱骨头与肩胛盂的相对解剖位置、实现肱骨头与肱骨干的坚强固定以及对肱骨大小结节进行解剖复位以恢复肌肉平衡，对肩关节的功能和稳定性十分重要。

病理性骨折通常会表现为疼痛或肱骨外科颈骨折（图 3.7）。

参考文献

[1] Prescher A. Anatomical basics, variations, and degenerative changes of the shoulder joint and shoulder girdle. Eur J Radiol. 2000;35(2):88–102.

[2] Mutch J, et al. A new morphological classifi cation for greater tuberosity fractures of the proximal humerus: validation and clinical implications. Bone Joint J. 2014;96-B(5):646–51.

[3] Rudez J, Zanetti M. Normal anatomy, variants and pitfalls on shoulder MRI. Eur J Radiol. 2008;68(1):25–35.

[4] Meyer C, et al. The arteries of the humeral head and their relevance in fracture treatment. Surg Radiol Anat. 2005;27(3):232–7.

第 4 章　肩胛盂

Matthew T. Provencher , Rachel F. Frank , Daniel J. Gross , Petar Golijanin

4.1　骨学

肩胛骨呈扁平的三角形，具有 3 个缘、3 个角(图 4.1)。3 个缘分别为上缘、内缘（脊柱缘）和外缘，三者相交形成肩胛骨 3 个角。内、外缘和肩胛上、下角是与肩胛骨相连的 17 块肌肉中的 8 块肌肉的起点和止点。

休息位时，为与胸廓相适应，肩胛骨在轴状面上前旋 30°，与锁骨成 60° 角。在冠状面上肩胛骨向头端旋转 3° ~10°，在矢状面上前倾 10° ~20° 。

肩胛骨从第 2 肋延伸至肩胛下角所在的第 7 肋、第 8 肋或第 9 肋（图 4.2）。肩胛骨前面被称为肩胛下窝，其凹面与胸廓后缘相适应，形成肩胛 – 胸壁关节。肩胛骨后面有肩胛冈，起自肩胛骨内侧缘的三角形棘，将肩胛骨后表面分为两个独立的窝：冈上窝和冈下窝，二者通过位于肩胛冈外侧面的冈盂切迹相连通。

肩胛冈外侧面向外侧延伸，跨过肩胛骨边缘形成肩峰。肩胛冈与肩峰之间的转角称为肩峰角，平均为 78°(范围 64° ~99°)。

肩胛骨上缘包含两个独特的形态结构：肩胛上切迹和喙突。肩胛上切迹的凹陷内有肩胛上神经通过并进入肩胛下窝，其上有横韧带穿过。肩胛上动静脉走行于横韧带上方。

喙突呈鸟嘴样，其表面有诸多肌肉和韧带附着，这些肌肉和韧带跨越肩部和上肢的多个关节，产生关节运动并维持关节稳定。喙突为联合腱（喙肱肌、肱二头肌短头）的止点，也是胸小肌的止点。

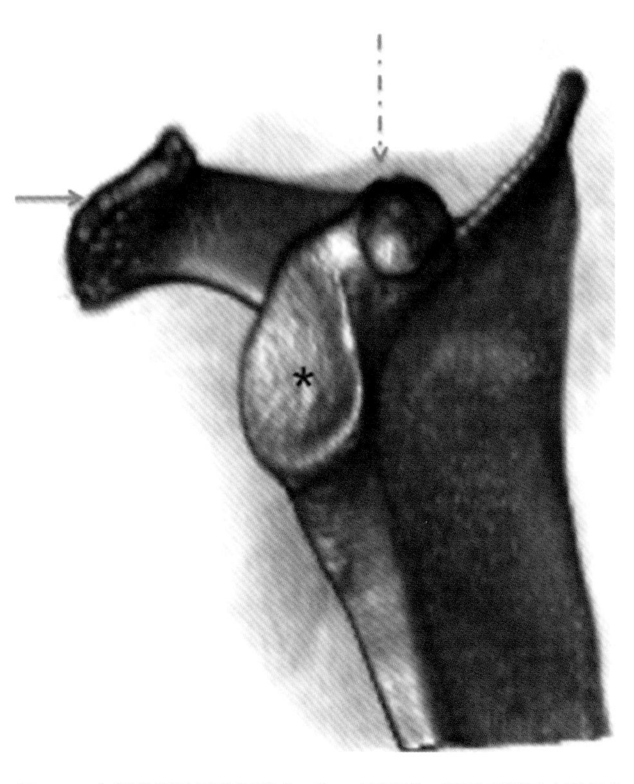

图 4.1　右侧肩胛骨三维重建 En-Face 直面观，展示肩胛盂（星号）与肩峰（实线箭头）和喙突（虚线箭头）之间的关系

肩胛骨外侧角逐渐变窄，并形成肩胛颈，将肩胛盂与肩胛骨相连。肩胛盂最外侧是肩盂窝（图 4.3），是一个梨形的凹窝，从肩盂前方切迹开始上方变窄，下 2/3 近乎为一圆形。肩胛盂上下两端各有一个骨性结节，即盂上结节和盂下结节，分别是肱二头肌长头（LHB）和肱三头肌长

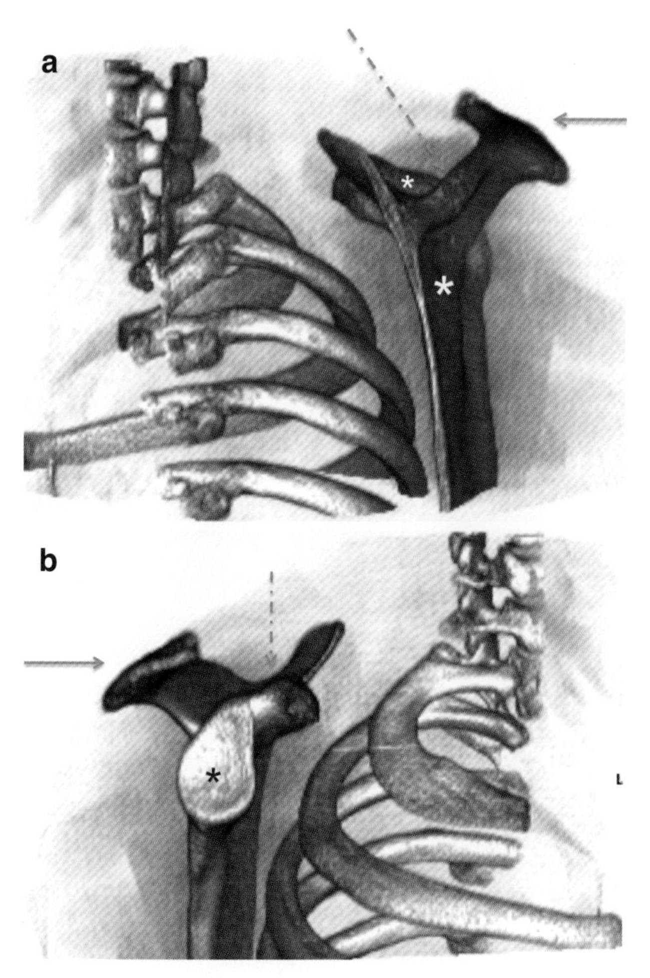

图 4.2 （a）右侧肩胛骨三维重建内侧观，展示肩胛骨与胸廓的关系。注意冈下窝（大星号）、肩胛冈（虚线箭头）、冈上窝（小星号）和肩峰（实线箭头）；（b）右侧肩胛骨三维重建外侧观，展示肩胛骨与胸廓的关系。注意肩胛盂面（星号）、肩峰突（实线箭头）和喙突（虚线箭头）

图 4.3 （a）尸体标本右侧肩胛盂直面观可看到裸点（大星号）、喙突（白色箭头）、上盂唇（绿色箭头）、前下盂唇（黄色箭头）、后下盂唇（蓝色箭头）和肱三头肌长头附着点（小星号）；（b）尸体标本右侧肩胛盂直面观，显示前后径（实线箭头）和上下径（虚线箭头）

头的起点。

4.2 肌学

共有 17 块独立的肌肉起或止于肩胛骨，跨越肩部和上肢的多个关节以发挥功能，包括肩胛－胸壁关节、盂肱关节和肘关节。

肩胛骨－胸壁相关肌肉包括：斜方肌、菱形肌、肩胛提肌、前锯肌和胸小肌，稳定肩胛骨并产生肩胛胸壁的运动。菱形肌、肩胛提肌、斜方肌起于颈椎和胸椎棘突，其在肩胛骨上的不同止点位置可引起肩胛骨的不同活动。

菱形肌止于肩胛骨内侧缘和上角，内收和下旋肩胛骨。肩胛提肌止于肩胛上角，上提肩胛骨。斜方肌止于肩胛冈和锁骨远端 1/3，上提、上旋和外展肩胛骨，与菱形肌作用相反。

前锯肌起于第 1~8 或第 1~9 肋，止于肩胛骨前内侧缘和肩胛下角。前锯肌的功能是将肩胛骨拉向前方，并将肩胛骨内侧缘稳定于胸壁上。前锯肌也可通过其在肩胛下角的止点外展肩胛骨，使肩胛盂向上方旋转。

肩胛骨 – 肱骨相关肌肉主要起自肩胛骨和锁骨，止于肱骨，作用于盂肱关节从而产生肩关节运动，包括：肩袖肌群、大圆肌、三角肌和喙肱肌。

肩袖由 4 块肌肉组成：肩胛下肌、冈上肌、冈下肌和小圆肌，位于三角肌深面，赋予盂肱关节运动和稳定的作用。肩胛下肌在 4 块肌肉中最大，起自肩胛下窝前方，止于肱骨小结节，作用为内旋肩关节。冈上肌起自肩胛骨后面的冈上窝，止于肱骨大结节，协同三角肌外展肩关节。冈下肌和小圆肌止于肱骨大结节，共同外旋肩关节。除了支配运动之外，肩袖肌群（表 4.1）通过 3 种机制维持盂肱关节动态稳定性：（1）将肱骨头压向肩盂窝；（2）协调肌肉收缩；（3）与盂肱关节囊和韧带紧密相连，起强化作用。

肩关节的屈曲主要由喙肱肌完成。喙肱肌起自喙突的 3 块肌肉的中央，其外侧是肱二头肌短头、内侧为胸小肌。

4.3　盂唇

因为肱骨头和肩胛盂之间尺寸的差别，盂肱关节通常被认为是不相匹配的关节。盂唇作为肩胛盂边缘的纤维软骨组织，显著增大了肩胛盂面积，减少了二者之间尺寸的差异，降低了肩关节固有的不稳定。

盂唇主要通过 3 种机制加强盂肱关节的稳定性。第一，盂唇加深了肩胛盂深度，在上、下方向上最多可增加到 9mm 深，前、后向可增加到 5mm 深，双倍于原有深度。第二，盂唇增加了肩胛盂与肱骨头弧形运动时关节面的接触面积，从而稳定盂肱关节。第三，盂唇是多条盂肱韧带的附着点，而盂肱韧带在维持关节静态稳定性方面具有重要作用。

关节囊覆盖并附着于盂唇和肩胛颈，与盂肱韧带关系密切。盂肱关节囊韧带复合体由关节囊和 3 条关节韧带组成，是限制肱骨头过度移位的静态稳定装置。盂肱下韧带前束（AIGHL）在盂唇前下方与肩胛盂相连，当肩关节处于外展、外旋时，是限制肱骨头前方移位的主要静态稳定装置。

4.4　血供

肩关节和上肢的血供来自锁骨下动脉。锁骨下动脉在右侧为头臂干的分支，在左侧为主动脉弓的分支。在内侧部分，锁骨下动脉最初为锁骨后血管，并在其弓形最高点的位置穿过斜角肌，移行为腋动脉。

腋动脉最大分支是肩胛下动脉，走行于胸小肌后方，在肩胛下肌前方向内侧下行，随后分为两条终末支，即胸背动脉和旋肩胛动脉。胸背动脉走行在腋后皱襞后方，沿肩胛骨外侧缘走行。旋肩胛动脉穿过腋窝，走行于大圆肌和小圆肌之间，穿过三边孔。

在内侧，锁骨下动脉分出甲状颈干，再分出颈横动脉深支和浅支。颈横动脉深支向后跨过臂丛，向后延伸直达肩胛上角，并在此处发出一降支，供应肩胛骨后方肌肉。此动脉的一些变异直接发自锁骨下动脉，称为肩胛背侧动脉。

肩胛上动脉在颈横动脉下方发自甲状颈干，并向外侧与膈神经共同走行在前斜角肌前方。肩胛上动脉在锁骨后方继续向肩胛骨上缘走行，向后经过肩胛横韧带上方进入冈上窝。

最终，肩胛上动脉通过冈盂切迹进入冈下窝，并与旋

表 4.1　肩胛盂相关肌群

肌肉	起点	止点	神经支配	功能
肩胛下肌	肩胛下窝	肱骨小结节	肩胛下神经	肩关节内旋
冈上肌	冈上窝	肱骨大结节	肩胛上神经	肩关节外展旋转
冈下肌	冈下窝	肱骨大结节	肩胛上神经	肩关节外旋
小圆肌	肩胛骨外缘	肱骨大结节	腋神经	肩关节外旋

肩胛动脉和颈横动脉降支共同形成肩胛动脉网。

胸肩峰动脉在胸小肌上缘起自腋动脉，穿过胸锁筋膜后分为4支，供应肩关节和肱骨近端肌肉。4支中三角肌支（或肱骨支）和肩峰支为肩胛－肱骨肌群主要血供来源。

4.5 神经

肩关节和上肢肌群受臂丛支配。臂丛来自C5~T1脊神经根，分为根、干、股、束、支，自锁骨下缘开始分支。

肩胛骨外科解剖学中，最重要的神经是肩胛上神经和腋神经。肩胛上神经来自臂丛上干，行经肩胛上切迹，进入冈上窝。当其经过横韧带下方时，肩胛上神经最容易受到挤压和剪切应力引发损伤。

腋神经在肩胛下肌前方走行，与旋肱后动脉一起进入四边孔。腋神经分为3条终末支，支配三角肌、小圆肌的运动，并通过表浅的外侧皮神经支配肩关节外侧的感觉。腋神经前支在肩峰外缘下方3~5mm处环绕肱骨外科颈走行。

4.6 关节学

肩关节主要由3个关节组成（图4.4）。肩锁关节、盂肱关节为传统的可活动关节。与传统的骨与骨连接的形式不同，肩胛胸壁关节是肩关节运动不可或缺的一部分。在肩外展180° 的活动范围中，肩胛骨的旋转贡献了近60°。

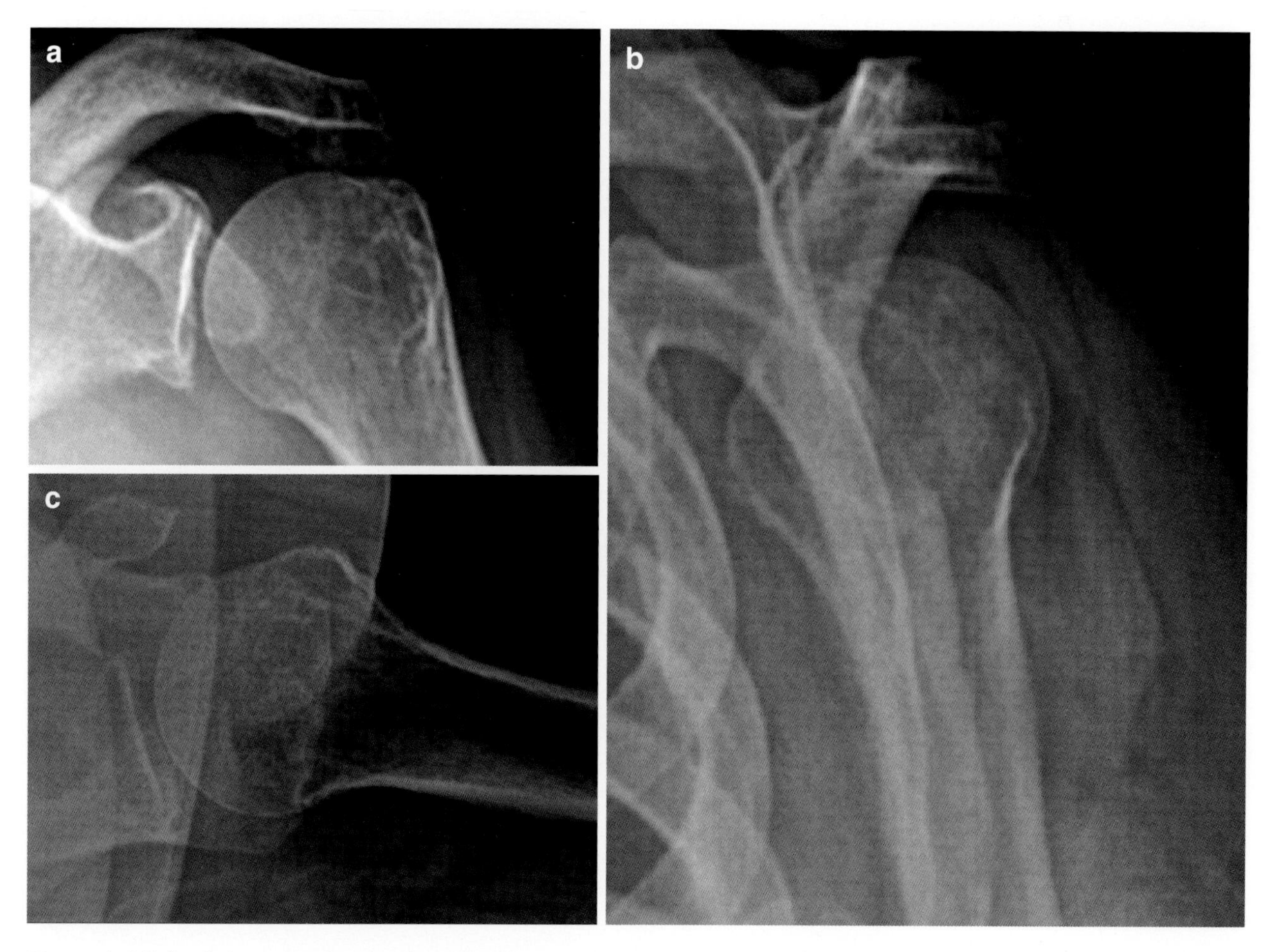

图4.4 左肩关节X线片，显示正常盂肱关节和肩锁关节。(a)前后位；(b)腋位；(c)肩胛骨Y位

4.7　影像学

评估肩胛骨和盂肱关节病理改变的影像学研究方法包括：X线、CT、MRI和MRA。初次评估肩关节需要拍摄标准的X线片，有助于诊断肩关节骨折和脱位，因为这类损伤可以在X线片中体现。一些位相对评估肩关节不稳十分必要。Serendipity位相是指胸锁关节和锁骨内1/3向头端倾斜40°的投照相，用于评估胸锁关节分离和锁骨骨折。Grashey位相的投照方向与肩胛盂面一致，使其与X线底片相垂直，用来评估盂肱关节间隙。西点腋位相是肩胛盂前下缘的切线位相，用于诊断骨性Bankart损伤，或肩胛盂前下方磨蚀性骨缺损。Stryker切迹位相用于评估肩关节脱位后Hill-Sachs损伤。这一位相要求将暗盒置于患侧肩关节下方，患侧肢体的手掌置于前额，手指指向头后部，X线向头端倾斜10°，以喙突为投照中心。腋位相是肩关节最好且真正的侧位相，用于评估前后向不稳、肩胛盂骨折和肱骨头压缩骨折。这一位相要求将上肢外展，暗盒置于肩关节上方。肩胛骨Y位相有助于诊断肩关节后脱位。将暗盒置于患侧肩关节前方，健侧肩关节旋离暗盒大约40°时，沿肩胛冈将X线管置于后方进行投照。Garth位相，也叫尖斜位相，用于肩关节不稳的患者，可用于评估肩关节脱位继发的肩胛盂前、下缘钙化和骨折。该投照方法要求将X线以45°角穿过盂肱关节后，投射于放置在肩胛冈后方并与其平行的暗盒。

Didiee位相可用于观察盂肱关节的对线排列，同时发现骨折、游离体、钙化和退行性病变。该方法要求患者俯卧，上肢外展，肘关节轻度屈曲，患肢手背放置于髂棘。暗盒置于肩关节下方，X线从外侧与肱骨成45°角投照。

CT在肩部急性损伤情况下非常有用，有助于诊断复杂的骨折及关节内游离体。CT除了可以评估肩袖病变患者合并的肌肉萎缩程度或脂肪浸润程度外，还可以用于评估慢性损伤。对于有肩不稳手术史和中度运动不稳症状的患者应行CT检查，评估肩胛盂前方或后方的骨缺损以及啮合性Hill-Sachs损伤或反Hill-Sachs损伤。关节内对比造影可能会更有助于明确慢性病变的骨性解剖。

MRI用来评估肩袖、盂唇、盂肱韧带、软骨和关节囊，能为软组织和骨髓的病理改变提供详细的影像学资料。MRI联合关节内钆注射造影（MRA）可以提高诊断细微病变的敏感度。对于评估肩胛骨和肩盂本身的骨性完整性，建议使用X线和（或）CT。

诊断性关节镜检查是非常有效的关节内和关节外病变评估方法（图4.5~图4.7）。关节镜检查可采用沙滩椅位或侧卧位，是所有修复或重建手术的常规前续操作。将关

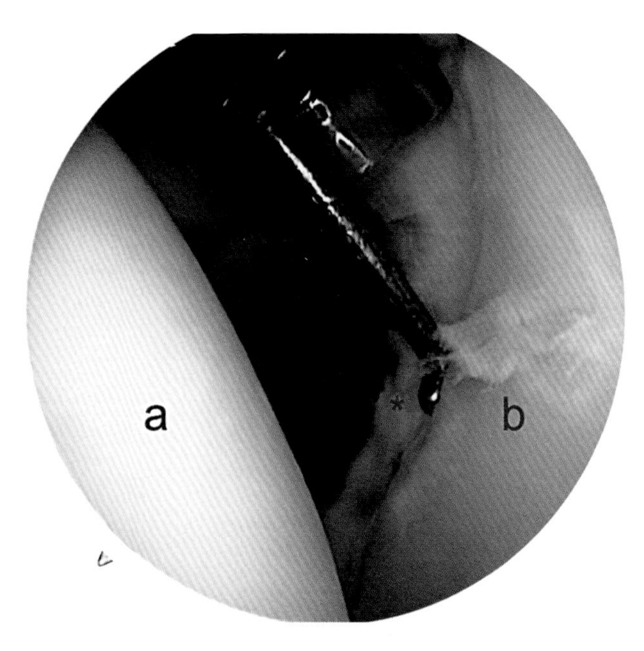

图4.5　左肩术中关节镜下图片，沙滩椅位，后方入路为观察入路（探钩由肩袖间隙入路置入），显示肱骨头（a）、肩胛盂（b）与前方盂唇（星号）之间的关系

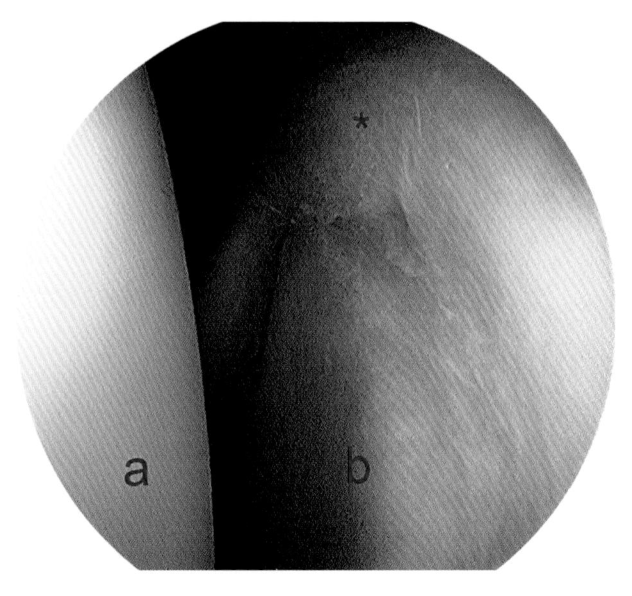

图4.6　左肩术中关节镜下图片，沙滩椅位，后方入路为观察入路，显示肱骨头（a）与肩胛盂（b）和上盂唇（星号）之间的关系

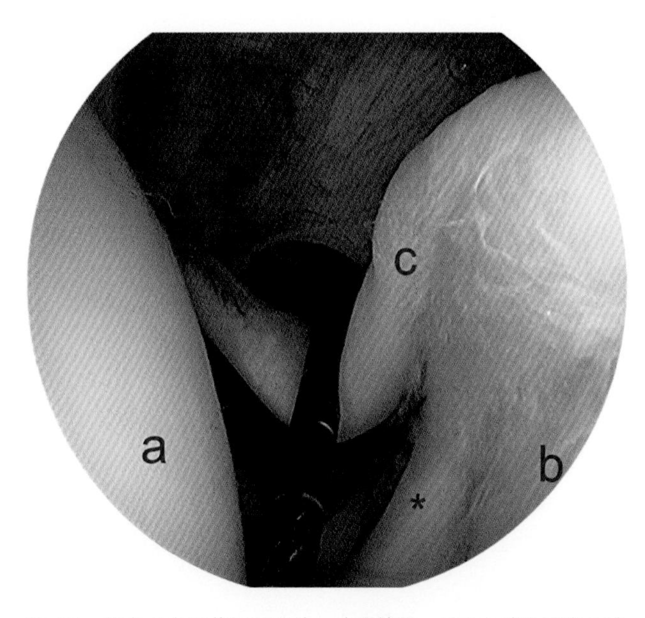

图 4.7 左肩术中关节镜下图片，沙滩椅位，后方入路为观察入路（探钩置于肱二头肌长头腱上方，牵拉至关节内），显示肱骨头（a）与肩胛盂（b）和肱二头肌长头腱之间的关系，肱二头肌长头腱止于肩胛盂上方的盂上结节（c）和前方盂唇（星号）

节镜下的所有发现与患者临床症状结合起来非常重要，从而鉴别引起症状的损伤和偶然发现的损伤。

4.8 病理解剖学

因为肩胛骨与中轴骨和四肢骨之间关系极为密切，不管是日常生活还是娱乐活动中都要用到与肩胛骨相关的各种解剖结构。某些结构的损伤非常常见，或由于急性损伤（如脱位）（图 4.8、图 4.9），或由于更为常见的过度使用导致的微损伤。在一些病例中，患者肩胛骨的解剖特点（例如肩胛盂后倾）会使他 / 她更容易受伤（例如盂肱关节后方不稳、过早出现盂肱关节炎）。

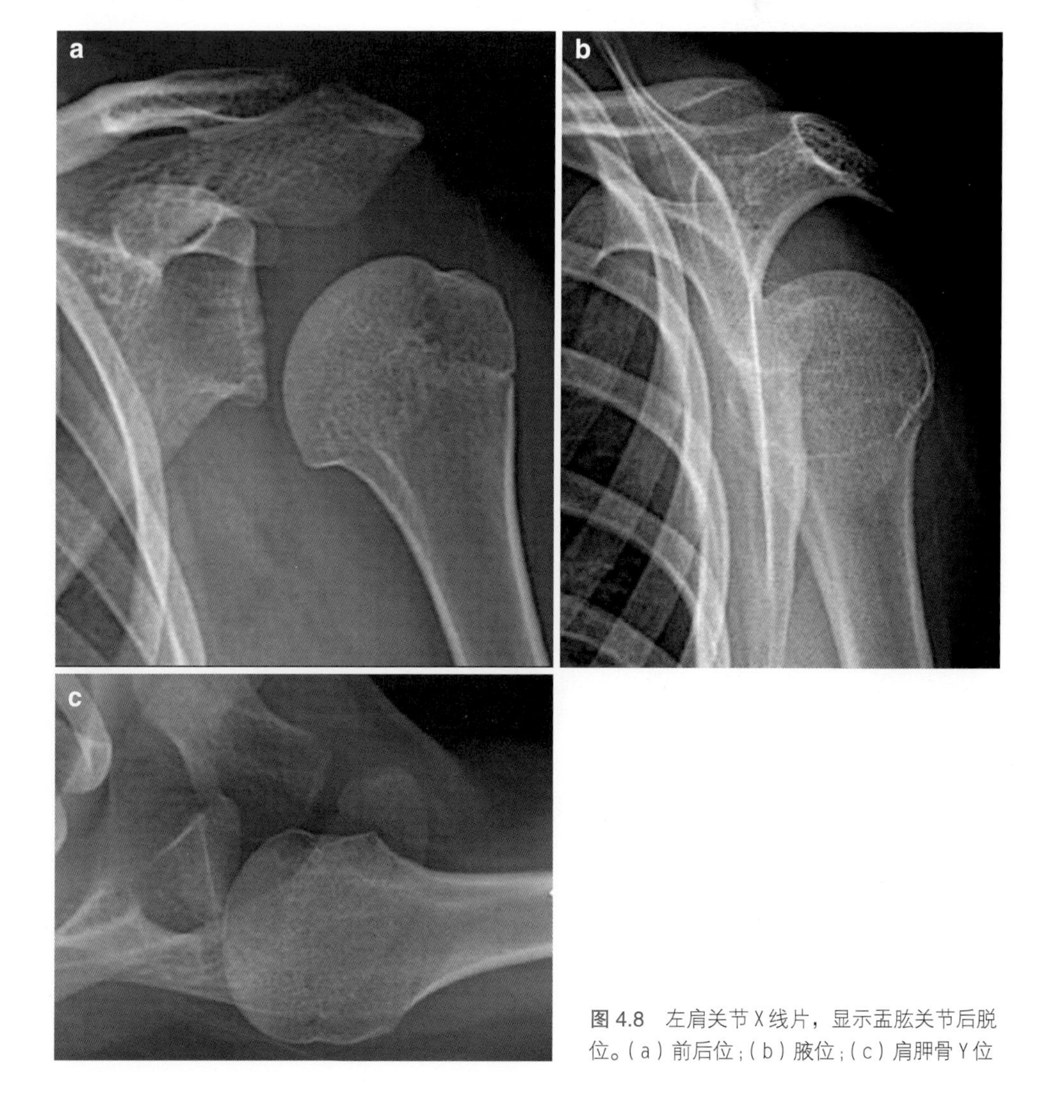

图 4.8 左肩关节 X 线片，显示盂肱关节后脱位。(a) 前后位；(b) 腋位；(c) 肩胛骨 Y 位

肩胛盂发育异常通常累及双侧，可通过 X 线片诊断。这些患者通常在 20~50 岁出现症状，临床表现为活动时疼痛和外展受限。肩胛盂显著后倾的治疗非常棘手(图 4.10)。

4.8.1 盂肱关节骨性关节炎

年龄通常是骨性关节炎（OA）的危险因素，但正常的老化并不是一个病理过程，关节退行性疾病与骨性关节炎完全不同。2011 年美国健康调查问卷显示，有超过 5000 万的患者诊断为某种类型的肩关节炎，其中骨性关节炎最为常见。在美国老年人中，骨性关节炎最为突出，影响着 32.8% 的 60 岁以上的残障人士。骨性关节炎分为原发性和继发性。如无骨性关节炎易感因素则诊断为由磨损导致的原发性骨性关节炎。而由慢性脱位、外伤、手术、复发性不稳定、缺血性坏死和巨大肩袖撕裂导致的则为继

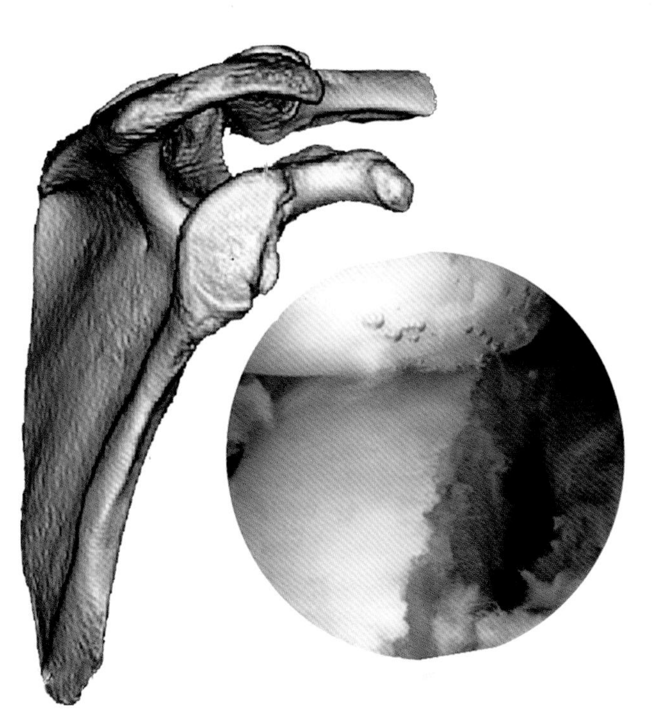

图 4.9 肩胛骨前方骨缺损的 CT 三维重建和关节镜下对应图片

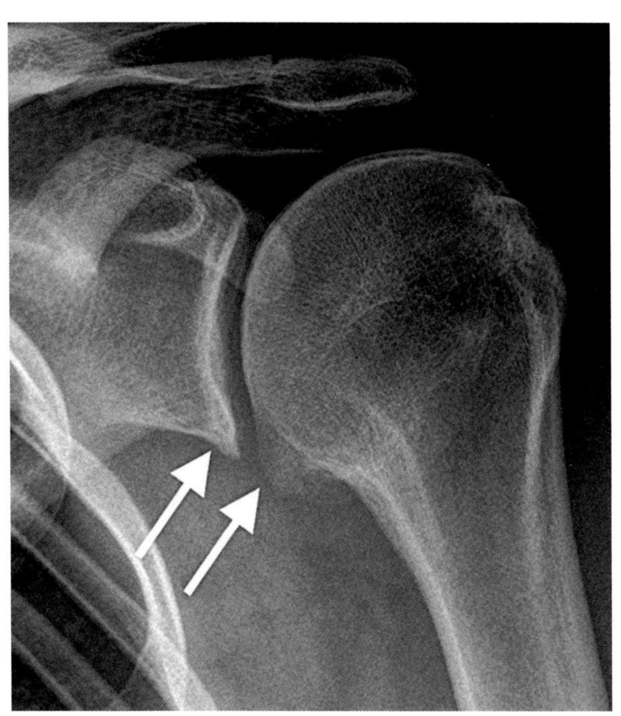

图 4.11 骨性关节炎（白色箭头）患者的 X 线片

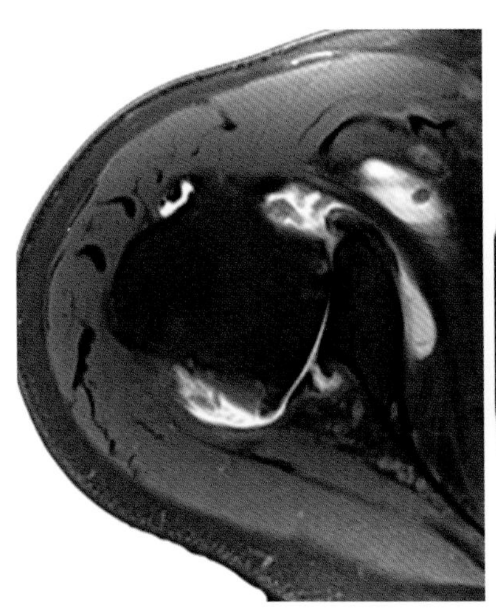

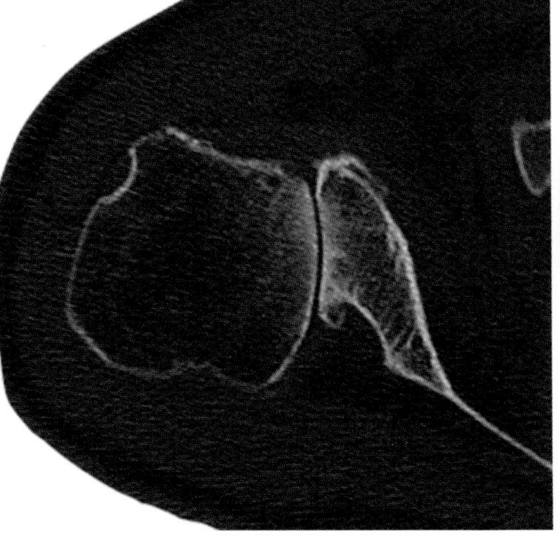

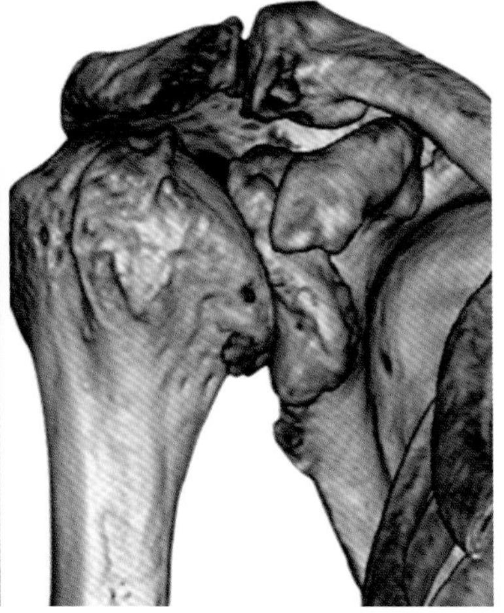

图 4.10 后倾发育异常继发骨性关节炎的 MRI、CT 二维重建和三维重建

发性骨性关节炎。骨性关节炎的治疗方法仍有争议，应根据患者年龄、活动水平、症状严重程度、合并症、体格检查和影像学检查结果综合制订（图 4.11）。

肩关节固有的大范围活动度，会导致盂肱关节和周围软组织受到频繁和过度的应力，肩胛盂和盂唇易于受到各种损伤。仅在美国，肩关节不稳定的年发病率可达 23.9/10 万。

4.8.2 盂肱关节类风湿性关节炎

类风湿性关节炎是一种炎性关节炎，关节受到人体免疫系统的攻击，导致滑膜组织过度增生，骨骼受侵蚀，血管翳形成。类风湿性关节炎的关节磨损方式与骨性关节炎不同，前者往往自肩胛盂中心开始并逐步发展，导致肩胛盂内移。类风湿性关节炎的 X 线特点包括肱骨头和肩胛盂的骨密度降低，关节间隙均匀减小。类风湿性关节炎不仅影响骨骼，也累及软组织，在肩关节中通常表现为肩袖损伤，占类风湿性关节炎患者的 75%。

参考文献

[1] Dines D, Williams Jr GR, Laurencin C. Arthritis and arthroplasty: the Shoulder. Philadelphia: Elsevier Health Sciences; 2009.

[2] Llusá M, Merí A, Ruano D. Surgical atlas of the musculoskeletal system. Rosemont: American Academy of Orthopaedic Surgeons; 2008. p. ix, 422 p

[3] Ludewig PM, Cook TM, Nawoczenski DA. Threedimensional scapular orientation and muscle activity at selected positions of humeral elevation. J Orthop Sports Phys Ther. 1996;24:57–65. doi: 10.2519/ jospt.1996.24.2.57 .

[4] Banas MP, Miller RJ, Totterman S. Relationship between the lateral acromion angle and rotator cuff disease. J Shoulder Elbow Surg. 1995;4:454–61. doi: 10.1016/S1058-2746(05)80038-2 .

[5] Ghodadra N, Nho SJ, Verma NN, Reiff S, Piasecki DP, Provencher MT, Romeo AA. Arthroscopic decompression of the suprascapular nerve at the spinoglenoid notch and suprascapular notch through the subacromial space. Arthroscopy. 2009;25:439–45. doi: 10.1016/j.arthro.2008.10.024 .

[6] Romeo AA, Ghodadra NS, Salata MJ, Provencher MT. Arthroscopic suprascapular nerve decompression: indications and surgical technique. J Shoulder Elbow Surg. 2010;19:118–23. doi: 10.1016/j.jse.2010.01.006 .

[7] Huysmans PE, Haen PS, Kidd M, et al. The shape of the inferior part of the glenoid: a cadaveric study. J Shoulder Elbow Surg. 2006;15:759–63. doi: 10.1016/j. jse.2005.09.001 .

[8] Lo IKY, Parten PM, Burkhart SS. The inverted pear glenoid: an indicator of signifi cant glenoid bone loss. Arthroscopy. 2004;20:169–74. doi: 10.1016/j. arthro.2003.11.036 .

[9] Sugaya H, Moriishi J, Dohi M, Kon Y, Tsuchiya A. Glenoid rim morphology in recurrent anterior glenohumeral instability. J Bone Joint Surg Am. 2003; 85-A:878–84.

[10] Mologne TS, Provencher MT, Menzel KA, et al. Arthroscopic stabilization in patients with an inverted pear glenoid: results in patients with bone loss of the anterior glenoid. Am J Sports Med. 2007;35:1276–83. doi: 10.1177/0363546507300262 .

[11] Provencher MT, Ghodadra N, Romeo AA. Arthroscopic management of anterior instability: pearls, pitfalls, and lessons learned. Orthop Clin North Am. 2010;41: 325–37. doi: 10.1016/j.ocl.2010.02.007 .

[12] Howell SM, Galinat BJ, Renzi AJ, Marone PJ. Normal and abnormal mechanics of the glenohumeral joint in the horizontal plane. J Bone Joint Surg Am. 1988;70:227–32.

[13] Levine WN, Flatow EL. The pathophysiology of shoulder instability. Am J Sports Med. 2000;28:910–7.

[14] Provencher MT, Frank RM, Leclere LE, Metzger PD, Ryu JJ, Bernhardson A, Romeo AA. The Hill-Sachs lesion: diagnosis, classifi cation, and management. J Am Acad Orthop Surg. 2012;20:242–52. doi: 10.5435/ JAAOS-20-04-242 .

[15] Kuhne M, Boniquit N, Ghodadra N, Romeo AA, Provencher MT. The snapping scapula: diagnosis and treatment. Arthroscopy. 2009;25:1298–311. doi: 10.1016/j.arthro.2008.12.022 .

[16] Frank RM, Ramirez J, Chalmers PN, McCormick FM, Romeo AA. Scapulothoracic anatomy and snapping scapula syndrome. Anat Res Int. 2013;2013:1–9. doi: 10.1067/mse.2002.120807 .

[17] Piasecki DP, Verma NN, Romeo AA, Levine WN, Bach Jr BR, Provencher MT. Glenoid bone defi ciency in recurrent anterior shoulder instability: diagnosis and management. J Am Acad Orthop Surg. 2009;17(8):482–93.

[18] Saito H, Itoi E, Sugaya H, Minagawa H, Yamamoto N, Tuoheti Y. Location of the glenoid defect in shoulders with recurrent anterior dislocation. Am J Sports Med. 2005;33:889–93. doi: 10.1177/0363546504271521 .

[19] Antoniou J, Duckworth DT, Harryman 2nd DT. Capsulolabral augmentation for the management of posterior instability of the shoulder. J Bone Joint Surg Am. 2000;82(9):1220–30.

[20] Robinson CM, Aderinto J. Posterior shoulder dislocations and fracture-dislocations. J Bone Joint Surg Am. 2005;87:639–50.

[21] Friedman LG, Griesser MJ, Miniaci AA, Jones MH. Recurrent instability after revision anterior shoulder stabilization surgery. Arthroscopy. 2014;30:372–81. doi: 10.1016/j.arthro.2013.11.019 .

[22] Gardner E, Gray J. The prenatal development of the human shoulder joint. Surg Clin North Am. 1963; 43:1465–70.

[23] Kozlowski K, Colavita N, Morris L, Little KE. Bilateral glenoid dysplasia (report of 8 cases). Australas Radiol. 1985;29:174–7.

[24] Borenstein ZC, Mink J, Oppenheim W, Rimoin DL, Lachman RS. Case report 655: Congenital glenoid dysplasia (congenital hypoplasia of the glenoid neck and fossa of the scapula, with accompanied deformity of humeral head, coracoid process, and acromion). Skeletal Radiol. 1991;20:134–6.

[25] Samilson RL. Congenital and developmental anomalies of the shoulder girdle. Orthop Clin North Am. 1980;11:219–31.

[26] Chillemi C, Franceschini V. Shoulder osteoarthritis. Arthritis. 2013;2013:1–7. doi: 10.2106/JBJS.J.00769 .

[27] Cole BJ, Yanke A, Provencher MT. Nonarthroplasty alternatives for the treatment of glenohumeral arthritis. J Shoulder Elbow Surg. 2007;16:231–40.

[28] Boselli KJ, Ahmad CS, Levine WN. Treatment of glenohumeral arthrosis. Am J Sports Med. 2010;38:2558– 72. doi: 10.1177/0363546510369250 .

[29] van der Meijden OA, Gaskill TR, Millett PJ. Glenohumeral joint preservation: a review of management options for young, active patients with osteoarthritis. Adv Orthop. 2012;2012:1–9. doi: 10.2106/JBJS.H.00318.

[30] Cuomo F, Greller MJ, Zuckerman JD. Rheumatoid arthritis of the shoulder. J Am Acad Orthop Surg. 2003;11:12–24.

[31] Gravallese EM. Bone destruction in arthritis. Ann Rheum Dis. 2002;61 Suppl 2:ii84–6.

[32] Shiozawa S, Shiozawa K. A review of the histopathological evidence on the pathogenesis of cartilage destruction in rheumatoid arthritis. Scand J Rheumatol Suppl. 1988;74:65–72.

第 5 章　喙突

Benno Ejnisman , Bernardo B. Terra , Alberto Costantini

5.1　发育解剖学

肩胛骨主要源自膜内成骨。出生时，肩胛骨体部和肩胛冈已经骨化，但喙突、肩胛盂、肩峰、脊柱缘和肩胛下角尚未骨化。喙突有 2 个（偶尔 3 个）骨化中心。第一个骨化中心在 1 岁时出现在喙突中心，第二个骨化中心大约在 10 岁时出现在喙突基底部，并参与形成肩胛盂上部。大约在 15 岁时，这两个骨化中心与肩胛骨融合。第三个不确定出现的骨化中心在青春期时出现在喙突尖端，有时不与喙突融合，易与骨折混淆，这与锁骨远端骨骺类似（图 5.1）。

5.2　结构描述

喙突位于肩胛骨轴线的前上方和外侧，在肩胛颈上方基底部从肩胛骨向外出来，向前走行后呈钩形向外侧延伸，从肩胛骨上方的体部突出。

尸体研究中显示喙突平均长度约为 4.3cm，宽和高分别为 2.1cm 和 1.5cm（表 5.1）。喙突上缘和锁骨之间的距离为 1.1~1.3cm。

喙突的长度或厚度、喙突尖突起程度、喙突倾斜角度、喙突 - 肩胛盂距离，喙突尖相对肩胛盂最高点的位置之间没有显著联系，这些解剖特征与肩胛骨大小无关。

喙突 - 肩胛盂间隙有 3 种构型：

Ⅰ型：圆括号形，占 45%。

Ⅱ型：方括号形，占 34%。

Ⅲ型：鱼钩状，占 21%。

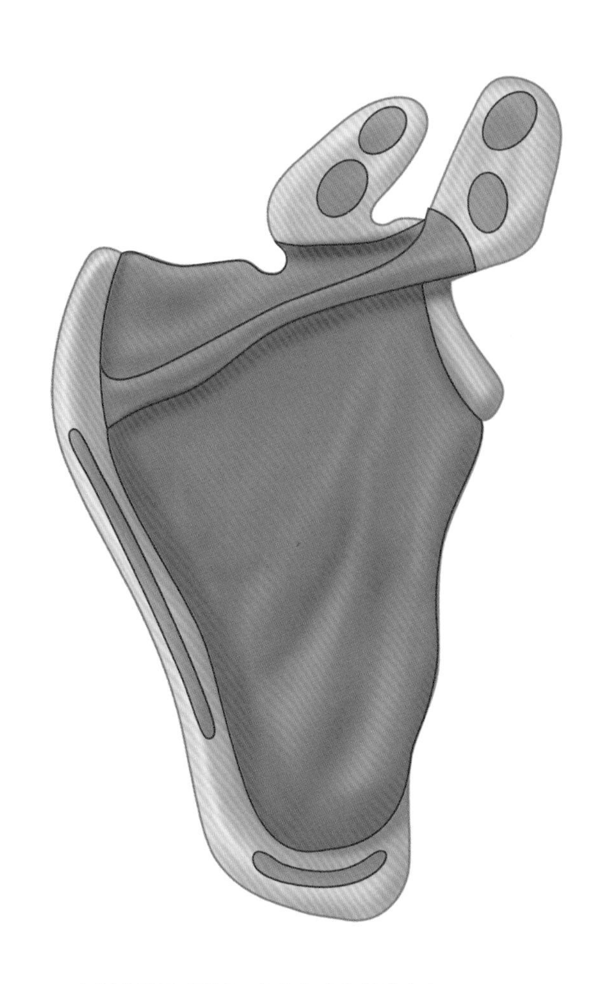

图 5.1　右侧肩胛骨后面观，初级和次级骨化中心

表 5.1 喙突尺寸

变量	平均值	标准差	范围
长	4.3	0.3	3.8~4.6
尖宽	2.1	0.2	1.8~2.4
尖高	1.5	0.1	1.2~1.7

经 Terra 等修改所有测量数据，以 cm 为单位。

喙突－肩胛盂距离最小值可见于Ⅰ型肩胛骨，有 4% 的Ⅰ型肩胛由于其形态特征而易造成喙突下撞击。

5.3 肌肉：肌腱附着

喙突的功能是作为肌肉和韧带的止点（图 5.2a，b）。

喙突升部的前后方向扁平，前方为光滑的凹面，其下有肩胛下肌穿过。

喙突水平部的上下方向扁平，上表面呈不规则的凸面，有胸小肌附着；下表面光滑；其内外侧缘粗糙；前者为胸小肌附着点，后者为喙肩韧带的附着点。喙突尖端有喙肱肌、肱二头肌短头起点组成的联合腱包绕，并有喙锁筋膜附着。

喙突根部的内侧有一粗糙的印迹，有锥状韧带附着其上；从此处斜向前外侧走行直至水平部上表面有一隆起的嵴，斜方韧带附着于其上。

小结：

胸小肌：起自第 3~5 肋

肱二头肌短头：止于桡骨粗隆

喙肱肌：止于肱骨内侧面

喙锁韧带（锥状韧带和斜方韧带）：止于锁骨

喙肩韧带：止于肩峰

喙肱韧带：止于肱骨

肩胛上横韧带：起自喙突基底部，止于肩胛上切迹内侧部

各结构与喙突尖的距离详见表 5.2。

喙锁韧带由两条独立韧带组成，但喙锁韧带复合体以一个整体发挥功能。锥状韧带和斜方韧带将喙突与锁骨远端连接起来，平均长度为 1.3cm。从锁骨外缘到斜方韧带和锥状韧带结节中心的距离分别为（2.6 ± 0.4）cm 和（3.5 ± 0.6）cm。最新的生物力学研究在人类尸体模型中研究了锥状韧带和斜方韧带的功能。

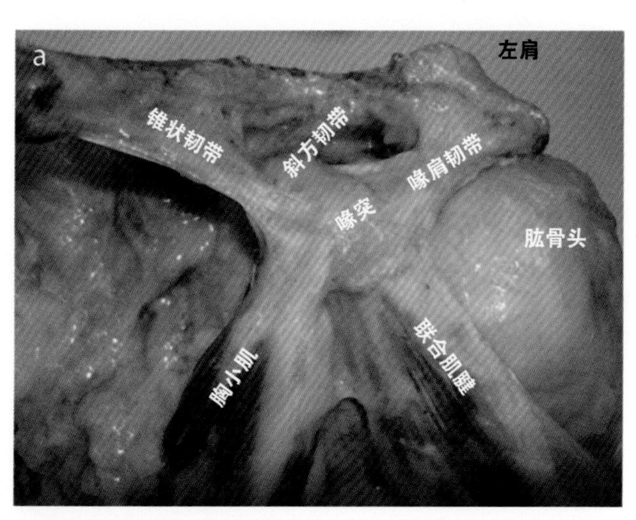

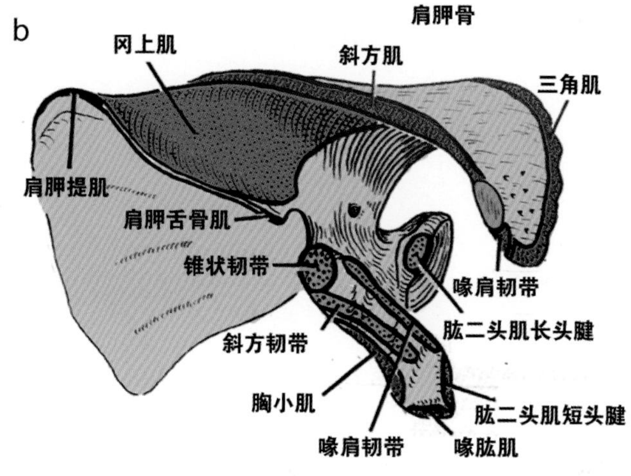

图 5.2 （a）左侧喙突的肌腱止点；（b）左侧喙突的肌腱止点

表 5.2 韧带足印区：距喙突尖的距离

变量	平均值	标准差	范围
喙肩韧带后缘	2.8	0.33	2.0~4.0
联合腱	0.53	0.27	0.2~1.2
胸小肌前方	1.2	0.10	1.0~1.4
胸小肌后方	1.6	0.27	1.1~2.3
锥状韧带	3.7	0.35	3.0~4.2
斜方韧带	3.3	0.38	2.8~4.4
喙肱韧带	1.7	0.32	1.2~2.4

经 Terra 等修改所有数据均为韧带足印区与喙突尖的距离，以 cm 为测量单位。数据四舍五入为 0.1cm。描述性测量数据的可信区间为 99%。

锥状韧带的主要功能是将锁骨稳定在肩胛骨上，限制锁骨前方和上方移位。斜方韧带主要限制锁骨远端对肩峰的挤压。

斜方韧带是前侧和外侧的纤维束，宽而薄，呈四边形，斜向走行于喙突和锁骨之间。其下方附着于喙突上表面，其上方附着于锁骨下表面的斜行脊。其前缘游离，后缘与锥状韧带相连，二者在连接处形成向后突出的拐角。斜方韧带锁骨起点的宽度为（1.2 ± 0.1）cm。

锥状韧带是后侧和内侧的致密纤维束，呈圆锥形，由基底部向上走行。其尖端起自喙突基底部的粗糙印迹，位于斜方韧带内侧；其向上方扩大的基底附着于锁骨下表面的锥状结节，并向内侧延伸 1.25cm。锥状韧带锁骨起点的宽度为（2.5 ± 0.5）cm。锥状韧带的止点并不都是以锥状结节的最凸面为中心。

这些韧带在前方与锁骨下肌和三角肌相关联，在后方与斜方肌相关联，主要有两个作用：（1）将锁骨与肩胛骨相连，调控肩胛－肱骨的同步运动；（2）加强肩锁关节稳定性。

血供

喙突垂直部的血供来自肩胛上动脉，水平部的血供来自腋动脉分支。

喙突的血供来自以肩胛骨为起点的肌肉中的血管。血管穿过这些间接止点，与骨血管相沟通。肩胛骨的血液循环模式与干骺端相同。其骨膜血管较大，并与骨髓血管相沟通，而不是仅限于皮质的外 1/3。这种解剖特点也许可以解释为什么在此处进行骨膜下剥离时出血较骨干多。肩胛骨营养动脉进入肩胛上窝外侧或肩胛下窝。肩胛下动脉、肩胛上动脉、旋肩胛动脉和肩峰动脉都是血供的来源。

此项解剖学研究表明喙突有自己的血供。在 Latarjet 手术时，将喙突转移至肩胛颈时必须牺牲部分血供，因此可以解释 Latarjet 手术移植骨块的松动或骨不连。保留营养喙突水平部的腋动脉分支可能是预防骨不连和松动的可行方法。

5.4 变异

有很多研究描述了喙突的结构异常。Pieper 和他的同事报道了 124 例肩关节中喙肩韧带的变异，发现 60% 标本有两条独立的韧带，26% 标本为一条韧带，15% 标本在锥状韧带的后内侧存在第三条纤维束。同一尸体标本优势侧和非优势侧的纤维束数量差异很小。

5.5 影像学

喙突在 X 线片中不易被识别，除了拍摄 3 个常规的 X 线片之外，需加拍前后斜位（35° ~60°）和 Stryker 切迹位 X 线片。CT 平扫联合三维重建可以获得更多有关骨折类型的信息（图 5.3）。

5.6 邻近结构

在三角肌前束下方的锁骨下区域可触诊到喙突。

Lo 等指出，喙突尖前内侧紧邻神经血管结构。喙突尖前内侧与每个结构之间的距离如下：腋神经 3.0cm，肌

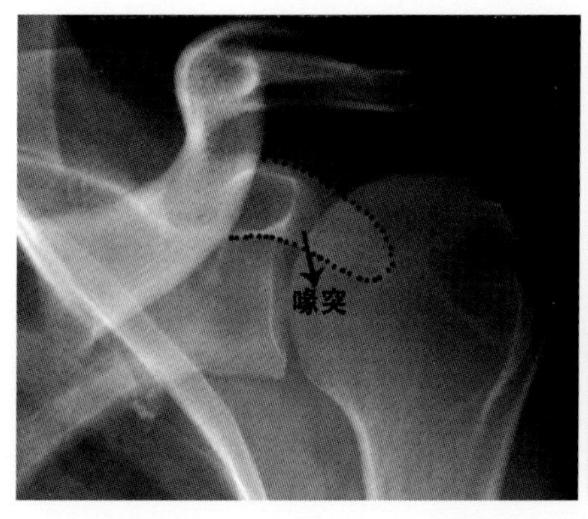

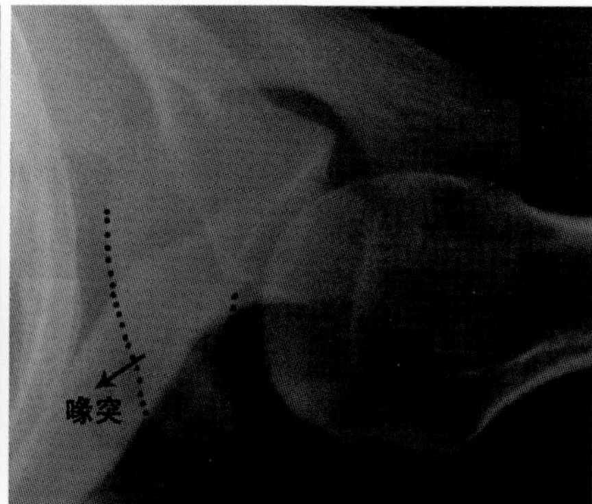

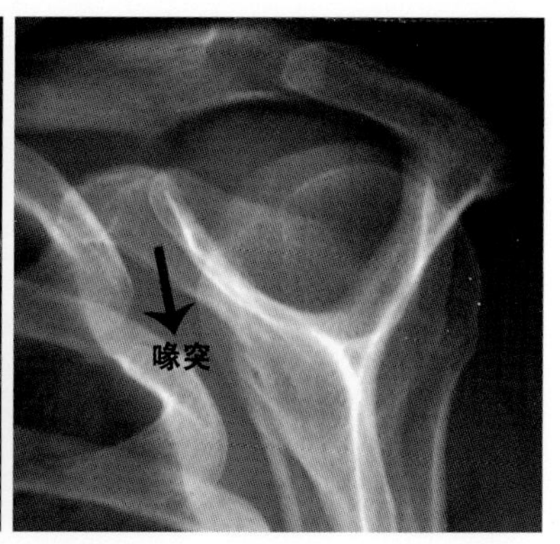

图 5.3 正常左肩 X 线片（前后位、腋位和侧位）

皮神经 3.3cm，外侧束 2.9cm，腋动脉 3.7cm。相似的，喙突基底部前内侧也紧邻神经血管结构。从喙突基底部到腋神经、肌皮神经、外侧束和腋动脉的最短距离分别为 2.9cm、3.7cm、3.7cm 和 4.3cm。与喙突相关的手术操作相对安全。在分离喙突尖时，臂丛外侧束受损的风险较高；在分离喙突基底部时，腋神经受损的风险较高。Pan 等指出，在行侧卧位肩关节镜手术时，在牵引状态下，臂丛外侧束在外展 60°时比外展 30°时更靠近喙突。

肩胛上切迹（SSN）的形状和尺寸是肩胛上神经卡压的重要危险因素。SSN 可分为 5 型（见第 33 章）：Ⅰ型，肩胛上切迹的最大深度大于上方横径；Ⅱ型，肩胛上切迹的最大深度与上方横径和中部横径相等；Ⅲ型，肩胛上切迹的上方横径大于最大深度；Ⅳ型（4.7%），肩胛骨有骨孔形成；Ⅴ型，无明显切迹可见。Ⅰ型和Ⅳ型在女性中的出现率较男性低，但Ⅲ型在女性中更为常见。

了解肩胛上切迹的解剖变异有助于肩胛上区的镜下和开放手术，并可提高肩胛上神经减压术的安全性。

肩胛上神经走行于肩胛上横韧带下方，所有肩关节都只有一条肩胛上动脉，而 21.3% 的肩关节发现多条肩胛上静脉。

胸锁筋膜是腋筋膜的延续，首先包绕胸小肌，然后向上走行，包绕锁骨下肌和锁骨（图 5.4）。胸小肌向下向内走行，止于第 2~5 肋。头臂静脉在胸锁关节后方穿出胸廓后立即分支为颈内静脉和锁骨下静脉。

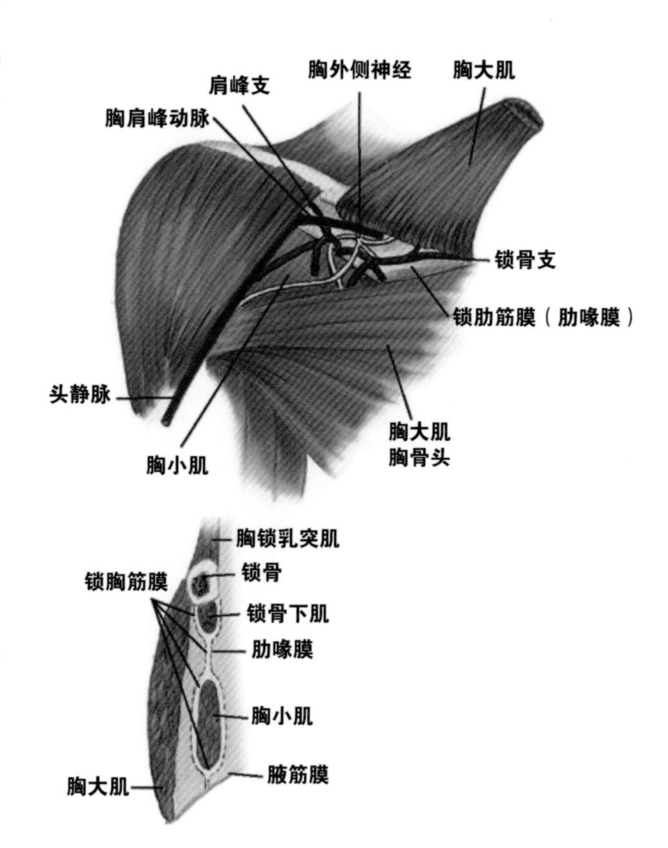

图 5.4 胸锁筋膜为腋筋膜的延续，首先包绕胸小肌，然后上行包绕锁骨下肌和锁骨

胸小肌将腋动脉分为3段：腋动脉第1段位于胸小肌内侧，有1个分支，即胸肩峰动脉；腋动脉第2段位于胸小肌后方，有2个分支，即胸肩峰动脉和胸外侧动脉；腋动脉第3段位于胸小肌外侧，有3个分支，即肩胛下动脉、旋肱前动脉和旋肱后动脉。

5.7 解剖学的临床意义

在锁骨外侧端下方可触及喙突。作为一个骨性标志，喙突被称为"外科医生的灯塔"，以避免神经血管的损伤。主要的神经血管结构都从喙突内侧进入上肢，所以肩关节手术入路都应在喙突外侧。

5.8 创伤

Ogawa简化了Eyres分类方法，将喙突骨折分为2种类型：Ⅰ型骨折线位于喙锁韧带附着点近端，Ⅱ型位于韧带远端（图5.5）。Ogawa指出，Ⅰ型骨折可能会影响肩胛骨和胸壁的连接。Ⅰ型骨折与多种肩关节损伤有关，可继发肩胛骨与锁骨的分离。通常Ⅰ型骨折采用切开复位内固定手术，Ⅱ型采用保守治疗。

当喙突或肩关节受到直接撞击时，可单独发生喙突骨折。喙突骨折可伴有或不伴有肩锁关节脱位，而其余结构完整。

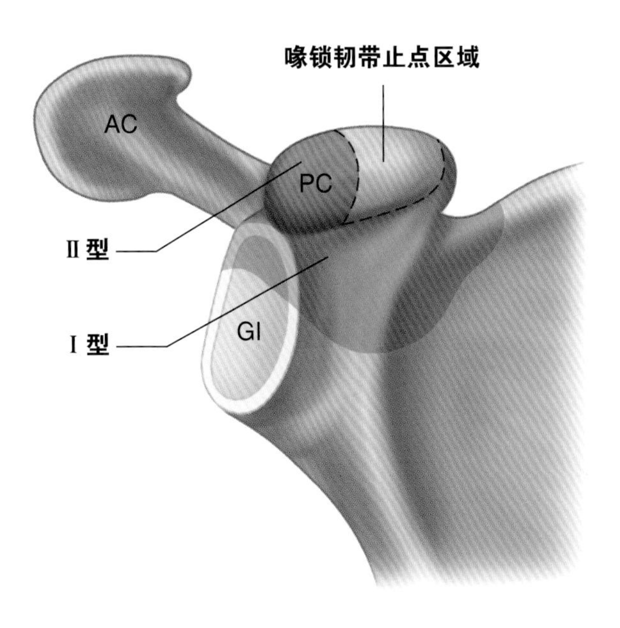

图5.5 喙突骨折的Ogawa分型：Ⅰ型骨折线位于喙锁韧带附着点近端，Ⅱ型位于韧带远端 Gl.肩胛盂；AC.肩峰；CP.喙突

5.9 喙突撞击

喙突撞击综合征是一种少见的引起肩关节疼痛的病因，当肩胛下肌腱在肱骨小结和喙突之间撞击时可出现症状。喙突撞击被认为是引发肩胛下肌腱退变和撕裂的重要因素。

早在1909年就有关于肩袖与其上方的肩峰弓发生机械撞击的假说，并指出肩袖与其前内侧的喙突也可能发生撞击。

1937年和1941年也有关于喙突撞击的描述。喙肩间隙包括肩峰、喙肩韧带和喙突尖。在大多数情况下，喙肩弓与肩袖之间的间隙大小和形状发生改变是由于喙突高度和长度发生了变异。近期的尸体研究还发现，喙突撞击也可能是功能性的，因肩关节前向不稳导致喙肱距离减小。已发表的文献中尚无关于其发病率的报道。

肩胛骨喙突的骨肿瘤罕见，因此其诊断和治疗通常滞后。其中软骨肉瘤占大多数，而转移瘤则大多从乳腺或肺部转移而来。

5.10 病理解剖学的外科意义

喙突的手术并不常见，但也有一些手术适应证如喙突下撞击症等。原发性喙突下撞击的手术治疗通常是将喙突尖部分切除，从而达到喙突下间隙减压的目的。但也有其他作者描述了关节镜下手术方法：2001年，Karnaugh等报道了关节镜下经肩峰下入路的喙突成形术。2003年，

图 5.6　喙突的安全边界（2.6cm）可植入 2 枚 3.5mm 螺钉

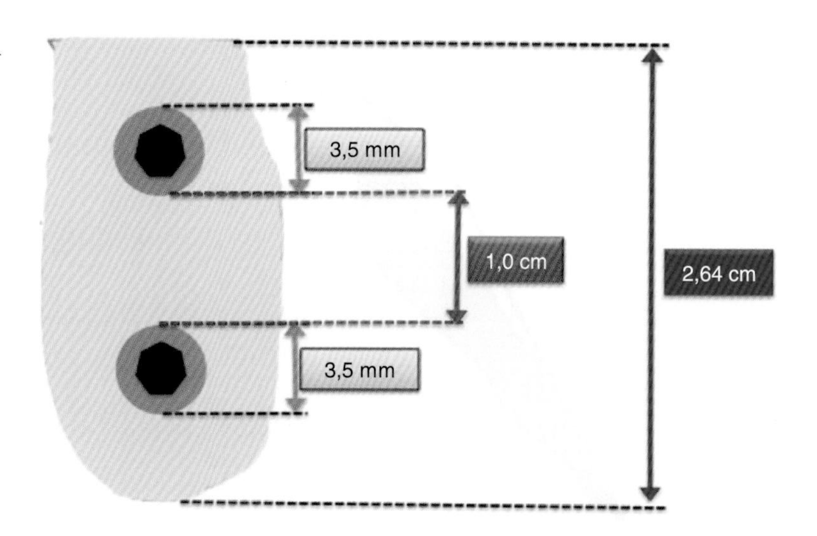

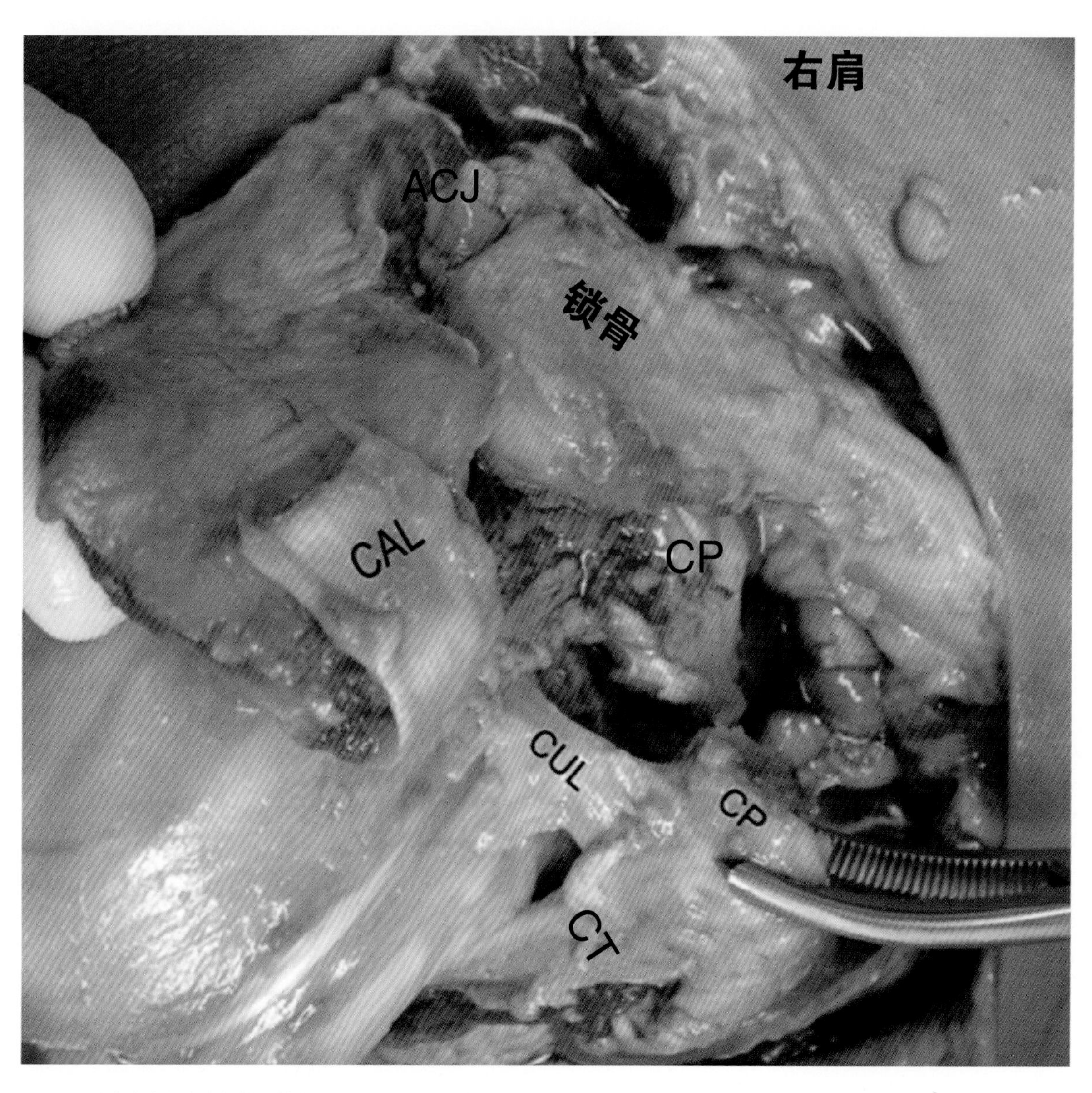

图 5.7　从喙突离断喙肩韧带后的右肩上面观。已完成喙突的截骨操作可用于 Laterjet 手术，注意残留部分未受损伤。CAL. 离断的喙肩韧带；CP. 喙突；CUL. 喙肱韧带；CT. 联合腱；ACJ. 肩锁关节

Lo 和 Burkhart 报道了关节镜下经关节内肩袖间隙入路的喙突成形术。尽管开放手术和关节镜技术都能有效地完成喙突下间隙减压，但手术的安全性尚不清楚。此外，最近有许多包括肩袖间隙松解在内的肩袖松解技术的报道，这包括前间隙滑移技术（Tauro）、单或双间隙滑移技术、间隙整体滑移技术等（Lo 和 Burkhart）。这些技术通常需要将喙肱韧带部分或完全切除，也可能需要显露并剥离喙突基底部的外侧部分。

2013 年，Einisman 等证实了距喙突尖 2.6cm 的喙突截骨术不会损伤喙锁韧带的止点，因此不会导致肩锁关节不稳。这被定义为用于 Latarjet-Patte 手术中喙突转位的安全界限。在这一手术中我们采用 2 枚 4.0mm 空心螺钉。为避免移植骨块碎裂，建议 2 枚螺钉之间至少间隔 1.0cm（图 5.6、图 5.7）。

参考文献

[1] Hsieh ET. A review of ancient Chinese anatomy. Anat Rec. 1921;20:97–127.

[2] Huang-Ti N, Wen CS. The Yellow Emperor's classic of internal medicine. Los Angeles: University of California Press; 1966.

[3] McGrew R. Encyclopedia of medical history. New York: McGraw-Hill; 1985.

[4] Dung HC. Acupuncture points of the brachial plexus. Am J Chin Med. 1985;13:49–64.

[5] Hoernle AFR. Studies in the medicine of ancient India. Part I. Osteology or the bones of the human body. Oxford: Clarendon Press; 1907.

[6] Persaud TVN. From antiquity to the beginning of the modern era. Springfi eld: Charles C Thomas; 1984.

[7] Rockwood Jr CR, Matsen FA. The shoulder. Philadelphia: Saunders Elsevier; 2009.

[8] Terra BB, Ejnisman B, de Figueiredo EA, Cohen C, Monteiro GC, de Castro Pochini A, Andreoli CV, Cohen M. Anatomic study of the coracoid process: safety margin and practical implications. Arthroscopy. 2013;29(1):25–30. doi: 10.1016/j.arthro.2012.06.022 . Epub 2012 Nov 23.

[9] Gumina S, Postacchini F, Orsina L, Cinotti G. The morphometry of the coracoid process—its aetiologic role in subcoracoid impingement syndrome. Int Orthop. 1999;23(4):198–201.

[10] Gray H, Carter HV. Anatomy descriptive and surgical. London: John W. Parker and Son; 1858, Retrieved 16 Oct 2011.

[11] Renfree KJ, Riley MK, Wheeler D, et al. Ligamentous anatomy of the distal clavicle. J Shoulder Elbow Surg. 2003;12(4):355–9.

[12] Rios CG, Arciero RA, Mazzocca AD. Anatomy of the clavicle and coracoid process for reconstruction of the coracoclavicular ligaments. Am J Sports Med. 2007; 35:811–7.

[13] Fukuda K, Craig EV, An KN, et al. Biomechanical study of the ligamentous system of the acromioclavicular joint. J Bone Joint Surg. 1986;68-A(3):434–40.

[14] Harris RI, Wallace AL, Harper GD, et al. Structural properties of the intact and reconstructed coracoclavicular ligament complex. Am J Sports Med. 2000; 28(1):103–8.

[15] Motamedi AR, Blevins FT, Willis MC, et al. Biomechanics of the coracoclavicular ligament complex and augmentations used in its repair and reconstruction. Am J Sports Med. 2000;28(3):380–4.

[16] Hamel A, Hamel O, Ploteau S, Robert R, Rogez JM, Malinge M. The arterial supply of the coracoid process. Surg Radiol Anat. 2012;34(7):599–607.

[17] Pieper HG, Radas CB, Krahl H, Blank M. Anatomic variation of the coracoacromial ligament: a macroscopic and microscopic cadaveric study. J Shoulder Elbow Surg. 1997;6(3):291–6.

[18] Lo IK, Burkhart SS, Parten PM. Surgery about the coracoid: neurovascular structures at risk. Arthroscopy. 2004;20(6):591–5.

[19] Pan WJ, Teo YS, Chang HC, Chong KC, Karim SA. The relationship of the lateral cord of the brachial plexus to the coracoid process during arthroscopic coracoid surgery: a dynamic cadaveric study. Am J Sports Med. 2008;36(10):1998–2001.

[20] Polguj M, Sibiński M, Grzegorzewski A, Grzelak P, Majos A, Topol M. Variation in morphology of suprascapular notch as a factor of suprascapular nerve entrapment. Int Orthop. 2013;37(11):2185–92.

[21] Yang HJ, Gil YC, Jin JD, Ahn SV, Lee HY. Topographical anatomy of the suprascapular nerve and vessels at the suprascapular notch. Clin Anat. 2012;25(3):359–65. doi: 10.1002/ca.21248 . Epub 2011 Aug 18.

[22] Gallino M, Santamaria E, Tiziana D. Anthropometry of the scapula: clinical and surgical considerations. J Shoulder Elbow Surg. 1998;7(3):284–91.

[23] Ogawa K, Yoshida A, Takahashi M, Ui M. Fractures of the coracoid process. J Bone Joint Surg Br. 1996; 78-B:17–9.

[24] Kawasaki Y, Hirano T, Miyatake K, Fujii K, Takeda Y. Safety screw fi xation technique in a case of coracoid base fracture with acromioclavicular dislocation and coracoid base cross-sectional size data from a computed axial tomography study. Arch Orthop Trauma Surg. 2014;134(7):913–8. B. Ejnisman et al. 55

[25] Okoro T, Reddy VRM, Pimpelnarkar A. Coracoid impingement syndrome: a literature review. Curr Rev Musculoskelet Med. 2009;2(1):51–5.

[26] Goldthwait JE. An anatomic and mechanical study of the shoulder joint, explaining many of the cases of painful shoulder, many of the recurrent dislocations, and many of the cases of brachial neuritis. Am J Orthop Surg. 1909;6:579–606.

[27] Meyer AW. Chronic functional lesions of shoulder. Arch Surg. 1937;35:646–74.

[28] Bennett GE. Shoulder and elbow lesions of the professional baseball pitcher. JAMA. 1941;11:510–4.

[29] Radas CB, Pieper HG. The coracoid impingement of the subscapularis tendon: a cadaver study. J Shoulder Elbow Surg. 2004;13(2):154–9.

[30] Ogose A, Sim FH, O'Connor MI, Unni KK. Bone tumors of the coracoid process of the scapula. Clin Orthop Relat Res. 1999;358:205–14.

[31] Benson EC, Drosdowech DS. Metastatic breast carcinoma of the coracoid process: two case reports. J Orthop Surg Res. 2010;5:22.

[32] Deberne M, Ropert S, Billemont B, Daniel C, Chapron J, Goldwasser F. Inaugural bone metastases in nonsmall cell lung cancer: a specifi c prognostic entity? BMC Cancer. 2014;14:416.

[33] Karnaugh RD, Sperling JW, Warren RF. Arthroscopic treatment of coracoid impingement. Arthroscopy. 2001;17(7):784–7.

[34] Lo IK, Burkhart SS. Arthroscopic coracoplasty through the rotator interval.

Arthroscopy. 2003;19: p667–71.
[35] Gaskill TR, Braun S, Millett PJ. The rotator interval: pathology and management. Arthroscopy. 2011;27(4): 556–67.
[36] Tauro JC. Arthroscopic repair of large rotator cuff tears using the interval slide technique. Arthroscopy. 2004;20(1):13–21.
[37] Lo IK, Burkhart SS. Arthroscopic repair of massive, contracted, immobile rotator cuff tears using single and double interval slides: technique and preliminary results. Arthroscopy. 2004;20(1): 22–33.
[38] Lo IK, Burkhart SS. The interval slide in continuity: a method of mobilizing the anterosuperior rotator cuff without disrupting the tear margins. Arthroscopy. 2004;20(4):435–41.
[39] Di Giacomo G. Atlas of functional shoulder anatomy. Italia: Springer; 2008.
[40] Last RL. Anatomy: regional and applied. Edinburgh: Churchill Livingstone; 1984.

第 6 章　肩峰和喙肩弓

Francisco Vergara，Nicolás García

6.1　发育解剖学

胚胎发育 6 周左右出现肩峰。肩峰基底部、肩胛骨体部和肩胛冈在妊娠 8 周左右开始骨化。Bigliani（1986）发现肩峰其他部位在出生前都为软骨，并呈Ⅱ型肩峰形态，且肩峰形态在整个此阶段中都没有发生改变。

15~18 岁之间，肩峰出现次级骨化中心。有 4 个骨化中心：前肩峰骨骺（前方中心）、中肩峰骨骺（中部中心）、后肩峰骨骺（后方中心）和基底肩峰骨骺（位于肩胛冈基底部）（图 6.1）。22~25 岁之间肩峰骨化中心相互融合，通常由后向前。

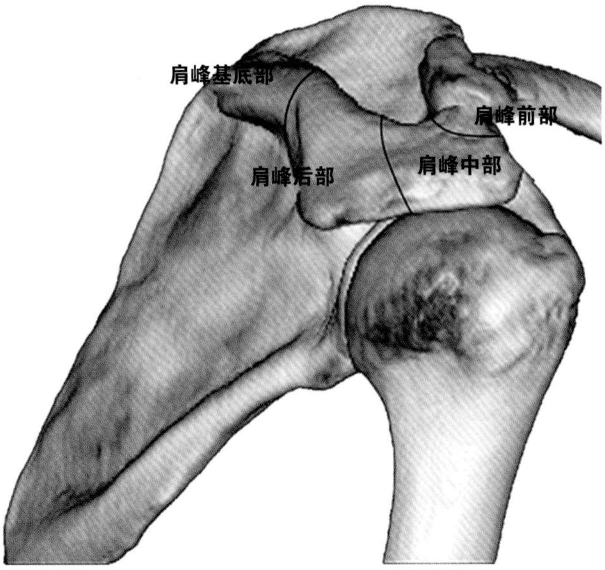

图 6.1　肩胛骨 CT 三维重建，显示肩峰次级骨化中心

6.2　肩峰解剖

6.2.1　描述

从肩胛冈外侧缘向前延伸的突出结构称为肩峰，具有上下两个面、内外两个缘。肩胛冈骨嵴的下缘与肩峰外侧缘相连续，厚而不规则。相对应的另一边，肩胛冈骨嵴的上缘与肩峰内侧缘相延续。肩峰较短，其前部有一椭圆形关节面，向内上方与锁骨外侧端相关节。肩峰两个缘在前方汇合形成三角形，称为肩峰角。

肩峰上表面位于皮下，仅有皮肤和浅筋膜覆盖。外侧缘厚而不规则，下表面为光滑的凹面。

6.2.2　肌肉和韧带止点

三角肌中束起自肩峰外侧缘，包括肩峰的最前。三角肌在肩峰止点处的平均厚度为 5.4mm，为肩峰前部厚度的 74%。行肩峰成形术时必须要考虑肩峰的解剖特点，因为肩峰切除过多会影响三角肌的起点。

另外，喙肩韧带是三角形的纤维板，其顶端与肩峰相连，基底部与喙突外侧缘相连（图 6.2）。韧带上表面与三角肌深面相对，韧带下表面朝向盂肱关节及其周围肌肉，

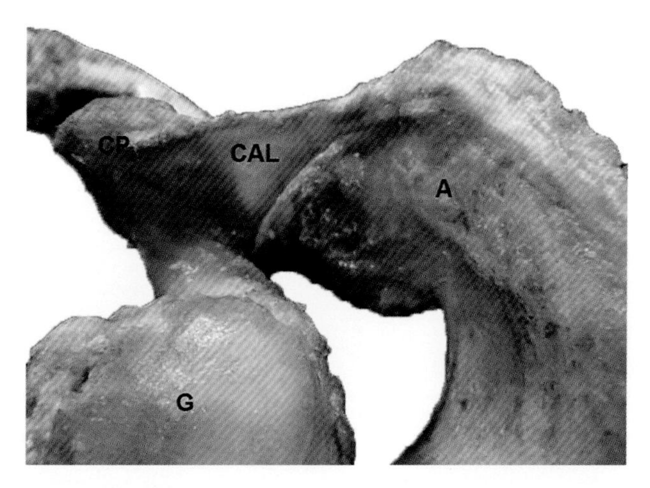

图 6.2 喙肩韧带（CAL）的解剖，位于喙突（CP）外侧缘和肩峰（A）之间，也可以看到肩盂（G）

并有滑囊（肩峰下滑囊或三角肌下滑囊）将肩峰与这些结构隔开。喙肩韧带有两束：外侧束（厚而强壮）和内侧束（在肩峰止点存在变异）。

6.2.3 功能

肩峰、喙肩韧带和喙突共同形成喙肩弓（图 6.3、图 6.4）。喙肩弓是一个弧形的结构，作用是保护盂肱关节。具体来说，肩峰和喙肩韧带限制了盂肱关节向上移位。

6.3 解剖变异和年龄相关变化

Bigliani 等（1986）根据肩峰下表面的形态将肩峰分为 3 型：Ⅰ型（扁平型肩峰）、Ⅱ型（弯曲型肩峰）、Ⅲ型（钩型肩峰）（图 6.5）。文献中根据分析的人种不同，描述了不同肩峰类型的发生率，一般来说Ⅱ型肩峰发生率较高（50%~55%），然后是Ⅲ型（25%~30%）和Ⅰ型（15%~20%）。在健康人群中，随着年龄增长，Ⅰ型肩峰比例降低，Ⅲ型增加。因此，年龄增长可能是导致喙肩弓继发改变的原因。研究还发现，随着年龄增长，肩峰会出现以前方骨赘形成为特点的退行性改变。在 50 岁以下的受试者中，骨赘的发病率为 7%，而 50 岁以上群体其发病率上升为 30%。

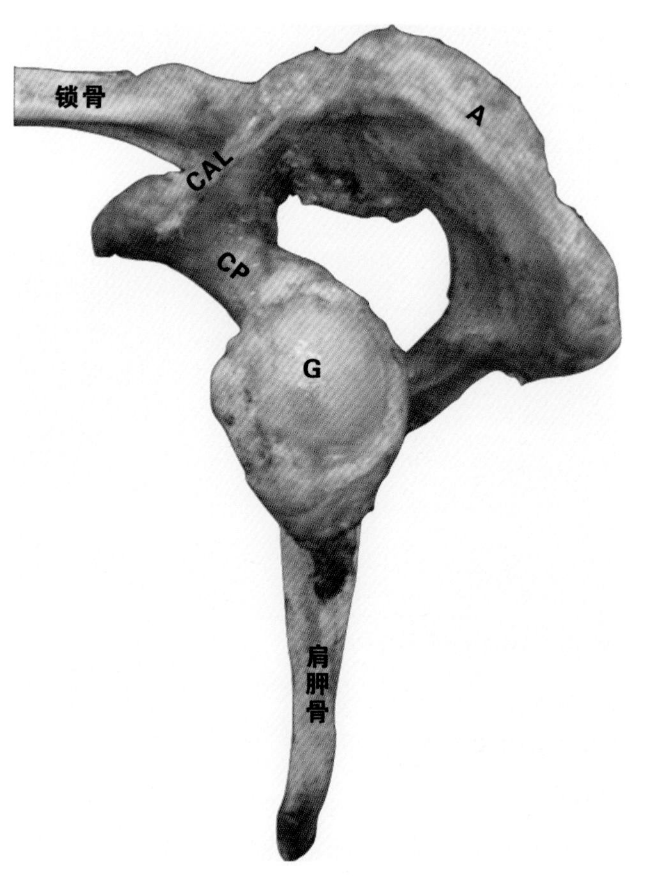

图 6.3 喙肩弓的解剖，由喙突（CP）、喙肩韧带（CAL）和肩峰（A）组成，在肩胛盂（G）上方形成一弧形结构

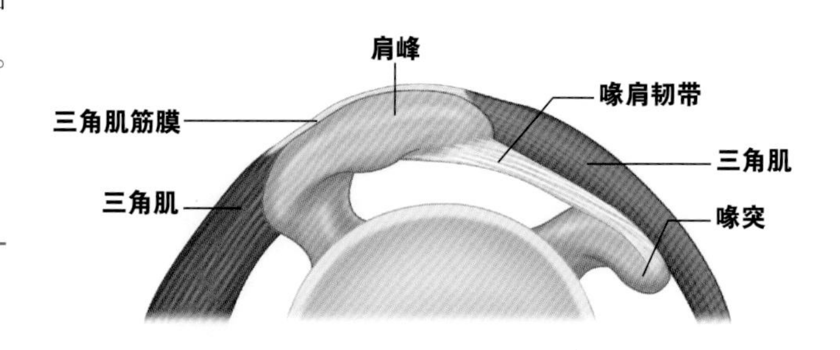

图 6.4 肩峰和喙肩韧带的图示

6.4 肩峰形态和肩袖损伤

肩袖损伤由内因和外因共同作用而出现。肩峰形态与肩袖损伤之间的关系仍存争议。Neer（1983）证实 95% 的肩袖损伤患者存在喙肩弓部位的间隙狭窄问题。同样，Bigliani 等（1986）指出肩袖损伤的患者中Ⅲ型肩峰占 70%，而这个比例在正常人群中是 38%。然而这些研究并

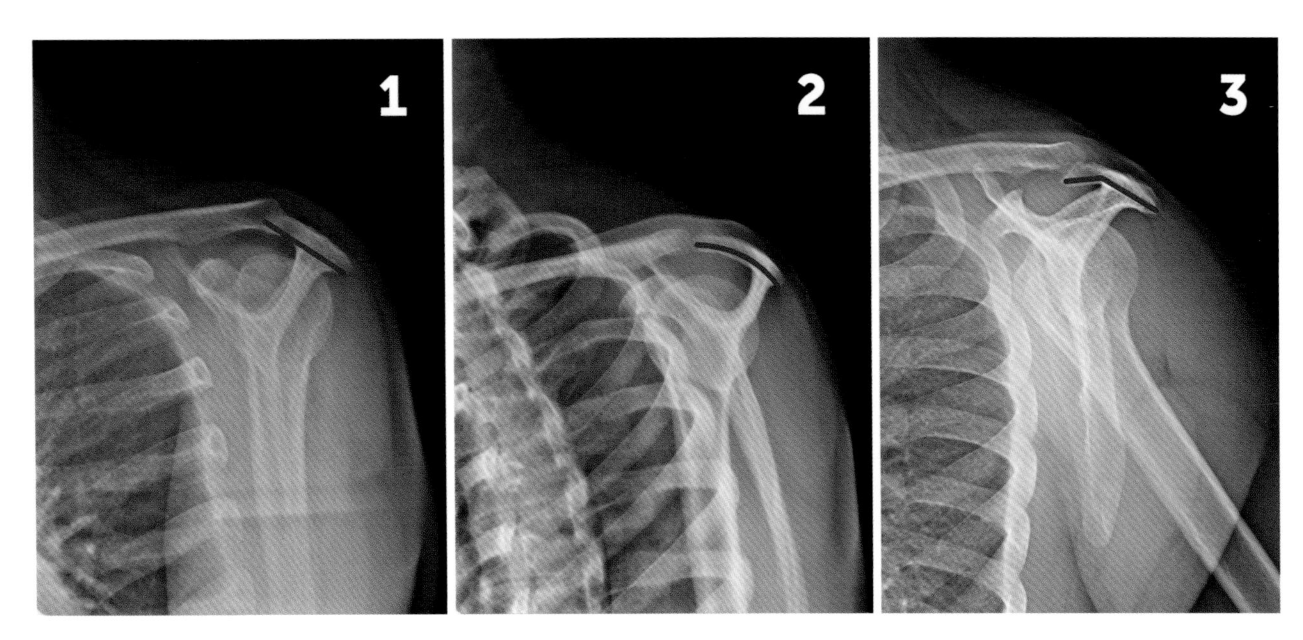

图 6.5　出口位相 X 线片显示肩峰 3 种分型（Bigliani，1986）：Ⅰ型（扁平型肩峰）、Ⅱ型（弯曲型肩峰）、Ⅲ型（钩型肩峰）

不能说明两者之间的必然联系，因为可以假定年龄也是这个问题的一个混淆因素，特别是考虑到随着年龄的增长，Ⅲ型肩峰的发病率增加，以及年龄本身也可以是肩袖损伤的独立危险因素。因此肩峰的形态改变可以看成是随年龄增长而发生的退变进程，而不是固有的解剖学特点。Gill 等（2002）发现 50 岁以上的患者中，肩峰形态和肩袖损伤之间没有显著关系。

6.5　病理学：肩峰小骨

肩峰小骨是由于肩峰次级骨化中心没有完全融合而形成的骨骺块，与肩峰其他骨性结构相分离。最常见于中肩峰骨化中心和后肩峰骨化中心之间，称为“普通肩峰小骨”（大约占 76%）（图 6.6）；前肩峰骨化中心与中肩峰骨化中心分离的发生率较前者低，称为“末端肩峰小骨”（占 15%）；后肩峰骨化中心与基底肩峰骨化中心分离罕见，发生率只有 1.8%。骨化中心的融合程度各异，从纤维连接（完全或部分）到微动关节均有可能。

肩峰小骨的形成机制尚未明确，目前有两种理论。第一种认为，肩峰发育过程中受到机械力的作用而形成肩峰小骨；第二种则猜测是来自遗传因素。其他学者认为是二者共同作用的结果。

尸体研究中肩峰小骨的发生率为 6.4%，具有种族差异（白人 5.2%，黑人 14.8%，美洲土著人 4.1%）。而影像学研究显示的发生率则偏小（4.2%），且单侧发生率更高。

临床中，肩峰小骨可导致肩痛，4% 的患者首诊表现为疼痛。当保守治疗无效时，可采用自体骨移植内固定术，或当骨块较小时，可采用开放或关节镜手术将不稳定的骨块移除。尽管大多数研究表明，肩峰小骨的发病率在有肩袖损伤和无肩袖损伤的患者中并无显著差异，但是肩峰小骨对肩袖撞击的影响仍不明确。对于肩袖损伤合并肩峰小骨的患者，建议术中同时修复这两种损伤。

肩峰骨折并不常见，然而自反肩置换术出现以来发病率呈上升趋势，这可能与三角肌持续牵张力的增加有关（图 6.7）。

参考文献

[1] Lewis W. The development of the arm in man. Am J Anat. 1901;1:145–83.
[2] Gardner E, Gray DJ. Prenatal development of the human shoulder and acromioclavicular joints. Am J Anat. 1953;92(2):219–76.
[3] Bigliani L, Morrison D, April EW. The morphology of the acromion and its relationship to rotator cuff tears. Orthop Trans. 1986;10:228.
[4] Fealy S, et al. The developmental anatomy of the neonatal glenohumeral joint. J Shoulder Elbow Surg. 2000;9(3):217–22.
[5] Folliason A. Un cas d’os acromial. Rev Orthop. 1933;20:533–8.

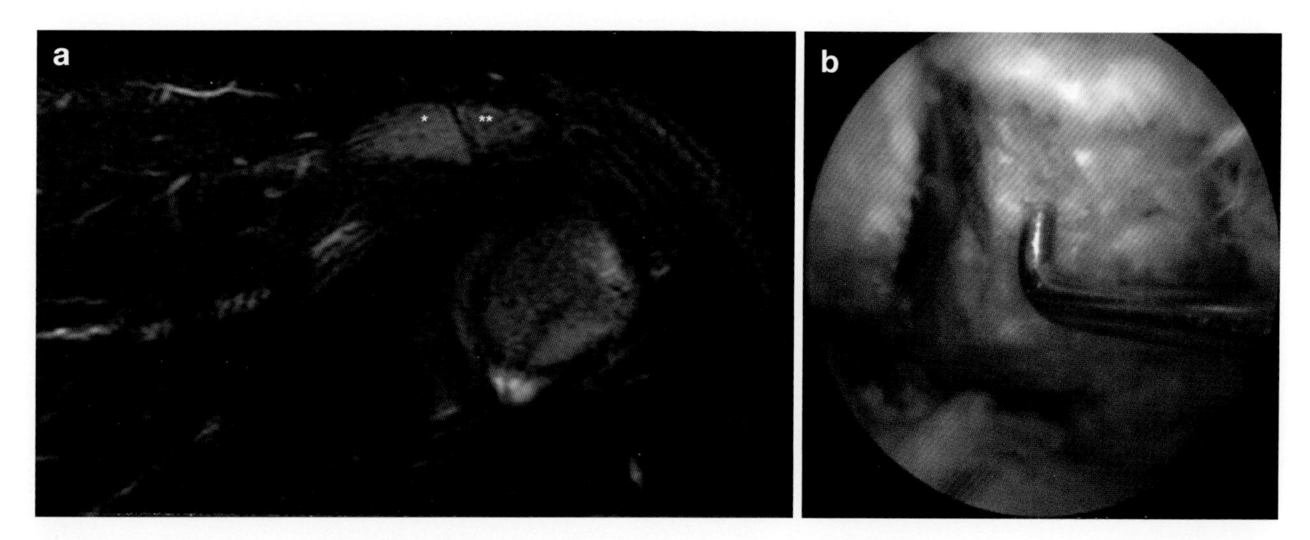

图 6.6 （a）肩关节 MR，肩峰冠状面显示有肩峰小骨，位于中肩峰骨化中心（**）和后肩峰骨化中心之间（*）；（b）肩峰小骨关节镜下视图

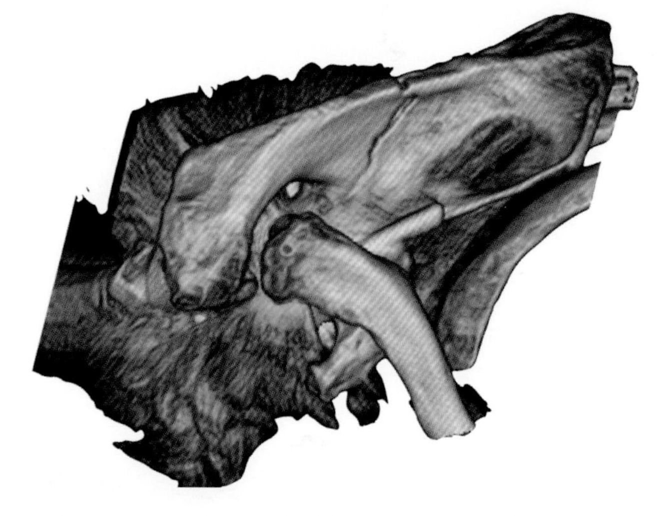

图 6.7 反肩置换术患者发生肩胛冈骨折。此类型的骨折越来越多见，尤其易发生在反肩置换术后的患者中

[6] McClure JG, Raney RB. Anomalies of the scapula. Clin Orthop Relat Res. 1975;110:22–31.

[7] Standring S. The anatomical basis of clinical practice. In: Gray's anatomy. 39th ed. London: Elsevier; 2005.

[8] Rouviere H, Delmas A. Anatomia Humana: Descriptiva, Tropografi ca y funcional, vol. 8–9. 11th ed. Barcelona: Masson; 2005. p. 45–6.

[9] Green A, Griggs S, Labrador D. Anterior acromial anatomy: relevance to arthroscopic acromioplasty. Arthroscopy. 2004;20(10):1050–4.

[10] Fealy S, et al. The coracoacromial ligament: morphology and study of acromial enthesopathy. J Shoulder Elbow Surg. 2005;14(5):542–8.

[11] Moorman CT, et al. Role of coracoacromial ligament and related structures in glenohumeral stability: a cadaveric study. J Surg Orthop Adv. 2012;21(4): 210–7.

[12] Collipal E. The acromion and its different forms. Int J Morphol. 2010;28(4):1189–92.

[13] Wang JC, Shapiro MS. Changes in acromial morphology with age. J Shoulder Elbow Surg. 1997;6(1): 55–9.

[14] Speer KP, et al. Acromial morphotype in the young asymptomatic athletic shoulder. J Shoulder Elbow Surg. 2001;10(5):434–7.

[15] Nicholson GP, et al. The acromion: morphologic condition and age-related changes. A study of 420 scapulas. J Shoulder Elbow Surg. 1996;5(1):1–11.

[16] Neer 2nd CS. Impingement lesions. Clin Orthop Relat Res. 1983;173:70–7.

[17] Hamid N, et al. Relationship of radiographic acromial characteristics and rotator cuff disease: a prospective investigation of clinical, radiographic, and sonographic fi ndings. J Shoulder Elbow Surg. 2012;21(10):1289–98.

[18] Gill TJ, et al. The relative importance of acromial morphology and age with respect to rotator cuff pathology. J Shoulder Elbow Surg. 2002;11(4):327–30.

[19] Banas MP, Miller RJ, Totterman S. Relationship between the lateral acromion angle and rotator cuff disease. J Shoulder Elbow Surg. 1995;4(6):454–61.

[20] Edelson JG, Zuckerman J, Hershkovitz I. Os acromiale: anatomy and surgical implications. J Bone Joint Surg Br. 1993;75(4):551–5.

[21] Hunt D. The frequency of os acromiale in the Robert J. Terry collection. Int J Osteoarchaeol. 2007;17:309–17.

[22] Yammine K. The prevalence of Os acromiale: a systematic review and meta-analysis. Clin Anat. 2014; 27(4):610–21.

[23] Bigliani LU, et al. The relationship of acromial architecture to rotator cuff disease. Clin Sports Med. 1991;10(4):823–38.

[24] Stirland A. Patterns of trauma in a unique medieval parish cemetery. Int J Osteoarchaeol. 1996;6:92–100.

[25] Case DT, Burnett SE, Nielsen T. Os acromiale: population differences and their etiological signifi cance. Homo. 2006;57(1):1–18.

[26] Cadogan A, et al. A prospective study of shoulder pain in primary care: prevalence of imaged pathology and response to guided diagnostic blocks. BMC Musculoskelet Disord. 2011;12:119.

[27. Harris JD, Griesser MJ, Jones GL. Systematic review of the surgical treatment for symptomatic os acromiale. Int J Shoulder Surg. 2011;5(1):9–16.

[28] Jerosch J, et al. Arthroscopic subacromial decompression– indications in os acromiale? Unfallchirurg. 1994;97(2):69–73.

第 7 章 肩胛骨体部

Tom Clement Ludvigsen

7.1 骨性解剖

肩胛骨为三角形扁骨，有两个面，即背侧面和肋骨面或前面；3 个缘，即内侧缘、上缘和外侧缘；3 个角，即上角、下角和外侧角（图 7.1~ 图 7.3）。肩胛骨上下角、突起处和内侧缘较厚，这些部位有强大的肌肉附着，将肩胛骨与躯干和上肢连接起来。在许多方面，肩胛骨可与髌骨相比照，因为肩胛骨也是肌肉的附着点，改善了上肢的生物力学。肩胛骨有 3 处较厚的突起：肩胛冈及其肩峰、喙突和肩胛盂。肩胛冈基底部有冈盂切迹（图 7.3），肩胛骨上缘的喙突基底部内侧有肩胛上切迹（图 7.1）。肩胛冈上方背侧是冈上窝，其下方是冈下窝（图 7.2）。

7.2 肌肉和肌腱

许多肌肉以肩胛骨作为起点或止点。沿肩胛骨内侧缘，由上到下有肩胛提肌、小菱形肌和大菱形肌的止点。肋骨面（图 7.1）的大部分区域为肩胛下肌的起点。整个肋骨面的内侧缘直到肩胛下角都是前锯肌的止点。

在背侧面（图 7.2），沿肩胛骨外侧缘由上到下有肱三头肌、小圆肌和大圆肌的起点。有时，背阔肌的一部分纤维止于肩胛下角尖部。肱三头肌长头的一部分纤维附着在盂下结节、肩胛盂下方和下盂唇，一部分与关节囊相融合，还有一部分附着于邻近骨质。

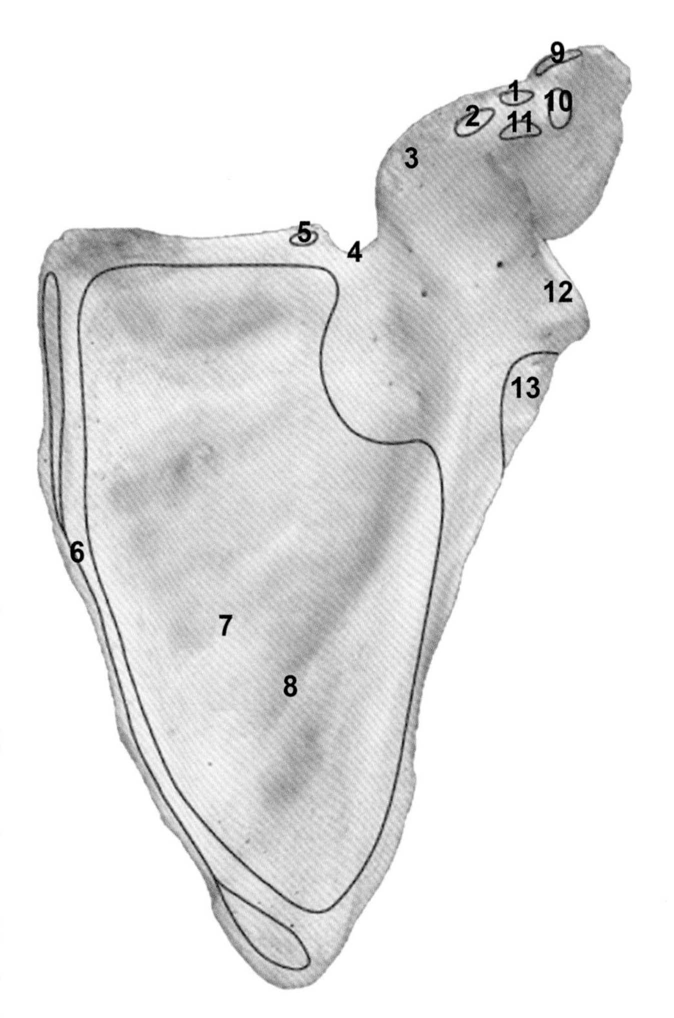

图 7.1 肩胛骨前面（肋骨面）。1. 斜方韧带附着处；2. 锥状韧带附着处；3. 肩峰突；4. 肩胛上切迹；5. 肩胛舌骨肌（下腹）；6. 前锯肌；7. 肩胛下肌；8. 肩胛下肌的肌间肌腱嵴；9. 三角肌；10. 肱二头肌（短头）和喙肱肌；11. 胸小肌；12. 肩盂窝；13. 肱三头肌（长头）

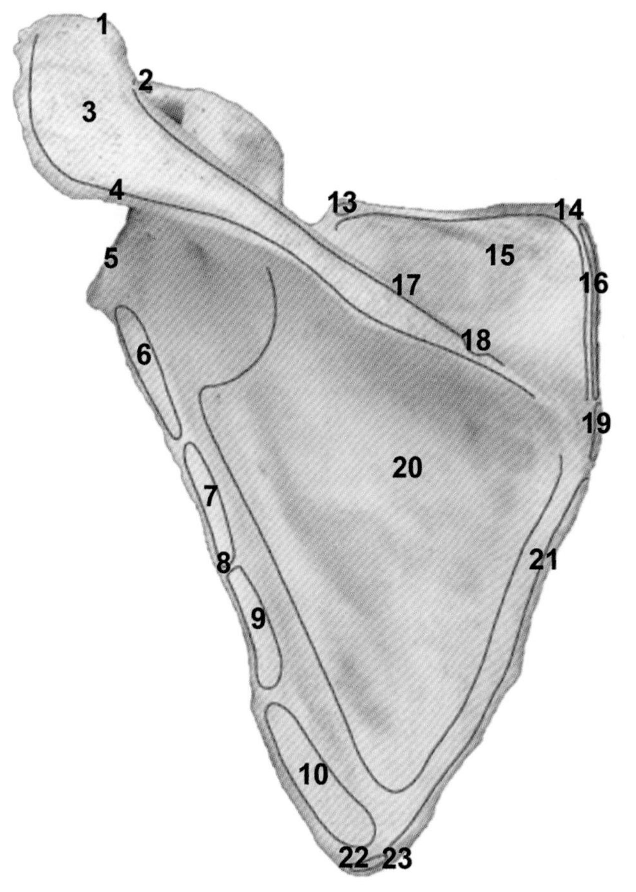

图 7.2 肩胛骨后面（背侧面）。1. 锁骨关节面；2. 肱二头肌（短头）；3. 肩峰；4. 三角肌；5. 肩盂窝；6. 肱三头肌（长头）；7. 小圆肌；8. 旋肩胛动脉沟；9. 小圆肌；10. 大圆肌；11. 锥状结节；12. 喙突；13. 肩胛舌骨肌（下腹）；14. 肩胛上角；15. 冈上肌；16. 肩胛提肌；17. 肩胛冈；18. 斜方肌；19. 小菱形肌；20. 冈下肌；21. 大菱形肌；22. 背阔肌；23. 肩胛下角

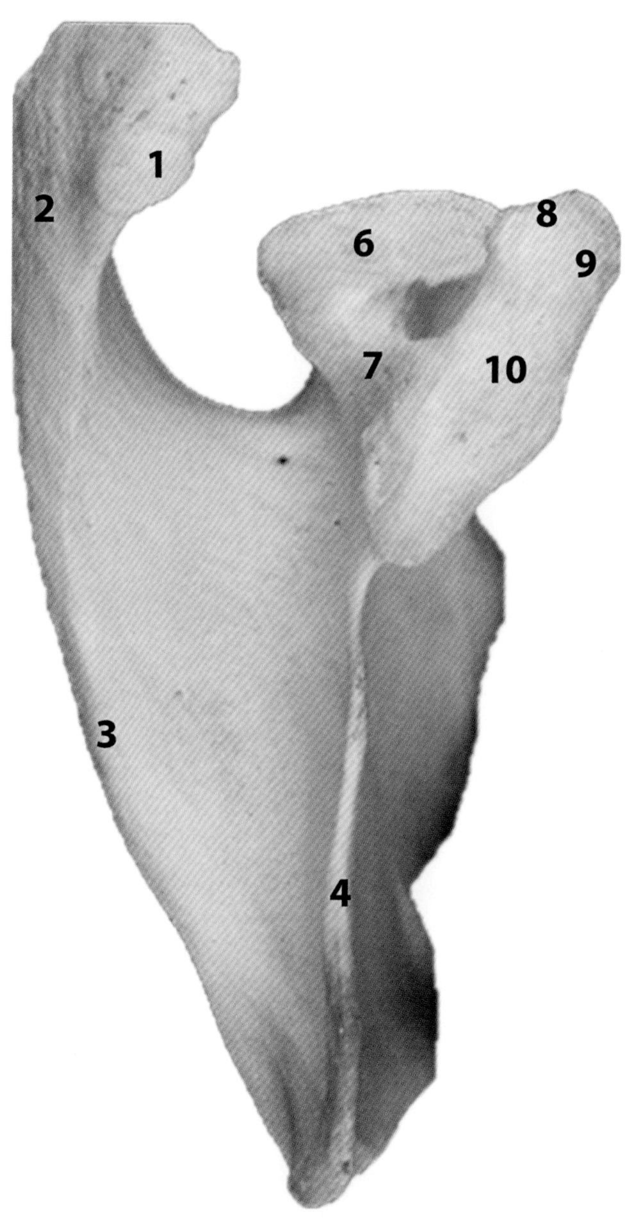

图 7.3 肩胛骨外侧面观，左侧肩胛骨上面。1. 锁骨关节面；2. 肩峰突；3. 肩胛冈；4. 肩胛上缘；5. 肱骨头；6. 肩盂窝；7. 肩胛颈；8. 锥状结节（锥状韧带止点）；9. 喙突；10. 斜方韧带止点

肩胛冈将肩胛骨背面分为两部分，下方为冈下肌起点，上方为冈上肌起点。

斜方肌上部止于锁骨外侧 2/3，中部止于肩峰和肩胛冈，下部止于肩胛冈基底部。三角肌中束起自肩峰，后束起自肩胛冈。

在肩胛骨上缘的肋骨面、肩胛上切迹内侧是肩胛舌骨肌的起点，这是臂丛和颈部解剖的重要标志。肩胛骨外侧角、肩胛盂顶部前方是肱二头肌长头的起点。

7.3 韧带

许多韧带附着于肩胛骨。其中喙肩韧带和肩胛横韧带连接在同一块骨的两侧（图 7.3）。肩胛横韧带穿过肩胛上切迹，并将下方的肩胛上神经与上方的肩胛上动脉分开。肩胛上切迹的形状存在多种变异，同样地肩胛横韧带的形状也各异，或长或短，或宽或薄，甚至在一些病例中，肩胛横韧带被肩胛上神经从中间分隔为两束（见第 33 章）。肩胛横韧带可能会发生骨化，使肩胛上切迹闭合形成骨孔。

曾有罕见病例报道肩胛下横韧带的存在，穿行于冈盂切迹。

其他肩胛韧带：肩锁韧带、喙锁韧带、喙肱韧带和盂肱韧带将在各章节详细描述。

7.4　关节

肩胛骨有两个真正的关节：以肩峰前内侧面为关节面的肩锁关节和位于肩胛骨外侧角的盂肱关节。

肩胛骨和胸壁之间也有相当大的活动度，肩胛骨通过能降低阻力的滑囊在胸壁上滑动。

7.5　生物力学和功能

肩胛骨体部为上肢近端肌肉提供了一个移动的固定点。这意味着肩胛骨和胸廓之间的运动可以使三角肌等肌肉位于最佳的位置，使其在上臂上举的整个活动范围中提供有效的肌肉收缩。

上肢的运动包括了盂肱关节和肩胛－胸壁关节的联合运动。这些复杂运动中的每一个运动细节对实现整体功能的贡献随着上肢位置的变化而变化，并且不同个体之间，甚至不同性别之间也表现出相当大的差异。总的来说，上举的早期阶段，盂肱关节对活动度的贡献比例较大，且贡献比例不断变化；而在上举的最后 60°时，盂肱关节和肩胛－胸壁关节对活动度的贡献比例相当。通常认为，盂肱关节和肩胛－胸壁关节的整体贡献比例为 2∶1。

上肢运动时，肩胛骨在所有平面都进行着非常复杂的旋转运动，这不仅对上肢的整体运动十分重要，也对盂肱关节的稳定性至关重要。早期研究人员认为肩关节稳定性主要依赖于静态稳定装置（盂唇韧带复合体和关节囊）和动态稳定装置（肌肉和肌腱）的联合作用，而现在有可信证据表明肩胛骨的动态位置在肩关节复杂的生物力学中扮演重要角色。这一理念得以普及尤其要感谢 Ben Kibler 和他的同事们的努力。这就解释了为什么前锯肌功能障碍导致的翼状肩胛会引起肩峰下疼痛综合征，也解释了为什么通过重建对肩胛骨运动和控制起决定作用的运动链，投掷运动员能够重获肩关节稳定性，恢复运动表现。

7.6　血供

肩胛骨体部的主要营养动脉从外侧分别进入肩胛上、下窝。旋肩胛动脉、肩胛下动脉和肩胛上动脉均参与血供，但主要血运来自附着于肩胛骨的肌肉内的小血管（图 7.4）。

7.7　神经支配

肩胛骨体部包裹在层层肌肉之间，其支配神经主要来自其附着的肌肉。

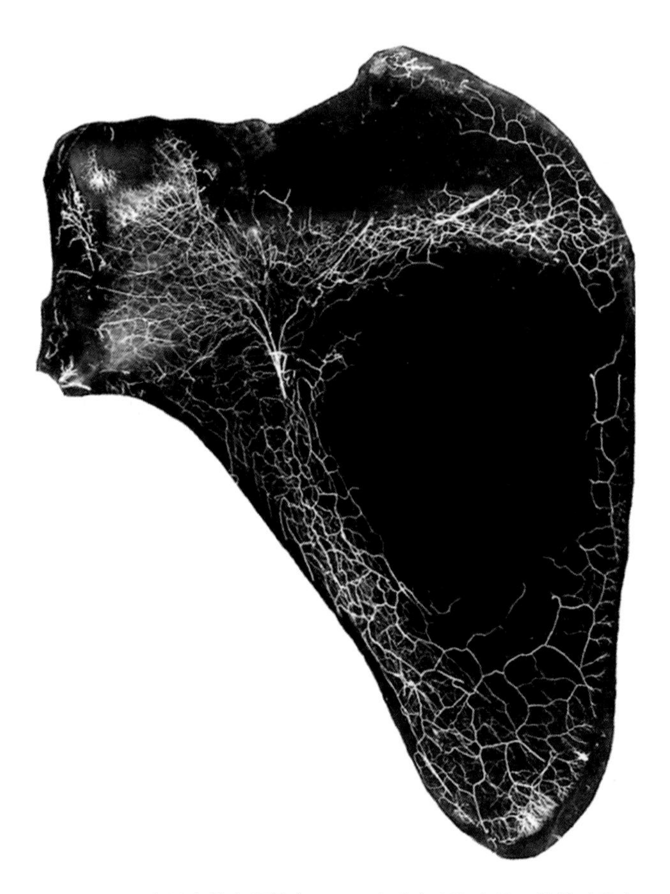

图 7.4　11 岁儿童的肩胛骨血运。已去除喙突和肩峰。营养动脉自外 1/3 进入冈下窝，然后分为内侧支和外侧支。肩胛冈和肩峰的营养动脉在肩胛冈内侧 1/3 进入肩胛冈基底部。肩胛下角血供来自骨膜血管，使其成为有血运的移植骨块

7.8 先天性异常

7.8.1 先天性高肩胛症（Sprengel's 畸形）

胚胎5周时，在正常的肩关节中，肩胛骨沿C5椎体开始下降，但是肩胛骨未能下降和旋转会使肩胛骨的内上角拴在颈椎上（图7.5、图7.6）。肩胛骨在胸后壁仍处于高位，肩胛下角向内侧旋转，肩胛上角指向前方，并在锁骨上方形成一突起，肩胛盂关节面朝向下方。肩胛骨通常呈现发育不全的等边形。

大多数患儿可见肩胛骨与脊柱之间有骨桥相连，胸壁和肩胛下肌之间有纤维束相连，常合并肌肉发育不良。肩胛骨与脊柱之间的骨桥严重限制了肩胛骨－胸廓之间的运动。

Cavendish（1972）根据外观将先天性高肩胛症分为1~4级，其中2级、3级、4级建议手术治疗。

7.8.2 Holt-Oram 综合征（心手综合征）

心手综合征是先天性心脏病联合上肢畸形的遗传性疾病。其肩部最常见的畸形表现为：肩胛骨突出、旋转且发育不全，导致肩部延长，活动度下降。

7.8.3 肩胛横韧带骨化

肩胛横韧带部分或完全骨化是一种相对常见的变异，使肩胛上切迹闭合成为骨孔（见第33章）。在这种情况下，肩胛上神经经过骨孔时有可能受到卡压。

7.8.4 骨化障碍

肩胛骨影像学变异有：扣环样的肩胛骨上缘和切迹样的肩胛下角，但这种异常没有临床意义。

7.9 后天性异常

7.9.1 骨折

肩胛骨骨折罕见（占所有骨折的1%）。肩胛骨体部骨折占肩胛骨骨折的一半（图7.7）。单纯的肩胛骨体部骨

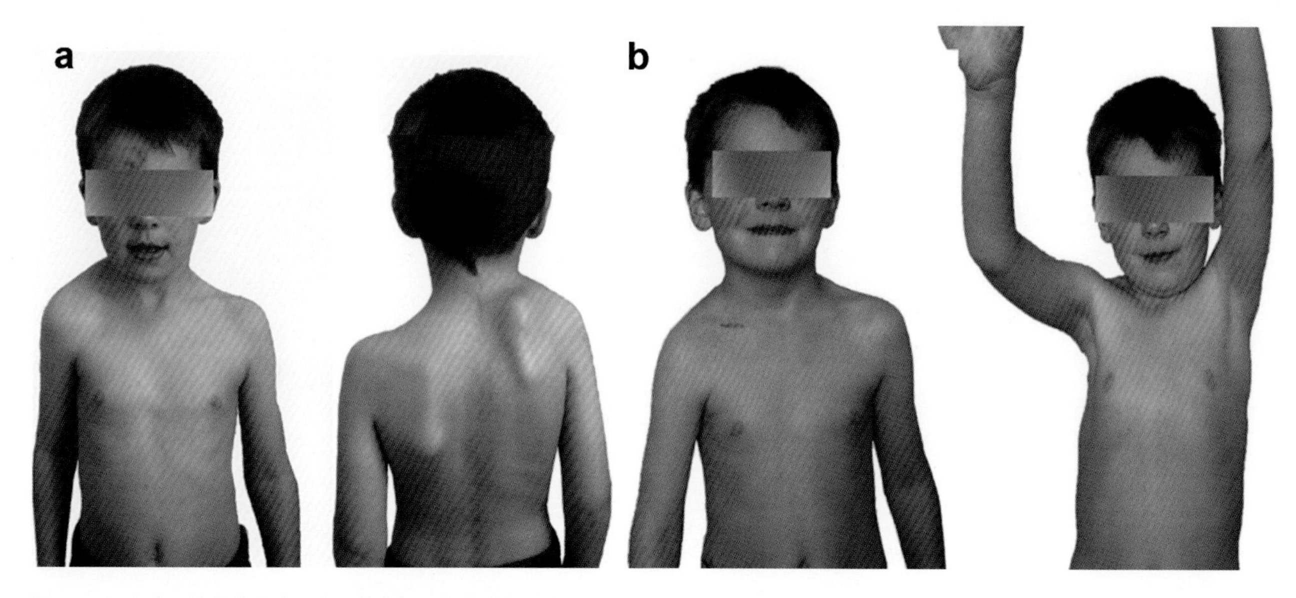

图7.5 （a）先天性高肩胛症。肩胛骨未能下降导致肩胛骨发育不良处于高位，限制了肩关节的功能；（b）后续手术通过切除肩胛骨－椎体之间的连接，恢复了肩关节的活动度和功能

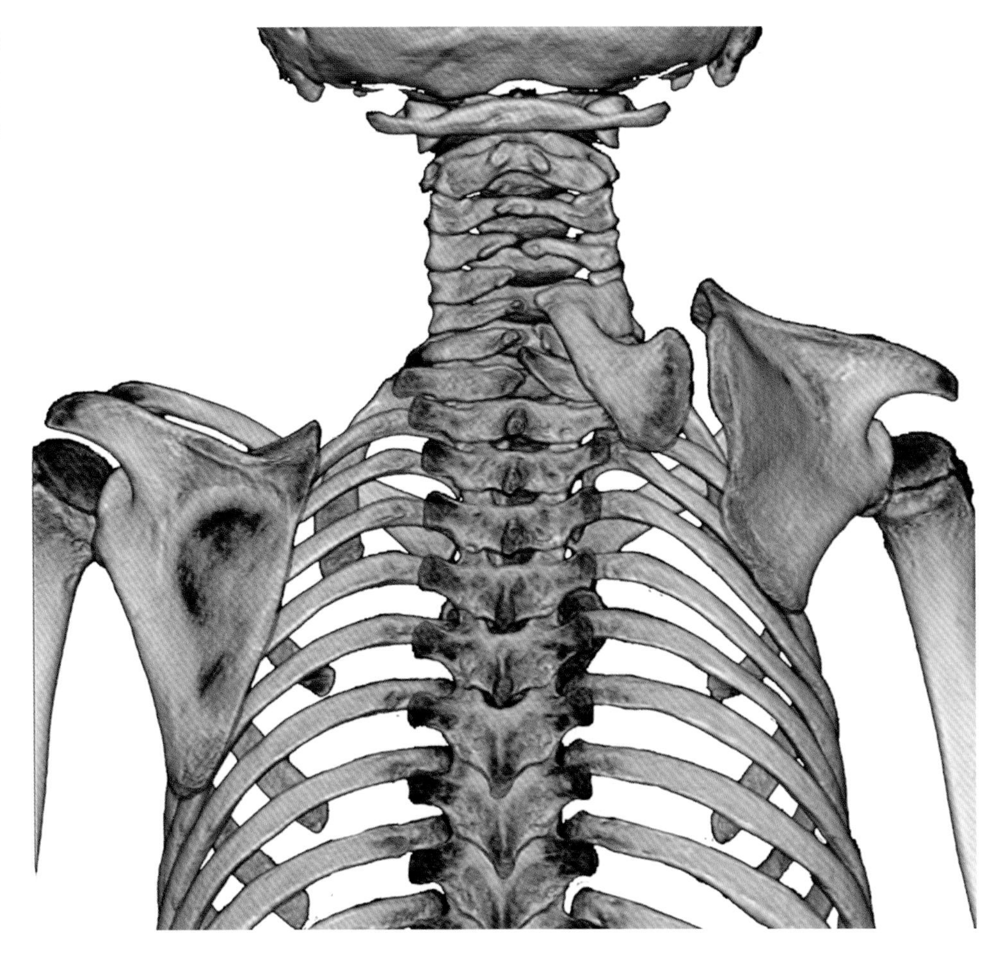

图 7.6　先天性高肩胛症（Sprengel's 肩关节畸形），肩胛骨 - 椎体之间发生骨化，导致在胚胎时期肩胛骨未能下降

折预后较好，通常采用保守治疗。目前已有关于肩胛骨骨折的国际分类系统。

7.9.2　肿瘤

恶性肿瘤如骨肉瘤最常见于肱骨近端，罕见于肩胛骨和锁骨。肩胛骨是软骨肉瘤第二高发部位。多发性骨髓瘤可见于包括肩胛骨在内的每一个身体部位，但中轴骨最易受累。

肩部的良性骨肿瘤不常见，可有骨样骨瘤和成骨细胞瘤，但二者常见于肱骨近端和肩胛盂。相比之下，骨软骨瘤多见于肩部。这些肿瘤常见于骨骼未发育成熟的患者，好发于肱骨近端，但肩胛骨体部也可能是原发灶。位于肋面的肿瘤可引起肩胛骨与胸壁之间的机械撞击，导致功能障碍。

骨纤维结构不良是一种先天性发育不良，可累及肩胛

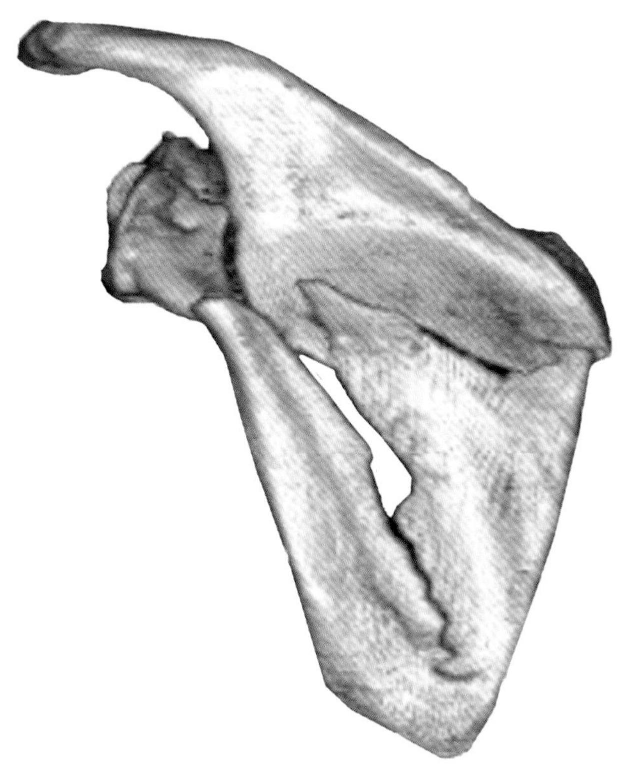

图 7.7　肩胛骨体部骨折

骨在内的任何骨骼。

正常的肩胛骨可滑行于胸廓表面，与肩关节运动同步。肩胛骨周围的肌肉使肩胛骨随上肢一起运动，以维持盂肱关节的稳定和载荷。其作用在于维持盂肱关节在上肢处于不同位置时的稳定性。

肩胛骨的异常运动包括翼状肩胛和弹响肩胛。翼状肩胛通常是由于肩胛骨周围肌肉的肌力不平衡，导致肩部运动时肩胛骨发生异常倾斜（见第 29 章）。

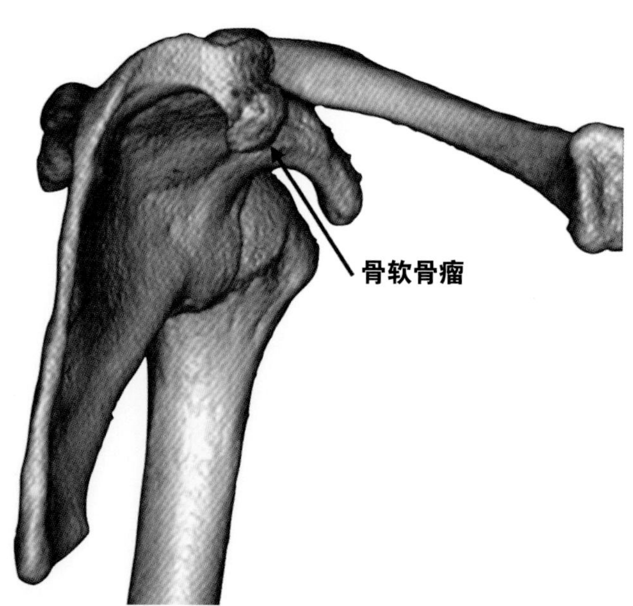

图 7.10 肩胛骨肋骨面的骨软骨瘤

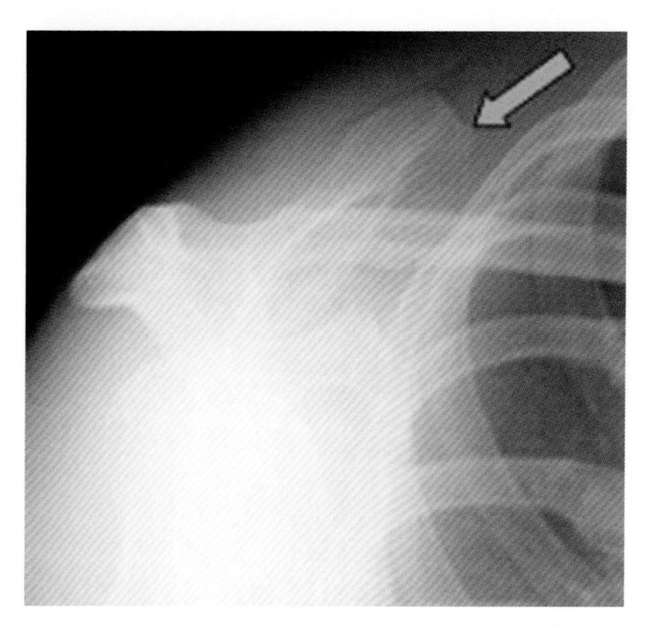
图 7.8 肩胛骨上内侧面的 Luschka’s 结节（箭头），引起撞击和肩胛弹响

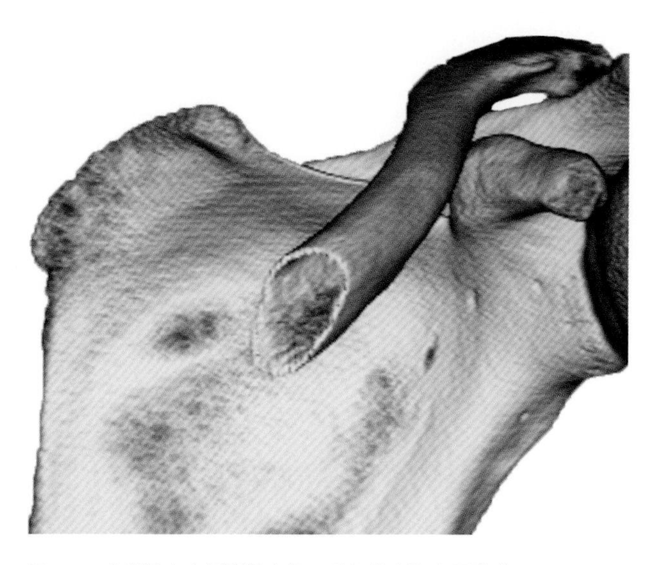
图 7.9 肩胛骨上内侧面的突起，引起撞击和肩胛弹响

肩胛弹响并不常见，通常在过顶运动时，钩状的肩胛骨内上角或 Luschka’s 结节（内上角的骨或纤维软骨突起）（图 7.8、图 7.9）或真正的外生骨疣（图 7.10）与肋骨撞击产生。肩胛弹响还经常伴有因反复的微损伤而导致的滑囊炎，可出现不同阶段的炎症、反应性滑囊炎和瘢痕增生。可以通过关节镜手术切除肩胛骨内上角下方的外生骨疣，或将肩胛骨内上角的下方刨削平整，术后疗效满意。

其他以肩胛弹响为症状的病理状态极罕见。鉴别诊断包括：出现在青春期或成年早期的肋骨或肩胛骨前方的骨软骨瘤。肩胛骨的软骨肉瘤可发生于 40~70 岁的男性中。

背部弹性纤维瘤是一种生长缓慢的良性软组织肿瘤，见于老年女性和运动员，通常位于肩胛下区，大菱形肌和背阔肌水平对应的胸壁。

参考文献

[1] Kuhn JE. The scapulothoracic articulation: anatomy, biomechanics, pathophysiology and management. In: Iannotti JP, Williams GR, editors. Disorders of the shoulder: diagnosis and management. Philadelphia:

Lippincott Williams & Wilkins; 1999. p. 817–45.
[2] Boinet W. Imperiale de Chir. Bull Soc. 1867;8(series 2):458.
[3] Bergman A. Biomechanics and pathomechanics of the shoulder in Kibel et al: shoulder replacement. Berlin: Springer; 1987.
[4] Cavendish ME. Congenital elevation of the scapula. J Bone Joint Surg Br. 1972;54(3):395–408.
[5] Audige L, et al. The AO Foundation and Orthopaedic Trauma Association (AO/OTA) scapula fracture classifi cation system: focus on body involvement. J Shoulder Elbow Surg. 2014;23(2):189–96.
[6] Harvey E, et al. Development and validation of the new international classifi cation for scapula fractures. J Orthop Trauma. 2012;26(6):364–9.
[7] Rockwood Jr CA. The shoulder. 3rd ed. Philadelphia: Saunders; 2004.
[8] Von Luschka H. Über ein Costo-scapular gelenk des Menchen. Vierteljahrsheft Prakt Heilkd. 1870;107:51–7.
[9] Kuhne M, et al. The snapping scapula: diagnosis and treatment. Arthroscopy. 2009;25(11):1298–311.
[10] Bell SN, van Riet RP. Safe zone for arthroscopic resection of the superomedial scapular border in the treatment of snapping scapula syndrome. J Shoulder Elbow Surg. 2008;17(4):647–9.

第 8 章　锁骨

Joideep Phadnis，Gregory I. Bain

8.1　发育解剖学

锁骨的名称来自拉丁文“clavicula”，意为“小钥匙”；clavicula 又源于“clavis”，意为“钥匙”，指的是“S”形骨。锁骨在胚胎时期第一个发生骨化，发生在 5 周胎龄。锁骨干初级骨化中心是膜内成骨，这对于长骨来说并不常见。相反，锁骨内外侧骨骺（次级骨化中心）则通过软骨内成骨，其中的间充质细胞逐步完成软骨骨化过程，最终形成骨。骨骺使锁骨纵向生长，而骨干则使锁骨的周径增加。锁骨内侧骨骺较为明显，在 18 岁时开始骨化直到 25 岁，是最后闭合的骨骺。年轻人群中胸锁关节脱位很可能实际上是锁骨内侧骨骺出现生长分离。外侧骨骺若呈钙化薄片状，易与骨折混淆。

8.2　大体解剖

从上方看，锁骨呈 S 形，有两个曲率半径。锁骨内侧曲率较大，凸向前方。这种解剖特点是为了适应走行于内侧锁骨后方并从其下穿过的神经血管。事实上，先天性高肩胛症患者（肩胛骨未能下降）的锁骨内侧弯曲并不明显，因为此处并没有神经血管结构走行。锁骨外侧曲率较小，凹向前方。在横截面中，锁骨外侧相对扁平，中部和内侧更接近管状。锁骨的平均横截面直径为胸骨端 23mm × 22mm，中部骨干 12mm × 13mm，宽而扁平的外侧端 21mm × 11mm（图 8.1）。另一项研究发现锁骨在种族和性别之间存在明显差异，例如高加索女性的锁骨最小。在锁骨内侧下表面因肋锁韧带的附着而有 30% 的人形成菱形窝。菱形窝的影像学表现类似内侧锁骨的溶骨性病变。锁骨中部 1/3 的下方有锁骨下沟，为锁骨下肌附着点。外侧有两处骨性印迹，为喙锁韧带附着点。斜方线位于锁骨下表面的中段，距肩锁关节 25mm；锥状结节位于外侧弧向后方凹陷的顶点处，距肩锁关节 45mm。De Palma 和他的同事研究了 150 例锁骨的解剖学变异，发现没有两个锁骨具有完全一样的特征。他发现锁骨长度和内外侧曲率大小存在一定关系，并根据锁骨曲率指数进行分类。除此之外，作者还发现锁骨外侧前方存在扭转程度的变异，以及曲率指数和肩锁关节冠状面的斜率之间存在一定关系。根据扭转程度和相应的肩锁关节倾斜角度，锁骨远端可分为 3 型：Ⅰ型（41%），肩锁关节面最为垂直；Ⅲ型（11%），肩锁关节面最为倾斜；Ⅱ型最常见（48%），肩锁关节面倾斜角介于Ⅰ型和Ⅲ型之间。垂直关节面（Ⅰ型锁骨）的退行性病变最常见，这是因为受到的剪切应力更大和肩锁关节的接触面积更小。

显微 CT 可用来展现锁骨内部的骨小梁结构（图 8.2）。图片中展示了锁骨体部的皮质较厚，缺乏骨小梁，而锁骨内外两端的皮质较薄，骨小梁密度较高。锁骨的这种内部结构与其他长骨类似。

锁骨是 4 块肌肉的起点，2 块肌肉的止点。三角肌起自锁骨外侧弧的前面；胸大肌锁骨头起自锁骨内侧弧的前面，这两块肌肉起点之间有一个手术操作中不易识别的

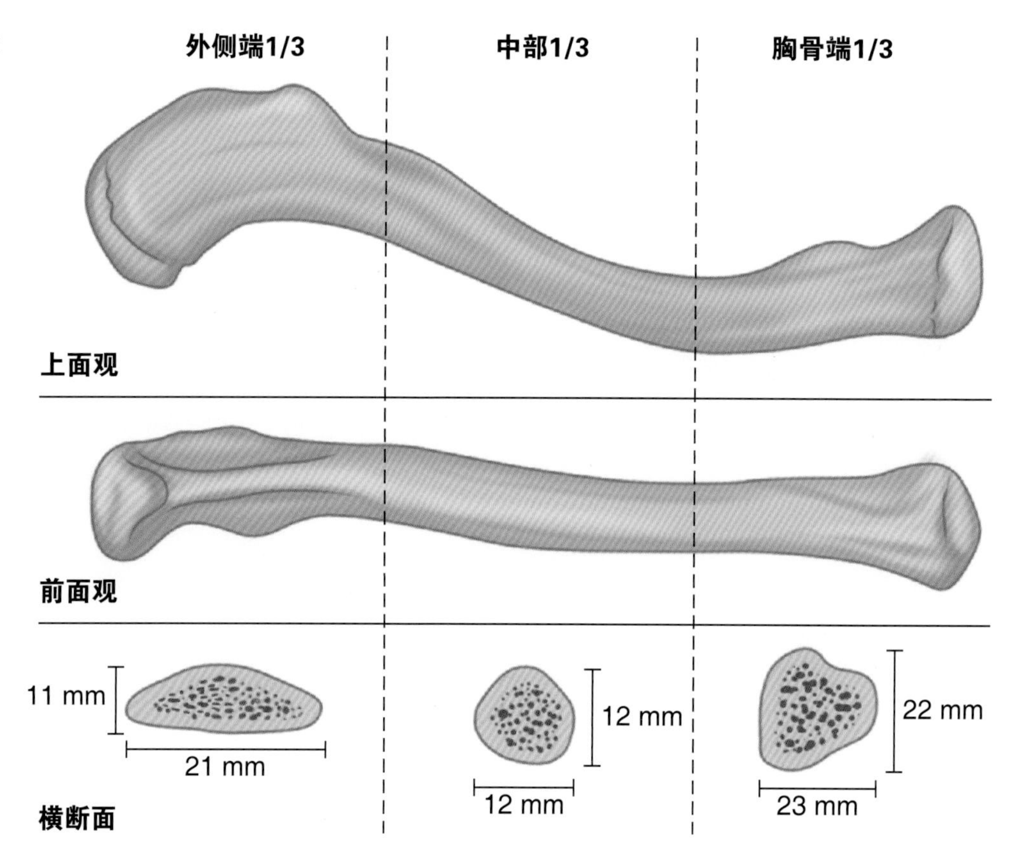

图 8.1 锁骨大体解剖，横断面的平均尺寸

小裂隙；与胸大肌相对，胸锁乳突肌锁骨头起自锁骨内侧弧的后面；紧邻胸锁乳突肌内侧是胸骨舌骨肌锁骨部分的起点。斜方肌是止于锁骨的主要肌肉。与三角肌相反，斜方肌止于锁骨外侧弧的后面。锁骨下肌止于在锁骨中部 1/3 下表面的锁骨下沟。值得注意的是，锁骨下肌是唯一一块附着在锁骨中部 1/3 的肌肉。锁骨中部 1/3 软组织附着相对较少，可能是这个区域骨折发生率较高，并且骨折后易产生畸形愈合的原因。

8.3 血运和相关的神经血管结构

两项尸体解剖研究证实，锁骨的血运主要来自骨膜血管，一些标本中可见分散的、极短的骨内动脉。与此相反，Crock 证实去除解剖标本的骨膜后，锁骨内可见一些营养血管（图 8.3）。锁骨主要的动脉血供来自胸肩峰动脉和肩胛上动脉分支。其中一项研究发现，胸廓内动脉也发出分

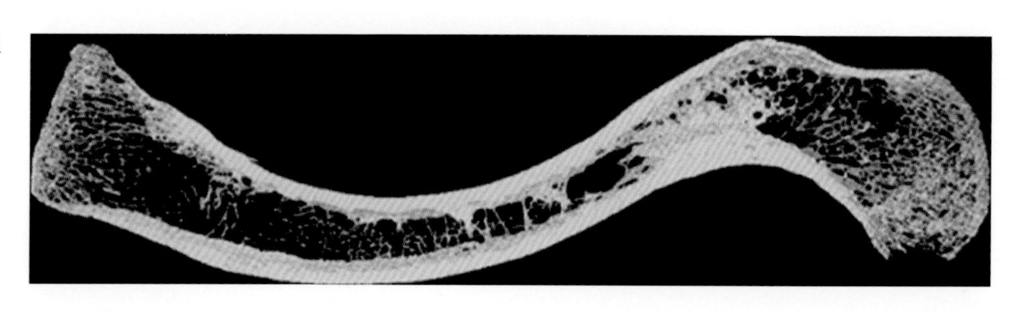

图 8.2 锁骨显微 CT 检查显示松质骨和皮质骨分布

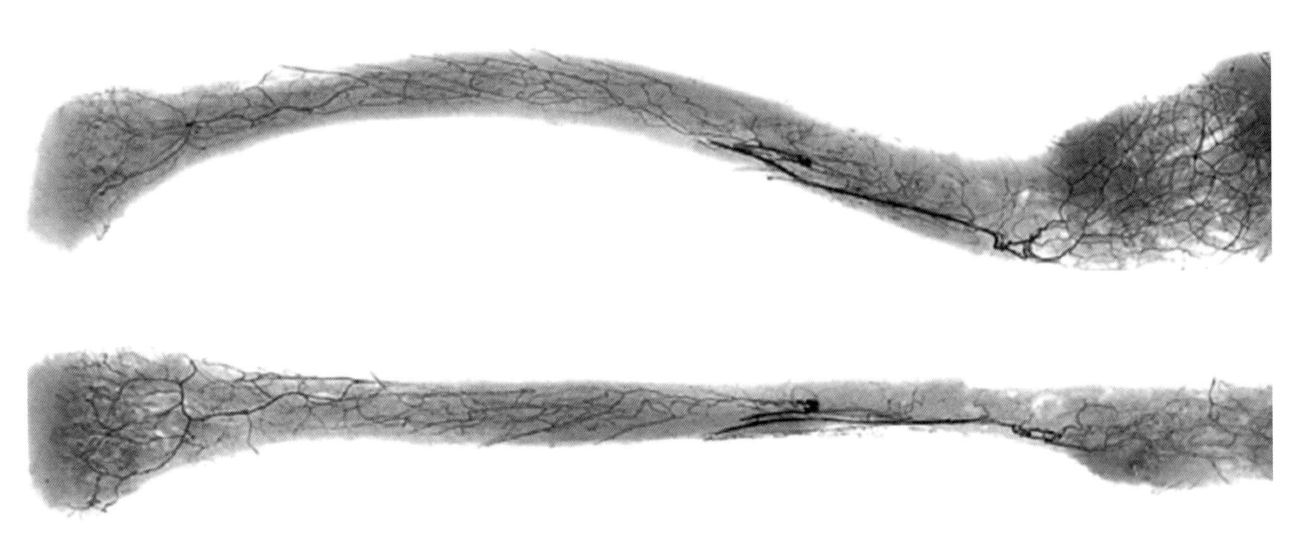

图 8.3　锁骨的动脉血运。标本中营养动脉清晰可见，注意主要的骨膜血运，其他学者的研究类似

支供应锁骨。锁骨的骨膜血运分布在锁骨的前表面和上表面，并集中于锁骨中部 1/3。后表面或下表面不存在骨膜血管，这也证实了锁骨中段高能量骨折后发生骨不连的风险较高，此处骨折后骨膜剥脱，骨折端移位较大。这也表明在分离锁骨前上方进行钢板内固定时，手术技术十分重要。

锁骨下动脉和静脉以及臂丛分支位于锁骨内侧弧后方，从锁骨中部 1/3 下方穿行，臂丛在此处由股分为束，而锁骨下动静脉移行为腋动脉和腋静脉。尸体标本数据证实，锁骨下静脉位于锁骨中部和内侧 1/3 的交界处正下方，左侧的锁骨下静脉比右侧更偏向内侧。锁骨下动脉位于锁骨下静脉外侧，但仍位于锁骨中点的内侧。锁骨下肌将锁骨下动静脉与锁骨分隔开，尽管锁骨下肌没有腱性组织，且经常在外伤中撕裂。在完整的锁骨中，锁骨上表面距离锁骨下动脉的平均距离是 26.1mm（范围为 22~34mm）。

紧邻锁骨近端，臂丛前后股分为内侧束、外侧束和后束，其命名是根据与腋动脉的位置关系。实际上，在这个水平进行锁骨截骨可显露臂丛。在臂丛所有的分支中，自内侧束发出的尺神经距离锁骨中部和内侧 1/3 的交界处最近，因此成为锁骨骨折中最易受伤的末梢神经。后束和外侧束位于腋动脉的后方和外侧，损伤风险相对较小。

尽管神经血管结构距离锁骨内半部分很近，但它们被连续的肌筋膜组织层保护，与锁骨分隔。这层肌筋膜从颈部的肩胛舌骨肌筋膜延伸至锁胸筋膜，包绕了胸小肌和锁骨下肌。这层肌筋膜在粉碎性骨折中明显可见，在骨不连的情况下也会保留得比较好。在所有的锁骨手术中，对这个层面进行仔细分离不仅现实可行还强烈推荐，以保护邻近的神经血管结构。

8.4　功能

肩胛骨的几何形状是为适应不同物种的需求而发育成的。是否存在锁骨是哺乳动物的一个显著变异。马和鲸等哺乳动物为适应奔跑或游泳，在进化过程中锁骨退化消失，从而使肩胛骨获得更大的活动度。飞行类哺乳动物的锁骨很长，但是肩胛骨窄小。人类和其他腕足类哺乳动物拥有发育良好的强大锁骨和肩胛骨。这种进化是为了适应一些动作的需要，比如用手伸出执行任务，以及完成攀爬、悬挂和抓取远距离物体等动作。可以根据这些不同的目的来定义锁骨的功能。锁骨的主要功能是使手臂离开躯干，并在手臂和中轴骨之间提供一个稳定的支撑。这种稳定的支撑可以使肌肉产生足够的力量完成抓取和上抬动作。这就好像起重机的吊臂，使手臂能够远离躯干悬吊起来（图 8.4）。锁骨通过附着其上的肌肉和韧带获得稳定，其中内侧的胸锁韧带刚性最强。因此，锁骨内侧相对外侧

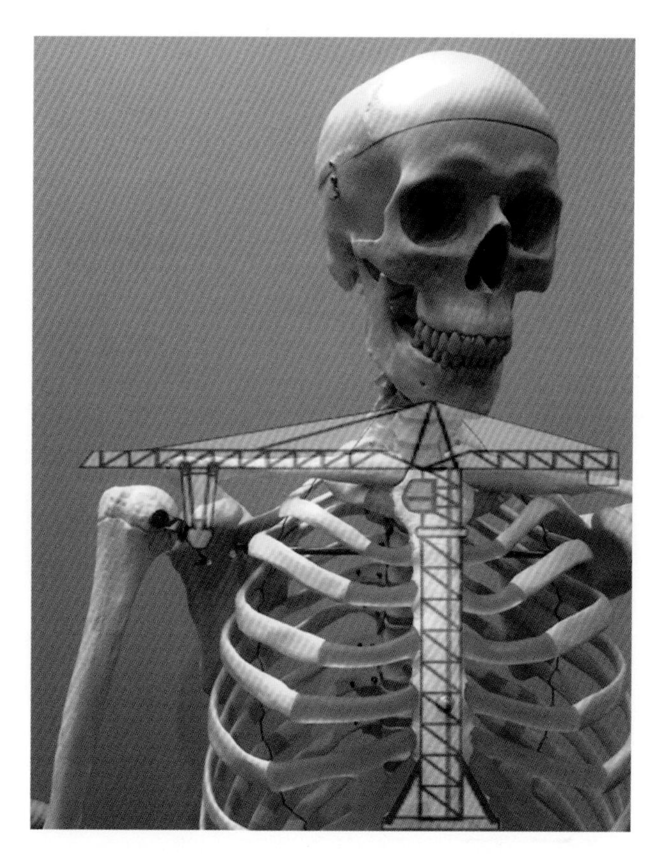

图 8.4 锁骨像杠杆一样将手臂悬吊起来，离开中轴骨，类似起重机的吊臂（见第 39 章）

更加稳固，从而使锁骨成为一个围绕轴线旋转的曲轴，增加了肩胛骨的活动度。在手臂外展过程中，肩胛骨共旋转 60°，其中 30° 的旋转来自单纯外侧锁骨的旋转，而剩下的 30° 来自整个锁骨和肩胛骨在胸锁关节处的成角。作为杠杆的锁骨，其重要作用不仅是完成手臂离开身体的活动，还能使手臂内收或与躯干交叉。锁骨为手臂的旋转和运动提供了一个固定轴，没有这个固定轴，这些运动将不协调且效率低下。锁骨作为杠杆产生力量及其对运动范围的作用受到质疑，因为有些患者的锁骨严重短缩，甚至完全缺如，但手臂抬举活动基本没有受限。然而其他研究人员指出，锁骨畸形愈合伴有短缩的患者，有力量弱、易疲劳和神经症状，且功能评分较差。对于许多锁骨异常的患者，代偿可能与包绕锁骨的连续的肌筋膜套有关，当然如果有一个能支撑这些肌肉的稳定的骨性框架会更具有力学优势，在重复性或重体力活动中尤为重要。此外，锁骨具有保护邻近神经血管结构的作用。锁骨骨不连和畸形愈合的患者常常出现锁骨短缩或畸形，因此邻近的神经血管结构更有可能发生撞击和挤压。

8.5 锁骨骨折

锁骨是最易骨折的部位。锁骨骨折有很多分型系统，但大多数分型都基于骨折的解剖位置。80% 的锁骨骨折发生在中部 1/3，此部位的横截面直径最小，也是肩关节压缩力较为集中的部位。此外，中段锁骨没有肌肉或韧带附着，易受到应力而发生弯折，这些应力来自附着于锁骨中部和远端 1/3 的结构。外侧 1/3 的骨折发生率为 15%，见于各个年龄段，老年人或合并基础疾病的患者更常见。锁骨内侧 1/3 骨折不常见（5%），以中年男性的高能量损伤最为常见，这种情况下需探查胸廓、脊柱和头部的潜在损伤。

典型的锁骨骨折机制是跌倒时肩外侧受到直接撞击。在锁骨中部 1/3 的骨折中，其外侧骨折端通常短缩，向下移位，并向前旋转。远端骨折块与中轴骨的分离导致肩胛骨伸向前方（图 8.5）。手臂的重力使外侧骨折块向下移位，而内侧骨折块由于胸锁乳突肌的挛缩向上移位。止于锁骨远端骨折块的斜方肌引起了骨折的短缩。由于强大的肌力和手臂的重力作用，锁骨中部 1/3 骨折采用闭合复位或任何形式的悬吊固定都无法维持其复位状态。

8.5.1 骨折畸形愈合

绝大多数的锁骨骨折不采取治疗措施都能愈合，几乎不会导致功能障碍，但由于闭合复位手段无法实现骨折复位并维持复位状态，畸形愈合较常见。最近，越来越多的评估认为锁骨畸形愈合并不像传统观念中认为的那么好。

严重短缩的畸形愈合（>2cm）缩短了附着于锁骨的肌肉杠杆臂的长度，因此导致肌肉疲劳、力量减弱和疼痛，特别是在重复性运动时疼痛会更明显。肩胛骨力学状态的改变可导致翼状肩胛、肩胛骨周围肌肉痉挛和肩峰下撞击。锁骨短缩合并下方移位使胸廓出口面积减小，并导致持续的神经、血管症状。对这种特殊的病例施行锁骨截骨内固定术并恢复锁骨的长度，获得了一定的成功。

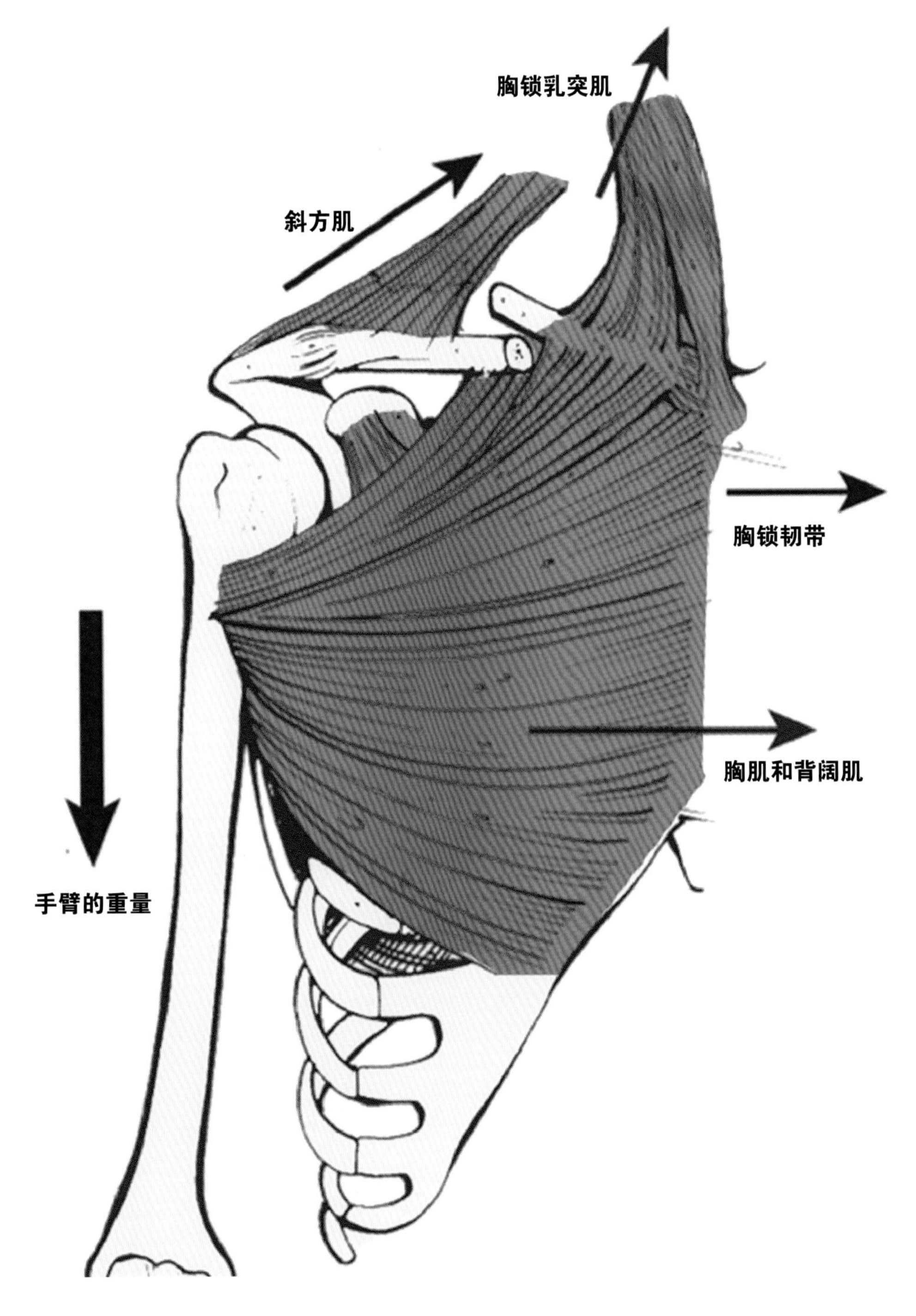

图 8.5　锁骨中部 1/3 骨折后，骨折端受到的导致畸形的应力

尽管存在种种担心，但事实上绝大多数畸形愈合的患者并没有临床症状。这可能是因为只有进行重复性重体力活动的患者才会出现症状，或者我们对畸形愈合的因素理解欠佳，更多强调了短缩畸形而忽视了从整体出发的三维力学。

8.5.2　骨不连

预测哪些锁骨折畸形愈合的患者可能会出现临床症状是极其困难的，因为大多数病例都没有症状。相比之下，大多数中段畸形愈合的患者会更容易出现疼痛和无力的症状。所有锁骨中部 1/3 的移位骨折中，骨不连的发生率为 10%~15%。一些随机对照研究表明，移位的锁骨中段骨折患者中，采用内固定术治疗的患者与发展为骨不连的患者相比，前者功能改善更多。但是，6~8 个锁骨骨折患者中只有 1 个需要接受治疗来预防骨不连，因此需要谨慎预判哪些患者可能会发生骨不连，并选择风险较高的患者进行内固定手术。骨不连的危险因素包括：粉碎性骨折、主要骨折端在任一方向的移位达 2cm 以上、吸烟等。锁骨骨不连是多重因素共同作用导致的，最重要的因素是骨折缺乏稳定性和骨折块内部张力过大。这是因为闭合复位后很难维持复位状态，也有证据发现锁骨骨不连易发生局部增生肥大。此外，我们已知使用钢板内固定和加压骨折块可降低应力，从而使骨不连处愈合。其他骨不连的危险因素有：软组织嵌压在两个移位的骨折断端之间，以及骨折部无血运，例如高能量的损伤机制导致的软组织严重撕脱伤和粉碎性骨折。而且，锁骨中段较少有肌肉附着，意味着此部位的血运较差而易发生骨不连。因此我们建议治疗骨不连时，使用加压钢板联合植骨来解决所有可能导致骨不连的因素，取得好的效果的关键是恢复锁骨的长度和力线，这需要充分地松解骨不连的骨折端。术中应特别小心保护神经血管结构，仔细分离并保持锁骨周围肌筋膜层的完整性，从而使风险降到最低。

锁骨远端骨折的骨不连发生率高于锁骨中段骨折，有数据报道高达 40%。骨不连的危险因素包括高龄和骨折移位，但大多数骨不连患者（70%）几乎没有症状，且与骨折愈合的患者相比，其功能评分没有差异。在病理解剖学中，锁骨远端骨折与肩锁关节脱位相似，可以应用多种固定技术治疗这两种损伤。Rockwood 3 级损伤的患者大多没有症状，这是因为锁骨仍有部分锥状韧带附着（见第 17 章）。这种情况同样适用于锁骨远端 Craig 2b 型骨折，其骨折线位于锥状韧带和斜方韧带之间，内侧锁骨干的移位很小。

8.5.3 儿童骨折

锁骨骨折是分娩过程中最常见的骨性损伤。患儿可表现为手臂的假性麻痹，虽然也有可能合并臂丛神经麻痹，但我们应仔细鉴别两者。为减轻胸锁乳突肌的痉挛，患儿常将头部转向骨折端，这应与急性斜颈相鉴别，此外还可见不对称的莫罗氏反射。大龄儿童锁骨骨折占所有儿童骨折的 15%，最常见的骨折位置与成年人相同，都为锁骨中段 1/3，但儿童移位程度较成年人小，即使存在移位也很少采用手术治疗。

儿童锁骨远端 1/3 骨折较为有趣，因为它表现为骨膜袖套损伤而并非单纯的骨性损伤。此类型骨折借助撕裂但仍附着的骨膜袖套很容易愈合。儿童锁骨有代表次级骨化中心的内外侧骨骺。骨折线通常经过这些骨骺，因此可能会与胸锁关节或肩锁关节脱位相混淆。此类骨折很少需要治疗，但需要注意的是，当内侧骨骺分离并向后方移位时，有可能伤及胸锁关节后方的血管结构。

少数情况下儿童锁骨骨折需要采用手术内固定治疗，例如皮肤破损或开放性骨折，只需将锁骨复位使其进入骨膜袖套内，并对骨膜进行修复。

8.6 锁骨非创伤性疾病

8.6.1 婴儿骨皮质增生症（Caffey's 病）

婴儿骨皮质增生症病因不明，发生在出生 6 个月以内的婴儿，表现为锁骨上的痛性包块，X 线表现为显著的骨膜反应。婴儿骨皮质增生症最常见于锁骨，但也可见于下颌骨、肩胛骨、肱骨、胫骨和股骨。通常会引发炎性指标升高，须与更为严重的非意外创伤、感染和肿瘤鉴别诊断。根据疾病自然史，出生后 2 年一般可以自愈，不遗留功能障碍或疼痛症状。

8.6.2 锁骨先天性假关节

锁骨先天性假关节由内外侧骨化中心未发生融合导致（图 8.6），在临床上为罕见疾病。右侧多见（约 90%），有些学者认为这是由锁骨下动脉的搏动引起的，因为锁骨下动脉在头臂干的起点走行于胸锁关节的正后方。在心脏和

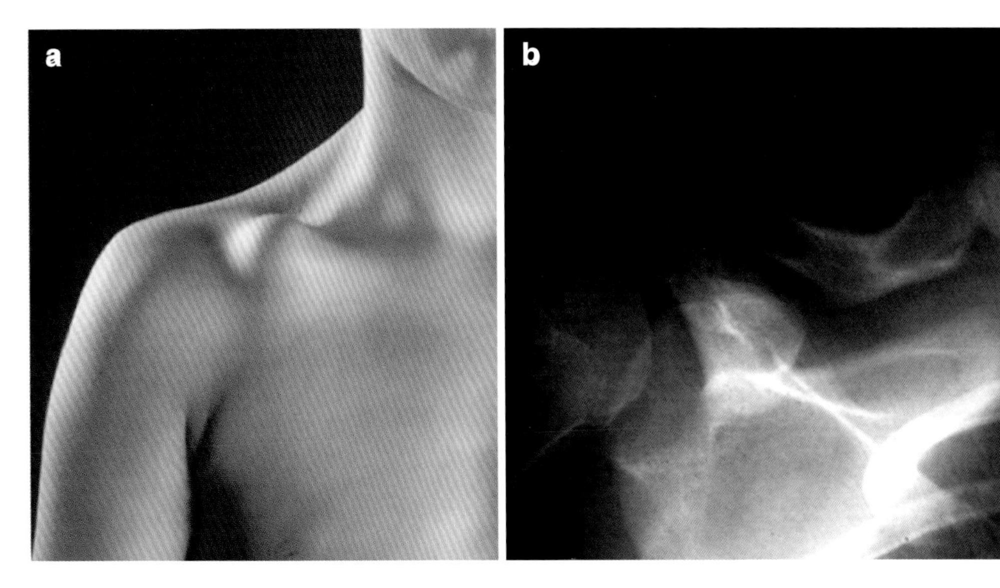

图 8.6 （a）锁骨假关节形成外观像；（b）锁骨假关节形成 X 线片

大血管完全反转的右位心患儿中，有报道显示锁骨先天性假关节见于左侧，这也支持了上述观点。双侧发病者少见（约 10%）。儿童表现为锁骨上不美观的包块，通常是无痛的，且很少伴有功能缺失。然而当有手术指征时，骨块移植和钢板内固定的愈合率较高，这与胫骨假关节等不同。

8.6.3　慢性复发性多灶性骨髓炎（CRMO）

慢性复发性多灶性骨髓炎罕见，女性患儿居多。典型的特征是累及锁骨和其他关节的干骺端，表现为时有时无、反复发作的肌肉骨骼疼痛和发热。治疗方法包括应用抗生素，可能会需要进行骨组织活检明确病原体。通常检测不到病原体，但是一些作者报道了检测到痤疮丙酸杆菌。

8.6.4　颅骨锁骨发育不全综合征

这是一种罕见的常染色体显性遗传病，主要累及膜内成骨的骨骼，患儿智力不受影响。表现为锁骨部分缺如（90%）或完全缺如（10%），导致肩部活动度过大，双侧肩可在胸前相互接触（图 8.7）。锁骨残端的不稳定可能导致神经血管卡压综合征而需要外科手术减压治疗。

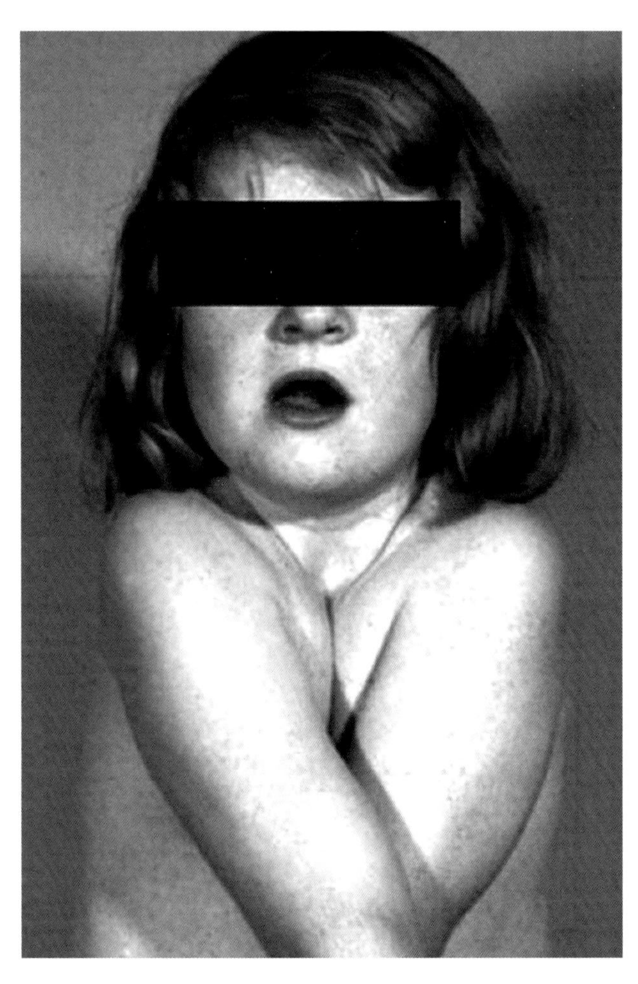

图 8.7　颅骨锁骨发育不全综合征——锁骨缺如使患儿的双侧肩可在胸前互相接触

8.6.5 Freidrich's 病

Freidrich's 病为锁骨内侧（最常见）或外侧端骨坏死。主要表现为年轻人自发的疼痛和炎性反应。影像学表现为坏死部位出现骨硬化，ESR 可能升高，但其他炎性指标趋于正常。通常在症状消退前采用保守治疗，少数患者需要进行病灶清理术。

8.6.6 锁骨远端骨溶解

锁骨远端骨溶解的病因尚不明确，可能与肩锁关节和锁骨远端的反复微损伤有关。常见于举重运动员，肩锁关节受到过度的载荷被认为是主要原因。组织学分析可见成骨细胞活跃，提示骨重塑进程活跃。需排除其他疾病后才能做出诊断，包括骨髓瘤、感染、甲状旁腺功能亢进和痛风。X 线片可见锁骨远端的侵蚀性病变和溶解区域。MRI 在 T2 加权像表现为高信号，伴软骨下骨破裂和邻近区域水肿。通常不合并不稳定。治疗方法与肩锁关节炎相似，首先采用改善运动方式、休息和止痛措施。但通常患者不接受非手术疗法，因此可能需要采用肩锁关节切除术。

参考文献

[1] Bucholz RW. Rockwood and Green's fractures in adults. 7th ed. Philadelphia: Wolters Kluwer Health/ Lippincott Williams & Wilkins; 2012.

[2] Galley IJ, Watts AC, Bain GI. The anatomic relationship of the axillary artery and vein to the clavicle: a cadaveric study. J Shoulder Elbow Surg. 2009;18(5):e21–25. doi: 10.1016/j.jse.2009.01.021 .

[3] Huang JI, Toogood P, Chen MR, Wilber JH, Cooperman DR. Clavicular anatomy and the applicability of precontoured plates. J Bone Joint Surg Am. 2007;89(10):2260–2265. doi: 10.2106/JBJS.G.00111 .

[4] Rockwood Jr CA, Matsen III FA, Wirth MA, Lippitt SB. The shoulder. Philadelphia: Elsevier Health Sciences; 2009.

[5] De Palma AF. Degenerative changes in the sternoclavicular and acromioclavicular joints in various decades. Springfi eld: Ch.C.Thomas; 1957.

[6] Havet E, Duparc F, Tobenas-Dujardin A-C, Muller J-M, Delas B, Fréger P. Vascular anatomical basis of clavicular non-union. Surg Radiol Anat. 2008;30(1):23–28. doi: 10.1007/s00276-007-0278-1 .

[7] Knudsen FW, Andersen M, Krag C. The arterial supply of the clavicle. Surg Radiol Anat. 1989;11(3):211–214.

[8] Crock HV. An atlas of vascular anatomy of the skeleton and spinal cord. London: Dunitz Martin Ltd; 1996.

[9] Abbott LC, Lucas DB. The function of the clavicle; its surgical signifi cance. Ann Surg. 1954;140(4):583–599.

[10] McKee MD, Wild LM, Schemitsch EH. Midshaft malunions of the clavicle. J Bone Joint Surg Am. 2003;85-A(5):790–797.

[11] Throckmorton T, Kuhn JE. Fractures of the medial end of the clavicle. J Shoulder Elbow Surg. 2007;16(1):49–54. doi: 10.1016/j.jse.2006.05.010 .

[12] McKee MD, Pedersen EM, Jones C, et al. Defi cits following nonoperative treatment of displaced midshaft clavicular fractures. J Bone Joint Surg Am. 2006;88(1):35–40. doi: 10.2106/JBJS.D.02795 .

[13] Murray IR, Foster CJ, Eros A, Robinson CM. Risk factors for nonunion after nonoperative treatment of displaced midshaft fractures of the clavicle. J Bone Joint Surg. 2013;95(13):1153–1158. doi: 10.2106/ JBJS.K.01275 .

[14] Lenza M, Buchbinder R, Johnston RV, Belloti JC, Faloppa F. In: Lenza M, editor. Surgical versus conservative interventions for treating fractures of the middle third of the clavicle. Chichester: Wiley; 1996. doi: 10.1002/14651858.CD009363.pub2 .

[15] Banerjee R, Waterman B, Padalecki J, Robertson W. Management of distal clavicle fractures. J Am Acad Orthop Surg. 2011;19(7):392–401.

[16] Robinson CM, Cairns DA. Primary nonoperative treatment of displaced lateral fractures of the clavicle. J Bone Joint Surg Am. 2004;86(4):778–782.

[17] Rockwood CA, Wilkins KE, Beaty JH, Kasser JR. Rockwood and Wilkins' fractures in children. Philadelphia: Lippincott Williams & Wilkins; 2006.

[18] Beals RK, Sauser DD. Nontraumatic disorders of the clavicle. J Am Acad Orthop Surg. 2006;14(4):205–214.

[19] Girschick H. Chronic recurrent multifocal osteomyelitis in children. Orphanet Encyclopedia. 2002.

[20] Schwarzkopf R, Ishak C, Elman M, Gelber J, Strauss DN, Jazrawi LM. Distal clavicular osteolysis: a review of the literature. Bull NYU Hosp Jt Dis. 2008;66(2):94–101.

[21] Jeray K. Acute midshaft clavicle fractures. J Am Acad Orthop Surg. 2007;15:239–248.

第三部分

盂肱关节

第9章 盂唇

John Apostolakos, Justin S. Yang, Alexander R. Hoberman, Monica Shoji, Jeffrey H. Weinreb, Andreas Voss, Jessica DiVenere, Augustus D. Mazzocca

9.1 简介

盂肱关节比人体其他关节的活动度都要大，这就需要主动和被动稳定装置通过复杂的相互作用，实现平衡和同步运动。然而，盂肱关节大范围的活动度导致了潜在的稳定性降低的问题。盂肱关节的松弛可以是一种正常的表现，受多重因素影响，包括年龄、性别、健康水平和遗传因素；然而病理性松弛最终可导致盂肱关节不稳定，使肱骨头相对肩胛盂过度移位，进而出现如疼痛、无力或肩关节活动能力下降等临床表现。上肢处于外旋、外展位时受到应力引发的肩关节复发性前脱位是盂肱关节常见的病理改变，文献中关于后续的治疗方法和临床效果的研究可追溯到20世纪早期。

盂唇外伤可导致组织结构的不稳定。文献中对盂唇的描述是附着在肩胛盂边缘周围的三角形纤维软骨。盂唇增加了肩盂窝的深度，并作为盂肱韧带、关节囊和肱二头肌长头腱的主要附着点，进而为肱骨头提供了被动稳定性。盂唇也为肩盂腔提供营养，维持关节润滑。盂唇损伤常见于急性外伤，例如手臂屈曲外展位跌倒；也可能是过度使用性损伤，例如常见于运动员的反复过顶位运动。大多数病理损伤发生在盂唇前下部和上部。在本章节中，我们将讨论盂唇和周围结构的正常临床解剖学和生理学。

9.2 盂唇和盂肱韧带的大体解剖学

基于本章的目的，我们将讨论与盂肱关节稳定性有关的解剖学，特别是盂唇、肱二头肌长头腱止点、盂肱上韧带、盂肱中韧带和盂肱下韧带的物理特性。盂肱关节的稳定性来自骨性结构、韧带结构和肌肉结构的复杂组合所提供的被动稳定性和主动稳定性，在这一节将对此进行讨论。

在开始描述这些结构时，首先要提到的是盂肱关节的关节囊及其附属结构（图9.1）。关节囊被定义为形成上、中、下盂肱韧带的结构，其命名可追溯到19世纪早期。20世纪早期，对这些结构的理解有了进一步提高，学者们开始描述这些韧带对肩关节稳定性的作用。在外形上，盂肱关节囊被描述为一个纤薄的囊性结构，面积是肱骨头表面积的2倍，极大地提高了关节的活动性。关节囊是肩关节的被动稳定装置，具有折叠或增厚的部分，称为盂肱韧带。关节囊起自肩胛盂周围及其邻近骨质，止于肱骨近端解剖颈。关节囊在某些区域增厚并以韧带形式出现，称为喙肱韧带以及前方的上、中、下盂肱韧带。需要注意的是，有报道显示这些结构是否存在以及其特定的解剖位置均存在变异。为描述这些结构的位置，我们定义肩胛盂最上部位为12点钟位置，肩胛盂最下部位为6点钟位置，肩胛盂最前方为3点钟位置，肩胛盂最后方为9点钟位置。注意前后参照点是针对右侧肩关节而言。

喙肱韧带起自喙突背外侧的近端，其纤维束向上延

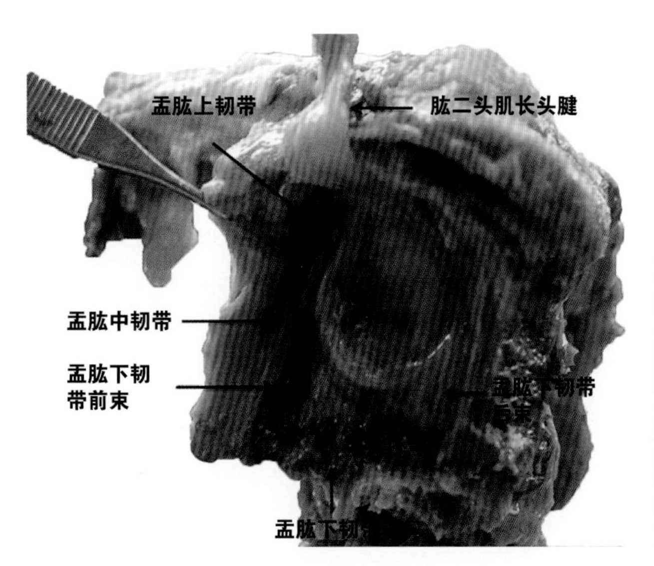

图 9.1　左肩关节尸体标本，展示关节内韧带

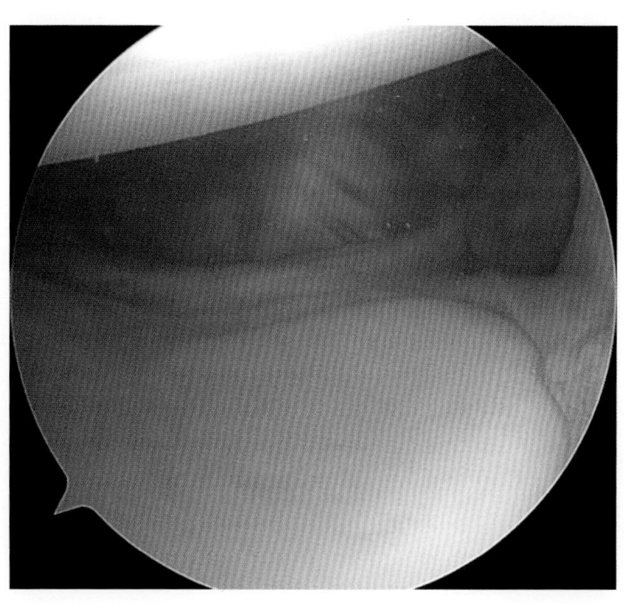

图 9.2　前上盂唇、前下盂唇以及前关节囊结构的关节镜视图。患者侧卧位，观察入路为后方入路

伸，越过肱骨头，止于肱骨大结节。随后，喙肱韧带与下方的盂肱上韧带（SGHL）融合。盂肱上韧带（SGHL）（图 9.2、图 9.3 关节镜下视图）起自肱二头肌长头腱在盂上结节止点的前方。盂肱上韧带，起自肩胛盂上部 12 点到 2 点钟位置之间，恰在肱二头肌长头腱止点的正前方，向下外侧走行，止于肱骨小结节稍上方的凹陷。沿肩胛盂逆时针向下可见盂肱中韧带（MGHL，图 9.4 关节镜下视图）起自盂肱上韧带的下方，止于肱骨小结节内侧。盂肱中韧带常沿着肩胛下肌腱上缘走行，也被描述为肩关节盂唇结构中变异最大的韧带。解剖学上，盂肱中韧带可能与盂肱上韧带平齐，如上所述作为独立的结构从盂肱上韧带下方分离出来，也可能不易清晰识别。关节囊下部可见较宽的盂肱下韧带，随后分为起自 3~5 点钟位置的前束和起自 7~9 点钟位置的后束，止于肱骨后部关节缘，二者中间为腋囊。

肩胛盂的盂唇环绕肩胛盂的外部，是上述所有盂肱韧带结构的止点。盂唇加深了肩盂窝，上下方向平均加深到 9mm，前后方向平均加深到 5mm，加强了关节稳定性。这些止点中唯一需要注意的是盂肱下韧带有两个止点部位，其中一个止于前下方盂唇，另一个止于肩胛颈前方。另一个止于肩胛盂上方的结构是肱二头肌长头腱，位于盂肱上韧带的上方。肱二头肌腱起自远端的桡骨粗隆，沿肱骨干向上走行于大小结节之间的结节间沟，最终止于肩胛盂上方。其上方被喙肱韧带固定（图 9.5 关节镜下视图），下方被盂肱上韧带固定。这种解剖描述被称为肱二头肌长头的二头肌腱滑车。

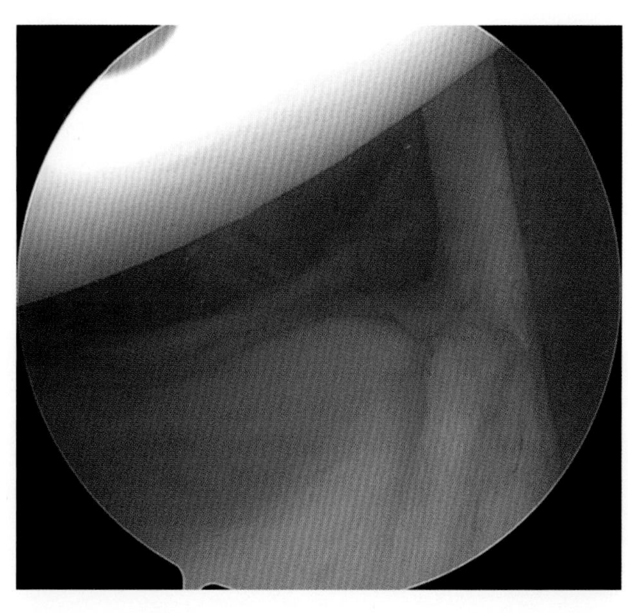

图 9.3　肱二头肌腱盂唇复合体上方关节镜视图，展示后上和前上盂唇。患者侧卧位，观察入路为后方入路

肩胛盂是呈梨形的浅窝，下半部较宽。肩胛盂前倾，因此易发生肩关节前脱位。特别的是，肩胛盂的物理特

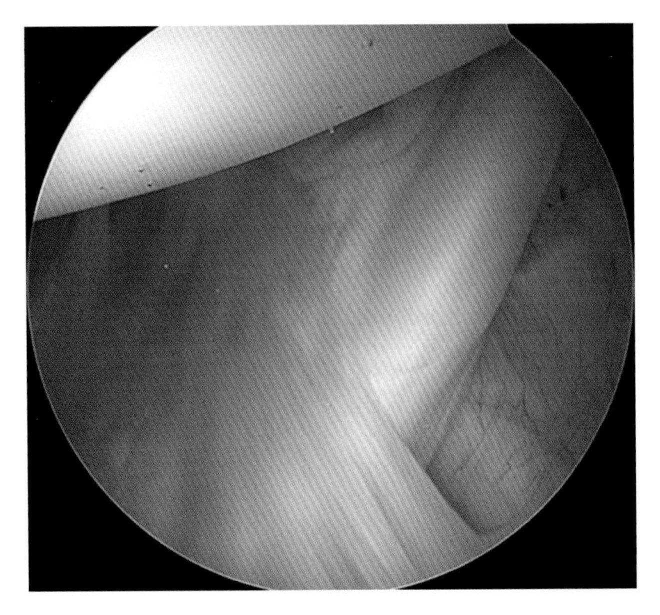

图 9.4　盂肱中韧带的关节镜视图，盂肱中韧带与肩胛下肌腱成 90°。患者侧卧位，观察入路为后方入路

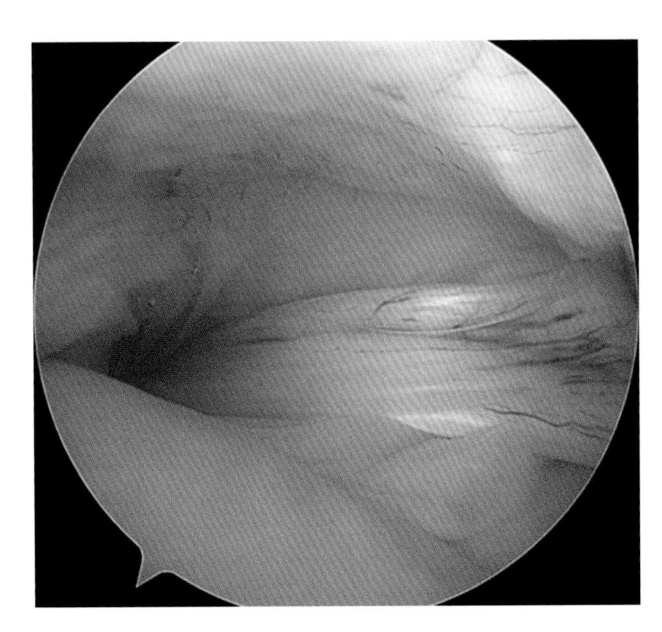

图 9.5　二头肌腱悬韧带关节镜视图。患者侧卧位，采用 70°角关节镜，观察入路为后方入路

征变异较大，但有研究报道：上下径为 39mm（±3.7mm，范围为 30~48mm），下半部分前后径为 29mm（±3.1mm，范围为 21~35mm），上半部分前后径为 23mm（±2.7mm，范围为 18~30mm），伴肩盂窝稍向下和向后倾。肩胛盂尺寸和角度的变异使肩胛盂病变的治疗充满挑战。

9.3　盂唇组织学

我们可以通过组织学研究更细致深入地观察肩胛盂和盂唇。在 10~12 点钟位置，盂唇离开肩胛盂缘，并有一凹面与肱骨头相关节。在盂唇和盂上结节之间有一处滑膜隐窝（距肩胛盂面大约 6mm），使上盂唇具有一定活动度（图 9.6）。上盂唇和盂肱关节的稳定性由肱二头肌长头腱（动态稳定）和盂肱上韧带（静态稳定）进一步加强。

相反，下盂唇有 4mm 与肩胛盂面重叠，其横切面呈弧形凸起，使深度增加了 50%（图 9.7、图 9.8）。下盂唇附着于关节软骨，并有一个坚硬的骨性靠背，可以防止盂唇活动。下盂唇具有阻挡和缓冲作用，是一个可以承受挤压力的固定器官。前下盂唇对盂肱关节的稳定性至关重要，也是创伤性不稳中 Bankart 盂唇撕裂的常见部位（图 9.9）。

盂唇分 3 层：薄网眼状的浅层、分层的中层和环形的深层。与关节软骨和关节囊融合的纤维呈放射状分布。上盂唇 - 关节界面的放射状胶原纤维排列不太紧密，使盂唇有很大的活动度。盂唇除了有致密的胶原纤维以外，

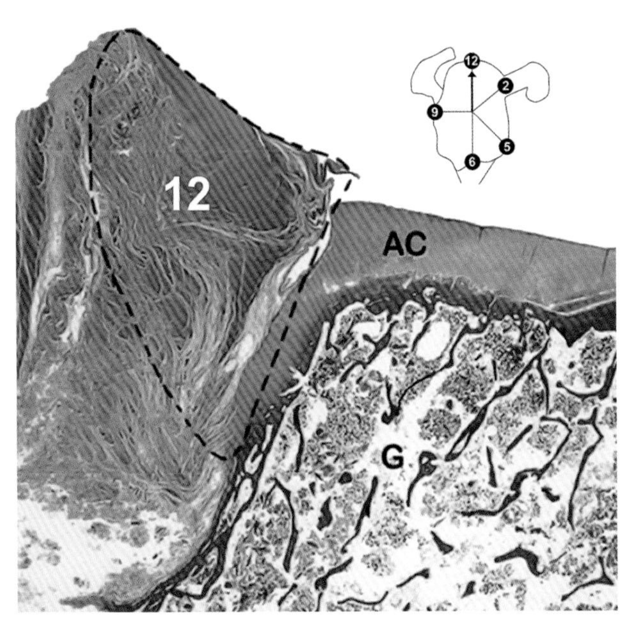

图 9.6　组织学轴向断面，12 点钟位置。注意盂唇附着点与肩胛盂表面分开　AC. 关节软骨；G. 肩胛盂松质骨

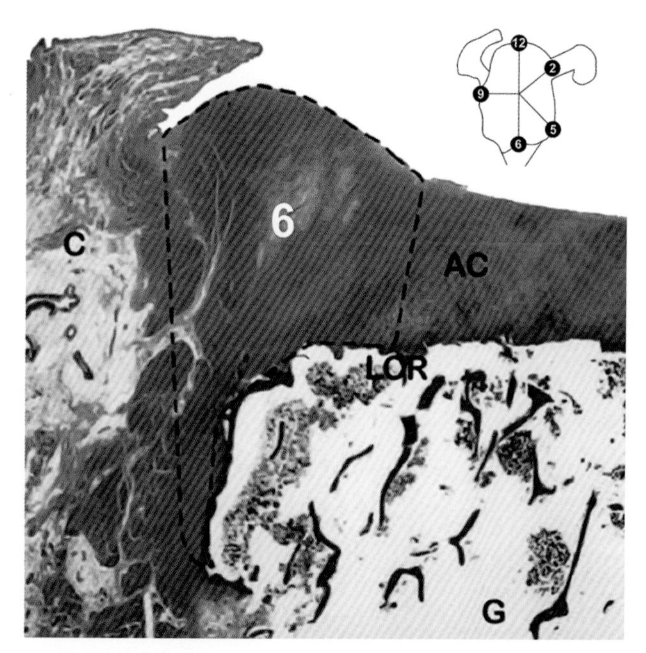

图 9.7 组织学轴向断面，6 点钟位置。注意盂唇的阻挡和缓冲作用，盂唇紧密贴附于肩胛盂表面。AC. 关节软骨；C. 关节囊；G. 肩胛盂松质骨；LCR. 盂唇周缘内侧

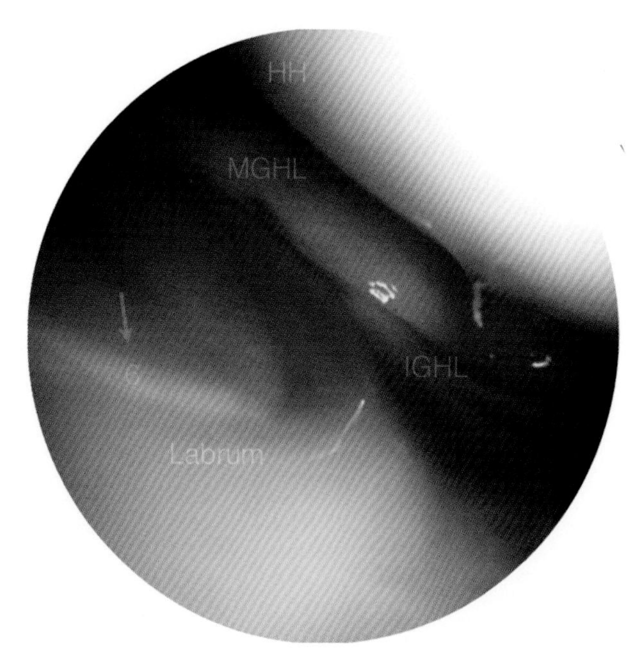

图 9.8 完整下盂唇的关节镜下图片。6. 盂唇 6 点钟位置；HH. 肱骨头；MGHL. 盂肱中韧带；IGHL. 盂肱下韧带

还有软骨细胞和弹性纤维。随着年龄增长，软骨细胞逐渐减少。

盂唇 – 骨界面与肌腱止点类似，都有一个较窄的过渡区，依次经过非钙化纤维软骨和包含 Sharpey’s 纤维的钙化纤维软骨，最终止于骨（图 9.10）。盂唇 – 关节囊的交界部互相融合不易分辨，这也解释了为什么盂唇撕裂通常发生在盂唇和骨之间。二者均由纤维组织构成，但盂唇更加致密。

肱二头肌腱纤维穿过盂唇，以最短的路径直接止于骨性结构。肱二头肌腱止于上盂唇和盂上结节较宽的区域（冠状断面 6mm）。约有 2/3 的肱二头肌腱纤维止于盂上结节，其余纤维附着于上盂唇。

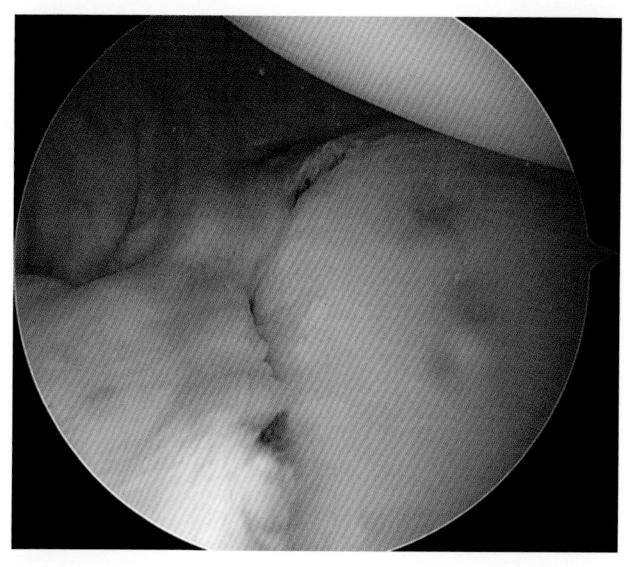

图 9.9 盂肱下韧带前束撕裂的关节镜下图片。患者侧卧位，观察入路为上方入路

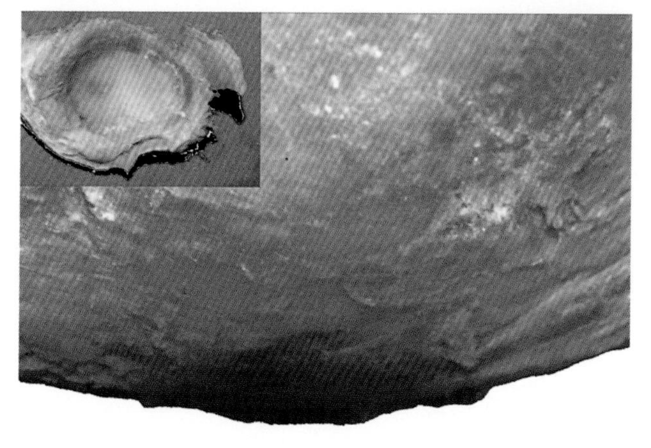

图 9.10 将盂唇从肩胛盂面上剥离，显示盂唇止点处 Sharpey’s 纤维的环形条纹

9.4 功能解剖学

盂肱关节的稳定性有赖于维持其完整性的肌肉、骨骼和其他结构。盂唇、关节囊和盂肱韧带提供了关节的被动稳定性。盂唇为纤维软骨结构，围绕肩盂窝的边缘，加深盂窝防止脱位，同时保护肩胛盂外缘。盂唇与关节囊相延续，关节囊是包绕关节的纤薄结构，其内侧附着于肩胛盂，外侧附着于肱骨解剖颈周围。关节囊允许该关节的活动度很大。关节囊本身是薄而松弛的结构，并不能提供太多的稳定性。然而，盂肱韧带加强了关节囊，是限制盂肱关节脱位的关键性静力稳定装置。走行于关节囊内并提供支撑作用的盂肱韧带有 3 条，均已在生理解剖学部分描述过，本节将对其功能意义进行详细阐述。

盂肱上韧带防止了肩关节在内收时向下方移位，同时在肩关节外展 50° 和外旋过程中起重要的限制作用。盂肱中韧带限制了外展 45° ~70° 过程中的外旋运动，并在前方支撑肩关节。盂肱下韧带复合体由前束、腋囊和后束组成，是盂肱关节的重要稳定装置。前束限制肱骨向前和向下移位。前束在肩关节外展增加（超过 75°）时作用最大。在肩外展到 90° 并外旋的过程中，此结构限制了肱骨头的前向移位，对运动十分重要。此作用在一些运动中很明显，例如自由泳、网球发球动作，以及各种手臂举过头顶的运动。另一方面，当手臂处于屈曲内旋位时，后束主要提供了后方稳定性。

动态的肌肉功能也提升了盂肱关节的稳定性。具体来说，对稳定性最为重要的肌肉包括 4 块肩袖肌肉、三角肌、胸肌、背阔肌和大圆肌。动态稳定的依据出自一个简单的概念，即肩关节处于终末位置时最不稳定。例如肩关节的恐惧体位，即外展外旋位，使肩关节有发生前脱位的风险。因此，理解肩关节周围肌群对制订恰当的治疗方案至关重要。凹面 – 挤压机制是通过肩关节肌肉的运动将肱骨头压向肩胛盂面，从而提供稳定性。当关节囊组织松弛，肌肉作为运动中的主要稳定结构时，动态挤压理念在运动中格外重要。尤为重要的是肩袖肌肉，有尸体标本研究指出，肩袖增加了盂肱关节的稳定性，进而减少了肱骨头的位移。

与盂肱关节有关的另一个结构是肱二头肌长头腱（LHBT）。LHBT 的功能仍是一个具有争议的话题。一些研究人员认为肱二头肌长头腱是一个退化结构，还有一些研究人员认为肱二头肌长头腱在肩外展运动中发挥少量作用。此外，研究发现 LHBT 在肩内旋、屈曲和盂肱关节多向稳定性方面有辅助作用。减少盂肱下韧带的应力被认为是实现此功能的一种方式。

9.5 影像学

盂唇结构是一个不太容易通过 MRI 进行评估的部位。肩关节位于中立位或外旋位时可获得最佳的盂唇 MRI 影像，因为肩关节在内旋位时，盂唇或前下方的关节囊移位，可能会掩盖盂唇的撕裂。为使阅片尽可能准确，应查看所有平面的连续的图像，有时也会用到盂肱关节 MRA。最初认为所有的盂唇组织在 MRI 都表现为低信号，然而最近研究显示，至少 1/3 的正常盂唇 MRI 表现为球形或线形高信号。魔角效应，即关节软骨胶原纤维结构形成的伪影，因为它们在磁场中的方向，以及与水蛋白的交互作用放大了胶原纤维网的主方向，也可能使其信号增强。纤维软骨过渡区域呈中等强度信号，不应误诊为盂唇撕裂。

通常盂唇有 3 种变异。三角形最常见，附着于肩胛盂缘；半月板形，延伸至肩胛盂关节面；隆起形，以纤维

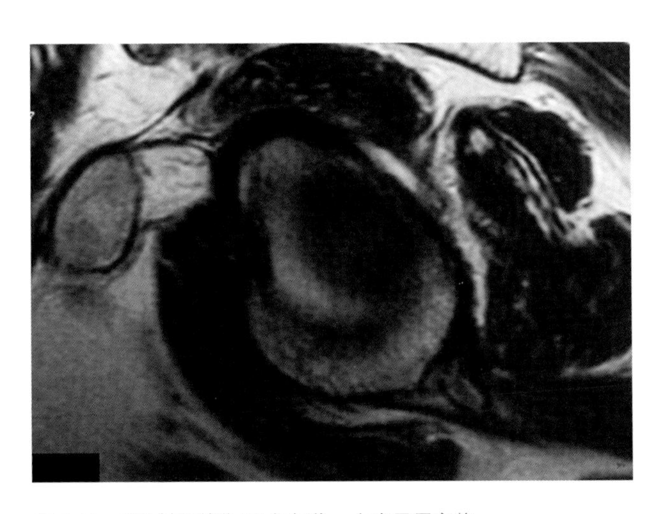

图 9.11　MRI 斜矢状位 T2 加权像，左肩盂唇完整

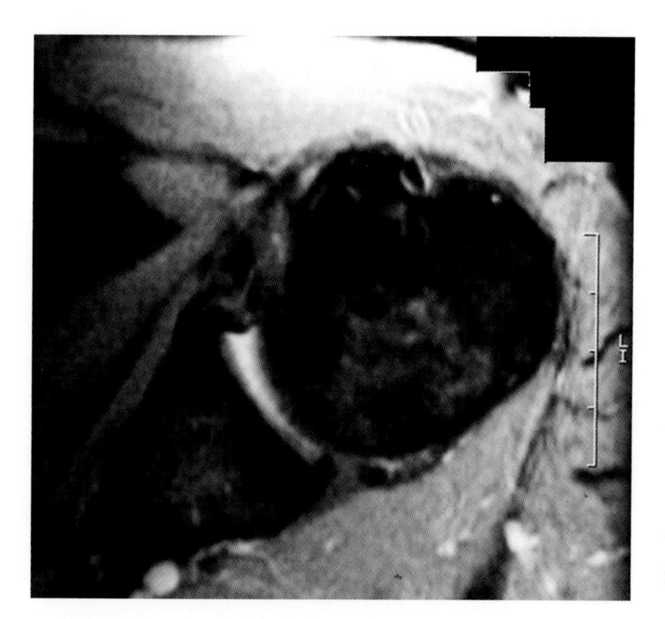

图 9.12 MRI 轴位 T2 加权像，左肩盂唇完整

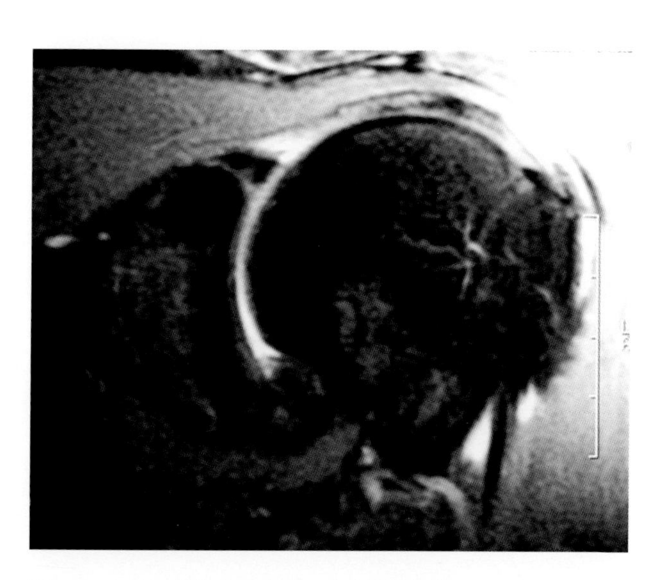

图 9.13 MRI 冠状位 T2 加权像，左肩盂唇完整

组织外生为特征。许多常见的解剖变异都易误诊为盂唇损伤。首先，盂唇和盂肱中韧带前面之间的间隙易误诊为盂唇撕裂。研究发现，前方和前上盂唇的解剖变异率为 13%。这些解剖变异在盂唇和肩盂窝之间可呈线形高信号。盂唇下沟或盂唇下隐窝是一种常见的变异，变异率高达 73%。盂唇下沟是指肱二头肌腱止点前方上盂唇和肩盂窝之间的间隙，可能与盂唇下孔相通。盂唇下沟由其位置、形状和方向决定。盂肱中韧带末端增厚可能与前上盂唇的缺如有关，见于 1.5% 的患者。这种变异被称为 Buford 复合体。Buford 复合体可被误诊为盂唇下孔、前上盂唇分离或轴位像上的盂唇桶柄状撕裂。

即使不存在病理性改变，也应注意 MRI 中的正常变异，因为这些变异可能会增加盂唇病变的风险，也可能与真正的盂唇病变同时出现，如果进行不必要的修复可能会导致更严重的后果。MRI T2 加权像中盂唇正常解剖见图 9.11、图 9.12 和图 9.13。

9.6 手术意义

在修补 Bankart 损伤时，为充分松解盂唇，骨科医生应从盂缘向内侧松解盂唇复合体 7~8mm，直至外侧的关节囊周缘。为实现前下盂唇的解剖修复，应使盂唇有 4mm 固定于肩胛盂表面，以恢复正常的阻挡和缓冲功能。修复上盂唇时，应使其离开肩胛盂表面，以恢复盂唇的正常位置。

9.7 结论

盂肱关节的稳定机制复杂，由诸多结构决定，包括盂唇、肩关节囊、盂肱上韧带、盂肱中韧带、盂肱下韧带，以及肌肉的动态稳定机制。由于肩关节固有的灵活性，肩关节脱位较常见，特别是年轻的运动员。此外，盂肱关节韧带结构的生理解剖变异发生率较高，例如盂肱中韧带以及肩盂窝直径和角度的变异。这些变异使软组织和骨性结构的重建充满挑战。

参考文献

[1] Ahrens PM, Boileau P. The long head of biceps and associated tendinopathy. J Bone Joint Surg Br. 2007;89(8):1001–9.

[2] Bain GI, Galley IJ, Singh C, Carter C, Eng K. Anatomic study of the superior glenoid labrum. Clin Anat. 2013;26:367–76.

[3] Bents RT, Skeete KD. The correlation of the Buford complex and SLAP lesions. J Shoulder Elbow Surg. 2005;14(6):565–9.

[4] Blasier RB, Guldberg RE, Rothman ED. Anterior shoulder stability: contributions of rotator cuff forces and the capsular ligaments in a cadaver model. J Shoulder Elbow Surg. 1992;1(3):140–50. PubMed PMID: 12072743.

[5] Burkart AC, Debski RE. Anatomy and function of the glenohumeral ligaments in anterior shoulder instability. Clin Orthop Relat Res. 2002;(400):32–9.

[6] Carroll KW, Helms CA. Magnetic resonance imaging of the shoulder: a review of potential sources of diagnostic errors. Skeletal Radiol. 2002;31(7):373–83.

[7] Davidson PA, Rivenburgh DW. Mobile superior glenoid labrum: a normal variant or pathologic condition? Am J Sports Med. 2004;32(4):962–6.

[8] DeLee J, Drez Jr D, Miller M. Orthopaedic sports medicine: principles and practice. Philadelphia: Saunders Elsevier; 2010.

[9] DePalma A, Callery G, Bennett G. Variational anatomy and degenerative lesions of the shoulder joint. In: Instructional course lectures of the American Academy of Orthopaedic Surgeons. 1949. p. 255–80.

[10] Dunham KS, Bencardino JT, Rokito AS. Anatomic variants and pitfalls of the labrum, glenoid cartilage, and glenohumeral ligaments. Magn Reson Imaging Clin N Am. 2012;20(2):213–28, x.

[11] Dwight T, Hamann C, McMurrich J, Piersol G, White J. Human anatomy, including structure and development and practical considerations. Philadelphia: J.B. Lippincott Company; 1907.

[12] Elser F, Braun S, Dewing CB, Giphart JE, Millett PJ. Anatomy, function, injuries, and treatment of the long head of the biceps brachii tendon. Arthroscopy. 2011;27:581–92.

[13] Flood V. Discovery of a new ligament of the shoulder joint. Lancet. 1829–1830;13:672–3.

[14] Gaskill TR, Braun S, Millett PJ. Multimedia article. The rotator interval: pathology and management. Arthroscopy. 2011;27(4):556–67.

[15] Glousman R, Jobe F, Tibone J, Moynes D, Antonelli D, Perry J. Dynamic electromyographic analysis of the throwing shoulder with glenohumeral instability. J Bone Joint Surg Am. 1988;70(2):220–6.

[16] Gottschalk MB, Karas SG, Ghattas TN, Burdette R. Subpectoral biceps tenodesis for the treatment of type II and IV superior labral anterior and posterior lesions. Am J Sports Med. 2014;42(9):2128–35.

[17] Howell SM, Galinat BJ, Renzi AJ, Marone PJ. Normal and abnormal mechanics of the glenohumeral joint in the horizontal plane. J Bone Joint Surg Am. 1988;70(2):227–32.

[18] Howell SM, Galinat BJ. The glenoid-labral socket. A constrained articular surface. Clinical orthopaedics and related research. 1989(243):122–25.

[19] Itoi E, Newman SR, Kuechle DK, Morrey BF, An KN. Dynamic anterior stabilisers of the shoulder with the arm in abduction. J Bone Joint Surg Br. 1994;76(5):834–6.

[20] Karduna AR, Williams GR, Williams JL, Iannotti JP. Kinematics of the glenohumeral joint: infl uences of muscle forces, ligamentous constraints, and articular geometry. J Orthop Res. 1996;14(6):986–93.

[21] Kelkar R, Wang VM, Flatow EL, Newton PM, Ateshian GA, Bigliani LU, Pawluk RJ, Mow VC. Glenohumeral mechanics: a study of articular geometry, contact, and kinematics. J Shoulder Elbow Surg. 2001;10(1):73–84. J. Apostolakos et al.

[22] Labriola JE, Lee TQ, Debski RE, McMahon PJ. Stability and instability of the glenohumeral joint: the role of shoulder muscles. J Shoulder Elbow Surg. 2005;14(1):32S–8.

[23] Mangels Jr M, Robinson CA. Modifi ed Nicola operation for correction of recurring anterior dislocations of the shoulder. South Med J. 1947;40(9):784–6.

[24] Mileski RA, Snyder SJ. Superior labral lesions in the shoulder: pathoanatomy and surgical management. J Am Acad Orthop Surg. 1998;6:121–31.

[25] Moore K, Dalley A, Agur A. Clinically oriented anatomy. Philadelphia: Wolters Kluwer/Lippincott Williams & Wilkins; 2013.

[26] Moseley H, Övergaard B. The anterior capsular mechanism in recurrent anterior dislocation of the shoulder. J Bone Joint Surg Br. 1962;44B(4):913–26.

[27] Moseley H, Övergaard B. The anterior capsular mechanism in recurrent anterior dislocation of the shoulder. J Bone Joint Surg Br. 1962;44(4):913–27.

[28] Motamedi D, Everist BM, Mahanty SR, Steinbach LS. Pitfalls in shoulder MRI: part 1–normal anatomy and anatomic variants. AJR Am J Roentgenol. 2014;203(3):501–7.

[29] Nishida K, Hashizume H, Toda K, Inoue H. Histologic and scanning electron microscopic study of the glenoid labrum. J Shoulder Elbow Surg. 1996;5:132–8.

[30] O'Brien SJ, Neves MC, Arnoczky SP, Rozbruck SR, Dicarlo EF, Warren RF, Schwartz R, Wickiewicz TL. The anatomy and histology of the inferior glenohumeral ligament complex of the shoulder. Am J Sports Med. 1990;18(5):449–56.

[31] O'Connor SJ, Klaaren HE. Recurrent anterior superior dislocation of the glenohumeral joint. J Bone Joint Surg Am. 1956;38-A(4):889–90.

[32] Perry J. Anatomy and biomechanics of the shoulder in throwing, swimming, gymnastics, and tennis. Clin Sports Med. 1983;2(2):247–70.

[33] Poppen NK, Walker PS. Normal and abnormal motion of the shoulder. J Bone Joint Surg Am. 1976;58(2):195–201.

[34] Prodromos CC, Ferry JA, Schiller AL, Zarins B. Histological studies of the glenoid labrum from fetal life to old age. J Bone Joint Surg Am. 1990;72:1344–8.

[35] Provencher M, Romeo A. Shoulder instability: a comprehensive approach. Philadelphia: Saunders Elsevier; 2012.

[36] Rodosky MW, Harner CD, Fu FH. The role of the long head of the biceps muscle and superior glenoid labrum in anterior stability of the shoulder. Am J Sports Med. 1994;22(1):121–30.

[37] Rothman RH, Marvel Jr JP, Heppenstall RB. Anatomic considerations in glenohumeral joint. Orthop Clin North Am. 1975;6(2):341–52.

[38] Schlemm F. Ueber die Verstarkungsbander am Schultergelenk. Arch Anat. 1853;22:45–8.

[39] Smith DK, Chopp TM, Aufdemorte TB, Witkowski EG, Jones RC. Sublabral recess of the superior glenoid labrum: study of cadavers with conventional nonenhanced MR imaging, MR arthrography, anatomic dissection, and limited histologic examination. Radiology. 1996;201(1):251–6.

[40] Snodgrass LE. Anterior dislocation of the shoulderjoint by abduction and internal rotation. Ann Surg. 1934;100(3):539–43.

[41] Soslowsky LJ, Malicky DM, Blasier RB. Active and passive factors in inferior glenohumeral stabilization: a biomechanical model. J Shoulder Elbow Surg. 1997;6(4):371–9.

[42] Stoller DW. MR arthrography of the glenohumeral joint. Radiol Clin North Am. 1997;35(1):97–116.

[43] Townley C. The capsular mechanism in recurrent dislocation of the shoulder. J Bone Joint Surg. 1950;32(2):370–80.

[44] Tuite MJ, Orwin JF. Anterosuperior labral variants of the shoulder: appearance on gradient-recalledecho and fast spin-echo MR images.

Radiology. 1996;199(2):537–40.

[45] Turkel SJ, Panio MW, Marshall JL, Girgis FG. Stabilizing mechanisms preventing anterior dislocation of the glenohumeral joint. J Bone Joint Surg Am. 1981;63(8):1208–17.

[46] Walch G, Nove-Josserand L, Levigne C, Renaud E. Tears of the supraspinatus tendon associated with "hidden" lesions of the rotator interval. J Shoulder Elbow Surg. 1994;3(6):353–60.

[47] Warner JJ, Deng XH, Warren RF, Torzilli PA. Static capsuloligamentous restraints to superior-inferior translation of the glenohumeral joint. Am J Sports Med. 1992;20(6):675–85.

[48] Werner A, Mueller T, Boehm D, Gohlke F. The stabilizing sling for the long head of the biceps tendon in the rotator cuff interval. A histoanatomic study. Am J Sports Med. 2000;28(1):28–31.

[49] Wilk K, Reinold MM, Andrews J. The athlete's shoulder. Philadelphia: Churchill Livingstone/Elsevier; 2009.

[50] Wuelker N, Korell M, Thren K. Dynamic glenohumeral joint stability. J Shoulder Elbow Surg. 1998;7(1):43–52.

[51] Xia Y. Magic-angle effect in magnetic resonance imaging of articular cartilage: a review. Invest Radiol. 2000;35(10):602–21.

[52] Zlatkin MB, Sanders TG. Magnetic resonance imaging of the glenoid labrum. Radiol Clin North Am. 2013;51(2):279–97.

第10章　盂肱关节囊和韧带

Jiwu Chen，Joideep Phadnis

10.1　简介

关节镜使我们更深入地了解盂肱关节囊的解剖和意义。盂肱韧带复合体主要包括4个结构：盂肱上韧带（SGHL）、盂肱中韧带（MGHL）、盂肱下韧带前束和后束（AIGHL、PIGHL）和盂唇（图10.1a~c）。

近年来，进一步的解剖学研究明确了这些主要韧带的变异，并发现了另一些重要的韧带。本章将重点介绍这些新发现及其临床意义。

10.2　盂肱韧带

10.2.1　盂肱韧带的出现率

表10.1列出了尸体解剖学研究中盂肱韧带出现的频率。这3条主要韧带中，盂肱上韧带出现率最高（94%~98%），盂肱中韧带最低（68%~84%），盂肱下韧带为75%~93%。

10.2.2　盂肱韧带起点的变异

盂肱上韧带通常起自盂上结节、肱二头肌长头腱前方。但也有研究发现盂肱上韧带起自盂上结节后部、上盂唇、肱二头肌长头腱、盂肱中韧带或这些结构的结合部。盂肱上韧带的起点分3型，其中最常见的起自盂肱中韧带、肱二头肌长头腱和上盂唇（表10.2）。盂肱上韧带由肩盂前上部向小结节横跨走行。

研究发现，盂肱中韧带起点有两种常见变异。第一种起自盂唇和盂肱上韧带（43%），第二种单纯起自盂唇，与盂肱上韧带相互独立（57%）（图10.2）。

盂肱下韧带前束起自前部肩胛盂和盂唇，止于肱骨小结节和肱骨外科颈。盂肱下韧带前束最常见的起点为肩胛盂3点钟位置，但也可能起自更为近端的2点钟位置或更

表10.1　盂肱韧带出现率

盂肱韧带	出现率（%）
盂肱上韧带（SGHL）	94~98
盂肱中韧带（MGHL）	68~84
盂肱下韧带（IGHL）	75~93

表10.2　盂肱上韧带起点的变异

盂肱上韧带分型	位置	出现率（%）
A	盂肱中韧带、肱二头肌腱、上盂唇	76
B	肱二头肌腱、上盂唇	21
C	肱二头肌腱	1

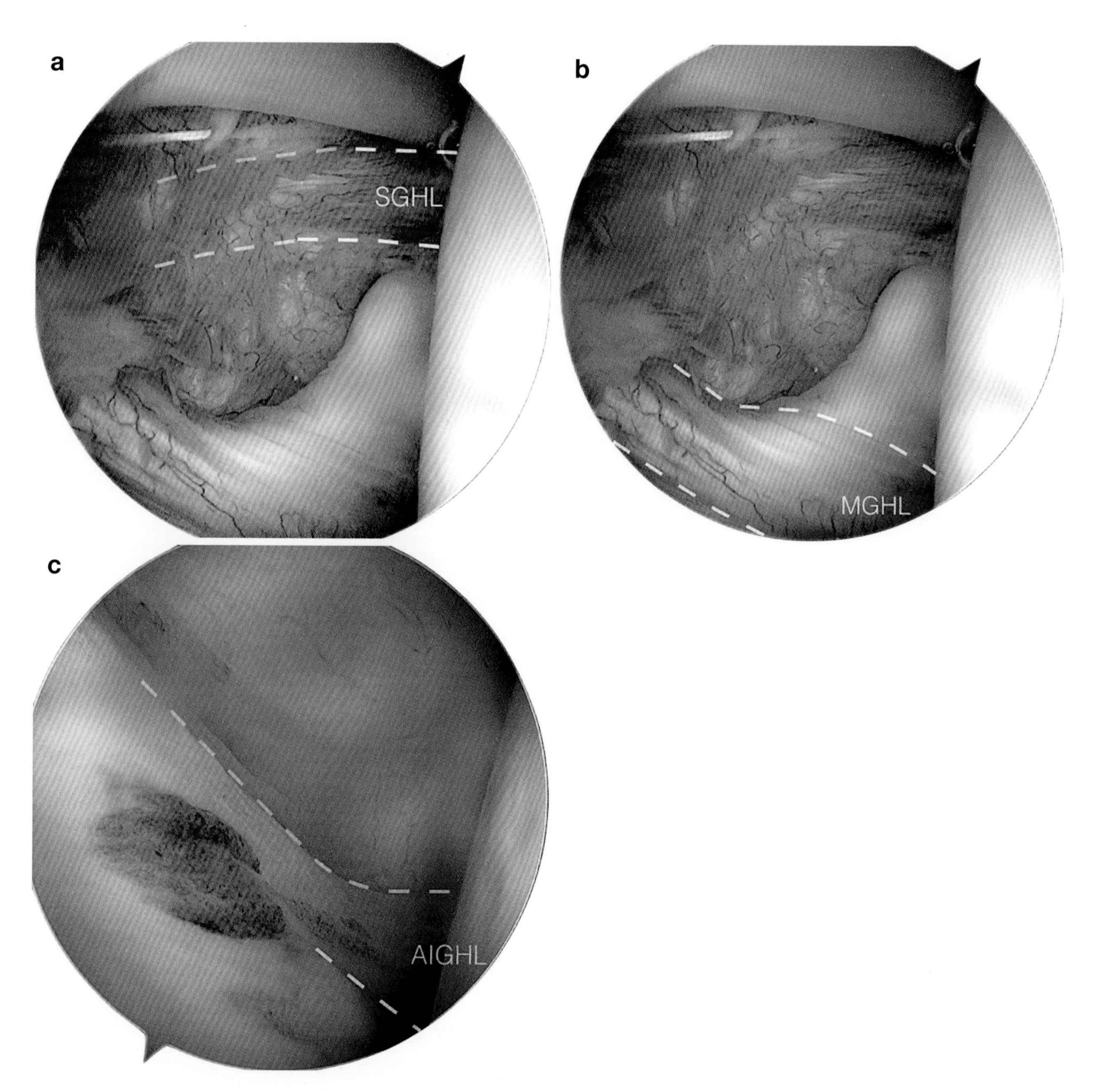

图 10.1 肩关节韧带的关节镜下视图：(a) 肩袖间隙内的盂肱上韧带 (SGHL)；(b) 盂肱中韧带 (MGHL) 穿过肩胛下肌腱；(c) 盂肱下韧带前束 (AIGHL) 斜向下走行

为远端的 5 点钟位置 (表 10.3)。

盂肱下韧带后束通常起自肩胛盂后方 7~9 点钟位置，与较薄的后关节囊结构相融合，与前束相比更难识别。

10.2.3 盂肱中韧带的变异

盂肱中韧带起自肩胛盂前上方，斜行于肩胛下肌腱

表 10.3 盂肱下韧带前束的起点变异

AIGHL 起点	O' Brien 等 (%)	Ide (%)
2 点钟	1815	
3 点钟	73	64
4 点钟	915	
5 点钟	0	7

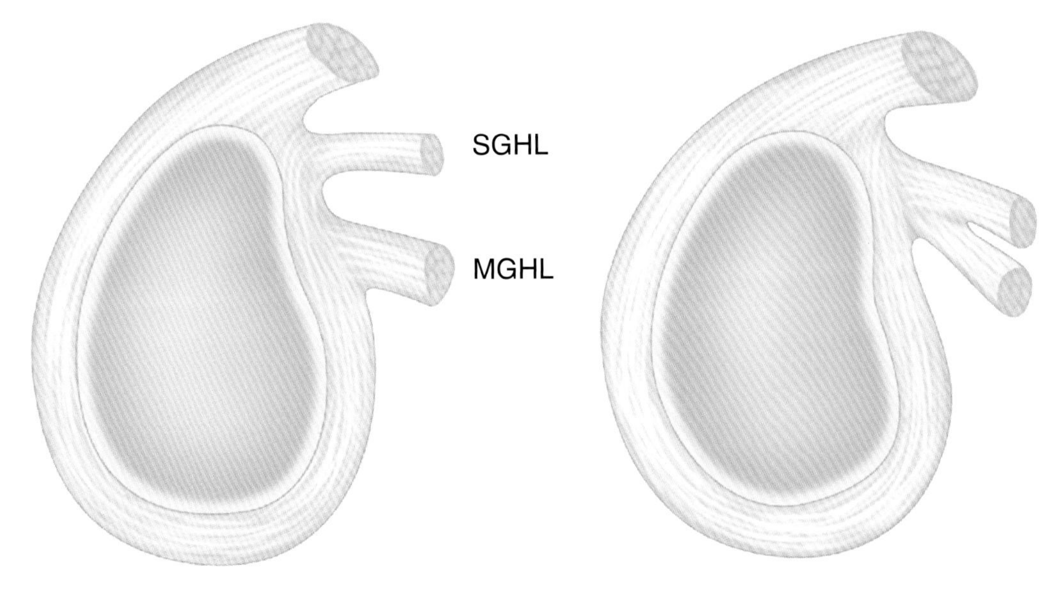

图 10.2 盂肱中韧带起点的常见变异

深面，止于小结节。已发现有多种变异，包括盂唇下孔（12%）、条索状盂肱中韧带（18%）和 Buford 复合体（1%~2%）。条索状盂肱中韧带的内外侧边缘呈卷曲状。Buford 复合体（图 10.3a，b）定义为前上盂唇缺如合并条索状盂肱中韧带，起自上盂唇，止于肱骨。位于肩胛盂赤道线上方的前方盂唇附着于肩胛盂的程度各异，关节镜下可观察到盂唇下孔的出现率为 12%。肩胛盂局部区域无盂唇附着，应与病理性损伤如 Bankart 损伤相鉴别。Bankart 损伤的边缘不规则，合并滑膜炎和关节囊撕裂，且往往向下方延伸。

10.2.4 盂肱下韧带的变异

O'Brien 等描述了盂肱下韧带的 3 个组成部分：前束（AIGHL）、后束（PIGHL），以及位于二者之间的腋囊（AxIGHL）。

Itoigawa 等指出盂肱下韧带前束的平均附着长度为 11.7mm。2 点钟位置的平均深度为 4.7mm（关节软骨上 1.6mm，肩胛颈处为 3.0mm），3 点钟位置的平均深度为 6.7mm（关节软骨上 2.4mm，肩胛颈处为 4.3mm），4 点钟位置的平均深度为 8.4mm（关节软骨上为 3.0mm，肩胛颈处为 5.4mm），5 点钟位置的平均深度为 6.8mm（关节软骨上为 2.5mm，肩胛颈处为 4.3mm）。

组织学研究发现盂肱下韧带前束通常附着于软骨和骨（88%），但也有 12% 仅附着于骨。

下关节囊纤维在肱骨侧止点处形成“V”字形，其尖部锐利或圆钝（图 10.3a，b）。

10.3 肩袖间隙及其内部结构

肩袖间隙（RI）呈三角形，其下方为肩胛下肌上缘，上方为冈上肌前缘，内侧为喙突（图 10.4）。

肩袖间隙的高度变异较大，在肩胛盂侧为 13~25mm 不等，在外侧缘则为 2~8mm 不等。

肩袖间隙由深到浅包括的结构为：盂肱上韧带、肩袖间隙处的关节囊和喙肱韧带（CHL）。喙肱韧带起自喙突基底部的背外侧面，行经肩袖间隙，其纤维最终与盂肱上韧带融合。肩袖间隙及其内部结构在粘连性关节囊炎和肩关节多向不稳定的发病机制中起关键作用。

10.3.1 盂肱上韧带

盂肱上韧带附着于结节间沟内侧嵴的肱骨头凹陷处，

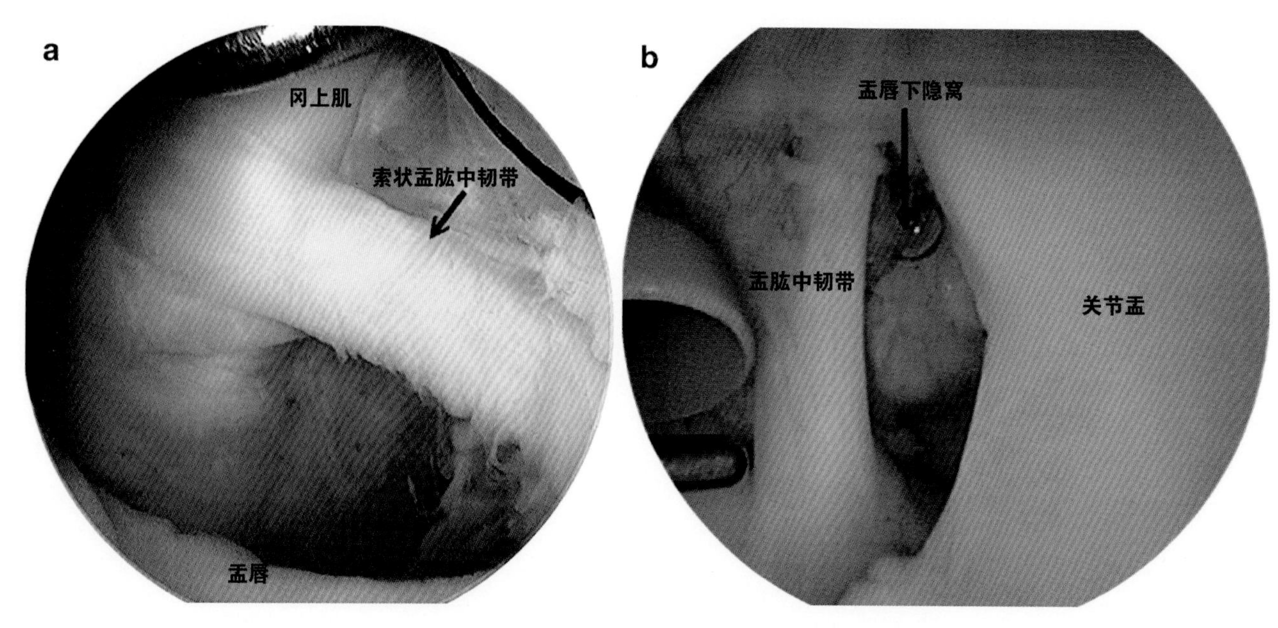

图 10.3　（a）Buford 复合体中条索状的盂肱中韧带；（b）前上盂唇下孔。SS. 肩胛下肌腱；GL. 肩胛盂

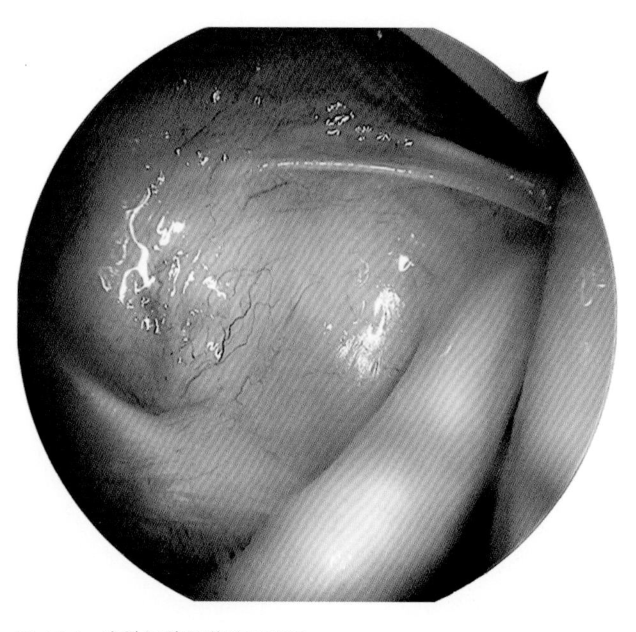

图 10.4　肩袖间隙关节镜下视图

向前上方弯曲走行至肩胛盂上方，部分纤维附着于前上盂唇，其余纤维止于喙突。

盂肱上韧带由直行纤维和斜行纤维组成。直行纤维起自盂唇，平行于肱二头肌腱向小结节走行。直行纤维止于小结节，横跨结节间沟，形成肱横韧带上部。斜行纤维起自盂上结节，走行于肱二头肌腱关节内部分的上方，附着到肱骨半环韧带（图 10.5）。

10.3.2　喙肱韧带（CHL）

喙肱韧带变异很大，通常认为喙肱韧带起自喙突基底部和后外侧面，但关于喙肱韧带的起点是单一结构还是分为几部分仍存争议。通常认为走行于肩袖间隙的喙肱韧带分成两个独立的部分，不同研究人员对此有不同的命名。不考虑命名术语，喙肱韧带的一部分纤维明显走向上盂唇、肱二头肌长头腱和关节囊，而喙肱韧带的更多纤维则与冈上肌腱、盂肱上韧带和肩袖索融合，共同止于肱骨大结节。在此处，喙肱韧带参与构成二头肌腱滑车系统（图 10.6）。

10.4　其他韧带

10.4.1　喙盂韧带（CGL）

喙盂韧带起自喙突上面，止于盂上结节后面（图 10.7）。喙盂韧带通常与喙肱韧带内侧缘相融合，因此有

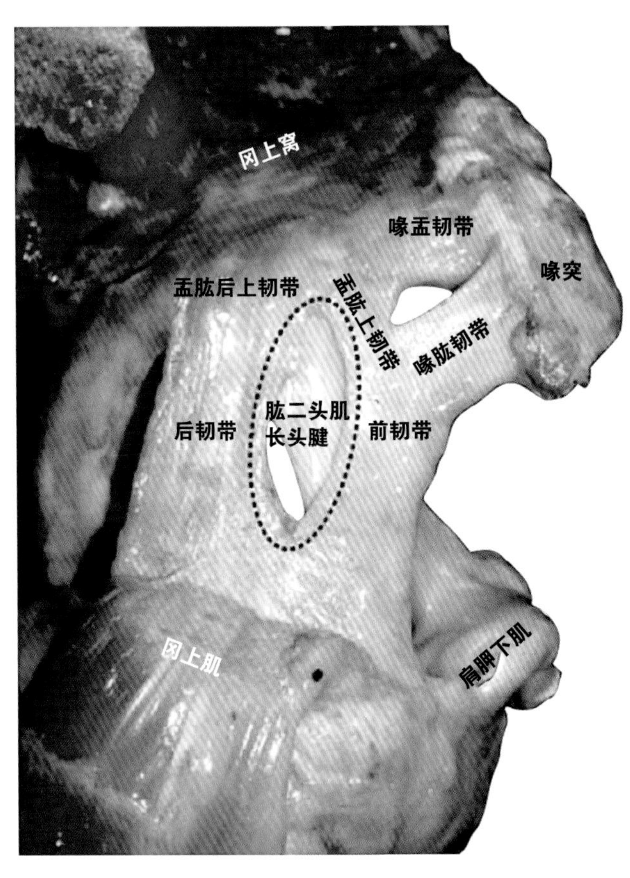

图 10.5　解剖标本展示盂肱上韧带与喙肱韧带和喙盂韧带之间的关系

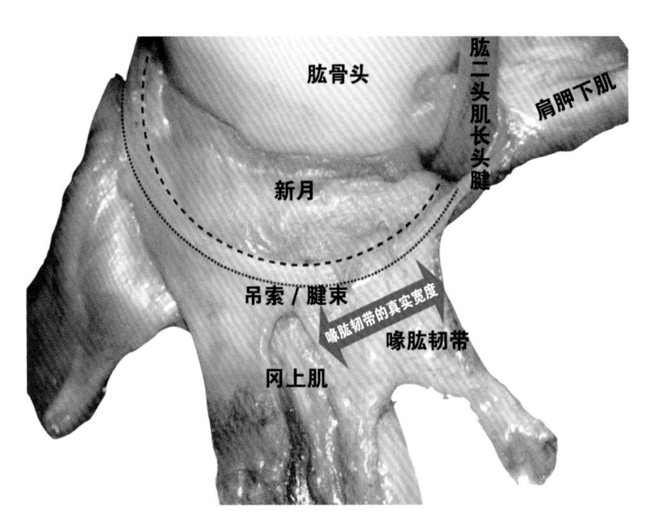

图 10.6　解剖标本展示了喙肱韧带的真实宽度和肩袖索 / 新月区

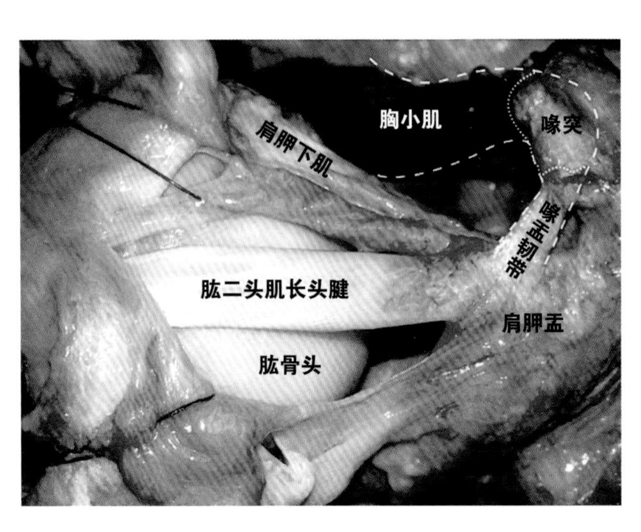

图 10.7　解剖标本展示了喙盂韧带及其与胸小肌腱的延续性

辅助悬吊肱骨头的作用。喙盂韧带也可与胸小肌纤维相延续，向上走行，越过喙突，最终汇入喙盂韧带起点。

10.4.2　盂肱后上韧带

盂肱后上韧带起自肩胛颈后面和肱二头肌长头腱起点后内侧。盂肱后上韧带向外侧走行，形成肩袖索的后部纤维。盂肱后上韧带及其周围的后上关节囊在构成上各不相同。大多数情况下，这部分组织有一个间隙，通过它可以观察到关节内结构。这反映出后关节囊结构相对于前关节囊薄。

10.4.3　肩袖索（关节囊半环形条带）

肩袖索从大结节跨越至小结节，存在于所有个体（图10.6）。在后方，肩袖索起自肱骨大结节，冈下肌和小圆肌附着点之间，并有一部分纤维来自盂肱后上韧带。肩袖索沿冈上肌和冈下肌纵行纤维的横切方向走行，止于结节间沟外侧缘，并与喙肱韧带和肱骨横韧带融合，覆盖肱二头肌长头腱。通过这种形式，肩袖索构成肩袖月牙区的内侧边界。肩袖月牙区是肩袖和关节囊大结节止点的终末部。厚实的肩袖索与吊桥的缆索类似，吸收载荷并将其平均分布，进而降低肩袖止点处的应力。肩袖索还能预防肩袖撕裂后继续扩大，使撕裂发生在肩袖索内的患者能够维

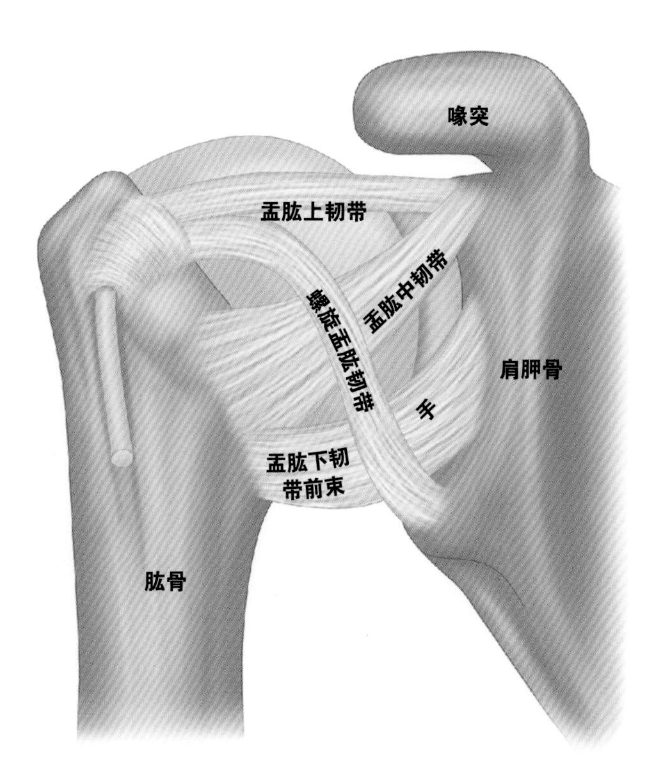

图 10.8 盂肱旋韧带示意图

持力量和功能。

10.4.4 盂肱旋韧带

盂肱旋韧带是一条独特且存在于所有个体的韧带，附着在盂下结节和肱三头肌长头止点处。盂肱旋韧带斜向上走行，穿过其下方的盂肱下韧带并与盂肱中韧带紧密相连，最后与肩胛下肌腱共同止于小结节（图 10.8）。盂肱旋韧带垂直于盂肱下韧带走行，因此很可能有助于加强前下盂唇和关节囊。

参考文献

[1] Johnson LL. Arthroscopic surgical anatomy. In: Diagnostic and surgical arthroscopy of the shoulder. Philadelphia: Mosby; 1993. p. 189–230.

[2] Detriasac DA, Johnson LL. Arthroscopic shoulder anatomy: pathological and surgical implications. Throughfare: Slack; 1986. p. 36–68.

[3] Agur AMR. Grant's atlas of anatomy. 9th ed. Baltimore: Williams & Wilkins; 1991.

[4] Tillmann B, Tondury G. Obere extremität. In: Leonhardt H, Tillmann B, Töndury G, Zilles K, editors. Rauber/ Kopsch: Lehrbuch und atlas der anatomie des menschen, Bewegungsapparat, vol. 1. New York: Thieme; 1987.

[5] DePalma AF. Regional, variational, and surgical anatomy. In: DePalma AF, editor. Surgery of the shoulder. 3rd ed. Philadelphia: JB Lippincott; 1983. p. 35–64.

[6] Steinbeck J, Liljenqvist U, Jerosch J. The anatomy of the glenohumeral ligamentous complex and its contribution to anterior shoulder stability. J Shoulder Elbow Surg. 1998;7:122–6.

[7] Ogul H, Karaca L, Emre C, et al. Anatomy, variants, and pathologies of the superior glenohumeral ligament: magnetic resonance imaging with three dimensional volumetric interpolated breath- hold examination sequence and conventional magnetic resonance arthrography. Korean J Radiol. 2014;15(4):508–22.

[8] DePalma AF. Surgery of the shoulder. 3rd ed. Philadelphia: JB Lippincott; 1973.

[9] Ide J, Maeda S, Takagi K. Normal variations of the glenohumeral ligament complex: an anatomic study for arthroscopic bankart repair. Arthroscopy. 2004;20: 164–8.

[10] O'Brien SJ, Arnoczky SP, Warren RF, et al. Developmental anatomy of the shoulder and anatomy of the glenohumeral joint. In: Rockwood CA, Matsen FA, editors. The shoulder. Philadelphia: WB Saunders; 1990. p. 1–33.

[11] O'Brien SJ, Neves MC, Arnoczky SP, et al. The anatomy and histology of the inferior glenohumeral ligament complex of the shoulder. Am J Sports Med. 1990;18:449–56.

[12] Itoigawa Y, Itoi E, Sakoma Y, et al. Attachment of the anteroinferior glenohumeral ligament–labrum complex to the glenoid: an anatomic study. Arthroscopy. 2012;28:1628–33.

[13] Delorme D. Die Hemmungsbänder des Schultergelenks und ihre Bedeutung für die Schulterluxationen. Arch Klin Chir. 1910;92:79–101.

[14] Pouliart N, Gagey O. Reconciling arthroscopic and anatomic morphology of the humeral insertion of the inferior glenohumeral ligament. Arthroscopy. 2005;21:979–84.

[15] Williams MM, Snyder SJ, Buford Jr D. The Buford complex: "Cord-like" middle glenohumeral ligament and absent anterosuperior labrum complex: a normal anatomic capsulolabral variant. Arthroscopy. 1994;10: 241–7.

[16] Morgan CD. Anterior shoulder instability; arthroscopic anatomy and pathology. In: Esch JC, editor. Proceedings of the 15th Annual San Diego Meeting, Arthroscopic Surgery of the Shoulder. San Diego: San Diego Shoulder Arthroscopy; 1998. p. 119–23.

[17] Yin B, Vella J, Levine WN. Arthroscopic alphabet soup:recognition of normal, normal variants and pathology. Orthop Clin N Am. 2010;41:297–308.

[18] Ticker JB, Bigliani LU, Soslowsky LJ, et al. Inferior glenohumeral ligament: geometric and strain-rate dependent properties. J Shoulder Elbow Surg. 1996;5: 269–79.

[19] Pouliart N, Somers K, Eid S, et al. Variations in the superior capsuloligamentous complex and description of a new ligament. J Shoulder Elbow Surg. 2007;16: 821–36.

[20] Di Giacomo G, Poilart N, Costantini A, De Vita A. Atlas of shoulder anatomy. Milan: Springer-Verlag Italia 2008.

[21] Kask K, Poldoja E, Lont T, et al. Anatomy of the superior glenohumeral

ligament. J Shoulder Elbow Surg. 2010;19:908–16.

[22] Yang H, Tang K, Chen W, et al. An anatomic and histologic study of the coracohumeral ligament. J Shoulder Elbow Surg. 2009;18:305–10.

[23] Kolts I, Busch LC, Tomusk H, et al. Anatomy of the coracohumeral and coracoglenoidal ligaments. Ann Anat. 2000;182:563–6.

[24] Burkhart SS, Esch JC, Jolson RS. The rotator crescent and rotator cable: an anatomic description of the shoulder's "suspension bride". Arthroscopy. 1993;9: 611–6.

[25] Kolts I, Busch LC, Tomusk H, et al. Anatomical composition of the anterior shoulder joint capsule. A cadaver study on 12 glenohumeral joints. Ann Anat. 2001;183:53–9.

[26] Merila M, Heliö H, Busch LC, et al. The spiral glenohumeral ligament: an open and arthroscopic anatomy study. Arthroscopy. 2008;11:1271–6.

[27] Landsmeer JMF, Meyers KAE. The shoulder region exposed by anatomical dissection. Arch Chir Neerl. 1959;11:274–96.

[28] Merila M, Leibecke T, Gehl HB, et al. The anterior glenohumeral joint capsule: macroscopic and MRI anatomy of the fasciculus obliquus or so-called ligamentum glenohumerale spirale. Eur Radiol. 2004;14: 1421–6.

第 11 章 肩袖间隙

Felix H. Savoie，Carina Cohen，Katherine C. Faust

11.1 简介

在盂肱关节中，肩袖间隙是一个位于冈上肌前缘和肩胛下肌上缘之间的三角形结构，内侧起于喙突，向外延伸至连接肱骨大小结节的肱横韧带（图 11.1）。肩袖间隙这一术语起源于 1970 年 Neer 对肱骨近端骨折的分类，他把肩袖间隙描述为冈上肌与肩胛下肌腱之间的韧带区域。盂肱上韧带和盂肱中韧带穿过肩袖间隙并与肱二头肌长头腱和冈上肌前缘伴行。有着“肩关节外科之父”之称的 E. A. Codman 写到“喙肱韧带和盂肱韧带不应被视为实体结构”，他认为喙肱韧带和盂肱韧带是盂肱关节囊的变异部分。但是随着关节镜手术的问世和 MRI 的改良，肩袖间隙的这些组成部分被证实是一种普遍存在的结构，并且是重要的解剖标记。

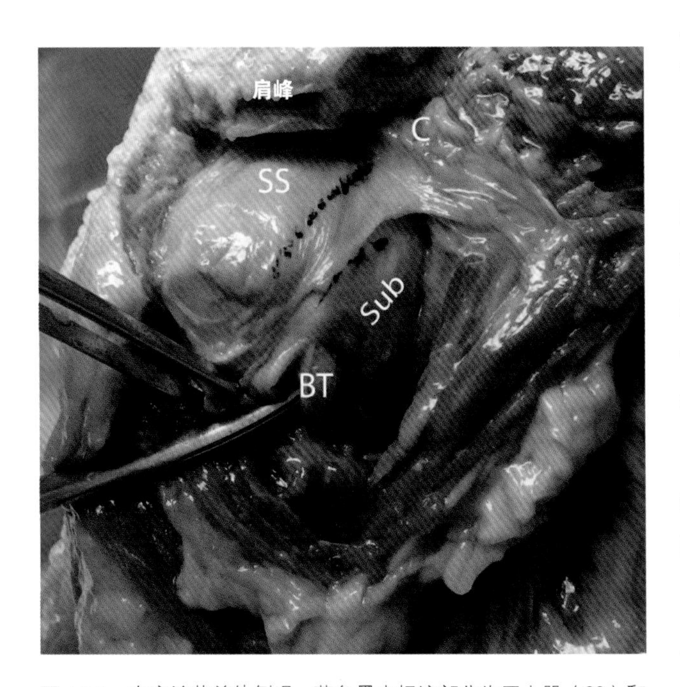

图 11.1 右肩关节前外侧观，蓝色墨水标注部分为冈上肌（SS）和肩胛下肌边缘（Sub）。三角肌外侧和前侧被分离后显露出肱骨前侧部分。肩袖间隙从喙突（C）延伸并跨过肱二头肌长头腱（BT），图中肱二头肌已经在结节间沟中显露出来

11.2 肩袖间隙的大体解剖

在盂肱关节解剖中发现，肩袖间隙存在于冈上肌与肩胛下肌之间，其内包含一些纤维结构。构成肩袖间隙的韧带组织包括起于盂上结节止于大结节的盂肱上韧带，以及将在下一节中讨论的喙肱韧带及盂肱关节囊组织。这些韧带是独立存在的，并与盂肱关节滑囊及深筋膜相融合（Jost 等）（图 11.2）。盂肱上韧带走行于喙肱韧带深面，在关节内可以得到更好的视角，而喙肱韧带则在关节外更易于观察（图 11.3、图 11.4）。盂肱上韧带在肱骨头上举和内旋时松弛，在肱骨头下压和外旋时紧张。

11.3 喙肱韧带的大体解剖

Cunningham 和 Morris 解剖教材在早期版本中就已经

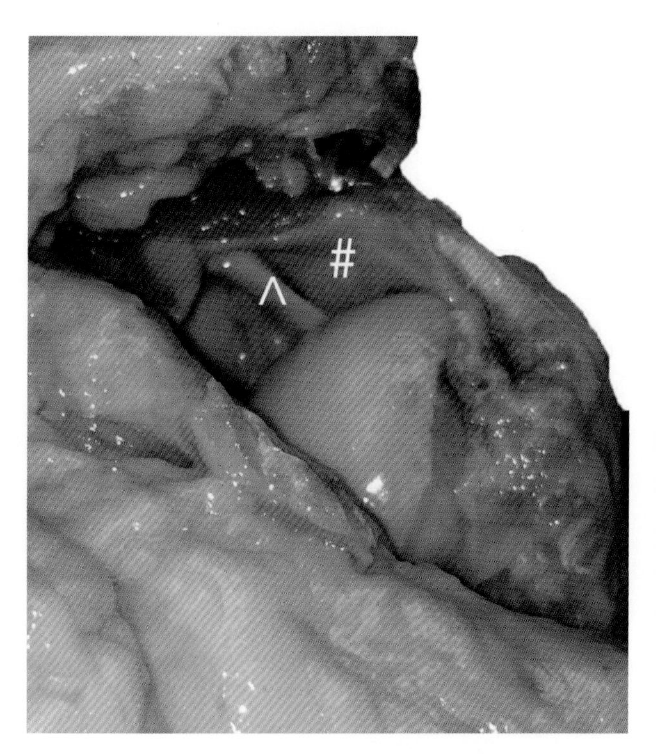

图 11.2 右肩由后向前观，在冈下肌和小圆肌切除后，显示出冈上肌（#）和盂肱上韧带（^），独立结构拮抗肱骨头外旋和下移

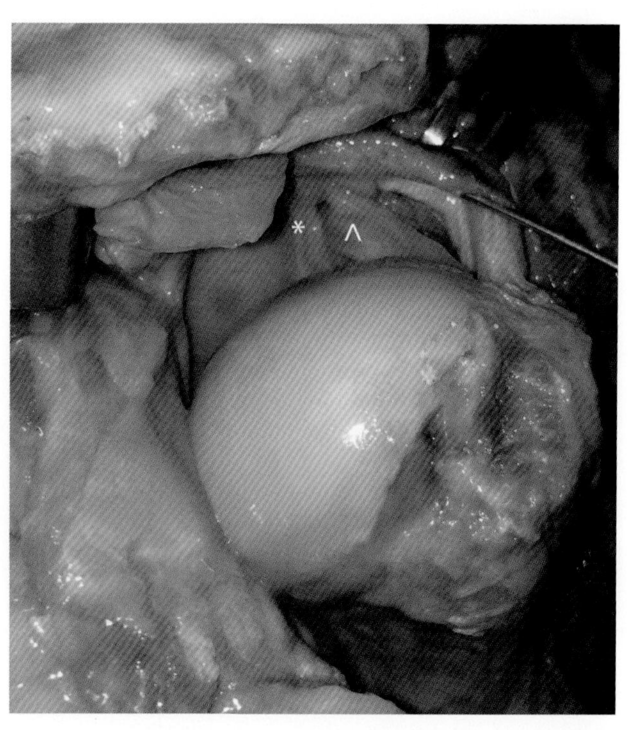

图 11.3 右肩由后向前观，在切除冈下肌和小圆肌之后，肩袖间隙得以显露。可以看到盂肱上韧带（^）向肱二头肌长头腱延伸并进入结节间沟。还可以看到盂肱中韧带（*）穿过肩袖间隙

对喙肱韧带进行了描述，认为喙肱韧带起于喙突的根部和外缘，同联合腱伴行，止于肱骨大结节。喙肱韧带有两束：一束形成结节间沟滑车前部并和肩胛下肌筋膜相融合，另一束形成滑车后部并和冈上肌筋膜相融合（图 11.5、图 11.6）。研究表明，喙肱韧带前侧部分止于肱骨小结节。喙肱韧带的结节间沟部分与肱横韧带相融合，共同构成了肱二头肌滑车。喙肱韧带分叉后分别融入肌肉滑囊面的浅筋膜和盂肱深层的关节囊（图 11.7）。后侧滑车的深部增厚，形成肩袖索，与冈上肌和冈下肌纤维垂直走行。Morry 在他的人体解剖学中这样描述喙肱韧带：从后面看是关节囊的延续，从前面看呈扇形延展。喙肱韧带在肱骨头外旋时紧张，内旋时松弛（图 11.8）。

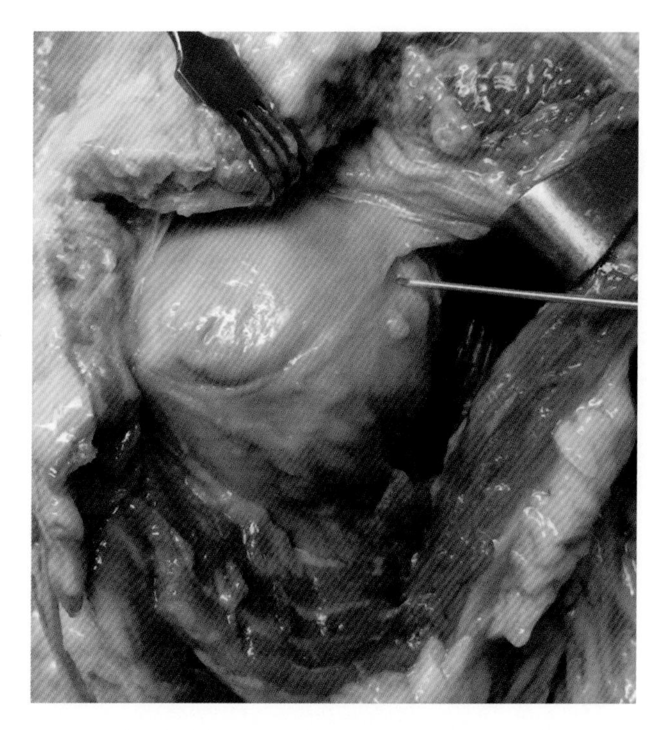

图 11.4 右肩由后向前观，用拉钩拉开肩峰和喙突下结构。针尖所指的宽阔部分即为喙肱韧带，自喙突走向肱骨大、小结节

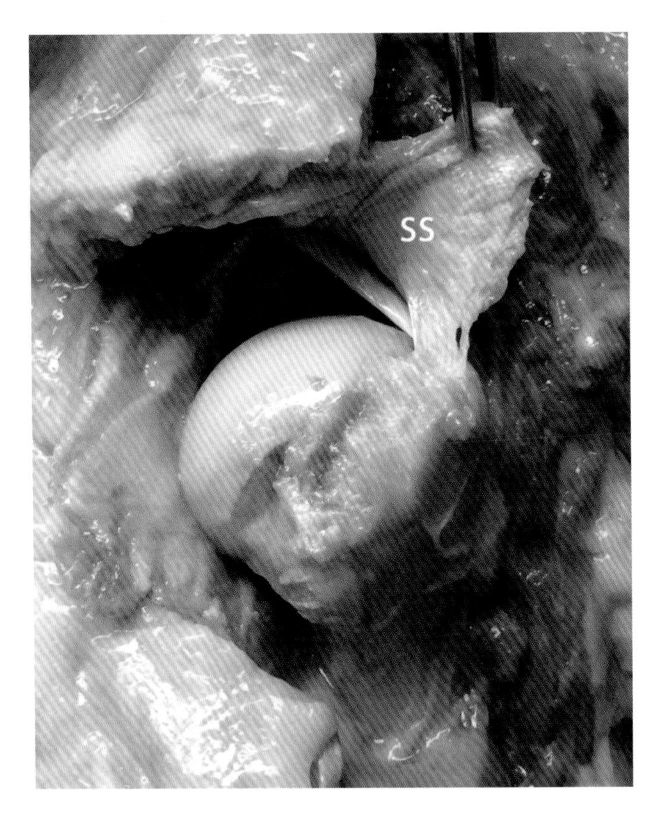

图 11.5　右肩由外向内观，冈上肌切开后，显示出冈上肌止点的纤维、下表面和形成二头肌滑车的悬带后侧部

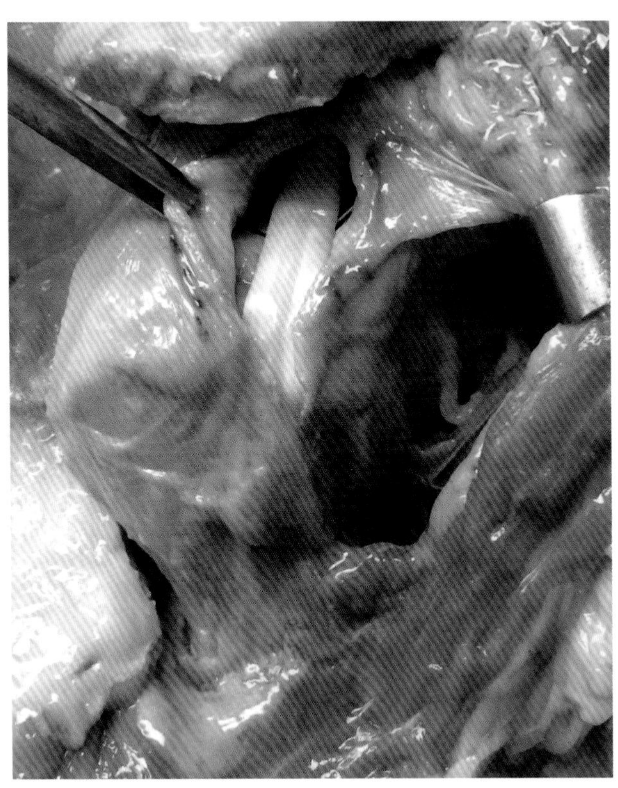

图 11.6　右肩前外侧观，沿二头肌滑车切开显露二头肌长头腱。拉钩向前方牵开联合腱。镊子牵拉喙肱韧带后部，可见喙肱韧带在此处是强有力的纤维组织

11.4　肩袖间隙和喙肱韧带的镜下表现

大部分肩袖间隙可在关节镜下显露（图 11.9），作为肩袖间隙前缘的肩胛下肌上缘清晰可见。多数情况下不易观察到冈上肌前缘。盂肱上韧带是相对较大的结构，附着于盂唇，位于肱二头肌长头腱前方（图 11.10）。盂肱中韧带横行穿过肩袖间隙区域，但它并不是肩袖间隙的一部分。

从肩峰下观察肩袖间隙，可以看到肌腱的边缘以及厚而完整的喙肱韧带。喙肱韧带位于喙突及冈上肌腱之间，向外侧延伸至肱横韧带。喙肱韧带在此处的主要作用为稳定肱二头肌长头腱。

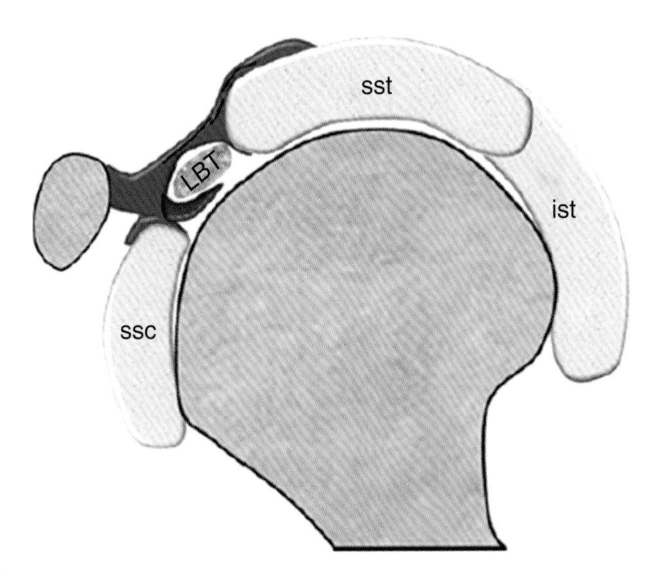

图 11.7　盂肱关节斜矢状面，显示出喙肱韧带远端（蓝色）、盂肱上韧带（红色）、肱二头肌长头腱（LBT）、肩胛下肌腱（ssc）、冈上肌腱（sst）、冈下肌腱（ist）

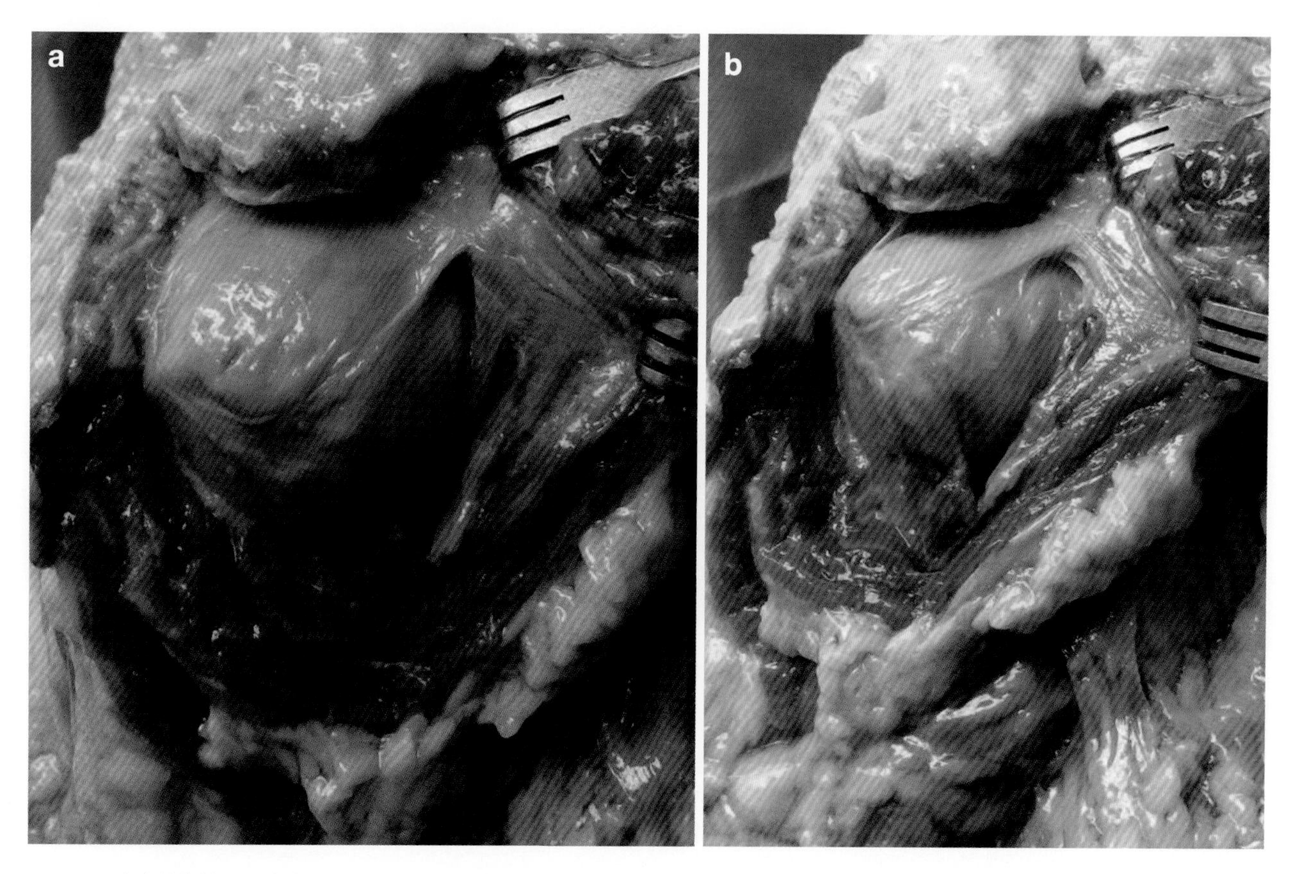

图 11.8　右肩前外侧观，手臂位于中立位（a）和外旋位（b）显示肩袖间隙在手臂外旋位时间隙变紧

11.5　肩袖间隙和喙肱韧带病理解剖

肩袖间隙和喙肱韧带疾病可分为三大部分：粘连性关节囊炎、盂肱关节不稳定和隐匿性撕裂。肩袖间隙结构可对抗肱骨头下移和外旋，对粘连性关节囊炎患者行向下滑动试验证实，肩袖间隙挛缩可使其对肱骨头的限制作用更为明显（图 11.11）。镜下可表现为滑膜炎和挛缩（图 11.12~ 图 11.14）。手术治疗粘连性关节囊炎都需要进行肩袖间隙松解，尤其是喙肱韧带（图 11.15）。相反，肩袖间隙松弛会导致活动范围过大和盂肱关节不稳定（图 11.16），这在肩关节多向不稳定中更加明显，患者在上肢外旋位持续 Sulcus 征阳性。这些情况下，关节镜检查结果显示肩袖间隙松弛（图 11.17）。

肱二头肌滑车撕裂或失能因经常被忽视而称为隐匿性损伤，可引起肱二头肌长头疼痛和半脱位。为使肱骨头回位至关节盂中心，不稳定患者可能会需要手术治疗。

11.6　结论

喙肱韧带和盂肱上韧带是肩袖间隙的恒定结构，当上肢位于体侧时起限制肱骨头外旋和和下移的作用。喙肱韧

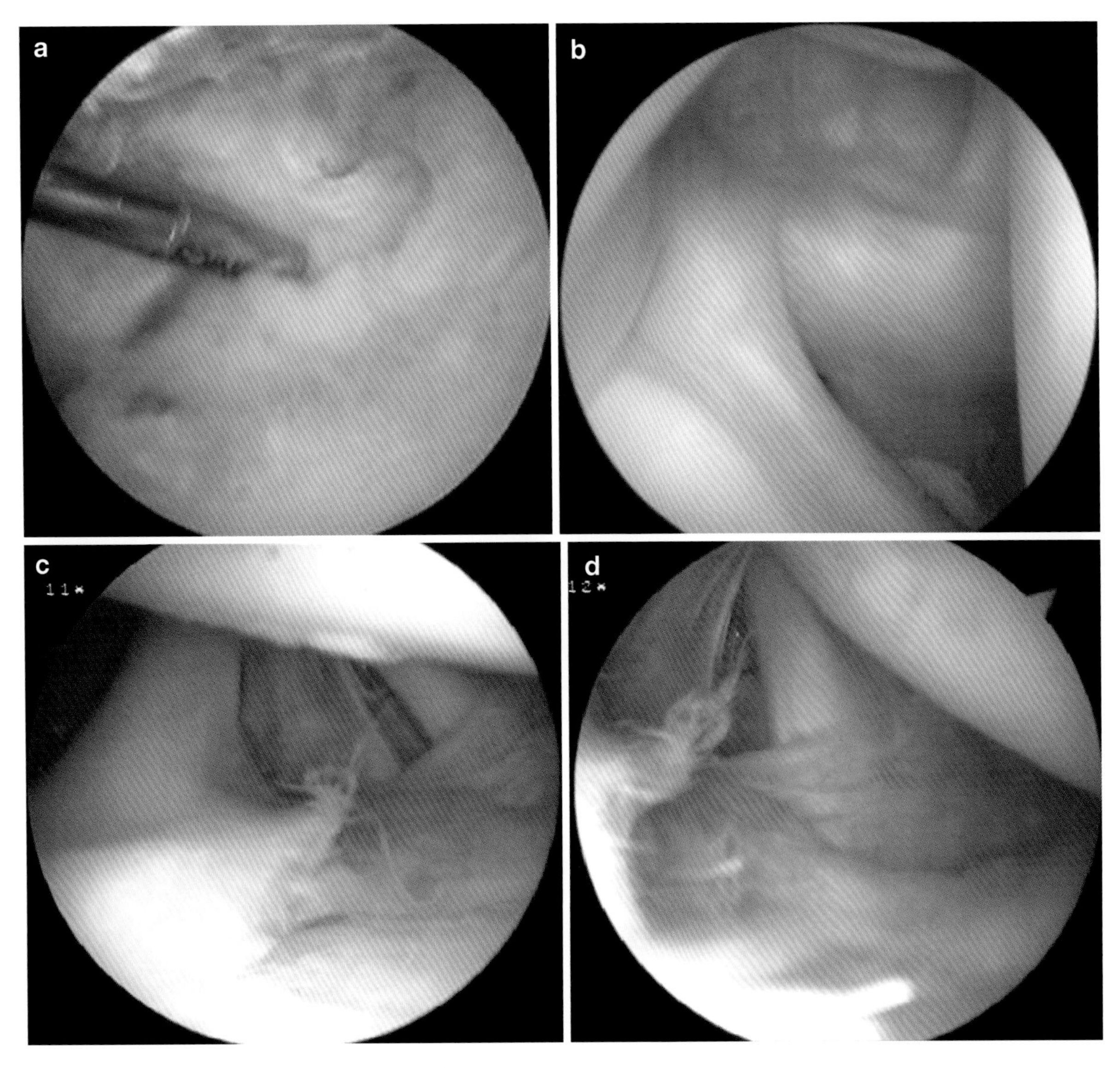

图 11.9　镜下观。(a) 左肩喙肱韧带 (CHL);(b) 肩袖间隙;(c) 盂肱上韧带;(d) 右肩盂肱中韧带

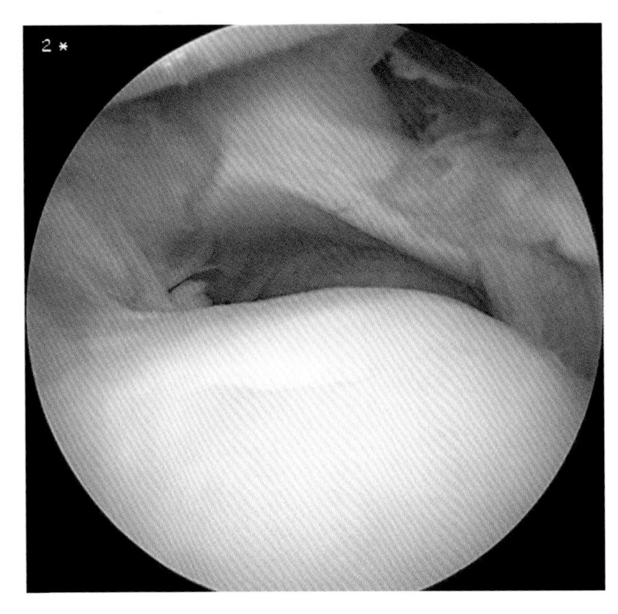

图 11.10　左肩镜下观，可见条索状盂肱中韧带，盂肱上韧带位于关节盂上方，盂唇缺如

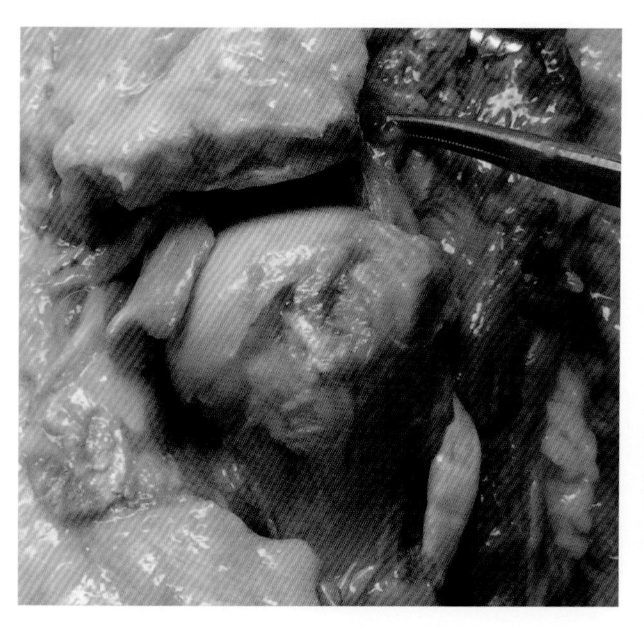

图 11.11 右肩镜下外侧观，止血钳拉紧肩袖间隙后肱骨头相对肩胛盂上移，此时对抗外旋的能力比正常强

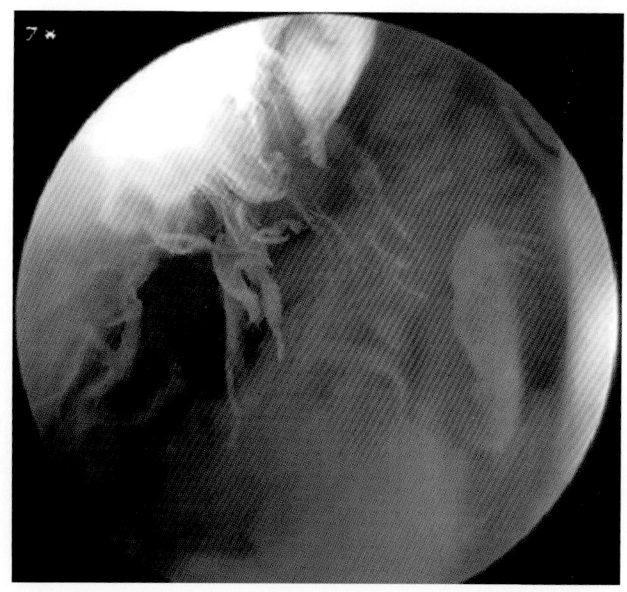

图 11.12 左肩粘连性关节囊炎镜下观，可见盂肱上韧带挛缩，盂肱上韧带被关节囊收紧

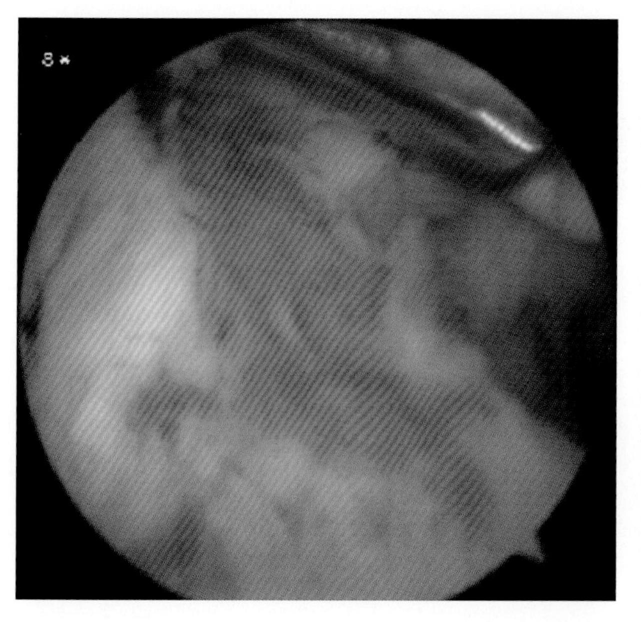

图 11.13 左肩盂肱上韧带滑膜炎镜下观，可见盂肱上韧带挛缩并炎症充血

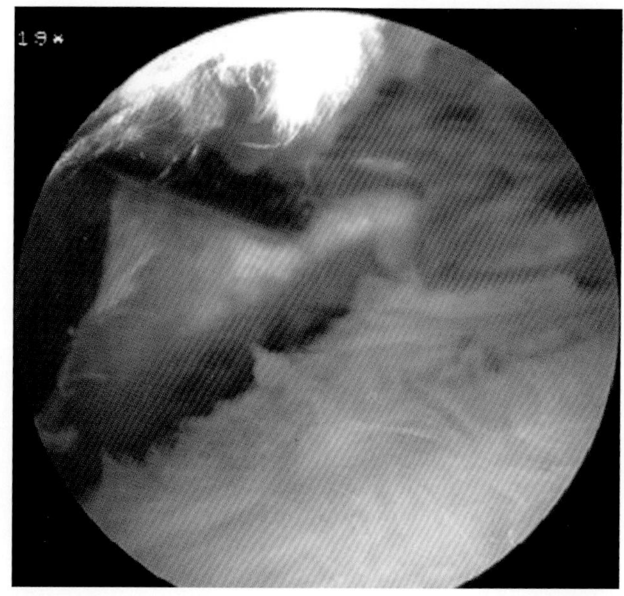

图 11.14 左肩粘连性关节囊炎镜下观，可见因炎症充血的喙肱韧带

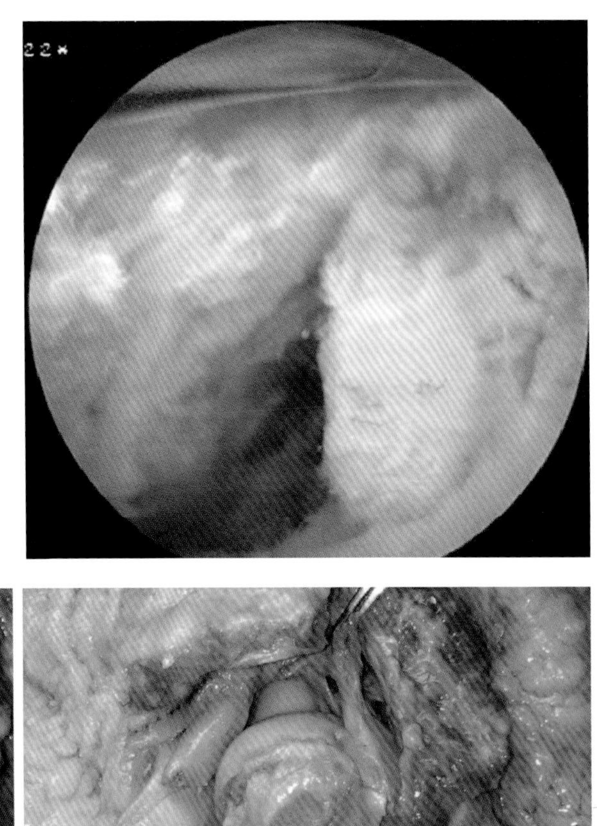

图 11.15　粘连性关节囊炎喙肱韧带松解后镜下观，可见较厚的喙肱韧带残端与喙突分离，但仍与肩袖间隙相连接

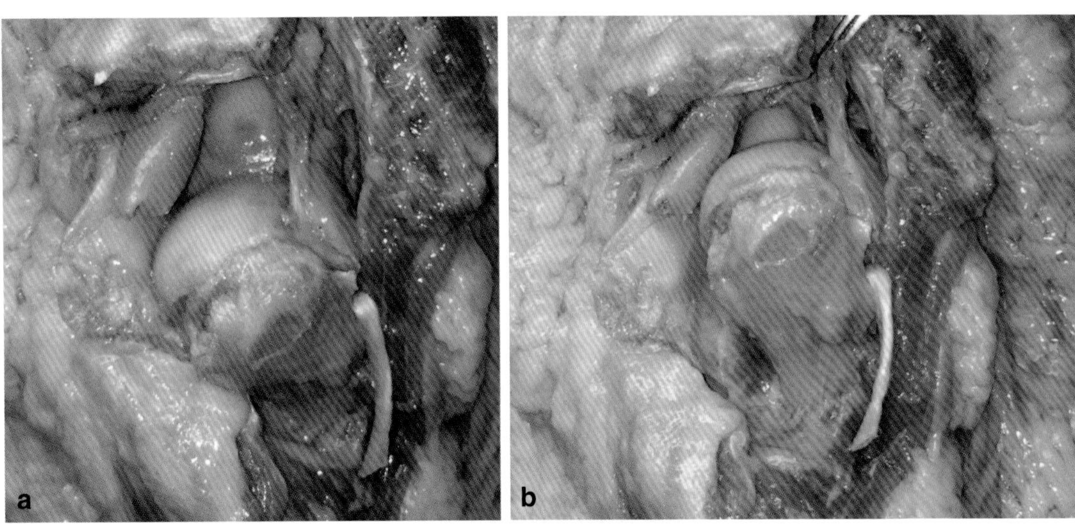

图 11.16 （a）右肩外侧观，肩袖间隙全部松解后肱骨头明显半脱位；（b）右肩外侧观，止血钳重新牵拉肩袖间隙后，相对于（a）肱骨头在关节盂的位置得到改善

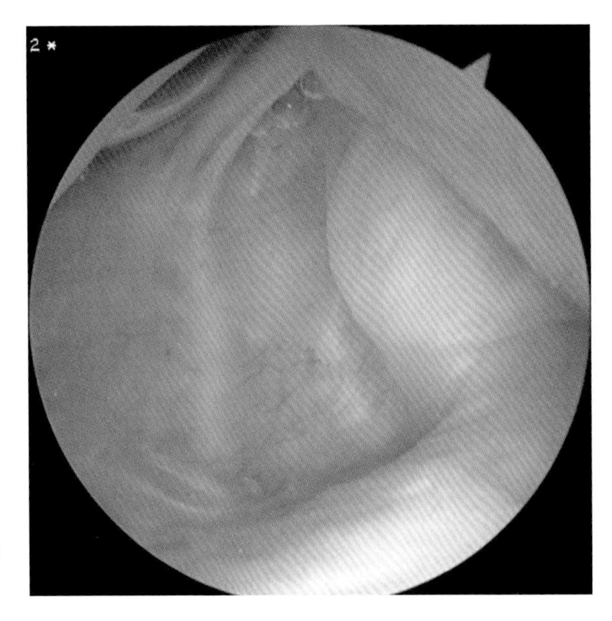

图 11.17　多向不稳定患者右肩镜下观显示肩袖间隙松弛

带是肩袖间隙最强有力的结构，其前部与肩胛下肌相融合，中部与肱横韧带共同构成肱二头肌滑车，后部与冈上肌、冈下肌筋膜相融合构成关节囊。

参考文献

[1] Neer 2nd CS. Displaced proximal humeral fractures. I. Classifi cation and evaluation. J Bone Joint Surg Am. 1970;52(6):1077–89.
[2] Hunt SA, Kwon YW, Zuckerman JD. The rotator interval: anatomy, pathology, and strategies for treatment. J Am Acad Orthop Surg. 2007;15(4): 218–27.
[3] Codman E. The shoulder – rupture of the supraspinatus tendon and other lesions in or about the subacromial bursa. 2nd ed. Boston: Thomas Todd Company; 1934.
[4] Jost B, Koch PP, Gerber C. Anatomy and functional aspects of the rotator interval. J Shoulder Elbow Surg. 2000;9(4):336–41.
[5] Terry R. The shoulder-joint. In: Jackson CM, editor. Morris' human anatomy – a complete systematic treatise. 9th ed. Philadelphia: P. Blakiston's Son & Co Inc; 1933.
[6] Blair D. The shoulder-joint. In: Robinson A, editor. Cunningham's test-book of anatomy. 6th ed. New York: Oxford; 1931.
[7] Harryman 2nd DT, et al. The role of the rotator interval capsule in passive motion and stability of the shoulder. J Bone Joint Surg Am. 1992;74(1): 53–66.
[8] Gyftopoulos S, et al. The rotator cable: magnetic resonance evaluation and clinical correlation. Magn Reson Imaging Clin N Am. 2012;20(2):173–85, ix.
[9] Zappia M, et al. Long head of the biceps tendon and rotator interval. Musculoskelet Surg. 2013;97 Suppl 2:S99–108.
[10] Boardman ND, et al. Tensile properties of the superior glenohumeral and coracohumeral ligaments. J Shoulder Elbow Surg. 1996;5(4):249–54.

第 12 章 盂唇影像学

Eiji Itoi，Shin Hitachi

12.1 影像学检查

12.1.1 前下盂唇损伤 / 盂唇撕裂

前下盂唇损伤又称为 Bankart 损伤，常因创伤性肩关节前脱位导致。在肩关节造影中（MRA），造影剂钆与盂唇及关节内其他结构的对比明显，可以清晰显示 Bankart 损伤，且对骨骼不成熟及成熟的儿童同样适用。即便如此，也必须重视准确的病史和体格检查。有学者提出，MRA 的必要性可能并没有现在认为的那么高。

MRA 检查的体位仍有争议，有人建议应用肩关节外展外旋位（ABER），因为此体位下损伤处于张力状态，易于显露。外展外旋体位下的 MRA 敏感性与特异性均高于传统内收位。但是也有人说这两种体位并没有显著差异。Tian 等认为，在各种 Bankart 损伤类型中，只有 Perthes 损伤在外展外旋位时通过 MRA 可以得到较好的显露，而其他类型损伤并非如此。Wintzell 等报道在前恐惧试验体位（90° 外展和最大耐受程度外旋体位）行 MRA 检查优于外展外旋位，但在该体位下进行 MRA 仍然存在争议。

12.1.2 上盂唇前后撕裂（SLAP 损伤）

盂唇损伤的影像学检查包括关节造影、CT 造影、MRI 和 MRA。不管是成人，还是儿童，在诸多检查中，MRA 被认为是最具敏感性和特异性的检查方式。

上肢由中立位到外展外旋位的过程中，肱骨头相对于关节盂后移。不稳定 SLAP 损伤的患者其肱骨头后移超过 3mm，需要手术修复。这种方法可以用来评估 SLAP 损伤和肩关节稳定性。Modi 等认为外展外旋位 MRA 的附加序列可以提高 MRA 诊断的精确性，在 MRA 中向下牵拉上肢也是提高诊断精确性的一种方法。

超声对肩袖损伤具有诊断价值，但对于盂唇损伤其诊断价值不大，也许是因为盂唇位于肩袖肌腱的深层。

12.2 MRI 检查

虽然有人认为 MRA 检查优于 3.0T MRI，但是目前的 3.0T MRI 已经可以在不向盂肱关节注射造影剂钆的情况下看到关节软骨和盂唇（图 12.1）。后方盂唇通过较厚的软骨附着于关节盂，这与后方盂唇从关节盂撕脱的情形相似。前方盂唇也是通过关节软骨附着于关节盂边缘。在超过 80% 的肩关节尸体解剖中，前方盂唇在关节软骨和骨均有附着。

12.3 MRA 检查

MRA 可清楚地显示出造影剂钆与盂唇、关节软骨、关节囊等关节内结构的对比（图 12.2）。在前关节囊与前

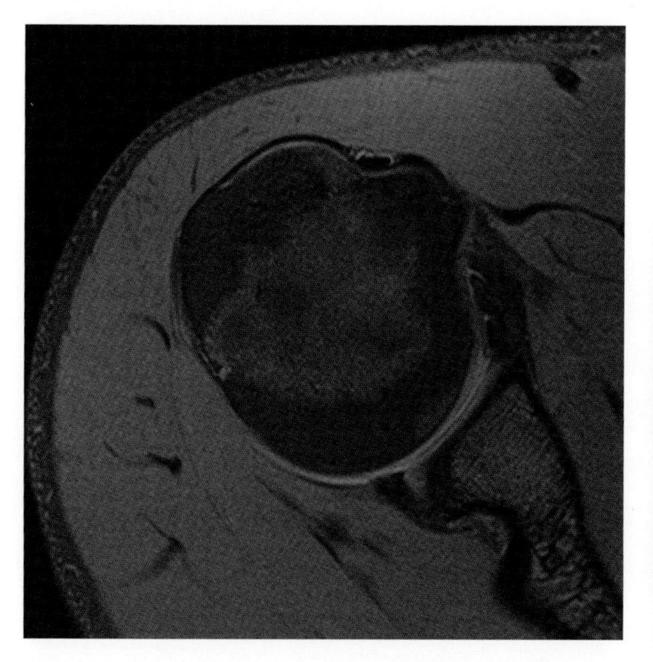

图 12.1 快速自回旋波质子密度加权轴位图像。在这幅 3.0T MRI 图像中，没有在盂肱关节注射 Gd 造影剂的情况下，关节软骨及盂唇清晰可见。后方盂唇通过厚厚的软骨附着于关节盂，与后方盂唇从关节盂撕裂相似，前方盂唇也通过关节软骨附着于关节盂缘

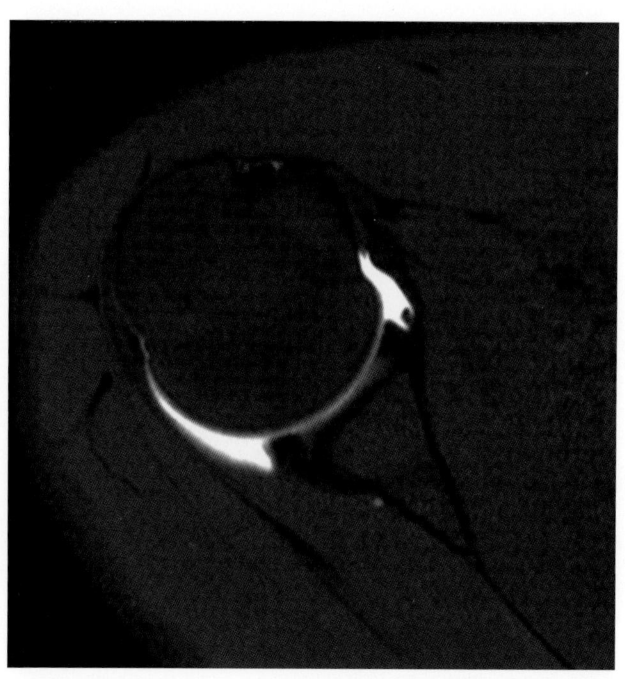

图 12.2 快速自回旋波 T1 加权轴位图像。在造影剂（Gd）对比显影下，前后盂唇、关节软骨、盂肱中韧带与关节囊清晰可见

方盂唇之间的是盂肱中韧带，其走行方向与前方盂唇平行。斜冠状位和轴位相对盂唇的评估具有局限性。垂直于盂唇的切片方向可以最清晰地观察到盂唇在关节盂缘的附着点。为了获得盂唇任意部分的最佳图像，已引入径向序列 MRI 影像。关节盂定位像可显示切片的方向（图 12.3）。使用这些切片，盂唇附着于关节盂的任意部分都清晰可见。通过 12~18 点钟的切片相当于传统的斜冠状位图像（图 12.4）。在这个图像中可以观察到上盂唇的撕裂。2~8 点钟方向的切片可见前下和后上盂唇从关节盂分离（图 12.5）。4~10 点钟方向的切片可见前上盂唇从关节盂分离（Perthes 损伤）（图 12.6）。其他类型的前方盂唇损伤如 ALPSA（前方盂唇骨膜袖套样撕脱）损伤（图 12.7）和 GLAD（关节盂盂唇囊内撕裂）损伤（图 12.8）也能在 MRA 中清晰显露。在肩关节多向或后下方不稳定的病例中，盂唇后下部分可能存在隐匿性撕裂（图 12.9），称为 Kim 损伤。一种新的影像技术——MRI 三维重建，显示 SLAP 损伤一直向下延伸到前方 8 点钟和后方 2 点钟（“V”形 SLAP 损伤）（图 12.10）。

12.4 CT 造影

为使软组织之间的对比更为清晰，可以采用 CT 造影。CT 造影使用的造影剂包括碘、空气或两者结合（双重对比 CT 造影）。这张碘 CT 造影显示前方盂唇从前关节囊和关节盂缘分离（Bankart 损伤）（图 12.11）。因肩关节复发性前脱位，前方关节软骨看起来比后方薄。应用碘和空气两种造影剂称为双重对比 CT 造影（图 12.12），可以清晰显示关节内结构的表面。这也是一例复发性前脱位，前方盂唇和部分盂肱下韧带消失（Bankart 损伤）。关节软骨看

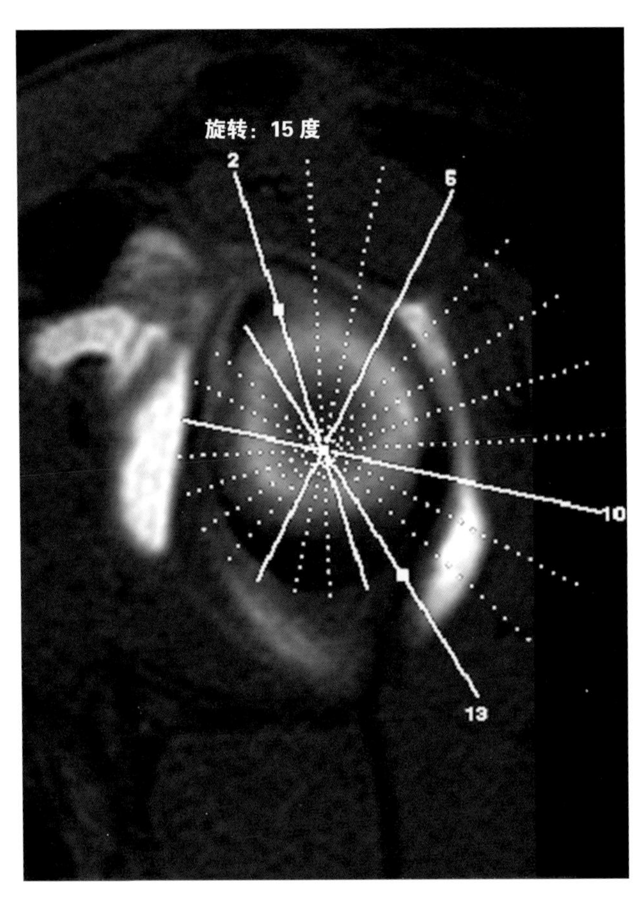

图 12.3　球面观显示关节盂放射线切片的方向。切片通过关节盂中心画线，每 15°为一个增量。通过 12~18 点钟的切片相当于传统的斜冠状位图像。通过 3~9 点钟的切片相当于一个传统的轴位图像

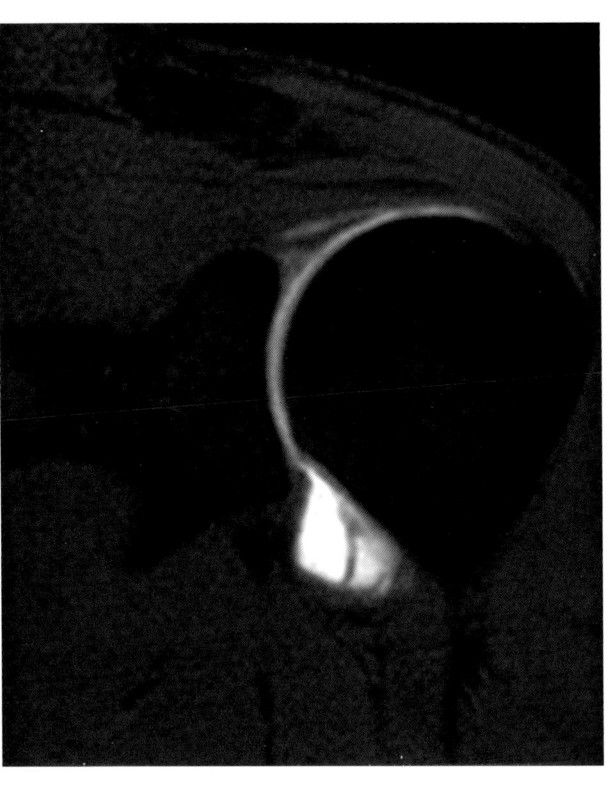

图 12.4　快速自回旋波 T1 加权 12~18 点钟切片，在 12 点钟位置上盂唇撕裂（左肩）

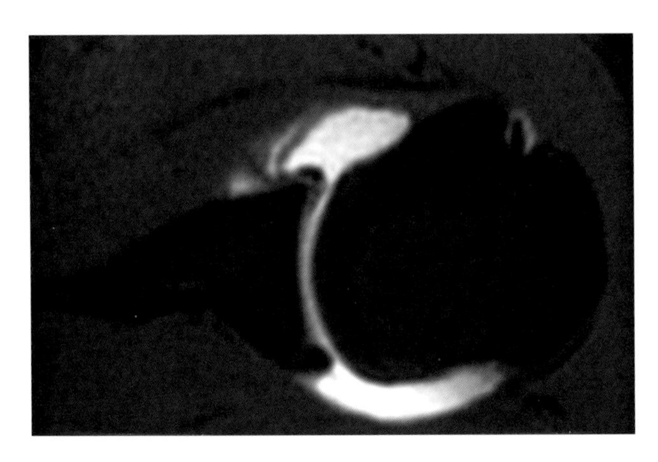

图 12.5　快速自回旋波 T1 加权 2~8 点钟切片。前下盂唇在 8 点钟位置分离，后上盂唇在 2 点钟位置分离（左肩）

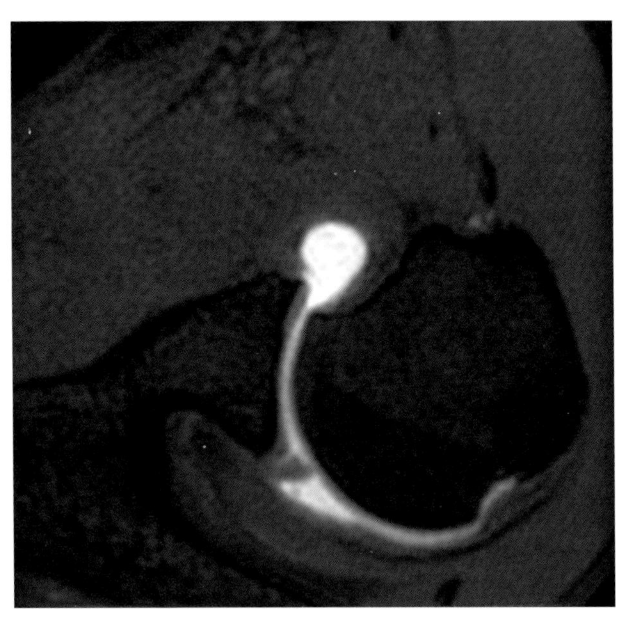

图 12.6　快速自回旋波 T1 加权 4~10 点钟切片，在 10 点钟位置前上盂唇撕裂（左肩）

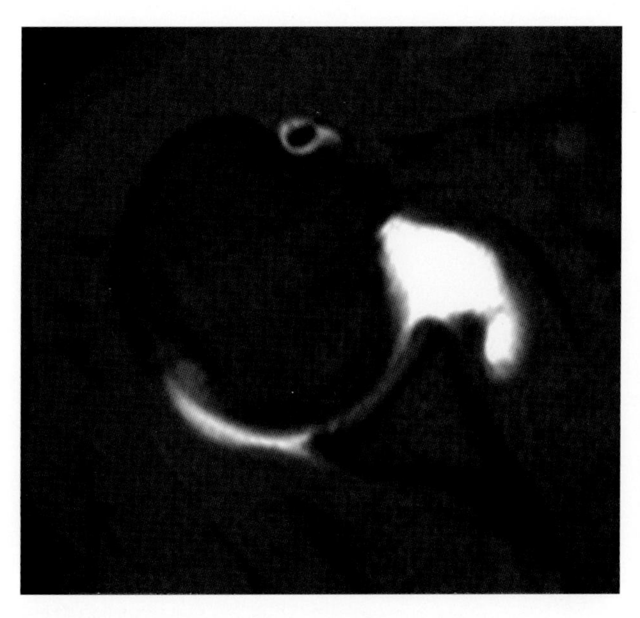

图 12.7 ALPSA（前方盂唇骨膜袖套样撕脱）损伤，前方盂唇、前关节囊及盂肱下韧带内侧移位。这就是所谓的 ALPSA 损伤，可导致肩关节前向不稳定

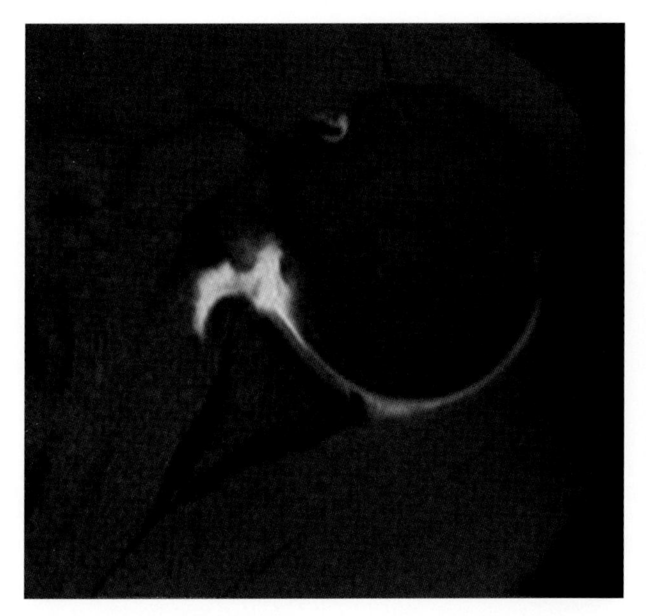

图 12.8 GLAD（关节盂盂唇囊内撕裂）损伤，前方盂唇分离并向内侧移位合并关节软骨损伤

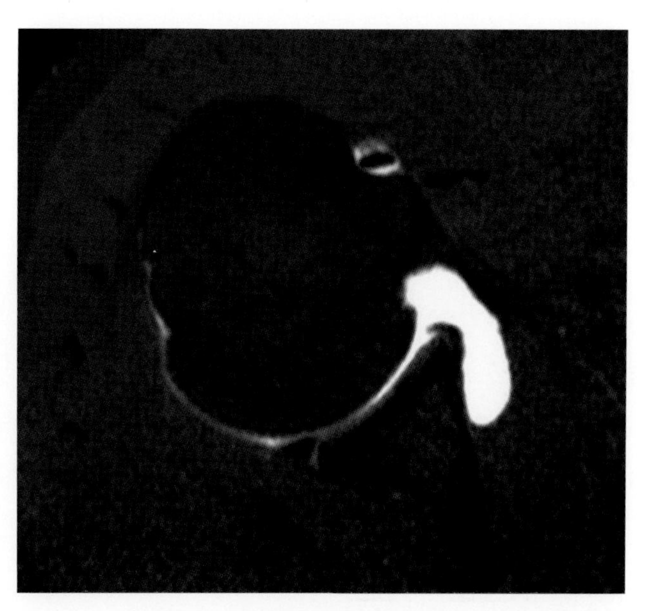

图 12.9 Kim 损伤，在肩关节多向不稳定或后向不稳定病例中，盂唇的后下部分可能有一个隐匿的撕裂，这种隐匿性撕裂被称为 Kim 损伤

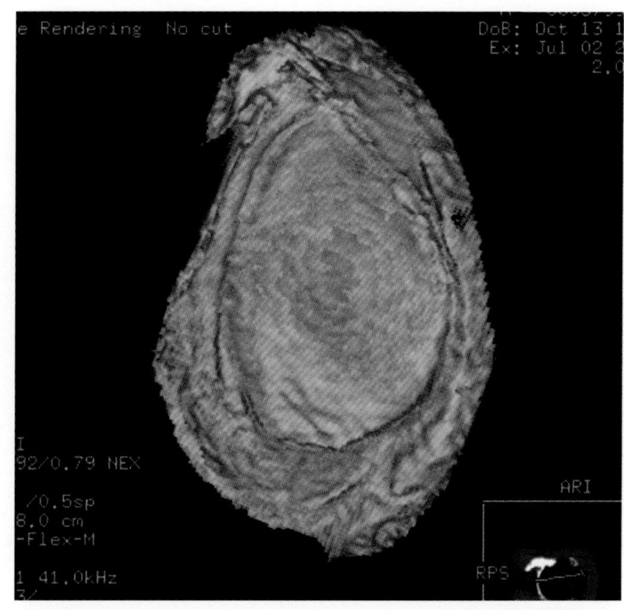

图 12.10 三维重建的关节盂和盂唇正面观。左肩 9 点钟位为前方，3 点钟位为后方。SLAP 损伤从前方 8 点钟位一直延伸到后方 2 点钟位（“V”形 SLAP 损伤）

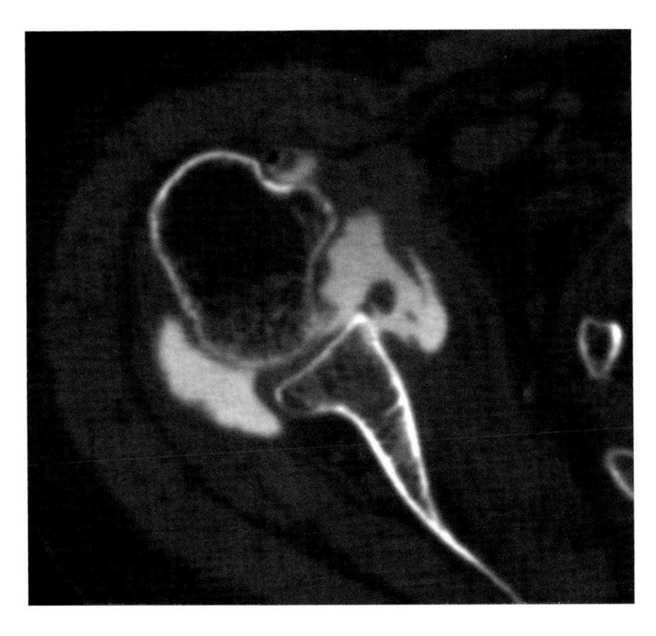

图 12.11　CT 关节造影。前方盂唇从前关节囊及关节盂缘分离（Bankart 损伤）。由于肩关节复发性前脱位，前方关节软骨比后方关节软骨薄

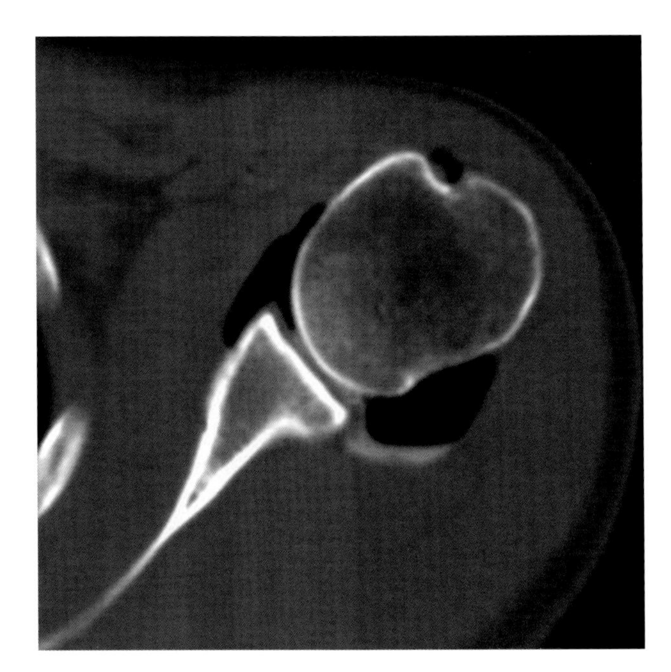

图 12.12　双对比 CT 关节造影。这是一个复发性前脱位的病例，前方盂唇和部分盂肱下韧带缺失（Bankart 损伤），关节软骨看起来完整

起来是完整的。

参考文献

[1] Becce F, Richarme D, Omoumi P, et al. Direct MR arthrography of the shoulder under axial traction: feasibility study to evaluate the superior labrum-biceps tendon complex and articular cartilage. J Magn Reson Imaging. 2013;37(5):1228–33.

[2] Chandnani VP, Yeager TD, DeBerardino T, et al. Glenoid labral tears: prospective evaluation with MRI imaging, MR arthrography, and CT arthrography. AJR Am J Roentgenol. 1993;161(6):1229–35.

[3] Chauvin NA, Jaimes C, Ho-Fung V, Wells L, Ganley T, Jaramillo D. Diagnostic performance of magnetic resonance arthrography of the shoulder in children. Pediatr Radiol. 2013;43(10):1309–15.

[4] Chhadia AM, Goldberg BA, Hutchinson MR. Abnormal translation in SLAP lesions on magnetic resonance imaging abducted externally rotated view. Arthroscopy. 2010;26(1):19–25.

[5] Choi JA, Suh SI, Kim BH, et al. Comparison between conventional MR arthrography and abduction and external rotation MR arthrography in revealing tears of the antero-inferior glenoid labrum. Korean J Radiol. 2001;2(4):216–21.

[6] Cvitanic O, Tirman PF, Feller JF, Bost FW, Minter J, Carroll KW. Using abduction and external rotation of the shoulder to increase the sensitivity of MR arthrography in revealing tears of the anterior glenoid labrum. AJR Am J Roentgenol. 1997;169(3): 837–44.

[7] Genovese E, Spano E, Castagna A, et al. MR-arthrography in superior instability of the shoulder: correlation with arthroscopy. Radiol Med. 2013;118(6):1022–33.

[8] Holzapfel K, Waldt S, Bruegel M, et al. Inter- and intraobserver variability of MR arthrography in the detection and classifi cation of superior labral anterior posterior (SLAP) lesions: evaluation in 78 cases with arthroscopic correlation. Eur Radiol. 2010;20(3):666–73.

[9] Itoigawa Y, Itoi E, Sakoma Y, Yamamoto N, Sano H, Kaneko K. Attachment of the anteroinferior glenohumeral ligament-labrum complex to the glenoid: an anatomic study. Arthroscopy. 2012;28(11):1628–33.

[10] Jonas SC, Walton MJ, Sarangi PP. Is MRA an unnecessary expense in the management of a clinically unstable shoulder? A comparison of MRA and arthroscopic fi ndings in 90 patients. Acta Orthop. 2012;83(3):267–70.

[11] Kim SH, Ha KI, Yoo JC, Noh KC. Kim's lesion: an incomplete and concealed avulsion of the posteroinferior labrum in posterior or multidirectional posteroinferior instability of the shoulder. Arthroscopy. 2004;20(7):712–20.

[12] Kwak SM, Brown RR, Trudell D, Resnick D. Glenohumeral joint: comparison of shoulder positions at MR arthrography. Radiology. 1998;208(2):375–80.

[13] Magee T. 3-T MRI of the shoulder: is MR arthrography necessary? AJR Am J Roentgenol. 2009;192(1): 86–92.

[14] Modi CS, Karthikeyan S, Marks A, et al. Accuracy of abduction-external rotation MRA versus standard MRA in the diagnosis of intra-articular shoulder pathology. Orthopedics. 2013;36(3):e337–42.

[15] Munk PL, Holt RG, Helms CA, Genant HK. Glenoid labrum: preliminary work with use of radial-sequence MR imaging. Radiology.

1989;173(3):751–3.

[16] Neviaser TJ. The anterior labroligamentous periosteal sleeve avulsion lesion: a cause of anterior instability of the shoulder. Arthroscopy. 1993;9(1):17–21.

[17] Neviaser TJ. The GLAD lesion: another cause of anterior shoulder pain. Arthroscopy. 1993;9(1):22–3.

[18] Palmer WE, Brown JH, Rosenthal DI. Labralligamentous complex of the shoulder: evaluation with MR arthrography. Radiology. 1994;190(3):645–51.

[19] Pavic R, Margetic P, Bensic M, Brnadic RL. Diagnostic value of US, MR and MR arthrography in shoulder instability. Injury. 2013;44 Suppl 3:S26–32.

[20] Schreinemachers SA, van der Hulst VP, Jaap Willems W, Bipat S, van der Woude HJ. Is a single direct MR arthrography series in ABER position as accurate in detecting anteroinferior labroligamentous lesions as conventional MR arthography? Skeletal Radiol. 2009;38(7):675–83.

[21] Tian CY, Cui GQ, Zheng ZZ, Ren AH. The added value of ABER position for the detection and classifi cation of anteroinferior labroligamentous lesions in MR arthrography of the shoulder. Eur J Radiol. 2013;82(4):651–7.

[22] Wintzell G, Larsson H, Larsson S. Indirect MR arthrography of anterior shoulder instability in the ABER and the apprehension test positions: a prospective comparative study of two different shoulder positions during MRI using intravenous gadodiamide contrast for enhancement of the joint fl uid. Skeletal Radiol. 1998;27(9):488–94.

第 13 章　盂肱关节不稳定的病理解剖学

Seung-Ho Kim

13.1　简介

盂肱关节不稳定是常见的肩关节疾病。虽然肩关节不稳定被认为是医学上最古老的疾病之一，但真正基于病理实体的解剖知识最近才得以证实。在所有动关节中，盂肱关节是活动度最大的关节，其稳定性主要依赖于软组织结构。前方不稳定的病理解剖改变相对于后向或多向不稳定更加简单明了。无论何种方向的不稳定，病变通常发生在限制肱骨头运动最主要的软组织结构。病变程度取决于手臂的位置、肱骨头的颈干角、肩关节的受力方向和患者的年龄。

肩关节镜让我们了解个体肩关节不稳定的各种病理解剖，并在手术过程中提供以病理为导向的治疗方法。Bankart 损伤在创伤性前方不稳定中最为常见。但是其他的损伤也并不少见，特别是 Bankart 损伤合并其他损伤时容易被忽视。近来，后向和多向不稳定的病理解剖研究进展得益于对不稳定引起的病理解剖学损伤的认识，而这一点长久以来一直被忽视。因此，本章将要讨论个体盂肱关节不稳定的病理解剖学损伤。

13.2　盂肱关节前方不稳定的病理解剖

肩关节前方不稳定主要由于创伤，创伤可以是重复的累积或可能是一次单一的事件。因此，其病理损伤较后向或多向不稳定更为独特。复发性不稳定可发展至多向或复杂不稳定。在创伤性前方不稳定中，失效可出现在前关节囊盂唇限制性结构的任意位置。在肩关节外展外旋位，盂肱下韧带前束是主要的静力性限制结构。

在年轻人群中，前关节囊盂唇限制结构失效的最常见位置是前方盂唇和关节盂交界处。Bankart 损伤是前方盂唇韧带结构从关节盂边缘撕脱，是创伤性前方不稳定中最常见的病理损伤。前方盂唇和肩胛颈骨膜从关节盂撕脱，通常位于关节盂前方（图 13.1）。接近 90% 的前方不稳定

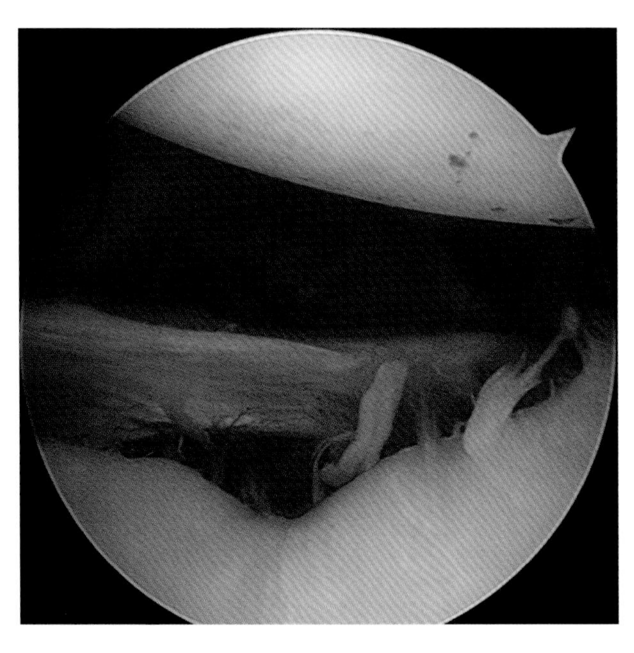

图 13.1　Bankart 损伤是前方盂唇韧带结构从关节盂缘撕脱，是创伤性前向不稳定中最常见的病变。前方盂唇从关节盂撕脱，并伴有肩胛颈骨膜撕脱，通常发生于关节盂前缘

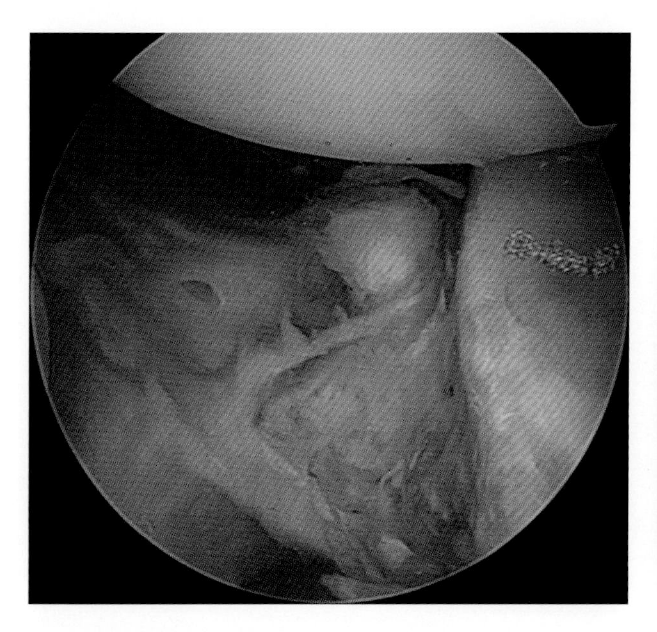

图 13.2　ALPSA 损伤，撕裂的盂唇韧带结构移位后在前方关节盂颈部的内表面愈合

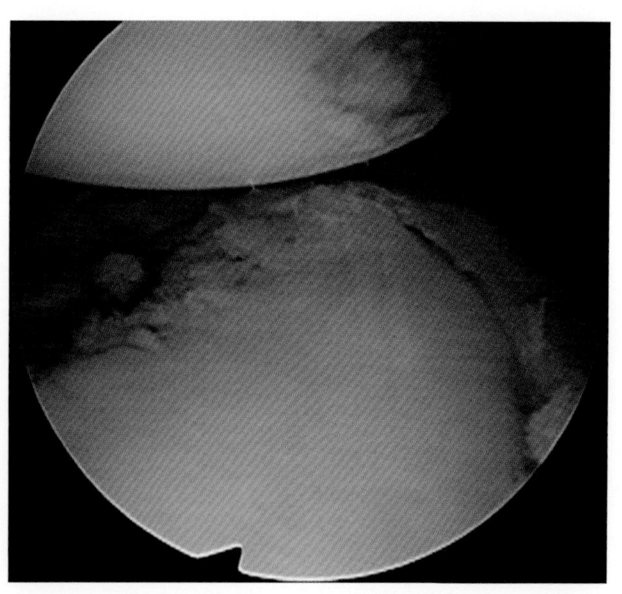

图 13.3　扩展性 Bankart 损伤，前方盂唇撕裂延伸至关节盂的下部和后部

伴有 Bankart 损伤。在 MRI 和关节镜检查中，关节盂前缘可见异常分离。

ALPSA（前方盂唇骨膜袖套样撕脱）由 Neviaser 在 1993 年首次提出。撕裂的盂唇韧带结构移位后在前方关节盂颈部的内表面愈合（图 13.2）。在复发性肩关节脱位中常出现 ALPSA 损伤。关节镜下，从常规后方入路难以发现 ALPSA 损伤，即使前方入路也经常看不到损伤。当 ALPSA 损伤带有一个小的骨块时，损伤部位与关节盂颈部坚强愈合，关节镜下经常难以松动。修复 ALPSA 损伤需要抬高肩胛颈部的盂唇韧带复合体，使其复位至关节盂面的解剖位置。

无论是 Bankart 损伤还是 ALPSAS 损伤，前方盂唇损伤可以只局限于关节盂前部（局限性 Bankart 损伤），也可能会延伸至关节盂下部和后部，这种情况被称为扩展性 Bankart 损伤（图 13.3）。

GLAD（关节盂盂唇囊内撕裂）也是由 Neviaser 在 1993 年提出的。GLAD 损伤是肩关节在外展外旋位时受到内收暴力造成的损伤，导致关节软骨自前下方关节盂面瓣状撕裂或剥脱（图 13.4a，b）。

骨性 Bankart 损伤是由严重外伤导致的关节盂前下缘不同程度的骨折。骨性 Bankart 损伤非常常见。Sugaya 等对关节盂缘的形态进行评估后发现，90% 的外伤性前方不稳定的关节盂缘骨缺损中，有 50% 为游离骨块型、40% 为磨蚀型。骨性 Bankart 损伤不同于关节盂磨蚀。即使在 Bankart 修复后，前方关节盂无骨块的骨缺损也会影响盂肱关节的稳定性。骨性缺损超过关节盂长度的 21% 或宽度的 25% 需要对关节盂凹面进行手术重建。

HAGL 即盂肱韧带肱骨部撕脱损伤，是盂肱韧带自肱骨附着点撕脱，由 Bach 在 1988 年首次提出。1995 年 Wolf 等将这种损伤称为 HAGL，并指出在肩关节前方不稳定患者中其发生率为 1%~9%。HAGL 损伤在规划手术类型上有临床意义。较小的 HAGL 损伤可在关节镜下行边对边缝合，但是较大的缺损需要切开进行修复（图 13.5）。

后侧 HAGL 损伤是肩关节创伤性后方不稳定的典型病变，但我们也注意到后侧 HAGL 损伤也可以出现在创伤性前方不稳定中。盂肱韧带自肱骨头后侧附着点撕脱，接近 Hill-Sachs 损伤部位。后侧 HAGL 损伤与较大的 Hill-Sachs 损伤具有相关性（图 13.6）。

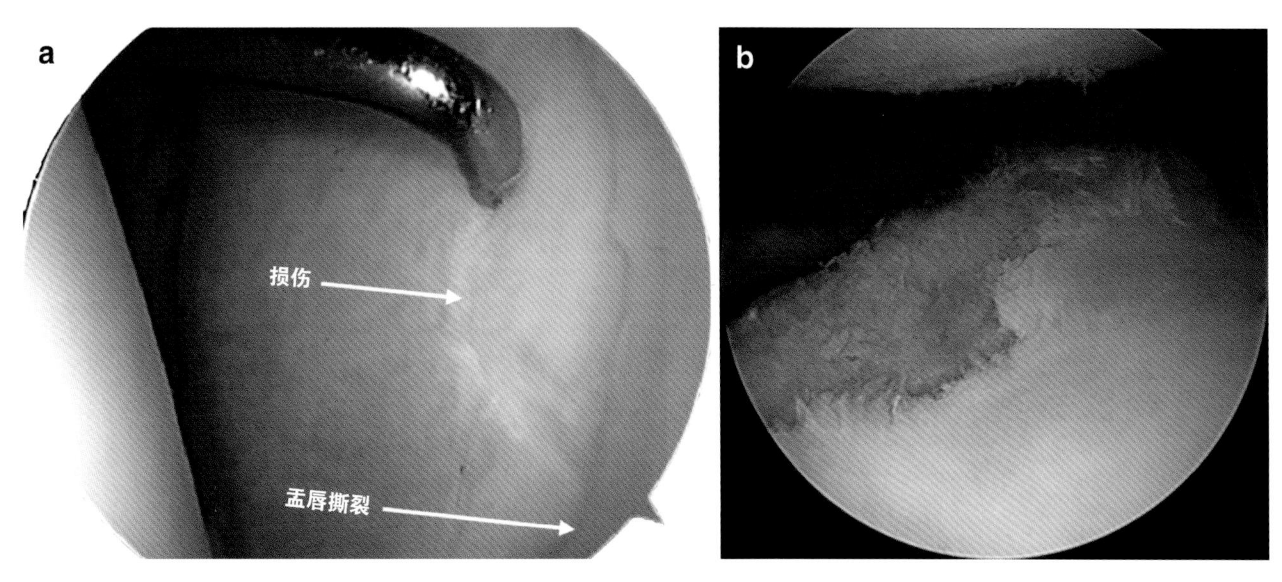

图 13.4　GLAD 损伤，GLAD 损伤是关节软骨自前下关节盂表面分离。(a) 瓣状撕脱 ; (b) 软骨缺失

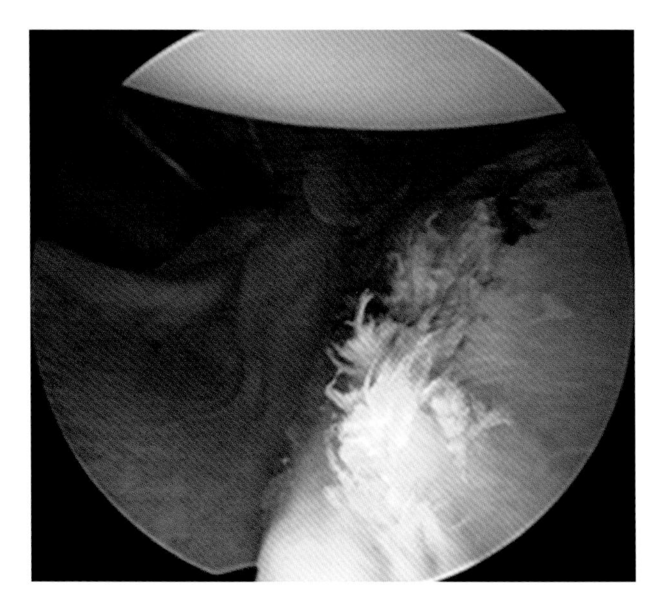

图 13.5　HAGL 损伤，即盂肱韧带肱骨部撕脱损伤，是盂肱韧带自肱骨附着点撕脱

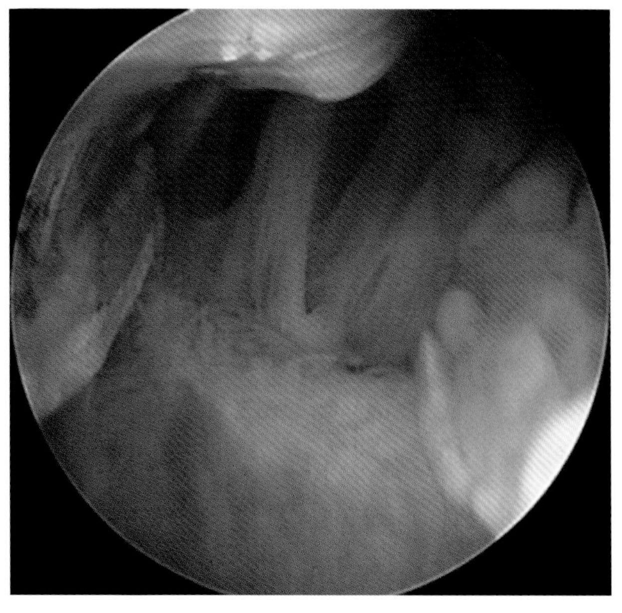

图 13.6　后侧 HAGL 损伤，是盂肱韧带自肱骨后侧附着点撕脱

关节囊损伤在盂肱关节前方不稳定中并不少见。根据我们的经验，关节囊损伤常见于反复脱位的老年患者。关节囊损伤可能是单独损伤，但是通常合并有其他损伤，如 Bankart 损伤或 ALPSA 损伤。关节囊损伤的临床意义在于损伤部位常被一层纤薄的纤维瘢痕组织覆盖。

双极损伤是前方不稳定中任意病理解剖损伤的组合。

同侧双极损伤的常见组合是 Bankart 损伤合并 HAGL 损伤或关节囊损伤。对侧双极损伤为 Bankart 损伤合并后侧 HAGL 损伤（13.2），我们发现双极损伤在超过 30 岁的复发性脱位患者群体中更为常见。

Hill-Sachs 损伤是肱骨头后外侧与关节盂前缘撞击产生的骨性缺损，在复发性不稳定患者中较为常见，且超过 20%~25% 的肱骨头会发展为临床不稳定，在关节镜手术中，抬高上臂至外展外旋位。在此体位如果 Hill-Sachs 损伤与关节盂前缘接触，则诊断为啮合性 Hill-Sachs 损伤。

关节盂轨迹是上肢处于外展外旋位时肱骨头与关节盂的接触区域。如果 Hill-Sachs 损伤没有超出关节盂轨迹，则肱骨头缺损有啮合与不稳定风险。Hill-Sachs 损伤的程度应考虑相应的关节盂骨缺损。较小的 Hill-Sachs 缺损合并较大的关节盂骨缺损时，复发性不稳定的风险增加。

在复发性前方不稳定中，肩袖损伤通常是肌腱关节面的部分撕裂。但是在严重创伤性脱位的老年患者中，不论是否合并 Bankart 损伤，冈上肌和冈下肌的全层撕裂都可发展为肩关节前脱位。

13.3 后向和多向不稳定的病理解剖

后向或多向不稳定多无外伤史，由反复微小创伤引起。其分类、专业术语和治疗方法并没有普遍一致性。非创伤性不稳定的临床表现不如创伤性前方不稳定典型，所以容易被忽视或作为其他诊断进行治疗。近年来，针对后方不稳定这一概念的研究不断进展，使我们在病理分类、发病机制、诊断查体和治疗选择等方面有了更合理的认识。后方不稳定常表现为双向后下方不稳定，其下方不稳定的程度各异。同时，后方不稳定在诊断、临床表现和治疗方法上与多向不稳定具有交叉性。

发病机制

包括骨与软组织在内的一些解剖结构可发生异常。骨性异常包括肱骨后倾增加、关节盂后倾和关节盂发育不全。尽管一些针对关节盂后倾角的研究集中于关节盂的骨性测量，但实际上盂肱关节的稳定是由骨与软组织共同作用而成的。Lazarus 等指出，在前下盂唇软骨缺损中，有 65% 机械稳定比降低，80% 关节盂高度减少。因此，把关节软骨和盂唇作为一个整体来测量关节盂后倾角，所得出的结果会更加理想。非创伤性不稳定的软组织异常通常为关节囊过度松弛，但是单纯的关节囊韧带松弛度增加不能完整解释非创伤性不稳定的整个发病机制。在肩关节运动范围的中段，正常情况下关节囊韧带也会变得松弛。

Kim 等强调在非创伤性后下不稳定中均存在盂唇软骨限制功能的缺失，而这主要是由后方盂唇高度的缺失导致。Kim 等认为盂唇软骨限制功能的缺失是由后下盂唇多次微小创伤的累积导致的。后下盂唇的初始高度正常，在边缘负荷机制的作用下逐渐变为后倾。盂唇软骨限制功能的缺失使静力性稳定功能丧失，而肩关节动力稳定装置对盂肱关节凹凸匹配的维持功能也相应下降。Bradley 等采用相似方法在每一张 MRI 影像的关节盂缘下 1/3 处测量后下盂唇软骨后倾角和骨性关节盂后倾角。有症状组骨和盂唇软骨的后倾增加，这表明解剖学限制功能的缺损易于发生非创伤性不稳定。

在非创伤性不稳定中，盂唇软骨损伤的概念进一步解释了产生症状的原因。虽然两组患者中一组有症状，而另一组无症状，但有趣的是两组患者在后方、下方或前方的位移增加程度是相同的。随着时间的延长，无症状患者也会出现症状。虽然肩关节在 3 个方向上均有松弛，但同时产生症状的可能是一个或多个方向。有证据表明，松弛但无症状的健康肩关节与需要手术干预的肩关节在位移量上并没有显著差异。鉴于这些研究发现，也许是有其他的病理机制引发了肩关节的症状，而不仅仅是由于肩关节容积的增加。作者发现，在后方不稳定患者中，大多数表现为无症状的 Jerk 试验阳性患者（表现为无痛的后方弹响）采取非手术治疗可获得良好效果。但是对于有症状的 Jerk 试验阳性患者（表现为伴有锐痛的后方弹响）采用康复治疗无效，且镜下总能发现后下盂唇损伤。因此作者得出结论，Jerk 试验是预测非手术治疗肩关节后下方不稳定能否成败的标志。Jerk 试验中肩关节疼痛的患者有后下盂唇损伤。

盂唇损伤分为 4 型。Ⅰ型是不完全剥离，即后下盂唇从关节盂分离但未向内侧移位。相比创伤性多向不稳定，Ⅰ型盂唇损伤在创伤性后方不稳定中更为常见。Ⅱ型损伤是盂唇边缘撕裂，即后下盂唇的隐匿性不完全撕裂，又称为 Kim 损伤。Ⅲ型损伤是盂唇软骨磨损。Ⅳ型损伤是盂

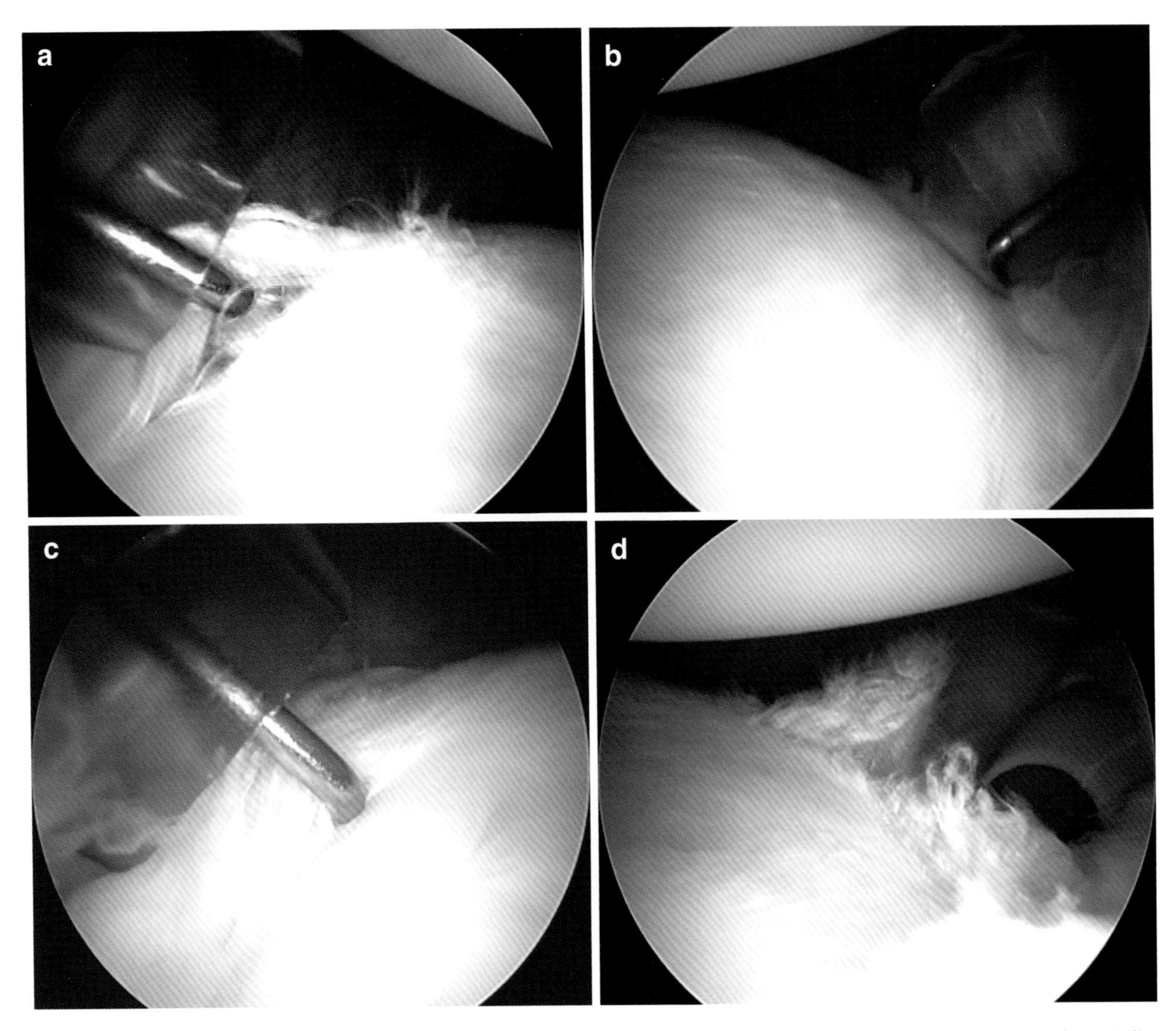

图 13.7 后、下盂唇损伤的关节镜下分型。(a)Ⅰ型：不完全剥离，后下盂唇自关节盂分离但未移位；(b)Ⅱ型：盂唇边缘开裂或 Kim 损伤，盂唇边缘开裂和后倾，深层松弛；(c)Ⅲ型：盂唇软骨磨蚀，盂唇表面退变，深层松弛；(d)Ⅳ型：盂唇瓣状撕裂，盂唇瓣状撕裂或多发桶柄状撕裂

唇瓣状撕裂（图 13.7）。

Kim 损伤是指后下盂唇与关节盂软骨之间的表面撕裂，且没有完全分离（边缘撕裂）。后下盂唇失去正常高度，变得扁平，随后软骨盂唇面后倾。探钩探查可发现后下盂唇波动，附着点松弛。这种盂唇损伤在单纯后方不稳定的肩关节中局限于关节盂后下 1/4 象限，主要表现在右肩 6~9 点钟、左肩 3~6 点钟位置。但是在后下方多向不稳定中，这种损伤会扩展至整个下盂唇，即从 4 点钟或 5 点钟至 9 点钟位置。当用镜下剥离子切开损伤部位表面的 1~2mm 深度时，可见盂唇深层与关节盂内表面分离。Kim 损伤与肩袖肌腱内损伤相似，在初次关节镜探查时容易被忽视。因此，骨科医生发现这种隐匿性损伤的能力对此疾病的诊断非常重要。4 种类型的盂唇损伤代表了肩关节不稳定的严重程度。也许随着时间的推移，边缘撕裂发展为深层撕裂时，Kim 损伤可转变为Ⅰ型不完全剥离。

普遍认为关节囊松弛导致的关节位移增加是后方和后下方多向不稳定的初始病变和病理基础。关节囊松弛可能是先天性的，也可能是发育形成的，在初期无症状或症状轻微。这一阶段尝试推移肩关节并不引起症状，Jerk 和 Kim 试验显示为无痛的后方弹响。但是随着时间的推移，反复的半脱位导致肱骨头对后下盂唇边缘过度载荷，最终发展为后下盂唇损伤，这种损伤由简单的后倾到不完全分离不等。在这一阶段，当肱骨头滑过病变盂唇的时候会产生疼痛症状。在 Jerk 和 Kim 试验中，肱骨头挤压盂唇撕裂处时可产生肩关节疼痛。此时，盂唇损伤是后方和后下方不稳定中产生肩关节症状的主要原因。因此，不论盂肱关节如何松弛，只要盂唇完整就不会产生肩关节疼痛的症状。单纯的位移增加会产生无症状的后方弹响，直到反复的边缘载荷最终导致后下盂唇损伤，此时才会引发疼痛症状（表 13.1）。

老年患者中，肩关节脱位可能会导致肩袖撕裂或大结节骨折（图 13.8）。

表 13.1　后下盂唇损伤的 Kim 分型

分型	镜下表现	MRA 表现
Ⅰ	不完全剥离	Ⅰ型：分离但无移位
Ⅱ	边缘开裂	Ⅱ型：不完全撕脱
Ⅲ	盂唇软骨磨蚀	Ⅲ型：轮廓消失
Ⅳ	瓣状撕裂	Ⅲ型：轮廓消失

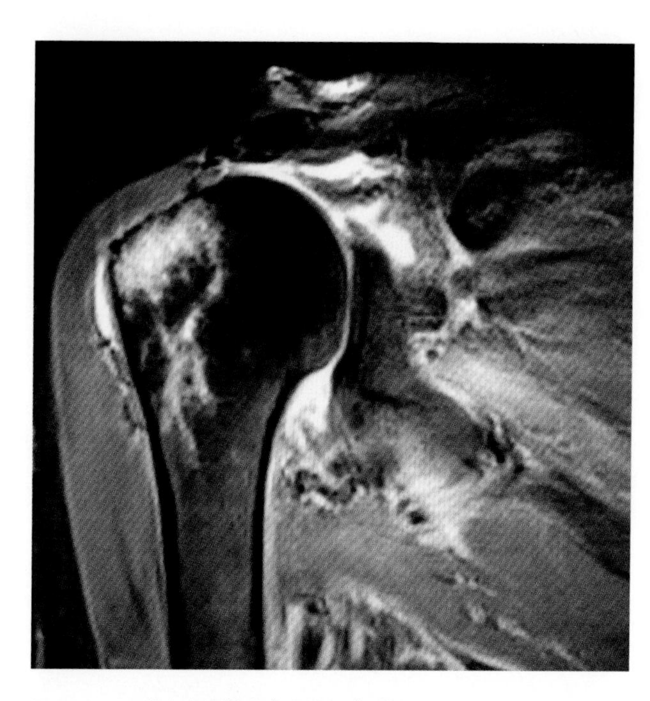

图 13.8　70 岁老年男性患者盂肱关节脱位 MRI，可见广泛的肩袖撕裂、盂唇撕裂、肱骨近端骨折和骨水肿

参考文献

[1] Hintermann B, Gachter A. Arthroscopic fi ndings after shoulder dislocation. Am J Sports Med. 1995;23(5): 545–51.

[2] Neviaser TJ. The anterior labroligamentous periosteal sleeve avulsion lesion: a cause of anterior instability of the shoulder. Arthroscopy. 1993;9:17–21.

[3] Habermeyer P, Gleyze P, Rickert M. Evolution of lesions of the labrum-ligament complex in posttraumatic anterior shoulder instability: a prospective study. J Shoulder Elbow Surg. 1999;8(1):66–74.

[4] Neviaser TJ. The GLAD lesion: another cause of anterior shoulder pain. Arthroscopy. 1993;9(1):22–3.

[5] Sugaya H, Moriishi J, Dohi M, Kon Y, Tsuchiya A. Glenoid rim morphology in recurrent anterior glenohumeral instability. J Bone Joint Surg Am. 2003;85-A(5):878–84.

[6] Itoi E, Lee SB, Berglund LJ, Berge LL, An KN. The effect of a glenoid defect on anteroinferior stability of the shoulder after Bankart repair: a cadaveric study. J Bone Joint Surg Am. 2000;82(1):35–46.

[7] Bach BR, Warren RF, Fronek J. Disruption of the lateral capsule of the shoulder. A cause of recurrent dislocation. J Bone Joint Surg Br. 1988;70(2):274–6.

[8] Wolf EM, Cheng JC, Dickson K. Humeral avulsion of glenohumeral ligaments as a cause of anterior shoulder instability. Arthroscopy. 1995;11:600–7.

[9] Buhler M, Gerber C. Shoulder instability related to epileptic seizures. J Shoulder Elbow Surg. 2002;11:339–44.

[10] Miniaci A, Berlet G. Recurrent anterior instability following failed surgical repair: allograft reconstruction of large humeral head defects. J Bone Joint Surg Br. 2001;83 Suppl 1:19–20.

[11] Burkhart SS, De Beer JF. Traumatic glenohumeral bone defects and their relationship to failure of arthroscopic Bankart repairs: signifi cance of the inverted-pear glenoid and the humeral engaging Hill- Sachs lesion. Arthroscopy. 2000;16:677–94.

[12] Boileau P, O'Shea K, Vargas P, et al. Anatomical and functional results after arthroscopic Hill-Sachs remplissage. J Bone Joint Surg. 2012;94(7):618–26.

[13] Yamamoto N, Itoi E, Abe H, Minagawa H, Seki N, Shimada Y, Okada K. Contact between the glenoid and the humeral head in abduction, external rotation, and horizontal extension: a new concept of glenoid track. J Shoulder Elbow Surg. 2007;16(5):649–56.

[14] Lazarus MD, Sidles JA, Harryman 2nd DT, Matsen 3rd FA. Effect of a chondral-labral defect on glenoid concavity and glenohumeral stability. A cadaveric model. J Bone Joint Surg Am. 1996;78(1):94–102.

[15] Kim SH, Noh KC, Park JS, Ryu BD, Oh I. Loss of chondrolabral containment of the glenohumeral joint in atraumatic posteroinferior multidirectional instability. J Bone Joint Surg Am. 2005;87(1):92–8.

[16] Kim SH, Ha KI, Yoo JC, Noh KC. Kim's lesion: an incomplete and concealed avulsion of the posteroinferior labrum in posterior or multidirectional posteroinferior instability of the shoulder. Arthroscopy. 2004;20(7): 712–20.

[17] Bradley JP, Baker 3rd CL, Kline AJ, Armfi eld DR, Chhabra A. Arthroscopic capsulolabral reconstruction for posterior instability of the shoulder: a prospective study of 100 shoulders. Am J Sports Med. 2006;34(7):1061–71.

[18] Lintner SA, Levy A, Kenter K, Speer KP. Glenohumeral translation in the asymptomatic athlete's shoulder and its relationship to other clinically measurable anthropometric variables. Am J Sports Med. 1996;24(6):716–20.

[19] McFarland EG, Campbell G, McDowell J. Posterior shoulder laxity in asymptomatic athletes. Am J Sports Med. 1996;24(4):468–71.

[20] Kim SH, Park JC, Park JS, Oh I. Painful jerk test: a predictor of success in nonoperative treatment of posteroinferior instability of the shoulder. Am J Sports Med. 2004;32(8):1849–55.

[21] Kim SH, Ha KI, Park JH, Kim YM, Lee YS, Lee JY, Yoo JC. Arthroscopic posterior labral repair and capsular shift for traumatic unidirectional recurrent posterior subluxation of the shoulder. J Bone Joint Surg Am. 2003;85-A(8):1479–87.

[22] Kim SH, Kim HK, Sun JI, Park JS, Oh I. Arthroscopic capsulolabroplasty for posteroinferior multidirectional instability of the shoulder. Am J Sports Med. 2004;32(3):594–607.

[23] Kim SH, Park JS, Jeong WK, Shin SK. The Kim test: a novel test for posteroinferior labral lesion of the shoulder–a comparison to the jerk test. Am J Sports Med. 2005;33(8):1188–92.

第14章　肱二头肌腱

Vicente Gutierrez，Max Ekdahl，Levi Morse

14.1　简介

长久以来肱二头肌长头腱（LHB）一直是肩关节疼痛的原因之一，已有多项研究展示其病理、功能、解剖和变异。

在1829年和1841年的研究中肱二头肌长头腱不稳定是对其病变的首次认识。1872年，Duplay在描述肩胛-肱骨关节周围炎时提到了肱二头肌长头肌腱炎。1932年Pasteur在其发表的文章中对肱二头肌腱炎做出了首次描述。

1985年Andrews等描述了肱二头肌长头肌腱止点附近的上盂唇撕裂，后来在1990年Snyder等描述了上盂唇从后向前延伸的损伤机制，并提出了SLAP损伤这一术语。

最近的研究强调了肱二头肌长头腱不稳定的临床意义及其与滑车损伤和肩胛下肌腱部分撕裂的关系。同时，SLAP损伤、肩袖疾病和肌腱肥厚导致的力学症状之间也有相关性。

只有对肱二头肌腱的解剖、病理和功能具有充分认识，临床医生才能为病患采取更有效的治疗方法。

近年来，肱二头肌的病理和治疗获得了更多的关注。肱二头肌损伤与肩袖疾病有关，对此疾病认识的提高改善了治疗效果。现在大家都意识到，肱二头肌腱疾病是一个重要的“疼痛产生源”。如果忽视了肱二头肌腱，手术或非手术治疗的效果都将大打折扣。

14.2　解剖

LHB起于肩胛骨盂上结节和上盂唇，其关节内部分跨越肱骨头，然后从结节间沟穿出盂肱关节变为关节外部分。

LHB长约9cm，直径5~6mm。Vangsness等从宏观上对100例肩关节进行研究后，把LHB附着点分为4种类型：完全分布于后缘、主要分布于后缘、前后缘分布相等、完全分布于前缘。这4种类型的比例分别为：22%、33%、37%和8%（表14.1）。

Tuoheti等对101例尸体肩关节进行宏观和组织学研究发现，不管宏观表现如何，肱二头肌长头腱的盂唇附着点偏向后缘，具体来说28%完全分布于后缘，55%主要分布于后缘，17%前后缘分布均等（表14.1）。盂肱下韧带的附着点高度不同导致肱二头肌腱宏观附着点的类型不

表14.1　肱二头肌长头腱止点分型

	Vangsness等(%)	Tuoheti等(%)
完全分布于后缘	22	28
主要分布于后缘	33	55
前后缘分布相等	37	17
完全分布于前缘	8	0

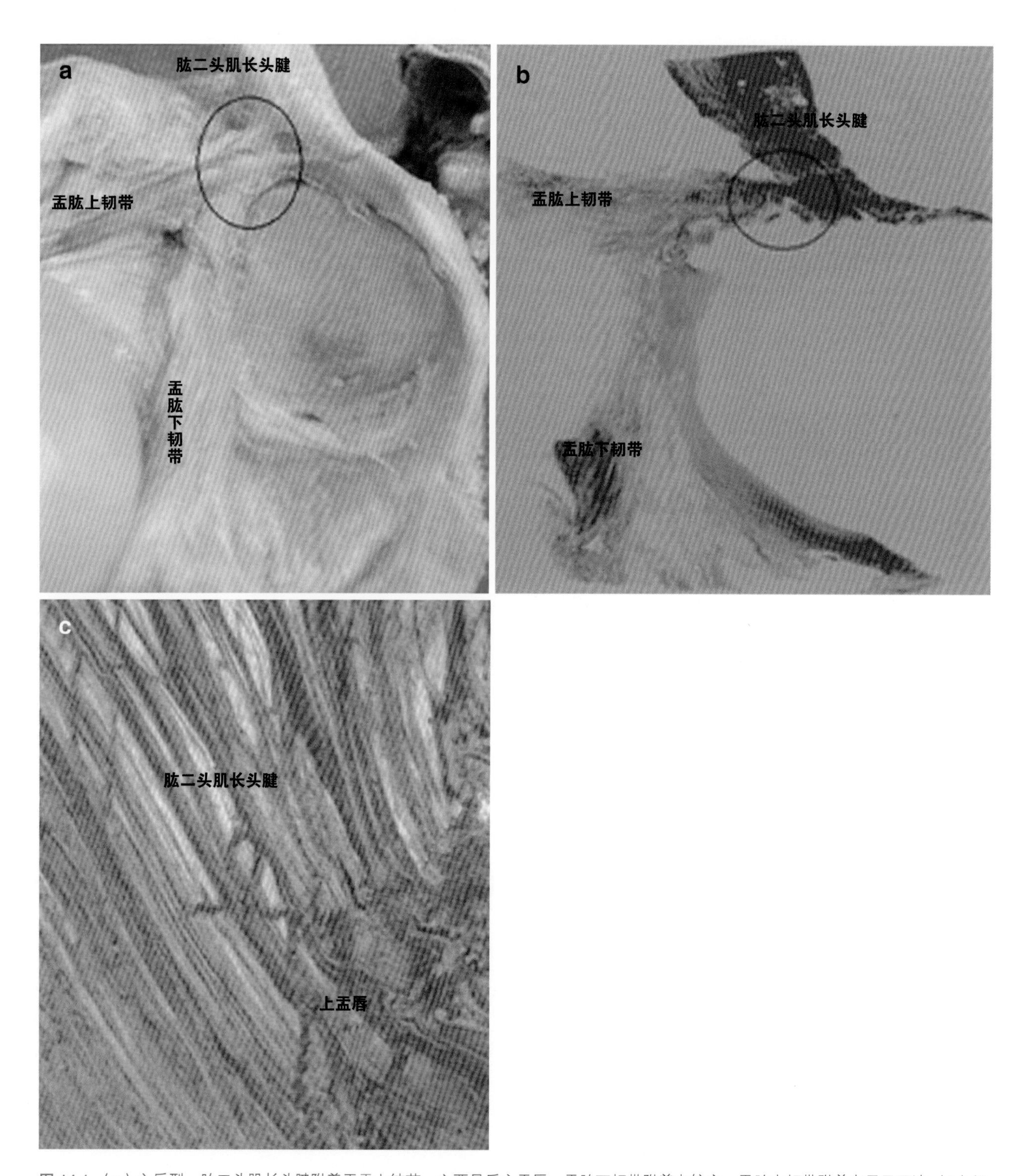

图 14.1 （a）主后型，肱二头肌长头腱附着于盂上结节，主要是后方盂唇。盂肱下韧带附着点较高，盂肱中韧带附着点显示不清；（b）组织学（H&E）图片显示肱二头肌附着点完全位于后方，盂肱下韧带与盂肱上韧带在上盂唇相连接；（c）图（b）中圈出的圆形区域在偏光显微镜下显示肱二头肌纤维完全向后走行。

同（图 14.1）。

LHB 在上肢外展和旋转时在肱骨头上被动滑动。在上肢前屈和内旋过程中，LHB 最多可有 18mm 进出盂肱关节（图 14.2）。

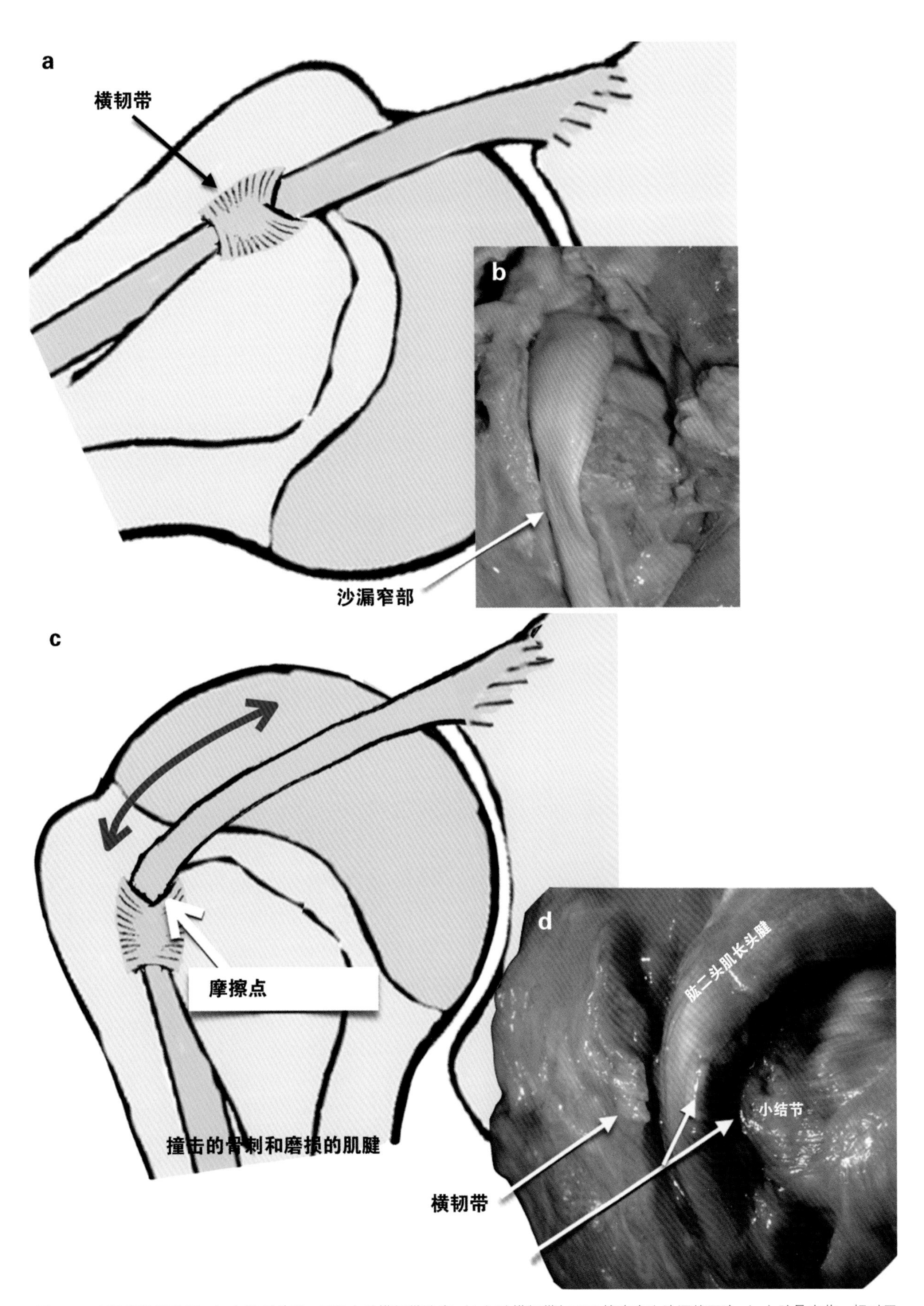

图14.2 LHB和肱骨外展。(a)肱骨外展，LHB由肱横韧带稳定；(b)肱横韧带与LHB撞击产生沙漏状压迫；(c)肱骨内收，相对于中立位，前屈内旋位LHB在肱骨头上滑动的距离可达18mm；(d)临床照片显示骨刺和肌腱磨蚀

LHB 所在的位置使其受到来自关节内和关节外的双重限制，关节外限制来自可能的肩峰下撞击，关节内限制来自肩关节上举和旋转时 LHB 在结节间沟内的持续滑动。

LHB 有关节内和关节外两部分。关节内部分是滑膜外结构，在上肢外展和旋转过程中，结节间沟在长头腱上滑动，其关节内部分基本是静态的。关节内部分的形态宽而扁平，长度为（34.4 ± 4.2）mm。

关节外部分的形态圆而窄，长度为（30.6 ± 5.7）mm。结节间沟位于大小结节之间，是一条沙漏状通道，其最窄最深处位于中部。

有报道显示肌腱各部分横截面积如下：

（1）起点处 8mm × 8mm；

（2）结节间沟入口处 5mm × 3mm；

（3）肌肉肌腱连接处 5mm × 5mm。

盂肱上韧带（SGHL）和喙肱韧带（CHL）形成的“二头肌滑车”机制对 LHB 的稳定起关键作用，如果失效将会导致 LHB 不稳定。

14.2.1 约束机制

大小结节的形态和软组织形成的滑车机制将 LHB 维持在结节间沟内，滑车有两种：内侧（下方或反折滑车）由喙肱韧带、盂肱上韧带和肩胛下肌上缘组成；外侧（上方滑车）主要由冈上肌前缘，其次是肩袖索组成（图 14.3）。

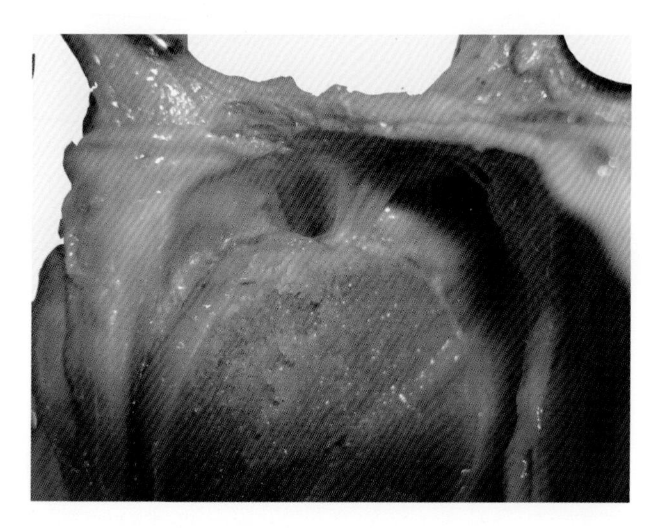

图 14.3 内侧（下方或反折滑车）和外侧（上方滑车）

LHB 和肩胛下肌最上方的肌肉内肌腱以及盂肱上韧带存在密切关系（图 14.4）。

14.2.2 血供

LHB 的血供来自肱动脉。有 3 条动脉供应肱二头肌腱。LHB 近端部分的血供来自旋肱前动脉，分支沿结节间沟向头侧和尾侧走行。结节间沟内的肌腱表面具有特定的血管分布模式，而深层的滑动面则无血液供应，由纤维软骨组成。来自肩胛上动脉的盂唇分支供应肌腱近端。

肌腱远端部分有肱深动脉的分支供应（图 14.5）。

14.2.3 神经支配

临床上认为 LHB 可以产生肩关节疼痛。根据 Alpantaki 等的研究，丰富的感觉神经纤维网可以解释肱二头肌疼痛。这种神经支配是不对称的，更多地集中在肱二头肌起始部，而肌肉肌腱结合部分布较少，肌皮神经是支配肱二头肌的运动神经。

14.2.4 解剖变异

Dierickx 等回顾了 3000 例肩关节镜病例，发现 57 例（1.91%）存在解剖变异：单纯的纽带或滑车样悬韧带、肱二头肌腱和关节囊之间有部分或完整的腱系膜、LHB 完全粘连、肌腱双起点、反转式分离肌腱和 LHB 完全缺失。他们建议把 LHB 关节内部分的 12 种变异进行分类。分为 4 个主要种类，每个种类分为 1~5 个亚组（图 14.6）。

1. 滑膜系带（纽带、滑车样悬韧带）；

2. 与肩袖粘连；

3. 肌腱分叉；

4. LHB 缺失。

多数变异如纽带、滑车样悬韧带和腱系膜样粘连属于一个常见的种类。胚胎发育中，妊娠 4 个月后 LHB 移向关节内。这个过程可能会在还未发育成熟时过早停止，因此导致前面所提到的变异中的一个。这些粘连一般不引起任何病变。

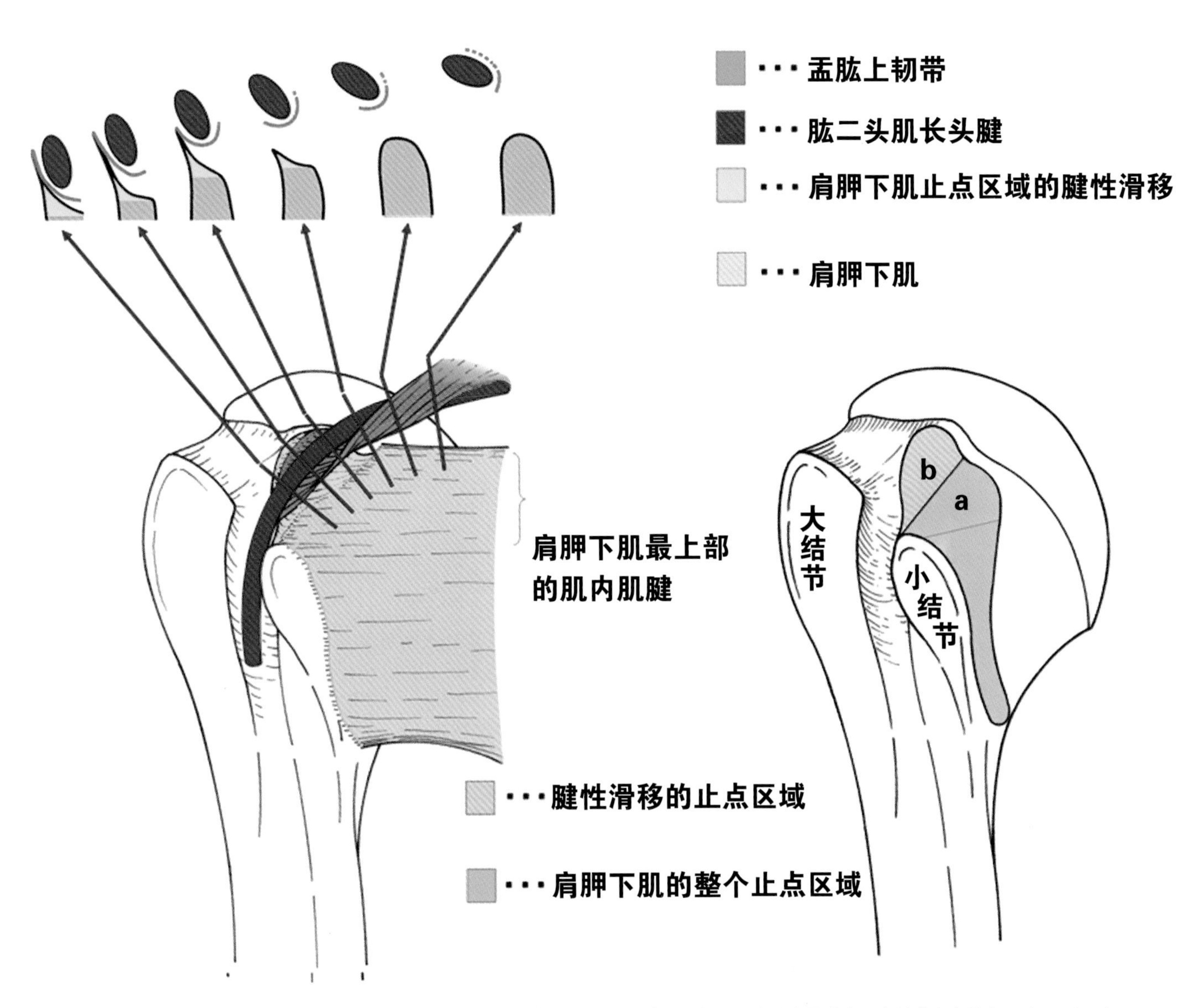

图 14.4　LHB 邻近结构。图中显示 LHB（红色），肩胛下肌（灰色），SGHL（绿色），肩胛下肌肌内肌腱止于小结节上方足印区（a 区），这一止点发出一薄层腱性组织到达肱骨头凹陷（b 区），SGHL 从关节盂止点向外呈螺旋式环绕 LHB，到达肩胛下肌止点的肌腱滑动部分。肩胛下肌腱上缘和 SGHL 稳定 LHB，CHL 与 SGHL 相连续，所以也能维持 LHB 稳定性　GT. 大结节；LT. 小结节；LHB. 肱二头肌长头腱；SGHL. 盂肱上韧带；CHL. 喙肱韧带

14.2.5　比较解剖

比较解剖学展示了肩胛骨伴随肱骨干的扭转逐渐接近冠状面的进化过程。在这一过程中 LHB 对肩关节活动的作用减小了。

肱骨近端后倾的减少使结节间沟不再处于肱骨头平面的中心，而是大约呈 30° 角。因此，LHB 被迫压在结节间沟内侧壁的肱骨小结节上，而不是结节间沟的中间。因为小结节本身充当了滑车，所以这种位置使肌腱容易产生病变。

14.3　功能

肱二头肌腱的功能存在争议。有人认为它没有作用，是肩关节退化残留的“附器”。肱二头肌腱在盂肱关节运动学中的作用是有争议的。但它对肘关节具有重要的作

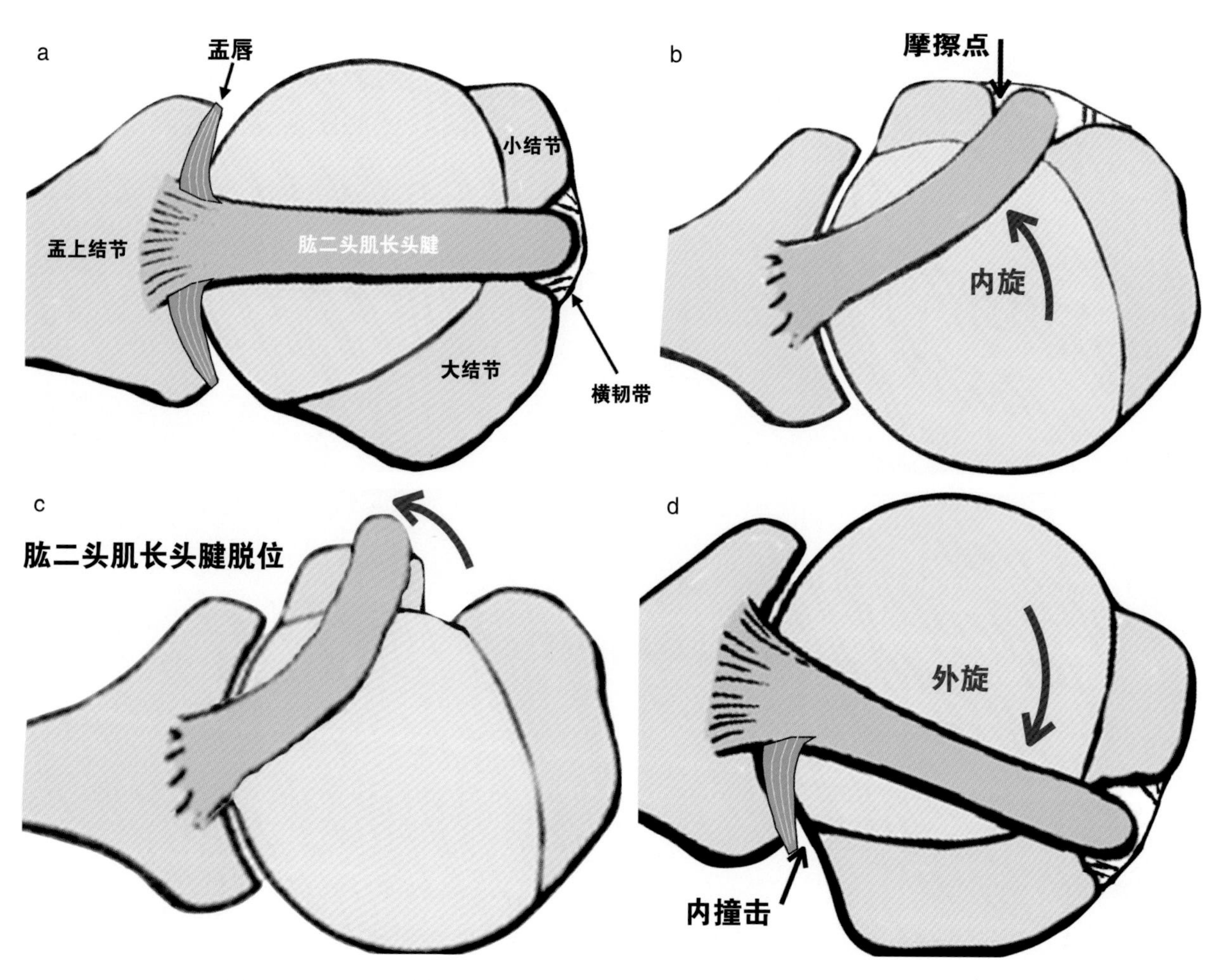

图 14.5 LHBT 和肱骨旋转。(a)LHBT 内侧稳定于盂上结节(SGT)和前后盂唇，LHBT 外侧由肱横韧带提供稳定，LHBT 在前后向由前内(AM)和后外(PL)滑车提供稳定。每一个滑车均有骨性、韧带(静态)和动态结构组成，AM 滑车由小结节、肩胛下肌、SGHL 组成；PL 滑车由大结节和冈上肌组成；(b)肱骨头内旋时会产生一个摩擦点，LHBT 会与小结节上缘和肩胛下肌上缘相摩擦。可以看到肩胛下肌腱为 AM 滑车提供动态稳定；(c)前方滑车失效会造成肱二头肌腱不稳定，伴有或不伴有肩胛下肌腱撕裂；(d)因为后上盂唇紧靠大结节和与其邻近的肩袖，外旋时特别是在外展外旋位(击发位)将产生内部撞击

用，是主要的前臂旋后肌和重要的肘关节屈肌。

对于肩关节来说，尸体研究表明肱二头肌腱具有保持盂肱关节各个方向稳定的作用。它可下压肱骨头，并且是外旋位的外展肌。

尽管肱二头肌腱可能具有运动学意义，但其在活体肩关节中的稳定性作用尚需证实。我们已知切断或再固定肌腱对肩关节功能影响很小。另外，肌电图研究表明，当肘关节固定时，LHB 几乎不会被激活。在投掷运动中，已证实肱二头肌腱主要功能是屈肘。

总体来说，肱二头肌腱对肘关节的功能有重要作用，对肩关节的功能作用很小。但是，如果存在二头肌损伤，通常会伴有疼痛症状，并对肩关节的功能产生严重影响。

14.4 影像学研究

超声经证实可以准确诊断 LHB 撕裂，但它对肌腱炎症和部分撕裂等其他病变的诊断效果较差。

MRI 对肱二头肌近端病变的诊断有效，包括关节内部分和关节外部分。滑液鞘积液增加提示腱鞘炎。在矢状面

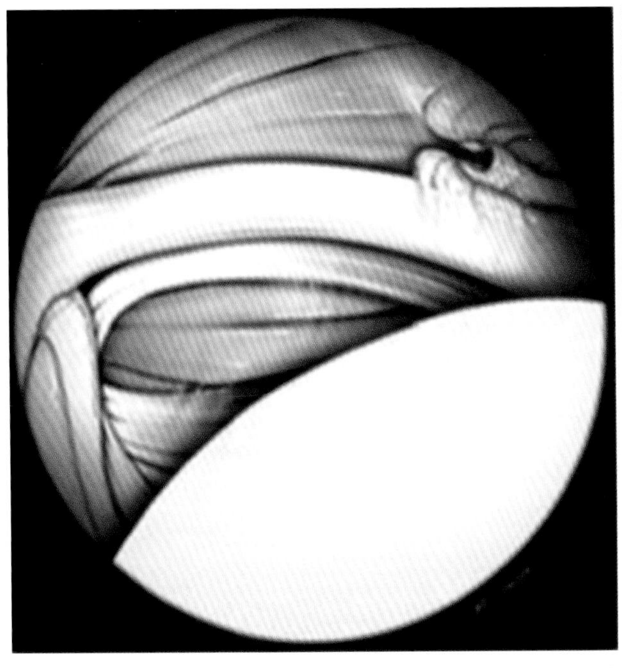

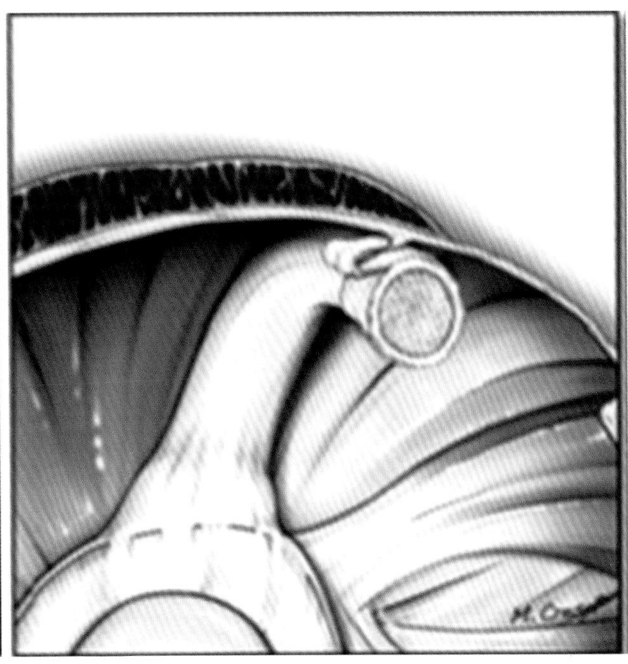

图 14.6　腱系膜（系带）变异

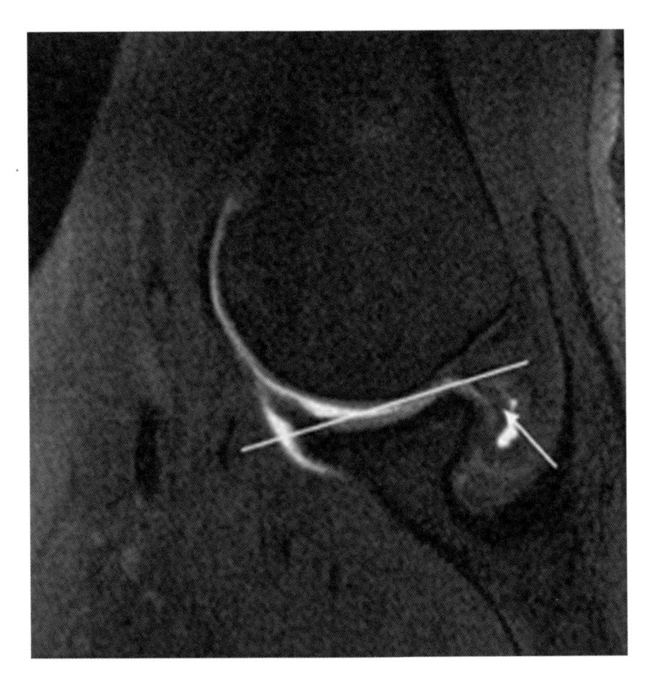

图 14.7　外展外旋位 MRA，显示后上盂唇（箭头）向关节盂平面（画线）内侧和尾侧移位

和冠状面视图，上盂唇下的高信号提示肱二头肌腱盂唇止点损伤。邻近肱二头肌腱盂唇止点的盂唇周围囊肿也提示存在损伤。应用钆对比剂增强的 MRI 提高了诊断的精确性，但是有经验的放射科医生必须将病变与正常的解剖变异相区别，例如将盂唇下凹陷与病理损伤相区别。外展外旋上肢可增加诊断肱二头肌腱盂唇止点损伤的准确性，因为该体位模拟了回剥现象，可以显露关节盂关节面尾部的肱二头肌腱盂唇复合体内侧（图 14.7），二头肌反折滑车的正常和病理解剖也可以通过 MRA 进行研究。斜矢状位与轴位图像有助于识别滑车系统的各个组成部分。

14.5　肱二头肌关节镜下解剖

LHB 是肩关节镜下最重要的确定方位的参考点之一。关节镜从后方观察入路进入，可以清楚地观察到 LHB 的关节内部分及其在盂上结节和肱二头肌盂唇复合体的起点。在上肢位于体侧旋转中立位时，可以更好地观察 LHB 的关节内部分。利用探钩向下牵引 LHB 可以观察到额外的 3~5cm 肌腱进入关节内，这对评估 LHB 的关节外和结节间沟内部分非常重要。LHB 的关节外部分是口红样滑膜炎、分层和部分撕裂的好发位置。在上肢位于前屈

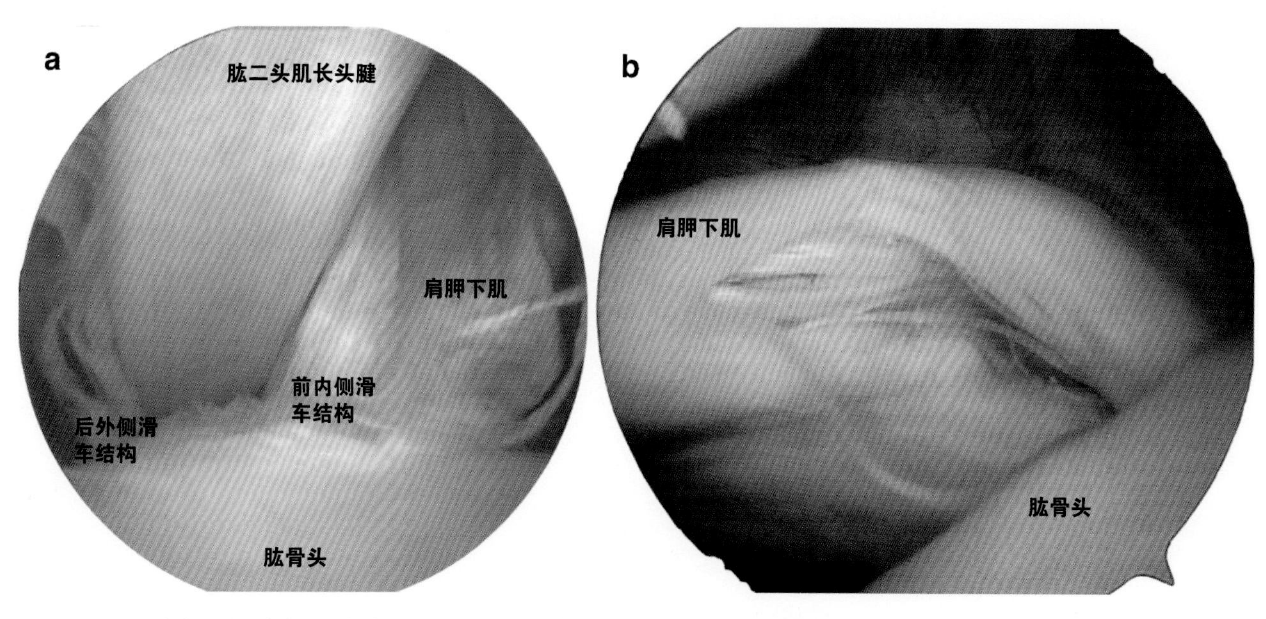

图 14.8 （a）左肩，后入路镜下观察前内（AM）滑车和后外（PL）滑车；（b）右肩，肩胛下肌上缘部分撕裂

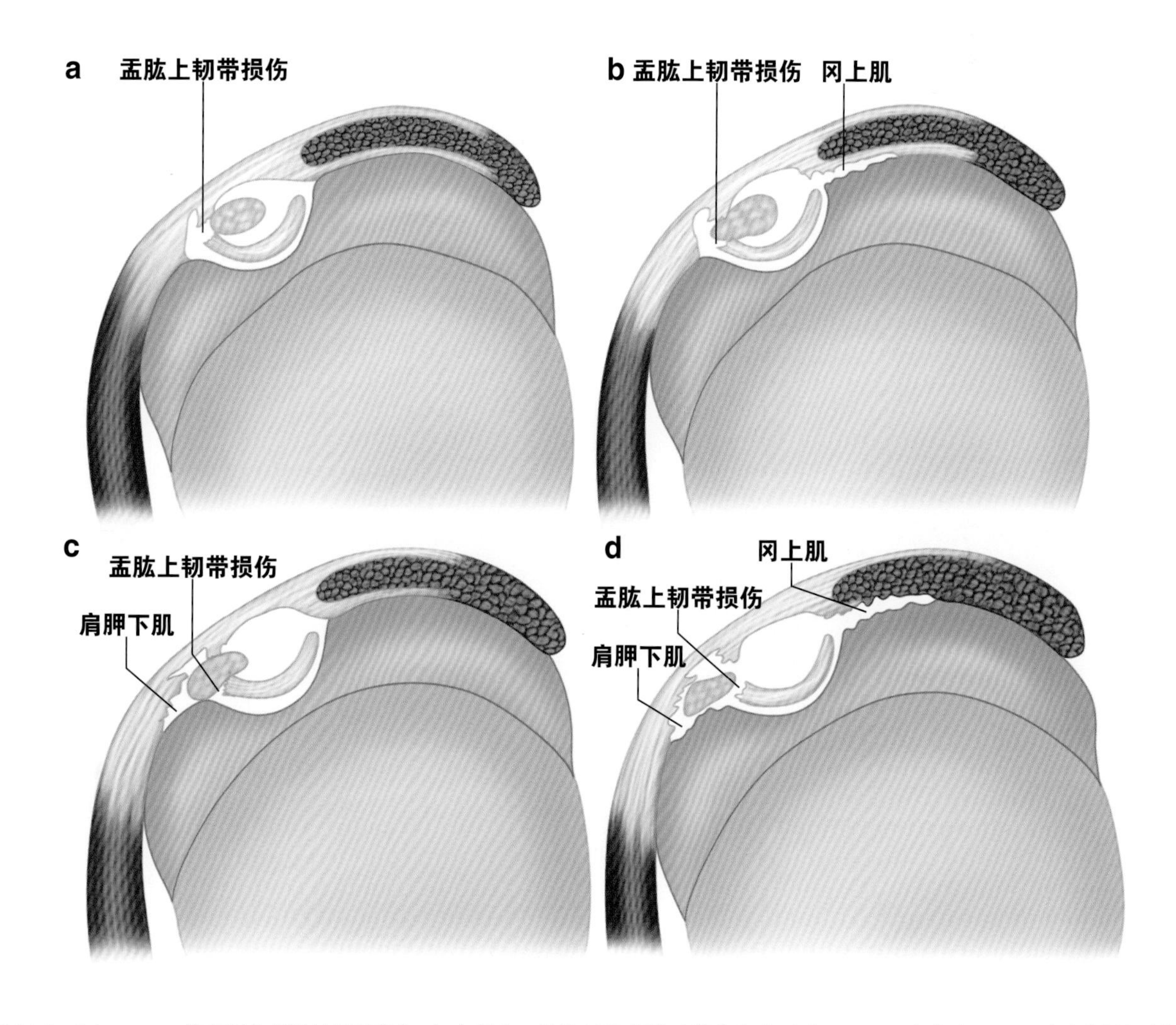

图 14.9 Habermeyer 滑车损伤导致 LHB 不稳定。（a）组 1：单纯 SGHL 损伤（箭头）；（b）组 2：SGHL 损伤和冈上肌腱关节侧部分撕裂（SSP#）（箭头）；（c）组 3，SGHL 损伤和肩胛下肌腱上 1/3 撕裂（SSC#）（箭头）；（d）组 4：合并 SGHL 损伤、冈上肌关节侧部分撕裂（SSP#）和肩胛下肌腱上 1/3（SSC#）撕裂（箭头）

30°和旋转中立位时，从后方入路可以看到滑车复合体的内侧和外侧（图 14.8、图 14.9）。伴发肩胛下肌腱撕裂也较为常见（图 14.8b）。上肢内旋位时 LHB 向内侧移位提示滑车前内侧损伤，而上肢外旋位时 LHB 向外侧移位提示滑车后外侧损伤，这就是所谓的摇摆试验。

14.6 病理

14.6.1 肌腱疾病：腱鞘炎和肌腱炎

LHB 腱鞘炎有可能为原发和继发。原发性腱鞘炎以不伴有肩关节其他病变为特征，较为罕见，发病率约为腱鞘炎总发病率的 5%。继发性腱鞘炎较为常见，与邻近骨、韧带和肌腱组织的病变具有相关性，其中最常见的是肩袖病变。LHB 的退变通常与滑液鞘而非肌腱内的炎性改变有关，所以肌腱炎这一术语更为合适。LHB 肌腱内部退变在组织学上包括胶原纤维结构紊乱、腱细胞增殖和微小撕裂。

Murthi 对 200 例患有肱二头肌和肩袖损伤的肩关节进行手术并获取活体组织切片，发现诸如慢性腱鞘炎、纤维化、黏液变性、充血、营养不良性钙化，与急性炎症等多种改变。

肱二头肌腱疾病的临床表现特点是肩关节前方疼痛，特殊试验可以激发症状。疼痛好发部位是结节间沟，但其敏感性和特异性尚无研究结果。Speed 试验是前臂旋后、肘关节伸直位时上肢前屈，如果抗阻屈肘时结节间沟出现疼痛即为阳性。Speed 试验的特异性和敏感性分别为 14% 和 90%。

14.6.2 沙漏状肱二头肌

伴有 LHB 肌腱肥大的局灶性肌腱炎阻碍了主动和被动上举上肢时肌腱在结节间沟内的短距离滑行（图 14.2a）。这种情形首次由 Boileau 等描述，命名为沙漏状肱二头肌。在关节镜下，在肩胛骨平面、旋转中立位和肘关节伸直位行被动上肢上举（术中沙漏试验），可观察到肱二头肌关节内部分屈曲。

14.6.3 部分和完全撕裂

LHB 最常见的撕裂部位为其在盂唇二头肌复合体的起点和肌肉肌腱交界处附近。慢性腱病伴有完全或部分撕裂，其在组织学上的表现为：黏液样变性、缺氧变性、胶原纤维紊乱、肌腱脂肪变性和钙化性肌腱病。自发性撕裂与肌腹向远端移位的大力水手征有关。LHB 断裂多发于 50 岁以上患者。

14.6.4 不稳定

如前所述，LHB 稳定性由 SGHL、CHL、冈上肌和肩胛下肌组成的滑车复合体维持。Habermeyer 认为，引起 LHB 不稳定的滑车损伤可分为 4 类（图 14.9）。

第 1 类：单纯 SGHL 损伤；

第 2 类：SGHL 损伤合并部分冈上肌关节侧肌腱损伤（PASTA）；

第 3 类：SGHL 损伤合并肩胛下肌腱上 1/3 损伤；

第 4 类：SGHL、PASTA 和肩胛下肌上部联合损伤。

LHB 不稳定可发生在内侧或外侧，前者与肩胛下肌腱上 1/3 损伤有关，后者与冈上肌前缘损伤有关。当存在内侧不稳定时，在肩胛下肌完整时 LHB 可从其前方脱位，而在肩胛下肌损伤时从其后方脱位。肱横韧带对 LHB 没有明显的稳定作用，当 LHB 不稳定时肱横韧带有可能是完整的。

14.6.5 盂唇二头肌损伤

Andrews 和他的同事首次描述了盂唇二头肌损伤引起的疼痛和功能障碍。他们推测，在投掷后期，肱二头肌离心收缩导致上盂唇止点张力过载。后来 Burkhart 等推测出不同的损伤机制。他发现一些球手的过度外旋导致盂肱关节后关节囊进行性挛缩和内旋受限，从而使肱骨头旋转中心向后上方移位，以及使盂肱下韧带（IGHL）前束发生功能性松弛。这一扭转力出现在投掷运动的挥臂预备期和挥臂预备晚期，上肢处于外展外旋位，从而在肱二头肌盂

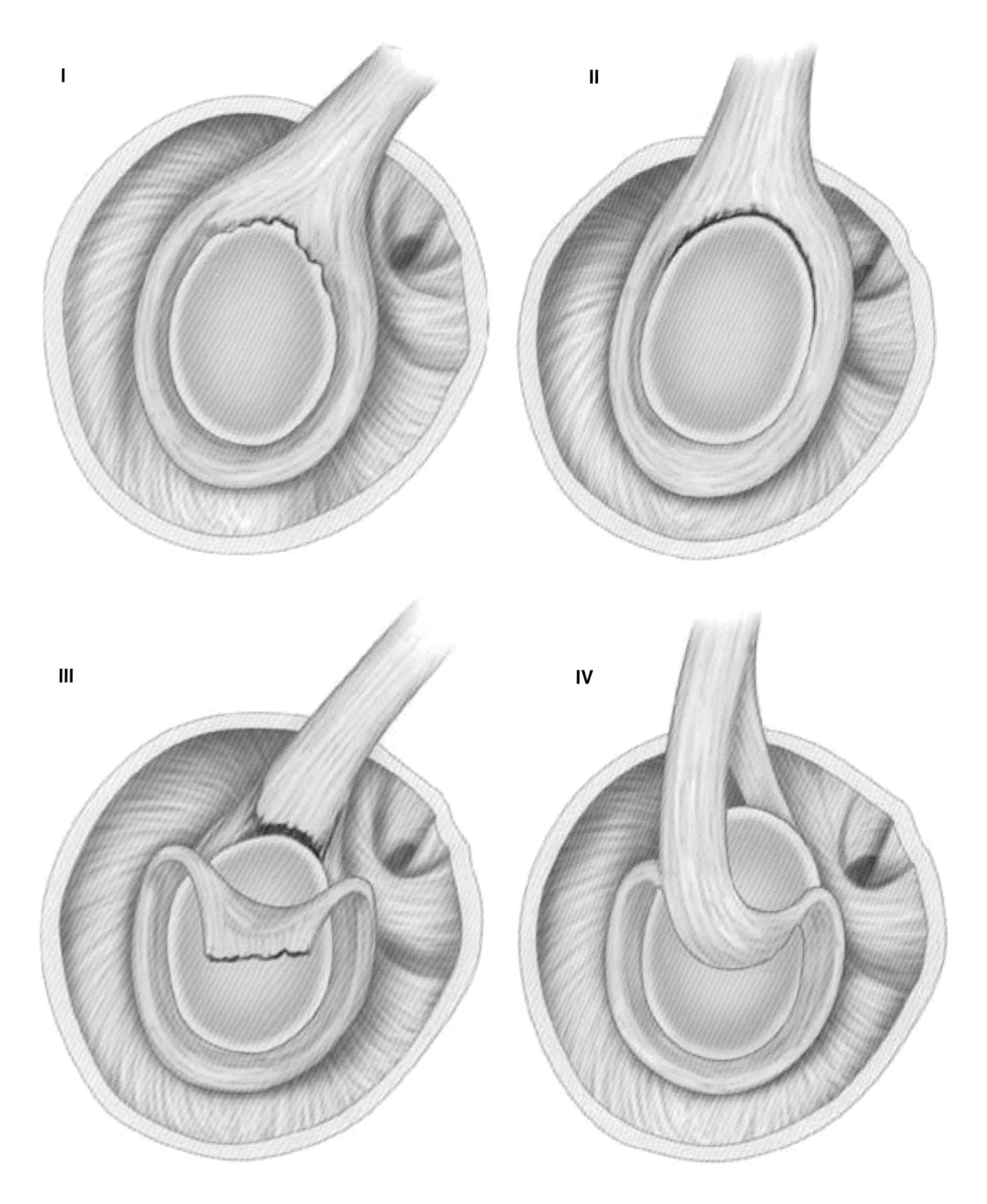

图 14.10 SLAP 损伤 Snyder 分型：Ⅰ：Ⅰ型 SLAP 损伤；Ⅱ：Ⅱ型 SLAP 损伤；Ⅲ：Ⅲ型 SLAP 损伤；Ⅳ：Ⅳ型 SLAP 损伤

唇止点处产生回剥机制。一旦上盂唇二头肌复合体分离，将会产生更大的外旋和后上移位。急性损伤机制也可以解释盂唇二头肌复合体损伤，最常见的是上肢屈曲外展位时跌倒，对上盂唇二头肌复合体造成压缩力。显然，能够解

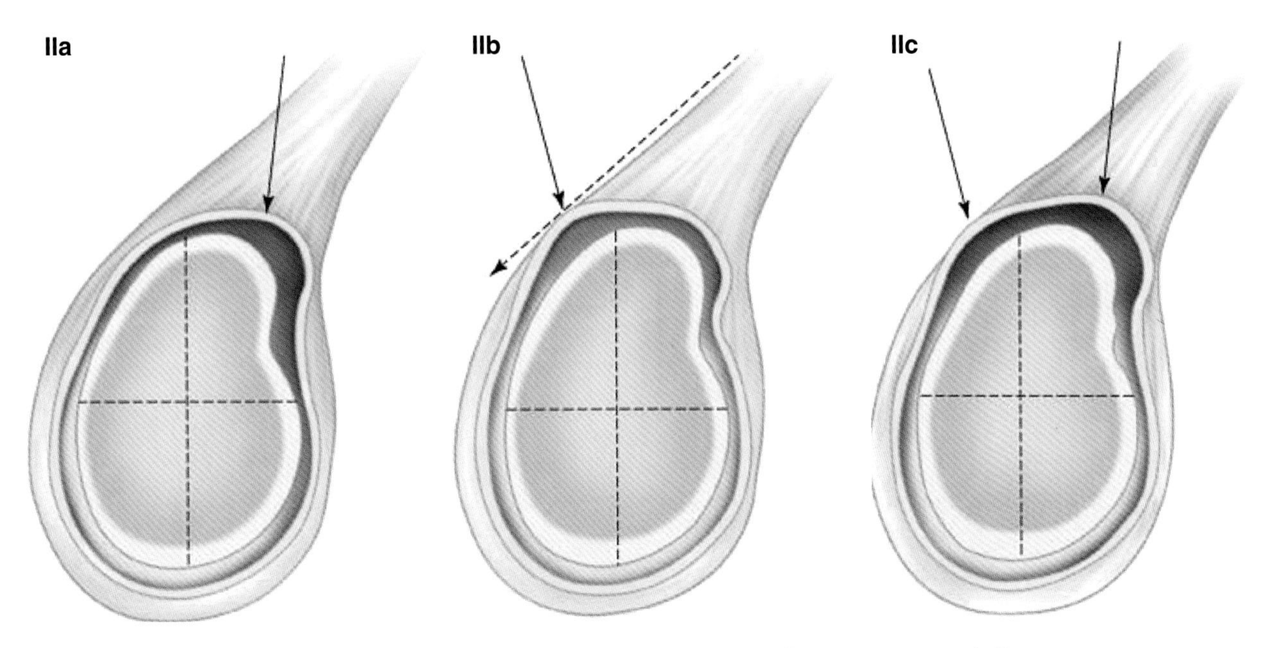

图 14.11　SLAP Ⅱ型损伤 Morgan 分型。Ⅱa：IIA 型 SLAP 损伤。Ⅱb：IIB 型 SLAP 损伤。Ⅱc：IIC 型 SLAP 损伤

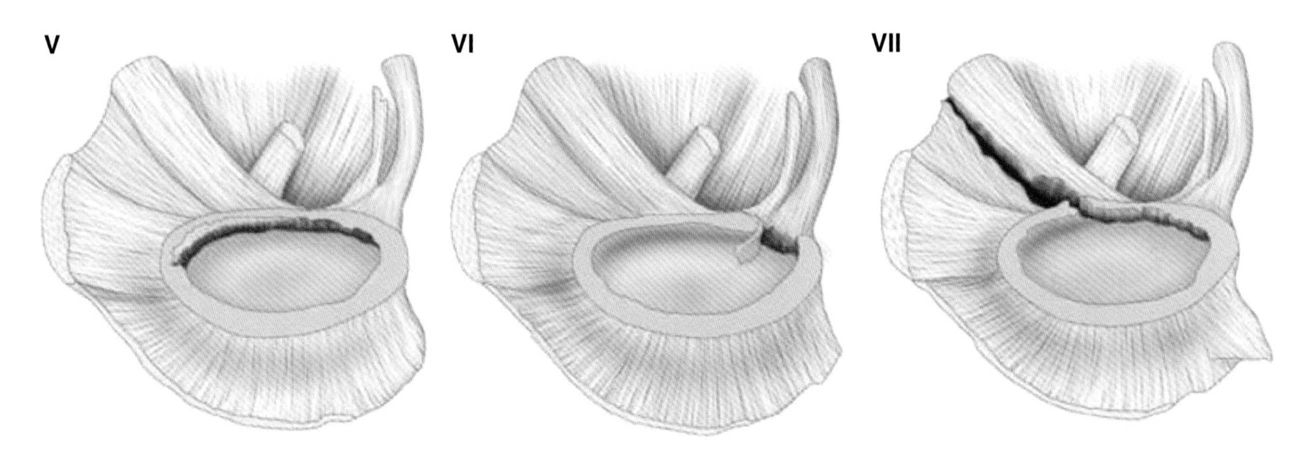

图 14.12　Maffet 对 SLAP 损伤 Snyder 分型进行调整后的分型。Ⅴ：Ⅴ型 SLAP 损伤；Ⅵ：Ⅵ型 SLAP 损伤；Ⅶ：Ⅶ型 SLAP 损伤

释这种损伤的机制不止一个。

SLAP（上盂唇由前向后）这一术语由 Snyder 等定义，分为 4 种类型（Ⅰ～Ⅳ）。Ⅱ型损伤由 Morgan 分为亚型，后又由 Maffet 扩展到Ⅴ～Ⅶ型，由 Powell 扩展到Ⅷ～Ⅹ型（图 14.10~14.12）。

Ⅰ型：上盂唇游离缘磨损退变；

Ⅱ型：上盂唇二头肌复合体自盂上结节处分离，最为常见（41%）；

Ⅱa 型：前侧为主；

Ⅱb 型：后侧为主；

Ⅱc 型：前后均有；

Ⅲ型：上盂唇桶柄样撕裂；

Ⅳ型：桶柄样撕裂延伸至肱二头肌腱；

Ⅴ型：SLAP 撕裂合并 Bankart 损伤并向上延伸至肱二头肌腱附着点；

Ⅵ型：SLAP 撕裂合并前侧或后侧的不稳定瓣状盂唇撕裂；

Ⅶ型：SLAP 撕裂延伸至盂肱中韧带；

Ⅷ型：SALP 撕裂向后方盂唇延伸；

Ⅸ型：SALP 撕裂合并盂唇环形损伤；

Ⅹ型：SLAP 撕裂合并后下盂唇撕裂。

SLAP 损伤的诊断具有挑战性。单纯的 SLAP 损伤很少见，多数情况下合并了肩袖损伤或盂肱关节不稳定，因此其临床表现具有多样性。疼痛可出现在后方、后上方、前上方区域或结节间沟。诊断方面，此前的研究已经介绍了很多有价值的体格检查，如：O'Brien 试验、Crank 试验、Speed 试验、旋转挤压试验、主动挤压试验、前向滑移试验、二头肌载荷试验Ⅰ和试验Ⅱ，动态盂唇剪切试验。这些体格检查的敏感性尚可接受，但是特异性较低。在一项诊断学研究中，Cook 等对比了 SLAP 损伤的 5 种临床试验的诊断精确性，包括：O' Brien 试验、二头肌载荷试验Ⅱ、Speed 试验、动态盂唇剪切试验和盂唇张力试验。当 SLAP 损伤伴有其他肩关节损伤时，5 种试验均无效。但是二头肌载荷试验Ⅱ显示阳性预测值 26，阴性预测值 93。临床病史结合多种激发试验和影像学检查（图 14.4）是最有效的诊断方法。

虽然关节镜是诊断 SLAP 损伤的金标准，但也存在争议。在独立研究中，Gobezie 等和 Wolf 等报道，经验丰富的肩关节镜医生对于 SLAP 损伤关节镜诊断的观察者间和观察者内相关性较差，特别是正常止点不同类型的Ⅱ型损伤，以及Ⅲ型与Ⅳ型损伤之间。提示盂唇二头肌复合体病理性分离的镜下表现包括上盂唇下出血、上盂唇移位超过 5mm、上盂唇移位合并透明软骨异常或上盂唇下出现肉芽组织等。也可在上肢牵引至外展外旋位时动态评估 Peel-back 现象，主动挤压试验结果可为阳性。主动挤压试验是在上肢前屈 90°以及肘关节伸直位时，肩关节内收 10°~15°并内旋。如果有不稳定 SLAP 损伤，上盂唇二头肌复合体向内下方移位，嵌顿于关节内。

14.7 病理解剖的手术意义

保守治疗是大多数 LHB 病变的首选方案。运动方式的改变、NSAIDS 药物、物理治疗和肩峰下、关节内或腱鞘封闭等通常可以有效缓解症状。

手术治疗主要针对慢性或肥厚性腱鞘炎（沙漏状二头肌）、保守治疗无效的 SLAP 损伤、继发于反折滑车损伤的肱二头不稳定、腱鞘炎或部分肩袖损伤。

对于老年或需求较低的患者，在止点处切断 LHB 后使其回缩至结节间沟是一种缓解疼痛的有效方法。这一做法的弊端包括大力水手畸形、频繁痉挛和前臂旋后肌力下降。LHB 固定术对活动要求高的二头肌病变患者具有良好的治疗效果，经证实具有缓解疼痛、畸形率低（8%）和保存前臂旋后及屈肘肌力的优势。肱二头固定术的最优化手术操作一直存在争议，包括固定位置和固定方法。文献记载有超过 15 种不同的肌腱固定技术。肌腱切断再固定术的目标是实现稳定的固定，并尽可能保持同解剖结构一致的肌肉肌腱（MT）长度/张力。张力过紧可能会导致早期手术失败和术后疼痛，而张力过松会降低屈曲和旋后的肌力降低并产生畸形。行肌腱切断再固定术时，了解肌肉肌腱结合部的位置非常重要。Jarrett 和他的同事在尸体解剖研究后指出，肌肉肌腱结合部位于胸大肌上缘远端平均 22mm、下缘远端 31mm 处（图 14.13）。LaFrance 和他的同事在尸体研究后指出，肌肉肌腱结合部不能定义为一个点，因为它的平均长度为 78.1mm，其近端与胸大肌上缘远端的平均距离为 32.1mm，其远端延伸至距离胸大肌下缘 33mm。当术中松解肱横韧带时，肌腱切断再固定术的翻修率较低；而如果术中保留肱横韧带从而将肱二头肌腱保持在结节间沟内，则翻修率较高，因为前者术后 LHB 的结节间沟部分发生炎症和退变的频率更低。

我们首选的肌腱固定技术是由 Boileau 等介绍的方法，在关节镜下松解肱横韧带，暴露肌腱，把肌腱对折成 25mm 长，再用界面螺钉将其固定于距离结节间沟近端 10~15mm 位置。如果我们认为肌腱关节内部分的平均长度为 35mm，则固定点距离结节间沟入口处 15mm，需要准备 50mm 长的肌腱（反折后 25mm），这样才能使肌肉肌腱结合部接近其解剖位置。

Ⅱ型 SLAP 损伤保守治疗失败后行手术治疗存在争议。手术方法包括锚钉固定盂唇二头肌复合体和 LHB 肌腱切断再固定术。在某些人群中行关节镜下锚钉固定术疗效满意，但是对于 40 岁以上患者或投掷运动者疗效并不确切。SLAP 损伤固定术后存在外旋受限这一并发症，这可以解释投掷运动员回归运动的比例较低这一现象。在尸体研究中发现，锚钉位于前侧可导致外旋受限。因此在规

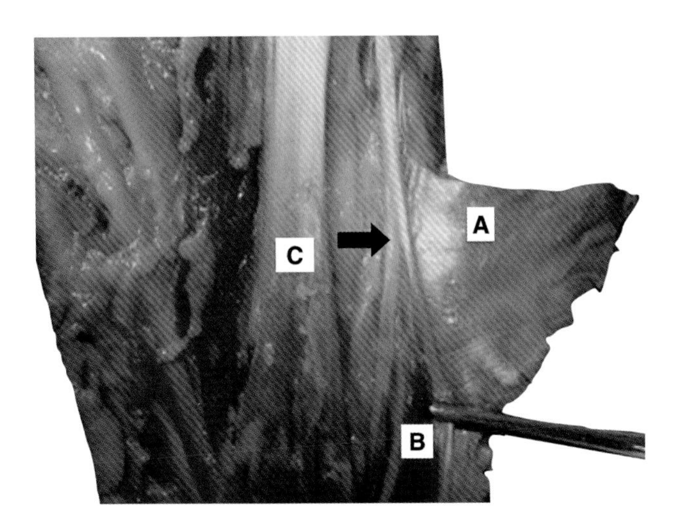

图 14.13　左肩尸体标本，切开胸大肌（A），显示出 LHB 肉腱结合部（MTJ）（B）和喙肱肌（C）

划 SLAP 损伤的修复方案时，建议固定 SLAP 损伤的后部，尤其是治疗投掷运动员。

除了锚钉固定，肌腱切断再固定术也有良好的疗效。Boileau 和他的同事在队列研究中报道，接受肌腱切断再固定术的患者中有 87% 恢复到受伤前的运动水平，而接受 SLAP 修复术的患者为 20%。SLAP 修复失败后行肌腱切断再固定术也是一个不错的选择。McCormick 等在系列病历研究中证实，SLAP 修复失败后行肌腱切断再固定术，有 81% 的患者回归运动且功能良好。

参考文献

[1] Ahrens PM, Boileau P. The long head of biceps and associated tendinopathy. J Bone Joint Surg Br. 2007; 89(8):1001–1009.

[2] Alpantaki K, et al. Sympathetic and sensory neural elements in the tendon of the long head of the biceps. J Bone Joint Surg Am. 2005;87(7):1580–1583.

[3] Andrews JR, Carson WG, McLeod WD. Glenoid labrum tears related to the long head of the biceps. Am J Sports Med. 1985;13(5):337–341.

[4] Arai R, Mochizuki T, Yamaguchi K, Sugaya H, Kobayashi M, Nakamura T, Akita K. Functional anatomy of the superior glenohumeral and coracohumeral ligaments and the subescapularis tendon in view of stabilization of the long head of the biceps tendon. J Shoulder Elbow Surg. 2010;19:58–64.

[5] Barber FA, Field LD, Ryu RK. Biceps tendon and superior labrum injuries: decision making. J Bone Joint Surg Am. 2007;89-A:1–14.

[6] Beall DP, et al. Association of biceps tendon tears with rotator cuff abnormalities: degree of correlation with tears of the anterior and superior portions of the rotator cuff. AJR Am J Roentgenol. 2003;180(3):633–639.

[7] Ben Kibler W, et al. Clinical utility of traditional and New tests in the diagnosis of biceps tendon injuries and superior labrum anterior and posterior lesions in the shoulder. Am J Sports Med. 2009;37(9):1840–1847.

[8] Bennett WF. Specifi city of the Speed's test: arthroscopic technique for evaluating the biceps tendon at the level of the bicipital groove. Arthroscopy. 1998;14(8):789–796.

[9] Boileau P. Long head of the biceps pathology, to tenodese or to repair. In: Instructional Course Lecture. American Academy of Orthopaedic Surgeons (AAOS) Congress; 2014.

[10] Boileau P, Ahrens PM, Hatzidakis AM. Entrapment of the long head of the biceps tendon: the hourglass biceps, a cause of pain and locking of the shoulder. J Shoulder Elbow Surg. 2004;13(3):249–257.

[11] Boileau P, et al. Arthroscopic biceps tenodesis: a new technique using bioabsorbable interference screw fi xation. Arthroscopy. 2002;18(9):1002–1012.

[12] Boileau P, et al. Arthroscopic treatment of isolated type II SLAP lesions: biceps tenodesis as an alternative to reinsertion. Am J Sports Med. 2009;37(5):929–936.

[13] Borrero CG, et al. Magnetic resonance appearance of posterosuperior labral peel back during humeral abduction and external rotation. Skeletal Radiol. 2010;39(1):19–26.

[14] Braun S, et al. Lesions of the biceps pulley. Am J Sports Med. 2011;39(4):790–795.

[15] Broca P. La torsion de l'humérus et le tropomêtre, instrument destiné à mesurer la torsion des os (rédigrée par L. Mamouvier). Revue d'Anthrop 2ême serie. 1881;4:193–1592.

[16] Burkhart SS, Morgan CD. The peel-back mechanism: its role in producing and extending posterior type II SLAP lesions and its effect on SLAP repair rehabilitation. Arthroscopy. 1998;14(6):637–640.

[17] Burkhead W, et al. The biceps tendon. In: Rockwood CA, Matsen FA, editors. The shoulder. Philadelphia: Saunders; 1998. p. 1009–1063.

[18] Burks R. Biceps tendon. In: Instructional Course Lecture 409, How about that proximal biceps tendon? New Orleans: American Academy of Orthopaedic Surgeons; 2013.

[19] Claessens H, Snoeck H. Tendinitis of the long head of the biceps brachii. Acta Orthop Belg. 1972;58(1):124–128.

[20] Cook C, et al. Diagnostic accuracy of fi ve orthopedic clinical tests for diagnosis of superior labrum anterior posterior (SLAP) lesions. J Shoulder Elbow Surg. 2012;21(1):13–22.

[21] Cooper DE, et al. Anatomy, histology, and vascularity of the glenoid labrum. An anatomical study. J Bone Joint Surg Am. 1992;74(1):46–52.

[22] Di Giacomo G. Atlas of functional shoulder anatomy. Italia: Springer; 2008.

[23] Dierickx C, et al. Variations of the intra-articular portion of the long head of the biceps tendon: a classifi cation of embryologically explained variations. J Shoulder Elbow Surg. 2009;18(4):556–565.

[24] Duplay S. La Périarthrite ScapuloHuméral. Gaz Hôp Paris, Arch Gen Med. 1872;69:571–573.

[25] Elser F, et al. Anatomy, function, injuries, and treatment of the long head of the biceps brachii tendon. Arthroscopy. 2011;27(4):581 592.

[26] Favorito PJ, Harding III WG, Heidt Jr RS. Complete arthroscopic examination of the long head of the biceps tendon. Arthroscopy. 2001;17(4):430–432.

[27] Gobezie R, et al. Analysis of interobserver and intraobserver variability in the diagnosis and treatment of SLAP tears using the Snyder classifi cation. Am J Sports Med. 2008;36(7):1373–1379.
[28] Gorantla K, Gill C, Wright RW. The outcome of type II SLAP repair: a systematic review. Arthroscopy. 2010;26(4):537–545.
[29] Habermeyer P, et al. Anterosuperior impingement of the shoulder as a result of pulley lesions: a prospective arthroscopic study. J Shoulder Elbow Surg. 2004;13(1):5–12.
[30] Habermeyer P, et al. Classifi cations and scores of the Shoulder. Berlin/Heidelberg: Springer; 2006. p. 35–40.
[31] Hitchcock H, Bechtol C. Painful shoulder; observations on the role of the tendon of the long head of the biceps brachii in its causation. J Bone Joint Surg Am. 1948;30A(2):263–273.
[32] Hsu A, et al. Biceps tenotomy versus tenodesis: a review of clinical outcomes and biomechanical results. J Shoulder Elbow Surg. 2011;20(2): 326–332.
[33] Jarret CD, et al. Minimally invasive proximal biceps tenodesis: an anatomical study for optimal placement and safe surgical technique. J Shoulder Elbow Surg. 2011;20(3):477–480.
[34] Khazzam M, George M, Churchill S, Kuhn J. Disorders of the long head of biceps tendon. J Shoulder Elbow Surg. 2012;21(1):136–145.
[35] Krahl VE. Visible evidence of humeral torsion; the bicipital groove. Am J Phys Anthropol. 1948;6(2): 241.
[36] LaFrance R, et al. Relevant anatomic landmarks and measurements for biceps tenodesis. Am J Sports Med. 2013;41(6):1395–1399.
[37] Longo UG, et al. Characteristics at haematoxylin and eosin staining of ruptures of the long head of the biceps tendon. Br J Sports Med. 2009;43(8):603–607.
[38] Maffet MW, Gartsman GM, Moseley B. Superior labrum-biceps tendon complex lesions of the shoulder. Am J Sports Med. 1995;23(1):93–98.
[39] Martin C. De la direction des axes du col et des condyles du femur et de l'humerus dans les mammiferes, les oiseaux et les reptiles. Compt Rend Acad Sci. 1857;44:1027–1029.
[40] McCormick F, et al. The effi cacy of biceps tenodesis in the treatment of failed superior labral anterior posterior repairs. Am J Sports Med. 2014;42(4):820–825.
[41] McCulloch P, et al. The effect on external rotation of an anchor placed anterior to the biceps in type 2 SLAP repairs in a cadaveric throwing model. Arthroscopy. 2013;29(1):18–24.
[42] Monteggia G. Instituzione Chirurgiche. Milan: G Truffi ; 1829. p. 170.
[43] Morag Y, et al. MR arthrography of rotator interval, long head of the biceps brachii, and biceps pulley of the shoulder1. Radiology. 2005;235(1):21–30.
[44] Morgan CD, et al. Type II SLAP lesions: three subtypes and their relationships to superior instability and rotator cuff tears. Arthroscopy. 1998;14(6): 553–565.
[45] Murthi AM, Vosburgh CL, Neviaser TJ. The incidence of pathologic changes of the long head of the biceps tendon. J Shoulder Elbow Surg. 2000;9(5):382–385.
[46] Nakata W, et al. Biceps pulley: normal anatomy and associated lesions at MR arthrography. Radiographics. 2011;31(3):791–810.
[47] Nho SJ, et al. Long head of the biceps tendinopathy: diagnosis and management. J Am Acad Orthop Surg. 2010;18(11):645–656.
[48] Pasteur F. Les algies de L'epaule et al physiothérapie, La téno-bursite bicipitale. J Radiol Electrol. 1932;16: 419–429.
[49] Powell SE, Nord KD, Ryu RKN. The diagnosis, classifi cation and treatment of SLAP lesions. Oper Tech Sports Med. 2004;12:99–110.
[50] Sanders B, et al. Clinical success of biceps tenodesis with and without release of the transverse humeral ligament. J Shoulder Elbow Surg. 2012;21(1):66–71.
[51] Sayde WM, et al. Return to play after Type II superior labral anterior-posterior lesion repairs in athletes: a systematic review. Clin Orthop Relat Res. 2012;470(6):1595–1600.
[52] Skendzel JG, et al. Long head of biceps brachii tendon evaluation: accuracy of preoperative ultrasound. Am J Roentgenol. 2011;197(4):942–8.
[53] Slenker NR, et al. Biceps tenotomy versus tenodesis: clinical outcomes. Arthroscopy. 2012;28(4): 576–582.
[54] Snyder SJ, et al. SLAP lesions of the shoulder. Arthroscopy. 1990;6(4):274–279.
[55] Soden J. Two cases of dislocation of the tendon of the long head of the biceps humeri from its groove. Med Chir Trans. 1841;24:212–220.
[56] Tennent TD, Beach WR, Meyers JF. A review of the special tests associated with shoulder examination. Part II: laxity, instability, and superior labral anterior and posterior (SLAP) lesions. Am J Sports Med. 2003;31(2):301–307.
[57] Tuoheti Y, et al. Attachment types of the long head of the biceps tendon to the glenoid labrum and their relationships with the glenohumeral ligaments. Arthroscopy. 2005;21(10):1242–1249.
[58] Vangsness CT, et al. The origin of the long head of the biceps from the scapula and glenoid labrum. An anatomical study of 100 shoulders. J Bone Joint Surg. 1994;76(6):951–954.
[59] Verma N. Long head biceps tendon: surgical techniques and complications. Instructional Course Lecture 271. Biceps Tendon: problems and surgical techniques. San Francisco: American Academy of Orthopaedic Surgeons; 2012.
[60] Verma NN, Drakos M, O'Brien SJ. The arthroscopic active compression test. Arthroscopy. 2005;21(5): 634.e1–e4.
[61] Wittstein JR, et al. Isokinetic strength, endurance, and subjective outcomes after biceps tenotomy versus tenodesis: a postoperative study. Am J Sports Med. 2011;39(4):857–865.
[62] Wolf BR, et al. Agreement in the classifi cation and treatment of the superior labrum. Am J Sports Med. 2011;39(12):2588–2594.

第四部分

其他关节和滑囊

第 15 章　肩峰下间隙

Stephanie C. Petterson，Allison M. Green，Kevin D. Plancher

15.1　简介

肩峰下撞击综合征是肩痛的常见原因，困扰着运动员和非运动员，导致患者运动能力和日常生活能力下降。肩峰下撞击综合征的定义由 Neer 在 1972 年首次提出，用来描述冈上肌腱在从喙肩韧带和肩峰前 1/3 下方穿过时发生的创伤。外部撞击被认为是由骨性解剖结构引起，特别是肩峰形态，以及肩峰下滑囊和喙肩韧带等周围软组织异常，进而导致骨质增生或触发炎症反应，造成肩峰下间隙缩小。继发性外部撞击征常因盂肱关节不稳定和肌肉失衡导致肩胛 - 肱骨关节发生力学改变。肩峰下撞击综合征可导致多种后遗症，包括肩袖肌腱病变、肩袖部分或全层撕裂、钙化性肌腱炎和肩峰下滑囊炎。

15.2　结构描述

肩峰下间隙包括骨性结构和其间的肩峰下滑囊，熟悉它们之间的关系、了解肩峰下间隙的解剖对肩峰下撞击综合征的诊断和避免手术并发症十分重要。肩峰下间隙的定义：上方为喙肩韧带和肩锁关节，肩峰前缘及下表面，下方为肱骨头。肩袖肌腱、肩峰下滑囊、肱二头肌长头腱和喙肩韧带位于肩峰下间隙中。在肩关节正位片上，从肩峰下表面到肱骨头的距离作为肩峰下间隙的宽度，其值为 1~1.5cm。

15.3　重要结构描述

肩峰下间隙的骨性结构包括肩峰、喙突、锁骨远端、肩锁关节和肱骨大结节。肩峰形态决定了肩峰下间隙的大小和肩袖肌腱的空间。Bigliani 等根据肩峰形态分为 3 型。Ⅰ型为扁平型；Ⅱ型为弧型；Ⅲ型为钩型，进而缩小了肩峰下间隙。Ⅲ型肩峰与肩袖撕裂的高发病率有关（图 15.1）。

肩峰下滑囊位于肩峰下表面和肩袖上表面之间。肩峰下滑囊没有坚固并有韧带附着的囊性包裹，且肌束附着通常很薄。这种解剖可导致液体外渗进入肌肉和包裹肩部的皮下组织。在进行此部位手术时，应限制手术时间，并将液体泵的压力和流速保持在较低水平。

喙突撞击发生在喙突前内侧与肱骨小结节之间，临床较少见。喙肩韧带从喙突向肩峰前部走行，喙肩韧带增厚也可导致肩峰下间隙缩小。

15.4　生物力学

肩关节的功能性活动范围能够改变肩峰下间隙的大小，有助于识别撞击综合征的临床体征，特别是外展和旋转位。肩关节从 30° 外展至 120° 时，肩峰与肱骨头之间的距离降低了 50%。当上肢外旋至 90° 时，肩峰与肱骨头的最短距离最小。据 Grachien 和他的同事报道，当肩

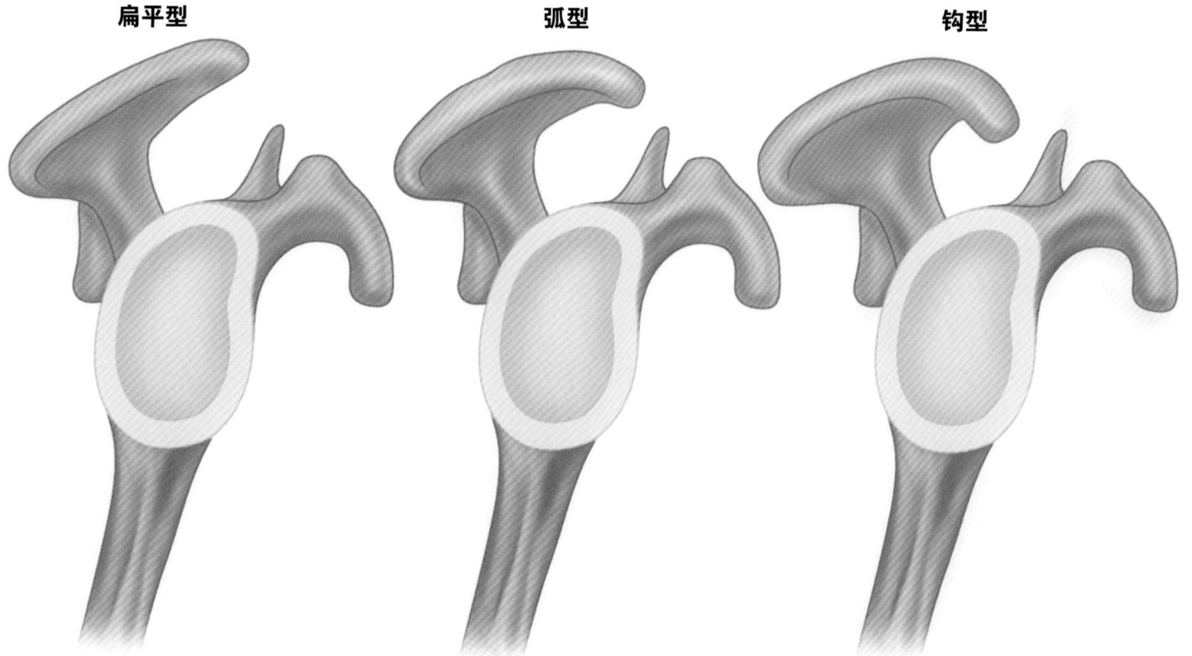

图 15.1 Bigliani 肩峰分型：Ⅰ型（扁平型），Ⅱ型（弧型），Ⅲ型（钩型）

关节外展 90°、内旋 45° 时，冈上肌与肩峰前下缘距离最近。此外，上举上肢引起肩峰下间隙宽度减小的同时，相对于外展肌力，内收肌力显著增加了肩峰与肱骨之间的距离以及锁骨和肱骨之间的距离（在上举 90° 时相对于内收肌力使距离增加 138%）。这种生物力学机制支持背阔肌、肩胛下肌、大圆肌和小圆肌等内收肌的训练强化，应将其纳入保守治疗和术后康复方案，从而避免和减少撞击综合征的症状。

肩峰下滑囊的压力也会随着上肢位置和活动需求的变化而变化。Sigholm 等使用微细血管输液技术分别监测无负重状态下上肢位于体侧、上肢外展 45° 和上肢抓握 1kg 重物时外展 45° 这几种状态下肩峰下滑囊的压力。当上肢从 0° 到外展 45° 时，肩峰下滑囊的压力从 8mmHg 上升至 32mmHg；当抓握 1kg 重物时，肩峰下滑囊的压力增加了 6 倍。

在对肩关节的过头活动范围进行评估的过程中，可见肩胛骨运动障碍或动态翼状肩胛，这也可能会出现撞击体征，因为肩胛骨周围肌肉的异常活动可导致肩胛骨运动异常。撞击综合征患者表现为力量、肌肉平衡和肌电活动降低，以及稳定肩胛骨并控制其旋转的斜方肌和前锯肌的延迟激活。Silva 等的研究显示，肩胛运动障碍的患者肩峰下间隙小于对照组，且当上肢从中立位外展至 60° 时，肩胛运动障碍的患者肩峰下间隙较对照组下降显著。此外，肩袖功能下降可导致盂肱关节和肩胛胸壁关节的运动异常，进而使肩峰下间隙缩小。

15.5 变异

有些解剖变异可影响肩峰下撞击。在肩峰骨化过程中，有 3 个软骨生长中心，但是有多达 15% 的人，其中一个或多个生长中心没有骨化。肩峰内持续的生长中心被称为肩峰小骨。肩峰小骨的存在可能会增加肩峰下撞击综合征的风险，因为生长板的不闭合可使肩峰存在一定范围的活动，从而与肩袖肌腱和滑囊发生撞击。另外，喙肩韧带、肩峰倾斜方向和角度、肩锁关节下表面和肩峰形态的变异均会导致肩峰下间隙和肩袖肌腱出口变窄。

15.6 体格检查：特殊的试验

一些关键的体格检查对于诊断肩峰下撞击综合征至关重要。当一系列针对性检查阳性时，肩峰下撞击的可能性 >95%，这些体格检查包括 Hawkins-Kennedy 撞击试验、疼痛弧试验和冈下肌试验；而当这些体格检查阴性时，肩峰下撞击的可能性为< 24%。Neer 撞击征是当肱骨处于内旋位且肩胛骨保持稳定时，检查者被动前屈上肢超过 120°，如果引起肩峰前外侧疼痛则为 Neer 撞击征阳性（图 15.2）。Neer 撞击征的灵敏度和特异度分别为 68.0% 和 68.7%。Hawkins 和 Kennedy 描述了另外一种可选的撞击试验，即上肢前屈 90° 时轻轻内旋，如果引起症状则为阳性（图 15.3）。Hawkins-Kennedy 试验的灵敏度和特异度分别为 71.5% 和 66.3%。这些撞击试验将大结节、肩袖或肱二头肌腱与肩峰下表面或喙肩韧带相碰撞，加重了肩峰下滑囊的炎性病变。

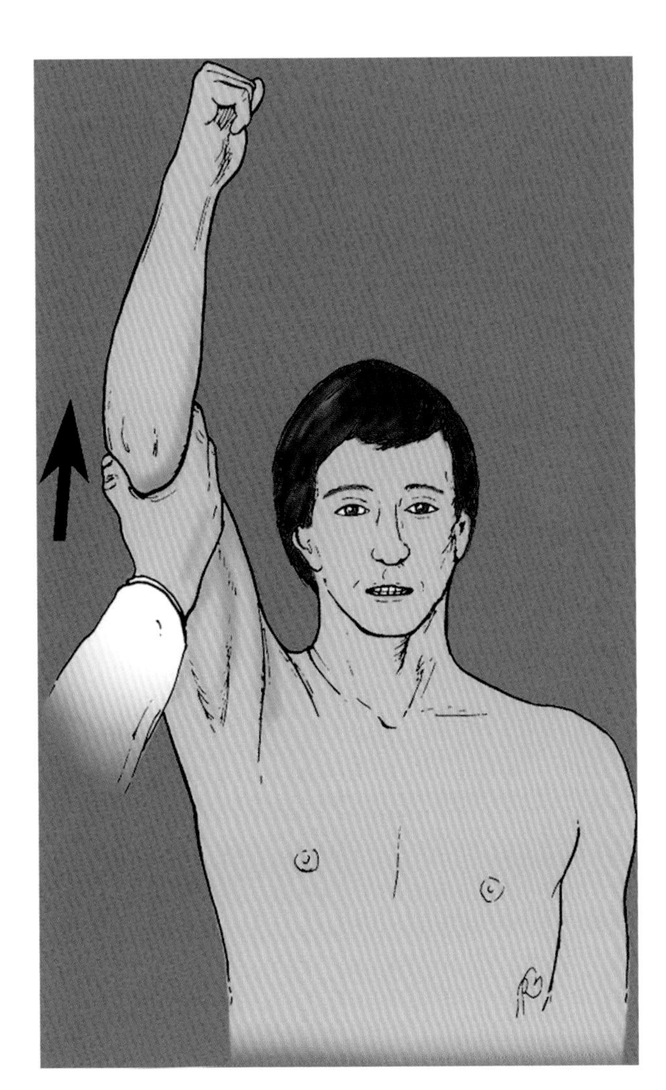

图 15.2 Neer 撞击征。检查者固定患者肩胛骨，内旋位被动前屈超过 120°，引起肩峰前外侧疼痛为阳性，提示肩峰下撞击

疼痛弧试验是在肩胛骨平面主动前屈 60°~120°，引起疼痛提示有肩峰下撞击。患者常自诉肩部疼痛。疼痛弧试验的灵敏度和特异度分别为 73.5% 和 81.1%。最后，冈下肌试验是上肢置于体侧屈肘 90°，抵抗内旋力时引起疼痛则为阳性。

许多肩关节疾病都可表现出与肩峰下撞击综合征相似的症状。肩峰下诊断性注射利多卡因有助于提高肩峰下撞击综合征的诊断准确性。我们用 25 号 3.8cm 针头从前方入路进入肩峰下间隙后注射 1% 利多卡因 10mL。可在超声引导下辅助确定针头位置，也可将针头定位在肩峰后外侧角下 1cm，朝喙突方向进针。注射后进行激发试验来证实诊断。如果撞击试验引起的疼痛得到缓解，则高度提示肩峰下撞击综合征。作者认为为了避免假阴性结果，后方入路选择 3.8cm 针头十分必要。

15.7 影像学诊断

体格检查的特异度较低，所以肩关节影像在提高诊断准确性和全面评估潜在病变方面非常重要。X 线片可辅助评估肩峰下表面的凹度、肩峰下骨刺和大结节退变是否存在、肩锁关节和肩峰前缘。冈上肌出口位 X 线片是评估肩峰形态的最佳位置。肩胛骨出口位是评估肩峰前下部的最佳位置（图 15.4）。这是真正的肩胛骨侧位片，X 线球管与尾端成 5°~10° 夹角。X 线球管与尾端成 30° 夹角的肩关节前后位 X 线片也可以评估肩峰前下部和喙肩韧带是否存在钙化（图 15.5）。这种向尾端倾斜的前后位 X 线片观察者间信度最高。

以上 X 线检查对于手术规划非常重要，可以评估术中为了形成扁平肩峰而需要在下表面切除的骨量。Kitay 等研究发现，X 线片上肩峰皮质到肩峰骨刺末端的距离与术中所见骨刺长度相关。冈上肌出口位片测量得到的肩峰斜度与尾端倾斜位片测量得到的数据相比，其观察者内信

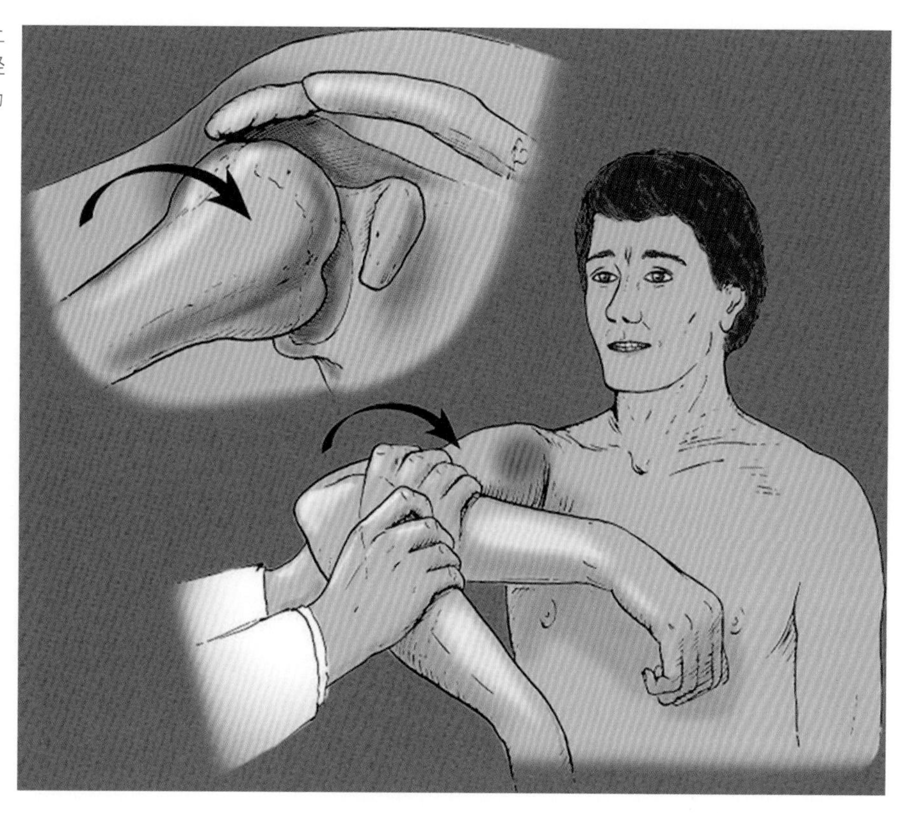

图 15.3 Hawkins-Kennedy 撞击征。上肢前屈 90°，屈肘 90°，检查者轻轻内旋上肢，如果引起肩峰前外侧疼痛为阳性，提示肩峰下撞击

度较低，但与术中所见肩峰厚度显著相关。因此，作者认为当怀疑肩峰下撞击或肩袖损伤时，行肩峰成形术前应将这些特殊投照位的 X 线片作为常规纳入影像学评估和手术规划。

MRI 对评估与肩袖损伤相关的骨性病变和肩峰下 - 三角肌下滑囊非常重要。肩峰下骨刺以及是否存在Ⅲ型或钩型肩峰可在 MRI 冠状和斜矢状位片上很好地显露（图 15.6）。小骨刺在 MRI T2 加权相上表现为黑色（低信号），而大骨刺因为含有骨髓，在 T1 和 T2 加权相上均表现为高信号。肩锁关节退变也可通过 MRI 诊断，在重复时间和回波时间较短的脉冲序列，关节囊周围中等信号提示关节囊肥厚。肩峰下三角肌下滑囊和周围脂肪的变化是肩袖撕裂的征象，如果肩袖全层撕裂关节液会进入肩峰下滑囊。此时 MRI T2 加权相表现为高信号或白色。超声、CT 和 MRI 经证实是测量肩峰与肱骨间距的可靠方法。肩峰与肱骨的正常间距为 10.5~11mm，女性小于男性。此间距随着上肢位置的变化而变化，当上肢屈曲 90° 并处于旋转中立位时距离最短（8.1~9.9mm），上肢内旋时距离最大（11.2~12.2mm）。另外，此间距小于 7mm 与肩袖全层撕裂

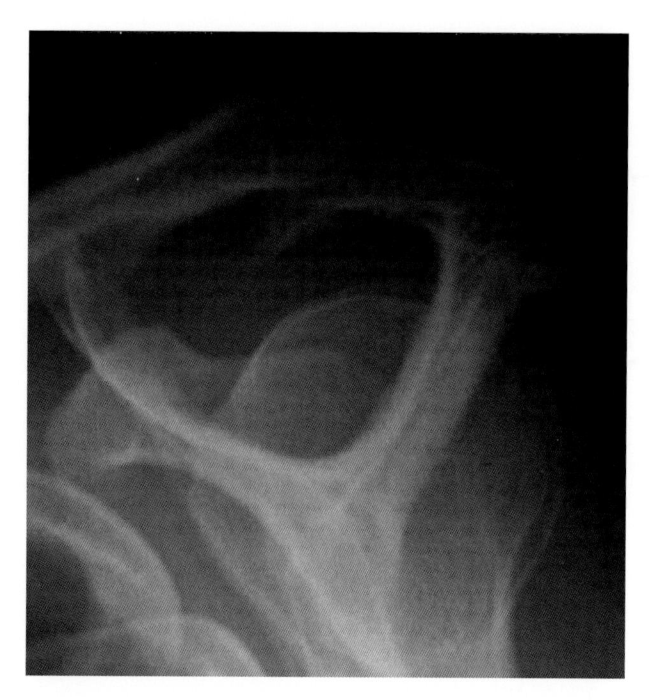

图 15.4 冈上肌出口位显示Ⅲ型，钩状肩峰。冈上肌出口位是评价肩峰形态的最佳投照位置

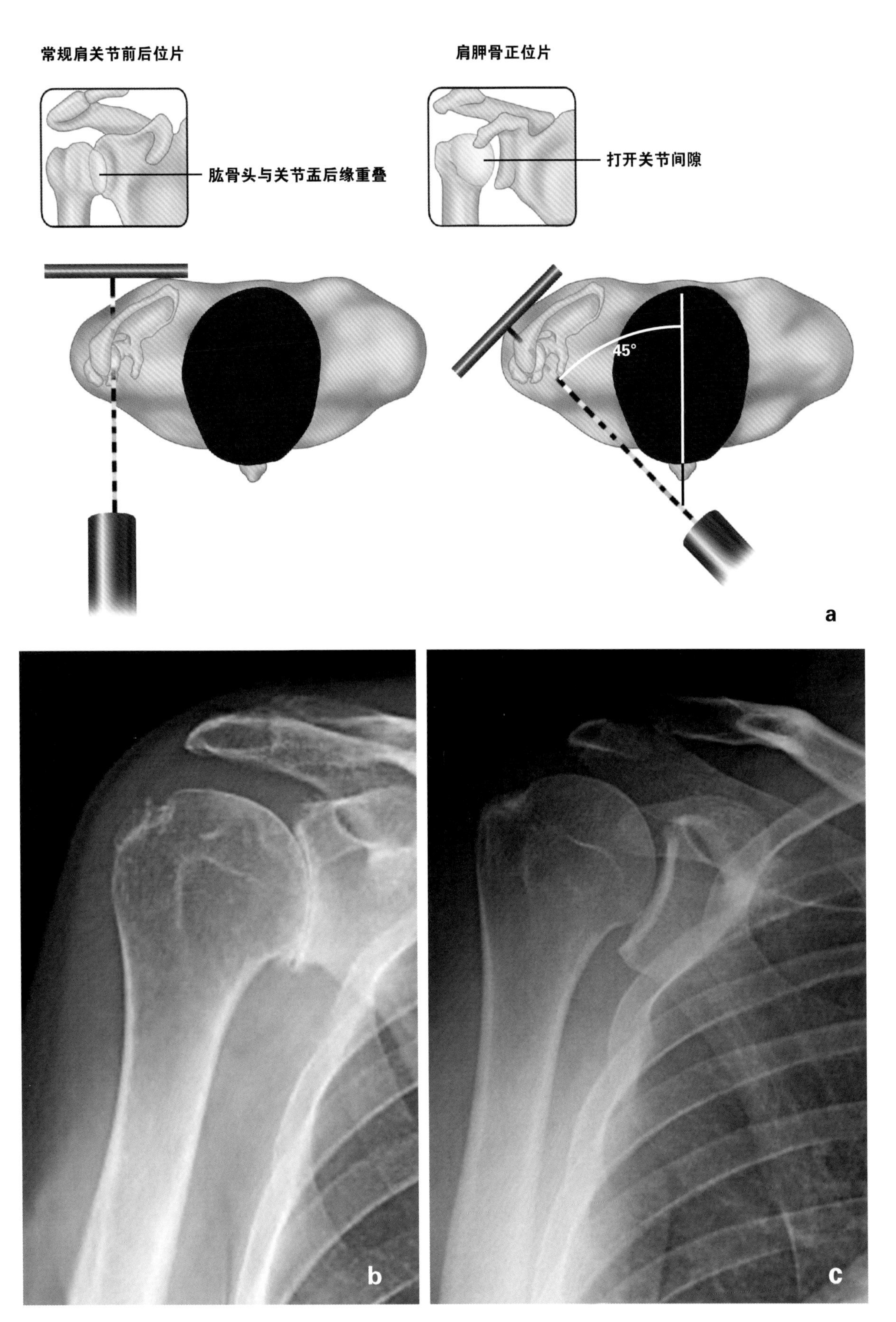

图 15.5 （a）插图显示真正肩关节正位 X 线片和常规正位 X 线片的区别和正确获取方式；（b）常规正位 X 线片；（c）真正肩关节正位 X 线片

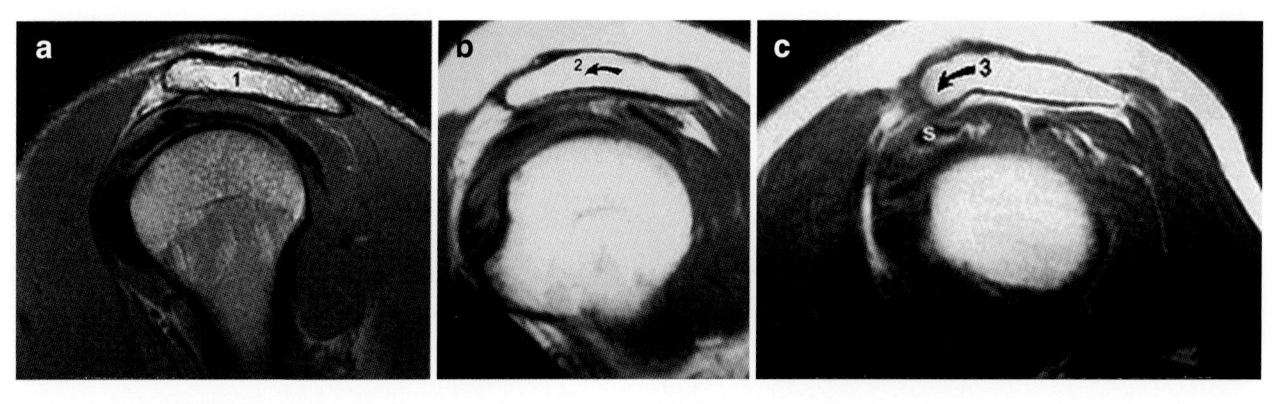

图 15.6 MRI 显示肩峰形态。(a) Ⅰ型，扁平型；(b) Ⅱ型，弧型；(c) Ⅲ型，钩型

相关。

15.8 解剖结构对运动的意义

从事过头动作和投掷运动的运动员经常感受到主力肩内旋受限，最终影响肩胛带的生物力学。这种内旋受限与肩峰下间隙缩小相关，而间隙缩小可使这些过头动作的运动员罹患撞击综合征，称为内侧撞击征。这种撞击可能由肩关节的骨质适应性改变或炎症反应引起，也可由肩关节不稳定、肌肉失衡或肩胛 - 肱骨生物力学异常导致。这已在 Silva 和他的同事对优秀青年网球运动员的研究中得到证实。他们发现网球运动员的肩胛运动障碍比对照组更为普遍。患有肩胛运动障碍的网球运动员在外展 0° ~60° 时肩峰下间隙明显缩小，而这一外展范围正是网球运动中最为常见的运动弧。与此类似的肩峰下间隙改变在篮球运动员中也有报道。肩峰下间隙的缩小增加了运动员罹患肩峰下撞击综合征和一系列继发病变的风险。

15.9 解剖结构对手术的意义

关节镜下肩峰下减压是一种治疗肩峰下撞击综合征安全有效的方法。切除肩峰前下部、肩峰下滑囊、松解喙肩韧带均可扩大肩峰下间隙。因为缺乏清晰明确的识别标志，临床医生很难定位肩峰下滑囊的解剖结构。而且肩峰下滑囊的韧带囊性结构薄弱，囊内液体容易进入包绕肩关节的肌肉和皮下组织，所以必须限制手术时间，并将灌注液的压力和泵速保持在较低水平。

肩关节外展 20° 、前屈 5° 是观察肩峰下滑囊的最佳体位。用不超过 6.8kg 的牵引力向下外侧牵开肱骨大结节可打开肩峰下间隙。在进行肩峰下滑囊关节镜下诊断性检查时，关节镜套管应置于后方入路，对准肩峰后外角向肩峰后缘方向进入。将 30° 镜头插入肩峰下间隙并向套管尖端推进。可用射频切割和清除滑囊粘连和后方滑膜幕帘（后方“覆盖撕裂的帷幕”）。如果不对滑膜幕帘进行清除，会影响整个手术过程中的视野。从肩峰内缘到外侧入路平面从内到外彻底清扫滑囊粘连，制造出一个观察空间。

为了找到并扩大肩峰下间隙，需要首先明确肩峰前缘和后缘，并使用射频清除肩峰下表面。残留滑囊可使用全径电动刨刀清理（图 15.7）。本文的主要作者习惯于对整个滑囊进行彻底清理，直到镜下可清楚地观察到肩袖上表面的血管（图 15.8）。应避免在冈上肌肌肉肌腱结合处内侧使用电动刨刀，以免出血。当松解喙肩韧带时，胸肩峰动脉的肩峰支出血应使用射频电凝，且应在喙肩韧带的最外缘进行操作以免损伤此血管。

为了更好地观察和评估肩峰形态，尤其是Ⅲ型或钩型肩峰，外侧入路是最好的观察入路。从外侧入路朝肩峰前缘方向插入 6.0mm 椭圆形带有保护罩的磨头。体型较小者可使用 4.0mm 磨头。被掩埋的磨头的直径即为肩峰切除的深度。从肩锁关节内侧开始打磨，避免损伤肩锁关节囊。完成最前部的磨削之后，即可切除残留的肩峰钩直至

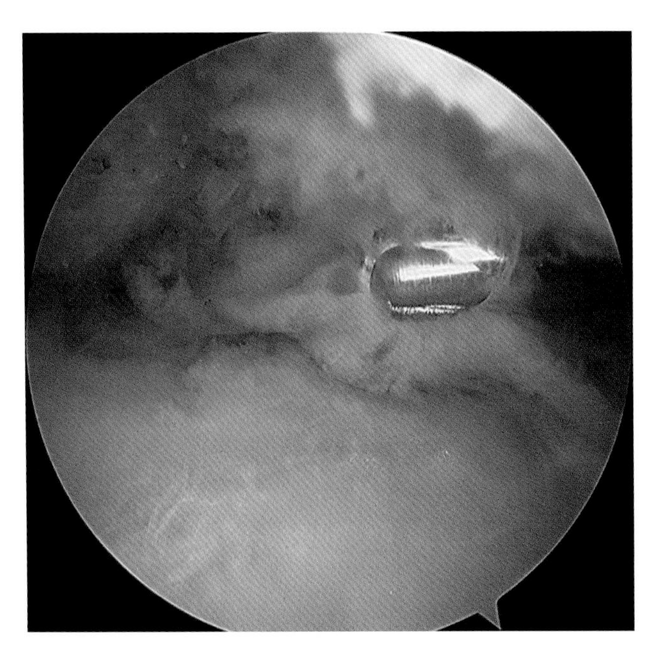

图 15.7 关节镜下刨刀彻底清除肩峰下滑囊

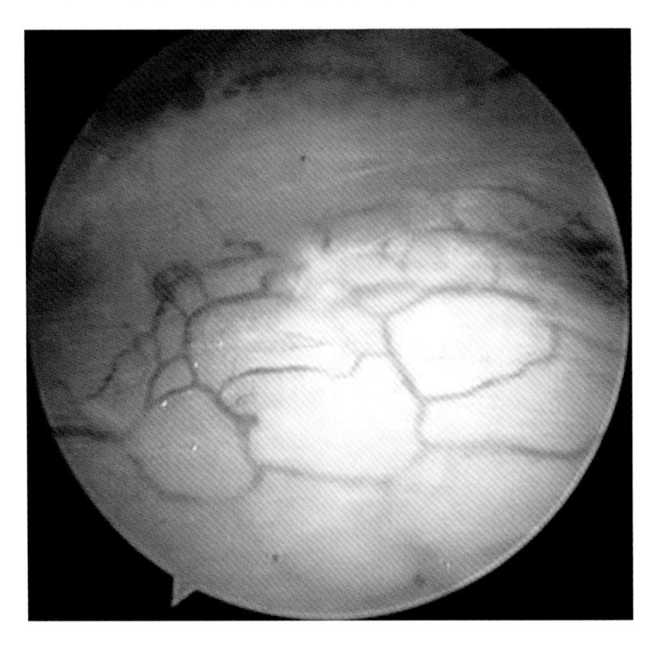

图 15.8 镜下显示滑囊完全清除后肩袖上表面的血管组织

肩峰变扁平。

关节镜应置于肩峰下并与肩峰平面保持平行。应避免将关节镜的穿刺器直接插入肩峰下，因为这种操作可能会使套管位于滑囊上方。相反，穿刺器朝下则可能会穿透冈下肌后从滑囊下方经过。应将套管朝向肩峰的前部和中部（肩峰从前到后）1/3，因为肩峰下滑囊位于肩峰下间隙的前半部分，即术前标记线的前方。

如果需要从前侧建立由内向外的入路，则需要插入一条长的导向杆触及喙肩韧带。轻缓地将导向杆置于喙肩韧带下方，并从前上入路穿出。将流出套管放于导向杆尖端以逆行的方式进入滑囊，再将关节镜和摄像头插入穿刺套管，然后打开灌注泵。此时扩张的滑囊即可形成一个空间暴露于视野。如果观察到肌肉或脂肪组织，则需要将器械取出并重复前述操作，直到获得较好的滑囊视野。如果仍暴露困难，则可将刨刀从前侧入路插入并小心去除滑囊，需注意将刀片朝上指向肩峰，远离肩袖肌腱。

另外，可在外侧肩峰中段 1/3 位置建立从外向内的入路，这一方法前面已有描述。在这一入路可使用刨刀按常规操作清除滑囊。

很多医生喜欢后侧“段切”入路替代外侧入路进行肩峰下减压术。此后侧入路建立在盂肱关节镜手术常规后侧入路的上方 1~2cm 处并稍向外偏移，因为常规入路太低，增加了肩峰前部超量切除的风险。6.0mm 椭圆形磨头（体型偏小者可使用 4.0mm 磨头）从后侧入路进入，关节镜从外侧入路进入，放置“50 码线”可以获得充分的视野。肩峰下表面的共面成形始于锁骨后缘，向前延伸至肩峰前缘，将后部肩峰的下表面作为段切的参考面。磨头从肩峰内侧向外穿行至肩峰外缘，每一次穿行通道都是下一个通道的指引。绝不能损伤肩锁关节囊，除非术前 X 线片上显示锁骨下有骨刺。磨头的保护罩可辅助评估肩峰成形术后肩峰的平整性。关节镜从后侧入路进入检查肩峰外缘是否还存有骨刺。可用鼻形锉来检查肩峰表面是否平坦。

15.10 肩峰下滑囊检查：8 点解剖检查

为了完整观察肩关节解剖，需有一个条理清晰的检查方法进行全面综合的评估。关节镜下 8 点解剖检查法可使骨科医生完成滑囊的镜下诊断。检查时最好多种方法相结合，完成后可重复进行 8 点检查法。

肩峰下滑囊 8 点检查法的前 5 个点主要从后侧入路观察。第 1 点检查肩峰前下表面和喙肱韧带向前下方和内侧走行并止于喙突之前在肩峰前外侧缘的附着点。通常关节镜镜头朝上，这时在视野中肩峰在上，肩袖在下。喙肩韧带可在肩峰下方贯穿整个肩峰前半部，或仅附着于肩峰中部，或向外侧延伸，走行于三角肌附着点下方。喙肩韧带应光滑反光，如有磨损或反应性滑囊炎应考虑有撞击存在。随后镜头转向外侧对准肩峰前外侧缘，开始第 2 点对外侧三角肌滑膜反折的检查。将滑囊组织的皱襞样滑膜反折与下方的肩袖进行区分十分重要。然后将镜头向下外侧旋转至第 3 点，这里可以看到冈上肌和冈下肌的肌腱止于大结节。可以将上肢内旋或外旋，从而对整个肩袖足印区进行充分检查。一般外侧滑囊滑膜反折不会遮挡肩袖足印区，一旦发生遮挡可清除滑膜反折以便彻底检查。冈上肌和冈下肌腱磨损提示存在撞击。再将镜头向下旋转至第 4 点，并将镜头移向内侧观察位于腱 – 骨界面内侧的肩袖。此位置的肩袖血供较差，因此往往是损伤最开始发生的位置。还应检查这一区域是否存在钙化性肌腱炎。然后将镜头向内移动开始第 5 点肩峰下滑囊的检查。正常的滑囊光滑且有血管组织，发炎的滑囊变得肥大并充满血管脂肪组织。这些组织需要清理以暴露肩锁关节。如果这一区域没有充分显露，容易忽视肩峰和外侧锁骨内面的骨赘。在更加靠后的位置可看到肩胛冈将冈上肌和冈下肌的肌腹分开。器械不应到触及肩胛冈内侧，因为肩胛上神经从此穿过，绕过冈盂切迹支配冈下肌。

剩下 3 点的检查可使用交换棒把镜头从后侧入路移向外侧入路，如果入路容易建立，也可以不使用交换棒。第 6 点检查后方滑膜幕帘。它从肩锁关节后缘延伸至肩峰外缘，把滑囊与肩峰下间隙后方分隔开来，因此镜头必须进入肩峰下间隙的前半部分才可观察到这个空间。严重的滑囊炎可使幕帘因肥大而阻碍视野。然后将镜头转向外侧，向下内侧观察冈下肌大结节附着点的后部，这是第 7 点。检查这一点时也可将上肢内旋使检查更为充分。最后第 8 点，观察肩袖的前部、肩袖间隙、前侧滑囊隐窝和肩峰形态。

15.11 病理解剖

真正的外侧撞击是因为被动前屈时肩袖与肩峰前缘发生碰撞。在肩峰下表面和肩袖上表面之间有肩峰下滑囊。炎症导致的肩峰下滑囊肥大使肩峰下间隙变小，以及在过头运动时产生疼痛。此外，喙肩韧带肥厚也会使肩峰下间隙缩小，进而导致肩关节外侧撞击。肩峰下病变常与肱骨上举时肩胛骨的运动学改变有关，包括肩胛骨上旋或后倾的减小。这些运动学改变可能会造成肩峰下结构的机械撞击和肩峰下间隙减小。冈上肌腱增厚也是撞击的诱发因素。有肩峰下撞击综合征的患者其冈上肌腱明显增厚，占据了肩峰下间隙更大的空间。

15.11.1 创伤的影响

肩峰下撞击综合征也可由外伤引起。肩关节外上侧受到直接打击或上肢受到轴向负荷可导致肱骨头挤压肩峰下部。这种损伤多发于体育运动，如滑雪跌倒或者足球和冰球运动中佩戴了不适当的肩关节护具。由此产生的肩峰下滑囊炎或其下方肩袖的撞击伤引发患者在过头运动时的不适感。

15.11.2 疾病的影响

肩袖全层撕裂的患者其肩峰下间隙相比肩峰下撞击或无肩峰疾病的患者更为狭窄。另外，肩袖功能不良的患者其肱骨头向上方移位更多，易造成肩峰下撞击综合征。在这些患者中，肩峰形态（钩状肩峰患者更易发生肩袖撕裂）、喙突形态、肩峰角和肩胛冈角等因素导致了肩峰下间隙的改变。肩袖功能不良和其他类似的病变可导致肌肉运动模式发生改变，进而使盂肱关节向上方的移位增加。

肩关节不稳的患者也会出现撞击综合征的体征。如果患者存在持续的肩关节后方疼痛，骨科医生必须高度怀疑内侧撞击，而不是外侧。这种诊断在过头运动的运动员中最为常见。高达 30% 的患者在具有肩峰下撞击综合征的临床体征的同时还合并有肩锁关节退变。如果下方形成退变性骨赘并突进肩峰下间隙，则会缩小肩峰下间隙的空间（图 15.9）。这在 40 岁以上人群中更加常见。

15.12 病理解剖对手术的意义

对于肩关节不稳和肩峰下间隙改变的患者，可在做盂唇修补的基本操作基础上同时行肩峰下减压术。但是鉴别

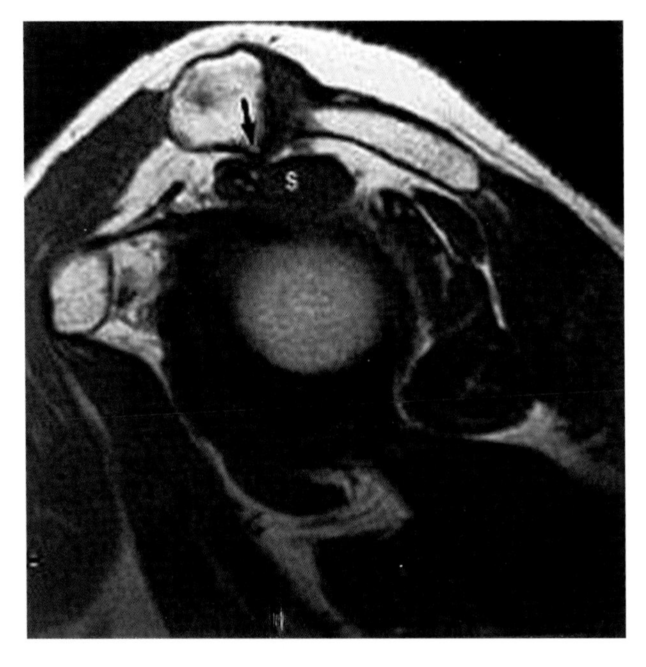

图 15.9　MRI 向下指示的箭头显示肩锁关节骨赘导致肩峰下间隙缩小

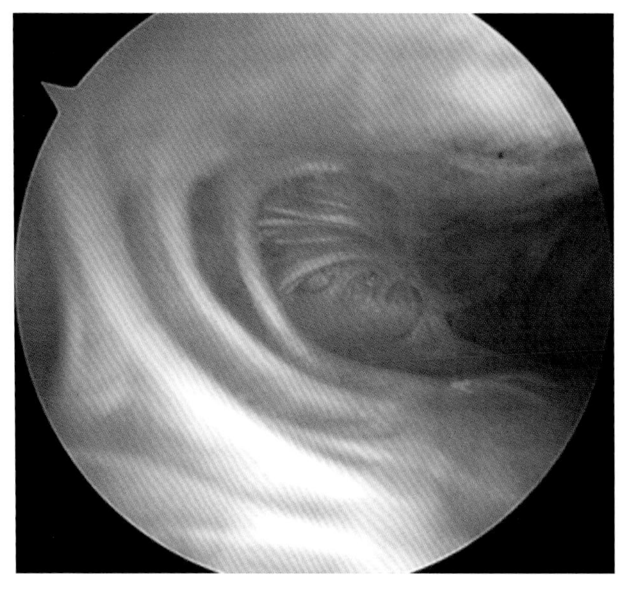

图 15.10　过往手术后肩峰下滑囊变厚、挛缩、瘢痕增生

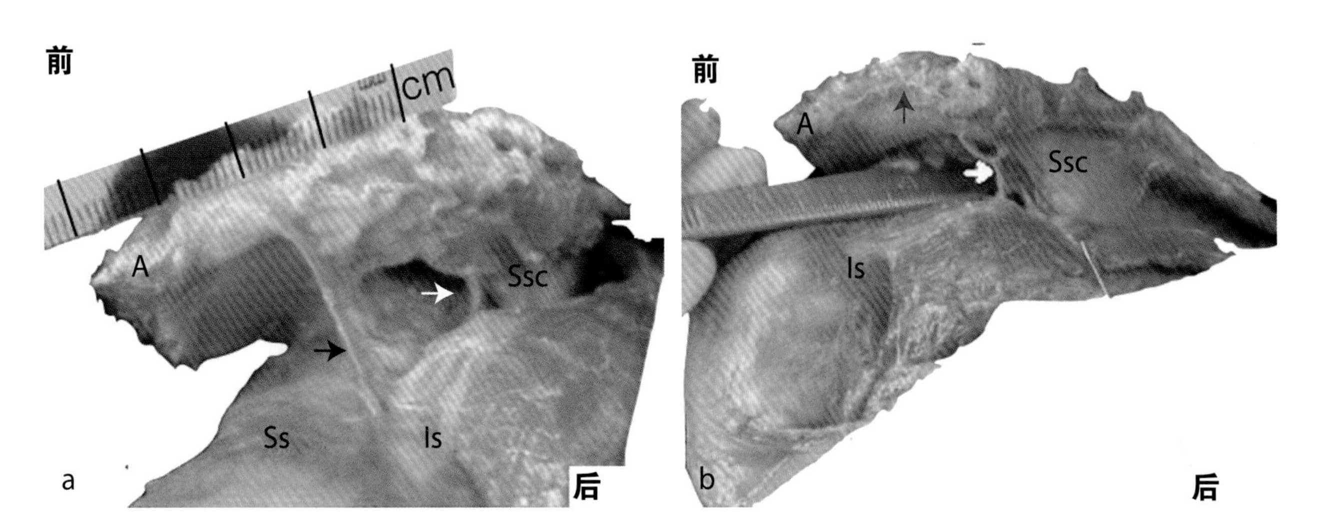

图 15.11　左肩（三角肌去除后）。（a）外侧观，黑色箭头所指为滑囊后壁，白色箭头为后内肩峰动脉（肩胛上动脉分支）。肩峰前缘（A），冈上肌（Ss），冈下肌（Is），肩胛冈（Ssc）；（b）去除后滑囊后显示肩胛冈（Ssc）和后内肩峰动脉（白色箭头）。此动脉止于肩峰外侧缘（A）。蓝色箭头显示此动脉沿肩峰下外缘走行

诊断非常重要。肩峰下减压的禁忌证是内撞击，因为这会导致进一步失稳和症状加重。

关节镜下肩峰下减压术治疗肩袖疾病的疗效取决于撕裂的大小。当原发性撞击和冈上肌腱关节囊侧的部分撕裂小于肌腱厚度的 50% 时，不进行肩袖修补而单纯行肩峰下减压即可获得良好疗效。在前后位 X 线片上如果观察到因力偶不足导致的肱骨头向上方或前上方移位，则单纯行肩峰下减压是禁忌证。切除部分肩峰及松解喙肩韧带会增加肱骨头丧失上方约束力的风险。

因创伤或手术导致的滑囊内瘢痕粘连会使肩关节活

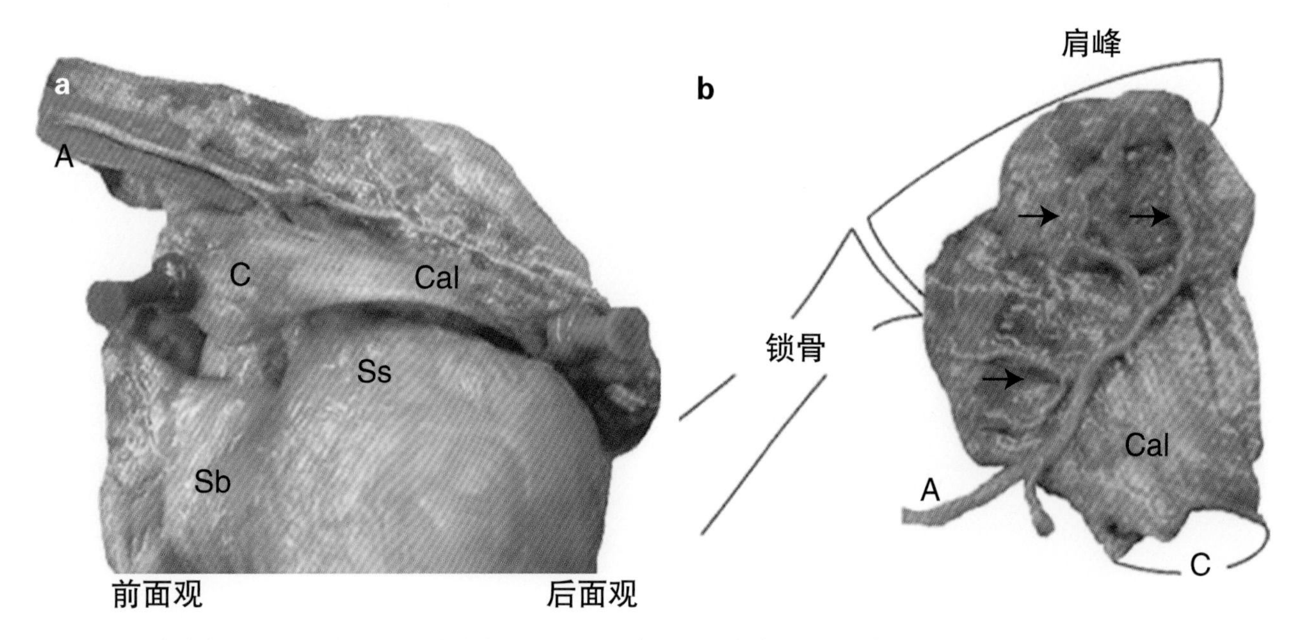

图 15.12 左肩前外侧观（三角肌已去除）。肩峰动脉（A）由内向外走行，途径喙突（C）和喙肩韧带（Cal）。冈上肌腱（Ss）和肩胛下肌腱（Sb）。（b）左喙肩韧带和血管。肩峰动脉（A）从内下向外上走行，并分支成喙肩小动脉（箭头）

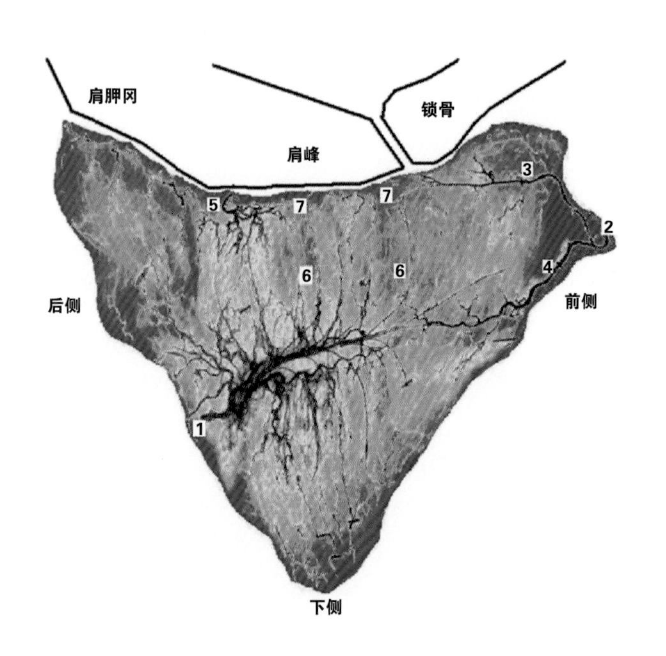

图 15.13 右侧三角肌血管造影。主要血管为旋肱后动脉（1）胸肩峰动脉（2）和分支，肩锁关节（3）和肌内吻合血管（4）在后肩峰动脉（5）和来自旋肱后动脉的肌内动脉之间有一系列吻合动脉弓（6）前后肩峰动脉之间的吻合血管（7）

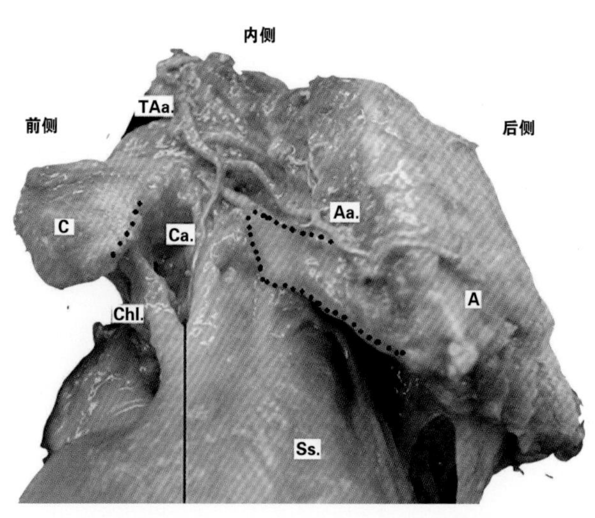

图 15.14 左肩前外侧观（去除三角肌，切除的喙肩韧带由虚线标注）。胸肩峰动脉（TAa）和分支［肩峰动脉（Aa）和前关节囊动脉（Ca）］。可以看到前关节囊动脉从冈上肌（Ss）和喙肱韧带（Chl）之间通过。松解喙肱韧带或前方间隙滑移时会损伤这一动脉（实线）

动度下降。可在关节镜下切除粘连从而提高活动度（图 15.10）。

肩峰下间隙有很多血管组织，常因出血扰乱关节镜视野（图 15.11~ 图 15.14）。这些血管包括肩峰血管、越过喙肩韧带和肩锁关节的血管、邻近喙肱韧带和肩胛冈的血管和三角肌内的血管。避免损伤这些血管会使镜下操作变得更加轻松。

15.13 结论

肩峰下间隙在肩关节疾病中具有重要意义，肩峰下撞击综合征有可能是单独存在的病症，也有可能合并其他的病理改变，如肩袖损伤和肩关节不稳定。肩峰下间隙不仅受到骨和软组织解剖的影响，还受到盂肱关节和肩胛骨生物力学的影响。只有彻底理解其解剖、生物力学和病理解剖，才能在为患者提供准确的诊断并充分评估手术必要性。

参考文献

[1] Neer 2nd CS. Anterior acromioplasty for the chronic impingement syndrome in the shoulder: a preliminary report. J Bone Joint Surg Am. 1972;54(1):41–50.

[2] Page P. Shoulder muscle imbalance and subacromial impingement syndrome in overhead athletes. Int J Sports Phys Ther. 2011;6(1):51–58.

[3] Umer M, Qadir I, Azam M. Subacromial impingement syndrome. Orthop Rev (Pavia). 2012;4(2):e18.

[4] Petersson CJ, Redlund-Johnell I. The subacromial space in normal shoulder radiographs. Acta Orthop Scand. 1984;55(1):57–58.

[5] Bigliani L, Morrison D, April E. The morphology of the acromion and its relationship to rotator cuff tears. Orthop Trans. 1986;10:228.

[6] Gerber C, Terrier F, Ganz R. The role of the coracoid process in the chronic impingement syndrome. J Bone Joint Surg Br. 1985;67(5):703–708.

[7] Matthews LS, Fadale PD. Subacromial anatomy for the arthroscopist. Arthroscopy. 1989;5(1):36–40.

[8] Graichen H, et al. Subacromial space width changes during abduction and rotation – a 3-D MR imaging study. Surg Radiol Anat. 1999;21(1):59–64.

[9] Hinterwimmer S, et al. Infl uence of adducting and abducting muscle forces on the subacromial space width. Med Sci Sports Exerc. 2003;35(12):2055–2059.

[10] Sigholm G, et al. Pressure recording in the subacromial bursa. J Orthop Res. 1988;6(1):123–128.

[11] Silva RT, et al. Clinical and ultrasonographic correlation between scapular dyskinesia and subacromial space measurement among junior elite tennis players. Br J Sports Med. 2010;44(6):407–410.

[12] Papatheodorou A, et al. US of the shoulder: rotator cuff and non-rotator cuff disorders. Radiographics. 2006;26(1):e23.

[13] Park HB, et al. Diagnostic accuracy of clinical tests for the different degrees of subacromial impingement syndrome. J Bone Joint Surg Am. 2005;87(7): 1446–1455.

[14] Kitay GS, et al. Roentgenographic assessment of acromial morphologic condition in rotator cuff impingement syndrome. J Shoulder Elbow Surg. 1995;4(6):441–448.

[15] McCreesh KM, Crotty JM, Lewis JS. Acromiohumeral distance measurement in rotator cuff tendinopathy: is there a reliable, clinically applicable method? A systematic review . Br J Sports Med. 2015;49(5):298–305.

[16] Cotty P, et al. Rupture of the rotator cuff. Quantifi cation of indirect signs in standard radiology and the Leclercq maneuver. J Radiol. 1988;69(11):633–638.

[17] Kim H, et al. Comparative analysis of acromiohumeral distances according to the locations of the arms and humeral rotation. J Phys Ther Sci. 2014;26(1): 97–100.

[18] Weiner DS, Macnab I. Superior migration of the humeral head. A radiological aid in the diagnosis of tears of the rotator cuff. J Bone Joint Surg Br. 1970;52(3):524–527.

[19] Fehringer EV, et al. The radiographic acromiohumeral interval is affected by arm and radiographic beam position. Skeletal Radiol. 2008;37(6):535–9.

[20] Henseler JF, et al. Cranial translation of the humeral head on radiographs in rotator cuff tear patients: the modifi ed active abduction view. Med Biol Eng Comput. 2014;52(3):233–240. 21. Maenhout A, et al. Quantifying acromiohumeral distance in overhead athletes with glenohumeral internal rotation loss and the infl uence of a stretching program. Am J Sports Med. 2012;40(9):2105–2112.

[22] Girometti R, et al. Supraspinatus tendon US morphology in basketball players: correlation with main pathologic models of secondary impingement syndrome in young overhead athletes. Preliminary report. Radiol Med. 2006;111(1):42–52.

[23] Hawkins RJ, et al. Arthroscopic subacromial decompression. J Shoulder Elbow Surg. 2001;10(3):225–230.

[24] Sampson TG, Nisbet JK, Glick JM. Precision acromioplasty in arthroscopic subacromial decompression of the shoulder. Arthroscopy. 1991;7(3):301–7.

[25] Wassinger CA, Sole G, Osborne H. Clinical measurement of scapular upward rotation in response to acute subacromial pain. J Orthop Sports Phys Ther. 2013; 43(4):199–203.

[26] Michener LA, et al. Supraspinatus tendon and subacromial space parameters measured on ultrasonographic imaging in subacromial impingement syndrome. Knee Surg Sports Traumatol Arthrosc. 2015;23(2):363–369.

[27] Seitz AL, Michener LA. Ultrasonographic measures of subacromial space in patients with rotator cuff disease: a systematic review. J Clin Ultrasound. 2011;39(3):146–154.

[28] Anetzberger H, et al. The architecture of the subacromial space after full thickness supraspinatus tears. Z Orthop Ihre Grenzgeb. 2004;142(2):221–227.

[29] Bunker TD, Wallace WA, Austin S. Shoulder arthroscopy. St. Louis: Mosby Year Book; 1991.

[30] Ryu RK, et al. Complex topics in arthroscopic subacromial space and rotator cuff surgery. Arthroscopy. 2002;18(2 Suppl 1):51–64.

[31] Liem D, et al. Clinical and structural results of partial supraspinatus tears treated by subacromial decompression without repair. Knee Surg Sports Traumatol Arthrosc. 2008;16(10):967–972.

[32] Burkhart SS. A stepwise approach to arthroscopic rotator cuff repair based on biomechanical principles. Arthroscopy. 2000;16(1):82–90.

[33] Yepes H, et al. Vascular anatomy of the subacromial space. Arthroscopy. 2007;23(9):978–984.

第 16 章　肩胛胸壁和肩胛下滑囊

Ronald L. Diercks

16.1　简介

在肩关节周围有许多滑囊（图 16.1、图 16.2）。其中最为熟悉的是肩峰下滑囊（见第 15 章），但还有其他许多较小的滑囊保护骨突起上的软组织。滑囊是填充于两个运动面之间的滑膜样结构，提供“无摩擦”运动。

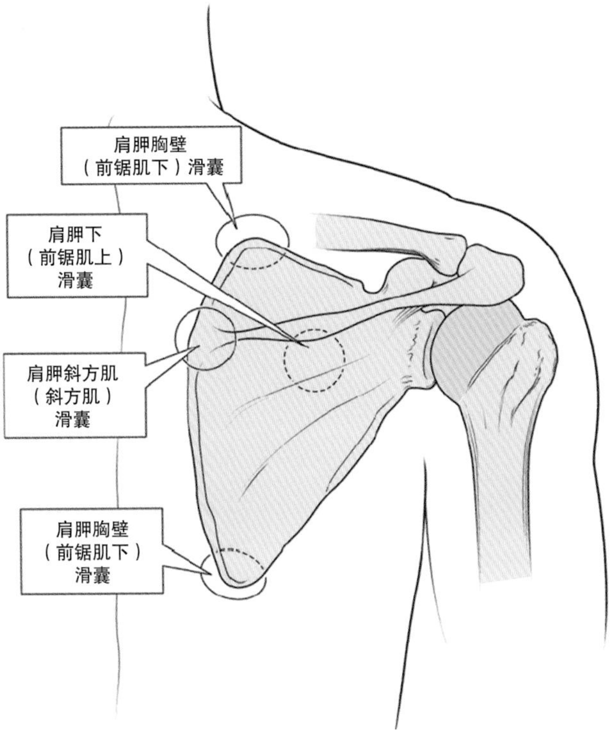

肩胛胸壁
（前锯肌下）滑囊
肩胛下
（前锯肌上）
滑囊
肩胛斜方肌
（斜方肌）
滑囊
肩胛胸壁
（前锯肌下）
滑囊

图 16.1　肩关节周围的多个滑囊，前后位 X 线片

16.2　肩峰上滑囊

肩峰上滑囊位于肩峰之上与皮下之间，且不与任何其他滑囊或关节相连。

16.3　喙突下滑囊

喙突下滑囊位于肩胛下肌腱和喙突之间，在喙肱肌和二头肌短头形成的联合腱下延伸至喙突后方。在肱骨头进

肩胛斜方肌
（斜方肌）滑囊
肩胛胸壁
（前锯肌下）滑囊
斜方肌
肩胛下肌
肩胛下
（前锯肌上）
滑囊
前锯肌
肋骨
胸大肌

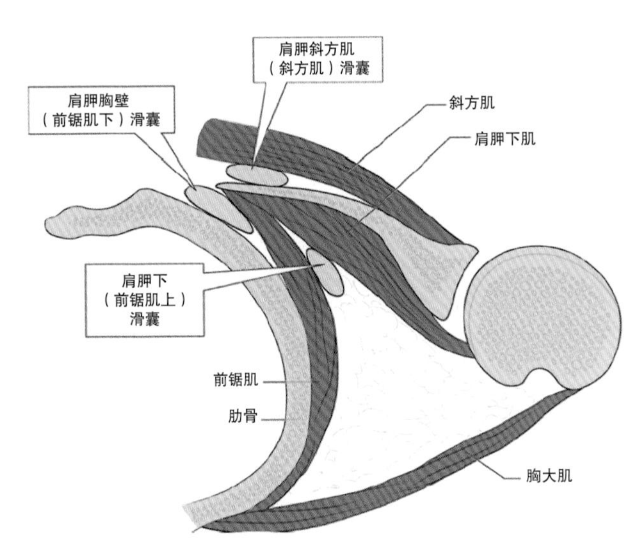

图 16.2　肩关节周围的多个滑囊，轴位 X 线片

行旋转时，它有助于减少肩胛下肌腱与肱二头肌短头腱和喙肱肌腱之间的摩擦。在很多情况下，此滑囊与盂肱关节腔相连。在少数患者中，喙突下滑囊和肩峰下滑囊之间是相通的。

16.4 肩胛下肌隐窝

喙突下滑囊不应与肩胛下滑囊相混淆。与喙突下滑囊不同，肩胛下肌隐窝位于肩胛下肌和肩胛骨前表面之间，它不是一个独立的囊性结构，而是盂肱关节的一个突起，伸进盂肱韧带。肩胛下肌隐窝偶尔会向前上方延伸，越过肩胛下肌进入到喙突下间隙，接近喙突下滑囊的位置，因此可能会与喙突下滑囊相混淆。虽然在健康的患者中，喙突下滑囊可能与肩峰下滑囊相通，但肩胛下肌隐窝不会。正常情况下，喙突下囊不会与盂肱关节腔连接，而肩胛下肌隐窝总是和关节腔相通。

16.5 喙锁滑囊

喙锁滑囊或喙突上滑囊是位于锥状韧带和斜方韧带（喙锁韧带）之间的小滑囊。有时在这个区域会发现更多的小滑囊。

16.6 肩胛胸壁滑囊

有 6 个滑囊（2 大，4 小）参与肩胛胸壁关节。其中 2 个滑囊——肩胛胸壁（前锯肌下）滑囊和肩胛下肌（前锯肌上）滑囊是主要的生理性滑囊。肩胛下肌滑囊位于肩胛下肌和前锯肌之间，平均为 5.3cm × 5.3cm。前锯肌下滑囊位于前锯肌下方，后外侧胸壁上表面。另外 4 个小的滑囊不一定出现，它们通常是由肩胛 – 胸壁关节异常导致。通常来说可在肩胛冈下角周围、肩胛骨的上内侧缘、前锯肌的上方或下方、肩胛冈内缘斜方肌的深处找到这些滑囊。肩胛冈上内侧缘和下角的滑囊通常是病态的，并且会引起症状。在背阔肌和肩胛骨的内下角之间有报道描述存在一个浅表的滑囊，也有报道发现肩胛斜方（斜方肌）滑囊位于肩胛骨上内侧和斜方肌之间。

16.7 肩胛下滑囊炎的病理

肩胛骨与下方胸壁的异常运动是肩胛弹响综合征发展的基础。肩胛胸壁滑囊炎患者可能会有重复性过头动作的运动史，如游泳、投球、体操、赛艇或举重，但并没有肩部外伤史。解剖学异常通常会引发症状。肩胛骨上角向前成角过大是骨骼异常的一个例子。肩胛骨上内侧缘钩状延伸（Luschka 结节）可能会导致肩胛胸壁关节运动不规则。因胸椎后凸畸形或姿势异常导致的胸廓变化同样可以改变肩胛胸壁关节。

16.8 胸肩峰滑囊炎的治疗

胸肩峰滑囊炎的治疗方法包括可的松注射和滑囊镜（图 16.3）。为了手术安全，骨科医生需注意邻近滑囊的神经结构。在镜下视野中可以切除滑囊，也可以切除肩胛骨上内侧的任何突起。在手术过程中，肩胛上神经、副神经和肩胛背神经都存在损伤风险，需小心操作以免因疏忽而造成损伤（图 16.4）。

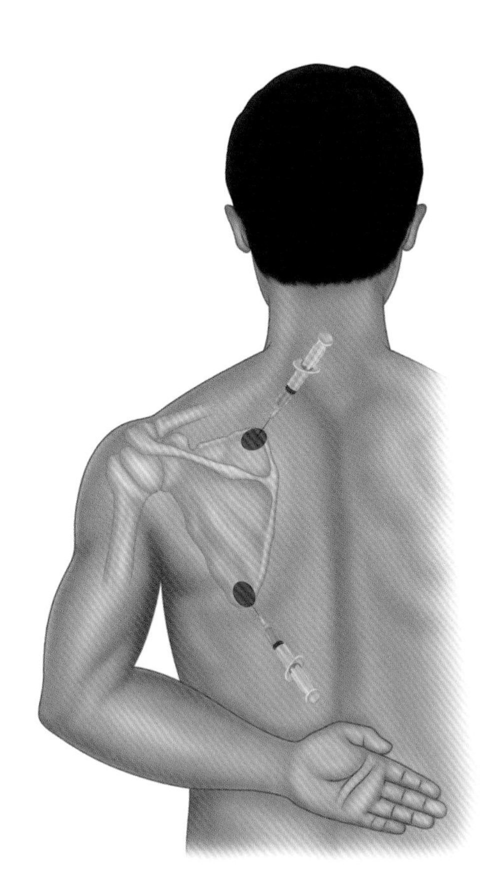

图 16.3　疼痛滑囊的可能注射部位

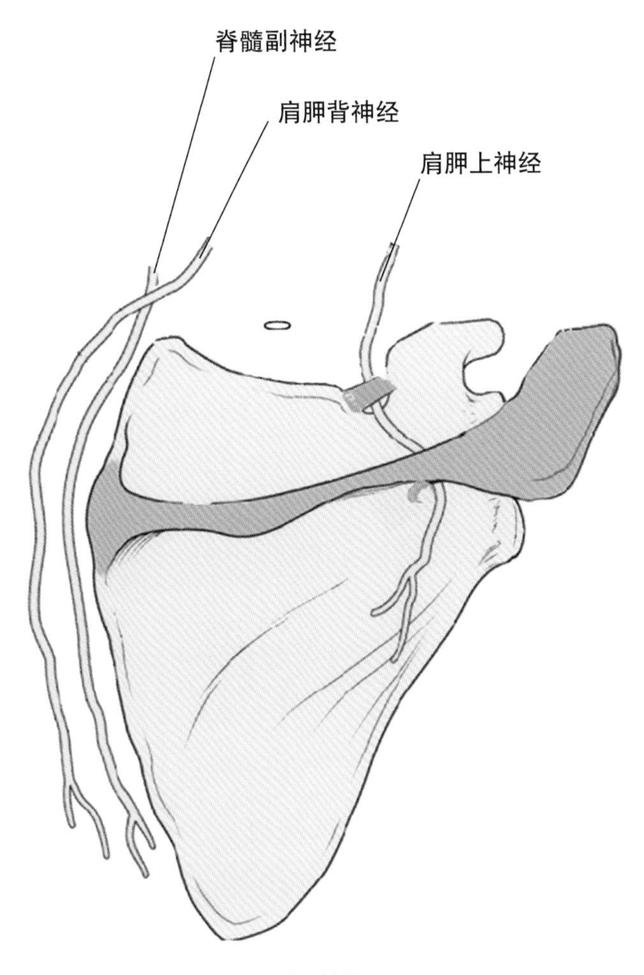

图 16.4　毗邻肩胛骨的危险神经结构

参考文献

[1] Colas F, Nevoux J, Gagey O. The subscapular and subcoracoid bursae: descriptive and functional anatomy. J Shoulder Elbow Surg. 2004;13(4):454–458.

[2] Schraner AB, Major NM. MR imaging of the subcoracoid bursa. AJR Am J Roentgenol. 1999;172(6): 1567–1571.

[3] Conduah AH, Baker 3rd CL, Baker Jr CL. Clinical management of scapulothoracic bursitis and the snapping scapula. Sports Health. 2010;2(2): 147–155.

[4] Williams Jr GR, et al. Anatomy of the scapulothoracic articulation. Clin Orthop Relat Res. 1999;359: 237–246.

[5] Bell SN, van Riet RP. Safe zone for arthroscopic resection of the superomedial scapular border in the treatment of snapping scapula syndrome. J Shoulder Elbow Surg. 2008;17(4):647–649.

[6] Hubbard JB, Poehling GG. Chapter 46: Scapulothoracic disorders. In: Milano G, Grasso A, editors. Shoulder arthroscopy principles and practice. London: Springer; 2014.

第 17 章　肩锁关节

Yon-Sik Yoo

17.1　简介

肩关节是由 4 块骨——锁骨、肩胛骨、肱骨和后侧肋骨，以及 4 个关节——盂肱关节（GH）、肩锁关节（AC）、胸锁关节（SC）和肩胛胸壁关节组成的。肩锁关节（ACJ）和胸锁关节（SCJ）在上肢的运动过程使肩胛骨在胸壁上运动，并使关节盂随肱骨头活动而活动。这 4 个关节之间的功能互相关联，这为上肢提供全范围的活动（ROM）是至关重要的。大多数涉及 ACJ 的创伤和疾病，其治疗方法存有很多争议，其中大部分是由三级或四级文献支持。因此，只有理解肩锁关节的进化、发育、解剖结构和生物力学原理，才能对现有的研究结果进行批判性的评价，指导我们选择适宜的治疗方案。

17.2　进化

随着人类逐步进化到直立行走，为实现更大的活动度，原本依靠骨性关节结构间的相互协调来实现稳定的上肢由软组织的稳定机制代替。经过数年的进化，锁骨不断强壮，喙突增大，肩胛骨变得宽阔而强壮，并与中线成 45° 角。人类肩胛骨指数和影响力更大的冈下肌指数的降低使得冈下肌和小圆肌更为有效地限制肱骨头的上移和辅助肱骨头的外旋。肩峰作为肱骨头上方的一个较大结构，增加了三角肌的生物力学性能。

17.3　发育

在妊娠的第 5 周，锁骨出现骨化中心，是人体骨骼中最早骨化也是最后闭合的骨性结构。锁骨的主要部分由两个骨化中心通过膜内骨化形成，其中外侧骨化中心作用更为突出。肩峰端的细胞以软骨的形式形成肩锁关节。锁骨直径的增加是通过骨膜的膜内成骨，长度的增加是通过软骨端尤其是内侧端的软骨内成骨。内侧骨骺从 18 岁开始骨化，在 25 岁时与锁骨融合。相对于内侧骨骺，外侧骨骺并不是始终存在的，其形态类似骨骼的片状边缘。从第 6 周开始，肩胛骨扩大并从 C4 椎体向 T7 椎体延伸。肩峰的 2 个骨化中心和喙突的 3 个骨化中心在 13~16 岁开始出现，并在 14~20 岁时闭合。

相比盂肱关节，很少有研究关注肩锁关节的发育。肩锁关节的发育从胎儿时期（孕期第 8 周以后）开始，但未见 3 层间带。这期间，只有锁骨和肩胛冈发生了骨化。关节镜检查证实胎儿的肩锁关节解剖同成人类似。

17.4　大体解剖

人体躯干通过肩胛骨、锁骨和肱骨周围肌肉的悬吊作用实现上肢功能。在上肢运动过程中，锁骨的主要作用是协助肩胛骨发挥肩关节的功能，使肩胛骨维持在最佳的位置，发挥如下功能：

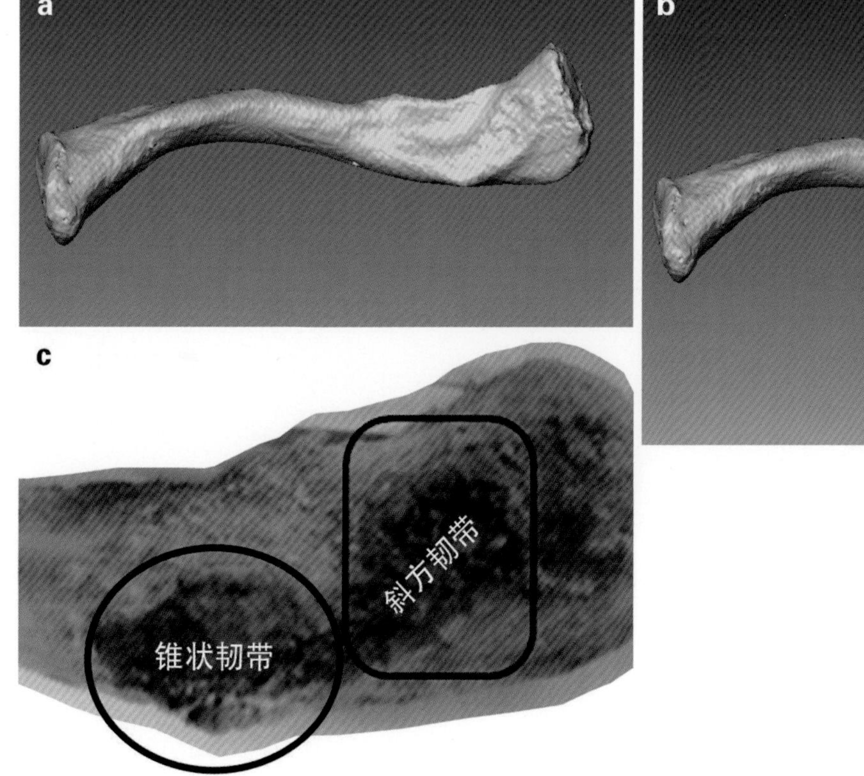

图 17.1　左侧锁骨（下面观）。(a) 锥状韧带和斜方韧带附着点；(b) 喙突的相对位置；(c) 尸体标本附着点位置

1. 形成一个支柱，维持盂肱关节和中轴骨之间的固定距离，支撑盂肱关节实现最佳活动度和力量；

2. 为肩部、颈部和胸部的肌肉提供刚性附着点；

3. 保护神经血管组织。

在横切面锁骨呈“斜 S”形（图 17.1）。外侧端前侧凹陷的屈率半径小于内侧端（4.1cm 和 9.7cm）。外侧端的横截面平直。锁骨外侧端向下凹陷的程度和曲率半径成反比关系。锁骨独特之处是没有髓腔。锁骨外侧端下表面的后缘有锥状结节和沿矢状面走行的菱形线，距锁骨外侧端的平均长度分别为 25mm 和 45mm。它们是喙锁韧带的锥状韧带和斜方韧带的附着点，而这些韧带止点的相对位置对其功能具有重要作用，包括对比它们在喙突的附着点，以及它们是如何连接的（图 17.2）。

虽然有 1% 的人有存在喙锁连接或喙锁关节，但是肩锁关节是锁骨和肩胛骨之间的唯一关节。尽管存在许多解剖变异，肩锁关节是一种滑膜包裹型平面微动关节（图 17.3）。锁骨远端前侧的椭圆形凸面由透明软骨覆盖，与肩峰前内侧较小的凹面相关节。成人肩锁关节的平均大小为 9mm × 19mm。关节线倾斜且略带弯曲，便于肩胛骨伸缩（图 17.4~ 图 17.7）。

1 型：双椭圆形关节（4%）。关节软骨盘（楔状）把关节腔完全分开，关节软骨盘周边附着于关节囊，两个关节面都是微凸的；

2 型：不完全的关节软骨盘把关节腔不完全分开（25%）。2a 型：锁骨关节面凸起，肩峰关节面平坦；2b 型：锁骨关节面平坦，肩峰关节面凸起，关节面不一致的地方由关节软骨盘填充代偿；

3 型：关节软骨盘缺失（71%）。3a 型：锁骨关节面凸起，肩峰关节面凹陷——椭圆关节；3b 型：锁骨关节面凹陷，肩峰关节面凸起；3c 型：两个关节面都是平的——平面关节。

纤维软骨盘像膝关节半月板一样可以弥补关节的不规

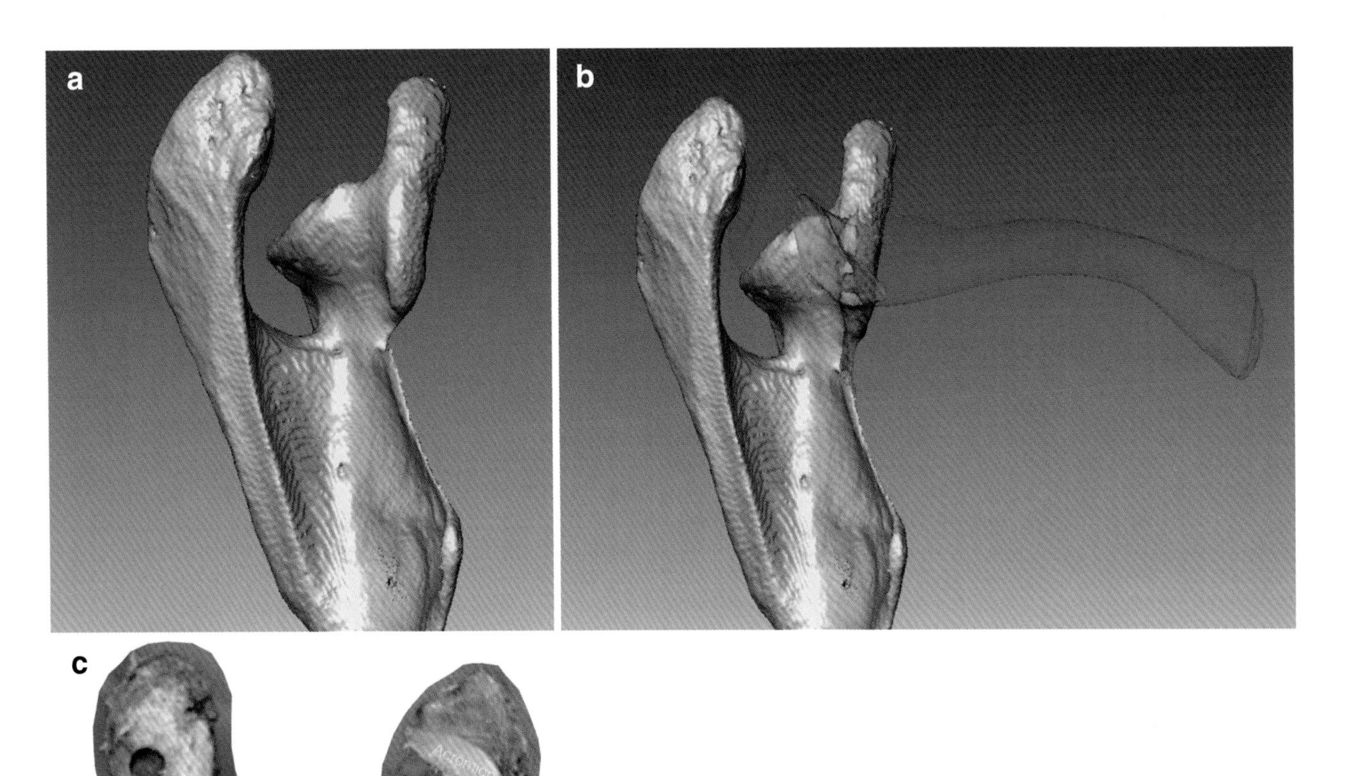

图 17.2　左侧肩胛骨与喙突（上面观）。(a) 锥状和和斜方韧带附着点；(b) 锁骨的相对位置；(c) 尸体标本附着点位置

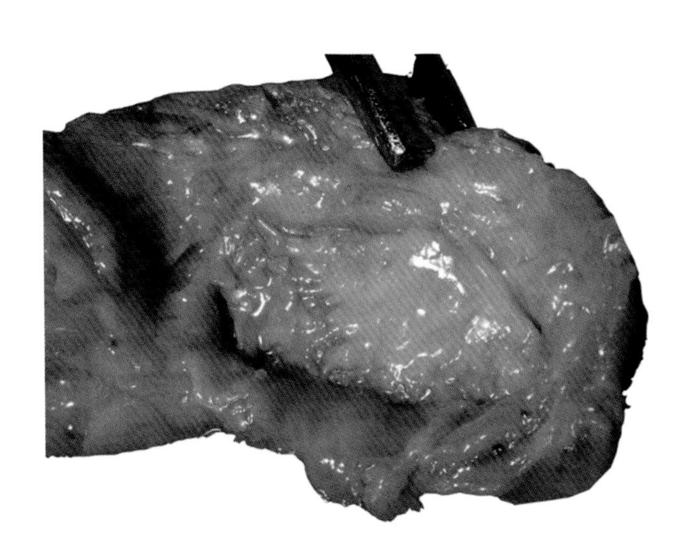

图 17.3　外侧锁骨关节（外侧观）。锁骨的外侧关节表明肩锁关节是滑膜平面动关节，由多种透明软骨覆盖

则对位，承担轴向负荷，具有缓冲的作用，但也有人认为它的这种功能微不足道。它是由 75% 的水、20% 的胶原（90% 为Ⅰ型）和 5% 的蛋白多糖、弹性蛋白和其他细胞组成。它的倾斜度存在多种变异，从几乎垂直到向下内侧成角最多 50°。关节内软骨盘的退化常见于 50 岁以上的患者，这一过程早在纤维组织与肩锁下韧带（ACL）在肩峰止点处融合时就已经开始。从肩峰关节面内侧到喙肩韧带起点（平均距离 3.5mm）的微小距离增加了喙肩韧带靠近肩峰前下表面关节囊止点处的应力，而这一结构可能会在锁骨远端切除术或肩峰共面成形术中因疏忽而被切除。在肩锁关节上方，斜方肌会和肩锁后上韧带融合。

Barber 等对需要切除肩锁关节下方关节囊和韧带的患者进行研究后发现，在进行肩峰共面成形术或肩锁关节部

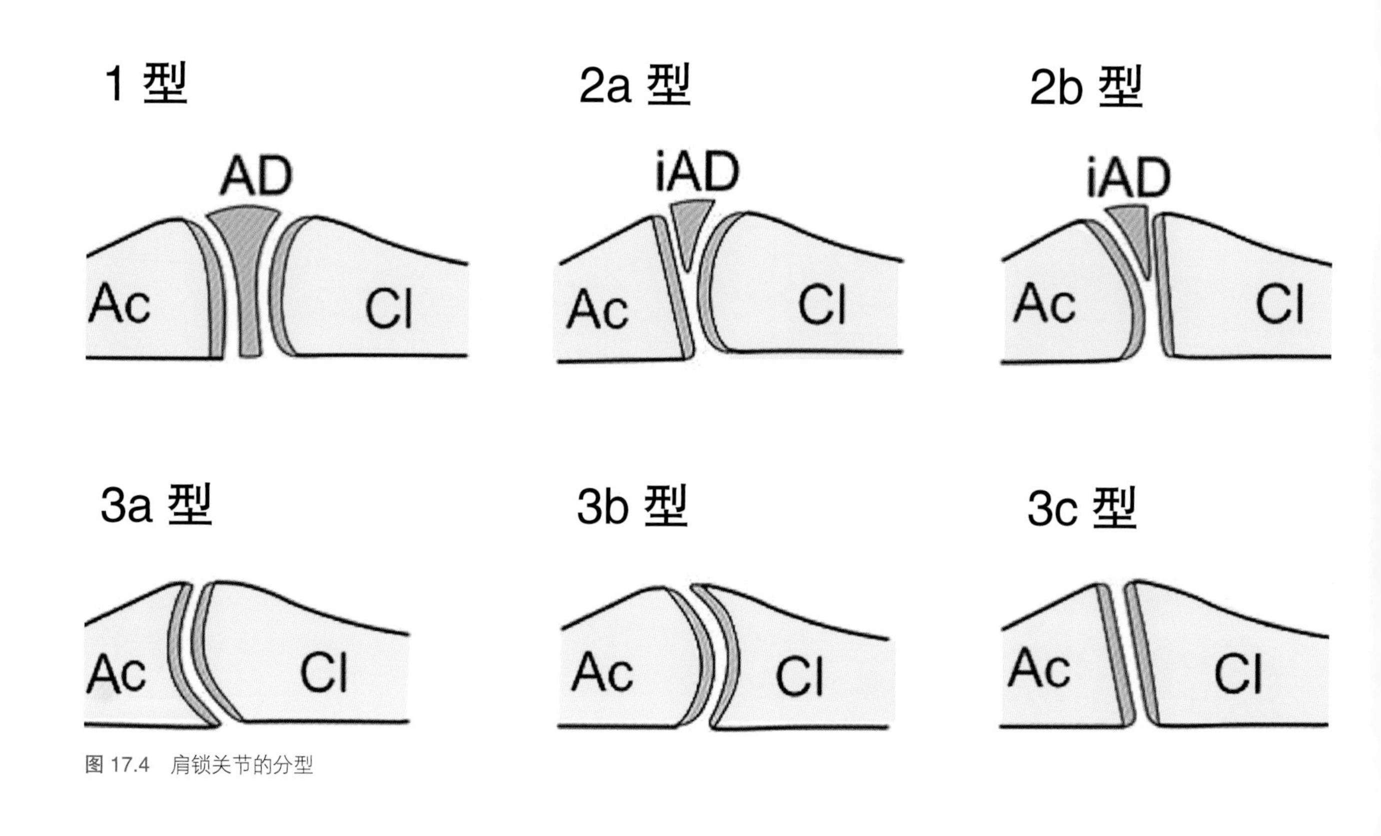

图 17.4 肩锁关节的分型

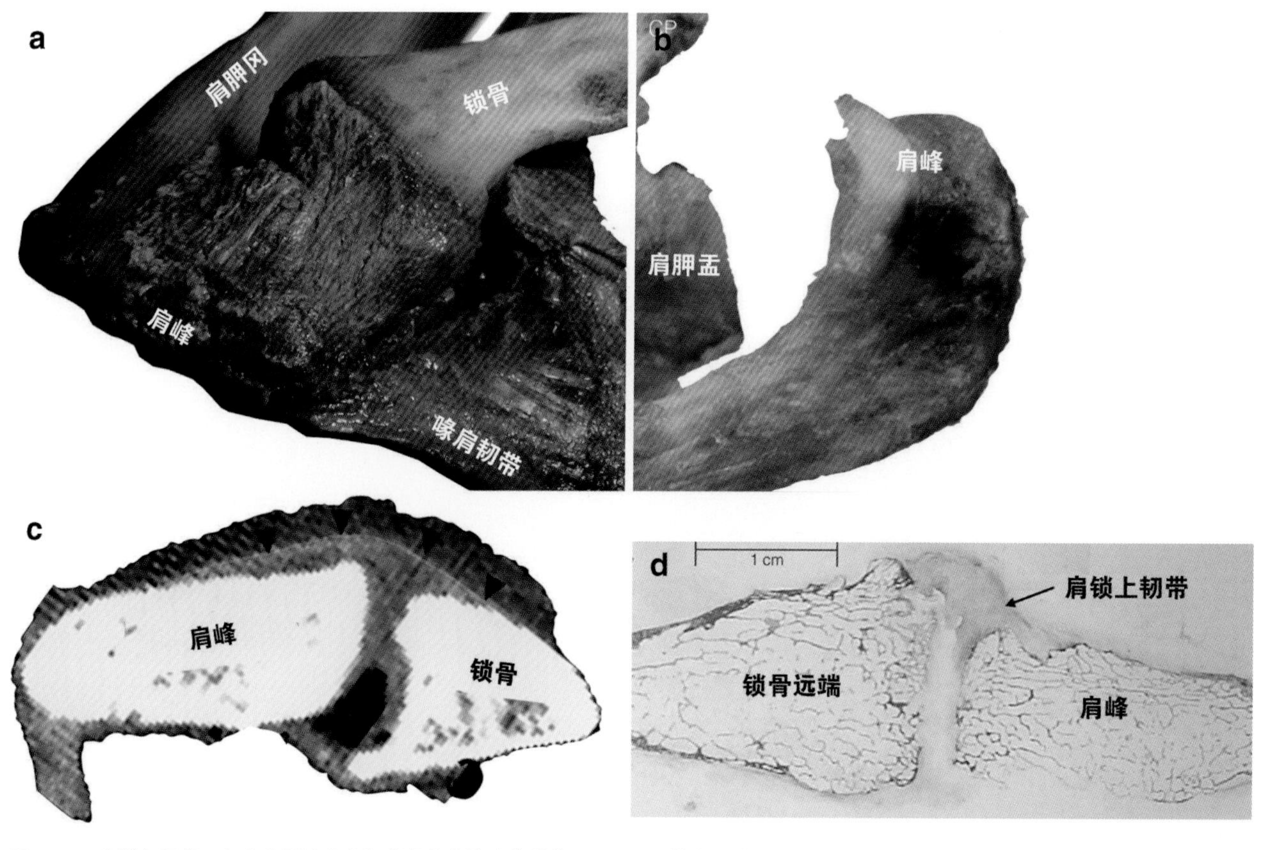

图 17.5 肩锁上韧带。上方肩锁关节囊韧带紧靠肩锁关节附着。(a)上关节囊尸体标本;(b)尸体标本肩锁上韧带附着点;(c)CT 检查;(d)组织学图像

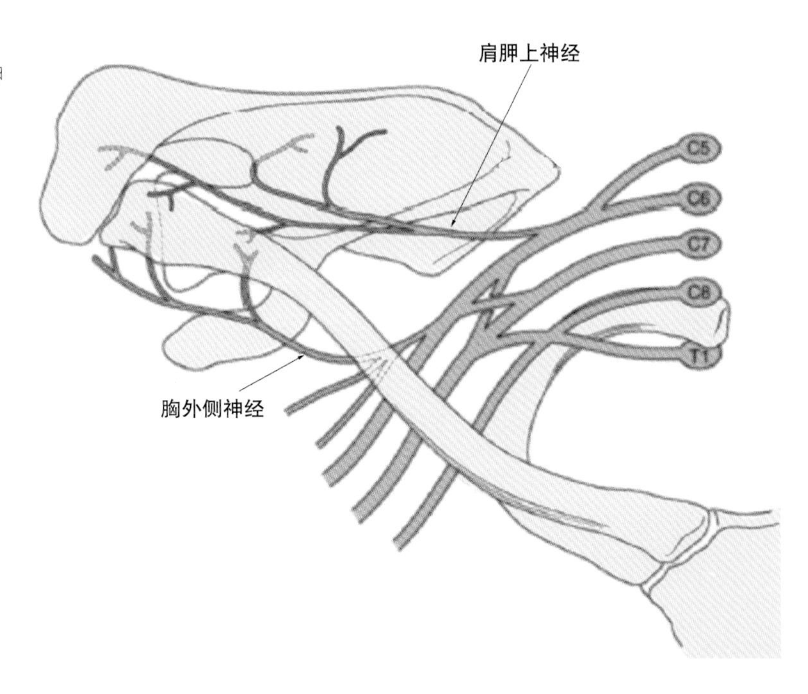

图 17.6　肩锁关节的神经支配。肩锁关节是由肩胛上神经、腋神经和胸外侧神经支配

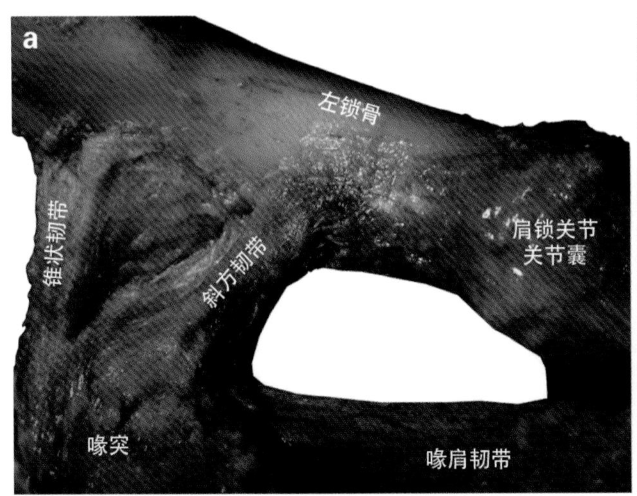

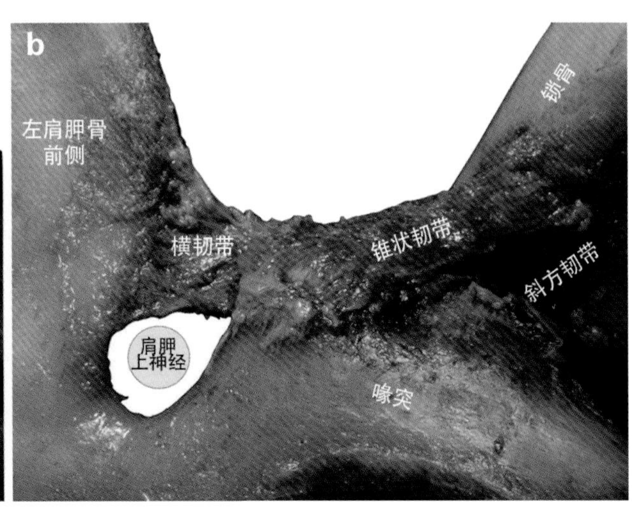

图 17.7　喙锁韧带大体解剖。(a) 前面观；(b) 前内侧观　CP. 喙突；TL. 横韧带；SSN. 肩胛上神经；CAL. 喙肩韧带

分切除术（58 例）或锁骨远端切除术（23 例）后，没有造成长期的不稳定。这说明保留肩锁关节上部和后部结构对关节的稳定性非常重要。

CT 三维重建显示肩锁关节附近的骨形态及大小具有明显差异。肩锁关节与锁骨干在轴状面的夹角平均值为 51°，在冠状面的夹角平均值为 12°。因此，锁骨远端切除术应该重视这些角度，并且注重每个肩锁关节的独特形态，在不损伤肩锁关节囊和肩锁韧带的情况下行对称截骨。他们建议在这种基于解剖基础的切除术中，总共切除 5~7mm（包括肩峰和锁骨远端切除）就足以达到缓解症状的目的，并且相比更大范围的切除，其临床效果更为可靠。

肩锁关节外部的喙锁韧带（CCL）（锥状和斜方韧带）是肩锁关节手术中重要的结构。这些韧带的功能并不是抵御创伤性移位，而是控制和引导肩锁关节的运动，并通过肩锁关节囊、肩锁韧带和三角肌、斜方肌和喙肱肌等动态稳定结构之间复杂的相互作用提供稳定性。研究表明喙锁韧带的强度比肩锁韧带大3倍以上。只有当远锁骨远端完整时，肩锁关节才能承担挤压应力。

喙锁韧带负责从锁骨下表面悬吊肩胛骨和上肢。它们较为强壮，走行更加垂直。它们起自喙突上表面，胸小肌附着点后方。喙锁韧带的平均长度是19.4mm。锥状韧带和斜方韧带在功能和解剖学上都是完全不同的，中间由一个滑囊隔开。锥状韧带较厚，呈三角形，位于后内侧，有几乎垂直的粗短纤维，止于离关节线约30mm的位置（女性28.9mm，男性33.5mm）（图17.8）。斜方韧带宽且薄，呈四边形，位于前外侧，止点位于锁骨外侧弧中段，斜方韧带嵴距离肩锁关节线约16mm（女性16.1mm，男16.7mm）。喙锁间隙的垂直高度为1.1~1.3cm。喙锁韧带能够增强肩锁关节的稳定性，并且协调肩胛骨与锁骨的同步旋转和肩胛骨与肱骨的同步运动。

韧带附着机制增加了肩胛骨的外旋。肱骨抬高时，肩胛骨旋转使取喙突向下移位，这种机制增加了喙锁韧带的张力，进一步作用于锁骨外侧弯曲部，从而使锁骨沿长轴方向旋转。喙锁韧带的这种曲柄样现象和锁骨的“S”形结构不会限制上肢的外展。

肩锁关节主要的前后稳定性（抵抗90%的肩胛骨相对于锁骨向前移位的力量）和牵拉力（抵抗91%的牵拉力量）是由肩锁韧带提供的。喙锁韧带提供了大部分垂直方向的稳定性（肩胛骨下移抵抗力的77%）。锥状韧带主要对抗向前和向上的应力，而斜方韧带则主要对抗向后的应力，斜方韧带对抗约75%的肩锁关节挤压应力。

两条韧带的走向导致它们作用的不同。在负荷过程中，每条韧带的张力受到耦合运动的影响。当需要更大幅度的活动时，软组织应力重新分配。

文献支持的观点是：肩锁关节囊的主要作用是维持关节的正常接触和限制前后方向（水平）的运动，喙锁韧带的主要作用是限制上下（垂直）方向的运动。

Fukuda等将“韧带对位移的限制作用”进行量化。在对韧带切除的选择性研究中他们发现，位移较小时，肩锁韧带在限制锁骨后移（89%）和上移（68%）中起主要作用。位移较大时，锥状韧带是限制锁骨上移（62%）的主要结构。无论位移大小，斜方韧带都是对抗肩锁关节挤压应力的主要结构，因此肩锁关节的后向应力主要由斜方韧带对抗。肩锁韧带限制小位移，喙锁韧带限制大位移。Lee和他的同事进一步确定，在完整的肩锁关节中，斜方韧带主要限制锁骨远端后移。

当手臂在外展过程中上举时，锥状韧带张力的增加使锁骨向后方轴向旋转50°。这种机制使关节盂能够继续抬高，增加了手臂上举的幅度。当锁骨的旋转受到限制时，上肢主动外展仅能达到120°。肩锁关节在上肢外展时的主要作用是：外展100°以后，在胸锁韧带限制胸锁关节运动时，使肩胛骨能够继续外旋。

在功能上，肩锁关节的两个主要运动是：在肩关节屈伸时的滑移运动；在上肢外展时为适应肩胛骨和肱骨之间关系的变化而发生的升降运动。胸锁关节和肩锁关节在肩关节复合体的运动中各自发挥着重要的作用。

关节的动态稳定是由三角肌前束、斜方肌、前锯肌和与喙突相连的肌肉共同完成。它们辅助支撑上肢的重力和维持肩锁关节的稳定。肩关节周围的其他肌肉也对肩锁关节有重要作用。

17.5 运动和限制力

肩锁关节的运动包括在垂直、前后和水平轴的滑动和旋转。当手臂上举时，肩胛骨逐渐向上、向外旋转，并向后倾斜。

Rockwood等称，在前屈及外展到180°时肩锁关节有5°~8°的运动。但也有研究表明，当手臂充分前屈过头时，锁骨旋转40°~50°。这种运动是与肩胛骨的旋转共同完成的，而不是通过肩锁关节。这种在外展和前屈过程中，锁骨上旋和肩胛骨下旋的同步运动被Codman描述为肩胛锁骨的同步旋转。这种运动是在喙锁韧带的协调下完成的。

锁骨随着上肢的活动而活动：在额状面抬高或降低，矢状面伸长或缩回，横切面沿长轴前后旋转。在上肢上举时，锁骨旋转40°~50°并与肩胛骨运动同步进行。而肩锁关节实际运动只有5°~8°。在上肢高负重状态时，静态的肩锁韧带限制锁骨向上和向后移动。在上肢低负重状态时，肩锁韧带仍然限制锁骨后移，而锥状韧带则主要限制斜方韧带的上移，是主要的挤压限制力。当手臂上举超

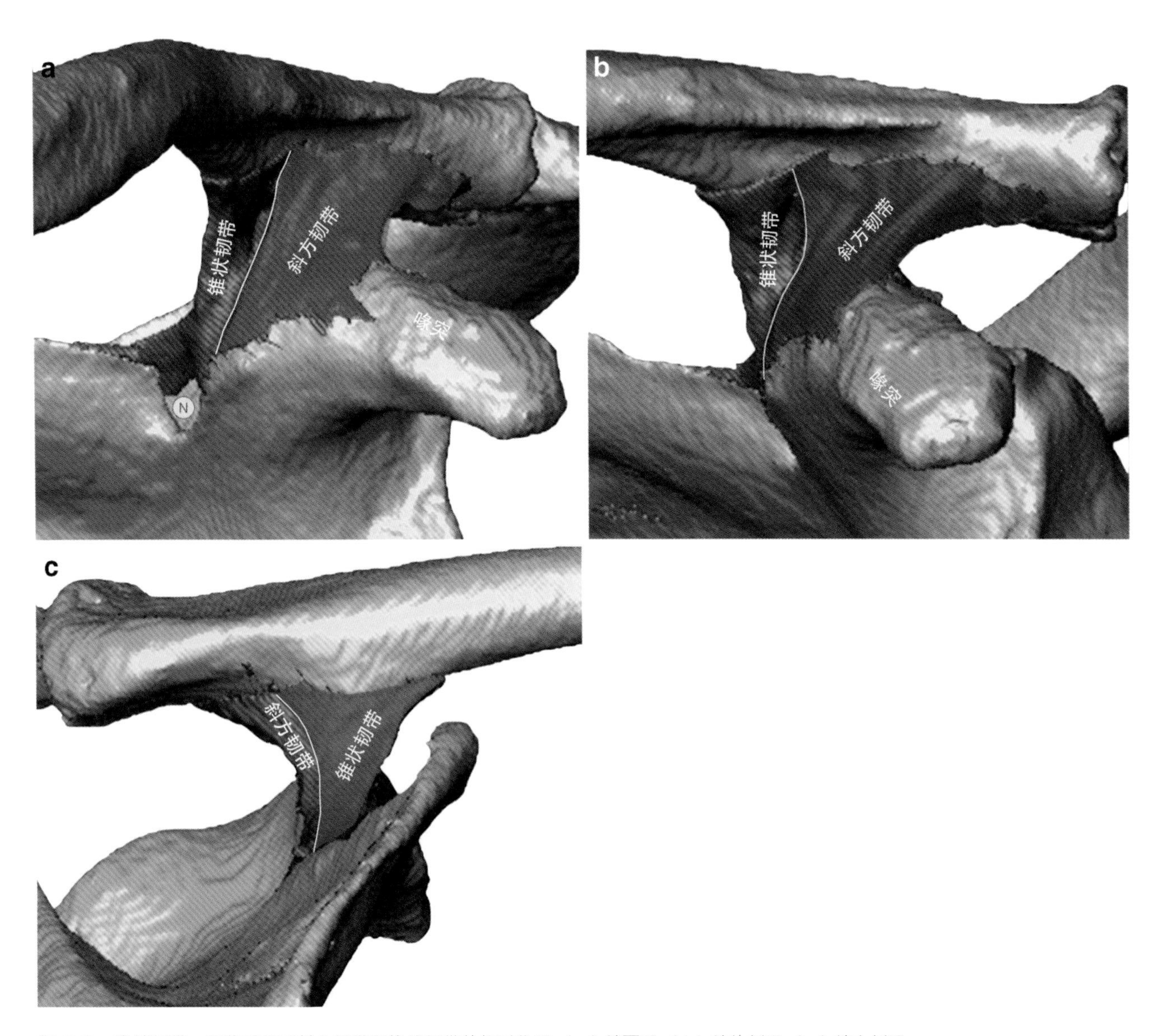

图 17.8　喙锁韧带。图像呈现了斜方韧带和锥状韧带的相对位置：(a) 前面观；(b) 前外侧观；(c) 前内侧观

过 90° 时，喙锁韧带需要在肩肱节律的作用下维持肩锁关节的稳定，因此喙锁韧带的应力增加。当外伤或锁骨远端切除过多导致锁骨缩短超过 8mm 时，肩锁关节的活动度增大，应力也会相应增加，进而导致运动功能障碍和（或）疼痛。

肩锁韧带和喙锁韧带的复杂结构限制着肩锁关节的运动。对志愿者肩关节开放式 MRI 的三维运动进行分析后发现：锁骨肩峰端轴向前旋的幅度随外展角度的增加而增加，呈线性关系，在外展极限位置时其平均旋转可达 30° （图 17.8~ 图 17.10）。他们还发现，前后旋转的幅度是上下旋转的 3 倍。

在肩关节复合体的主动运动中，肩锁关节和胸锁关节的潜在运动范围超过了实际的运动。目前的数据表明，准确的展示这一阶段性的三维运动较为困难。上肢上举过程中，锁骨可上抬 30° 左右，在上举 180° 时达到最大值。在上举运动的前 40° ，锁骨向前旋转约 10° 。而在接下来 90° 的上举过程中，锁骨不会继续旋转。但是在上举运动的终末端，锁骨仍然会有 15° ~20° 的向前旋转。上肢在前屈运动时，锁骨的运动模式与外展相同。

锁骨的轴向旋转是肩关节运动的一个重要而基本的特

图 17.9　喙肩韧带的应力分布。(a) 中立位；(b) 肩胛骨向前牵引；(C) 肩胛骨向后牵引

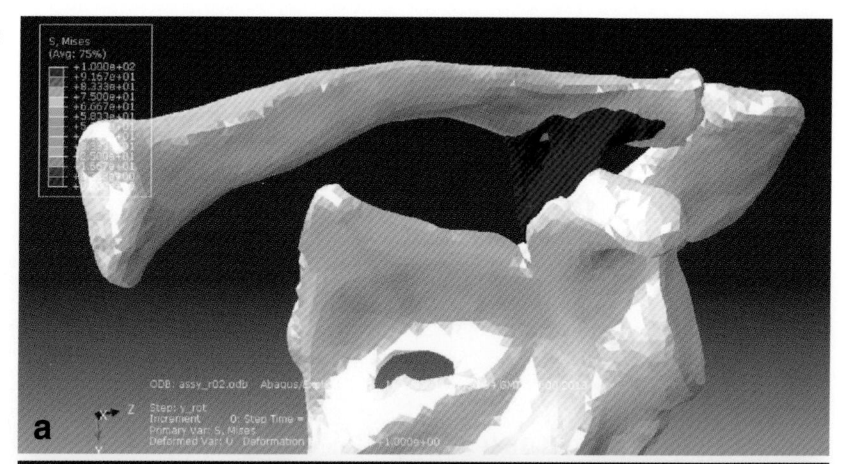

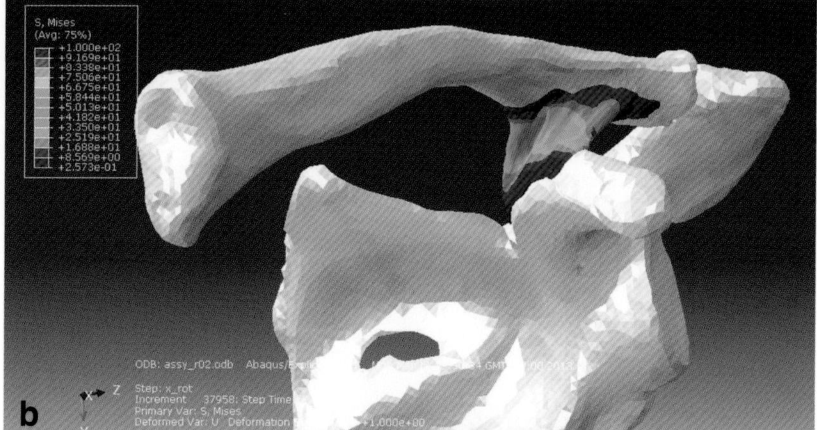

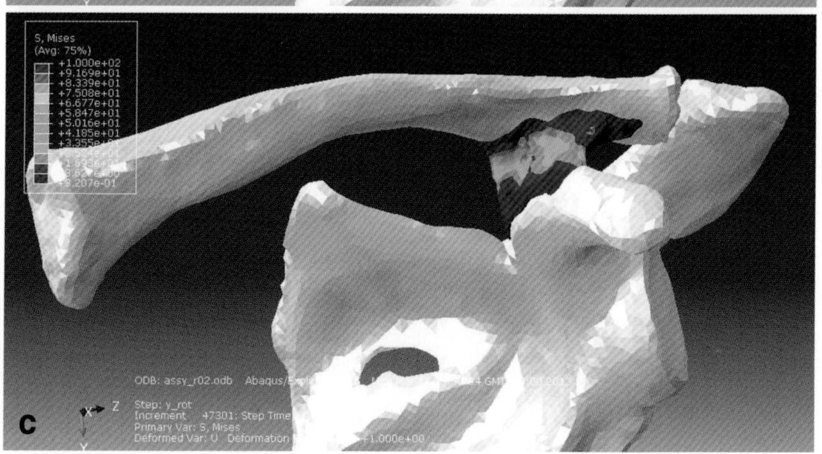

图 17.10　锁骨旋转。在锁骨抬高 30° 时，喙锁韧带限制了运动，并且被锥状韧带牵拉引起的向后（向外）旋转所取代。红色箭头：锥状韧带向下的牵拉力

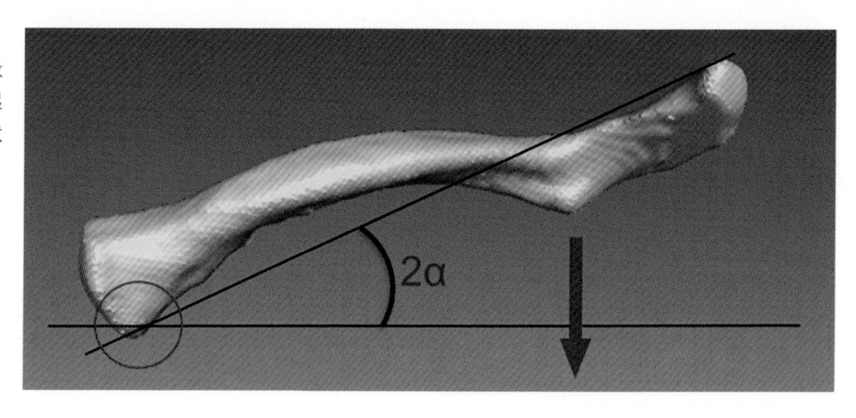

征，尤其是上肢的上举运动。如果锁骨无法旋转，上肢只能上举 110° 。当上肢上举约 90° 时，锁骨开始上旋，并逐步以线性的方式增加。在完全上举时，锁骨大约有 40° 的上旋。Sahara 等报道称肩锁关节有 35° 的轴向旋转。用螺钉将锁骨固定在喙突或者因异位骨化而发生关节强直，对上肢上举的影响很小。因此，肩锁关节活动的丧失是可以耐受的。

锁骨远端切除术使锁骨存在后向负荷时后移增加了约 30%；当存在前向负荷时，相比于完整的肩关节，锁骨远端切除术使喙锁韧带的张力增加了 3 倍。因此，要充分重视锁骨远端切除术对肩锁关节运动和稳定的影响。

17.6 临床意义

肩锁关节是肩关节上方悬吊复合体（SSSC）的 6 个组成部分之一，虽然其中一个部分的损伤并不能影响稳定性，但若有两个或两个以上部分受到损伤则需要手术修复或重建。

肩锁关节作为锁骨与肩胛骨的连接对它们的运动至关重要，因此肩胛骨运动障碍与肩锁关节损伤有关。由于肩锁关节在解剖学和生物力学上的特殊性，关节软骨因应力较高而容易产生骨关节炎改变。

在前后向负荷时，完整的喙锁韧带不能弥补肩锁关节囊功能的丧失，这在Ⅱ型（或更大）的肩锁关节损伤中更为典型。文献明确指出，肩锁关节的运动具有重要的临床意义。肩锁关节融合或喙锁螺钉固定术后，肩关节在外展位仍能实现全范围的前屈，这会导致远期肩锁关节移位和植入物失败。

在锁骨远端切除术中，切除大于 10mm 的肩锁韧带的损伤和喙锁韧带的损伤。

文献记载了超过 60 种不同的肩锁关节损伤手术方式。缺乏对肩锁关节囊、肩锁韧带和喙锁韧带相互之间复杂关系的了解，是导致治疗方法存在较大差异的一个可能的原因。针对肩锁关节外伤后导致的不稳定而进行的锁骨远端切除术联合喙锁韧带重建，可能会增加术后肩锁关节后方不稳定的风险。

参考文献

[1] Fealy S, Rodeo SA, Ficado DF, et al. The developmentalanatomy of the neonatal glenohumeral joint.J Shoulder Elbow Surg. 2000;9:217–222.

[2] Ten AJ, Barrio Asensio C, Puerta Fonolla J, et al.Arthroscopic study of the shoulder joint in fetuses.Arthroscopy. 2005;21:1114–1119.

[3] Rockwood CA. The shoulder. Philadelphia: SaundersElsevier; 2008.

[4] Moseley HF. The clavicle: its anatomy and function.Clin Orthop. 1968;58:17–27.

[5] O'Brien S, Arnoczsky S, Warren R, et al. Developmentalanatomy of the shoulder and anatomy of the glenohumeraljoint. In: Rockwood C, Matsen F, editors. Theshoulder. Philadelphia: WB Saunders; 1990. p. 1–33.

[6] Rosse C, Gaddum-Rosse P, Hollinshead WH. Hollinshead'stextbook of anatomy. 5th ed. Philadelphia: Lippincott-Raven; 1997.

[7] Lewis OJ. The coracoclavicular joint. J Anat. 1959;93:296–303.

[8] Tyurina TV. Age related characteristics of humanacromioclavicular joint. Arkh Anat Gistol Embriol.1985;89:75–81.

[9] Mall NA, Foley E, Chalmers PN, Cole BJ, RomeoAA, Bach Jr BR. Degenerative joint disease of theacromioclavicular joint: a review. Am J Sports Med.2013;41(11):2684–2692.

[10] DePalama AF. Surgical anatomy of sternoclavicularand acromioclavicular joint. Surg Clin North Am.1963;43:1541–1550.

[11] Jobe CM. Anatomy and surgical approaches. In: JobeF, editor. Operative techniques in upper extremitysports medicine. St. Louis: Mosby; 1996. p. 124–160.

[12] Emura K, Arakawa T, Miki A, Terashima T. Anatomicalobservations of the human acromioclavicular joint. ClinAnat. 2014;27(7):1046–1052.

[13] Stine IA, Thomas Vangsness Jr C. Analysis of thecapsule and ligament insertions about the acromioclavicularjoint: a Cadaveric Study. Arthroscopy JArthrosc Relat Surg. 2009;25(9):968–974.

[14] Sellards R. Anatomy and biomechanics of the acromioclavicularjoint. Oper Tech Sports Med. 2004;12(1):2–5.

[15] Barber FA. Long-term results of acromioclavicularjoint coplaning. Arthroscopy. 2006;22:125–129.

[16] Nourissat G, Henon A, Debet-Mejean A, et al. Threedimensionalcomputed tomographic scan of the externalthird of the clavicle. Arthroscopy. 2007;23:29–33.

[17] Harris RI, Wallace AL, Harper GD, et al. Structuralproperties of the intact and the reconstructed corococlavicularligament complex. Am J Sports Med.2000;28:103–108.

[18] Fukuda K, Craig EV, An KN, et al. Biomechanicalstudy of the ligamentous system of the acromioclavicularjoint. J Bone Joint Surg Am. 1986;68:343–440.

[19] Debski RE, Parsons IM, Fenwick J, et al. Ligamentmechanics during three degree of freedom motion athe acromioclavicular joint. Ann Biomed Eng. 2000;28:612–618.

[20] Debski RE, Parsons IM, Woo SL, et al. Effect of capsularinjury on acromioclavicular joint mechanics.J Bone Joint Surg Am. 2003;83:1344–1351.

[21] Dawson PA, Adamson GJ, Pink MM, Kornswiet M,Lin S, Shankwiler JA, Lee TQ. Relative contributionof acromioclavicular joint capsule and coracoclavicularligaments to acromioclavicular stability. J ShoulderElbow Surg. 2009;18:237–244.

[22] Lee KW, Debski RE, Chen CH, et al. Functional evaluationof the ligaments at the acromioclavicular jointduring anteroposterior and superoinferior translation.Am J Sports Med. 1997;25:858–862.

[23] Peat M. Functional anatomy of the shoulder complex.Phys Ther. 1986;66:1855–1865.

[24] Sahara W, Sugamoto K, Murai M, Tanaka H,Yoshikawa H. 3D kinematic analysis of the acromio-clavicular joint during arm abduction using verticallyopen MRI. J Orthop Res. 2006;24:1823–1831.

[25] Teece RM, Lunden JB, Lloyd AS, Kaiser AP,Cieminski CJ, Ludewig PM. Three-dimensionalacromioclavicular joint motions during elevation ofthe arm. J Orthop Sports Phys Ther. 2008;38:181–190.

[26] McClure PW, Michener LA, Sennett BJ, KardunaAR. Direct 3-dimensional measurement of scapularkinematics during dynamic movements in vivo.J Shoulder Elbow Surg. 2001;10:269–277.

[27] Bourne DA, Choo ATM, Regan WD, Maclntyre DL,Oxland TR. Three-dimensional rotation of the scapuladuring functional movements: an in vivo study inhealthy volunteers. J Shoulder Elbow Surg. 2007;16:150–162.

[28] Ludewig PM, Phadke V, Braman JP, Hassett DR,Cieminski CJ, LaPrade RF. Motion of the shouldercomplex during multiplanar humeral elevation.J Bone Joint Surg Am. 2009;91:378–389.

[29] Rockwood CJ, Williams G, Young D. Disorders of theacromioclavicular joint. In: Rockwood CJ, Matsen F,editors. The shoulder, vol. 1. Philadelphia: Saunders;1998. p. 483–553.

[30] Kibler WB, Sciascia A, Dome D. AC Joint Injuries,ISAKOS Newsletter 2010;14(2):28–30,

[31] Laumann U. Kinesiology of the shoulder joint. In:Koelbel R, Helbig B, Blauth W, editors. Shoulderreplacement. Berlin: Springer; 1987. p. 23–31.

[32] Inman VT, Saunders JR, Abbott LC. Observations onthe function of the shoulder joint. J Bone Joint Surg.1994;26:1–30.

[33] Corteen DP, Teitge RA. Stabilisation of the clavicleafter distal resection: a biomechanical study. Am JSports Med. 2005;33:61–67.

第 18 章　肩锁关节不稳定的病理解剖学

Joideep Phadnis, Gregory I. Bain, Klaus Bak

18.1　简介

说到肩锁关节的不稳定性，在公元前 460 年，Hippocrates 有句名言："这个损伤不会导致任何障碍，无论大小"，虽说一旦脱位，将锁骨复位到原来位置是不可能的。几个世纪过去了，肩锁关节的不稳定仍然是骨科最具争议的论题之一，在病理解剖学、生物力学和治疗方法方面都处于持续争论中。本章旨在运用相关历史、当代以及新概念，为读者提供关于肩锁关节不稳定病理解剖的综述。

18.2　肩锁关节不稳定的生物力学

完整的肩锁关节运动发生在 3 个平面：前后、上下和轴向旋转。因关节本身缺乏稳定性，其稳定性主要依赖于喙锁韧带、肩锁韧带和关节囊以及三角斜方肌筋膜。锥状韧带和斜方韧带在锁骨上的止点不同，提示它们彼此有不同的生物力学作用（图 18.1）。这些结构的解剖详见第 17 章。

肩锁关节以及维持其稳定的韧带形成了肩关节上方悬吊复合体的一部分（图 18.2）。这是骨和韧带环维持肩关节稳定的概念。应用这一模型，本章的作者认为肩锁关节稳定韧带的断裂导致上肢与中轴骨分开，好比悬吊环有两

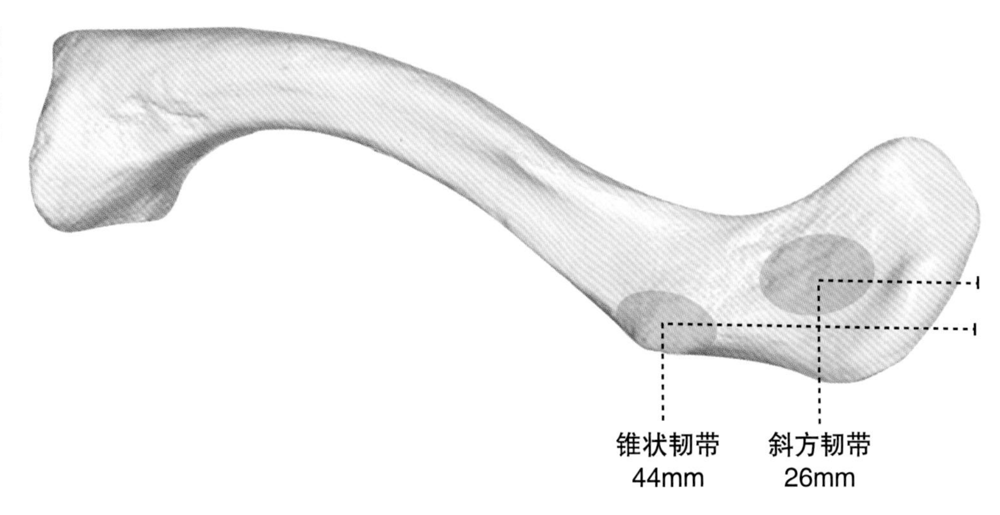

图 18.1　锥状韧带和斜方韧带的锁骨止点。可见锥状韧带位于锁骨最后面，弧形的尖端。这些解剖止点可被用作隧道定位

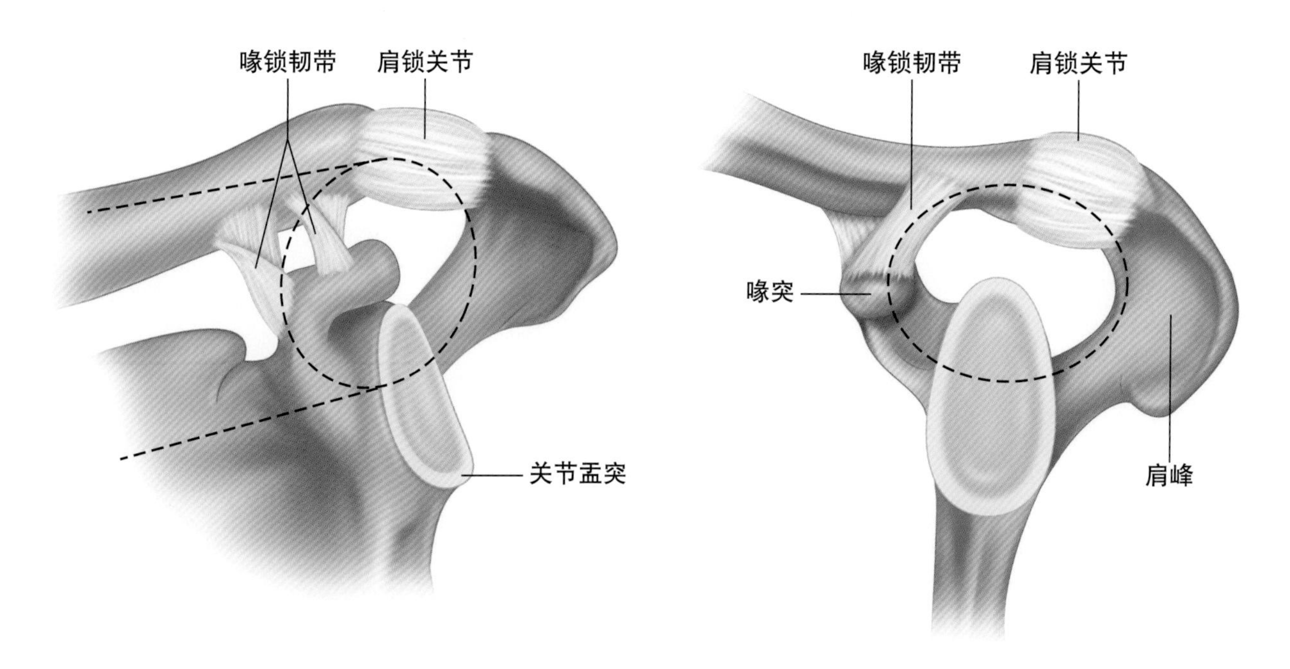

图 18.2 肩关节上方悬吊复合体解释了肩锁关节完全分离后上肢从中轴骨分离的原因

处发生断裂。这种断裂具有生物力学意义，因为当进行投掷或举重运动时，肩锁关节负责转输下肢和中轴骨的动力链所积蓄的力量。因此，肩锁关节的损伤会断开这一协调载荷链，并改变所需动作的运动机制、力量和效能。

Fukuda 进行了一系列的韧带切片研究，发现每条韧带对锁骨都有特定的限制模式。肩锁韧带限制锁骨向后移位，锥状韧带限制向上移位和向前移位，斜方韧带限制锁骨向外侧移位。其他研究者证实了这一观点。由于这些稳定结构的缺失，肩锁关节不稳定会导致严重的功能障碍，可引起肩胛骨向内、向下和向前移位。

18.3 肩锁关节不稳定的影像学

18.3.1 X 线片

诊断和量化肩锁关节损伤的投照位置为 Zanca 位（向头侧倾斜 10°~15° 的前后位片）和腋位 X 线片，可用于诊断锁骨向后移位。约一半的 X 线穿透盂肱关节能实现肩锁关节的最佳显露。另外一种有用的投照方式是 Stryker Notch 位 X 线片，患者在仰卧位，上肢屈曲将手放置于头部，射线向头侧呈 10° 投照。此相位片显示喙突侧面，在肩锁关节脱位且喙突和锁骨间存在一定距离时，可考虑这一投照体位以排除喙突骨折。

18.3.2 应力位 X 线片

应力位 X 线片可以检查肩锁关节上下、前后（AP）和内外侧的不稳定。

通过手腕负重的 AP 应力位 X 线片既可以了解肩锁关节不稳定的程度，还可以区分三角斜方肌筋膜完整的脱位和不完整的脱位。然而应力位 X 线片并不常用，一方面由于操作不便，另一方面是如果患者因为疼痛而无法放松肩关节，肩锁关节不稳定的程度会被掩盖。侧方应力位 X 线片是“肩胛骨 Y 位”片，患者向前耸肩突出锁骨的后上移位。相比静力位片，这一投照方法对理解损伤的病理解剖帮助不大。Carl Basamania 最近提出了内侧应力位 X

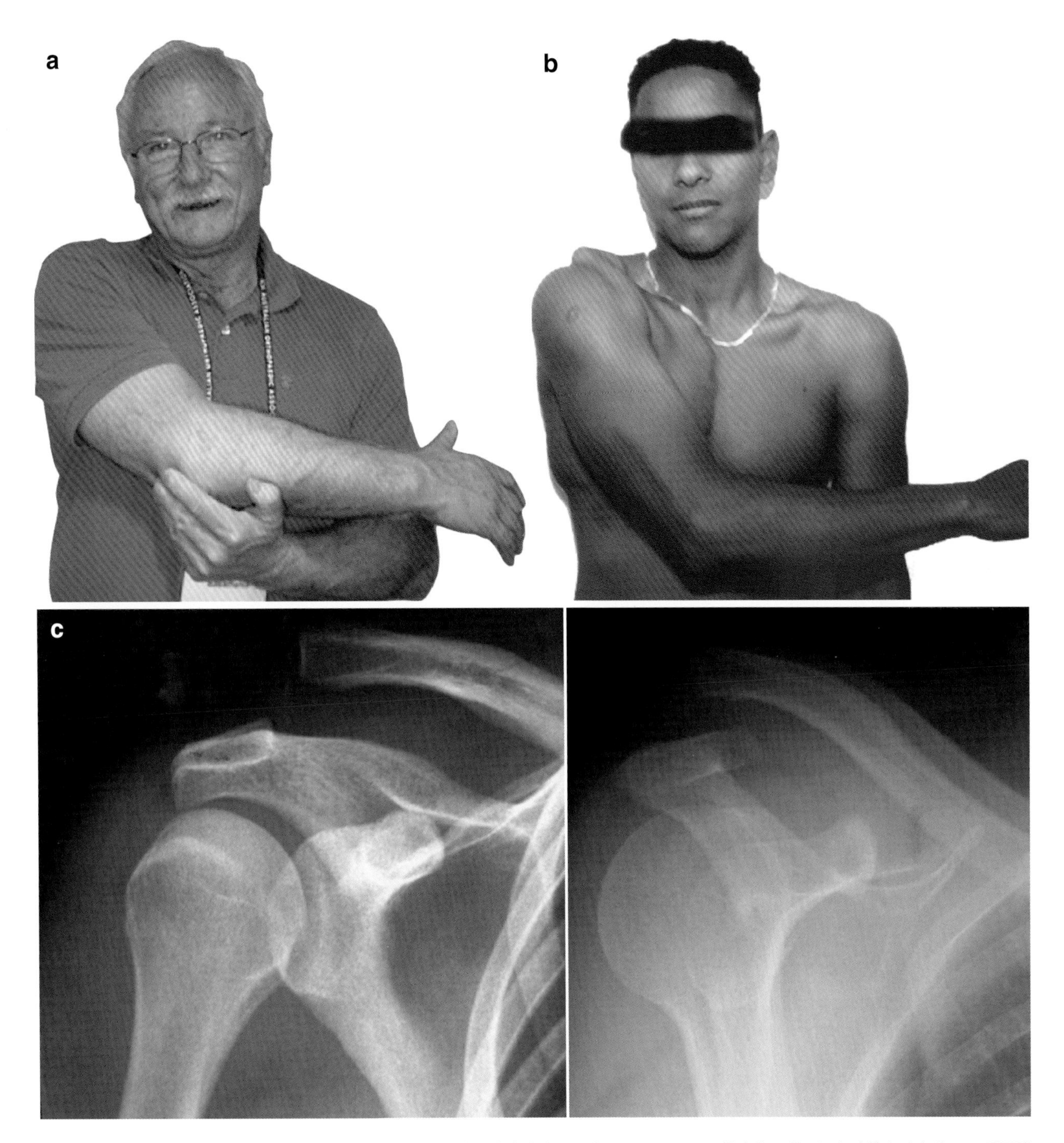

图 18.3 （a~c）上肢交臂内收激发试验。(a) 上肢交臂内收激发试验在这里由 Carl Basamania 描述和示范；(b) 随着上肢内收，可看到锁骨的外侧和上方明显凸起；(c) X 线片显示在这个 Rockwood 5 型肩锁关节脱位中，肩胛骨已经向内侧移位

线片，这一体位要求内收交臂，当肩胛骨从外侧锁骨下方经过时，提示肩胛骨内侧不稳定（图 18.3）。从病理解剖的观点来看此投照方法很重要，因为慢性锁骨远端不稳定性是肩胛骨运动障碍、疼痛和功能障碍的原因之一。

18.3.3　MRI 检查

MRI 可显示与肩锁关节不稳定相关的病理解剖结构，尤其是使用特定的肩锁关节 MRI 检查，虽然水肿和充血可能会增加阅片难度。此外，肩锁关节不稳定是一个动态的过程，通过 MRI 检查并不明显。也有证据表明，MRI 对于关节不稳定性的表现与 X 线结果或目前使用的分类系统并不一致。根据我们的经验，MRI 和手术中观察到的一系列韧带损伤和现有的分类系统是不一致的。

18.3.4 CT 四维检查

CT 技术的进步已实现实时捕捉骨骼的运动。我们已应用这种技术评估锁骨外侧的不稳定，尤其是在术后。毫无疑问，这将有益于运动学研究和肩锁关节不稳定的评估。

18.4 肩锁关节不稳定的病理解剖和分类

Cadenat 首次提出一系列软组织损伤可以导致渐进性肩锁关节不稳定这一概念。Tossy 等研发了 3 度分类法，1884 年 Rockwood 将这种方法进行扩展，将肩锁关节全脱位进一步区分为亚型。这是现今应用最广泛的分类系统。这些分类系统基于临床经验、影像学和尸体解剖，但不包括活体评估或新一代影像学评估手段。基于受损 AC 关节应力位 X 线片和术中发现，Bannister 发明了另外一种分类系统，基于应力位 X 线片和对受伤的肩锁关节进行手术时的术中观察所见。A 型脱位已经复位，B 型脱位保持在原位不变，C 型脱位加剧。C 型也可定义为喙锁移位大于 2cm。他们在手术时记录韧带损伤，并发现他们所研究的 21 例患者均存在喙锁韧带断裂。三角斜方肌筋膜在 B 型脱位中有时会撕裂，但在 C 型脱位中有时会保持完整。这项研究突出了术中观察结果和预测所存在的差异。

Horn 表示在他研究的 9 例患者中，肩锁韧带、喙锁韧带和三角斜方肌筋膜均有撕裂。他发现，一些三角肌止点的损伤隐藏在完整的筋膜下方。他们还报道，肩锁关节软骨盘总是从锁骨撕脱，且至少有一部分仍附着于肩峰。这项研究是在分类系统产生之前，因此锁骨移位程度在 X 线上的表现是未知的。基于丰富的个人经验和对尸体的解剖，Copeland 重新强调了系列损伤的概念。虽然没有数据支撑，他认为损伤先从肩锁上韧带开始，再到肩锁下韧带和锁骨下方的骨膜剥离，进而导致了喙锁韧带的中部撕裂，最后发展为三角斜方肌损伤。他还表示，软骨盘始终附着于肩峰。

Lizaur 报道了他关于 46 例肩锁关节全脱位的手术发现。他们发现所有患者的肩锁韧带和关节囊均发生撕裂，其中有 38 例软骨盘从锁骨撕脱，40 例喙锁韧带撕裂，43 例三角斜方肌筋膜撕裂。有完好的喙锁韧带的患者均有三角斜方肌筋膜撕裂，反之亦然。

所有这些研究都将喙锁韧带视为一个整体结构；然而，它们其实是独立的解剖结构，具有不同的生物力学功能，因而不应被视为一个整体。此外，现有的分类系统并非基于最新的影像学技术或活体研究，因此建立对损伤的病理解剖学认识是很有必要的。

18.5 肩锁关节不稳定的最新病理解剖

最近，国际关节镜 – 膝关节外科 – 骨科运动医学学会（ISAKOS）达成共识，需更新肩锁关节不稳定的分类系统。ISAKOS 出具的一份共识报道中提议，将 Rockwood 3 度细分成 3a（稳定）、3b（不稳定），而这种区分首要是基于功能而非解剖。3b 损伤是指经过一段时间的非手术治疗后仍具有持续疼痛和功能障碍。Carl Basamania 横臂位 X 线片是确诊更大程度不稳定性的一种方法。

作者的观点

为了更好地了解肩锁关节损伤的病理解剖，现在我们前瞻性的评估影像学的先进特征并结合急性（<4 周）肩锁关节损伤的活体术中发现。到目前为止，MRI 已经证实在所有的 2 度损伤中，喙锁韧带都是完好无损的（图 18.4）。这些患者都没有进行手术治疗。在 Rockwood 3 度损伤中，MRI 显示喙锁韧带信号有变化，但无法充分地显示每条韧带的细节。对于通过手术治疗肩锁关节不稳定的患者，我们发现所有患者的斜方韧带均从喙突撕脱（图 18.5）。在 9 例 3 度患者中，有 8 例的锥状韧带是完整的，但往往已被拉长（图 18.6）。在 5 度损伤中，锥状韧带通常从锁骨撕裂。锥状韧带近端的撕裂通常仍保持与锁骨下

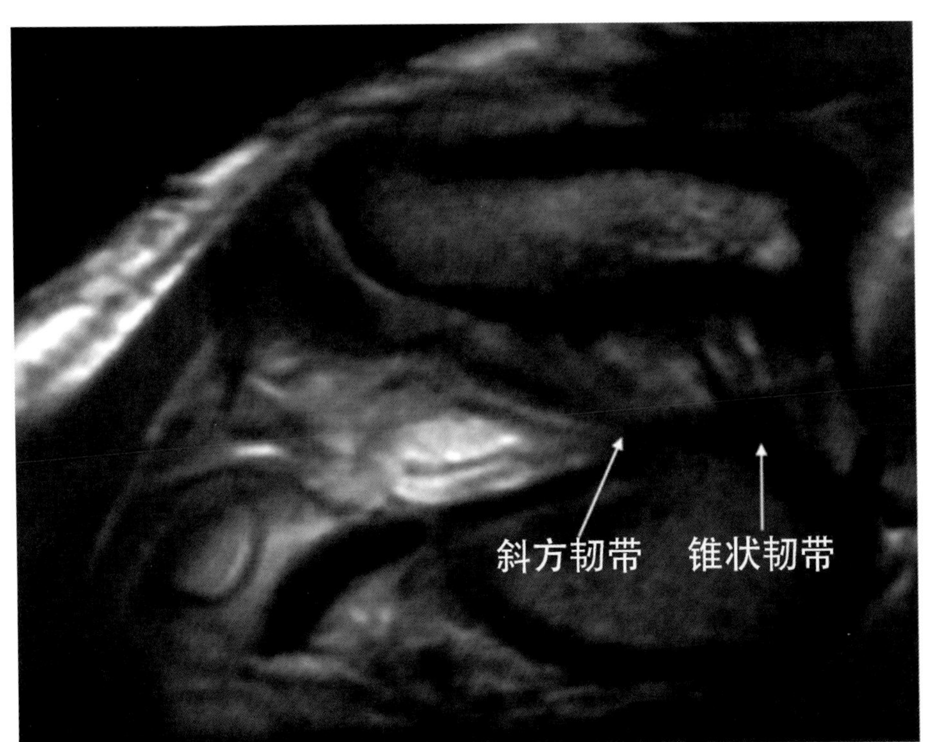

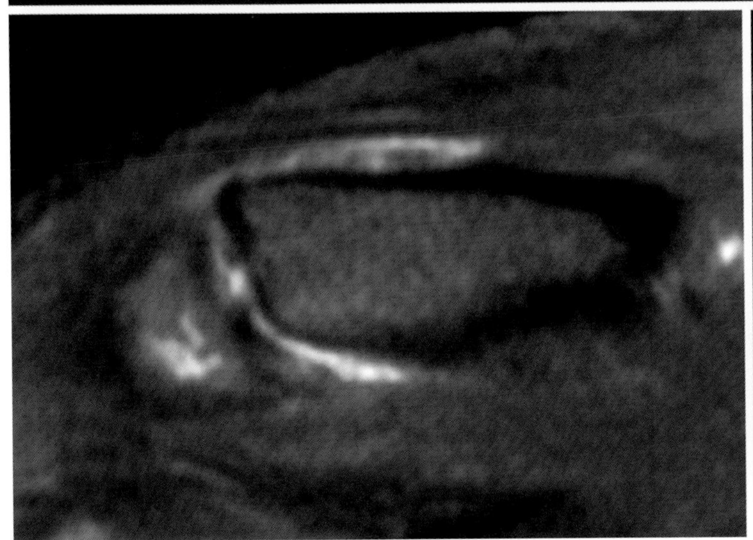

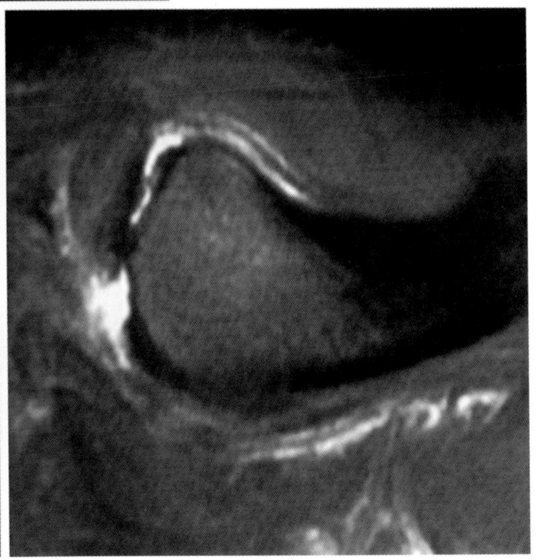

图 18.4　Rockwood 2 度肩锁关节损伤的 MRI T2 加权像扫描，显示喙锁韧带完整，但肩锁韧带周围高信号，且锁骨远端没有向后移位

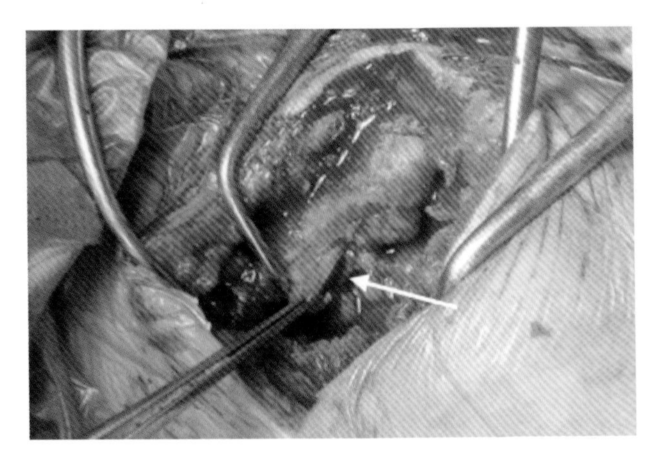

图 18.5　白色箭头所指为斜方韧带自喙突撕裂——这是一个较为典型的发现

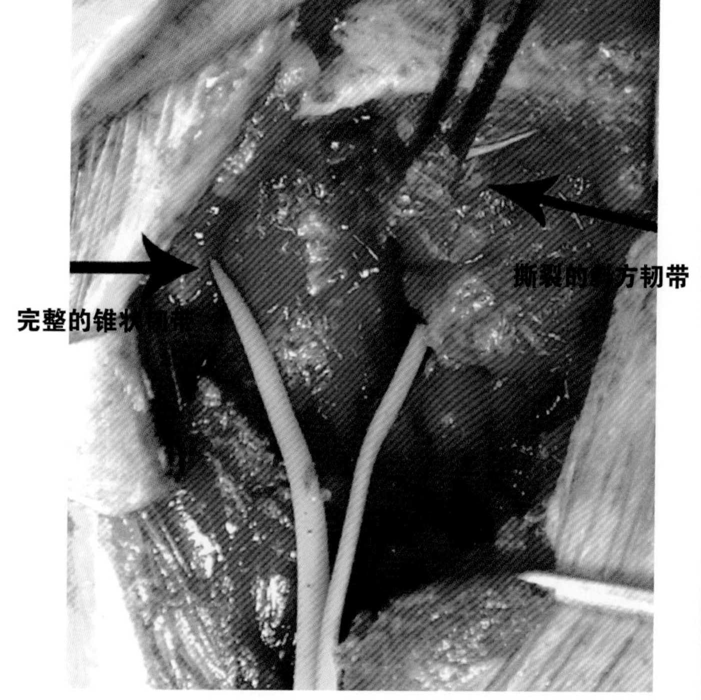

图 18.6 肩锁关节 3 度脱位，通过血管带可辨别锥状韧带是完整的。钳子牵开的是自喙突撕裂的斜方韧带

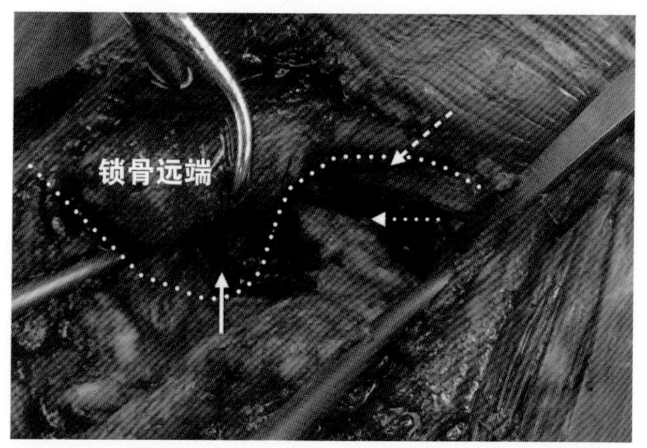

图 18.7 肩锁关节 5 度脱位。虚线代表累及周边的损伤，实线白色箭头显示斜方韧带从喙突撕脱，点状箭头显示锥状韧带从锁骨撕脱，虚线箭头显示锁骨下方骨膜向内侧剥脱

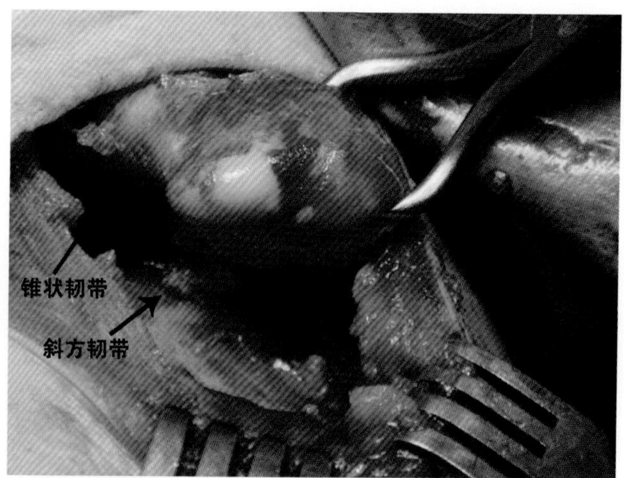

图 18.8 裸露的锁骨远端，肩锁关节软骨盘附着于肩峰

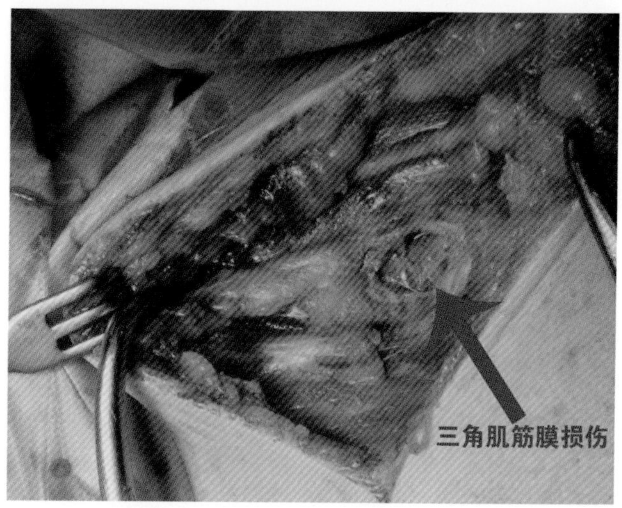

图 18.9 三角斜方肌筋膜的扣眼状损伤

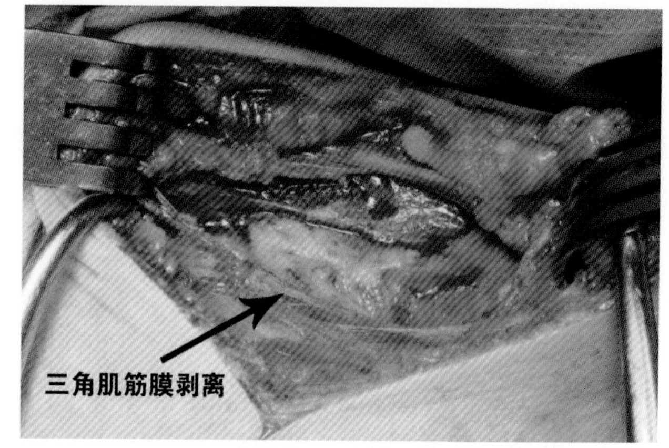

图 18.10 隐藏的骨膜剥脱。三角斜方肌浅层筋膜是完整的

表面骨膜的连接，骨膜的内侧发生剥离。图 18.7 显示了一个 5 度脱位的典型损伤模式。在所有病例中，肩锁上韧带从锁骨撕脱，关节软骨盘附着在肩峰上，远端锁骨呈现为裸露状态（图 18.8）。在三角斜方肌筋膜中经常有一个扣眼状损伤（图 18.9），而在 3 度损伤中并没有；锁骨深面有骨膜剥脱（图 18.10）。

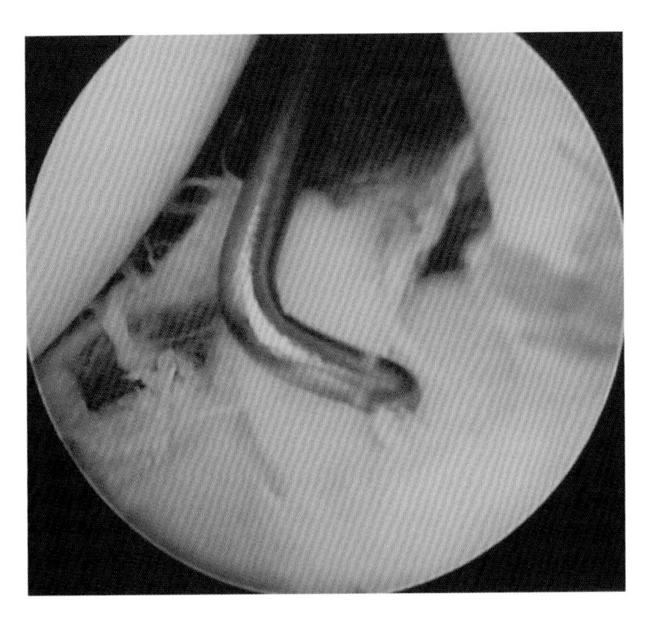

图 18.11　肩锁关节 3 度脱位患者的盂肱关节镜下观，可见并发上盂唇撕裂，这是一个常见的合并损伤

这些研究证明，随着可预见的稳定结构的相继损伤，肩锁关节的不稳定逐渐加重。在同时进行的关节镜检查中，我们还发现有较大概率的上盂唇撕裂（图 18.11）。Imhoff 也提到了这一点，他发现在他们的队列研究中有 14% 的病例合并 SLAP 损伤，而合并其他关节内病变的概率较低。解释这一现象的原因可能与损伤机制有关，因为患者在摔倒时通常是肩关节触地，肩胛骨内移引起肩锁关节的损伤。在这一机制中，肱骨头内移使盂唇受到轴向负荷损伤。或者，也有可能是患者本身有盂唇损伤，在上肢过头的运动中发生了不同的损伤机制，这还需要进一步研究。

我们强烈认为，喙锁韧带应单独考虑；包括肩锁韧带在内，每一条韧带都对肩锁关节的稳定性起着独特的作用。这种现象在其他关节也很明显，如肘关节，内侧和外侧副韧带的每一个组成部分提供了特定的限制力。在肩锁关节损伤中，韧带以一种可以预测的顺序相继发生损伤，这是因为一条韧带的损伤会导致肩锁关节活动度超过生理范围，从而进一步将损伤的平面和幅度传导至其他的韧带。它们就像多米诺骨牌一样相继发生损伤，因为它们无法承受越来越集中的应力。第一个被破坏的结构是肩锁关节韧带和关节囊，其中最重要的是其肩锁上韧带和肩锁后韧带结构。肩胛骨从中轴骨分离并向内侧移位，锁骨外旋导致斜方韧带的拉力达到峰值。继而斜方韧带因张力过大而从喙突断裂。喙锁距离增加，锁骨远端完全向上移位，虽然整体移位不大，因为位于后方的锥状韧带在锁骨外旋时因应力增加而被拉长（图 18.12）。这种对锁骨远端位移的制约在 X 线片上表现明显，这表明在 Rockwood 3 度分离中，锁骨外侧的位移程度始终是相同的。

基于我们的病理解剖学发现，我们建议改变对 Rockwood 分类系统的释义，将 3 度损伤定义为受限但完全的上方移位，因为锥状韧带依然完整。

18.6　肩锁关节不稳定的等效损伤

肩锁关节周围有很多损伤模式，称为“肩锁关节不稳定的等效损伤”（与孟氏等效损伤的概念相似）。这种损伤并不常见，但很具挑战性。我们在学习肩锁关节不稳定的处理方法时所学到的内容，对等效损伤的处理也有帮助。

18.6.1　锁骨远端骨折

锁骨远端骨折是一种常见的损伤，与单纯肩锁不稳定的病理解剖相似，一些学者已对其进行了分类。我们认为，最适当的分类方法是 Craig 对 Neer 分类系统进行的修正改良。他描述了与喙锁韧带相关的骨折变化类型，其中 2A 型是骨折延伸至喙锁韧带内侧，斜方韧带和锥状韧带附着于外侧骨块。2A 型骨折往往会发生类似于 Rockwood 5 型肩锁关节脱位的较大移位。在 2B 型骨折中，应力在喙锁韧带间传导，导致锁骨骨折。据 Craig 研究，在这一损伤中锥状韧带也会撕裂，但是斜方韧带仍附着在远端骨块。我们对此仍不确定，因为相对于 2A 损伤，2B 损伤中锁骨移位并不明显，并且通常来说当骨骼任何一处骨折，韧带附着都会受到影响。我们认为锁骨之所以没有发生明显移位的原因是在 3 型肩锁关节脱位中锥状韧带是完整的（图 18.13、图 18.14）。锁骨远端固定的原则同固定肩锁关节相似，重点是通过骨折复位和使用适当的植入物进行固定来恢复韧带的解剖位置。对有症状的慢性移位的锁骨远端骨折，手术中应该对韧带进行重建，以便与用于骨性固

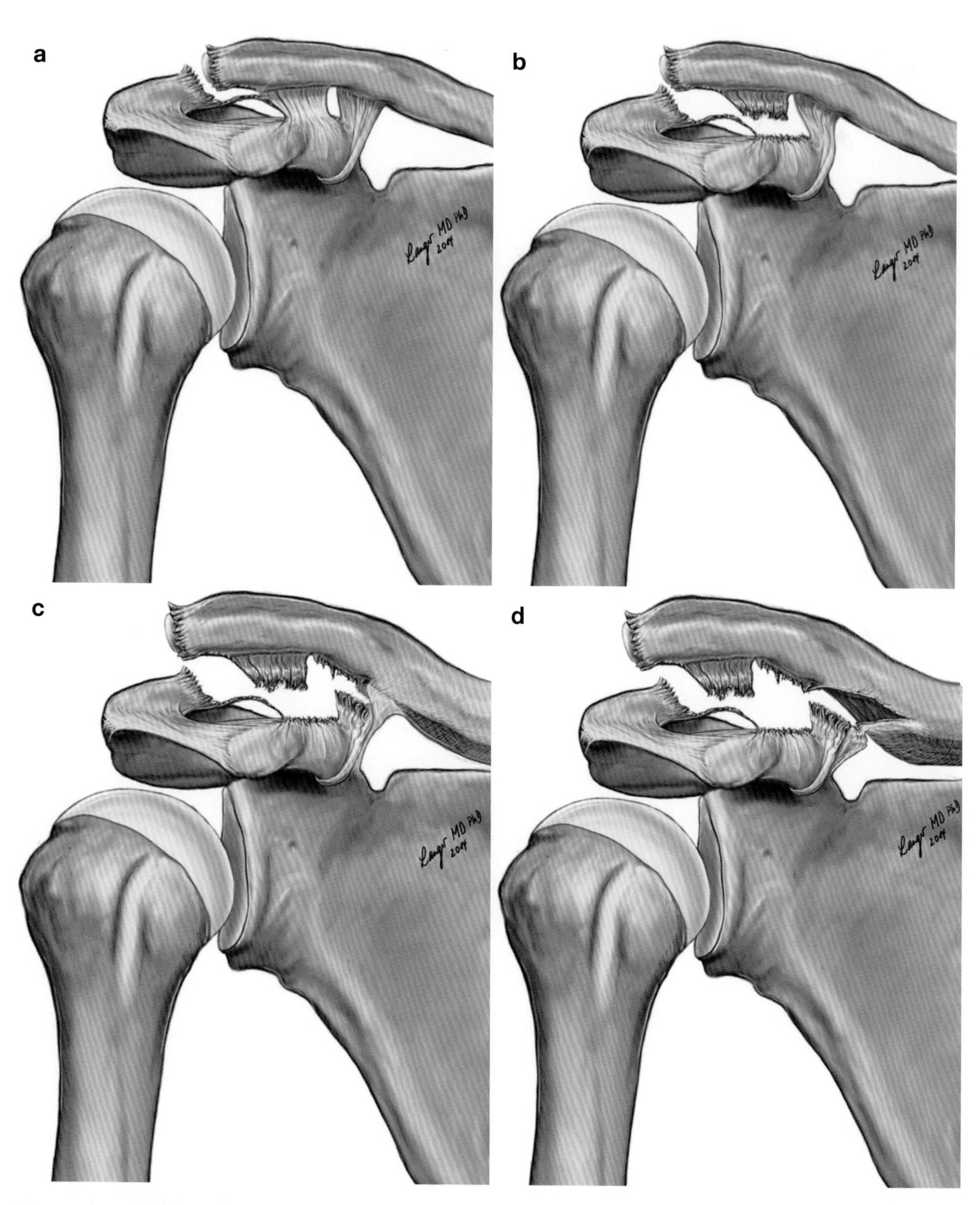

图 18.12 （a~d）作者改进后的关于渐进式肩锁关节不稳定和肩胛骨内移的模式与分类。(a)阶段 1：肩锁韧带和关节囊损伤；(b)阶段 2：斜方韧带喙突端损伤；(c)阶段 3：锥状韧带锁骨端损伤；(d)阶段 4：锁骨内侧下表面骨膜剥脱

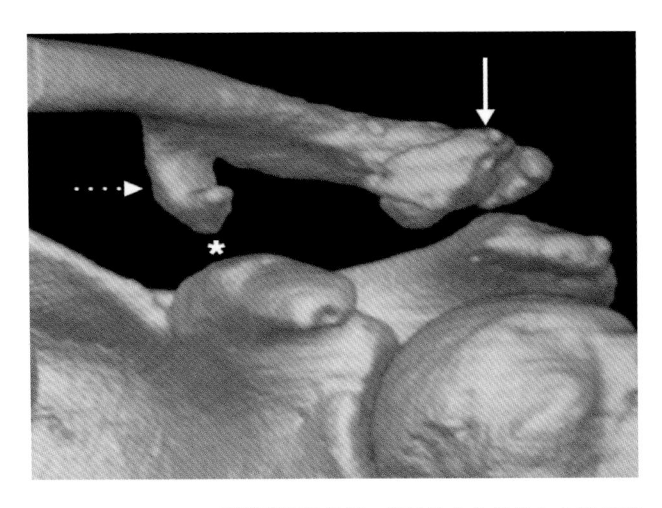

图 18.13 Craig 2B 型锁骨远端骨折。普遍认为传导发生在锥状韧带和斜方韧带之间

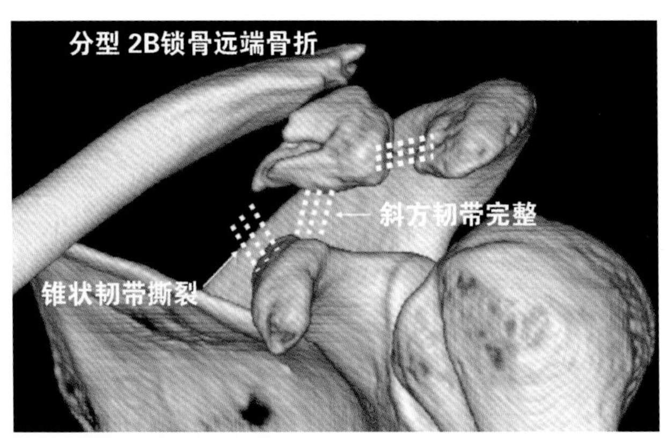

图 18.14 CT 检查显示非手术治疗的 Craig 2B 型锁骨远端骨折（白色实线箭头）。因锥状韧带从锁骨撕脱而剥脱的骨膜袖套（虚线箭头）已发生骨化，星号表示锥状韧带在喙突的附着点

定的植入物共同分担负荷。

18.6.2 喙突骨折

喙突骨折在成人和儿童中均较为少见。前后位 X 线片的特征性表现是明显的肩锁关节脱位，但喙锁间距并没有增大。通过腋位或 Stryker Notch 位 X 线片或 CT 可明确诊断。喙锁韧带断裂导致肩锁关节脱位和喙突骨折的这种“三重”损伤更为罕见。大多数损伤并没有进行手术治疗，所以韧带损伤的程度并不清楚。移位程度很可能与喙突骨折的程度有关。如果骨折位于喙突肘弯部的远端，喙锁韧带可免于损伤，这也是多数喙突骨折没有造成喙锁分离的原因。如果骨折位于喙突肘弯部的近端或同时伴有韧带断裂，则可发生喙突骨折和喙锁分离。喙突基底部骨折可延伸至关节盂导致盂肱关节关节内骨折。喙突骨折的原因尚不清楚，可能是由于联合腱强力收缩导致的撕脱，或由于肩锁关节下脱位撞击喙突导致骨折，这不同于 Rockwood 6 型脱位中肩锁关节下脱位后卡在喙突下缘的情况。

这些损伤的修复具有挑战性，因为喙突不稳定时很难稳定肩锁关节。钩板也许是最合适的，在复位肩锁关节的同时间接地对喙突进行了复位，从而省略对喙突及其周围结构进行固定的操作。

18.6.3 儿童损伤

锁骨有内侧和外侧次级骨化中心。内侧骨骺是人体中最晚发生骨化的，在 20~25 岁时闭合，远端（外侧）骨骺骨化发生在青少年晚期。在儿童中，真正的肩锁关节脱位较少见，多数为假性脱位（Pseudo-dislocation）。锁骨远端移位通常表现为远端骨骺的 Salter Harris 1 或 2 型骨折。在 Salter Harris 2 型骨折中，通常在 X 线片中可看到 Thurston Holland 骨折块。Dameron 和 Rockwood 对儿童锁骨远端骨折的分类与 Rockwood 对成人肩锁关节分类的模式相同。这一分类系统的病理解剖要点是 3、4、5 型损伤均有完整的喙锁韧带。韧带仍附着于下方较厚的骨膜袖套，但上方的骨膜袖套发生断裂，导致锁骨远端向后向上移位。虽然这些损伤中的绝大多数可采用非手术治疗，少数情况下可考虑手术治疗，手术修复应重点重建锁骨周围的骨膜袖套从而恢复锁骨的稳定。

18.6.4 医源性不稳定

关节镜下或切开行肩锁关节切除术是治疗肩锁关节炎的常见手术。Renfree 在尸体研究中对喙锁韧带和肩锁韧带的解剖位置进行了描述。无论男性或女性，切除

11mm 均不会损伤斜方韧带，但是女性切除仅 5.2mm（男性 7.6mm）便会危及肩锁上韧带。保守起见可切除锁骨仅 5mm，从肩峰常规切除 5mm 以消除后方撞击的风险。有小部分患者尽管术中已经进行了充分的锁骨外侧切除，术后仍有持续性疼痛。检查时发现，疼痛的原因可能是肩锁后上韧带功能不全导致的前后向不稳定。这也许与过分切除有关，但实际上可能是这样的情况，一些患者因为微小的不稳定才进展为肩锁关节炎，而这可能与肩锁关节的形态有关。在这些患者中，锁骨远端切除术将前后向不稳定的问题暴露出来，使情况恶化。这种不稳定较为细微，临床上很难诊断。在这种情况下，我们发现 CT 四维检查是一项有用的辅助检查。患者在执行一系列预先设定的肩关节外展、内收和投掷等运动的过程中，CT 四维检查对其进行动态扫描，进而生成一个 CT 三维影像，用来评估此种情况下锁骨远端的动态撞击。在医源性肩锁关节不稳定性的治疗方面，我们通过单纯重建肩锁关节韧带的方法取得了一些成功。

18.7 急性损伤修复的原则

修复的目标是恢复和维持骨性解剖结构，使撕裂的韧带稳定结构能够愈合。成功的关键取决于初始的固定方式，固定方式应足以承受循环负荷直至韧带愈合。建议手术中直接修复喙锁韧带；然而我们的经验是，这些韧带不会的中间部分不会断裂，所以应将韧带进行直接固定。肩锁韧带、肩锁关节囊和三角斜方肌筋膜应仔细修复，以重建包绕锁骨外侧的软组织。

18.8 慢性损伤重建的原则

慢性损伤重建是利用生物或人工合成材料进行解剖或非解剖重建，目标是重建骨和韧带的解剖结构以恢复正常的肩胛胸壁运动，从而恢复功能和减轻疼痛。主流的修复技术是 Weaver Dunn 术式及其改良，它的成功率高达 80%，但仍有它的缺点。首先，它是非解剖重建，目标是防止锁骨上移，而不是恢复正常的运动学。相比其他生物重建方式，这种术式在较低的载荷下即可导致失败，并且切除了喙肩韧带，而喙肩韧带是防止肱骨头前上移位的重要结构。我们认为，理想重建的标准是解剖和生物重建。Mazzoca 推广的 ACCR 重建术在使用界面螺钉时可承受更高的载荷。我们对这项技术进行了改进，用纽扣钢板联合界面螺钉的方式将两股半腱肌移植物固定于喙突。我们认为这种方法能够更精确地重建喙锁韧带在喙突的解剖止点。移植物环状包绕喙突是一种常见的技术，使移植物的

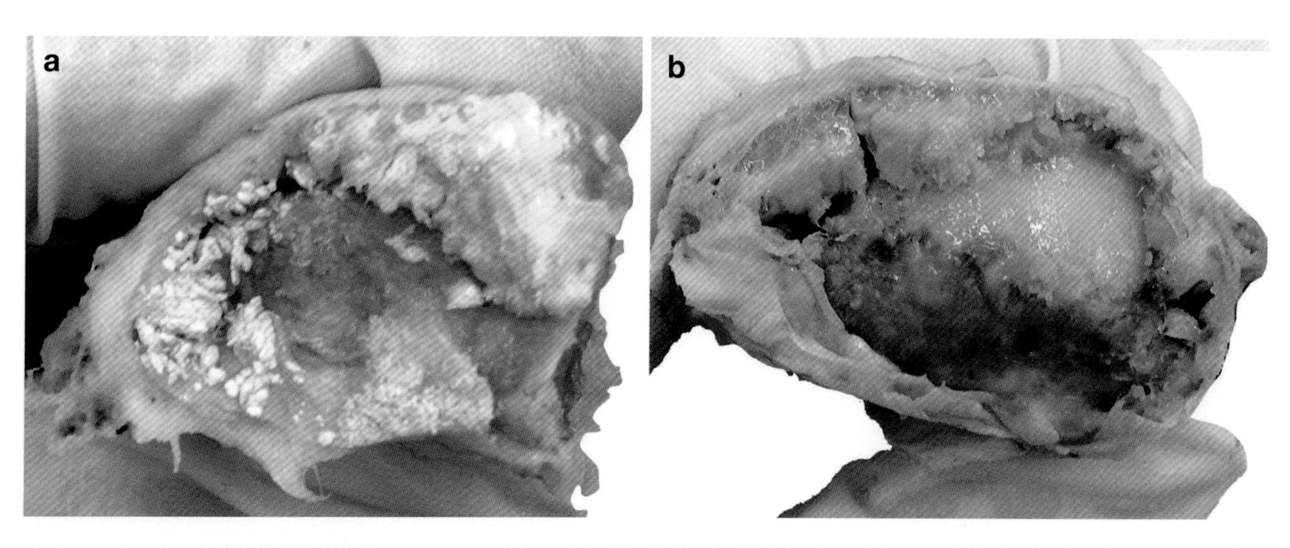

图 18.15 （a，b）肩锁关节骨性关节炎。(a) 尸体标本上切除的锁骨外侧。肩锁韧带退化，关节软骨全层缺损；(b) 上方关节盘与邻近的完整的关节软骨，下方关节倾斜并退化

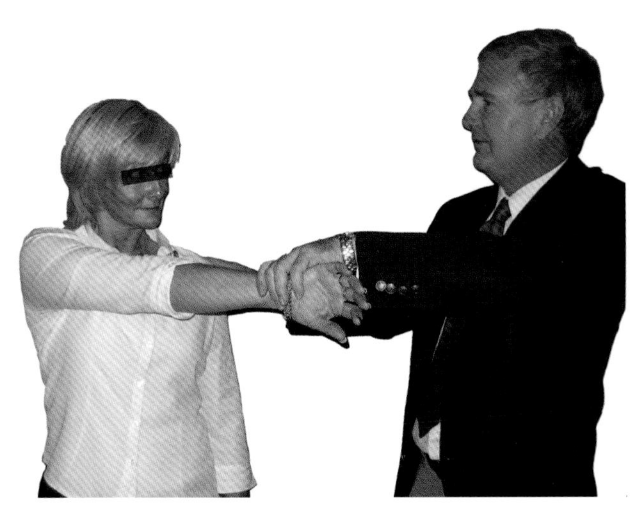

图 18.16　Bell Van Riet (BVR) 试验是一个比较敏感的肩锁关节激发试验。患者将上肢前屈、内收和内旋。检查者 (Simon Bell) 对抗上肢上举。患者自诉疼痛局限于肩锁关节

位置相比原止点更为靠前，允许移植物沿轴线旋转。但是这种方法并非真正还原韧带 - 骨界面，并可能导致移植物逐渐变薄。我们也建议使用同一移植物的尾端通过肩峰隧道来进行肩锁韧带的常规重建。这种方法可以实现强健、持久的生物重建。然而，联合重建术的技术要点是在固定喙锁隧道之前缩小肩锁关节的间距。这是因为操作中很容易过度减少喙锁关节的间距，而如果发生这种情况，肩锁关节的间距就不可能再缩小了，因为肩峰和喙突都是肩胛骨的一部分，锁骨必须是活动的才有可能减小肩锁关节的间距。

18.9　AC 关节炎

退行性关节炎是一种常见的临床问题，关节盘的缺失和关节的形状等诸多解剖因素都可使肩锁关节更易患关节炎 (图 18.15)。临床评估包括在关节上方触诊局部压痛。我们使用“坠落试验”进行检查。检查者触诊疼痛的肩锁关节，患者会因不适而缩回，并感觉到如果检查者继续按压，患者会跌倒在地。随着肩关节外展，患者有“外展终末期疼痛”，这可以和肩峰下撞击引起的疼痛弧相鉴别。

我们以前使用 O’ Brien 征作为一种肩锁关节激发试验，但现在我们使用 Bell Van Riet 试验。在这个试验中，肩锁关节疼痛的部位对于肩锁关节病变的诊断更具特异性 (图 18.16)。

对于伴有疼痛的关节炎患者，注射可的松可以改善症状及避免手术。关节镜下锁骨远端切除通常可以解决问题，但需要关注肩锁关节囊的解剖附着点。

18.10　结论

肩锁关节的稳定性依赖于每条稳定韧带的功能。这些韧带以可预见的方式依次损伤。我们建议改进肩锁关节不稳定的分类方法，因为 Rockwood 3 度和 5 度损伤的主要区别是锥状韧带是否完整。应采用不稳定的 3 度损伤概念以更好地指导治疗，且重建应侧重于使用生物的、耐用的移植物进行韧带的解剖重建。

参考文献

[1] Adams F, Hippocrates H. The genuine works ofHippocrates; volume 1 – primary source edition.Nabu Press; 2014.

[2] Renfree KJ, Riley MK, Wheeler D, Hentz JG,Wright TW. Ligamentous anatomy of the distalclavicle. J Shoulder Elbow Surg. 2003;12(4):355–359. doi: 10.1016/S1058-2746(03)00029-6 .

[3] Fukuda K, Craig EV, An KN, Cofi eld RH, ChaoEY. Biomechanical study of the ligamentous systemof the acromioclavicular joint. J Bone Joint Surg Am.1986;68(3):434–440.

[4] Debski RE, Parsons I, Woo SL, Fu FH. Effect of capsularinjury on acromioclavicular joint mechanics.J Bone Joint Surg Am. 2001;83(9):1344–1351.

[5] Yap JJ, Curl LA, Kvitne RS, McFarland EG. Thevalue of weighted views of the acromioclavicularjoint. Results of a survey. Am J Sports Med.1999;27(6):806–809.

[6] Bossart PJ, Joyce SM, Manaster BJ, Packer SM. Lackof effi cacy of “weighted” radiographs in diagnosingacute acromioclavicular separation. Ann Emerg Med.1988;17(1):20–24.

[7] Beitzel K, Mazzocca AD, Bak K, et al. ISAKOSupper extremity committee consensus statementon the need for diversifi cation of the Rockwoodclassifi cation for acromioclavicular joint injuries.Arthroscopy. 2014;30:271–278. doi: 10.1016/j.arthro.2013.11.005 .

[8] Kibler WB, Sciascia A, Wilkes T. Scapular dyskinesisand its relation to shoulder injury. J Am Acad OrthopSurg. 2012;20(6):364–372.

[9] Schaefer FK, Schaefer PJ, Brossmann J, Hilgert RE,Heller M, Jahnke T. Experimental and clinical evaluationof acromioclavicular joint structures with newscan orientations in MRI. Eur Radiol. 2006;16(7):1488–1493. doi: 10.1007/s00330-005-0093-1 .

[10] Barnes CJ, Higgins LD, Major NM, BasamaniaCJ. Magnetic resonance imaging of the coracoclavicularligaments: its role in defi ning pathoanatomyat the acromioclavicular joint. J Surg Orthop Adv.2004;13(2):69–75.
[11] Nemec U, Oberleitner G, Nemec SF, et al. MRI versusradiography of acromioclavicular joint dislocation.AJR Am J Roentgenol. 2011;197(4):968–973.doi: 10.2214/AJR.10.6378 .
[12] Cadenat FM. The treatment of dislocations andfractures of the outer end of the clavicle. Int Clin.1917;1:145–169.
[13] Tossy JD, Mead NC, Sigmond HM. Acromioclavicularseparations: useful and practical classifi cation fortreatment. Clin Orthop Relat Res. 1963;28:111–119.
[14] Bucholz RW. Rockwood and Green's fractures inadults. Philadelphia: Lippincott Williams & Wilkins;2012.
[15] Bannister GC, Wallace WA, Stableforth PG, HutsonMA. A classifi cation of acute acromioclavicular dislocation:a clinical, radiological and anatomical study.Injury. 1992;23(3):194–196.
[16] HORN JS. The traumatic anatomy and treatment ofacute acromio-clavicular dislocation. J Bone JointSurg Br. 1954;36-B(2):194–201.
[17] Copeland S, Kessel L. Disruption of the acromioclavicularjoint: surgical anatomy and biological reconstruction.Injury. 1980;11(3):208–214.
[18] Lizaur A, Marco L, Cebrian R. Acute dislocation ofthe acromioclavicular joint. Traumatic anatomy andthe importance of deltoid and trapezius. J Bone JointSurg Br. 1994;76(4):602–606.
[19] Tischer T, Salzmann GM, El-Azab H, Vogt S,Imhoff AB. Incidence of associated injuries withacute acromioclavicular joint dislocations types IIIthrough V. Am J Sports Med. 2009;37(1):136–139.doi: 10.1177/0363546508322891 .
[20] O'Driscoll SW, Jupiter JB, King GJ, Hotchkiss RN,Morrey BF. The unstable elbow. J Bone Joint SurgAm. 2000;82(5):724–738.
[21] Allman Jr FL. Fractures and ligamentous injuries ofthe clavicle and its articulation. J Bone Joint Surg Am.1967;49(4):774–784.
[22] Neer CS. Fractures of the distal third of the clavicle.Clin Orthop Relat Res. 1968;58:43–50.
[23] Robinson CM. Fractures of the clavicle in the adult.Epidemiology and classifi cation. J Bone Joint SurgBr. 1998;80(3):476–484.
[24] Rockwood Jr CA, Matsen III FA, Lippitt SB. Theshoulder. Philadelphia: Elsevier Health Sciences;2009.
[25] Carr AJ, Broughton NS. Acromioclavicular dislocationassociated with fracture of the coracoid process.J Trauma Injury Infect Crit Care. 1989;29(1):125–126.
[26] Combalía A, Arandes JM, Alemany X, RamónR. Acromioclavicular dislocation with epiphysealseparation of the coracoid process: report of a caseand review of the literature. J Trauma Injury InfectCrit Care. 1995;38(5):812–815.
[27] Wilson KM, Colwill JC. Combined acromioclaviculardislocation with coracoclavicular ligament disruptionand coracoid process fracture. Am J Sports Med.1989;17(5):697–698.
[28] Falstie-Jensen S, Mikkelsen P. Pseudodislocation ofthe acromioclavicular joint. J Bone Joint Surg Br.1982;64(3):368–369.
[29] Rockwood CA, Wilkins KE, Beaty JH, Kasser JR.Rockwood and Wilkins' fractures in children.Philadelphia: Lippincott Williams & Wilkins; 2006.
[30] Sood A, Wallwork N, Bain GI. Clinical results of coracoacromialligament transfer in acromioclavicular dis-locations: a review of published literature. Int J ShoulderSurg. 2008;2(1):13–21. doi: 10.4103/0973-6042.39582 .
[31] Carofi no BC, Mazzocca AD. The anatomic coracoclavicularligament reconstruction: surgical techniqueand indications. J Shoulder Elbow Surg. 2010;19(2 Suppl):37–46. doi: 10.1016/j.jse.2010.01.004 .
[32] DeFranco MJ, Patterson BM. The fl oating shoulder.J Am Acad Orthop Surg. 2006;14(8):499–509.
[33] Bain GI, Van Riet RP, Gooi C, Ashwood N. Thelong- term effi cacy of corticosteroid injection intothe acromioclavicular joint using a dynamic fl uoroscopicmethod. Int J Shoulder Surg. 2007;1(4):104–107.
[34] O'Brien SJ, Pagnani MJ, Fealy S, McGlynn SR,Wilson JB. The active compression test: a new andeffective test for diagnosing labral tears and acromioclavicularjoint abnormality. Am J Sports Med.1998;26:610–613.
[35] van Riet RP, Bell SN. Clinical evaluation of acromioclavicularjoint pathology: sensitivity of a newtest. J Shoulder Elbow Surg. 2011;20(1):73–76.doi: 10.1016/j.jse.2010.05.023 .
[36] Jeray K. Acute midshaft clavicle fractures. JAAOS.2007;15:239–248.

第 19 章 胸锁关节的病理解剖学

Michael B. O’Sullivan, Justin Yang, Benjamin Barden,Hardeep Singh, Jessica Divenere,Augustus D. Mazzocca

19.1 简介

胸锁关节（SC）是鞍状关节，是上肢和中轴骨之间唯一真正的关节。它是一个活动的滑膜关节，由锁骨的胸骨端、胸骨柄的锁骨切迹和第 1 肋骨软骨组成。由于缺乏骨性结构维持稳定，该关节的稳定性主要由韧带提供。虽然非常接近重要的结构，但胸锁关节很少出现严重的病变。

19.2 骨性解剖

胸锁关节位于皮下，锁骨内侧端向前突出。锁骨、胸骨柄和第 1 肋紧密连接。

19.2.1 锁骨

锁骨是上肢和中轴骨之间唯一的骨性连接。锁骨的内侧半向前凸出，起自呈球形增大的胸骨头。在内侧，锁骨与胸骨柄和第 1 肋的软骨相关节（图 19.1）。锁骨胸骨端

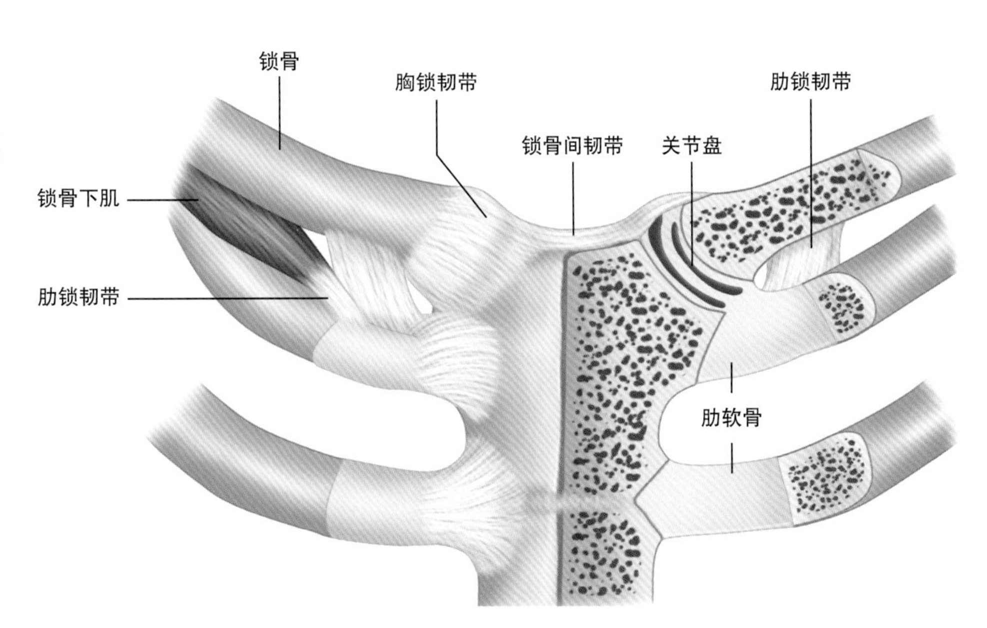

图 19.1 图中可以看到，胸锁关节的骨性解剖结构包括内侧锁骨、胸骨柄和第 1 肋。此外，还看到胸锁韧带、锁间韧带、肋锁韧带和关节软骨盘

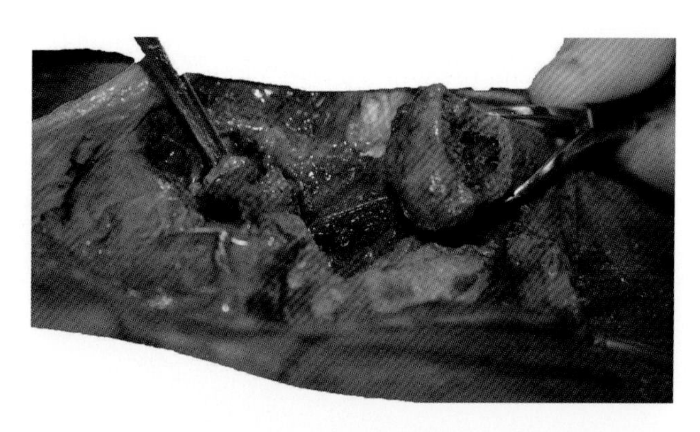

图 19.2 图为左锁骨内侧头。内侧锁骨被切开以显示内侧锁骨的骨性解剖结构，注意还可看到从胸锁关节切断的关节软骨盘

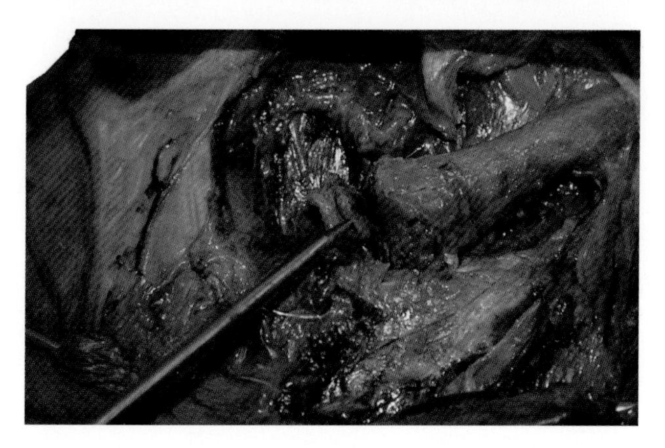

图 19.3 图为左胸锁关节的关节软骨盘。请注意，这一标本的软骨盘有部分退化。大约一半的锁骨内侧头位于胸骨柄相对较浅的锁骨切迹头侧，还可看到胸骨甲状肌和胸骨舌骨肌位于胸锁关节后部

的腹侧和下缘 1/4 由纤维软骨覆盖，上缘和背侧的新月形区域为后关节囊和关节软骨盘止点（图 19.2）。只有锁骨头的下缘和内侧部分与胸骨柄相关节，超过一半的锁骨头位于关节之上（图 19.3）。锁骨的内侧骨骺最后骨化和闭合，分别发生在 18~20 岁和 23~25 岁。

19.2.2 胸骨柄

在构成胸骨的 3 块骨头中，胸骨柄最靠近头侧，通过软骨结合与胸骨体相连，并在成年中、晚期开始骨化。在胸骨柄的上外侧缘有呈弧形的较浅的锁骨切迹，与两侧锁骨的胸骨头相关节。这些锁骨切迹由纤维软骨覆盖。胸锁韧带的前部和后部都止于胸骨柄，而锁间韧带沿胸骨柄上部走行（图 19.1）。

19.2.3 第 1 肋

第 1 肋是最宽且最短的真肋，其前缘的肋软骨通过致密的纤维软骨与胸骨柄相结合。这种软骨结合位于胸骨柄锁骨切迹的下外侧（图 19.1），是胸锁关节的最下方及最外侧面。第 1 肋的软骨结合是肋锁韧带的附着点。第 1 肋、胸骨柄和第 1 胸椎构成了胸廓出口。

19.2.4 纤维软骨盘

胸锁关节的关节软骨附着于胸锁韧带前缘和后缘（图 19.3）。该关节盘类似膝关节的半月板，将关节分为两个独立的滑膜腔。其内侧胸锁部分是致密、垂直走行的纤维韧带结构，外侧肋锁连接部分较薄，呈水平走行。关节软骨盘会随着年龄增长而退化。Van Tongel 等在尸体标本研究中发现，有 56% 的标本其软骨盘韧带是不完整的，表现为中心部有空洞、软骨盘磨损和锁骨软骨退化。关节软骨盘韧带的不完整很可能是退行性改变引起，而不是发育畸形，因为这种现象只在 75 岁以上的尸体标本中发现。关节软骨盘能缓冲震荡、保护胸锁关节面、辅助锁骨旋转及防止锁骨内侧移位。

19.3 韧带解剖

锁骨和胸骨柄之间的骨性接触有限，因此胸锁关节的稳定性主要由韧带结构提供。胸锁关节的稳定韧带包括肋锁韧带、锁间韧带和前、后胸锁（SC）韧带（图 19.1）。

19.3.1 肋锁韧带

肋锁韧带包含前、后纤维束，它起于第 1 肋的软骨表面，止于锁骨内侧端的下表面（图 19.4）。前束起于软骨表面的前内侧，其纤维向上外侧走行；后束起于软骨表面的后外侧，其纤维向上内侧走行。肋锁韧带的前束限制锁骨向外移位和向上旋转，而后束则限制锁骨向内移位和向下旋转。

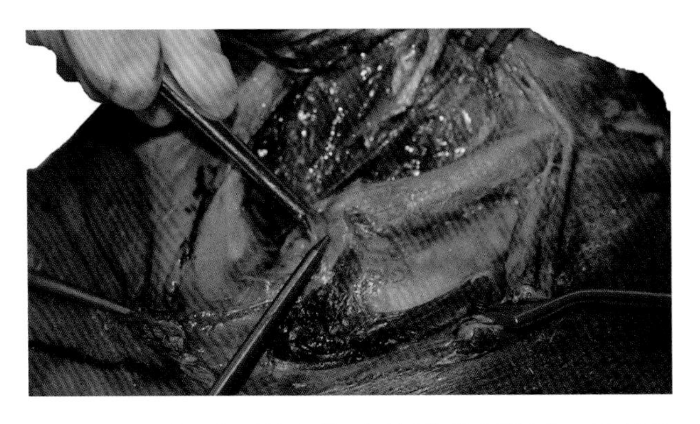

图 19.4 镊子牵拉的是锁间韧带。探针所指为胸锁关节。可以在胸锁关节的水平位置看到胸锁前韧带的纤维。肋锁韧带的前、后纤维束位于胸锁前韧带外侧。还可看到颈内静脉位于胸锁关节的上外侧

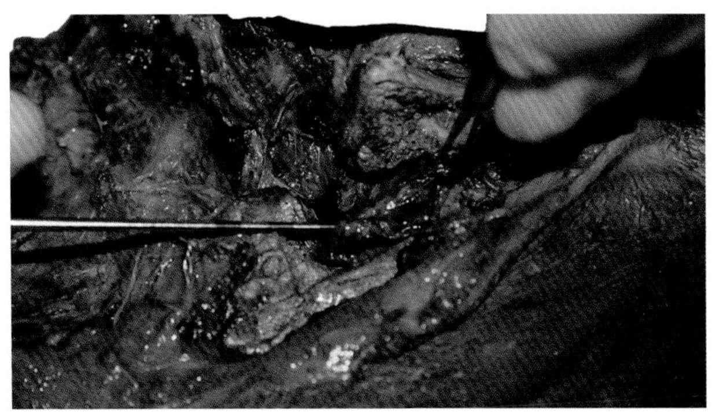

图 19.5 在胸锁关节的水平位置能看到左头臂静脉位于被牵开的锁骨的后侧，还可看到左锁骨下静脉汇入颈内静脉形成头臂静脉

19.3.2 锁间韧带

锁间韧带连接两侧锁骨的上内侧，沿胸骨柄上缘走行（图 19.4）。它是胸锁关节的次要稳定结构，防止锁骨过度下移。

19.3.3 关节囊韧带

前、后胸锁韧带使关节囊增厚，是胸锁关节的主要稳定结构；后关节囊韧带较为强壮（图 19.4）。胸锁前韧带纤维从锁骨内侧向下、向内斜形走行至胸骨，其功能是防止锁骨向前移位。胸锁后韧带纤维覆盖胸锁关节后侧，防止锁骨的前后移位。

19.3.4 关节内韧带

关节软骨盘韧带的存在与否存在争议。一些研究者认为，关节软骨盘韧带复合体起自锁骨尾端背侧，经胸锁关节，止于第 1 肋和胸骨柄的纤维软骨连接。然而其他人认为，关节软骨盘仅止于前、后关节囊韧带，然后止于骨质，因此它本身并不是韧带结构。不管怎样，因其下外侧和上内侧止点，关节软骨盘像一条绳索防止锁骨头内移。

19.4 近端解剖结构

胸锁关节很容易在颈根部前缘触及。锁骨有许多肌肉附着，包括胸骨舌骨肌、胸锁乳突肌、胸大肌、锁骨下肌、三角肌和斜方肌。胸骨柄有胸锁乳突肌、胸骨甲状肌和胸骨舌骨肌附着。胸锁关节最表浅处为颈阔肌下纤维和颈深筋膜，再深层是胸锁乳突肌和胸锁关节。胸大肌位于胸锁关节下方。紧邻胸锁关节后内侧有胸骨甲状肌和胸骨舌骨肌（图 19.3、图 19.4）。颈前静脉在胸锁关节区域沿肌肉组织的前方走行。颈内静脉在胸锁关节区域沿肌肉组织的外侧走行，并在此处与锁骨下静脉汇合形成头臂静脉（图 19.4、图 19.5）。气管位于这些肌肉的内侧深处。在胸锁关节水平，头臂静脉深部内侧右方是迷走神经和头臂动脉，左方是迷走神经和颈总动脉（图 19.6）。内侧锁骨上神经和锁骨下神经支配胸锁关节。胸锁关节接受来自胸廓内动脉和肩胛上动脉分支的动脉血供，胸锁关节静脉血汇入锁骨下静脉和颈外静脉。

19.5 生物力学

胸锁关节是一个动关节，既是鞍状关节又是球窝关节。胸锁关节的骨表面是相互凹凸的，因而能进行冠状面和矢状面的运动。肩关节正常运动中的旋转运动传导至胸锁关节，使其在生物力学上与球窝关节相似。Rockwood

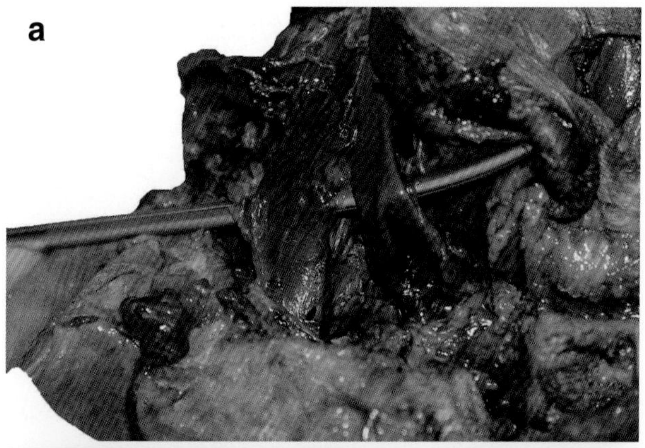

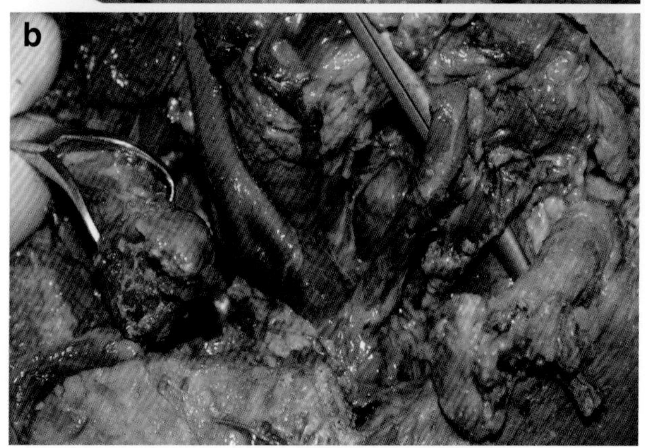

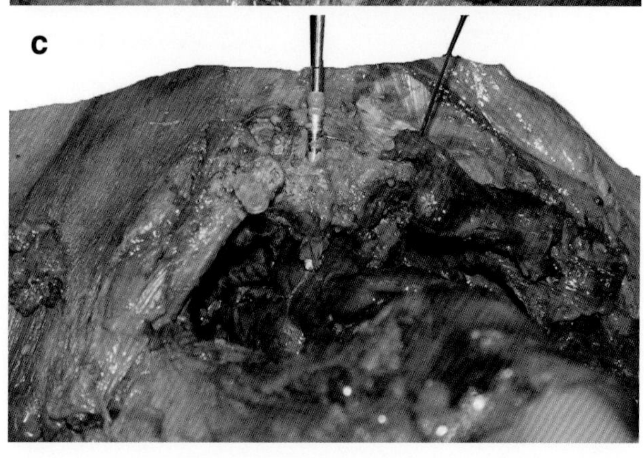

图 19.6 （a~c）胸锁关节近端的动脉结构。（a）右颈总动脉位于右颈内静脉的深处和内侧；（b）当牵开锁骨和剥离胸骨甲状肌和胸骨舌骨肌时，可以看到右头臂动脉、左颈总动脉和左锁骨下动脉从主动脉弓分支出来，在这些结构的深处还可看到气管；（c）用钻头尖刺入胸骨柄和邻近的重要动脉结构，从而显示和强调这些结构距离胸锁关节非常近

等认为，锁骨作为曲轴使肩胛骨围绕胸锁关节产生 60° 旋转。在肩关节正常运动中，胸锁关节也可以上抬 30° ~35° ，屈曲和伸展 35° 。胸锁关节的运动主要发生上肢抬高的前 90° ，上肢每抬高 10° 胸锁关节有 4° 的活动。在上肢抬到较高的角度时，胸锁关节几乎没有活动。

胸锁关节是大多数成年人上肢和中轴骨之间唯一真正的活动关节。在 2.5% 的人群中，锁骨和第 1 肋之间存在关节。然而，低于 50% 的人群锁骨内侧（下方顶点）与胸骨上角形成关节，这会导致关节的固有不稳定。

为了弥补骨性连接的固有不稳定，胸锁关节周围的关节囊和韧带是人体中最强的结构之一。在从尸体标本获取韧带切片的实验中，Spencer 等发现切断后关节囊会导致前后移位显著增加（分别为 107% 和 42%）。切断前关节囊也会增加前移，但是并不显著（26%），并且移位程度比切除后关节囊要低。切断肋锁韧带和锁骨韧带对胸锁关节的移动几乎没有影响。在这些实验的基础上，Spencer 等得出这样的结论：后关节囊是锁骨内侧前后移位最重要的限制结构。作者还用原来的尸体样本进行了荷载失效的测试，有趣的是，在最大荷载 552 N 时，失效发生在测试装置的骨 – 水泥界面。目前还没有研究显示使前、后关节囊失效的真正载荷。

关于胸锁关节动态的肌肉稳定结构我们知之甚少。显然肌肉的稳定起着一定的作用，锁骨内侧切除对于慢性不稳定具有良好的临床效果。斜方肌肌力减弱被认为是非创伤性前侧半脱位的一个诱发因素。因为斜方肌上部提升外侧锁骨时，内侧锁骨降低，提高了胸锁关节的稳定性。

19.6　无创伤的病理解剖

非创伤性因素引起的胸锁关节病变虽较为少见，但因其风险因素较高仍需提高警惕，理论上手术治疗可能会危及生命。

19.6.1　胸锁关节肥大

胸锁关节肥大（SCCH）是一种罕见的前胸壁慢性炎症。这种疾病通常始于胸锁韧带的炎症、钙化和胸锁软骨膜炎，并逐步发展为侵蚀性关节炎。随着时间的推移，进展性肥大延伸到锁骨内侧、胸锁关节、胸骨柄、第 1 肋骨和周围软组织，偶尔还会累及第 2 至第 7 肋。若干年的慢性炎症可导致胸锁关节的完全融合。活检标本显示存在圆细胞浸润和肉芽组织的非特异性骨硬化。SCCH 与胸骨外症状相关，如中轴骨硬化症（脊椎、骨盆、骶髂关节）、外周关节炎以及最常见的掌跖脓疱病。对于这种罕见疾病的病因，以及这种疾病与其他伴有多灶性非化脓性骨膜炎和肥大疾病的共通之处，即 SAPHO（滑膜炎、痤疮、脓疱病、骨肥大、骨炎）综合征和慢性复发性多灶性骨髓炎（CRMO），我们知之甚少。

19.6.2　致密性骨炎

致密性骨炎是一种罕见的疾病，表现为硬化和锁骨下内侧增大并占据胸锁关节。关于这种病症的描述首现于 1974 年，而至今文献记载中只有 40 例。该病仅出现在无外伤史的育龄妇女单侧，患者起初有隐匿的疼痛，可放射到锁骨上窝，以及锁骨内侧端出现梭形肿胀。疼痛在肩外展和前屈时加剧，病因尚不明确。一些研究者认为这种疾病是一种机械应力反应，也有人认为是感染性病因。X 线片和 CT 检查显示锁骨内下方硬化、轻微增大和骨髓腔消失。在 MRI T1 加权 SE 图像上锁骨受累区显示为低信号，在 T2 加权 SE 图像上显示为低至中等信号。99 M 锝 - 亚甲基二磷酸盐或焦磷酸盐的骨扫描显示病灶在同侧锁骨内侧端摄取量增加，而铟和镓扫描损伤部位没有发现局灶性聚集的白细胞，这一发现否定了感染性病因假说。影像学显示这种疾病不会涉及胸锁关节、胸骨柄或第 1 肋。活检和大体病理显示此种疾病会导致骨松质增加和增厚、骨膜反应、内下方骨赘增生和锁骨头增大，但没有发现坏死组织、骨质破坏以及并未累及软组织。

19.6.3　Friedrich 病

关于 Friedrich 病或锁骨内侧缺血性坏死的描述首次出现在 1924 年。和许多牵涉到胸锁关节的疾病一样，Friedrich 病是一种罕见的疾病，只有少量的文献记载。病因目前还不清楚，曾有男性发病的报道，而涉及女性患者的病例大多表现为单侧发病。患者起初通常会有胸锁关节隐匿的局部疼痛和肿胀，在肩关节外展时疼痛加重，和直接外伤史没有相关性。X 线片和 CT 检查显示硬化主要发生在锁骨内下方，但也可能累及整个内侧锁骨头，胸锁关节形态不规则且伴有骨质破坏。组织学评估显示了缺血性坏死为显著特征，即伴有空陷窝和骨髓纤维化的哈佛氏系统。一些人认为，考虑到 Friedrich 病和致密性骨炎之间症状的重叠，尤其是存在内下方锁骨硬化，这两种病理状态可能是同一种疾病在不同年龄段的不同影像学表现。

19.6.4　化脓性关节炎

在正常健康患者感染化脓性关节炎的人群中，胸锁关节感染占比 1%；而在静脉注射药物者感染化脓性关节炎的群体中，胸锁关节感染占比 17%。静脉注射药物者在上肢注射后，感染可能从锁骨下静脉壁扩散到胸锁关节。在 168 例胸锁关节化脓性关节炎患者回顾性研究中，有 77% 的患者具有感染风险因素，其中静脉注射药物（21%）、四肢末端感染（15%）、糖尿病（13%）、外伤史（12%）、中心静脉导管感染（9%）、慢性肾功能衰竭（8%）和 HIV 感染（4%）最为常见。最常见的致病菌是金黄色葡萄球菌（49%）、绿脓杆菌（10%）、马耳他布鲁氏杆菌（7%）和大肠埃希菌（5%）。在 27 例健康成人的回顾性研究中，最常见的致病菌是金黄色葡萄球菌（50%）、分枝杆菌（12%）、链球菌（8%）、厌氧菌（8%）和巴斯德氏菌属（8%）。有些患者可能会出现与脓毒症相似的症状，有些则可能会出现不明显的肩痛或前胸壁肿块。X 线片和 CT 扫描在急性期经常不能发现病灶。MRI 对于骨质破坏、积液、水肿和脓肿的评估敏感度最高。

19.6.5　骨性关节炎

骨性关节炎是胸锁关节的常见病变。骨性关节炎罕见于 40 岁以下患者，有 53% 的患者超过 60 岁，通常表现为双侧病变。在对 25 个胸锁关节尸体标本的研究中，Van Tongel 等发现在所有标本中至少有中度软骨损伤。胸锁关节骨性关节炎的危险因素包括绝经后妇女、体力劳动者及颈部行淋巴清扫术的患者。患者通常无症状，但有时胸锁关节可能会出现疼痛（在肩外展时加重）以及肿胀和捻发音。X 线片和 CT 检查表现为关节间隙变窄、软骨下骨硬化、囊肿和骨赘形成（图 19.7）。这些病变在锁骨内下方与胸骨柄相关节的部分表现最为明显。

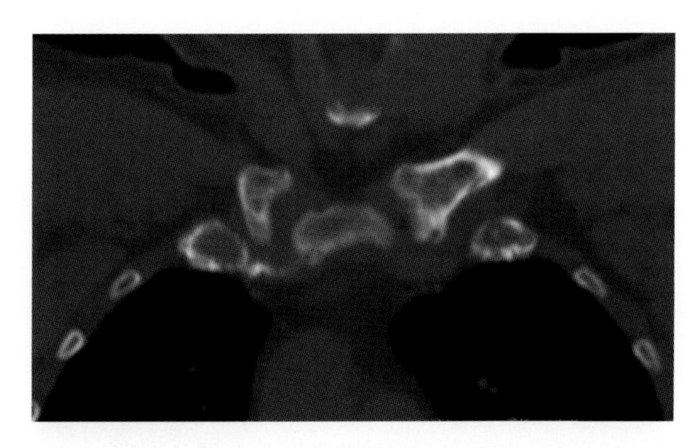

图 19.7 有体力劳动史的 53 岁男性冠状位 CT 影像，表现为双侧胸锁关节骨性关节炎病变

19.6.6 Tietze 综合征

Tietze 综合征是一种排除性诊断，这个疾病的定义为前胸壁包括肋胸和胸锁关节的非化脓性炎症，为良性和自限性疾病。左侧第 2 和第 3 肋软骨关节为好发部位，但胸锁关节也常被累及。当累及胸锁关节时，患者表现为局部隐匿性疼痛和肿胀。Tietze 综合征的病因目前尚不明确，但有些人认为它与微小创伤相关，因为患者经常主诉曾患有咳嗽。X 线检查通常并无异常，CT 检查显示病变区域的肋软骨增厚、腹侧成角或解剖结构正常。在 Tietze 综合征中，MRI 显示病变区域的软骨增厚，并在 T2 加权成像下有局灶性或广泛的高信号，以及可能出现软骨下骨髓水肿。活检结果表现并不一致，包括正常的软骨、软骨化生、血管增生、软骨膜肿胀和轻度炎症。本病也可能表现为滑膜炎，但文献记载的活检数据中并没有与滑膜或韧带相关的病理发现。

19.6.7 非创伤性不稳定性

胸锁关节的自发性非创伤性前向半脱位较为罕见，在 273 例以胸锁关节为主诉的患者中只有 14% 被诊断出前向半脱位。初次问诊的患者通常是青少年到中年。Rockwood 和 Odor 称在他们的 37 例患者中患病率男女均等，而 Sadr 和 Swann 称在他们的 22 例患者中女性居多。主力和非主力臂患病的比例相同，偶尔会出现双侧患病。大约有 80% 的患者有全身性韧带松弛。患者的患侧手臂位于头顶时会引发半脱位，并通常伴有“啪”声，且胸锁关节可见明显突起。当手臂放回体侧时会自动复位。半脱位可能会造成一些不适，但复位后通常是无痛的。X 线 Serendipity（Rockwood）位片（头倾 40° 的正位相）表现为锁骨内侧抬高，应力位表现为锁骨内侧前脱位，没有骨质异常。在英文的研究文献中，我们没有发现任何关于胸锁关节自发性非创伤性前半脱位患者稳定性韧带的 MRI 或组织学检查。考虑到与全身性韧带松弛的关联性，我们认为遗传易感个体在重复性微小创伤后发生韧带和关节囊磨损，从而引发这种疾病。

19.7 病理解剖：外伤性原因

外伤引起的胸锁关节病变由重大创伤、运动损伤导致，但多数是自发性的。因为邻近重要结构，所以需要通过专业的治疗认真对待。

19.7.1 后脱位

从最初由 Astley Cooper 爵士在 1824 年描述，至今文献记载中只有 140 例胸锁关节后脱位。由于这种损伤相对少见且体格检查阳性体征不明显，因此诊断较为困难。在初次评估中这种损伤经常被忽略。由于胸锁关节后脱位可能会损伤纵隔结构中重要的血管和神经，所以这种损伤的后果可能是毁灭性的。最常见的损伤机制是机动车事故，但也会发生在与运动有关的碰撞，见于大学生、专业橄榄球运动员和美式足球运动员。胸锁关节后脱位有 2 种不同的类型：（1）上肢内收内旋位时，锁骨内侧受到直接向后的暴力；（2）肩关节后外侧受到间接的前向作用力，通常是由跌倒所致。通过 X 线片很难识别，因为骨骼在胸锁关节处有不同程度的重叠但是 CT 检查则很容易显示病变确定诊断（图 19.8）。后脱位应尽早评估并首先尝试闭合复位。如果闭合复位失败或患者发生神经血管或气道损伤，则建议紧急实施切开复位以重建胸锁关节。

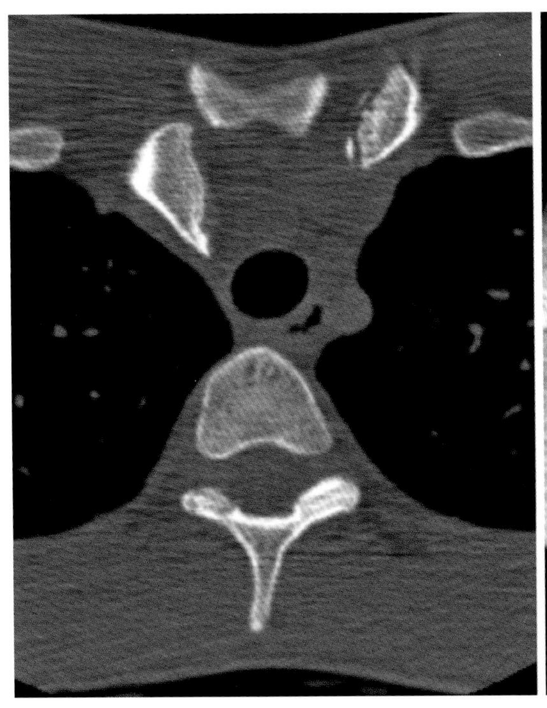
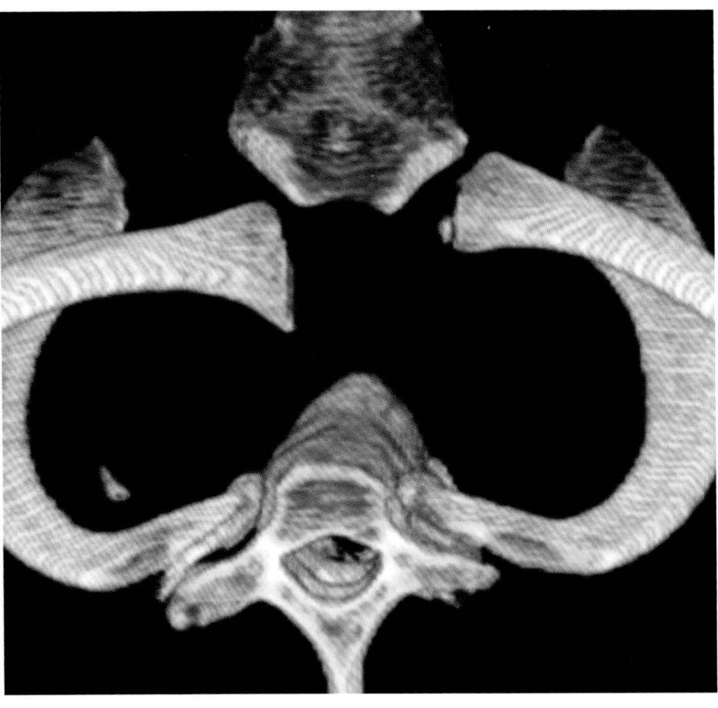

图 19.8　轴位 CT 图像显示，一位 17 岁女性在体育竞赛中锁骨内侧受到钝性暴力，导致右侧胸锁关节后脱位

19.7.2　前脱位

前脱位比后脱位更加常见，但大多数前脱位实质上均为非创伤性。外创性前脱位通常由向后的暴力作用于肩部前外侧间接引起，如在机动车事故中由安全带引起。虽然现存报道显示成功率为 21%~100%，但仍可尝试闭合复位。保守治疗的远期疗效良好，但主要问题在于美观问题。因风险或大于收益，所以前脱位后行手术重建存在争议。

19.7.3　骨骺损伤

锁骨内侧骨骺是最晚出现的（18~20 岁），也是最后闭合的（23~25 岁）。一项对锁骨内侧骨骺的尸体研究表明：内侧骺板可能在 31 岁时才完全闭合。此外，相对于具有强壮关节囊韧带的胸锁关节，骨骺的生物力学较弱。因此在青少年患者中，许多“脱位”其实是骨骺损伤。对前后移位的骨骺骨折均可采用闭合复位。除不可复位的后向移位骨折以外，不推荐进行缺乏重塑潜力的切开复位。

19.8　结论

胸锁关节是中轴骨和上肢之间唯一真正的关节。由于关节缺乏骨性制约，韧带在维持关节的稳定性中发挥着举足轻重的作用。伴有症状的胸锁关节病变罕见，所以关于胸锁关节的文献研究也较少。多数情况下胸锁关节疾病可以保守治疗。考虑到胸锁关节后脱位的病理和致命性，建议紧急进行闭合复位或通过手术恢复胸锁关节的稳定。

参考文献

[1] Acus 3rd RW, Bell RH, Fisher DL. Proximal clavicleexcision: an analysis of results. J Shoulder ElbowSurg. 1995;4(3):182–187.

[2] Bar-Natan M, Salai M, Sidi Y, Gur H. Sternoclavicularinfectious arthritis in previously healthy adults. SeminArthritis Rheum. 2002;32(3):189–195.

[3] Barbaix E, Lapierre M, Van Roy P, Clarijs JP. Thesternoclavicular joint:

variants of the discus articularis.Clin Biomech (Bristol, Avon). 2000;15 Suppl1:S3–S7.
[4] Beals RK, Sauser DD. Nontraumatic disorders of theclavicle. J Am Acad Orthop Surg. 2006;14(4):205–214.
[5] Bearn JG. Direct observations on the function of thecapsule of the sternoclavicular joint in clavicular support.J Anat. 1967;101(Pt 1):159–170.
[6] Bodker T, Tottrup M, Kjaer K, Jurik AG. Diagnosticsof septic arthritis in the sternoclavicular region: 10consecutive patients and literature review. ActaRadiol. 2013;54:67–74. doi: 10.1258/ar.2012.120363 .
[7] Brossmann J, Stabler A, Preidler KW, Trudell D,Resnick D. Sternoclavicular joint: MR imaging–anatomiccorrelation. Radiology. 1996;198(1):193–198.
[8] Brower AC, Sweet DE, Keats TE. Condensing osteitisof the clavicle: a new entity. Am J Roentgenol RadiumTher Nucl Med. 1974;121(1):17–21.
[9] Carrera EF, Carvalho RL, Netto NA, Nicolao FA,Pedro FJ. Avascular necrosis of the sternal end of theclavicle: a case report. J Shoulder Elbow Surg.2008;17(4):e31–e33. doi: 10.1016/j.jse.2007.08.008 .
[10] Carroll MB. Sternocostoclavicular hyperostosis: areview. Ther Adv Musculoskel Dis. 2011;3(2):101–10. doi: 10.1177/1759720X11398333 .
[11] Cave AJ. The nature and morphology of the costoclavicularligament. J Anat. 1961;95:170–179.
[12] Cone RO, Resnick D, Goergen TG, Robinson C, VintV, Haghigi P. Condensing osteitis of the clavicle. AJRAm J Roentgenol. 1983;141(2):387–388.
[13] de Jong KP, Sukul DM. Anterior sternoclavicular dislocation:a long-term follow-up study. J OrthopTrauma. 1990;4(4):420–423.
[14] DePalma AF. The role of the disks of the sternoclavicularand the acromioclavicular joints. Clin Orthop.1959;13:222–233.
[15] Echlin PS, Michaelson JE. Adolescent butterfl y swimmerwith bilateral subluxing sternoclavicular joints. Br J SportsMed. 2006;40(4):e12. doi: 10.1136/bjsm.2005.020115 .
[16] Edelstein G, Levitt RG, Slaker DP, Murphy WA.Computer tomography of Tietze syndrome. J ComputAssist Tomogr. 1984;8(1):20–23.
[17] Emura K, Arakawa T, Terashima T, MikiA. Macroscopic and histological observations on thehuman sternoclavicular joint disc. Anat Sci Int.2009;84(3):182–188. doi: 10.1007/s12565-009-0014-5 .
[18] Eskola A. Sternoclavicular dislocation. A plea for opentreatment. Acta Orthop Scand. 1986;57(3):227–228.
[19] Fischel RE, Bernstein D. Friedrich's disease. Br JRadiol. 1975;48(568):318–319.
[20] Flatow EL. The biomechanics of the acromioclavicular,sternoclavicular, and scapulothoracic joints. InstrCourse Lect. 1993;42:237–245.
[21] Friedrich H. Uber ein noch nicht beschriebenes, derPerthess-chen Erkralkung, Krankheitsbild des SternlenClavikelendes. Dtsch Z Chir. 1924;187:385–398.
[22] Fritz P, Baldauf G, Wilke HJ, ReitterI. Sternocostoclavicular hyperostosis: its progressionand radiologic features. A study of 12 cases. AnnRheum Dis. 1992;51(5):658–664.
[23] George S, Wagner M. Septic arthritis of the sternoclavicularjoint. Clin Infect Dis. 1995;21(6):1525–1526.
[24] Groh GI, Wirth MA. Management of traumatic sternoclavicularjoint injuries. J Am Acad Orthop Surg.2011;19(1):1–7.
[25] Harden SP, Argent JD, Blaquiere RM. Painful sclerosisof the medial end of the clavicle. Clin Radiol.2004;59(11):992–999.
[26] Higginbotham TO, Kuhn JE. Atraumatic disorders ofthe sternoclavicular joint. J Am Acad Orthop Surg.2005;13(2):138–145.
[27] Hiramuro-Shoji F, Wirth MA, Rockwood JrCA. Atraumatic conditions of the sternoclavicularjoint. J Shoulder Elbow Surg. 2003;12(1):79–88.
[28] Hobbs DW. Sternoclavicular joint: a new axial radiographicview. Radiology. 1968;90(4):801.
[29] Inman VT, Saunders JB, Abbott LC. Observations onthe function of the shoulder joint. J Bone Joint SurgAm. 1944;26:1–30.
[30] Jones MW, Carty H, Taylor JF, IbrahimSK. Condensing osteitis of the clavicle: does it exist?J Bone Joint Surg Br. 1990;72(3):464–467.
[31] Jurik AG. Noninfl ammatory sclerosis of the sternalend of the clavicle: a follow-up study and review ofthe literature. Skeletal Radiol. 1994;23(5):373–378.
[32] Jurik AG, Graudal H. Sternocostal joint swelling—clinical Tietze's syndrome. Report of sixteen casesand review of the literature. Scand J Rheumatol.1988;17(1):33–42.
[33] Kier R, Wain SL, Apple J, Martinez S. Osteoarthritis of thesternoclavicular joint. Radiographic features and pathologiccorrelation. Invest Radiol. 1986;21(3):227–233.
[34] Kruger GD, Rock MG, Munro TG. Condensing osteitisof the clavicle. A review of the literature andreport of three cases. J Bone Joint Surg Am.1987;69(4):550–557.
[35] Levy M, Goldberg I, Fischel RE, Frisch E, MaorP. Friedrich's disease. Aseptic necrosis of the sternal end ofthe clavicle. J Bone Joint Surg Br. 1981;63B(4):539–541.
[36] Marker LB, Klareskov B. Posterior sternoclaviculardislocation: an American football injury. Br J SportsMed. 1996;30(1):71–72.
[37] Mirza AH, Alam K, Ali A. Posterior sternoclaviculardislocation in a rugby player as a cause of silent vascularcompromise: a case report. Br J Sports Med.2005;39(5):e28.
[38] Moore KL, Dalley AF, Agur AMR, editors. Clinicallyoriented anatomy. 6th ed. Baltimore: LippincottWilliams & Wilkins; 2010. p. 71–83 and 673–675.
[39] Netter FH. Atlas of human anatomy. 4th ed.Philadelphia: Saunders; 2006. p. 26–33 and 188–191.
[40] Nettles JL, Linscheid RL. Sternoclavicular dislocations.J Trauma. 1968;8(2):158–164.
[41] Rand T, Schweitzer M, Rafi i M, Nguyen K, Garcia M,Resnick D. Condensing osteitis of the clavicle: MRI. JComput Assist Tomogr. 1998;22(4):621–624.
[42] Renfree KJ, Wright TW. Anatomy and biomechanicsof the acromioclavicular and sternoclavicular joints.Clin Sports Med. 2003;22(2):219–237.
[43] Rockwood Jr CA, Odor JM. Spontaneous anteriorsubluxation of the sternoclavicular joint. J Bone JointSurg Am. 1989;71(9):1280–1288.
[44] Rockwood Jr CA, Wirth MA. Disorders of sternoclavicularjoint. In: Rockwood Jr CA, Matsen III FA, editors.The shoulder. 2nd ed. Philadelphia: Saunders;1990. p. 555–609.
[45] Rockwood Jr CA, Williams GR, Young DC. Disordersof the acromioclavicular joint. In: Rockwood Jr CA,Mattson III FA, editors. The shoulder. 2nd ed.Philadelphia: Saunders; 1990. p. 483–553.
[46] Ross JJ, Shamsuddin H. Sternoclavicular septicarthritis: review of 180 cases. Medicine (Baltimore).2004;83(3):139–148.
[47] Sadr B, Swann M. Spontaneous dislocation of thesterno-clavicular joint. Acta Orthop Scand. 1979;50(3):269–274.
[48] Salvatore JE. Sternoclavicular joint dislocation. ClinOrthop Relat Res. 1968;58:51–55.
[49] Semble EL, Wise CM. Chest pain: a rheumatologist'sperspective. South Med J. 1988;81(1):64–68.
[50] Sewell MD, Al-Hadithy N, Le Leu A, LambertSM. Instability of the

sternoclavicular joint: currentconcepts in classifi cation, treatment and outcomes. JBone Joint Surg Br. 2013;95-B(6):721–731.doi: 10.1302/0301-620X.95B6.31064 .

[51] Sonozaki H, Mitsui H, Miyanaga Y, Okitsu K, IgarashiM, Hayashi Y, Matsuura M, Azuma A, Okai K,Kawashima M. Clinical features of 53 cases with pustuloticarthro-osteitis. Ann Rheum Dis. 1981;40(6):547–553.

[52] Spencer EE, Kuhn JE, Huston LJ, Carpenter JE,Hughes RE. Ligamentous restraints to anterior andposterior translation of the sternoclavicular joint.J Shoulder Elbow Surg. 2002;11(1):43–47.

[53] Standring S, Borley NR, Crossman AR, GatzoulisMA, Healy JC, Johnson D, Mahadevan V, NewellRLM, Wigley CB. Pectoral girdle, shoulder regionand axilla. In: Standring S, editor. Gray's anatomy:the anatomical basis of clinical practice. 40th ed.Edinburgh/New York: Churchill Livingstone; 2008.p. 791–822.

[54] Tepolt F, Carry PM, Heyn PC, Miller NH. Posteriorsternoclavicular joint injuries in the adolescent population:a meta-analysis. Am J Sports Med. 2014.doi: 10.1177/0363546514523386 .

[55] Terry GC, Chopp TM. Functional anatomy of theshoulder. J Athl Train. 2000;35(3):248–255.

[56] Tubbs RS, Loukas M, Slappey JB, McEvoy WC,Linganna S, Shoja MM, Oakes WJ. Surgical and clinicalanatomy of the interclavicular ligament. SurgRadiol Anat. 2007;29(5):357–360.

[57] van Tongel A, MacDonald P, Leiter J, Pouliart N,Peeler J. A cadaveric study of the structural anatomy ofthe sternoclavicular joint. Clin Anat. 2012;25(7):903–910. doi: 10.1002/ca.22021 .

[58] Volterrani L, Mazzei MA, Giordano N, Nuti R, GaleazziM, Fioravanti A. Magnetic resonance imaging in Tietze'ssyndrome. Clin Exp Rheumatol. 2008;26(5):848–853.

[59] Webb PA, Suchey JM. Epiphyseal union of the anterioriliac crest and medial clavicle in a modern multiracialsample of American males and females. Am JPhys Anthropol. 1985;68(4):457–466.

[60] Yang JS, Bogunovic L, Brophy RH, Wright RW, ScottR, Matava MJ. A case of posterior sternoclaviculardislocation in a professional American football player.Sports Health. 2013. doi: 10.1177/1941738113502153 .

[61] Yeh GL, Williams Jr GR. Conservative managementof sternoclavicular injuries. Orthop Clin North Am.2000;31(2):189–203.

[62] Yood RA, Goldenberg DL. Sternoclavicular jointarthritis. Arthritis Rheum. 1980;23(2):232–239.

第五部分

肌腱结构

第 20 章　肩袖

Akimoto Nimura、Ke Ⅱ chi Akita，Hiroyuki Sugaya

20.1　简介

四足动物有 4 块肌肉来支配肱骨头，但只有双足动物的肩关节才有互相连接形成的联合腱，我们称之为肩袖。

20.2　冈上肌和冈下肌

20.2.1　肱骨头止点

大多数解剖学教科书和一些从事解剖学研究的研究者认为冈上肌止于肱骨大结节足印区最高部，而冈下肌止于大结节足印区中部。然而，Clark 和 Harryman 指出分离这两条纤维结构相互交织的肌腱很困难。Minagawa 等报道指出这两条肌腱足印区存在重叠，且冈上肌的足印区比以往研究描述的更宽。

冈上肌起于冈上窝和肩胛冈的上表面并向外侧走行。冈下肌起于冈下窝和肩胛冈的下表面并向外上方走行（图 20.1）。最近，Mochizuki 等报道了冈上肌和冈下肌在肱骨头止点的新发现。冈上肌和冈下肌在肱骨头的止点倾向于混合成同一个结构（图 20.1）。然而，在切除喙肱韧带和覆盖在冈上肌和冈下肌上的疏松结缔组织后，可以清楚地显示冈下肌的前缘，且 2 块肌肉之间的界限也变得更加明显。冈下肌的前缘比冈上肌的后缘稍微凸起。冈下肌的前部部分覆盖于冈上肌的外后部（图 20.2）。

大结节的上表面通常被标记为 3 个印迹：最高、中间和最低。然而，冈下肌的肱骨头止点实际上占据了印迹最高部的大约一半和印迹中部的全部（图 20.3）。冈下

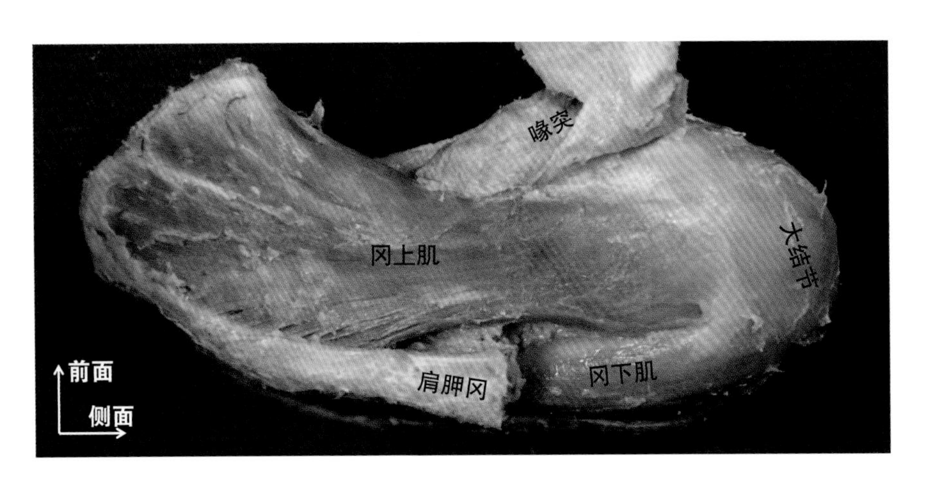

图 20.1　冈上肌和冈下肌的上面观（右肩，肩峰已被切除并向前方反折）。两条肌腱在大结节（GT）上倾向于混合成一个结构。

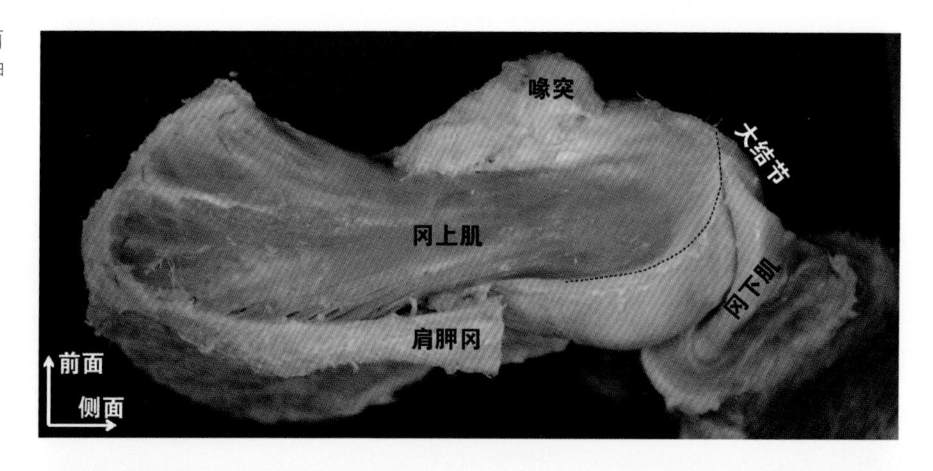

图 20.2 冈上肌和冈下肌边界的上面观（黑色虚线标示），冈下肌已从肩胛骨和关节囊剥离并向外反折

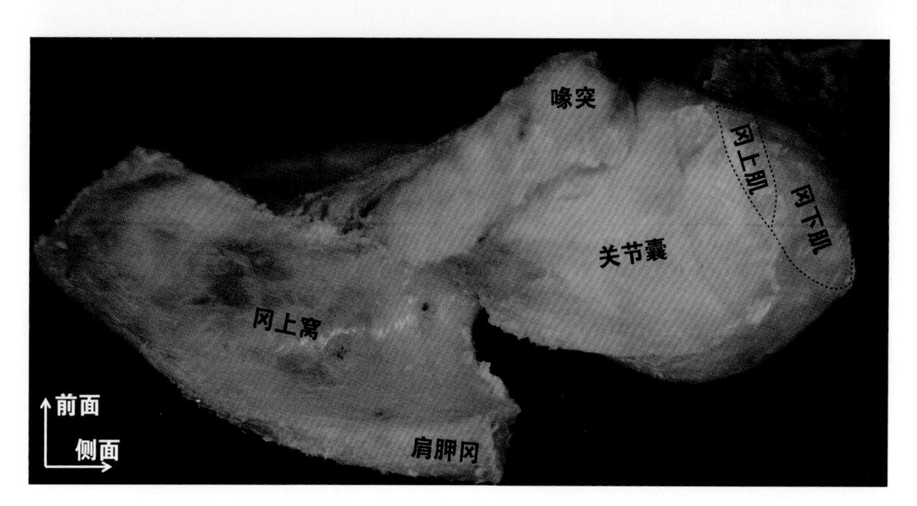

图 20.3 冈上肌和冈下肌的肱骨头止点（冈上肌、冈下肌）。注意肩关节囊已和冈上肌和冈下肌完全分离并保留

肌在肱骨头止点的最前部几乎达到大结节印迹最高部的前缘。

冈上肌止点位于大结节印迹最高部的前内侧区域（图 20.3）。冈上肌的足印区形状是一个直角三角形，基底部紧贴关节面。除了大结节，有 1/5 标本的冈上肌在小结节上也有止点。

在这些标本上，冈上肌腱的最前部覆盖了结节间沟的上部。

20.2.2 肌肉和肌腱部分

冈上肌的大部分肌纤维向前外侧走行到前方的腱性部分，尤其是表层，而剩余的深层纤维则向外侧走行到大结节印迹最高部的内侧缘。冈上肌腱由两部分组成：前半部分长而厚，后半部分短而薄。

冈下肌的前上 2/3 是由一个厚而长的腱性结构组成。冈下肌的剩余部分由薄而短的腱性结构组成，且和小圆肌薄而短的腱性结构相互融合在一起。

20.2.3 冈下肌的斜向和横向部分

根据肌纤维的方向，冈下肌由斜向和横向两部分肌纤维组成（图 20.4）。斜向部分是一块起于冈下窝的扇形束肌肉组织，向外上侧走行。横向部分起于肩胛冈的下表面，先向外侧走行，然后与腱性部分中部的斜向纤维相连接。这两部分在肌性部分的上方互相连接，然而在远端的腱性部分有明确的分界。虽然斜向部分止于大结节，横向部分却没有到达结节部（图 20.5）。横向部分叠加在斜向

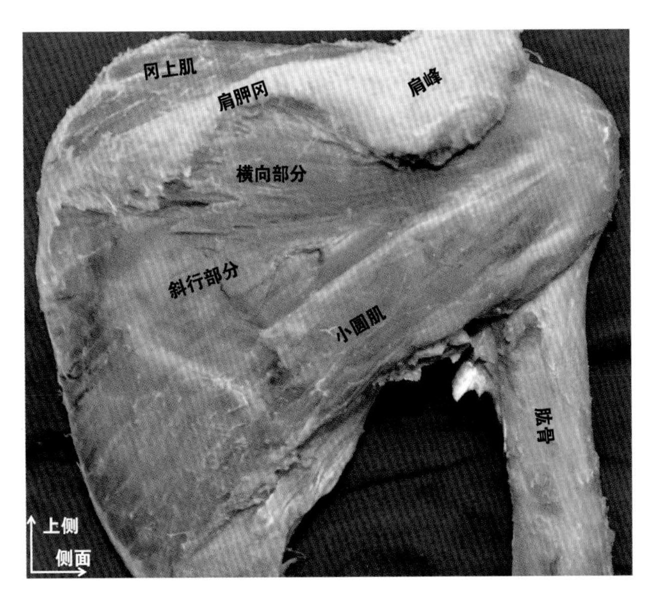

图 20.4 右肩后面观。显示冈下肌的横向部分附着于斜向部分。

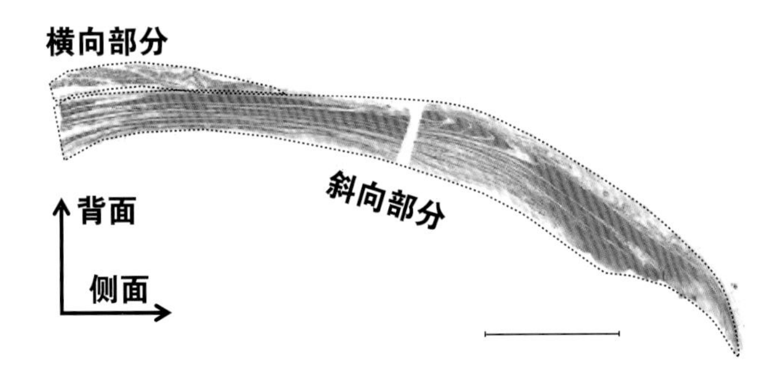

图 20.5 冈下肌远端部分 HE 染色组织切片。显示了冈下肌远端部分的纵向截面。横向部分显示为背侧的虚线区域，斜向部分显示为腹侧的虚线区域（比例尺为 10mm）

腱性部分中部区域的后表面。这种结构提示冈下肌的斜向部分在前侧聚集的力量更大，有助于肩关节外展；另一方面，横向部分在冈下肌的功能中可能只起到辅助作用，并在肩关节运动时从上方稳定斜向腱性部分。

肩胛上神经支配冈下肌横向部分的分支起点存在变异。分支可从支配冈上肌的分支分出，也可能从发出支配冈上肌分支之后的肩胛上神经的主干分出，或两种情形并存（图 20.6）。

没有发现穿过横向部分支配斜向部分的神经分支，反之亦然。虽然横向部分是冈下肌的一部分，但根据其神经支配，横向部分与冈上肌的关系可能更为密切。

20.2.4 变异

冈上肌的形态和附着部非常稳定。但也有罕见的变异，包括冈上肌与胸大肌或胸小肌连接，和从肩胛上横韧带分出额外的组织片。冈下肌有时和小圆肌密不可分。曾有文献描述存在组织片将冈下肌与三角肌后缘相连。

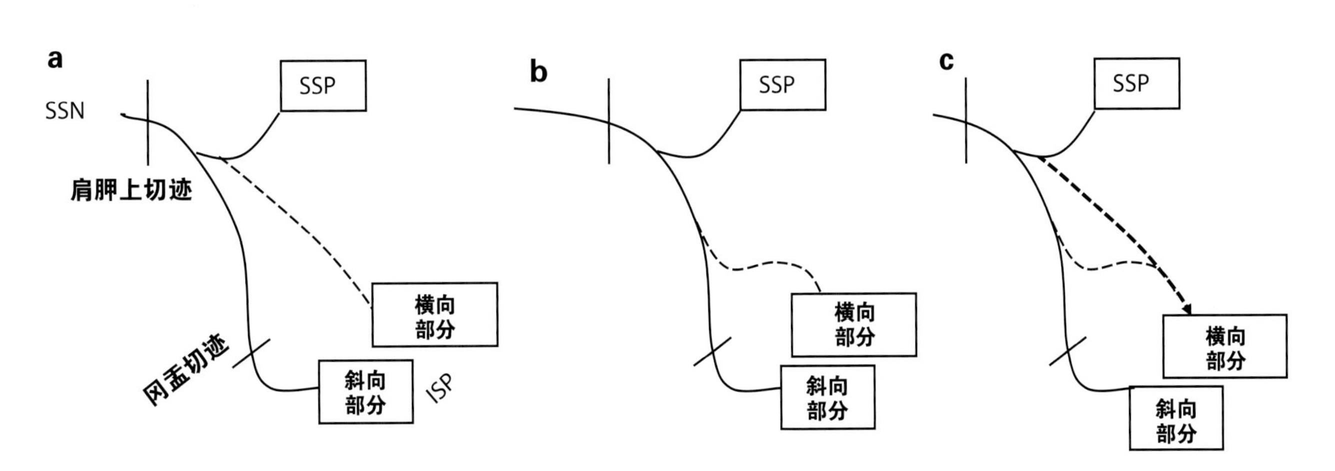

图 20.6 图表代表冈下肌横向部分分支的起点。（a）分支起源于冈上肌的分支；（b）分支起源于冈下肌的分支；（c）分支同时起源于 2 块肌肉。SSN. 冈上肌神经；SSP. 冈上肌；ISP. 冈下肌

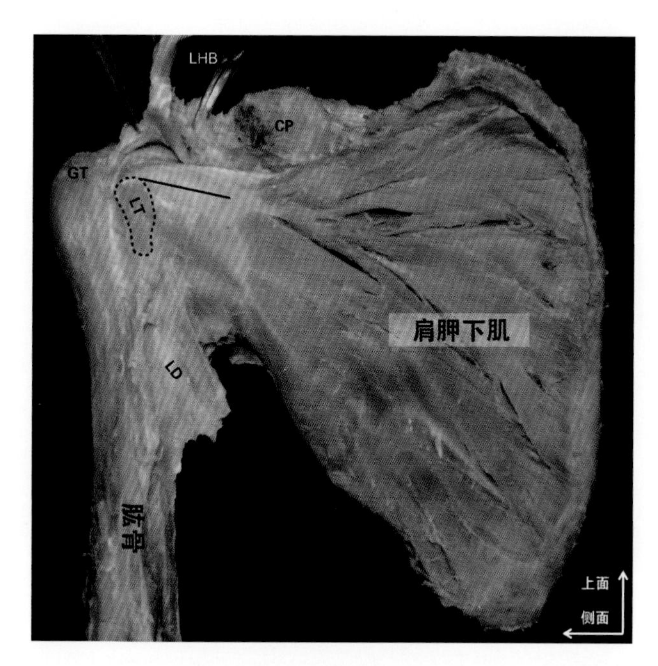

图 20.7 右肩前面观。肱二头肌长头腱（LHB）已被反折。喙突（CP）已被部分切除。肩胛下肌腱的近头侧部分止于小结节（LT，虚线区域）的最上缘（黑线）。GT. 大结节；LD. 背阔肌

20.3 肩胛下肌

20.3.1 肩袖结构

肩胛下肌的止点由上 2/3 的腱性止点和下 1/3 的肌性止点组成，其中肌性部分通过一种薄膜结构几乎直接附着于肱骨上。肩胛下肌腱最上方止点广泛覆盖小结节最上缘，而肩胛下肌腱的剩余部分则止于小结节的前内侧部（图 20.7）。此外，肩胛下肌腱止点最上缘延伸出一层薄薄的腱膜，附着于肱骨头凹陷处（图 20.8）。

去除肌肉组织可以观察到数条肌内肌腱。这些肌腱向外侧聚集并形成一个腱性止点。肩胛下肌腱的最上部止点起于头侧的肌内肌腱。最上部分止点、头侧肌内肌腱的外侧部分和腱性组织共同组成一个结构，直接与肱二头肌长

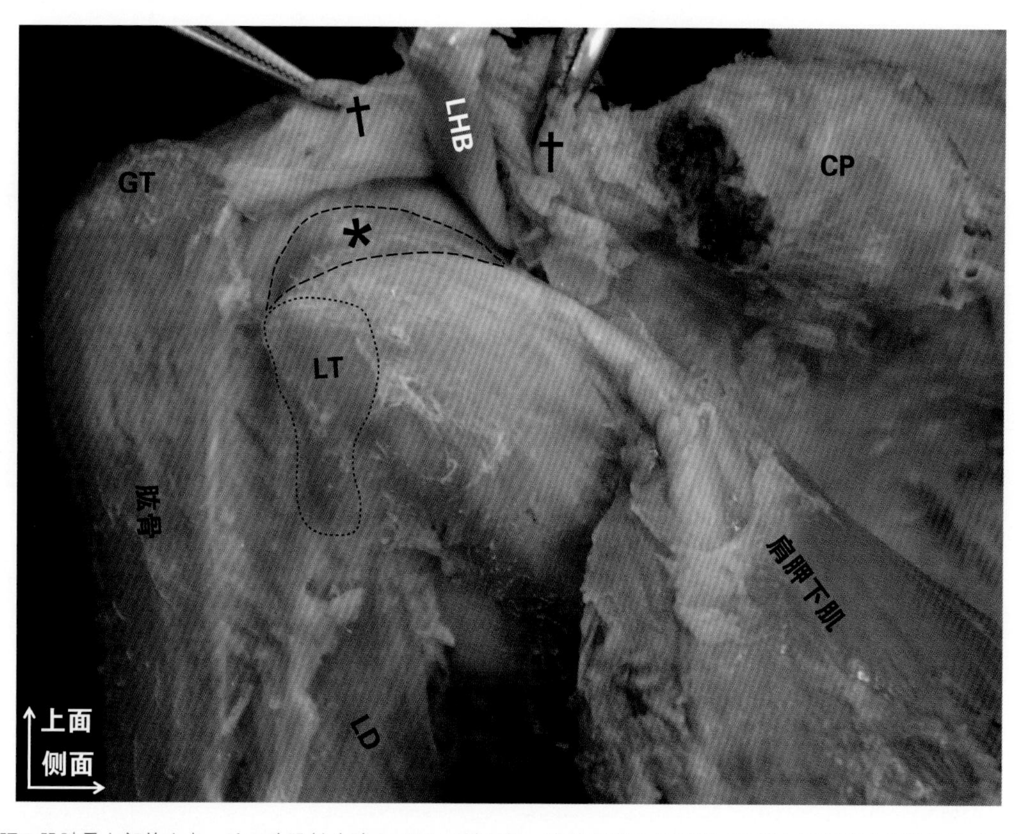

图 20.8 肩胛下肌腱最上部的止点。肱二头肌长头腱（LHB）已被反折。喙肱韧带也从肩胛下肌腱上剥离并用血管钳反折（交叉标记处）。喙突（CP）已被部分切除。肩胛下肌从肩胛骨起点剥离并向前反折。最上方的肩胛下肌腱止点延伸出一小块薄的腱性组织，附着于肱骨头的顶部小凹（带星号的虚线区域）。GT. 大结节；LD. 背阔肌；LT. 小结节

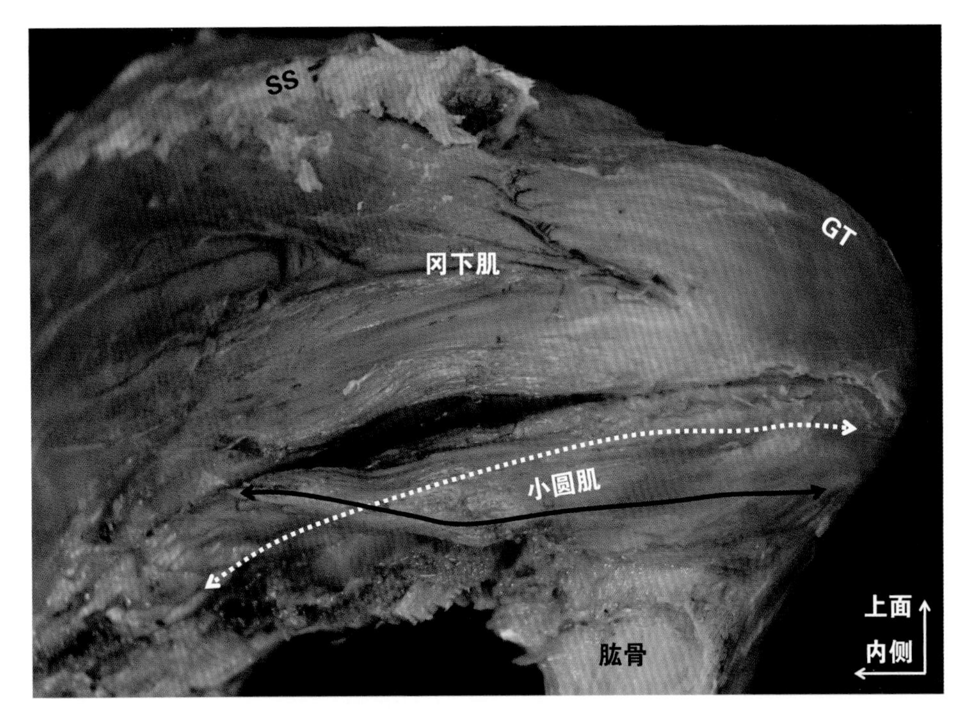

图 20.9　右肩的后面观。肩峰已被切除，止点部小圆肌上束的走行如图白色双箭头虚线所示，止点部下束的走行如图黑色双箭头线所示。GT. 大结节；SS. 肩胛冈

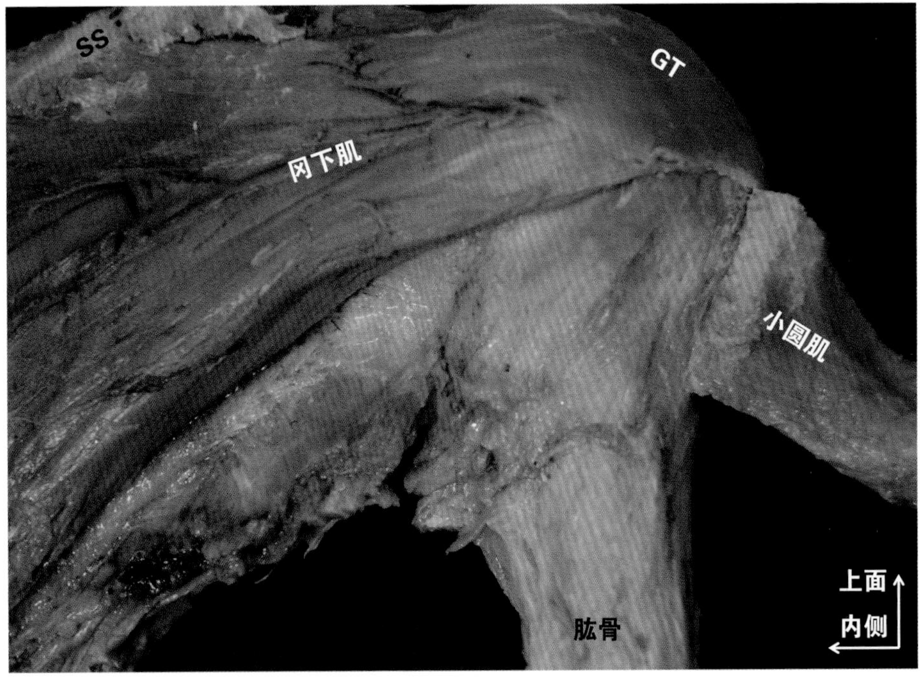

图 20.10　剥离并反折小圆肌，从肩胛骨起点剥离小圆肌并向外侧反折。GT. 大结节；SS. 肩胛冈

头肌腱下方接触。

这个结构继续延肱二头肌长头腱的轨迹从结节间沟的内侧骨壁向近端延伸。盂肱上韧带（SGHL）的内侧部分出现在关节腔内侧壁的前上部。其向外走行并最终附着在肩胛下肌止点的腱膜。SGHL 从前下方支撑肱二头肌腱长头腱。换句话说，肱二头肌长头腱的走行通道是从 SGHL 到结节间沟。刚好在结节间沟上方，SGHL 附着于肩胛下肌止点腱膜的表面。

20.3.2　肩袖的变异

最常见的变异是多余一块被称为小肩胛下肌或第二肩胛下肌的肌肉，其起于肩胛骨腋侧缘的上方并止于关节囊、肱骨小结节突起或远端。较罕见的变异是起于肩胛下

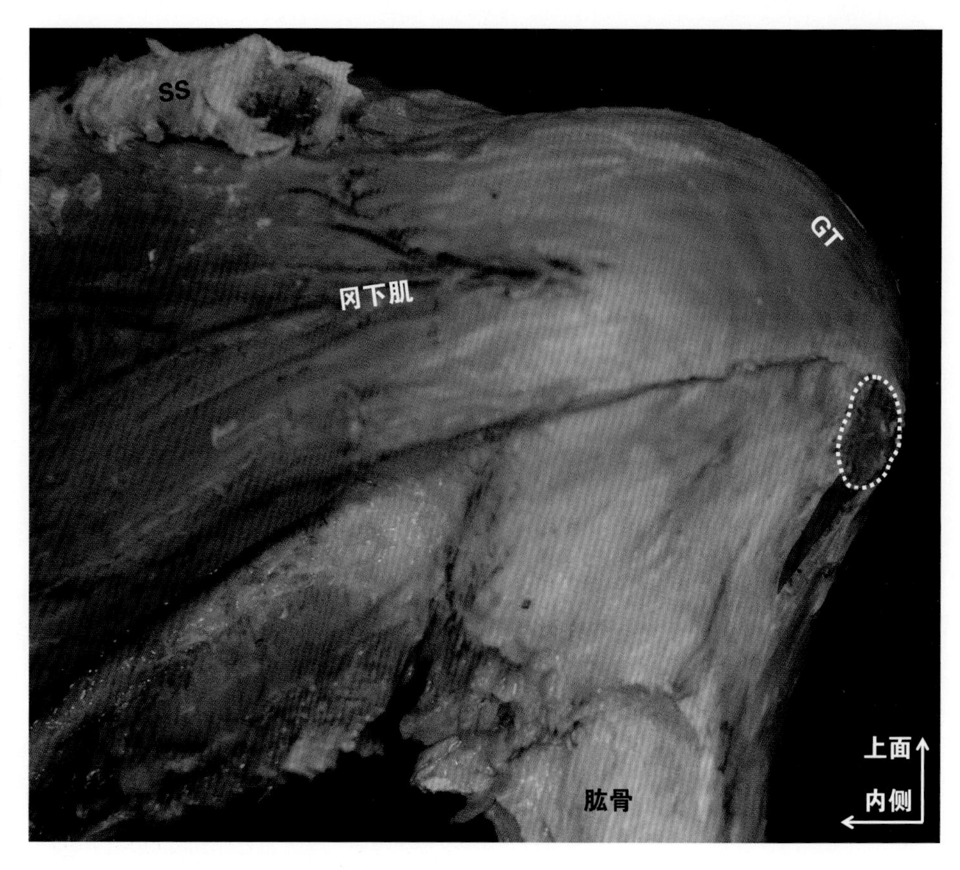

图 20.11　小圆肌的止点。小圆肌已从肱骨止点处剥离，小圆肌的上束止点如图白色虚线区域所示，小圆肌的下束止点如图黑色箭头状区域所示。GT. 大结节；SS. 肩胛冈

肌腱并穿行至腋筋膜、胸大肌或肱二头肌短头的组织。

20.4　小圆肌

20.4.1　组织结构

小圆肌位于冈下肌的下方，起于肩胛骨背侧的外缘，一部分止于肱骨大结节的最底部印迹，另一部分止于肱骨外科颈的后方（图 20.9、图 20.10）。冈下肌和小圆肌的边界由腱膜分开，但在止点处腱膜可能不清或消失。

小圆肌的腱腹交界处可分为上下两束。止点部的上束起于肩胛骨背侧的外缘，止于最底部印迹并呈现为椭圆形的足印区（图 20.11）。另一方面，止点部的下束主要起于冈下肌和小圆肌之间腱膜，并且部分起于肩胛骨背侧的外缘。小圆肌的下束走行于上束的背侧，止于最底部印迹的远端并呈现为线形（图 20.11）。在小圆肌的起点处，两束之间没有明显的分隔结构。这两束均由走行于小圆肌背侧或下方而不是腹侧的腋神经分支支配。

20.4.2　变异

曾有小圆肌缺如的报道，肌肉的起点可能会延长以完全覆盖冈下肌并取代覆盖肌肉的筋膜，也可能出现看似与三角肌相连的多种组织，这也提示了 2 块肌肉的形成存在相关性。

参考文献

[1] Arai R, Mochizuki T, Yamaguchi K, Sugaya H, Kobayashi M, Nakamura T, Akita K. Functional anatomy of the superior glenohumeral and coracohumeral ligaments and the subscapularis tendon in view of stabilization of the long head of the biceps tendon. J Shoulder Elbow Surg. 2010;19(1):58–64. doi: 10.1016/j. jse.2009.04.001 . S1058-2 746(09)00194-3 [pii].

[2] Arai R, Sugaya H, Mochizuki T, Nimura A, Moriishi J, Akita K. Subscapularis

tendon tear: an anatomic and clinical investigation. Arthroscopy. 2008;24(9):997- 1004. doi: 10.1016/j.arthro.2008.04.076 . S0749-8063 (08)00359-9 [pii].

[3] Bergman AR, Thompson SA, Afi fi KA, Saadeh AF. Thorax, shoulder, and arm. In: Compendium of human anatomic variation text, atlas, and world literature. Baltimore: Urban & Schwarzenberg; 1988. p. 7–18.

[4] Clark JM, Harryman 2nd DT. Tendons, ligaments, and capsule of the rotator cuff. Gross and microscopic anatomy. J Bone Joint Surg Am. 1992;74(5):713–725.

[5] Clemente C. Osteology, and muscles and fasciae of the upper limb. In: Gray' s anatomy of the human body. 30th ed. Philadelphia: Lea & Febiger; 1985. p. 233–234.

[6] Kato A, Nimura A, Yamaguchi K, Mochizuki T, Sugaya H, Akita K. An anatomical study of the transverse part of the infraspinatus muscle that is closely related with the supraspinatus muscle. Surg Radiol Anat. 2012;34(3):257–265. doi: 10.1007/s00276-011-0872-0 .

[7] Minagawa H, Itoi E, Konno N, Kido T, Sano A, Urayama M, Sato K. Humeral attachment of the supraspinatus and infraspinatus tendons: an anatomic study. Arthroscopy. 1998;14(3):302–306.

[8] Mochizuki T, Sugaya H, Uomizu M, Maeda K, Matsuki K, Sekiya I, Muneta T, Akita K. Humeral insertion of the supraspinatus and infraspinatus. New anatomical fi ndings regarding the footprint of the rotator cuff. J Bone Joint Surg Am. 2008;90(5):962–969.

[9] Sonnabend DH, Young AA. Comparative anatomy of the rotator cuff. J Bone Joint Surg Br. 2009;91(12): 1632–1637.

第 21 章　肩袖的超微结构和病理解剖学

Matthias A. Zumstein、Nandoun Abeysekera，Pietro Pellegrino、Beat K. Moor，Michael O. Schar

21.1　简介

肩袖是一组肌肉肌腱复合体，对肩关节的稳定和活动起着重要的作用。肩袖撕裂比较常见，其发病率随年龄增长而增加。肌肉、肌腱和骨骼等结构可能成为肩袖撕裂的病因，并影响肩袖修复术的预后。

本章旨在讨论导致肩袖撕裂的肌肉、肌腱和骨骼的病理生理学变化，并探讨肩袖撕裂发生后这些结构所发生的变化。

21.2　肌肉

21.2.1　超微结构解剖学和生理学

肩袖是由起于肩胛骨的 4 块肌肉汇聚成的肌腱复合体。冈上肌、冈下肌和小圆肌是不可分离的整体，而肩胛下肌通过肩袖间隙与其余 3 块肌肉分离。这些肌肉由含有肌节的肌纤维组成，多个因素可在这些肌肉中产生力量。

21.2.2　力量的产生

21.2.2.1　肌肉横截面积和力矩

这些肌肉产生的力量主要由肌肉结构决定。这包括肌肉横截面积、肌纤维排列和力矩臂。对肩袖不同肌肉的横截面积进行比较时，发现肩胛下肌的产力能力最强［(102 ± 12) g］，其次是冈下肌［(78 ± 8) g］、冈上肌［(34 ± 4) g］和小圆肌［(21 ± 2) g］(表 21.1)。

据报道，肩袖肌肉平均肌纤维长度为 4.5~6.6cm，其中冈上肌的肌纤维长度最短（表 21.1)。为了弥补肌纤维长度短，冈上肌工作时其肌节长度延伸范围最宽。

21.2.2.2　羽状角

羽状角被定义为肌纤维与肌肉中心腱之间的角度。由于力学与几何学的原因，羽状角较小时，羽状肌的工作性能更高。

完整冈上肌的羽状角从内侧肌纤维的 10° 到外侧肌纤维的 85° 各不相等。与外侧肌纤维相比较，内侧肌纤维提供了更大的收缩力，因此增加了对肌腱的剪切应力。Meyer 等报道称，肩袖撕裂会导致羽状角增大。其他研究者发现冈上肌的羽状角和冈上肌末端的撕裂程度之间存在正相关。

表 21.1 肌肉结构特性

肌肉	质量（g）	肌肉长度（cm）	L_f（cm）	L_f/L_m	L_s（pm）	s_n	羽状角（°）	PCSA（cm^2）
冈上肌	34.0 ± 4.3[a]	8.5 ± 0.4[a]	4.50 ± 0.32[a]	0.53 ± 0.03[b]	3.23 ± 0.05[b,c]	16,655 ± 1182[a]	5.1 ± 0.8[a]	6.65 ± 0.56[a]
冈下肌	78 ± 7.5[a]	2.1 ± 0.5[c,d]	6.57 ± 0.33[d]	0.55 ± 0.02[b]	3.18 ± 0.06[§b]	24,332 ± 1203[d]	1.4 ± 0.4[†II]	10.71 ± 0.95[a]
小圆肌	21.2 ± 2[a]	10.8 ± 0.6[d,e]	6.09 ± 0.35[d]	0.57 ± 0.03[b]	2.80 ± 0.07[d,e]	22,569 ± 1299[d]	0.6 ± 0.3[d]	3.18 ± 0.30[a]
肩胛下肌	101.8 ± 11.5[a]	13 ± 0.6[d]	6 ± 0.47[d]	0.45 ± 0.02[a]	2.52 ± 0.09[d,e]	22,069 ± 1735[d]	0 ± 0[d,e]	15.53 ± 1.41[a]

L_f 表示肌纤维长度，L_f/L_m 表示肌纤维长度 / 肌肉长度，L_s 表示静息时的肌节长度，S_n 表示肌节数量，PCSA 表示生理横截面积

取值为 10 个样本的中位数 ± 标准差

[a]: 与冈上肌有显著差别

[b]: 与冈下肌有显著差别

[c]: 与小圆肌有显著差别

[d]: 与肩胛下肌有显著差别

[e]: 与其他肌肉有显著差别

21.3 肩袖肌的病理生理学

虽然肩袖撕裂是种常见的病理改变，但损伤很少直接累及肌腹或腱腹连接处。然而，肌肉通过 3 种机制深入而实质性地受累：肌肉回缩、萎缩和脂肪浸润。这些病理改变可能导致预后更差并可影响手术指征。

21.3.1 肌肉回缩和萎缩

在缺乏应力刺激和肌腱撕裂的情况下，肩袖肌群会发生回缩或萎缩。肩袖断裂可引起严重的肌肉病理性改变。与 2A、2B 型这类快速收缩型肌肉纤维相比，1 型缓慢收缩型肌纤维的改变更为明显。纤维组织留存在肌肉内部，出现肩袖撕裂时，肌肉将在短时间内回缩并无法形成肌张力。通过绵羊冈上肌腱切断术模型得知，肌腱切断术后 16 周内，肌肉的平均回缩长度达 29mm。上述回缩与肌肉的生理运动范围一致。

羽状角从 30° 增大至 55°，肌肉横截面积可较健康一侧缩小 57%。肌肉回缩时，有序排列的肌节发生破裂的数量高达 50%，从而使肌纤维变短。失去大部分肌节后，肌肉变短而不是变薄。

肌肉的横截面积可随时间减小，肌肉回缩加剧可使肌肉的羽状角继续增大。如上所述，这会导致肌纤维间出现脂肪浸润。因此在这个模型中，肌肉回缩或萎缩是由“健康”肌肉组织缩短引起，而不是真正意义上的肌肉退变。这种说法得到了 Steinbacher 等的研究确认。在该项研究中他们报道称，肌原纤维体积绝对值缩小是肩袖撕裂部位肌肉萎缩程度长达 3cm 或以上（贝特曼 3 级、4 级）的原因，而不是肌纤维死亡。

21.3.1.1 伴随肌肉萎缩发生的基因表达改变

发生肩袖撕裂后，诱导肌肉萎缩的相关基因的基因表达也随之改变。发生肩袖撕裂后，MuRF-1 基因和 Atrogin-1 基因的表达量迅速上调，上述两种基因对调控肌肉萎缩具关键作用。发生巨大肩袖撕裂时，与持续性肌肉萎缩相关的基因（如：FOXO1A、UBE2B、UBE3A、CTSB）的表达量大大超过较小撕裂的表达量。这也解释了为何较小撕裂患者行肩袖重建术的预后优于巨大肩袖撕裂患者。

21.3.1.2 萎缩肌肉的发力情况

羽状角增大时，由于肌纤维无法沿肌腱的方向伸展，可导致肌纤维至肌腱的力传导效率低下。

Meyer 等研究报道称，对一绵羊行冈上肌腱切断术时，发现脂肪浸润与肌力损失呈负相关，而肌萎缩与肌肉收缩

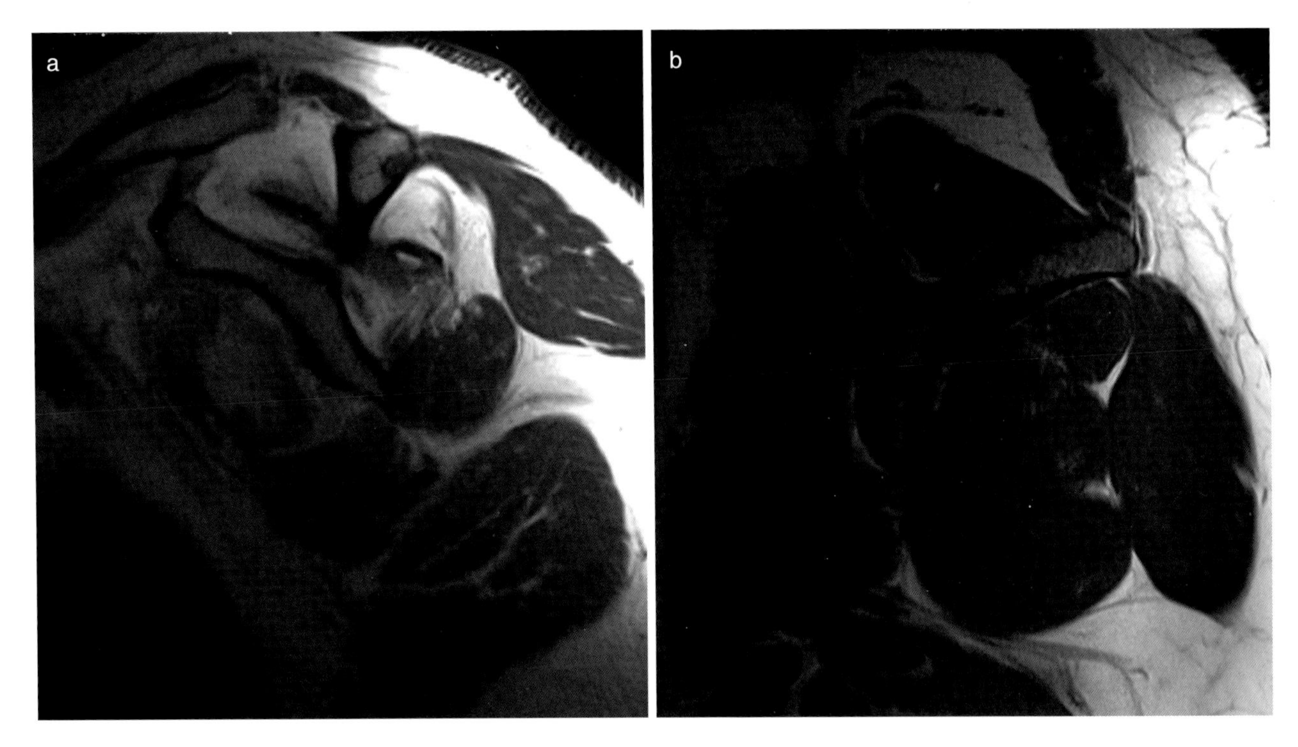

图 21.1 （a）肩部的矢状面 MRI 显示 4 级 Goutallier 脂肪浸润；（b）肩部的矢状面 MRI 显示 1 级 Goutallier 脂肪浸润

的振幅相关。经计算机断层摄影测量，肌密度越大，脂肪浸润程度越小，肌肉的最大发力值越大。肌肉的最大收缩力随着萎缩程度加剧而大幅度减小。这对肩袖重建术的预后非常关键。即使肩袖肌腱在无张力的情况下附着在足印区上，也可能出现力量的减弱。此外，被动张力增大可能会限制活动范围。

21.3.2 脂肪浸润

脂肪沉积于肌肉中即脂肪浸润（图 21.1）。脂肪浸润常见于肩袖撕裂和肩袖神经性病变，通常出现在肌肉的不同部位，如肌肉间隙，且此处的沉积将限制肌肉的力学功能。脂肪不但可在肌纤维间累积，还可在肌质的 1 类肌纤维中累积。另一方面，脂肪浸润也常见于肌外间隙（肌腹的肌外膜）和撕裂的肌腱中。

经过多年研究，现已建立了多种理论解释脂肪浸润的成因。

21.3.2.1 肌肉结构改变导致脂肪浸润

肩袖撕裂及合并出现的张力丢失似乎可诱导脂肪浸润的形成。发生肩袖撕裂后，肌纤维变短，羽状角增大，产生新的空腔，可被脂肪和结缔组织填充（图 21.2）。肌纤维之间形成的脂肪浸润可使肌肉弹性减弱，进而降低肌肉的力学功能。脂肪浸润与肩袖撕裂的大小相关这一事实可为上述理论提供支持，此外，脂肪浸润进程与肌力增强成反比。

这说明了肌力损失的病因除了萎缩，还有脂肪浸润。

21.3.2.2 基因表达方式改变形成脂肪浸润

Frey 等证明了对绵羊行冈上肌腱切断术后，对成肌分化过程非常重要的多个转录因子的表达上调。这种现象表明，人体尝试通过生成肌肉来解决问题。另一方面，CAAT 区 / 增强子结合蛋白 β（C/EBPβ）和过氧化物酶增殖物激活受体 γ（PPARγ）这两种与脂肪生成有关的转录因子表达上调。重新固定肩袖后，上述因子的浓度大幅度减小。

21.3.2.3 创伤性部分失神经支配或形成脂肪浸润

脂肪浸润形成的另一成因可能与神经性改变有关。经肌电图检查发现，28 例肩袖完全断裂的患者中，7 例患者

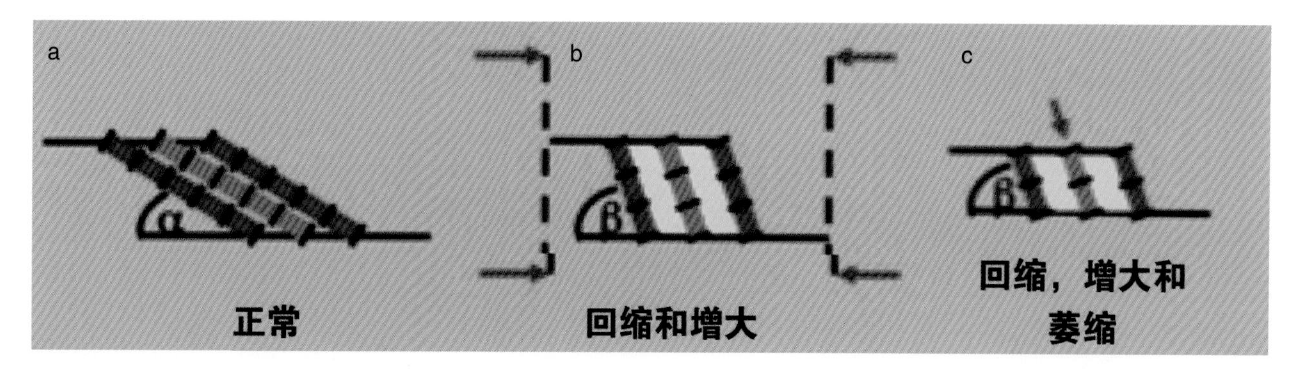

图 21.2 （a）正常肌肉；（b）肌肉回缩（x 减少）导致羽状角（β）增大，新增空腔被脂肪填充（黄色）；（c）萎缩（y 减少）导致横截面积减小

表现出周围神经病变的迹象，为上述理论提供了证据支持。Albritton 等报道称，冈上肌腱完全断裂后出现部分失神经支配，进而导致冈上肌和冈下肌出现萎缩。

事实上，与肩袖撕裂后的情况相比，神经性损伤会使脂肪分布形式更为分散与不规则。

因此失神经支配不太可能是脂肪浸润的主要成因。

21.3.2.4 新生血管和线粒体数量增多与脂肪浸润有相关性

Gerber 等证明了人类肩袖撕裂时，冈上肌的新生血管和线粒体数量增多，上述情况与脂肪浸润和肌萎缩有相关性。

另一项研究证明，发生肩袖撕裂后，两种血管生成因子 [缺氧诱导因子（HIF）和血管内皮生长因子（VEGF）] 数量增多。

21.4 肌腱和肌腱末端

21.4.1 肌腱超微结构和生理学

肩袖肌腱主要包括两个组成成分：细胞外基质（ECM）和细胞成分。细胞外基质是提供肌腱力学功能最重要的组成成分，其组成成分包括：胶原（65%~80%）、弹性蛋白（1%~2%）以及由水、蛋白聚糖、糖胺聚糖（GAGs）和糖蛋白构成的混合物。肩袖肌腱的蛋白聚糖含量大于其他纯张力肌腱。最常见的蛋白聚糖称为核心蛋白聚糖和双糖链蛋白聚糖（包含 1~2 条糖胺聚糖链）。

肌腱的细胞成分包括腱母细胞和腱细胞，占细胞总数的 95%。腱母细胞是腱细胞的前体，而腱细胞则是成熟细胞，能够生产胶原和其他细胞外基质的组成成分。

肌腱的胶原纤维直接决定了肌腱的力学功能。Lake 等对肩袖肌腱的超微结构和力学功能进行了广泛研究，他们最近的研究重点为冈上肌腱。因活动范围广泛，肩关节需承受多轴应力。因此，肌腱组织内的胶原分布方式各不相同。最复杂且易受损伤的冈上肌腱的应力 – 应变曲线证明其具有特殊的力学性能。上述性能在冈上肌腱的前侧、后侧和关节囊一侧表现不同，归因于胶原分布的多样性。冈上肌腱的内侧和前外侧在轴向载荷上的刚度更高，而抵抗横向载荷可导致后外侧和前外侧刚性更高。这可能是由腱 – 骨附着处存在多向的复合载荷所导致的。

21.4.2 肌腱末端的超微结构和生理学

肌腱末端是肌腱和骨骼的连接部分，在力学性能方面有很大差异。肌腱末端可减少柔软腱组织与坚硬骨组织之间的集中应力。由于承受着巨大的应力，肌腱末端断裂的可能性最大。正常的肌腱末端可采用不同策略提高这一关键区域的强度，如功能分级、利用移行组织改变超微结构、减小附着点上纤维方向的成角以及组织与骨骼的嵌接。

据文献报道，肌腱末端通常分为 4 个不同的区域（图 21.3）。近年来更多文献表明，上述 4 个区域并非相互明显分离；事实上，存在一个从肌腱向骨骼递级过渡的纤维软骨区域。上述 4 个区域的描述如下：

·一区：一区由肌腱构成，组成成分为排列整齐的Ⅰ型胶原纤维和少量核心蛋白聚糖

·二区：二区由纤维软骨构成，组成成分主要为Ⅱ型、Ⅲ型胶原，还包括少量Ⅰ型、Ⅸ型、Ⅹ型胶原及聚集蛋白聚糖和核心蛋白聚糖。这个区域标志着腱组织向骨组织的过渡

·三区：三区主要由矿化纤维软骨构成，组成成分主要包括Ⅱ型胶原、大量Ⅹ型胶原和聚集蛋白聚糖。这个区域标志着向骨质的过渡

·四区：四区由骨骼组成。本区的矿物含量高，组成成分为Ⅰ型胶原。

纤维软骨组织内主要的细胞群为软骨细胞，该软骨细胞因肌腱拉伸应力而成行排列。矿物含量梯度似乎是肌腱末端的特征之一。研究证明矿物群和胶原纤维似乎是相互交错的，直到完全矿化的区域才分开。

21.4.3 肌腱末端和肌腱病理学

可能导致肩袖撕裂的病理学改变

肩袖撕裂是最常见的骨科损伤之一，也是导致肩部疼痛和肩关节功能障碍的主要原因。虽然经历急性创伤性事件的青年患者也有可能罹患肩袖撕裂，但大多数情况下是慢性的退行性病变导致了断裂。促成该退行性改变的因素包括内在和外在两种。

虽然在创伤性病例中部分患者为肩袖肌腱中部或肌内区域断裂，但断裂最常见于机械应力改变幅度大的区域——肌腱末端。

Ogata 和 Uhthoff 表示，肌腱退化是部分肩袖撕裂的主要原因。他们还提出，不同的病理改变会导致肩袖肌腱退化，最终增加肩袖撕裂发生的可能性。

Ⅲ型胶原基因表达增多

Neviaser 等通过实验模型证明肌腱中Ⅲ型胶原的基因表达会在周期性疲劳载荷后增多。TGF-βi（用于调节肩

图 21.3 完整肌腱末端的切片，显示了 4 个区域（骨骼、矿化纤维软骨、纤维软骨和肌腱）

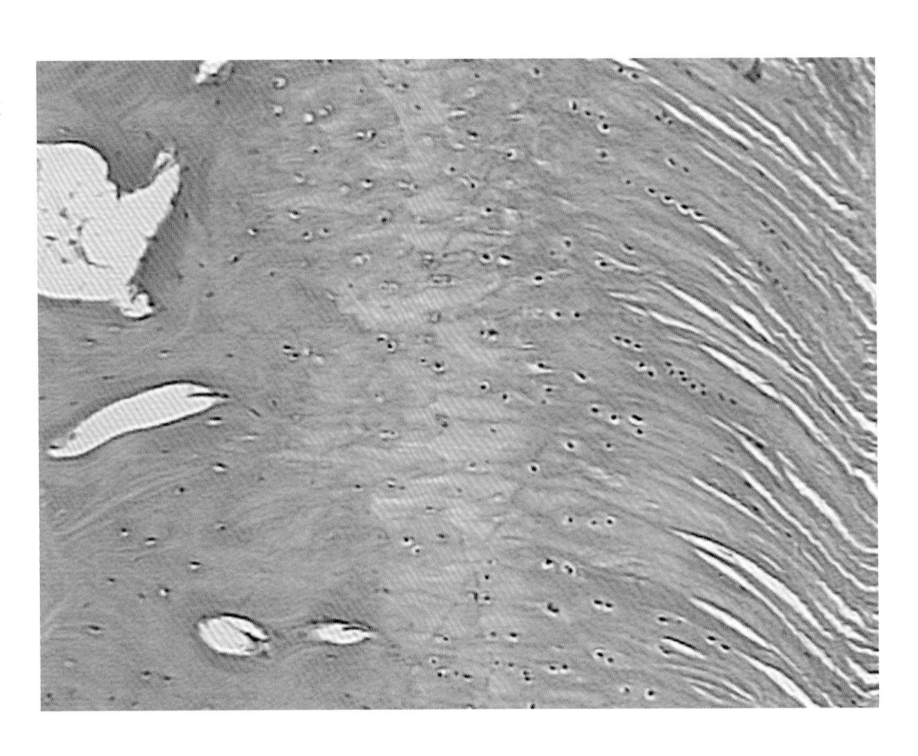

袖胶原生成的转化生长因子）的表达在应力过载和肌腱撕裂的情况下均发生了改变，证实了上述发现。这种胶原性质的改变可导致宏观结构的改变。

Ⅰ型胶原是肩袖肌腱内最常见的胶原类型，出现退化时，Ⅰ型胶原往往被Ⅲ型胶原（一般在瘢痕组织中出现）取代。Ⅲ型胶原的交联蛋白较少，因此其力学性能不及Ⅰ型胶原。

相反，Ⅱ型胶原最常见于软骨与骨骼的附着点（二区和三区）。出现退化时，Ⅱ型胶原也会转化成Ⅲ型胶原。

上述改变可削弱肌腱末端的强度，并导致肌腱末端继发断裂。

细胞凋亡、氧化应激和自体吞噬增强

除胶原外，肌腱细胞同样与肌腱退化密切相关。一开始肌腱细胞数量减少，然后胞核变圆和凋亡引起结构变化，进而改变肌腱的结构特性，破坏肌腱细胞生产健康正常胶原的能力。此外有研究证实，与组织结构正常的肌腱相比，肌腱退化后其细胞凋亡速率提高，氧化应激增加了活性氧和氨基末端激酶（JNK、Map-K）的表达，可能导致细胞凋亡。活性氧和氨基末端激酶常见于肌腱撕裂和病理性改变，可降低细胞对损伤的反应。经观察，肌腹中同样存在自噬性的细胞凋亡，提示退化机制相同，但是路径尚不清楚（表 21.2）。

成肌纤维细胞分化增强

另一值得关注的发现是肌腱细胞会分化为成肌纤维细胞。经观察，撕裂肌腱样本的细胞具有收缩能力，但正常肌腱样本的细胞却未出现同样现象。经证明，当结构应力增大时，这些细胞的数量增加，说明它们在尝试维持肌腱的完整性，是一种应对正常力学性能丧失后肌腱病理性改变的反应。

血管化改变

部分文献证据表明，血管化改变可导致肩袖撕裂。虽然以往的研究已经对过度血管化和血管化不足与肌腱损伤之间的关系进行过描述，但最新的研究显示，损伤的肌腱与正常的肌腱之间均未见血管化改变，尽管有研究报道过与年龄相关的局部血管化不足的模型。然而，肩袖撕裂可主要表现出血管囊性扩散和薄且分布不规则的过度血管化。

金属蛋白酶和金属蛋白酶组织抑制物表达改变

据最新研究描述，金属蛋白酶（MMPs）和金属蛋白酶组织抑制物（TIMPs）改变不仅出现在损伤的肌腱，还出现在因肩袖部分损伤引起的其他肌腱病理性改变。金属蛋白酶为内源酶，与胶原退化有关。正常肌腱的金属蛋白酶和金属蛋白酶组织抑制物保持平衡状态，参与正常肌腱的形成和重构。多项研究证明，金属蛋白酶与制动后的肌腱退化有关，也与负荷过载产生的氧化应激有关。

表 21.2　细胞外基质的细胞特性

细胞特性	细胞外基质等级			
	0	1	2	3
自噬性细胞死亡（%）	3.9 ± 3.6（51 实验例）	42.9 ± 1.8（209 实验例）	1.9 ± 1.5（371 实验例）	46.0 ± 1.8（269 实验例）
细胞凋亡（%）	21.4 ± 2.2（54 实验例）	26.0 ± 1.4（237 实验例）	31.0 ± 1.2（363 实验例）	34.8 ± 1.6（246 实验例）
成肌纤维细胞（%）	6.7 ± 1.0（50 实验例）	13.8 ± 0.9（229 实验例）	16.9 ± 1.0（358 实验例）	19.8 ± 1.3（263 实验例）
细胞密度（细胞数量 / mm^2）	555 ± 41（57 实验例）	674 ± 27（246 实验例）	529 ± 17（358 实验例）	395 ± 17（239 实验例）

所有数据均为中位数 ±SEM 所得数值

细胞外基质中自噬性细胞死亡、细胞凋亡、成肌纤维细胞和细胞密度的百分比分别分为 0 ~ 3 等级

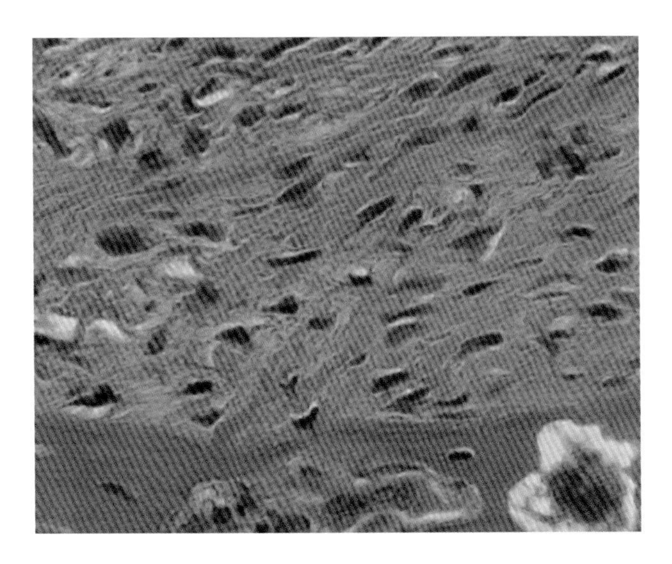

图 21.4　肩袖重建术后形成瘢痕组织

21.4.4　撕裂肌腱的病理改变

21.4.4.1　肌腱末端中瘢痕组织的形成

肌腱末端损伤后，肌腱末端的 4 个区域不能正常修复，而是形成了瘢痕组织（图 21.4）。在修复过程中肌腱末端缺乏功能性组织可导致肩袖撕裂后局部肌力减弱。肩袖撕裂后，肌腱愈合的正常模式属于外源性过程，即位于周围组织的细胞转移到肌腱处，促进肌腱愈合。内源性因子也可在较小程度上促进愈合。这个过程由腱鞘和腱内膜的肌腱细胞和类肌腱细胞干细胞完成。

肌腱和肌腱末端的愈合需要经过 3 个时期：

1. 炎症期（数天）：出现炎症反应证明中性粒细胞和巨噬细胞渗透吞噬坏死组织。同时，通过释放血管活性因子和趋化因子促进血管形成，刺激肌腱细胞生长，从而开始生成Ⅲ型胶原。

2. 增生期（数天至 6 周）：增生期内，细胞持续增生，Ⅲ型胶原生成量达到峰值，糖胺聚糖和水浓度高。

3. 重塑期（6~10 周）：重塑期内，细胞向纤维组织改变，肌腱细胞持续活跃，胶原排列为应力导向纤维。同时，开始生成大量Ⅰ型胶原。10周后，肌腱细胞代谢减弱，纤维组织转变为瘢痕样肌腱。上述过程通常需持续 1 年。

21.4.4.2　肌腱短缩

研究普遍表明回缩主要发生在肌腹，但有证据表明回缩也有一部分发生在肌腱，尤其是脂肪浸润的早期（Goutailler 阶段 1）或脂肪浸润的后期（Goutailler 阶段 4）。根据 Wolff 肌腱回缩定律，后期出现的回缩可能是肌腱的内在弹性引起的，而早期的短缩是由于初始撕裂后位于大结节的剩余腱质。

21.4.5　临床应用

以上所有发现对评估肩袖手术治疗的预后非常重要。意外的是，一期手术对肌肉长度的修复破坏了肌肉的性能，肌肉继发退化和萎缩，很可能是由于过度应激或继发性细胞损伤。然而经研究证实，持续的张力虽然无法修复肌肉的正常解剖，但可以阻止和部分扭转超微结构的变化（图 21.5）。经研究证实，干细胞有减轻脂肪浸润的潜能，因此干细胞可能会在未来研究中发挥一定作用。

21.5　骨骼

21.5.1　肱骨头超微结构解剖学改变

多位研究者对肱骨头的骨结构进行了研究。我们的观点是，骨骼的超微结构中没有导致肩袖撕裂的病理生理学易感因素，且对肩袖撕裂的修复具有技术性和生物学方面的积极影响。最近研究证明，计算机断层扫描尤其是高分辨率的外周定量 CT 成像技术（HR-pQCT），可用于评估肱骨头的体积骨密度（vBMD）改变。最显著的变化出现在肱骨头、肱骨大结节和小结节之间。研究证明，年龄增加等因素与骨密度减小和矿化作用有关，尤其是在大结节处（图 21.6）。

即使相关研究仅采用了动物模型，经证实，维生素 D、双磷酸盐和雌激素水平的提高等其他因素对骨质和肌腱力量有积极作用。

此外有研究表明，人类全层肩袖撕裂与大结节的骨

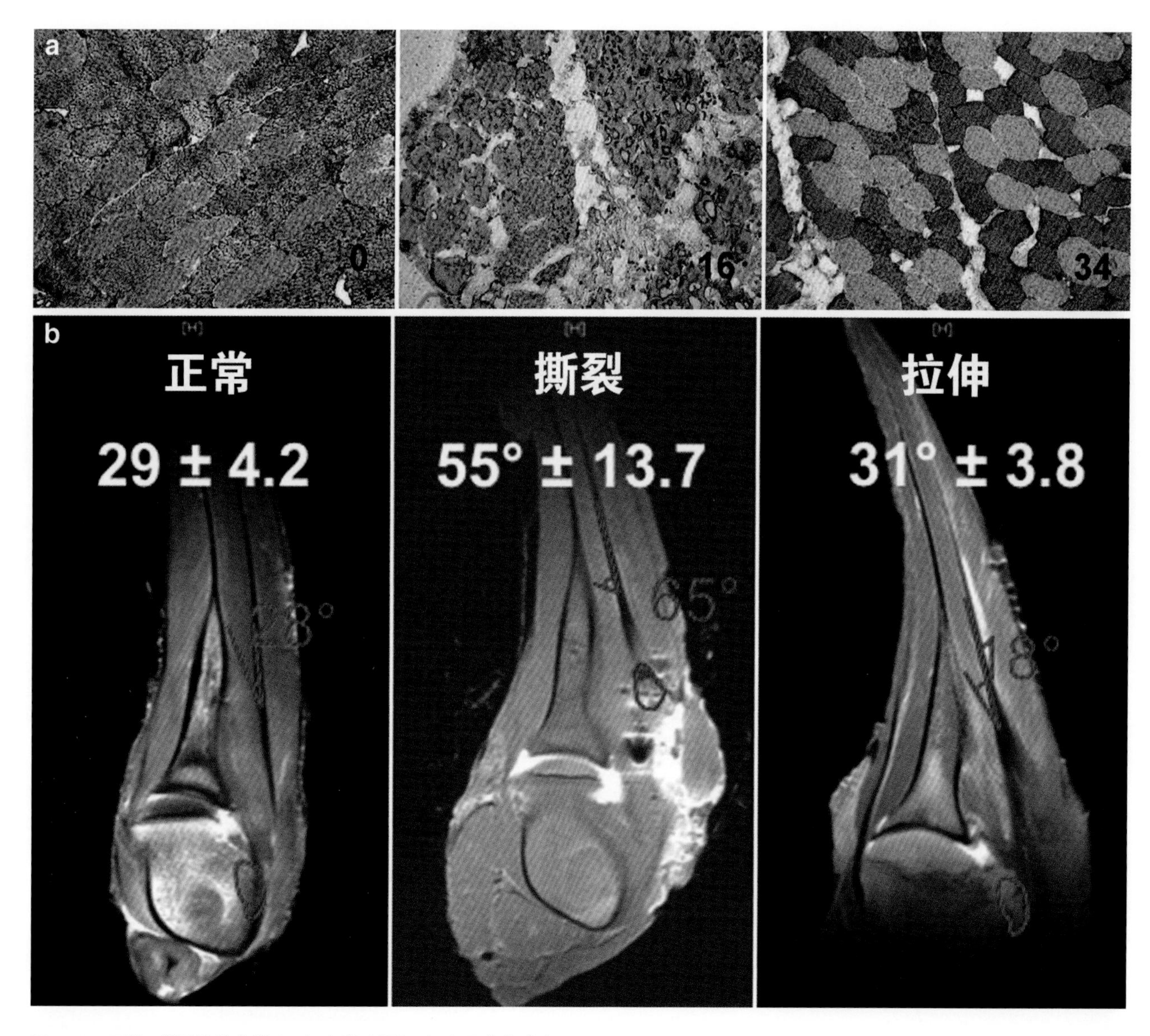

图 21.5 正常、撕裂和拉伸肌肉。(a)脂肪浸润;(b)羽状角改变

密度降低有关，大结节的骨密度分布对肩袖修复非常重要(比如锚钉或线结的牢度)。肩袖撕裂可加剧骨质流失，原因可能是失去对骨结构的机械刺激，以及破骨细胞高度活跃。

这可能是肩袖经撞击而未完全撕裂时，可观察到肩袖结构改变的原因。

另外，骨质疏松的区域大多位于结节的内侧还是外侧尚未有定论，但是大量研究认为，行固定术的最佳位置为大小结节的内侧。

21.5.2 骨性形态肩峰类型、肩重角、外侧肩峰指数

作为肩袖撕裂的重要原因之一，对于骨性形态的调查研究，尤其是对肩峰和肩胛盂骨性形态的调查研究已非常全面。对于肩峰类型的研究应该是该领域的先驱研究。Bigliani 等认为，肩峰的类型（钩状、弯曲、扁平）与肩袖撕裂紧密相关，因此他们提出了“撞击”的概念，并认为是肩袖撕裂的原因之一。最近，关于肩峰类型是

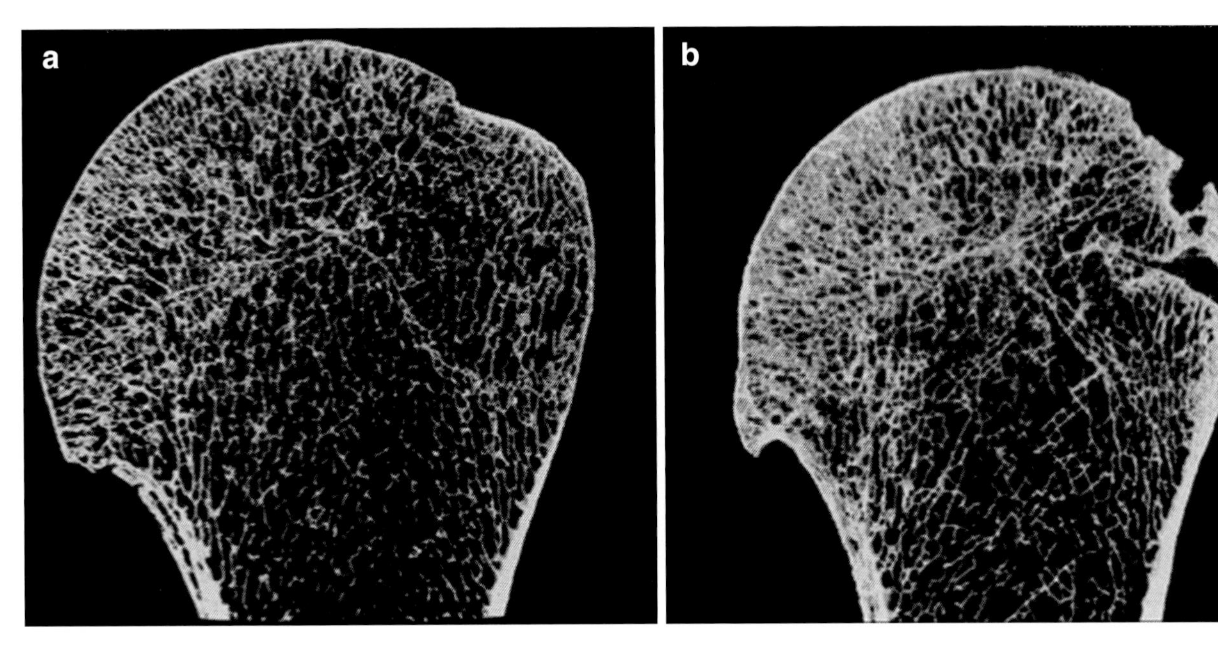

图21.6 显微CT检查显示肱骨头近端的骨结构。(a)左侧正常肱骨头;(b)肩袖撕裂的右侧肱骨头

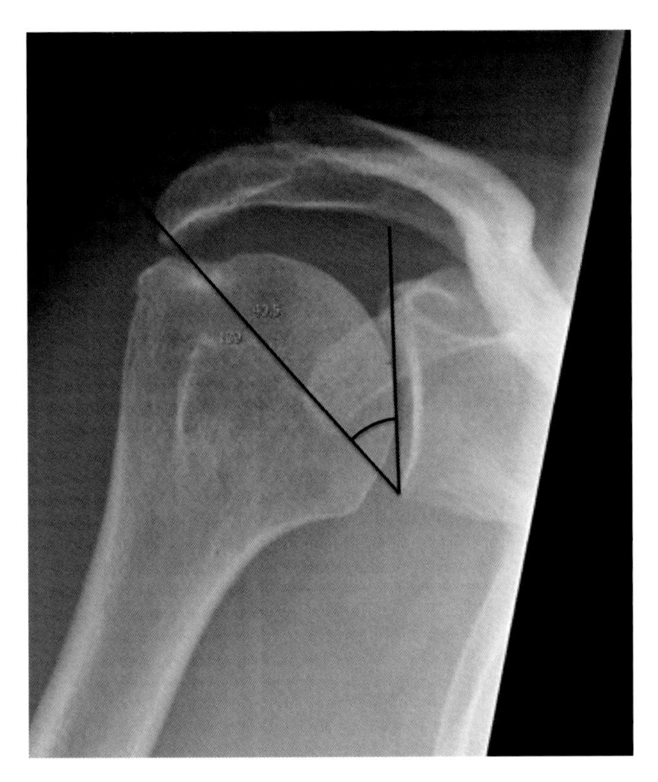

图21.7 带有肩重角(CSA)的肩部X线片

肩袖撕裂的结果而非起因的观念开始出现。肩峰可影响三角肌的杠杆支撑，导致较强的向上方移位应力。其他研究提出，可利用肩峰指数或肩胛盂倾斜角预测肩袖撕裂或盂肱关节炎。但两者均未得到证实。最近，有学者对肩重角(图21.7)即两种指数的结合进行了全面调查研究，证实了肩重角可预测肩袖撕裂，但肩重角与盂肱关节炎的关联则较弱。

经评估，事实上肩重角大于等于38° 时与肩袖撕裂紧密相关，因为在这种情况下只能通过冈上肌缓解巨大的剪切应力，因此继发肩袖撕裂的风险增加。

21.6 结论

从肩袖病理学角度，肩袖的三大结构均对维持盂肱关节的稳定和活动起关键作用。一些结构如肌肉、肌腱和骨骼可成为肩袖撕裂的原因，并可影响肩袖修复术的预后。为了进一步了解其生理学和病理生理学特性，需进行更深入的研究。对上述结构的认识可有助于促进肩袖撕裂后的愈合过程。

参考文献

[1] Jost B, Koch PP, Gerber C. Anatomy and functionalaspects of the rotator interval. J Shoulder Elbow Surg.2000;9(4):336–341.

[2] Ward SR, Hentzen ER, Smallwood LH, et al. Rotatorcuff muscle architecture: implications for glenohumeralstability. Clin Orthop Relat Res. 2006;448:157–163.

[3] Kim SY, Boynton EL, Ravichandiran K, Fung LY,Bleakney R, Agur AM. Three-dimensional study of themusculotendinous architecture of supraspinatus and itsfunctional correlations. Clin Anat. 2007;20:648–655.

[4] Kim S, Bleakney R, Boynton E, et al. Investigation ofthe static and dynamic musculotendinous architectureof supraspinatus. Clin Anat. 2010;23(1):48–55.

[5] Roh MS, Wang VM, April EW, Pollock RG, BiglianiLU, Flatow EL. Anterior and posterior musculotendinousanatomy of the supraspinatus. J Shoulder ElbowSurg. 2000;9:436–440.

[6] Meyer DC, Hoppeler H, von Rechenberg B, Gerber C.A pathomechanical concept explains muscle loss andfatty muscular changes following surgical tendonrelease. J Orthop Res: Off Publ Orthop Res Soc.2004;22(5):1004–1007.

[7] Zuo J, Sano H, Itoi E. Changes in pennation angle inrotator cuff muscles with torn tendons. J Orthop Sci:Off J Jpn Orthop Assoc. 2012;17(1):58–63.

[8] Gladstone JN, Bishop JY, Lo IK, Flatow EL. Fattyinfi ltration and atrophy of the rotator cuff do notimprove after rotator cuff repair and correlatewith poor functional outcome. Am J Sports Med.2007;35(5):719–728.

[9] Gerber C, Schneeberger AG, Hoppeler H, MeyerDC. Correlation of atrophy and fatty infi ltration onstrength and integrity of rotator cuff repairs: a study inthirteen patients. J Shoulder Elbow Surg. 2007;16(6):691–696.

[10] Gerber C, Fuchs B, Hodler J. The results of repair ofmassive tears of the rotator cuff. J Bone Joint SurgAm. 2000;82-A(4):505–515.

[11] Józsa L, Kannus P, Thöring J, Reffy A, Järvinen M,Kvist M. The effect of tenotomy and immobilisationon intramuscular connective tissue. A morphometricand microscopic study in rat calf muscles. J BoneJoint Surg. 1990;72:293–297.

[12] Crawford GN. Some effects of tenotomy on adult striatedmuscles. J Anat. 1977;123(Pt 2):389–396.

[13] Steinbacher P, Tauber M, Kogler S, Stoiber W,Resch H, Sanger AM. Effects of rotator cuff ruptureson the cellular and intracellular compositionof the human supraspinatus muscle. Tissue Cell.2010;42(1):37–41.

[14] Schmutz S, Fuchs T, Regenfelder F, Steinmann P,Zumstein M, Fuchs B. Expression of atrophy mRNArelates to tendon tear size in supraspinatus muscle.Clin Orthop Relat Res. 2009;467(2):457–464.

[15] Sacheck JM, Hyatt JP, Raffaello A, et al. Rapid disuseand denervation atrophy involve transcriptionalchanges similar to those of muscle wasting duringsystemic diseases. Faseb J. 2007;21(1):140–155.

[16] Meyer DC, Gerber C, Von Rechenberg B, Wirth SH,Farshad M. Amplitude and strength of muscle contractionare reduced in experimental tears of the rotatorcuff. Am J Sports Med. 2011;39(7):1456–1461.

[17] Gerber C, Meyer DC, Schneeberger AG, HoppelerH, von Rechenberg B. Effect of tendon release anddelayed repair on the structure of the muscles of therotator cuff: an experimental study in sheep. J BoneJoint Surg Am. 2004;86-A(9):1973–1982.

[18] Coleman SH, Fealy S, Ehteshami JR, et al. Chronicrotator cuff injury and repair model in sheep. J BoneJoint Surg Am. 2003;85-A(12):2391–2402.

[19] Melis B, Nemoz C, Walch G. Muscle fatty infi ltrationin rotator cuff tears: descriptive analysis of1688 cases. Orthop Traumatol Surg Res: OTSR.2009;95(5):319–324.

[20] Melis B, Wall B, Walch G. Natural history of infraspinatusfatty infi ltration in rotator cuff tears. J ShoulderElbow Surg. 2010;19(5):757–763.

[21] Gerber C, Meyer DC, Frey E, et al. Neer Award 2007:Reversion of structural muscle changes caused bychronic rotator cuff tears using continuous musculotendinoustraction. An experimental study in sheep.J Shoulder Elbow Surg. 2009;18:163–171.

[22] Frey E, Regenfelder F, Sussmann P, et al. Adipogenicand myogenic gene expression in rotator cuff muscleof the sheep after tendon tear. J Orthop Res: Off PublOrthop Res Soc. 2009;27(4):504–509.

[23] Vad VB, Southern D, Warren RF, Altchek DW,Dines D. Prevalence of peripheral neurologic injuriesin rotator cuff tears with atrophy. J Shoulder ElbowSurg. 2003;12(4):333–336.

[24] Albritton MJ, Graham RD, Richards RS, Basamania CJ.An anatomic study of the effects on the suprascapularnerve due to retraction of the supraspinatus muscleafter a rotator cuff tear. J Shoulder Elbow Surg.2003;12(5):497–500.

[25] Lakemeier S, Reichelt JJ, Patzer T, Fuchs-WinkelmannS, Paletta JR, Schofer MD. The association betweenretraction of the torn rotator cuff and increasingexpression of hypoxia inducible factor 1alpha andvascular endothelial growth factor expression: animmunohistological study. BMC MusculoskeletDisord. 2010;11:230.

[26] Kannus P, Jozsa L, Jarvinnen M. Basic science oftendons. In: Garrett Jr WE, Speer KP, KirkendallDT, editors. Principles and practice of orthopaedicsports medicine. Philadelphia: Lippincott Williams &Wilkins; 2000. p. 21–37.

[27] Lake SP, Miller KS, Elliott DM, Soslowsky LJ.Effect of fi ber distribution and realignment on thenonlinear and inhomogeneous mechanical propertiesof human supraspinatus tendon under longitudinaltensile loading. J Orthop Res. 2009;27:1596–1602.

[28] Lake SP, Miller KS, Elliott DM, SoslowskyLJ. Tensile properties and fi ber alignment of humansupraspinatus tendon in the transverse direction demonstrateinhomogeneity, nonlinearity, and regionalisotropy. J Biomech. 2010;43:727–732.

[29] Killian ML, Cavinatto L, Galatz LM, ThomopoulosS. The role of mechanobiology in tendon healing.J Shoulder Elbow Surg. 2012;21:228–237.

[30] Thomopoulos S, Genin GM, Galatz LM. The developmentand morphogenesis of the tendon-to-bone insertion– what development can teach us about healing.J Musculoskelet Neuronal Interact. 2010;10:35–45.

[31] Benjamin M, Evans EJ, Copp L. The histology of tendonattachments to bone in man. J Anat. 1986;149:89.

[32] Koike Y, Trudel G, Uhthoff H. Formation of a newenthesis after attachment of the supraspinatus tendon:a quantitative histologic study in rabbits. J OrthopRes. 2005;23:1433–1440.

[33] Zhao S, Peng L, Xie G, Li D, Zhao J, Ning C. Effectof the interposition of calcium phosphate materials ontendon-bone healing during repair of chronic rotatorcuff tear. Am J Sports Med. 2014;0363546514532781.

[34] Ogata S, Uhthoff HK. Acromial enthesopathy androtator cuff tear. A radiologic and histologic postmorteminvestigation of the coracoacromial arch. ClinOrthop Relat Res. 1990;254:39–48.

[35] Neviaser A, Andarawis-Puri N, Flatow E. Basicmechanisms of tendon fatigue damage. J ShoulderElbow Surg. 2012;21:158–163.

[36] Soslowsky LJ, Thomopoulos S, Tun S, et al. NeerAward 1999. Overuse activity injures the supraspinatustendon in an animal model: a histologicand biomechanical study. J Shoulder Elbow Surg.2000;9:79–84.

[37] Kader D, Saxena A, Movin T, Maffulli N. Achillestendinopathy: some aspects of basic science and clinicalmanagement. Br J Sports Med. 2002;36:239–249.

[38] Kumagai J, Sarkar K, Uhthoff HK. The collagen typesin the attachment zone of rotator cuff tendons in theelderly: an immunohistochemical study. J Rheumatol.1994;21:2096–2100.

[39] Yuan J, Murrell GAC, Wei A-Q, Wang M-X. Apoptosisin rotator cuff tendonopathy. J Orthop Res: Off PublOrthop Res Soc. 2002;20:1372–1379.

[40] Nho SJ, Yadav H, Shindle MK, MacGillivray JD.Rotator cuff degeneration: etiology and pathogenesis.Am J Sports Med. 2008;36:987–993.

[41] Morikawa D, Itoigawa Y, Nojiri H, et al. Contributionof oxidative stress to the degeneration of rotator cuffentheses. J Shoulder Elbow Surg. 2014;23:628–635.

[42] Wu B, Chen J, Rosa TD, et al. Cellular response andextracellular matrix breakdown in rotator cuff tendonrupture. Arch Orthop Trauma Surg. 2011;131:405–411.

[43] Fukuda H, Hamada K, Yamanaka K. Pathology andpathogenesis of bursal-side rotator cuff tears viewedfrom en bloc histologic sections. Clin Orthop RelatRes. 1990;75–80.

[44] Goodmurphy CW, Osborn J, Akesson EJ, JohnsonS, Stanescu V, Regan WD. An immunocytochemicalanalysis of torn rotator cuff tendon taken at the time ofrepair. J Shoulder Elbow Surg. 2003;12:368–374.

[45] Funakoshi T, Iwasaki N, Kamishima T, et al. In vivovisualization of vascular patterns of rotator cuff tearsusing contrast-enhanced ultrasound. Am J SportsMed. 2010;38:2464–2471.

[46] Hashimoto T, Nobuhara K, Hamada T. Pathologic evidenceof degeneration as a primary cause of rotatorcuff tear. Clin Orthop Relat Res. 2003;415:111–120.

[47] Castagna A, Cesari E, Garofalo R, et al. Matrix metalloproteasesand their inhibitors are altered in tornrotator cuff tendons, but also in the macroscopicallyand histologically intact portion of those tendons.Muscles Ligaments Tendons J. 2013;3:132–138.

[48] Dalton S, Cawston TE, Riley GP, Bayley IJ,Hazleman BL. Human shoulder tendon biopsy samplesin organ culture produce procollagenase and tissueinhibitor of metalloproteinases. Ann Rheum Dis.1995;54:571–577.

[49] Gardner K, Arnoczky SP, Caballero O, Lavagnino M.The effect of stress-deprivation and cyclic loadingon the TIMP/MMP ratio in tendon cells: an in vitroexperimental study. Disabil Rehabil. 2008;30:1523–1529.

[50] Han Z, Boyle DL, Chang L, et al. c-Jun N-terminalkinase is required for metalloproteinase expressionand joint destruction in infl ammatory arthritis. J ClinInvest. 2001;108:73–81.

[51] Murphy PG, Loitz BJ, Frank CB, Hart DA. Infl uenceof exogenous growth factors on the synthesis andsecretion of collagen types I and III by explants ofnormal and healing rabbit ligaments. Biochem CellBiol. 1994;72:403–409.

[52] Abrahamsson SO. Matrix metabolism and healing inthe fl exor tendon. Experimental studies on rabbit tendon.Scand J Plast Reconstr Surg Hand Surg Suppl.1991;23:1–51.21 Ultrastructure and Pathoanatomy of the Rotator Cuff

[53] Meyer DC, Wieser K, Farshad M, Gerber C. Retractionof supraspinatus muscle and tendon as predictorsof success of rotator cuff repair. Am J Sports Med.2012;40:2242–2247.

[54] Stauber WT, Miller GR, Grimmett JG, Knack KK.Adaptation of rat soleus muscles to 4 wk of intermittentstrain. J Appl Physiol (1985). 1994;77:58–62.

[55] Oh JH, Chung SW, Kim SH, Chung JY, Kim JY. 2013Neer Award: effect of the adipose-derived stem cellfor the improvement of fatty degeneration and rotatorcuff healing in rabbit model. J Shoulder Elbow Surg.2014;23:445–455.

[56] Kirchhoff C, Braunstein V, Milz S, et al. Age andgender as determinants of the bone quality of thegreater tuberosity: a HR-pQCT Cadaver study. BMCMusculoskelet Disord. 2012;13:221.

[57] Lee YS, Mihata T, Oh JH. Anatomically reproducibleassessment of volumetric bone mineral density —based on clinical computed tomography. J Biomech.2013;46:767–772.

[58] Clavert P, Bouchaïb J, Sommaire C, Flurin P-H,Hardy P. Does bone density of the greater tuberositychange in patients over 70? Orthop Traumatol SurgRes. 2014;100:109–111.

[59] Angeline ME, Ma R, Pascual-Garrido C, et al.Effect of diet-induced vitamin D defi ciency on rotatorcuff healing in a Rat model. Am J Sports Med.2014;42:27–34.

[60] Cadet ER, Vorys GC, Rahman RK, et al. Improvingbone density at the rotator cuff footprint increasessupraspinatus tendon failure stress in a rat model.J Orthop Res. 2010;28(3):308–314.

[61] Jiang Y, Zhao J, van Holsbeeck MT, Flynn MJ,Ouyang X, Genant HK. Trabecular microstructureand surface changes in the greater tuberosity in rotatorcuff tears. Skeletal Radiol. 2002;31:522–528.

[62] Cadet ER, Hsu JW, Levine WN, Bigliani LU, Ahmad CS.The relationship between greater tuberosity osteopeniaand the chronicity of rotator cuff tears. J Shoulder ElbowSurg. 2008;17:73–7.

[63] Thomopoulos S, Kim HM, Silva MJ, et al. Effectof bone morphogenetic protein 2 on tendon-to-bonehealing in a canine fl exor tendon model. J Orthop Res.2012;30(11):1702–1709.

[64] Waldorff EI, Lindner J, Kijek TG, et al. Bone densityof the greater tuberosity is decreased in rotatorcuff disease with and without full-thickness tears.J Shoulder Elbow Surg. 2011;20:904–908.

[65] Kirchhoff C, Braunstein V, Milz S, et al. Assessmentof bone quality within the tuberosities of the osteoporotichumeral head: relevance for anchor positioningin rotator cuff repair. Am J Sports Med. 2010;38:564–569.

[66] Grimberg J, Kany J. Latissimus dorsi tendon transferfor irreparable postero-superior cuff tears: currentconcepts, indications, and recent advances. Curr RevMusculoskelet Med. 2014;7(1):22–32.

[67] Castagna A, Garofalo R, Conti M, Borroni M, SnyderSJ. Arthroscopic rotator cuff repair using a tripleloadedsuture anchor and a modifi ed Mason-Allentechnique (Alex stitch). Arthroscopy: J ArthroscRelat Surg: Off Publ Arthroscopy Assoc North AmInt Arthrosc Assoc. 2007;23:440.e441–e444.

[68] Bigliani LU, Morrison DS, April EW. The morphologyof the acromion and its relationship to rotator cufftears. Orthop Trans. 1986;10:228

[69] Nyffeler RW, Werner CM, Sukthankar A, SchmidMR, Gerber C. Association of a large lateral extensionof the acromion with rotator cuff tears. J BoneJoint Surg Am. 2006;88(4):800–805.

[70] Hughes RE, Bryant CR, Hall JM, et al. Glenoid inclinationis associated with full-thickness rotator cufftears. Clin Orthop Relat Res. 2003;407:86–91.

[71] Moor BK, Bouaicha S, Rothenfl uh DA, SukthankarA, Gerber C. Is there an association between the individualanatomy of the scapula and the development ofrotator cuff tears or osteoarthritis of the glenohumeraljoint?: a radiological study of the critical shoulderangle. Bone Joint J. 2013;95-B(7):935–941.

[72] Moor BK, Wieser K, Slankamenac K, Gerber C,Bouaicha S. Relationship of individual scapular anatomyand degenerative rotator cuff tears. J ShoulderElbow Surg. 2014;23(4):536–541.
[73] Schär MO, Rodeo SA. Shoulder Arthroscopy,Principles and Practice. Biology of Injury and Repairof Soft Tissues of the Shoulder. Milano G and GrassoA, editors. Springer London. Part 1, 2014:p. 59–72.doi: 10.1007/978-1-4471-5427-3_5

第 22 章　肩袖运动学

Matthew T. Provencher、Stephen A. Parada、Daniel J. Gross，Petar Golijanin

22.1　简介

肩袖依靠骨性平台和关节结构发挥复杂的生物力学作用。在这个章节，我们将从解剖、功能、临床 3 个方面讨论肩袖运动学。

22.2　骨性解剖

22.2.1　肩峰

肩峰位于肩胛冈的外侧部分，超过肩胛骨的边缘并折向与其相连的锁骨远端，形成肩锁关节。肩峰角是肩胛冈和肩峰之间的夹角，平均角度为 78°（64°~99°）。

肩峰覆盖指数是指肩胛盂平面和肩峰外侧缘之间的距离除以肩胛盂平面和肱骨头外侧面之间的距离所得到的数值。盂肱关节的肩峰覆盖指数越大，肩袖撕裂的风险性越高。

肩重角（CSA）是肩胛盂倾角和肩峰外侧延程度（肩峰覆盖指数）这两个数值的结合。肩胛盂倾角是盂窝的下缘到上缘的连线与肩胛盂下缘到肩峰最外下侧点连线的夹角。肩重角被用于预测退行性肩袖撕裂的存在，证明解剖结构生物力学变化与病理学变化之间存在清晰的因果关系（图 22.1）。

22.2.2　肩胛骨

在休息位，肩胛骨从第 2 肋延伸至其下角所在的第 7、第 9 肋之间，并在轴向面向前方旋转 30° 与胸肋骨相适应。在冠状面，肩胛骨向上方旋转 3°~10°，而从矢状面观察，肩胛骨存在 10°~20° 的前倾。

22.2.3　肩胛盂

肩胛盂的方向可以从轴向面和冠状面两个方向来定义其角度。在轴向面，向前方或向后方成角被称为倾角。肩胛盂倾角的范围可以从后倾到前倾，有研究发现，肩胛盂的倾角在 9.5° 前倾到 10.5° 后倾的范围内，平均值为 1.23° 后倾。其他研究认为肩胛盂倾角的平均值更接近 7° 后倾。在冠状面，向上或向下的成角称为倾斜。Churchill 等发现肩胛盂倾斜在 7° 下倾到 15.8° 上倾的范围内，平均值为 4.2° 上倾。

22.2.4　肱骨头

肱骨头和肱骨干大致位于肩胛骨平面，肱骨头的关节面构成 1/3 球体。肱骨头朝向上方，与肱骨干形成 45° 的颈干角，休息位后倾约 30°，与肩胛骨的前倾相匹配。

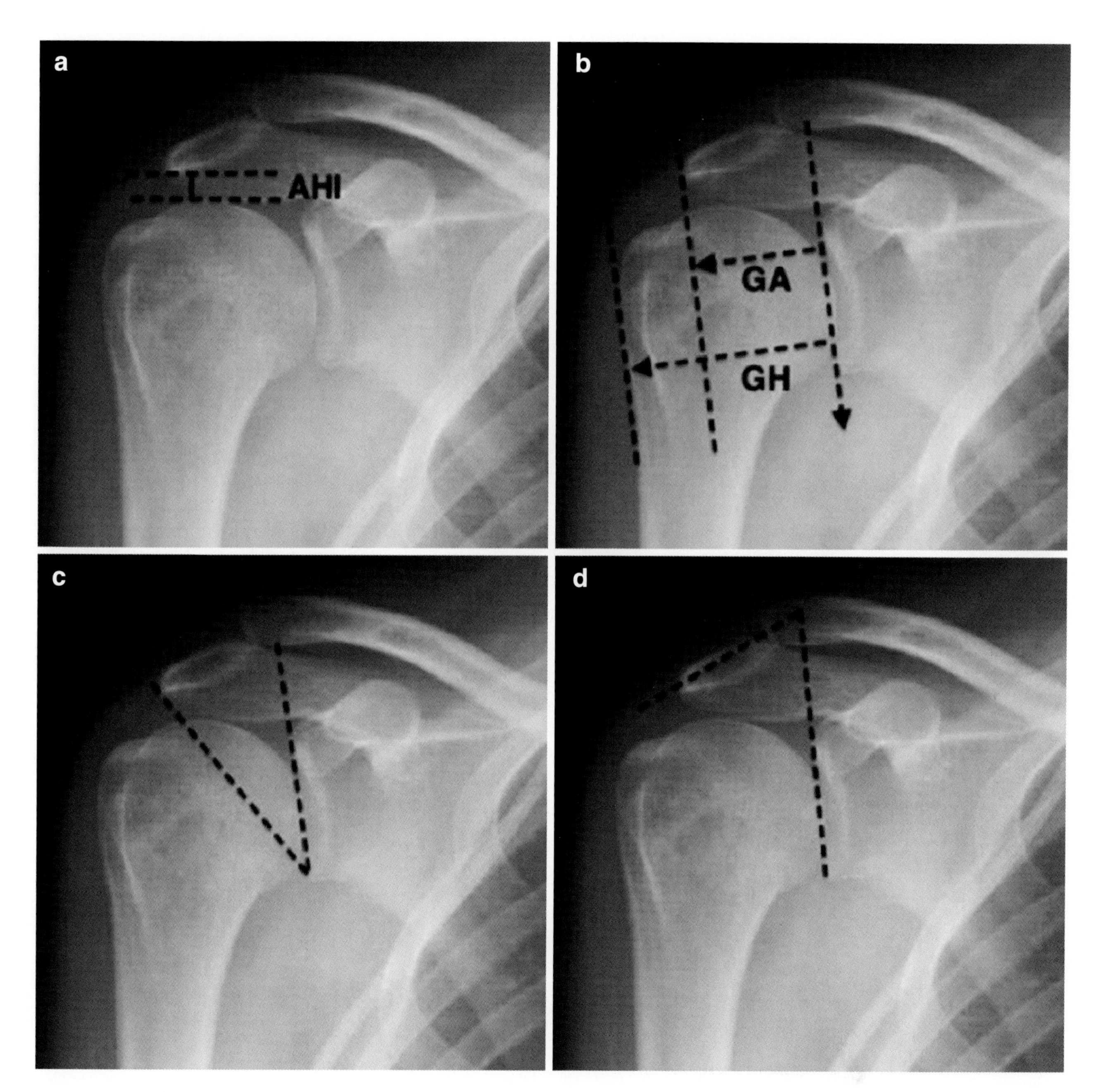

图 22.1 影像学参数测量概述。(a)肩肱间隙：肱骨上方到肩峰下方的距离；(b)肩峰指数：GA / GH 的比率。GA：肩胛盂平面到肩峰的距离，GH：肩胛盂平面到肱骨头外侧面的距离；(c) 肩重角：盂窝下方边界到上方边界的连线和肩胛盂下缘到肩峰最外下点连线之间的夹角；(d) 肩峰外侧角：一条平行于肩峰下表面硬化线的线和另外一条连接盂窝上下边界的线之间的夹角

22.3 肌腱的解剖

22.3.1 大体解剖

肩胛下肌单独止于肱骨小结节，负责肱骨的内旋活动（图 22.3、图 22.4）。冈上肌、冈下肌和小圆肌均止于肱骨大结节（图 22.5~ 图 22.8）。冈上肌腱在肩峰下滑囊下方穿过肩峰下间隙，附着在大结节的上关节面止点。这一止点位置利于上肢的外展，同时也是造成该肌腱常见撞击的一个因素。外展超过 70° 时，大结节有与肩峰接触的倾向，导致肌腱和肩峰下滑囊的撞击。冈下肌和小圆肌腱止于大结节的后下面，协同作用使肱骨外旋。

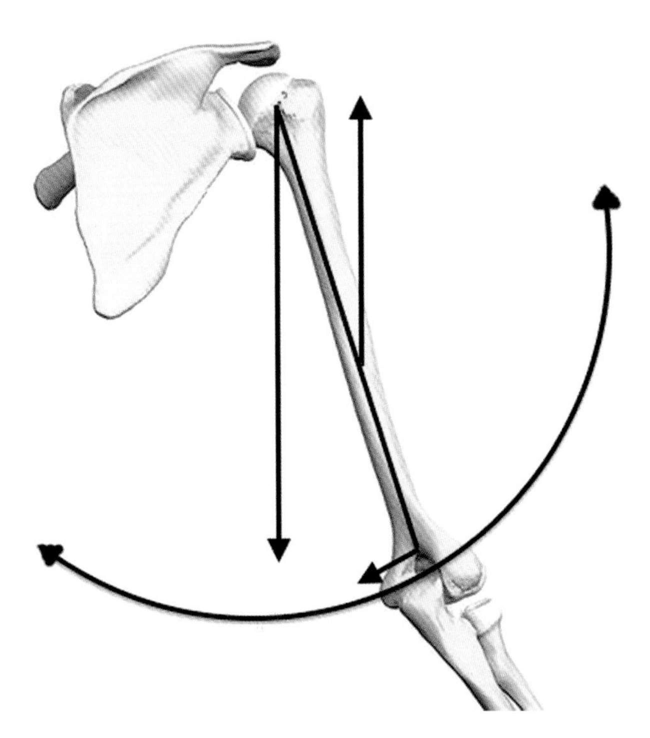

图 22.2　作用于盂肱关节的力。肩袖肌群在稳定盂肱关节方面占主导地位，但它们对关节运动也有很大帮助。它们主要作用于外展、外旋和内旋，在关节压紧中也起着重要作用

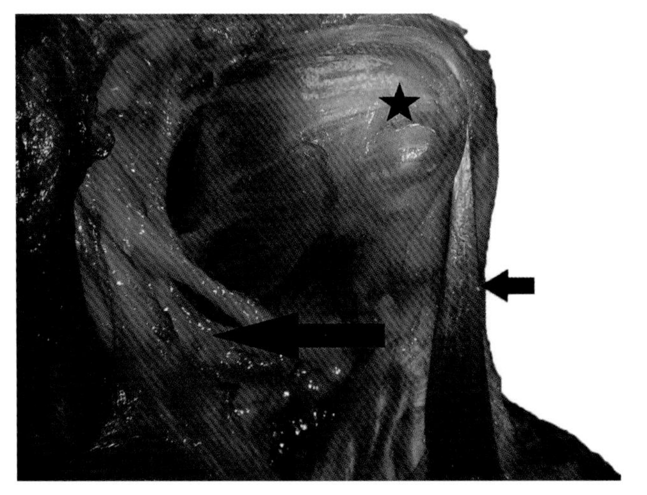

图 22.3　前方的肩袖肌肉组织。图为一具肩关节尸体标本的前面，显示肩胛下肌（星号）、完整的肱二头肌腱（短箭头）和附近的神经血管丛（长箭头）的前面

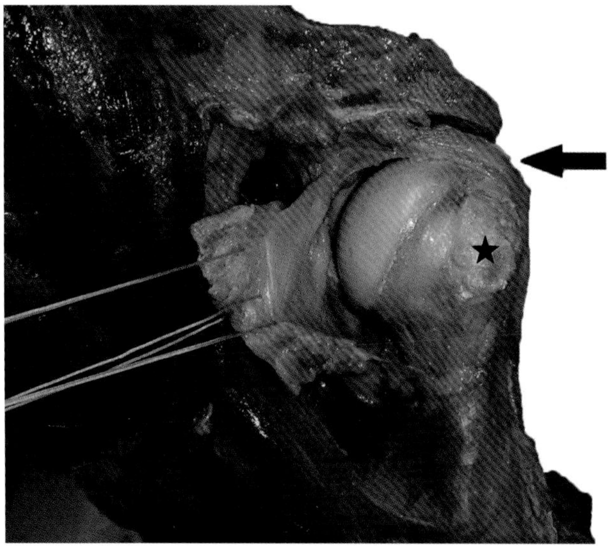

图 22.4　图为一具肩关节尸体标本的前面，肩胛下肌和关节囊已经从肱骨小结节上反折（星号），冈上肌仍然完整地附着在大结节上（箭头）

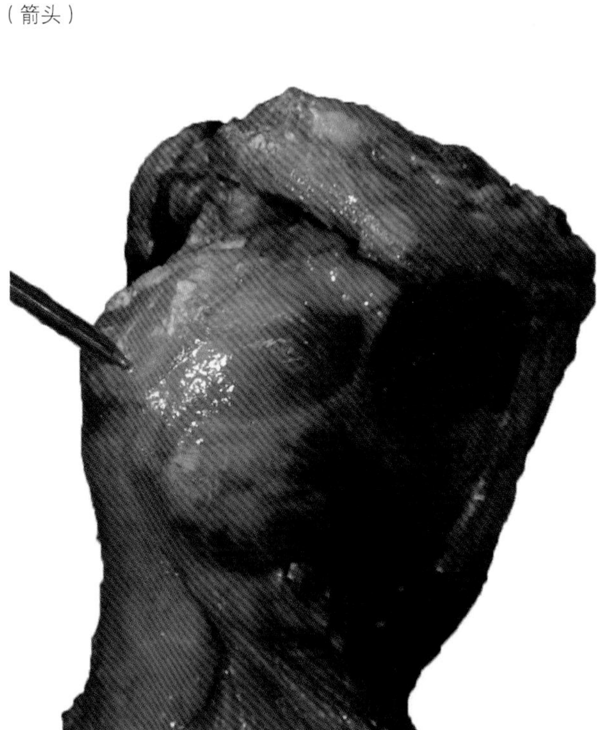

图 22.5　图为一具肩关节尸体标本的后上面，后方肩袖完好，指针位于大结节的外侧面

22.3.2　肌腱的组成

肌腱主要由 I 型胶原组成，约占其干重的 85%。肌腱还含有高浓度的蛋白多糖和弹性蛋白，蛋白多糖提供肌腱的黏弹性。

22.3.3　血管分布

肩袖肌肉的血供来源于腋动脉的分支（图 22.9）。腋动脉通常沿胸小肌的边界分为 3 段。在近端，胸肩峰动脉自位于胸小肌上缘平面的腋动脉分出。该动脉穿过锁胸筋

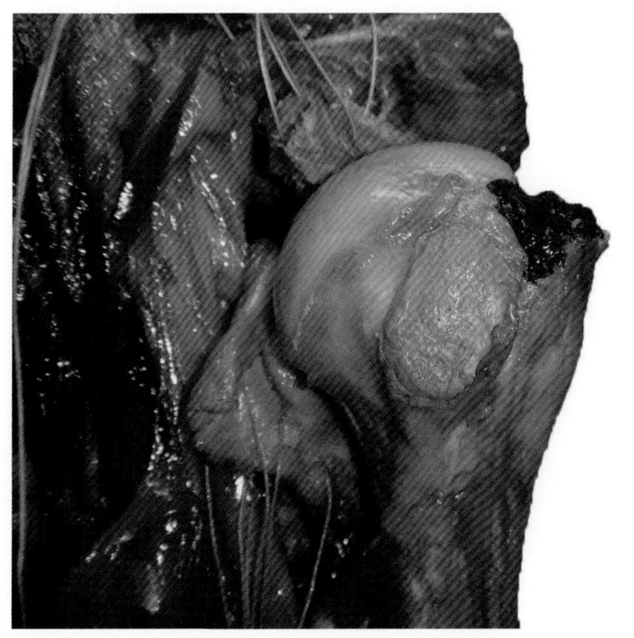

图 22.6 图为一具肩关节尸体标本的前面，肩胛下肌和冈上肌已经从小结节（蓝色标记）和大结节（黑色标记）上反折

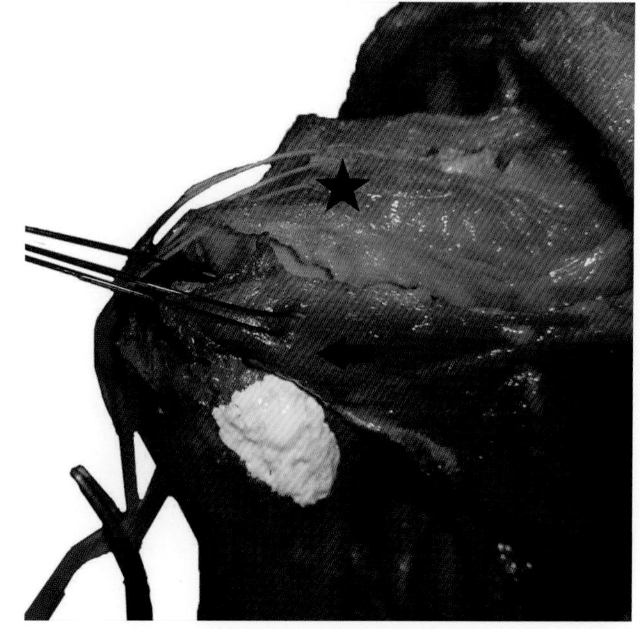

图 22.8 图为一具肩关节尸体标本的后面，后方肩袖用缝线拉回其附着点。冈上肌（星号）的附着点被涂成黑色，冈下肌（箭头）被涂成绿色。小圆肌的附着点被涂成白色，仍然反折

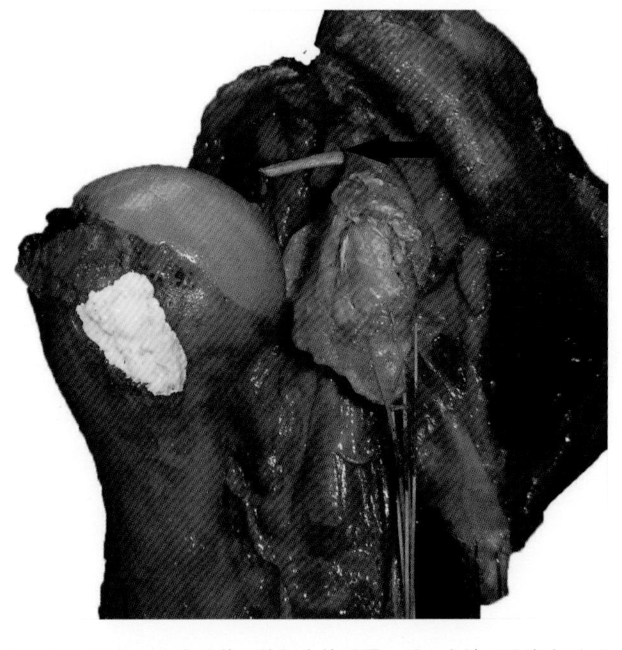

图 22.7 图为一具肩关节尸体标本的后面，后方肩袖用缝线牵引反折。冈上肌的附着点已被涂成黑色（几乎看不到），冈下肌被涂成绿色，小圆肌被涂成白色。肱二头肌腱已被切断，它的近端部分可见于盂上结节

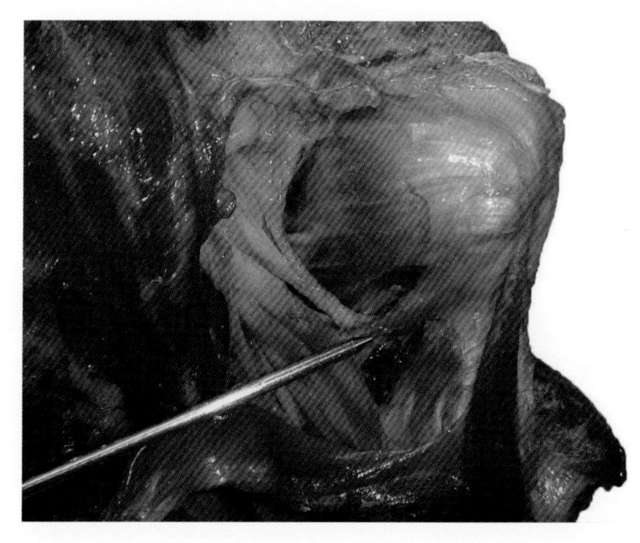

图 22.9 图为一具肩关节尸体标本的前面，指针标记了提供肩袖前方血供的腋动脉分支

膜，然后分为 4 支，供应肩关节和肱骨近端的肌肉。在这 4 个分支中，三角肌（或肱骨）分支和肩峰分支是肩胛肱骨肌肉的主要血供来源。

在胸小肌外侧缘，肩胛下动脉在桡神经和正中神经之间穿过并向下供应肩胛下肌。最终，肩胛下动脉发出旋肩胛动脉，其分支与肩胛上和肩胛背动脉相吻合。在远端，前后旋动脉出现并环绕肱骨，通过其末端分支为盂肱关节囊和肩袖肌腱提供血供。

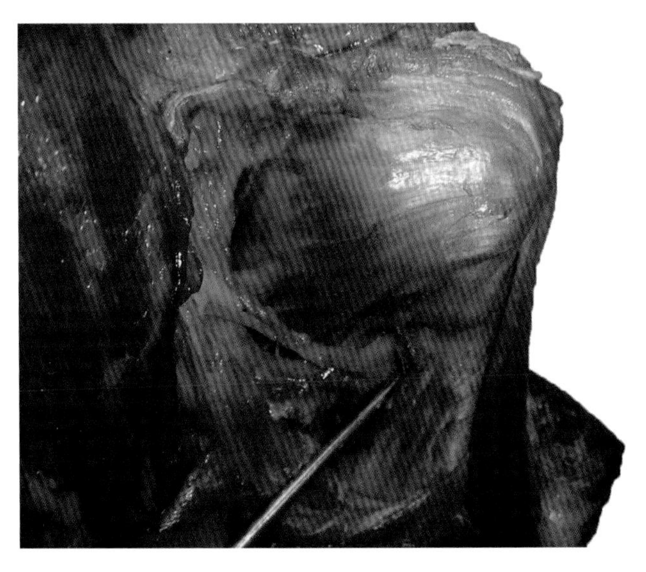

图 22.10　图为一具肩关节尸体标本的前面，指针标记了从前向后走行至肱骨后出口的腋神经（见图 22.11）

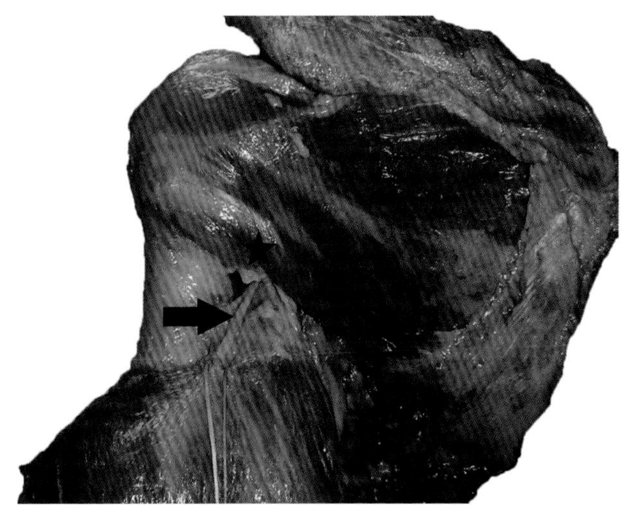

图 22.11　图为一具肩关节尸体标本的后面，缝线标记的是腋神经（箭头），它在支配小圆肌（星号）后离开四边孔

22.3.4　神经分布

肩袖的肌肉是由臂丛神经支配，起自脊髓神经根 C5~T1 的分支。外科解剖学上，此处最重要的神经是肩胛上神经和腋神经。肩胛上神经起自臂丛上干，通过肩胛切迹进入冈上窝并分出 2 条运动支支配冈上肌。当其从下方穿过上横韧带时，最容易因受到卡压和剪切力而发生损伤。该神经继续沿肩胛冈外侧缘走行，通过冈盂切迹进入冈下窝。肩胛下神经起自臂丛后索，分为上、下两条神经分支。上方神经分支直接进入肩胛下肌，而下方神经继续支配肩胛下肌的下部。小圆肌的神经支配来自腋神经（图 22.10、图 22.11）。

22.4　肩关节的功能

22.4.1　肩关节的运动

肩关节的运动是复杂的，涉及肩锁关节、胸锁关节、盂肱关节以及肩胛胸壁关节的运动，已经有许多方法来描述发生在各个关节的运动。为便于研究，通常认为盂肱关节的运动包括围绕 3 条轴的旋转运动，前屈运动、在肩胛骨平面的抬高（或外展）运动和肱骨旋转运动。“肩胛胸壁节律”由 Codman 最先提出，用来描述手臂活动时肩胛胸壁关节和盂肱关节的复杂而相互协调的运动。盂肱关节的病理改变，如全层肩袖撕裂的疼痛，可影响肩胛胸壁关节的运动功能，进一步证明这些关节的运动是互相协同的。

肱骨在抬高的过程中，弧形运动早期（起始 30°）盂肱关节运动的角度更大。肱骨抬高小于 90° 时肩胛骨和锁骨的运动是极小的。肱骨抬高超过 90° 后，肩胛骨通过上旋、后倾和外旋从而达到上肢全弧度的运动。在这期间，锁骨通过回缩、抬高和后旋来适应这种运动，肱骨必须外旋以避免与肩峰下的大结节发生撞击。

盂肱关节与肩胛胸壁关节的运动不存在线性关系。在 25° 以内的运动中，两关节的运动比率为 4 ∶ 1，25° 之后两关节的运动比率为 5 ∶ 4，在整个运动弧中二者的平均运动比率约为 2 ∶ 1。这种协同运动在体外模型的双荧光成像研究中得到了进一步的说明。

22.4.2 旋转中心

当旋转运动简化为单一平面运动时，旋转中心位于肱骨头几何中心的 6mm 以内。此旋转中心如此紧密主要是因为在抬高运动的初始出现了少量的位移，旋转中心也受到肩袖的完整性以及肱二头肌长头腱的影响。

22.4.3 生物力学

盂肱关节的力学受多个因素调控，包括肌肉的整体状况、肌肉横截面积的大小和关节的位置。总的来说，相比完全收缩或伸展，肌肉在处于中立位时，其受力最大。

如果肌肉由于肌性或神经性的病理生理因素导致萎缩，它的功能改变将不仅限于生物力学改变的影响。测量肌肉的横截面面积，以确定肌肉的体积和它所能够产生的相应肌力。肩关节和肩胛盂周围的肌肉排列方向可产生联合反作用力，其中一大部分垂直于肩胛盂，协助肱骨头紧贴肩胛盂。当使用检测仪器进行生物力学测试时，肌肉和肌腱单元在关节上的位置就变得很重要。肩袖撕裂会影响手臂外展时的总体力量。当冈上肌撕裂 1/3 或 2/3 时，力量仅下降 5%，而完全且伴有回缩的冈上肌撕裂将造成 58% 的力矩损失。

手臂的位置也影响肌肉牵拉的方向，最明显的例子是冈上肌，其根据手臂的位置提供外展或外旋功能（图 22.2）。手臂的位置也会影响肩袖的形态。一项评估冈上肌腱在肱骨旋转和外展的不同位置的 MRI 研究提出，外展超过 30° 时发现冈上肌腱缩短，而外旋和内旋分别引起的肌腱前部和后部的拉长。肩袖各个肌肉的大小可以通过调整位置以创造一个更有效的力臂来补偿。肩胛下肌和冈下肌比冈上肌多产生 2~3 倍的力量，然而因为具有一个更有效的力臂，冈上肌提供的外展功能更强。

22.4.4 功能

肩袖复杂的功能总体上包括三大类：使肱骨相对于肩胛骨旋转，使肱骨头紧贴肩胛盂，提供盂肱关节的肌肉平衡。肩胛下肌的功能是内旋肱骨，而冈下肌和小圆肌的功能则是外旋肱骨。冈上肌的功能是外展以及当手臂内收时提供微弱的外旋功能。

使肱骨头紧贴肩胛盂的挤压力是通过测试反作用力来研究的。通过使用一个动态的肩关节测试装置，确定了联合反作用力随外展增加，其峰值出现在大约外展 90° 时。冈上肌的激活可增加联合反作用力，而冈上肌的麻痹导致压紧力量明显减少。

有争议的问题是，盂肱关节的肌肉平衡和稳定性有多少是由肩袖复合体提供的。已有不同的体内研究尝试获取关于肩袖稳定效果的更实际的信息。在加大肩袖负荷的情况下测量盂肱下韧带的应变，结果显示冈下肌和小圆肌对盂肱关节的稳定性是最有帮助的。研究还显示，肩胛下肌在手臂外展时起稳定前方的作用；然而在外旋时，肱骨则变得没那么重要，因为后方肌肉起主要作用。研究显示，在运动的中间范围，关节囊盂唇复合体处于松弛状态，此时肩袖肌肉对于盂肱关节的稳定性作用最大。

肩袖肌肉的力臂和方向随着手臂外展的角度而变化。不同研究者对此进行了影像学测量。结果并无意外，三角肌前束和中束以及冈上肌力臂最大。

许多研究利用肌电图和选择性神经阻滞的方法，通过包含或排除某些肌肉和记录它们的活动来证实肩袖的生物力学。单个肩袖肌肉参与某个活动的比率因这种类型的研究有了更深入的认识。这种类型的研究使冈上肌参与外旋的百分比得以量化，因此可增加肩袖撕裂相关体格检查的认可度。

22.5 病理学

22.5.1 血管分布

有研究者提出，肩袖肌腱撕裂与灌注不足相关。但一项利用多普勒血流仪分析肩袖血流的研究未能在正常肩袖中找出灌注不足的临界区。血流量在撕裂的肩袖肌腱边缘是最高的，而在遭受慢性撞击的肌腱则是最低的。

22.5.2　创伤的效应

在一项利用电磁跟踪设备进行的尸体研究中，研究者制造了一个2cm的肩袖撕裂，以确定体外模型中肩袖撕裂对运动学的影响。使用肌电图数据和缝进肌肉的电缆对肌肉施力。组织缺损导致手臂抬高平面向后方成角，在外展运动的中点最为显著。

肩袖肌群的运动是耦合的，因此当一条肌腱撕裂时，周围的肌腱张力会增加，因而一条肌腱的撕裂可能会导致其余肌肉的损伤风险增加。

研究显示，这种周围肌肉组织的参与模式可用来鉴别无症状和有症状的肩袖撕裂患者。其他肩带肌的代偿可防止肩袖撕裂患者出现更多明显的症状。这方面的知识可能会有利于辨别哪些患者可以从肩袖撕裂修复手术中获益。

22.5.3　退变的影响

即使没有张力作用在肌腱上，冈上肌腱本身也具有阻挡肱骨上移的作用，这种上移可导致肩峰肱骨距离的减小。这个距离还会进一步受到肌力减弱、疲劳或肩部功能障碍的影响。一项对健康受试者的研究证明了疲劳对盂肱关节向上移位的影响。锻炼三角肌和肩袖可使肱骨头在休息位时位置偏下，而在手臂抬高的静态和动态评估中出现向上移位。

肩袖肌腱退变的主要原因是老龄化。构成肌腱的结缔组织像人体的其他结缔组织一样发生退变和变弱时，肌腱很容易受伤，造成损伤所需要的外力变小。

22.6　应用解剖学：体育运动

力量

正常的日常活动中肩袖传导的力量是140~200N，而在尸体标本上测量的冈上肌的极限拉伸负荷为600~800N。

投掷运动的运动学已被广泛研究，因为肩袖肌腱撕裂在棒球投手中并不罕见（图22.12）。通过选择性阻断肩胛上神经，然后获取肩关节处于不同功能位的MRI（30°和60°外展）对冈上肌和冈下肌对上下平移的作用进行检查。尽管存在冈上肌和冈下肌麻痹，但并发现任何可察觉的肱骨头上移。这就引出了后续的研究，通过设计精密的尸体模型，以及使用机器人系统和传动器重现投掷运动，从而更好地解释所涉及的运动学。

一项针对单纯冈上肌撕裂和修复对关节运动学影响的尸体研究表明，1~3cm的撕裂不会对盂肱关节的移位造成显著影响。然而肩袖修复手术可导致肌腱过紧。这会使盂肱关节旋转中心向后移动，导致移位的显著减少，尤其是外旋大于90°时。

22.7　应用解剖学：外科学

肩袖肌腱撕裂

肩袖肌腱撕裂通常是无症状的，但也能引起肱骨近端上移导致肩峰的机械撞击从而引起症状。其他的研究也表明，伴有肱骨近端上移的盂肱关节运动异常的患者仍可无症状。存在撞击综合征的有症状患者与无症状的对照组相比，MRI显示肌腱高信号，且外展时肩袖侵占肩峰。

正如前面所讨论的，某些个体也可以存在变异的骨性解剖结构，如肩峰下斜、肩胛盂向上倾斜增加、肩胛盂过度前倾或后倾、肩峰外侧延伸增加或肩重角增大，这些结构更容易引发机械撞击。在这些肩峰骨性解剖也是促进因素的情况下，手术解决肩袖问题的同时也应处理肩峰。特别是最新研究发现，在仿真模型中，相比正常肩重角的对照组，更大的肩重角在小角度的外展时增加了冈上肌腱的负荷。肩峰病变一度被认为仅导致滑囊侧的肩袖撕裂；然而，其他数据显示，滑囊侧的损伤可引起滑囊侧、关节侧，甚至肌腱内的退化及继发性撕裂。当然，肩袖撕裂的病因往往是多因素的，而不是单一的内在或外在因素作用的结果。

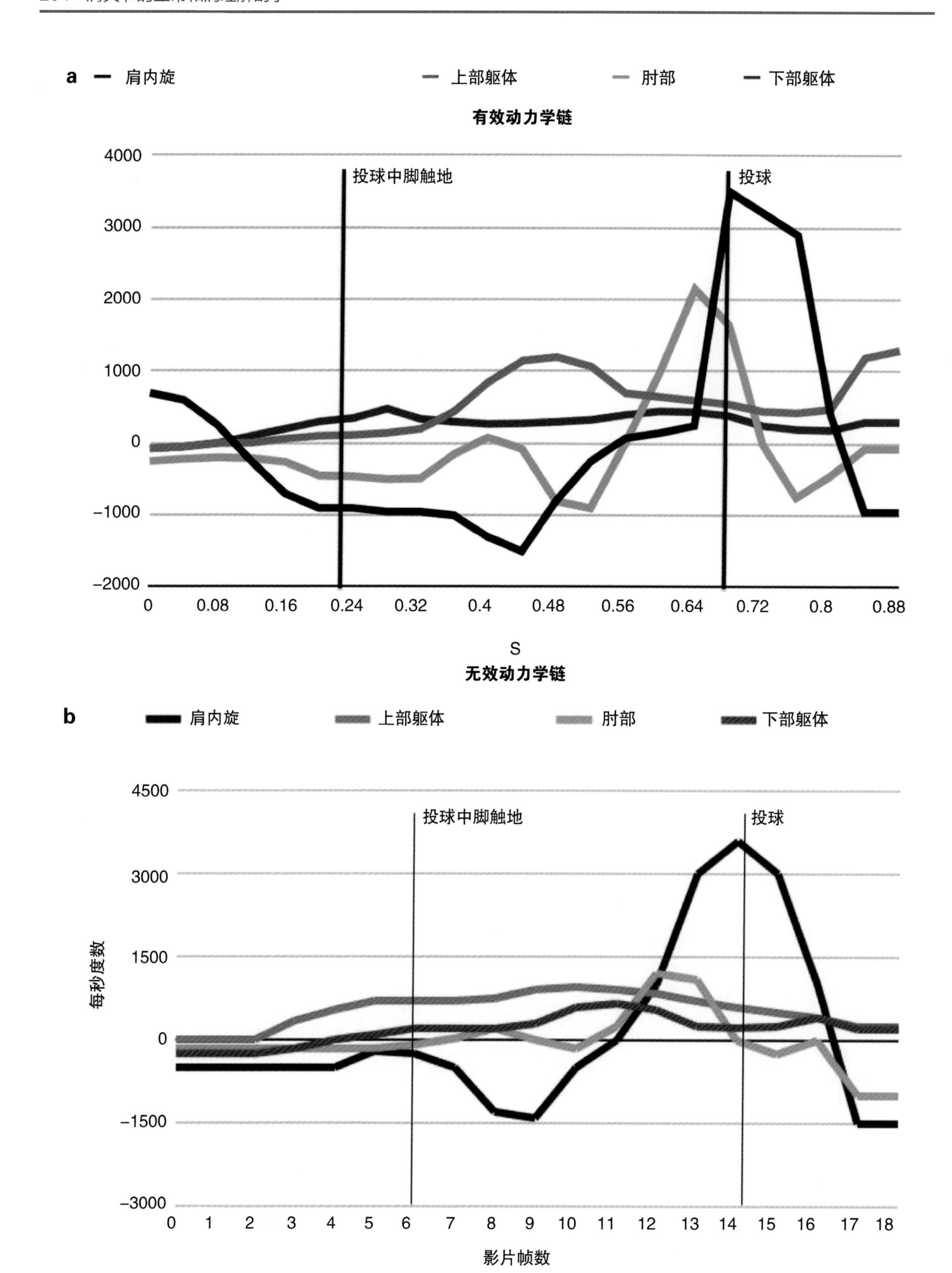

图 22.12 投掷运动的动力链。(a)这是一个有效率的投掷运动图解说明。力量来自下肢的速度和前足的接触。能量有效地从下肢传递到手臂，在肩部和肘部应力最小的条件下创造手臂的速度。(b)在这个例子中，投掷运动的力量传导和稳定性效率低下。速度从下肢转移得很差，手臂的速度没有来自下肢大肌肉的贡献，导致肩关节的高应力

参考文献

[1] Ames JB, Horan MP, Van der Meijden OAJ, LeakeMJ, Millett PJ. Association between acromial indexand outcomes following arthroscopic repair of fullthicknessrotator cuff tears. J Bone Joint Surg Am.2012;94:1862–1869. doi: 10.2106/JBJS.K.01500 .

[2] Torrens C, López J-M, Puente I, Cáceres E. Theinfl uence of the acromial coverage index in rotatorcuff tears. J Shoulder Elbow Surg. 2007;16:347–51. doi: 10.1016/j.jse.2006.07.006 .

[3] Moor BK, Bouaicha S, Rothenfl uh DA, SukthankarA, Gerber C. Is there an association between theindividual anatomy of the scapula and the developmentof rotator cuff tears or osteoarthritis of the glenohumeraljoint?: A radiological study of the criticalshoulder angle. Bone Joint J. 2013;95-B:935–41.doi: 10.1302/0301-620X.95B7.31028 .

[4] Moor BK, Wieser K, Slankamenac K, Gerber C,Bouaicha S. Relationship of individual scapular anatomyand degenerative rotator cuff tears. J ShoulderElbow Surg. 2014;23:536–541. doi: 10.1016/j.jse.2013.11.008 .

[5] Rockwood Jr CA, Matsen III FA, Wirth MA, LippittSB. The shoulder. Philadelphia: Elsevier HealthSciences; 2009.

[6] Llusá M, Merí A, Ruano D, American Academy ofOrthopaedic Surgeons. Surgical atlas of the musculoskeletalsystem. Rosemont: American Academy ofOrthopaedic Surgeons; 2008. ix, 422 p.

[7] Lin H-T, Hsu A-T, Chang G-L, Chang Chien J-R, AnK-N, Su FC. Determining the resting position of theglenohumeral joint in subjects who are healthy. PhysTher. 2007;87:1669–1682. doi: 10.2522/ptj.20050391 .

[8] Ludewig PM, Cook TM, Nawoczenski DA. Three-Dimensional Scapular Orientation and MuscleActivity at Selected Positions of Humeral Elevation.J Orthop Sports Phys Ther. 1996;24:57–65.doi: 10.2519/jospt.1996.24.2.57 .

[9] Churchill RS, Brems JJ, Kotschi H. Glenoid size,inclination, and version: an anatomic study. JShoulder Elbow Surg. 2001;10:327–32. doi: 10.1067/mse.2001.115269 .

[10] Volk AG, Vangsness CT. An anatomic study of thesupraspinatus muscle and tendon. Clin Orthop RelatRes. 2001;384:280–285.

[11] DePalma AF. The classic. Surgical anatomy of therotator cuff and the natural history of degenerativeperiarthritis. Surg Clin North Am. 1963;43:1507–1520. Clin Orthop Relat Res. 2008;466:543–551.doi: 10.1007/s11999-007-0103-5 .

[12] Sharma P, Maffulli N. Tendon injury and tendinopathy:healing and repair. J Bone Joint Surg Am.2005;87:187. doi: 10.2106/JBJS.D.01850 .

[13] Wang JH-C. Mechanobiology of tendon. J Biomech.2006;39:1563–1582. doi: 10.1016/j.jbiomech.2005.05.011 .

[14] Wang JH-C, Guo Q, Li B. Tendon biomechanics andmechanobiology–a minireview of basic concepts andrecent advancements. J Hand Ther. 2012;25:133–140.doi: 10.1016/j.jht.2011.07.004 ; quiz 141.

[15] Levy O, Relwani J, Zaman T, Even T, VenkateswaranB, Copeland S. Measurement of blood fl ow in therotator cuff using laser Doppler fl owmetry. J BoneJoint Surg Br. 2008;90(7):893–898.

[16] Llusá M, Merí A, Ruano D, Surgical atlas of themusculoskeletal system. Rosemont, IL: AmericanAcademy of Orthopaedic Surgeons; 2008. ix, 422 p.

[17] Tubbs RS, Loukas M, Shahid K, Judge T, Pinyard J, ShojaMM, Slappey JB, McEvoy WC, Oakes WJ. Anatomyand quantitation of the subscapular nerves. Clin Anat.2007;20:656–659. doi: 10.1002/ca.20478 .

[18] Scibek JS, Mell AG, Downie BK, Carpenter JE,Hughes RE. Shoulder kinematics in patients withfull- thickness rotator cuff tears after a subacromialinjection. J Shoulder Elbow Surg. 2008;17:172–181.doi: 10.1016/j.jse.2007.05.010 .

[19] Ludewig PM, Phadke V, Braman JP, Hassett DR,Cieminski CJ, LaPrade RF. Motion of the shouldercomplex during multiplanar humeral elevation. JBone Joint Surg Am. 2009;91:378–389. doi: 10.2106/JBJS.G.01483 .

[20] Provencher CMT, Makani A, McNeil JW, PomerantzML, Golijanin P, Gross D. The Role of the Scapulain Throwing Disorders. Sports Med Arthrosc.2014;22:80–87. doi: 10.1097/JSA.0000000000000023 .

[21] Burkhart SS, Morgan CD, Kibler WB. The disabledthrowing shoulder: spectrum of pathology Part III: theSICK scapula, scapular dyskinesis, the kinetic chain,and rehabilitation. Arthroscopy. 2003;19:641–661.

[22] Talkhani IS, Kelly CP. Movement analysis of asymptomaticnormal shoulders: a preliminary study. JShoulder Elbow Surg. 2001;10:580–4. doi: 10.1067/mse.2001.118481 .

[23] McClure PW, Michener LA, Sennett BJ, KardunaAR. Direct 3-dimensional measurement of scapularkinematics during dynamic movements in vivo. JShoulder Elbow Surg. 2001;10:269–277. doi: 10.1067/mse.2001.112954 .

[24] Bourne DA, Choo AMT, Regan WD, MacIntyreDL, Oxland TR. Three-dimensional rotation of thescapula during functional movements: an in vivostudy in healthy volunteers. J Shoulder Elbow Surg.2007;16:150–162. doi: 10.1016/j.jse.2006.06.011 .

[25] Fung M, Kato S, Barrance PJ, Elias JJ, McFarlandEG, Nobuhara K, Chao EY. Scapular and clavicularkinematics during humeral elevation: a study withcadavers. J Shoulder Elbow Surg. 2001;10:278–285.doi: 10.1067/mse.2001.114496 .

[26] Graichen H, Stammberger T, Bonel H, HaubnerM, Englmeier KH, Reiser M, Eckstein F. Magneticresonance- based motion analysis of the shoulder duringelevation. Clin Orthop Relat Res. 2000;370:154–163.

[27] Massimini DF, Warner JJP, Li G. Non-invasive determinationof coupled motion of the scapula and humerus–an in-vitro validation. J Biomech. 2011;44:408–412.doi: 10.1016/j.jbiomech.2010.10.003 .

[28] Poppen NK, Walker PS. Normal and abnormalmotion of the shoulder. J Bone Joint Surg Am.1976;58:195–201.

[29] Terrier A, Reist A, Vogel A, Farron A. Effect ofsupraspinatus defi ciency on humerus translationand glenohumeral contact force during abduction.Clin Biomech (Bristol, Avon). 2007;22:645–651.doi: 10.1016/j.clinbiomech.2007.01.015 .

[30] Warner JJ, McMahon PJ. The role of the long head ofthe biceps brachii in superior stability of the glenohumeraljoint. J Bone Joint Surg Am. 1995;77:366–372.

[31] Bassett RW, Browne AO, Morrey BF, AnKN. Glenohumeral muscle force and momentmechanics in a position of shoulder instability. JBiomech. 1990;23:405–415.

[32] Yu J, McGarry MH, Lee Y-S, Duong LV, LeeTQ. Biomechanical effects of supraspinatus repairon the glenohumeral joint. J Shoulder Elbow Surg.2005;14:65S–71S. doi: 10.1016/j.jse.2004.09.019 .

[33] Halder AM, O'Driscoll SW, Heers G, Mura N, ZobitzME, An KN, Kreusch-Brinker R. Biomechanicalcomparison of effects of supraspinatus tendon detachments,tendon defects, and muscle retractions. J BoneJoint Surg Am. 2002;84-A:780–785.

[34] Nakajima T, Hughes RE, An KN. Effects of glenohumeralrotations and translations on supraspinatustendon morphology. Clin Biomech(Bristol, Avon). 2004;19:579–585. doi: 10.1016/j.clinbiomech.2004.02.007 .

[35] Escamilla RF, Yamashiro K, Paulos L, AndrewsJR. Shoulder muscle

activity and function in commonshoulder rehabilitation exercises. Sports Med.2009;39:663–685. doi: 10.2165/00007256-200939080-00004 .

[36] Kuechle DK, Newman SR, Itoi E, Niebur GL, MorreyBF, An KN. The relevance of the moment arm ofshoulder muscles with respect to axial rotation of theglenohumeral joint in four positions. Clin Biomech(Bristol, Avon). 2000;15:322–329.

[37] Apreleva M, Parsons IM, Warner JJ, Fu FH, WooSL. Experimental investigation of reaction forcesat the glenohumeral joint during active abduction. JShoulder Elbow Surg. 2000;9:409–417. doi: 10.1067/mse.2000.106321 .

[38] Cain PR, Mutschler TA, Fu FH, Lee SK. Anterior stabilityof the glenohumeral joint. A dynamic model.Am J Sports Med. 1987;15:144–148.

[39] Labriola JE, Lee TQ, Debski RE, McMahonPJ. Stability and instability of the glenohumeral joint:the role of shoulder muscles. J Shoulder Elbow Surg.2005;14:32S–8. doi: 10.1016/j.jse.2004.09.014 .

[40] Howell SM, Galinat BJ, Renzi AJ, MaronePJ. Normal and abnormal mechanics of the glenohumeraljoint in the horizontal plane. J Bone Joint SurgAm. 1988;70:227–232.

[41] Poppen NK, Walker PS. Forces at the glenohumeraljoint in abduction. Clin Orthop Relat Res.1978;135:165–170.

[42] Blonna D, Cecchetti S, Tellini A, Bonasia DE, RossiR, Southgate R, Castoldi F. Contribution of the supraspinatusto the external rotator lag sign: kinematicand electromyographic pattern in an in vivo model. JShoulder Elbow Surg. 2010;19:392–348. doi: 10.1016/j.jse.2009.10.007 .

[43] Kedgley AE, Shore BJ, Athwal GS, Johnson JA,Faber KJ. An in-vitro study of rotator cuff tear andrepair kinematics using single- and double-row sutureanchor fi xation. Int J Shoulder Surg. 2013;7:46–51.doi: 10.4103/0973-6042.114224 .

[44] Andarawis-Puri N, Kuntz AF, Kim S-Y, SoslowskyLJ. Effect of anterior supraspinatus tendon22 Kinematics of the Rotator Cuffpartial- thickness tears on infraspinatus tendon strainthrough a range of joint rotation angles. J ShoulderElbow Surg. 2010;19:617–623. doi: 10.1016/j.jse.2009.10.003 .

[45] Kelly BT, Williams RJ, Cordasco FA, Backus SI, OtisJC, Weiland DE, Altchek DW, Craig EV, WickiewiczTL, Warren RF. Differential patterns of muscle activationin patients with symptomatic and asymptomaticrotator cuff tears. J Shoulder Elbow Surg.2005;14:165–171. doi: 10.1016/j.jse.2004.06.010 .

[46] Chen SK, Simonian PT, Wickiewicz TL, Otis JC,Warren RF. Radiographic evaluation of glenohumeralkinematics: a muscle fatigue model. J Shoulder ElbowSurg. 1999;8:49–52.

[47] Teyhen DS, Miller JM, Middag TR, Kane EJ. Rotatorcuff fatigue and glenohumeral kinematics in participantswithout shoulder dysfunction. J Athl Train.2008;43:352–8. doi: 10.4085/1062-6050-43.4.352 .

[48] Itoi E, Berglund LJ, Grabowski JJ, Schultz FM,Growney ES, Morrey BF, An KN. Tensile propertiesof the supraspinatus tendon. J Orthop Res.1995;13:578–84. doi: 10.1002/jor.1100130413 .

[49] Mazoue CG, Andrews JR. Repair of full-thicknessrotator cuff tears in professional baseball players. AmJ Sports Med. 2006;34(2):182–189.

[50] Werner CM, Weishaupt D, Blumenthal S, Curt A,Favre P, Gerber C. Effect of experimental suprascapularnerve block on active glenohumeral translationsin vivo. J Orthop Res. 2006;24(3):491–500.

[51] Entezari V, Trechsel BL, Dow WA, Stanton SK, RossoC, Müller A, McKenzie B, Vartanians V, Cereatti A,Della Croce U, Deangelis JP, Ramappa AJ, NazarianA. Design and manufacture of a novel system to simulatethe biomechanics of basic and pitching shouldermotion. Bone Joint Res. 2012;1(5):78–85.

[52] Mueller AM, Rosso C, Entezari V, McKenzie B,Hasebroock A, Della Croce U, Nazarian A, RamappaAJ, DeAngelis JP. The effect of supraspinatus tears onglenohumeral translations in passive pitching motion.Am J Sports Med. 2014;42(10):2455–2462.

[53] Jensen KL, Williams GR, Russell IJ, RockwoodCA. Rotator cuff tear arthropathy. J Bone Joint SurgAm. 1999;81:1312–1324.

[54] Yamaguchi K, Sher JS, Andersen WK, Garretson R,Uribe JW, Hechtman K, Neviaser RJ. Glenohumeralmotion in patients with rotator cuff tears: a comparisonof asymptomatic and symptomatic shoulders. JShoulder Elbow Surg. 2000;9:6–11.

[55] Shibuta H, Tamai K, Tabuchi K. Magnetic resonanceimaging of the shoulder in abduction. Clin OrthopRelat Res. 1998;348:109–113.

[56] Bigliani LU. The morphology of the acromion andits relationship to rotator cuff tears. Orthop Trans.1986;10:228.

[57] Balke M, Schmidt C, Dedy N, Banerjee M, BouillonB, Liem D. Correlation of acromial morphology withimpingement syndrome and rotator cuff tears. ActaOrthop. 2013;84:178–183. doi: 10.3109/17453674.2013.773413 .

[58] Gerber C, Snedeker JG, Baumgartner D, ViehöferAF. Supraspinatus tendon load during abduction isdependent on the size of the critical shoulder angle: abiomechanical analysis. J Orthop Res. 2014;32:952–957. doi: 10.1002/jor.22621 .

[59] Luo ZP, Hsu HC, Grabowski JJ, Morrey BF, AnKN. Mechanical environment associated with rotatorcuff tears. J Shoulder Elbow Surg. 1998;7:616–620.

[60] Seitz AL, McClure PW, Finucane S, Boardman ND,Michener LA. Mechanisms of rotator cuff tendinopathy:intrinsic, extrinsic, or both? Clin Biomech(Bristol, Avon). 2011;26:1–12. doi: 10.1016/j.clinbiomech.2010.08.001 .

第 23 章　正常肩袖的影像

Eiji Itoi、Shin Hitachi，Nobuyuki Yamamoto

23.1　影像方法

X 线一般不显示肩袖肌腱，除非肌腱内存在钙化的沉积物。CT 能较好地显示骨性结构，而非软组织。在各种成像方式中，MRI 和超声是检查肩袖肌腱和肌肉的最佳方式。最近的一项 Meta 分析显示，对于全层的肩袖撕裂，超声的诊断准确性与 MRI 或 MR 关节造影的诊断准确性相当。对于全层撕裂，MRI（7 项研究，368 例肩关节）的敏感性和特异性分别为 94% 和 93%；MR 关节造影（3 项研究，183 例肩关节）为 94% 和 92%；超声（10 项研究，729 例肩关节）为 92% 和 93%。然而，对于部分撕裂，MRI 和超声的敏感性都较差。超声的敏感性也明显低于 MRI。使用显微线圈的高分辨率 MRI 是提高 MRI 诊断精度的一种解决方案，且无须侵入性操作。对于诊断部分撕裂，它比传统的 MRI 有更高的敏感性，且相当于 MR 关节造影的灵敏度。

23.2　肩袖的 MRI

由于肩胛骨是所有肩袖肌肉的起点，它与冠状面呈一定的倾斜，因此斜冠状位、斜矢状位和轴位片的 MRI 影像有助于观察肩袖肌腱和肌肉。斜冠状位图像沿肌腱的纵轴方向，而斜矢状位图像垂直于斜冠状位的图像。因此，斜冠状位和斜矢状位的图像组合适用于显示肩袖的上部，如冈上肌腱和冈下肌腱的上部，而轴位和斜矢状位的图像组合适用于显示肩袖的前部和后部，如冈下肌腱的下部分、小圆肌腱和肩胛下肌腱。

最前方的斜冠状位图像显示的是肩胛下肌的肌内肌腱，它平行于肌腹走行并汇聚成肩胛下肌腱，以及从喙突尖端发出垂直走行的联合腱（图 23.1）。下一层图像显示了存在一条粗大肌内肌腱的冈上肌腱前部（暗带）（图 23.2）。它附着于大结节的上表面，其在图中显示为大结

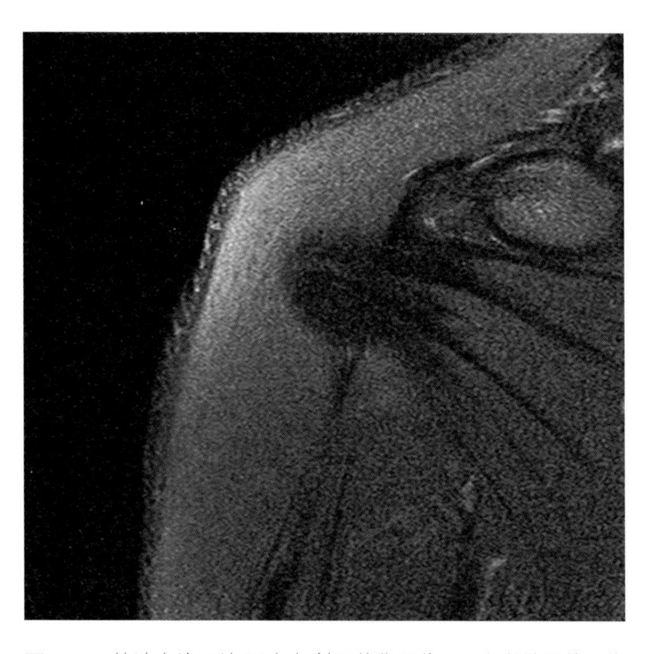

图 23.1　快速自旋回波 T2 加权斜冠状位图像 1。这张前层的图像显示肩胛下肌腱与它的几条横跨肌腹的肌内肌腱。在肩胛下肌腱上方是喙突和垂直走行的联合腱

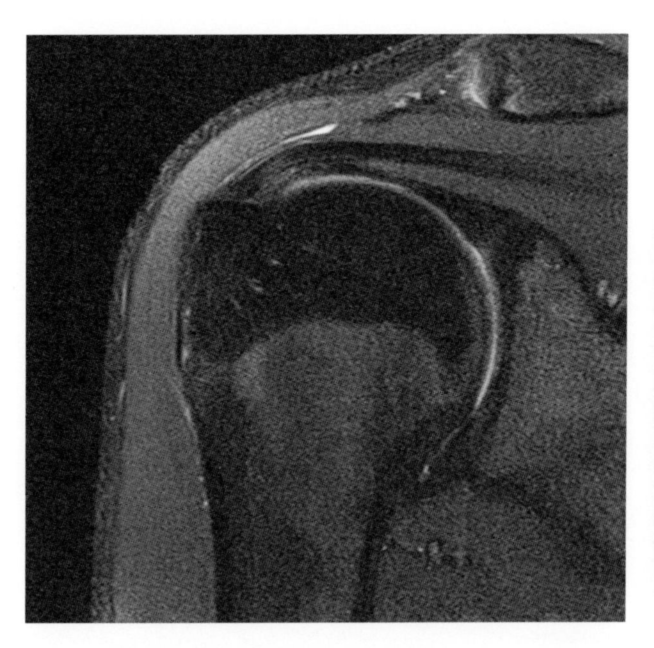

图 23.2 快速自旋回波 T2 加权斜冠状位图像 2。这张中间层的图像显示冈上肌腱前部有粗大的一条肌内肌腱（暗带）。它附着于大结节上表面，图像上看起来呈水平方向。在盂肱关节、肩锁关节与肩峰下滑囊可见少量积液。肩胛盂的中部也呈现在这个图像中

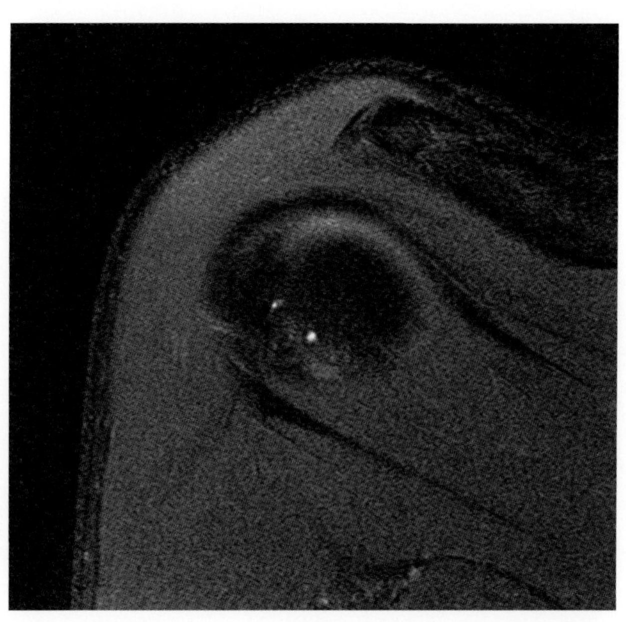

图 23.4 快速自旋回波 T2 加权斜冠状位图像 4。这张后层的图像显示了肱骨头的后部、上方的冈下肌腱上部和下方的小圆肌腱。肱骨头后部有两个小的骨囊肿（高信号）

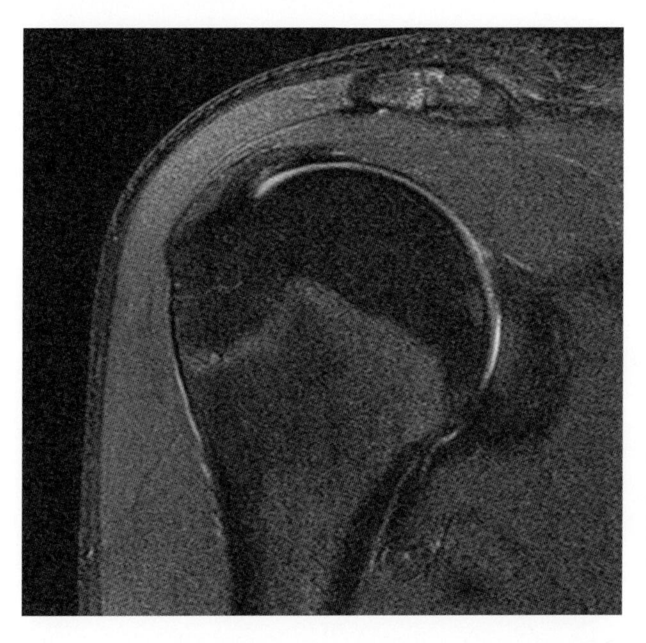

图 23.3 快速自旋回波 T2 加权斜冠状位图像 3。这张中间偏后层的图像显示了冈下肌腱附着于肱骨大结节的中间面，看起来稍微倾斜。该肌腱的关节面可见肌内肌腱（暗带）。肩胛盂的后部也呈现在这个图像

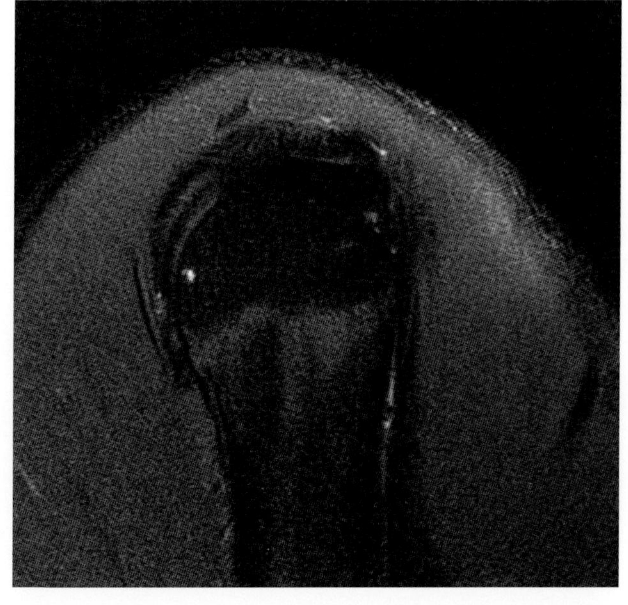

图 23.5 快速自旋回波 T2 加权斜矢状位图像 1。这个外层的图像显示了矢状位的大结节，可以看到上方冈上肌腱、后上方冈下肌腱和后方小圆肌腱的远端横截面。前方是沿着结节间沟垂直走行的肱二头肌长头腱。图中可见一个小的骨囊肿接近肱骨头后表面

节顶部的一个水平面。下一层图像显示了冈下肌腱的上部，它附着于大结节的中间面，在图像中呈稍微倾斜（图 23.3），该肌腱的关节面可见肌内肌腱（暗带）。最后一层图像显示肱骨头的后部、上方的冈下肌腱上部和下方的小圆肌腱（图 23.4）。

在斜矢状位，最外层的图像显示的是大结节，可以看到上方冈上肌腱、后上方冈下肌腱和后方小圆肌腱的远端横截面（图 23.5）。更内侧的地方，可见小结节和肩胛下

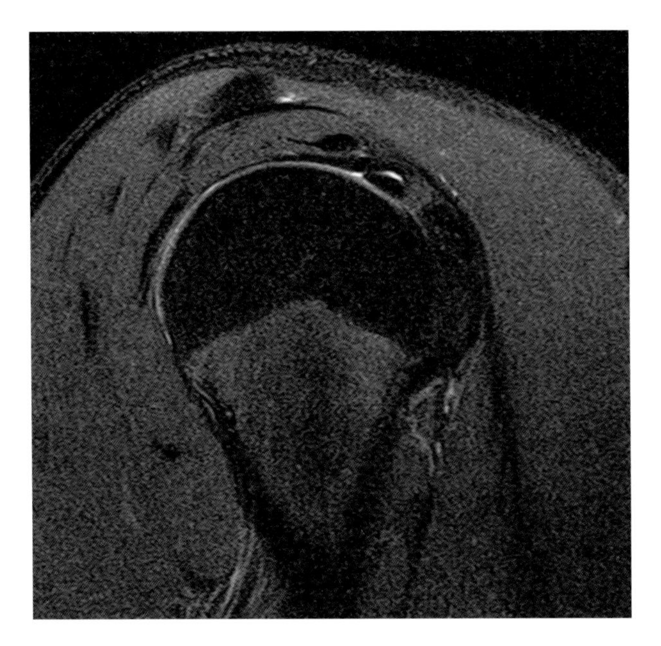

图 23.6　快速自旋回波 T2 加权斜矢状位图像 2。更内侧的地方，可见小结节和肩胛下肌腱的横截面。在该图像中，肱二头肌长头肌腱和喙肱韧带位于肩袖间隙内。可见冈上肌、冈下肌和小圆肌的肌腹，肌腹内的肌内肌腱呈低信号

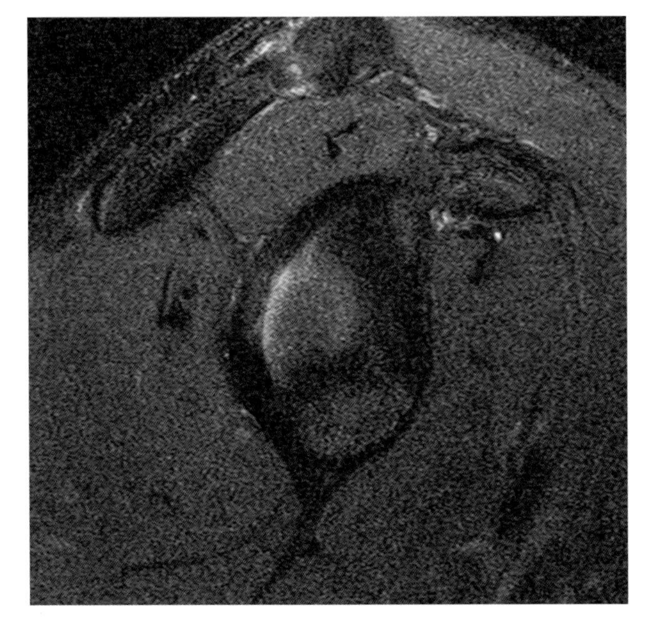

图 23.7　快速自旋回波 T2 加权斜矢状位图像 3。该中间层图像位于周围有盂唇环绕的肩胛盂平面。前上方可见钩状的喙突。在该图中，所有的肩袖肌肉和它们的肌内肌腱均清晰可见

肌腱的横截面（图 23.6）。图像中可见冈上肌、冈下肌和小圆肌的肌腹，肌腹内的肌内肌腱显示为低信号区。在肩胛盂平面的中间层图像显示了所有肩袖肌肉的横截面，肌内肌腱位于肌腹中间（图 23.7）。

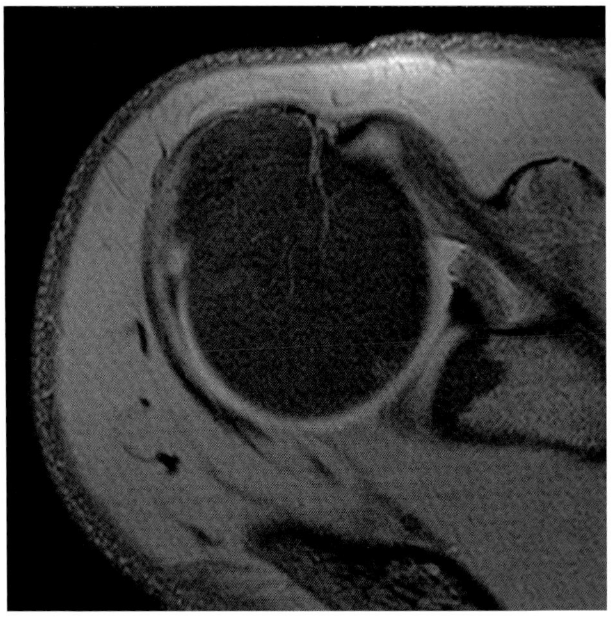

图 23.8　快速自旋回波质子密度加权轴向图像。这个层面是有盂唇附着的上关节盂平面。肩胛下肌腱附着于肱骨小结节前方，冈下肌腱附着于肱骨大结节后方。肩胛下肌腱走行于肩胛盂和喙突之间，三角肌后方的肌内肌腱在这个图像中清晰可见

在上关节盂平面的轴位片上，可见肩胛下肌腱附着于肱骨小结节前方，冈下肌腱附着于大结节后方（图 23.8）。图像中还可见三角肌后方的肌内肌腱垂直于这个平面走行。

23.3　肩袖的超声

当今，许多骨科医生在门诊使用超声设备。诊室配有超声设备是非常方便和实用的，可自行操控，优势如下：（1）不需要预约超声人员为患者做检查；（2）超声作为一种实时的、动态的观察手段很容易使医生和患者更好地了解正常的和病理的解剖。正常肌腱在纵向扫描中显示为纤维结构，呈多重、密集的回声平行线（图 23.9~ 图 23.12）。在病理条件下，易见正常的纤维结构缺失，高回声线间距增加，回声降低，意味着存在肌腱的肿胀和撕裂。

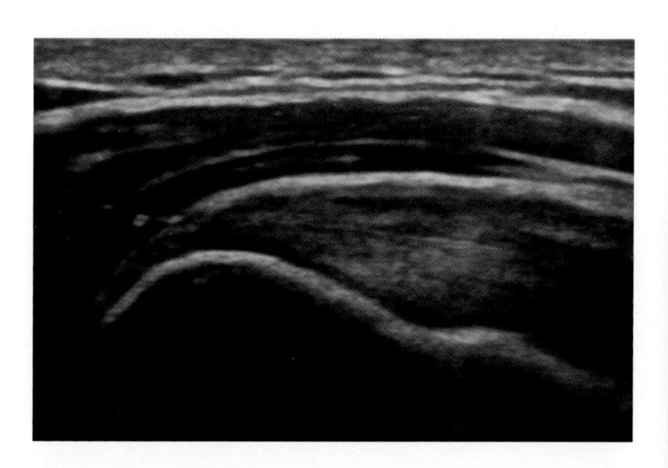

图 23.9 冈上肌腱的超声长轴观。冈上肌腱呈均匀的平行走行的纤维结构回声带，其肌腱附着于肱骨大结节的上表面，该肌腱由肩峰下滑囊和三角肌覆盖

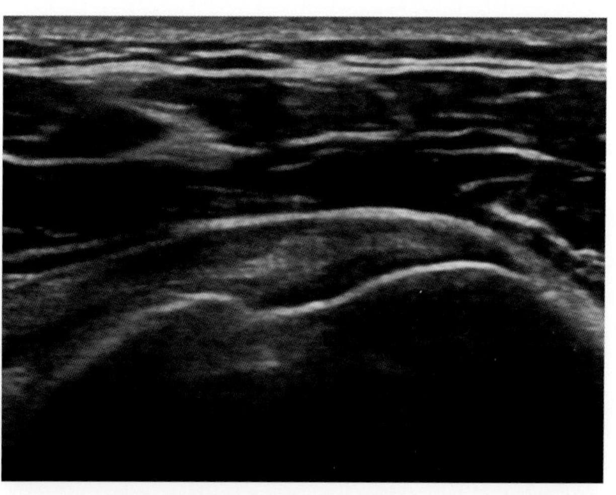

图 23.11 小圆肌腱的超声长轴观。小圆肌腱比冈下肌腱略薄，附着于大结节的下关节面，纤维结构清晰可见

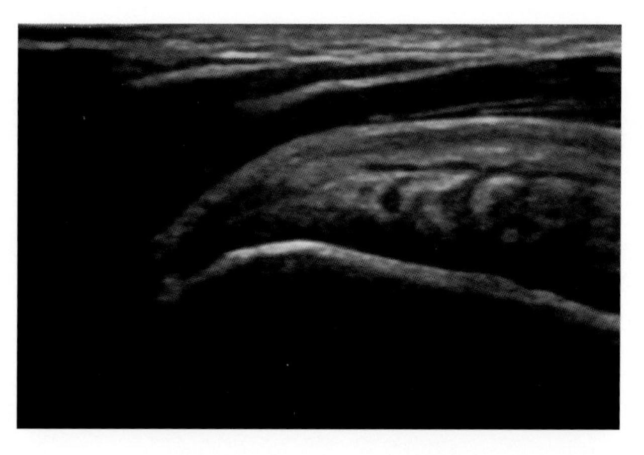

图 23.10 冈下肌腱的超声长轴观。冈下肌腱附着于肱骨大结节的中间面，浅表肌腱呈纤维结构，而深部肌腱则显示为排布中断。这是因为浅表肌腱纤维平行于纵轴走行，但这部分冈下肌腱的深部肌腱纤维呈斜向走行，该肌腱由后方的三角肌覆盖

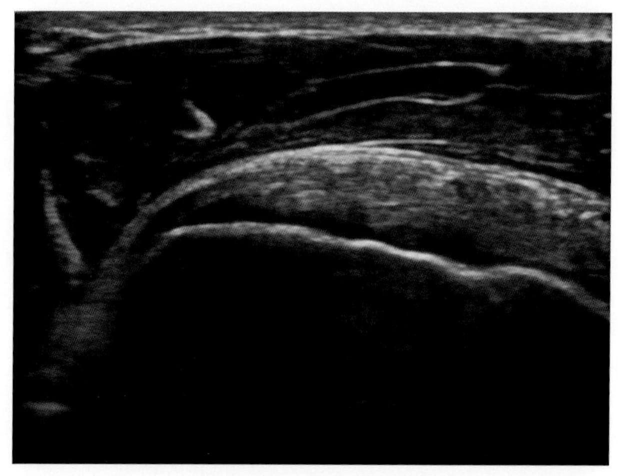

图 23.12 肩胛下肌腱的长轴观。肩胛下肌腱位于肩关节前方并附着于小结节。同样，纤维结构清晰可见

参考文献

[1] Hitachi S, Takase K, Tanaka M, et al. High-resolution magnetic resonance imaging of rotator cuff tears using a microscopy coil: noninvasive detection without intraarticular contrast material. Jpn J Radiol. 2011;29(7):466–474.

[2] Lenza M, Buchbinder R, Takwoingi Y, Johnston RV, Hanchard NC, Faloppa F. Magnetic resonance imaging, magnetic resonance arthrography and ultrasonography for assessing rotator cuff tears in people with shoulder pain for whom surgery is being considered. Cochrane Database Syst Rev. 2013;(9):CD009020.

第 24 章　肩袖病理：磁共振成像及关节镜检查结果的对比

Brian B. Gilmer，Dan Guttmann

24.1　骨性解剖

尽管证据有限，但是肩袖撕裂的发病机制可能跟肩袖组织与骨性结构的撞击有关。

24.1.1　喙突下撞击

在肩部进行内旋运动时，喙突的外侧突出部分接触小结节，发生喙突下撞击，理论上可导致肩胛下肌腱的止点撕裂。Burkhart 等将喙突下狭窄解释为喙肱间隙小于等于 6mm。喙肱间隙可以在手术中或者通过轴位 MRI（图 24.1）测量。图例中展示了在关节镜检查时观察到的喙肱间隙变小和相应的肩胛下肌撕裂。

24.1.2　肩峰下撞击

同样的，冈上肌腱撕裂的发病机制与肩峰下撞击有关。上文中描述的 Bigliani 肩峰分型标准使用临床最常用的肩胛骨 Y 位 X 线片评估肩峰形态的变异。

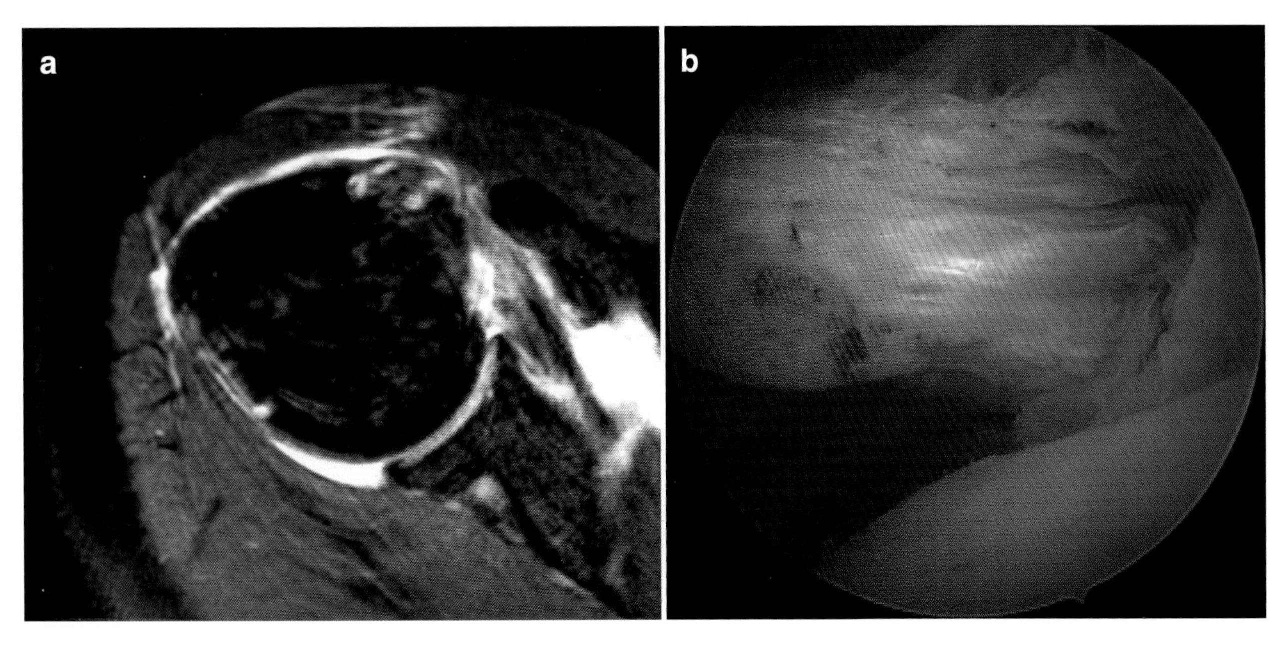

图 24.1　（a）轴位无显影 MRI 图像显示了喙突的外侧突出部分；（b）显示同一位患者肩胛下肌腱撕裂的术中图像

24.2 肩袖撕裂

精心设计、可重复性强、经实践验证、与临床相关的分型系统有助于理解在肩袖撕裂治疗中遇到的一系列病理改变。需要注意的是，一些常见的肩袖撕裂分型系统并没有得到高度一致的认可，且这些分型并未涵盖所有的撕裂方式或撕裂部位。尽管如此，现有系统的使用仍有助于理解肩袖撕裂的解剖学和推测损伤的严重性。

我们通常使用相应的肌腹来描述肩袖撕裂。然而，我们需要谨记，肩袖由 4 个肌腱组成，并且撕裂通常会延伸超过单一肌腱的边缘。通常靠近肩袖止点的矢状位图像可以显示某特定撕裂方式累及的部分。

24.2.1 肩胛下肌

除非进行精细的关节镜检查并保持高度怀疑，否则很容易忽略肩峰下撞击的肌腱病理改变。尽管目前在相关文献中尚未出现经过验证的分型系统，但 Fox 和 Romeo 提出过一个系统来描述这些损伤（表 24.1）。

表 24.1 Fox 和 Romeo 的肩胛下肌撕裂分型

分型
1 型：部分撕裂
2 型：肌腱上部 25% 完全撕裂
3 型：肌腱上部 50% 完全撕裂
4 型：肌腱完全断裂

肩胛下肌撕裂通常发生在其前上缘。因此在利用 MRI 对这些损伤进行评估的时候，仔细分析喙突下方的轴位图像十分重要，因为通常可以揭示肌腱上缘的细微撕裂。图 24.2 展示了同一例患者的轴位 MR 图像及相应的关节镜手术图像。

24.2.2 部分撕裂

肩袖的部分撕裂可能会涉及肌腱的关节侧或滑囊侧。其诊断通常比全层撕裂困难。为了获得部分损伤的相关证据，应该对所有成像序列都进行详尽的分析，且冠状位系列图像通常是最有用的。Ellman 部分撕裂系统（图 24.3）将损伤划分为关节侧或滑囊侧损伤，并根据撕裂深度和足印区裸露程度确定其等级。1 级损伤为深度小于 3mm，2 级损伤为深度为 3~6mm，3 级损伤为深度超过 6mm。图 24.4 和图 24.5 分别显示了关节侧和滑囊侧的部分撕裂，以及同一位患者的无显影 MRI 影像和相应的关节镜手术图像。

24.2.3 全层撕裂

全层撕裂可能是手术中最常遇到的肩袖病理改变，有症状的肩袖全层撕裂是常见的手术指征，撕裂的形式对于关节镜肩袖修复的术前设计意义重大。Ellman 和 Gartsman 的肩袖全层撕裂分型（图 24.6）描述了常见的撕裂形式。大多数情况下，需要多个图像和序列才能够完全确定撕裂形式。以下具代表性的 MRI 影像展示了这些撕裂形式以及相应的关节镜手术图像（图 24.7）。

24.3 影响预后的其他因素

24.3.1 回缩

无论肩袖撕裂形式如何，肌腱回缩的程度对肩袖修复的技术难度和肩袖愈合的预后均具有重要意义。回缩程度较大的撕裂通常意味着较严重的病理改变或在一些情况下意味着慢性病程，因此手术固定后肩袖可能承受更大的张力。

目前已经开发出若干个分类系统来对肩袖全层撕裂的回缩程度进行分级。其中，Patte 回缩分类系统是一个简单、实用且与临床相关的分类系统，可以提供有关肩袖可修复性的有用信息。该系统通过冠状位视图对回缩程度进行评估，并对其进行如下分级：1 级：近侧残端接近骨止点；2 级：近侧残端在肱骨头平面；3 级：近侧残端在肩胛盂平面。图 24.8 利用同一位患者的典型 MRI 影像及相应的关节镜图像展示了 Patte 回缩分类系统的 3 个级别。

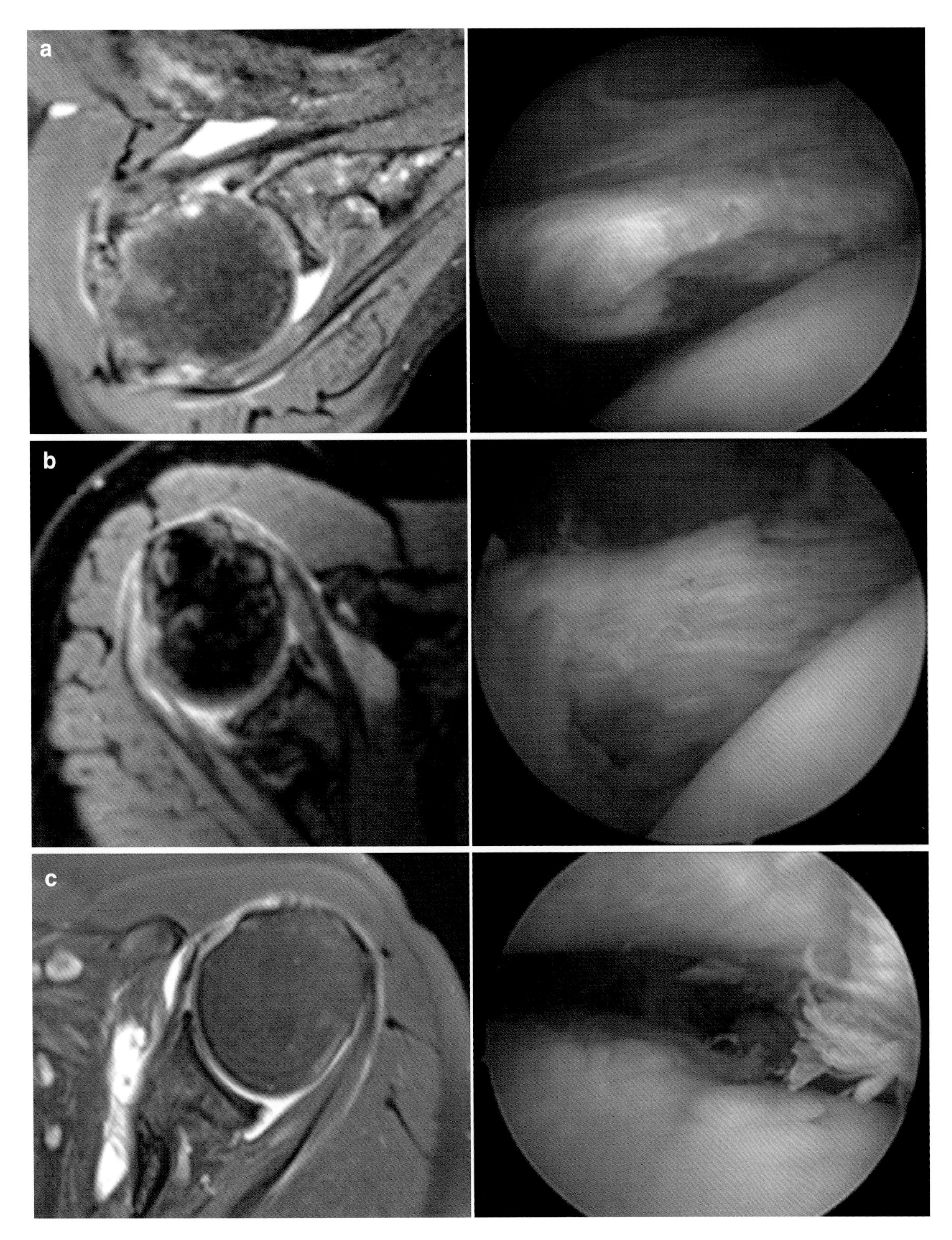

图 24.2　同一位患者的轴位无显影 MRI 影像及相应的关节镜手术图像。(a)类型 1 损伤代表部分撕裂，且在任何层面均没有完全撕裂；(b)类型 2 损伤代表肌腱上部 25% 完全撕裂；(c)类型 4 损伤代表肌腱完全断裂

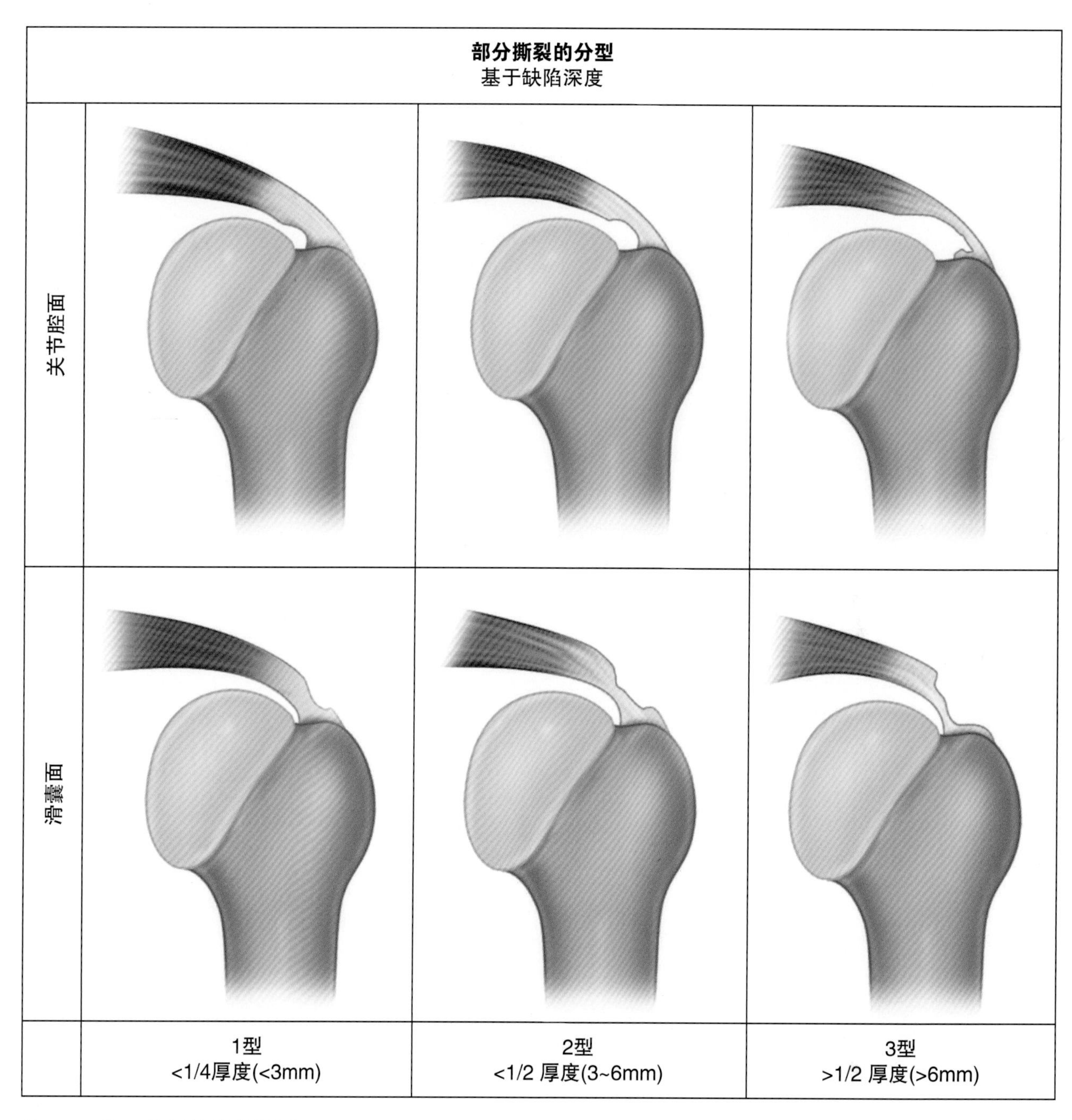

图 24.3　Ellman 的肩袖部分撕裂分型

24.3.2　脂肪化萎缩

当肩袖撕裂趋于向慢性病程发展时，会发生脂肪化和萎缩。临床中经常会使用 Goutallier 的脂肪浸润和萎缩分类系统。该分类系统最初以 CT 成像为基础，后来经验证也适用于 MRI。通过矢状位图像对脂肪浸润和肌肉萎缩进行评估，基于严重程度分为 0~4 级。符合 Goutallier 分类系统 3 级和 4 级的病理改变被证明临床预后较差，因此脂肪化和萎缩是影响预后的一个因素。图 24.9 利用矢状位图像对各分级进行了举例说明。

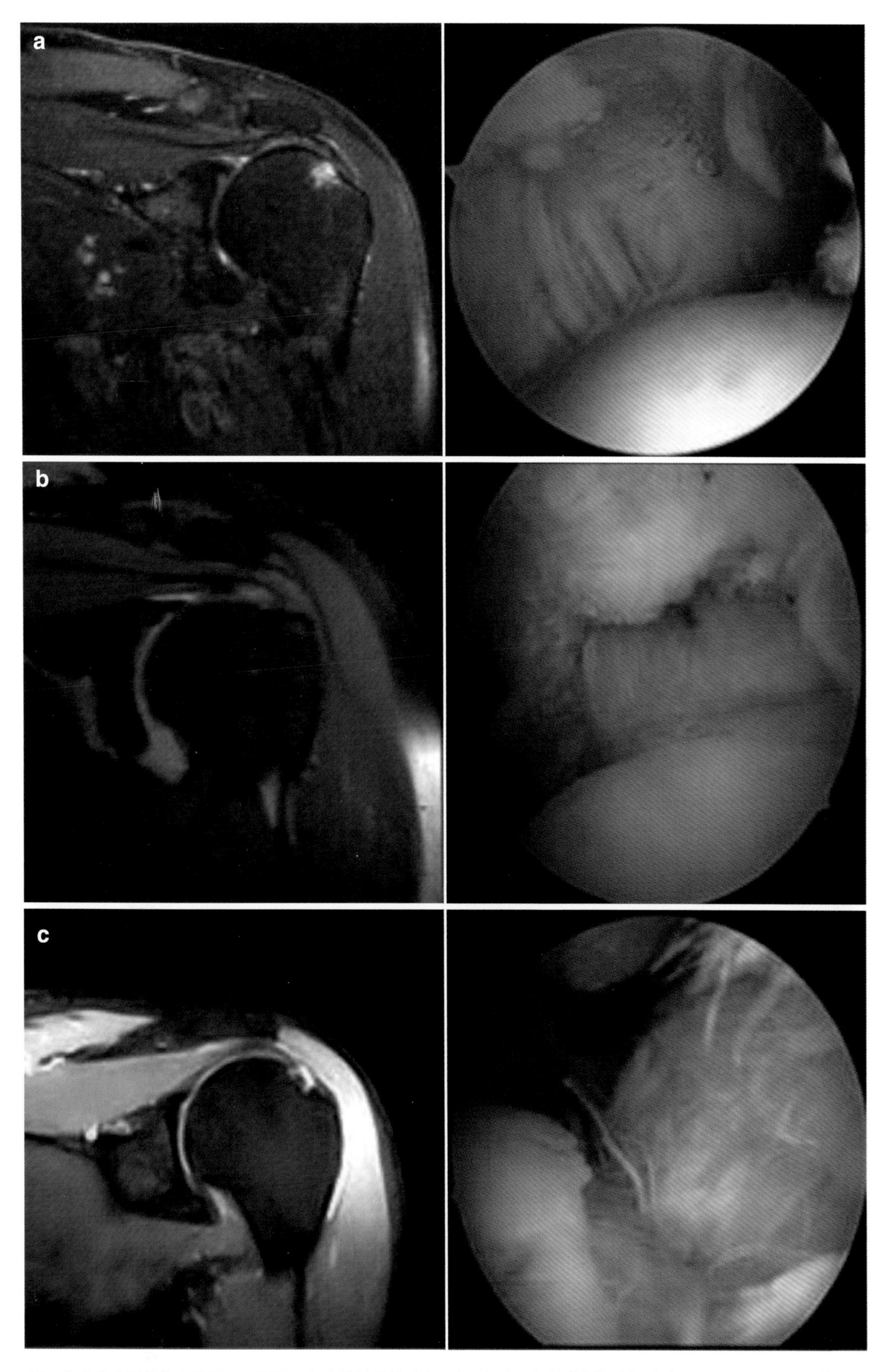

图 24.4 同一位患者的冠状位无显影 MRI 影像及相应的关节镜手术图像。（a）1 级关节侧损伤深度小于 3mm；（b）2 级关节侧损伤深度为 3~6mm；（c）3 级关节侧损伤深度超过 6mm

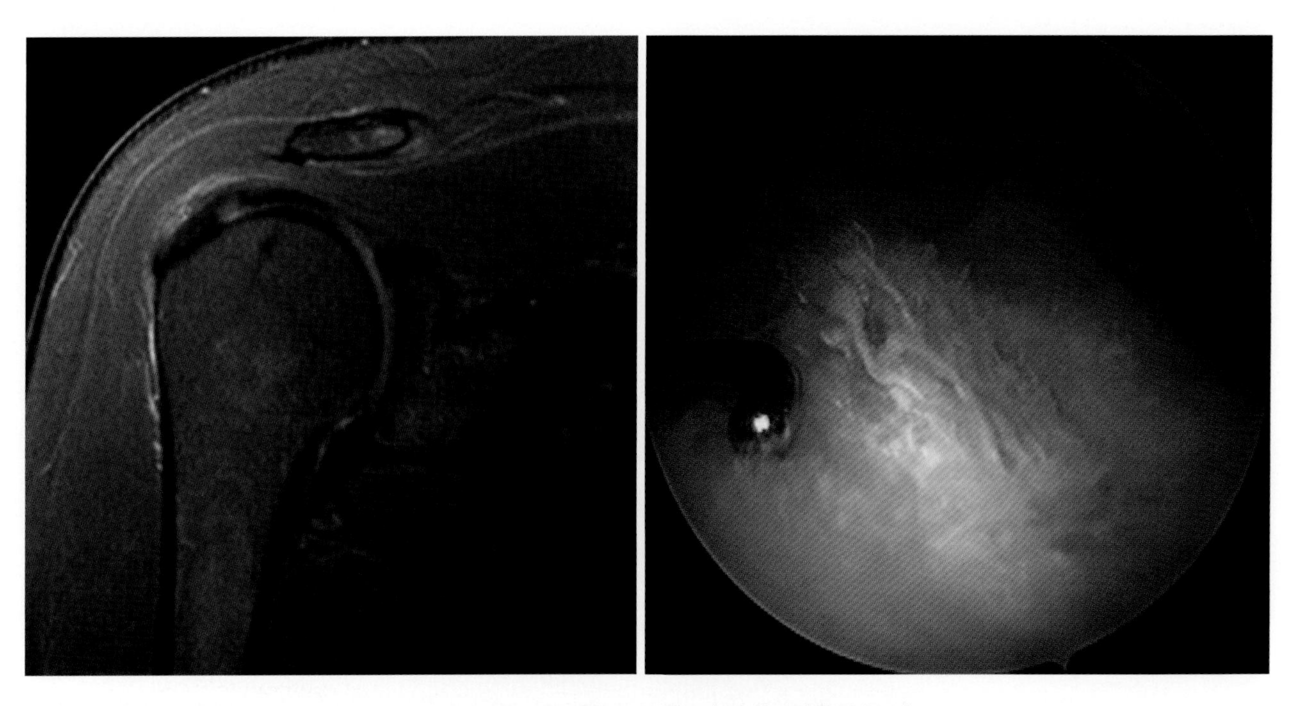

图 24.5 同一位患者的 1 级滑囊侧损伤（深度小于 3mm）无显影 MRI 影像及相应的关节镜手术图像

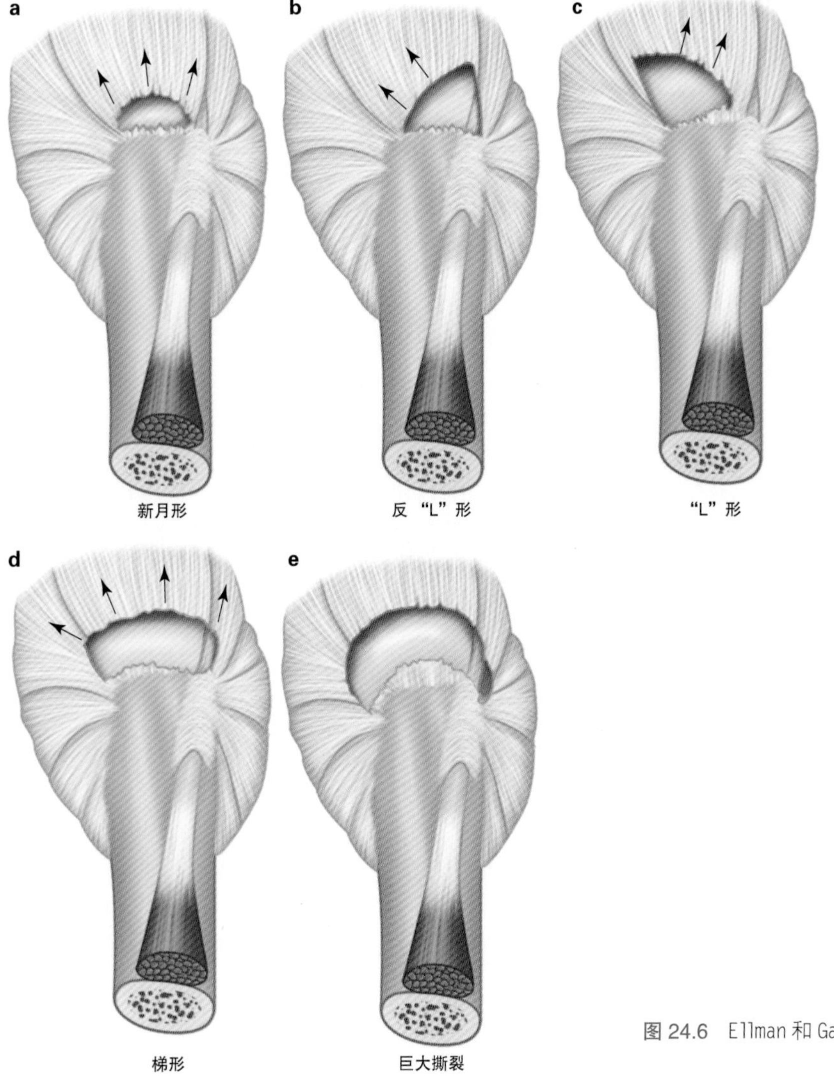

图 24.6 Ellman 和 Gartsman 的肩袖全层撕裂分型

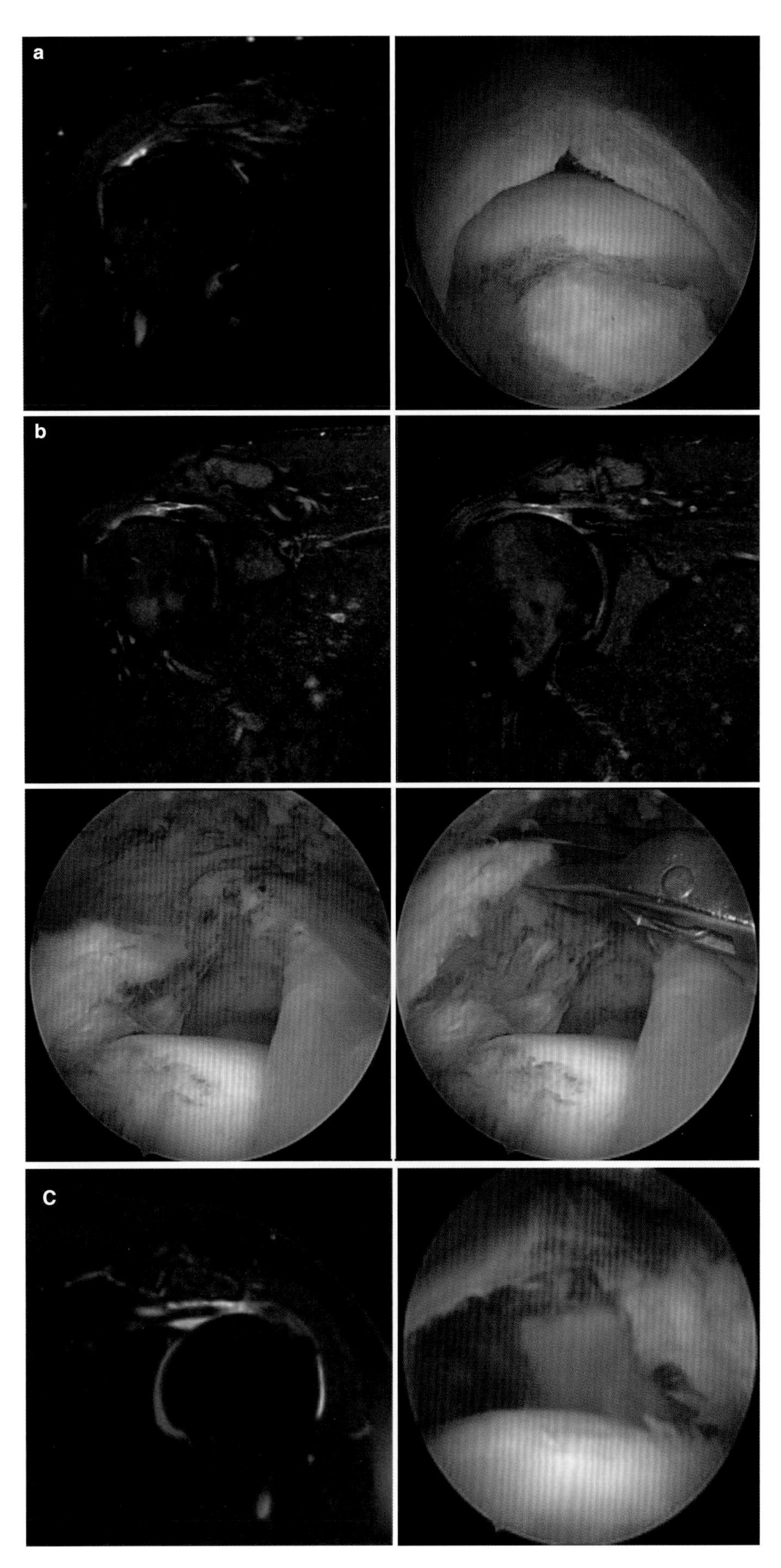

图 24.7　同一位患者的无显影 MRI 影像及相应的关节镜手术图像：(a) 新月形撕裂；(b) 反“L”形撕裂。注意，撕裂在较前侧的 MRI 影像（第 1 幅）上显得较大，在较后侧的图像（第 2 幅）中显得较小。关节镜图像显示，前方肩袖的主要纤维向后回缩，可通过关节镜抓进行检查观察到；(c)“L”形撕裂。撕裂在较后侧的图像中显得较大，在较前侧的图像中显得较小。在关节镜下，前侧纤维移动性增加，且可复位成完整的后侧纤维

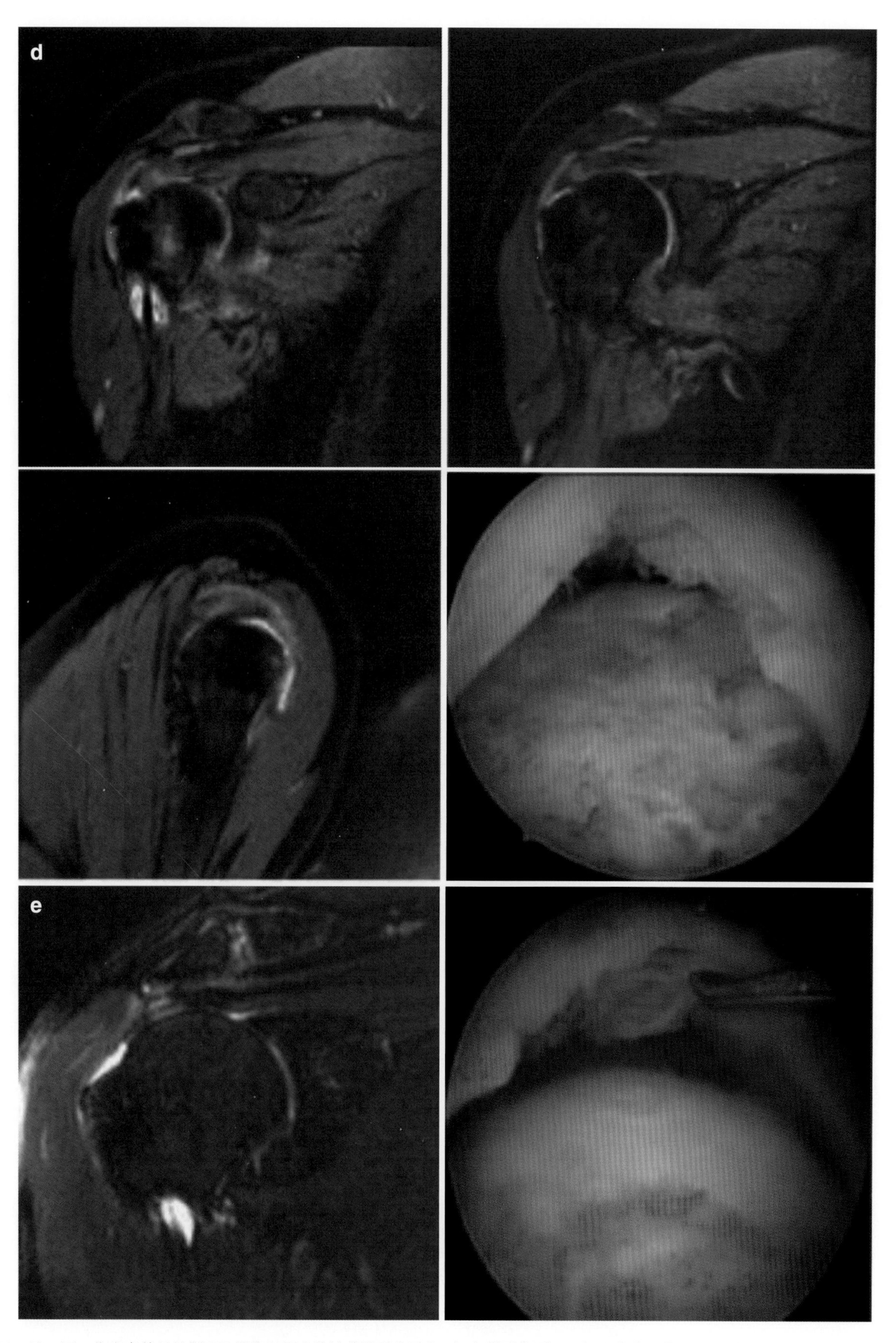

图 24.7 续 同一位患者的无显影 MRI 影像及相应的关节镜手术图像：(d) 梯形撕裂。两幅冠状位图像显示了前侧和后侧的纤维撕裂相对均匀。矢状位图像显示了前侧和后侧纤维的撕裂。关节镜图像证实了撕裂的梯形形状；(e) 巨大撕裂

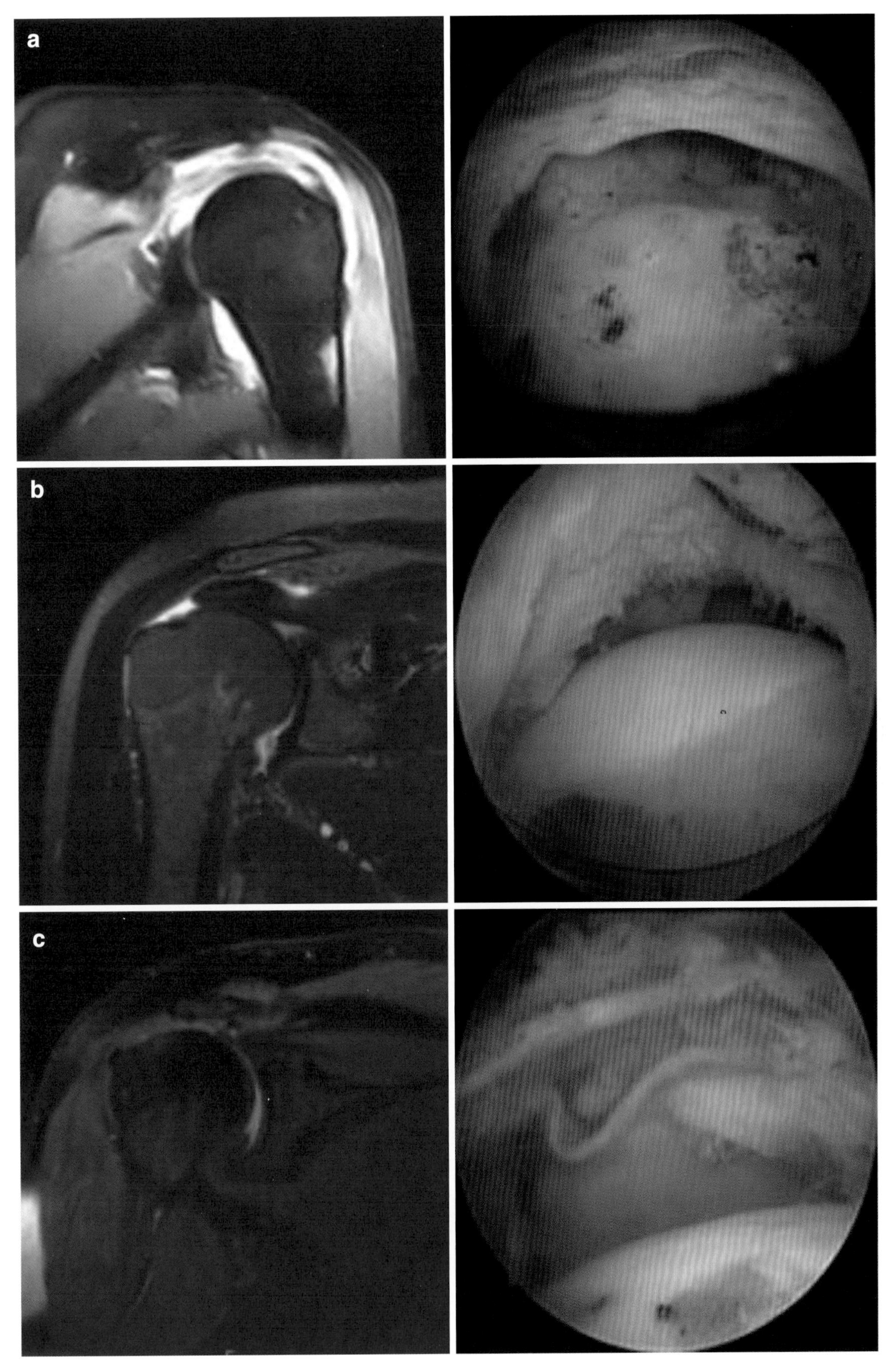

图 24.8　同一位患者的冠状位无显影 MRI 影像及相应的关节镜手术图像。(a) 1 级：肌腱的近侧残端接近大结节上的骨止点；(b) 2 级：近侧残端回缩至肱骨头平面；(c) 3 级：近侧残端回缩至肩胛盂平面

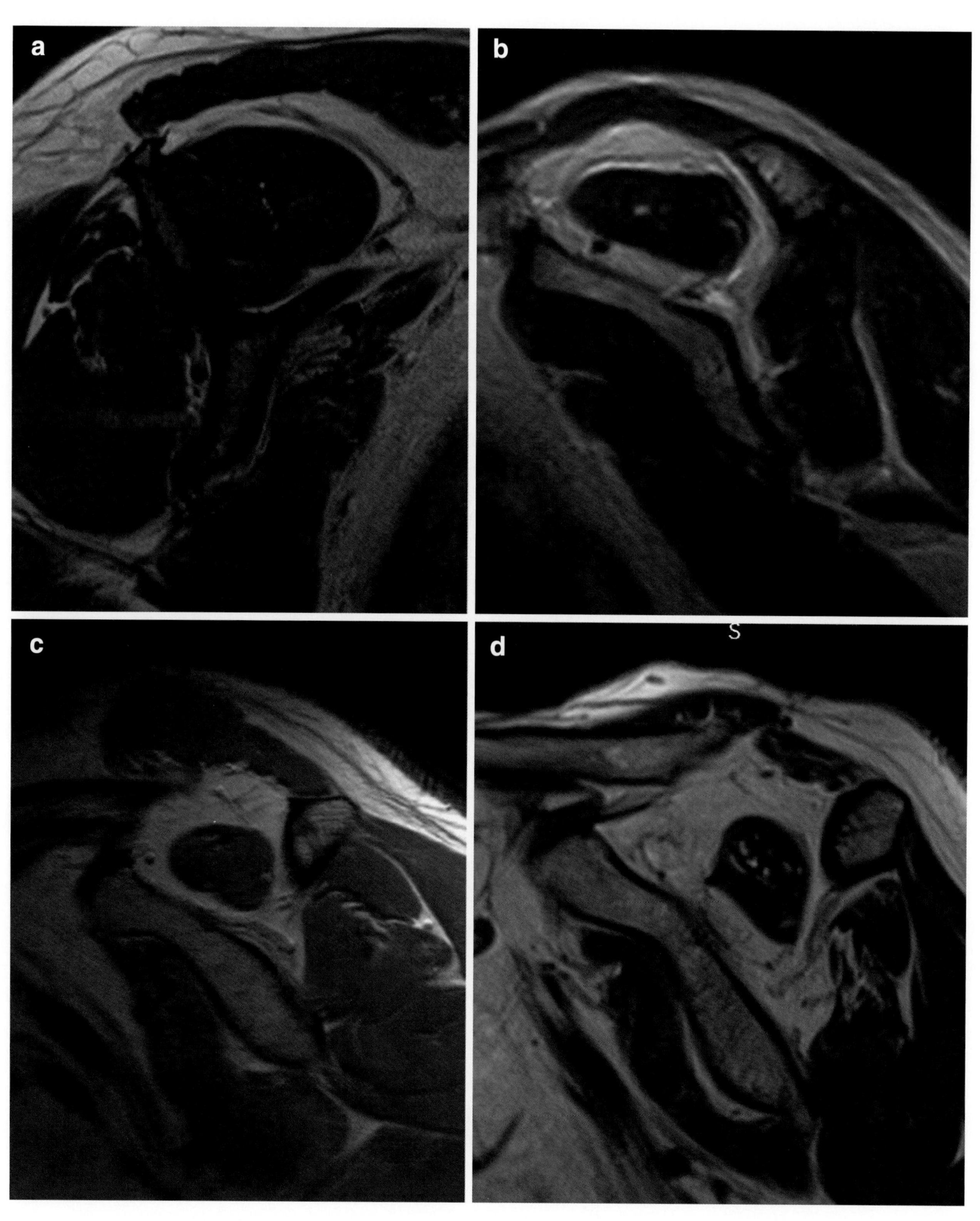

图 24.9 Goutallier 萎缩分级系统所对应的矢状位无显影 MRI 影像。(a) 0 级：正常肌肉；(b) 2 级：脂肪纹很重要但是存在少于 50% 的脂肪肌萎缩；(c) 3 级：存在 50% 的脂肪肌萎缩；(d) 4 级：存在大于 50% 的脂肪肌萎缩（注：1 级未展示包含一些脂肪纹的肌肉）

24.4　结论

从骨解剖、软组织撕裂形式、回缩、萎缩和脂肪浸润这几个方面进行术前评估是提高肩袖修复手术成功率的关键。如上述各例所示，所有系列的图像均是理解撕裂形态和特征所必需的。不断对比术前影像和术中镜下所见的可以提高骨科医生进行手术规划的能力，并为患者提供重要的预后信息。

参考文献

[1] Bigliani LU. The morphology of the acromion and its relationship to rotator cuff tears. Orthop Trans. 1986;10:228.

[2] Ellman H, Gartsman GM, editors. Open repair of fullthickness rotator cuff tears. Philadelphia/Baltimore/ Hong Kong/London/Munich/Sydney/Tokyo: Lea and Febiger; 1993. p. 181–202.

[3] Ellman H, Gartsman GM, editors. Treatment of partial- thickness rotator cuff tears: arthroscopic and mini-open. Philadelphia/Baltimore/Hong Kong/ London/Munich/Sydney/Tokyo: Lea and Febiger; 1993. p. 155–180.

[4] Fox JA, Noerdlinger MA, Romeo AA. Arthroscopic subscapularis repair. Tech Shoulder Elbow Surg. 2003;4(4):154.

[5] Fuchs B, et al. Fatty degeneration of the muscles of the rotator cuff: assessment by computed tomography versus magnetic resonance imaging. J Shoulder Elbow Surg. 1999;8(6):599–605.

[6] Goutallier D, et al. Fatty muscle degeneration in cuff ruptures. Pre- and postoperative evaluation by CT scan. Clin Orthop Relat Res. 1994; (304):78–83.

[7] Lippe J, et al. Inter-rater agreement of the Goutallier, Patte, and Warner classifi cation scores using preoperative magnetic resonance imaging in patients with rotator cuff tears. Arthroscopy J Arthrosc Relat Surg Off Publ Arthrosc Assoc North Am Int Arthrosc Assoc. 2012;28(2):154–159.

[8] Lo IKY, Burkhart SS. The etiology and assessment of subscapularis tendon tears: a case for subcoracoid impingement, the roller-wringer effect, and TUFF lesions of the subscapularis. Arthroscopy J Arthrosc Relat Surg Off Publ Arthrosc Assoc North Am Int Arthrosc Assoc. 2003;19(10):1142–1150.

[9] Oh JH, et al. Prognostic factors affecting anatomic outcome of rotator cuff repair and correlation with functional outcome. Arthroscopy J Arthrosc Relat Surg Off Publ Arthrosc Assoc North Am Int Arthrosc Assoc. 2009;25(1):30–39.

[10] Patte D. Classifi cation of rotator cuff lesions. Clin Orthop Relat Res. 1990;254:81–86.

[11] Slabaugh MA, et al. Interobserver and intraobserver reliability of the Goutallier classifi cation using magnetic resonance imaging: proposal of a simplifi ed classifi cation system to increase reliability. Am J Sports Med. 2012;40(8):1728–1734.

第 25 章　肩袖撕裂的病理解剖学

Robert U. Hartzler，Richard L. Angelo，Stephen S. Burkhart

25.1　简介

由于治疗的成功与否在大多数情况下取决于我们对病理知识的确切了解，所以治疗肩关节损伤的外科医生应该尽可能尝试，对每一个病例都在脑海里描绘出可能受累的关节结构及其相对比例（E.A. Codman，《肩关节》，1934）。

肩关节病理学常常会令人困惑，这在肩袖撕裂的病理学中更是如此。然而，我们完全同意 Codman 医生的意见：只有努力理解肩袖撕裂及其相关损伤的病理解剖，骨科医生才能成功治疗肩袖撕裂。本章的目标是帮助骨科医生识别肩袖的病理改变，从而为患者制定合理的治疗策略。

肩关节镜检查是了解肩袖病理解剖的巨大进步。借助关节镜、专业器械和一些简单的外科技术，肩袖病理的可视化几乎毫无阻碍。此外，随着病理复杂性的增加，关节镜作为外科诊断和治疗工具的重要性也增加了。因此在本章中，我们将从关节镜的角度聚焦肩袖撕裂的病理解剖。

25.2　肩袖撕裂的病因及外部撞击的病理解剖

本章不会对肩袖撕裂发病机制的各种理论进行完整论述。一般而言，肩袖撕裂是一个多因素过程，包括内在的肌腱退变和愈合不良、外在的撞击、摩擦造成的磨损，以及外伤。前人的研究对这些因素给予了不同程度的关注。在我们看来，很重要的一点是骨科医生对肩袖撕裂病因的认识会对手术决策产生极大影响。

典型的肩袖撕裂很少发生在没有退化性腱病的情况下，而退化性腱病的患病率随着年龄的增长而增加。目前的文献报道，“内在”因素（例如肌腱供血不足和与年龄相关的结缔组织弱化）在疾病的发展过程中所起的作用比“外在”因素（例如骨性撞击）更大。在尸体研究中，关节侧和腱内部分撕裂比滑囊侧撕裂的比例更高支持了这一理论。另一方面，需要注意的是关于冈上肌腱中是否存在一个缺血的“临界”区，目前的证据还存在争议。

虽然肩袖撕裂的发病机制是多因素的，但目前只有一个因素能在手术节点由骨科医生直接干预：继发于外部撞击的损伤。根据我们的经验，成功治疗肩袖撕裂的一个关键因素是识别和治疗外部撞击损伤。因此，我们强烈建议对喙突和肩峰下间隙进行认真、系统的检查，以探寻喙肩韧带、喙突尖、肩锁关节以及肩峰前侧和外侧是否对肩袖和肱骨大小结节造成撞击（图 25.1）。

典型的外部撞击会导致相对结构之间的磨损性损伤（图 25.1b，d）。然而，我们也认为外部撞击会对关节侧肌腱纤维造成过高的张力（压辊——振铃效应），并可引发关节侧（图 25.1a）或滑囊侧的撕裂。除了可以改善视野和操作间隙之外，肩峰下充分的减压和肩袖修补与较低的再手术率和再修复率相关，即使在高水平研究的短期随访中也是如此。即使是处理巨大肩袖撕裂时我们保留喙肩韧带来防止肩袖未能愈合时肱骨头向前上方移位，我们也仍

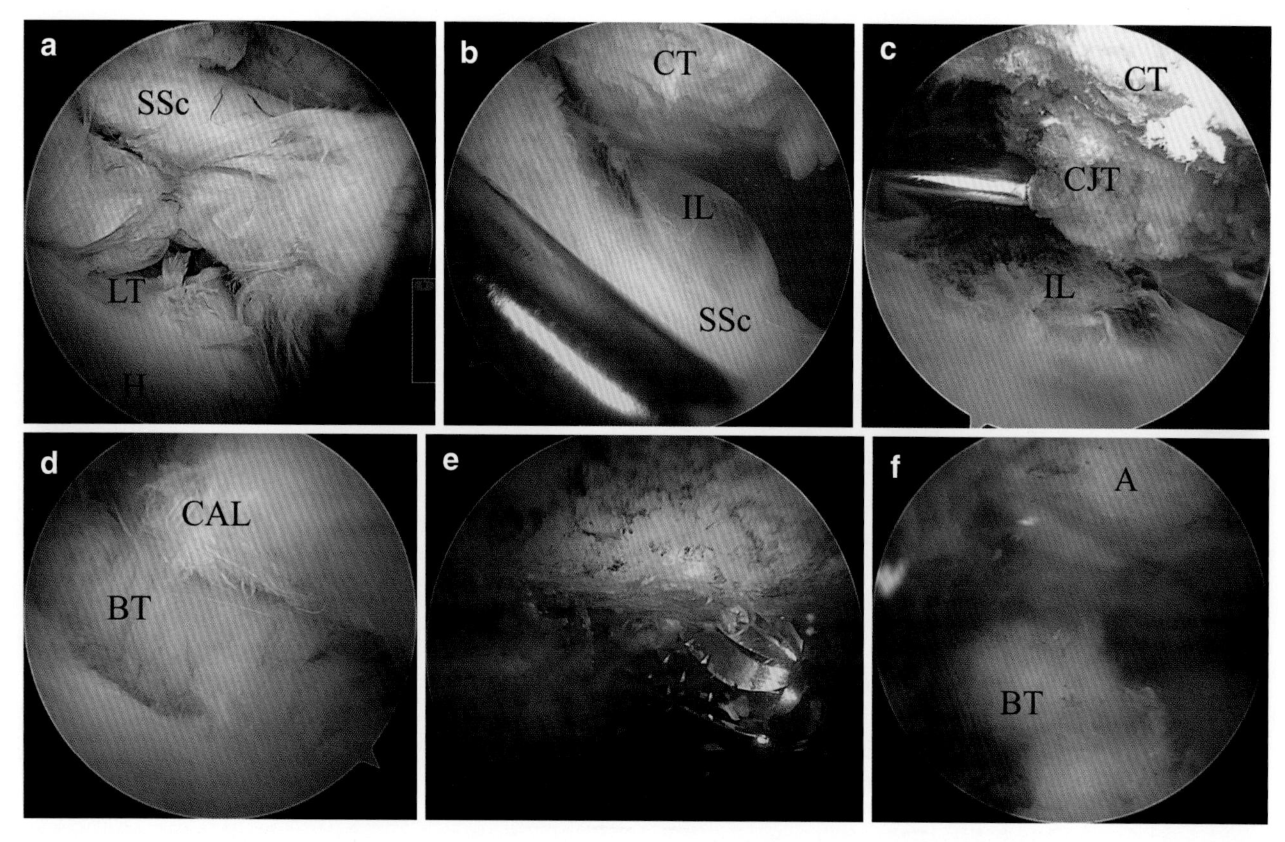

图 25.1 上排：左肩后观察入路，70° 关节镜下的盂肱关节视图。(a) 肩胛下肌腱 (SSc) 从小结节 (LT) 处撕裂，但没有回缩；(b) 肌腱的滑囊表面充血和水肿 (IL，撞击损伤) 提示喙突尖 (CT) 存在外撞击，且其本身也受到了影响；(c) 喙突成形和清理后，喙突下间隙充足。下排：左肩后观察入路，30° 关节镜下肩峰下间隙视图；(d) 与滑囊侧冈上肌腱重度撕裂 (BT) 相对应的是喙肩韧带 (CAL) 和肩峰外侧的边缘变尖和磨损；(e) 使用磨钻磨除肩峰外侧向下倾斜的骨赘；(f) 减压后 [包括外侧肩峰 (A) 的斜面成形] 释放足够的肩峰下间隙

需注意暴露和处理所有其他的外部撞击隐患。

25.3 肩袖全层撕裂

术中所见的全层肩袖撕裂存在不同程度的回缩、瘢痕化和分层。手术医生必须将肩袖组织和“囊壁”区分开来，后者是滑囊瘢痕组织增厚、滑膜化后的纤维带，其外观类似于慢性肩袖撕裂的边缘（图 25.2）。

囊壁附着于三角肌内侧筋膜，而完整的肩袖边缘则附着于肱骨结节。手术医生必须在这两个组织边缘之间确定一个界限以便正确识别和修补撕裂的肩袖。当存在肩袖分层时（通常仅见于大撕裂和巨大撕裂），应该单独评估每一层以确定最佳的修补方式。通常上层可以采用双排固定技术修补，而下层则只能采用单排固定技术修补以避免张力过大。

后上部的肩袖全层撕裂以几种相同的模式回缩。资深专家（SSB）基于这些撕裂模式（表 25.1）研发了冈上肌、冈下肌和小圆肌腱撕裂的形状分类系统。在进行手术时，手术医生使用肌腱抓钳来评估撕裂肩袖的大小和活动度。该分类系统不但有助于诊断，同时也有助于选择治疗方法（图 25.3）。在术中评估肩袖撕裂的病理解剖时，彻底清理滑囊非常重要。我们常规的暴露顺序是从肩胛冈内侧开始，到肌腱结构的外侧边缘。另外，术前 MRI 图像特征评估的撕裂形状类型与术中评估的结果高度相关，因此有助于术前规划。

1 型（新月形）撕裂的长度（内外尺寸）小于宽度（前后尺寸）；然而，从小撕裂到巨大撕裂的宽度变化很大。

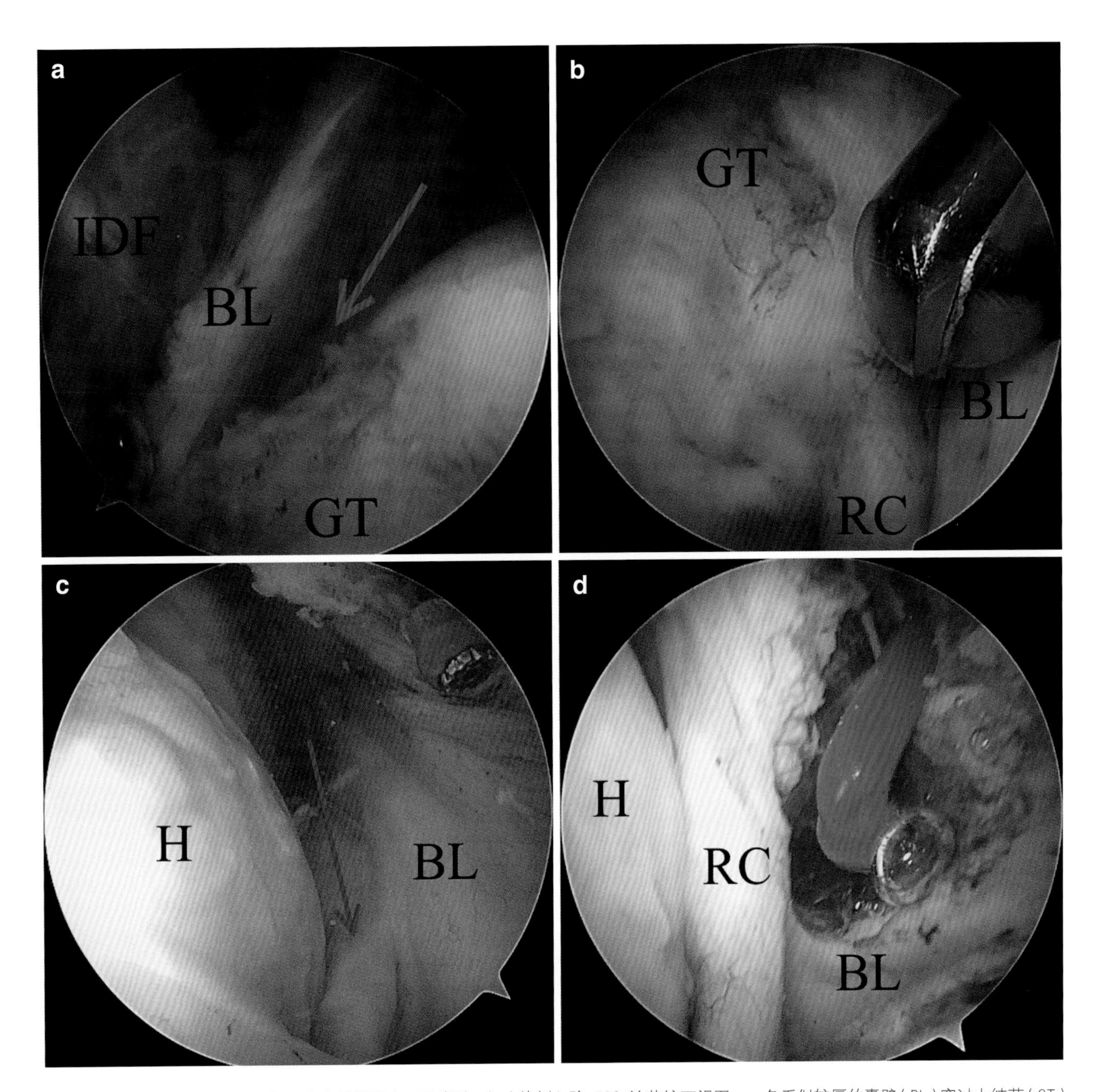

图 25.2　上排：右肩，在后上部巨大肩袖撕裂中可见囊壁。(a)外侧入路，70° 关节镜下视图。一条看似较厚的囊壁(BL)穿过大结节(GT)止于三角肌内侧筋膜(IDF)。蓝色箭头标示的是完整的小圆肌腱；(b)将 70° 镜视角切换到后侧入路，可以更清晰地观察到完整肩袖(RC)和囊壁之间的界限。下排：左肩。(c)外侧入路，70° 关节镜下视图。片状的囊壁附着于三角肌内侧筋膜，而肩袖(蓝色箭头)则附着于结节；(d)囊壁已被切除，三角肌和肩袖之间的界限也已经重新建立(例如：H. 肱骨头)

新月形撕裂具有从内侧至外侧的活动度，足以在最小的张力下直接将肌腱修补到外侧的骨床上（图 25.4）。这些撕裂通常不会明显地向内侧回缩。最后，沿着撕裂边缘长度的方向，从内侧至外侧的活动度应该相等。

2 型（纵向）撕裂的长度（内外尺寸）大于宽度（前后尺寸），且宽度通常小于 2cm。基于术中对后方肩袖撕裂活动性的评估，纵向撕裂还有“L”形、反“L”形和“U”形的亚分型。“L”形撕裂有一个“拐角”位于前方肩袖撕裂的前外侧面上（图 25.5），且该角通常具有异常的从后向前的活动度，允许其复位至骨床的前外侧面。相反，反“L”形撕裂有一个位于前方肩袖撕裂的后外侧面上的“拐角”(图 25.6)，需要向后外侧方向复位。我们发现，反“L”

表 25.1 后上部肩袖全层撕裂的形状分类

类型	描述	术前 MRI	术中移动度	治疗策略
1	新月形	短而宽	主要为内侧向外侧移动	点对骨修复
2	纵向（L 形，反 L 形，U 形）	长而窄	主要为前侧至后侧移动	边对边缝合，边对骨修复
3	明显回缩型	长而宽（>2cm × 2cm）	各方向移动性都相对较差	间隙滑移，部分修复，负载平衡防撕裂修复
4	肩袖撕裂关节病	盂肱关节炎，肱骨近端移位	完全不可移动	关节置换术

摘自 Davidson 和 Burkhart[9]。

形撕裂的拐角通常不具有像“L”形撕裂一样显著地从前向后的活动度（复位方向相反）。相比之下，“U”形撕裂的前、后撕裂边缘具有大致相等的活动度，没有明显的“拐角”需要复位（图 25.7）。识别纵向撕裂的变化能使手术医生采用边对边缝合线和（或）具有边对骨缝合构造的带线锚钉来进行无张力修复。

3 型（巨大回缩型）撕裂部分既长又宽，通常大于 2cm × 2cm（图 25.8）。因为肌腱在各个方向上的活动能力都很差，这些撕裂的修复需要先使用松解技术。通常只有部分修复或单排技术修复才有可能修复这些撕裂。

在使用肌腱抓钳来评估撕裂的活动性时，可能会发现瘢痕和纤维化组织位于前部、后部或两个部位都有。可以通过前间隙的连续滑移技术来松解经过盂肱上韧带将肩袖组织粘到喙突基部的粘连，而后部的回缩和纤维化则可以使用后间隙滑移技术来解决。回缩性肩袖撕裂中，关节囊的纤维化也可能是造成撕裂部分不能活动的原因之一；但我们发现松解关节囊增加的外移只有几毫米。相反，间隙滑移技术则可以增加几厘米的外移。

在关节镜检查中很少观察到 4 型撕裂（肩袖撕裂关节病）。其肩袖肌腱看上去和 3 型撕裂的肌腱相似。相比之下，即使使用良好的松解技术，4 型撕裂仍然活动度很小，且伴有盂肱关节的严重退变，例如全层软骨缺损、关节表面骨质象牙化和边缘骨赘。

在治疗全层肩袖撕裂时，我们总是努力通过术前影像和术中评估来判断撕裂是否累及肩袖索止点（见第 20 章）。累及肩袖索止点的撕裂（特别是前部）的尺寸往往会变大，回缩和脂肪变性也通常会加重，但存在于新月形撕裂内的不会。除了正确识别撕裂类型和复位，我们还经常使用额外的缝线来加强肩袖索附着点的固定。

我们根据撕裂口近端到远端的长度以及断端是否回缩来对肩胛下肌全层撕裂进行分类。认识回缩的肩胛下肌撕裂的病理解剖对肌腱的定位和修复至关重要。如图 25.9 所示，当肩胛下肌腱撕裂并回缩时，肌腱的上外侧角仍然附着在旋转间隙组织的纤维结构上（主要是肱二头肌腱的内侧吊索、盂肱上韧带和喙肱韧带）。这些纤维垂直于肩胛下肌腱纤维方向。这些肩袖间隙组织的形状像一个弧，所以我们将它描述为“逗号征”。回缩的肩胛下肌腱可能会隐藏起来，但可以根据其与“逗号”组织的止点一致性和其上缘始终位于关节盂中部切迹来定位。除了作为回缩的肩胛下肌腱的标志，“逗号”组织还将肩胛下肌腱连接到冈上肌腱的前部。因此，在肩袖修复过程中应该识别并保留“逗号”组织。

多年来，随着我们识别撕裂类型的能力变得更加准确，我们修复肩袖的能力得到了提高。我们的理念是，撕裂类型决定修复模式。这使我们能够在较小的张力下修复肩袖撕裂，并保持更好的机械完整性。最后，根据撕裂类型修复肩袖让我们实现无以计数的腱 – 骨修复，即使第一眼看起来是不可能修复的。如果只是从内向外进行肌腱复位和活动，修复这些撕裂是不可能的。

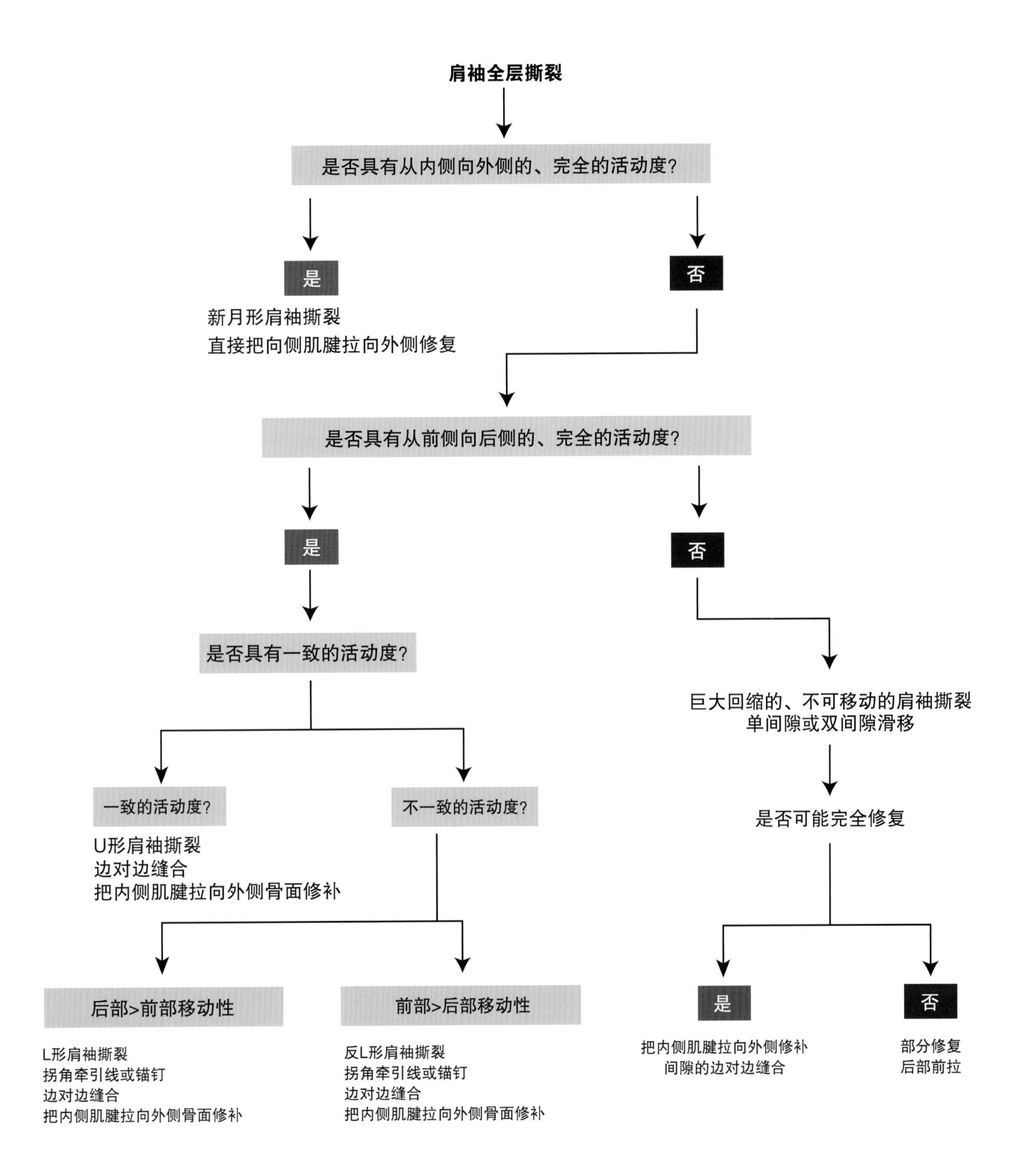

图 25.3　附有治疗选择的形状分类系统。对肩袖全层撕裂的形状和活动度进行术中评估可以帮助手术医生做出治疗决定。

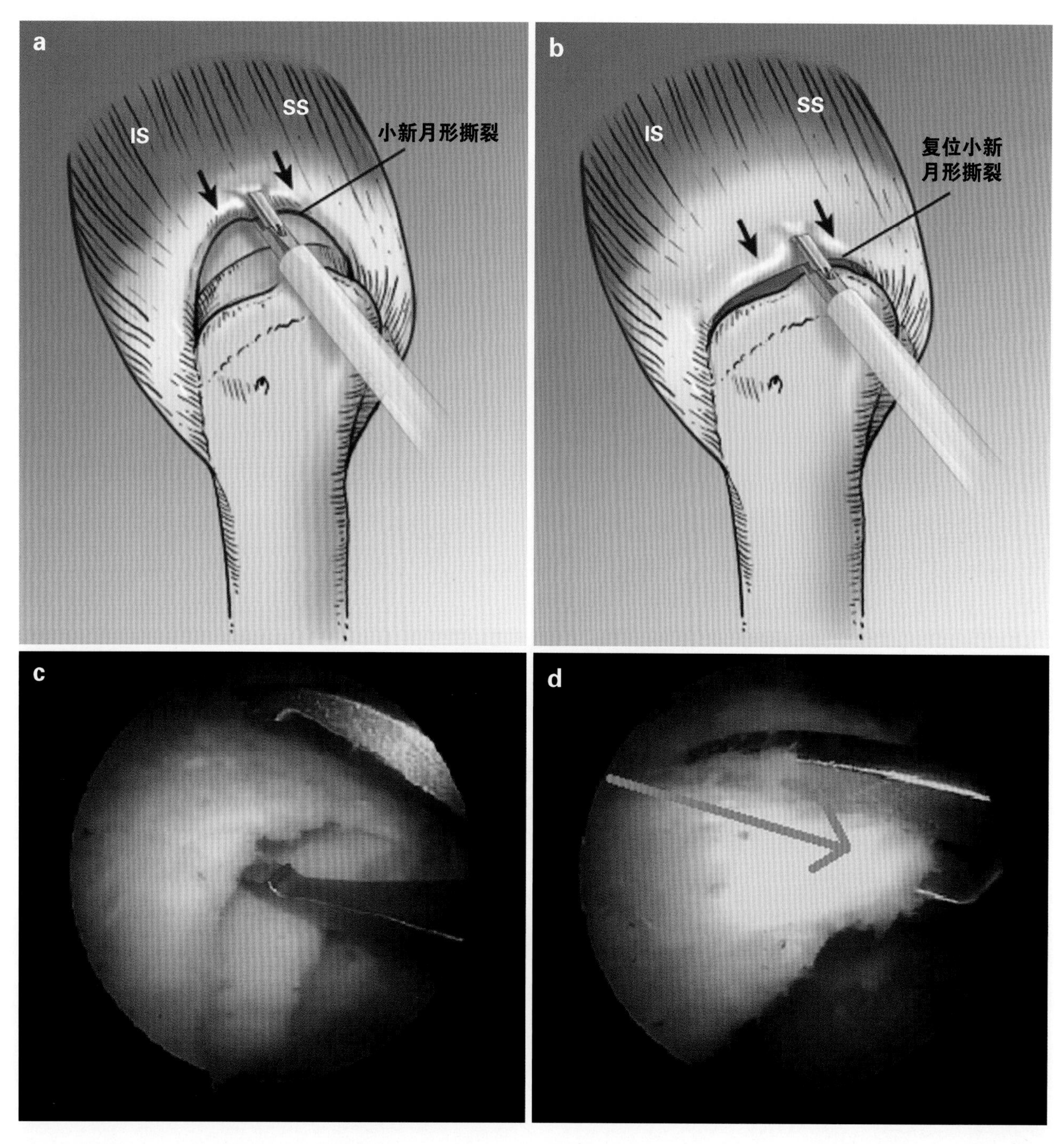

图 25.4 右肩。新月形撕裂示意图（a，b）和照片（c，d）显示了撕裂肌腱边缘的宽度（前后尺寸）大于长度（内外尺寸）、回缩小和可直接向外侧移动复位（蓝色箭头）的特征 SS. 冈上肌；IS. 冈下肌

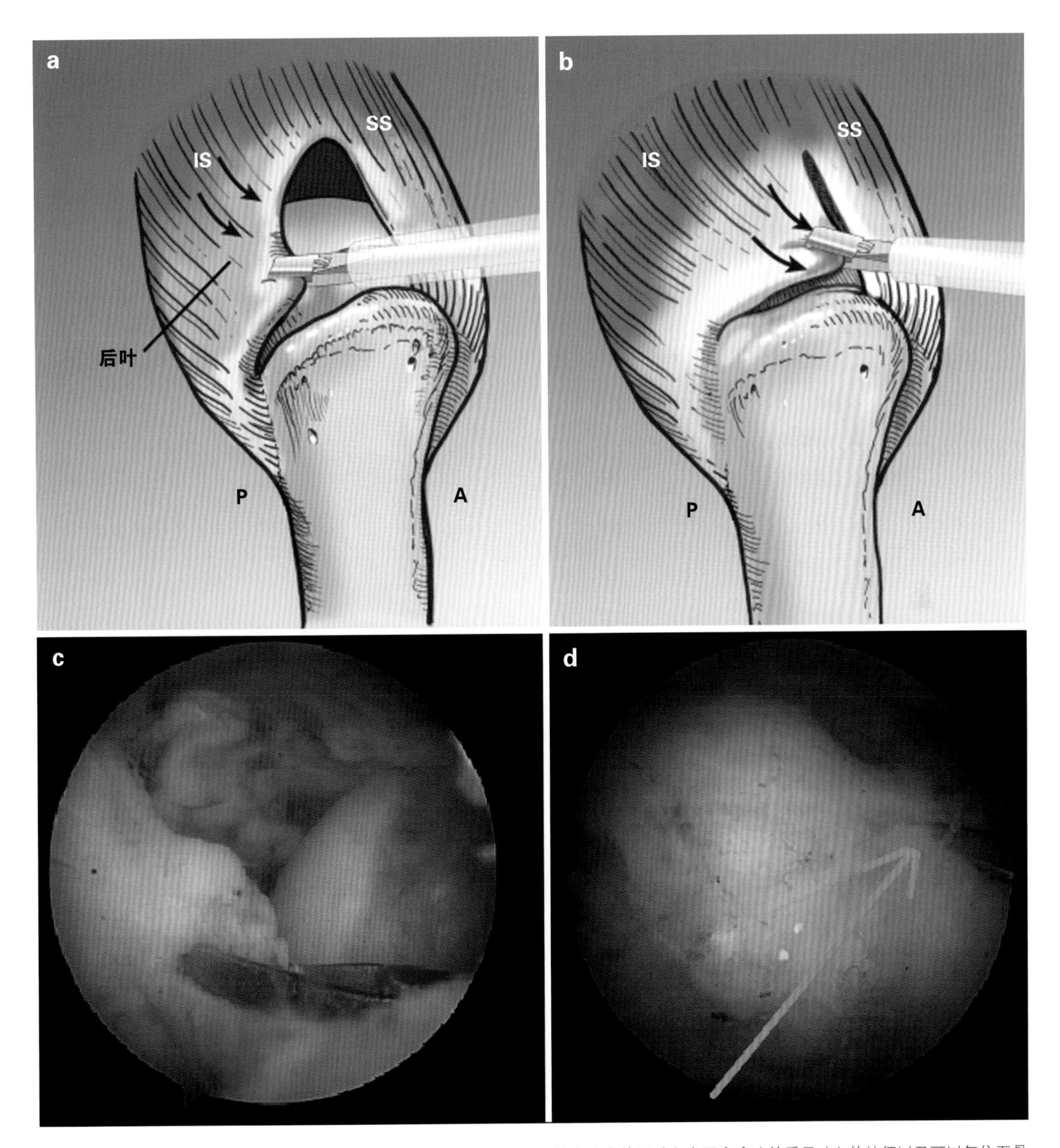

图 25.5　右肩。"L" 形纵向撕裂示意图（a，b）和照片（c，d）显示了长度（内外尺寸）大于宽度（前后尺寸）的特征以及可以复位至骨床的前外侧面的 "拐角"（蓝色箭头） P. 后；A. 前；SS. 冈上肌；IS. 冈下肌

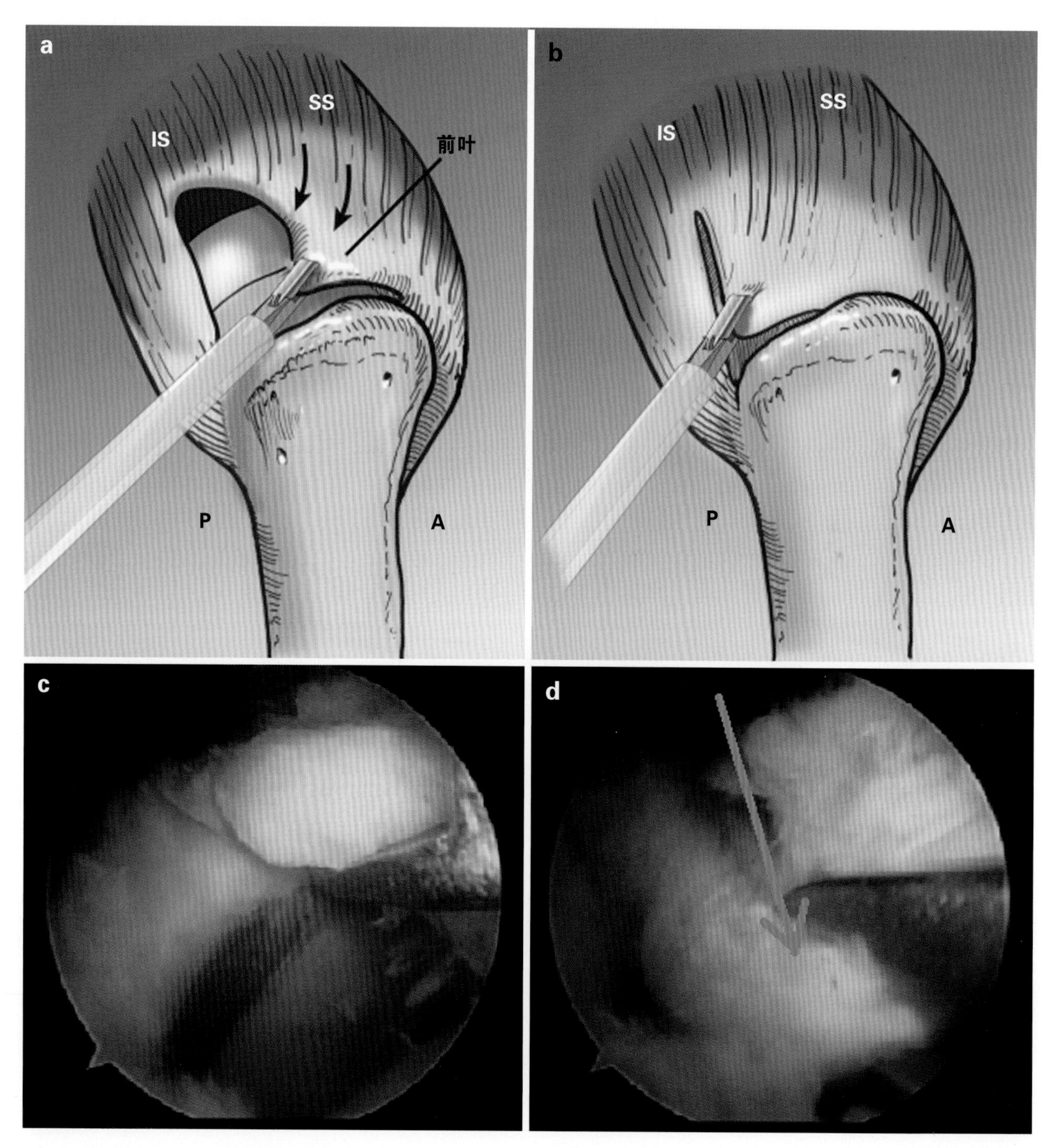

图 25.6 右肩。反“L”形纵向撕裂示意图（a，b）和照片（c，d）显示了长度大于宽度的特征以及可以复位至骨床的后外侧面的“拐角”（蓝色箭头）P. 后；A. 前；SS. 冈上肌；IS. 冈下肌

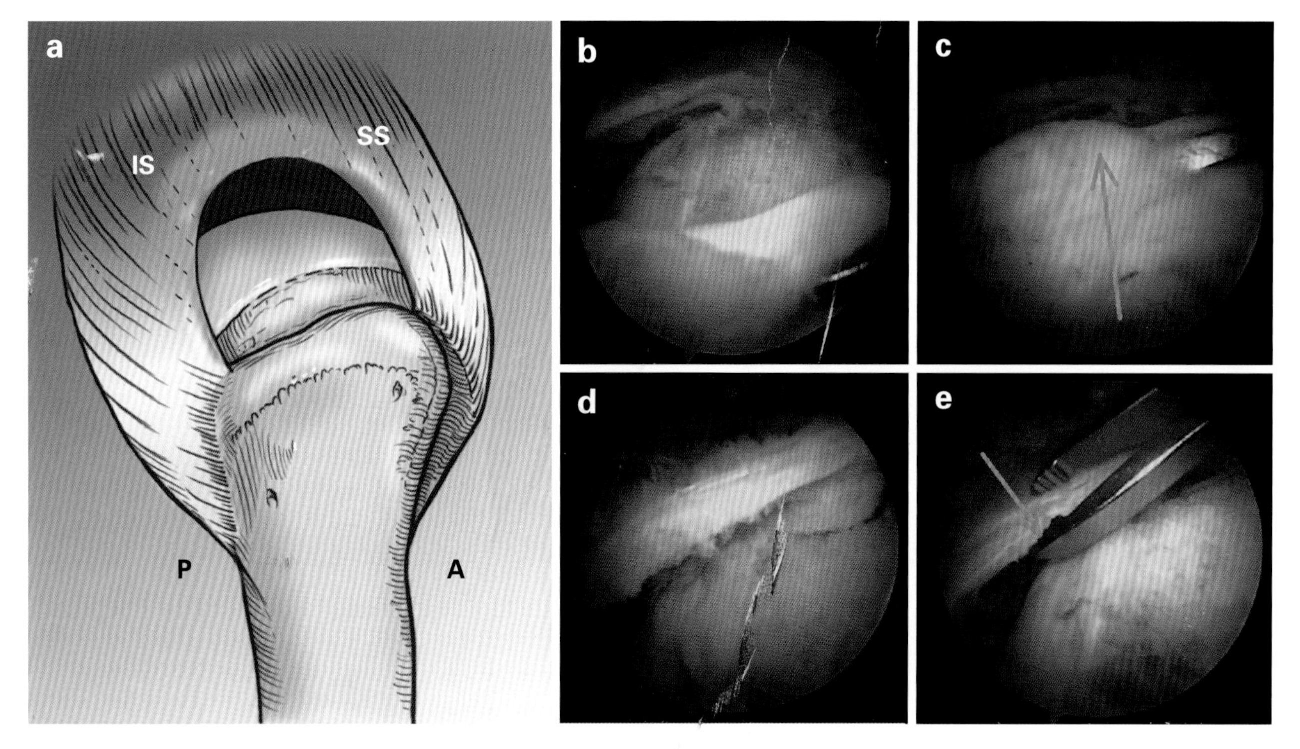

图 25.7　右肩。(a)"U"形纵向撕裂示意图;(b,c)显示了后缘向前移动的方向;(d,e)显示了前缘向后移动的方向　P.后;A.前;SS.冈上肌;IS.冈下肌

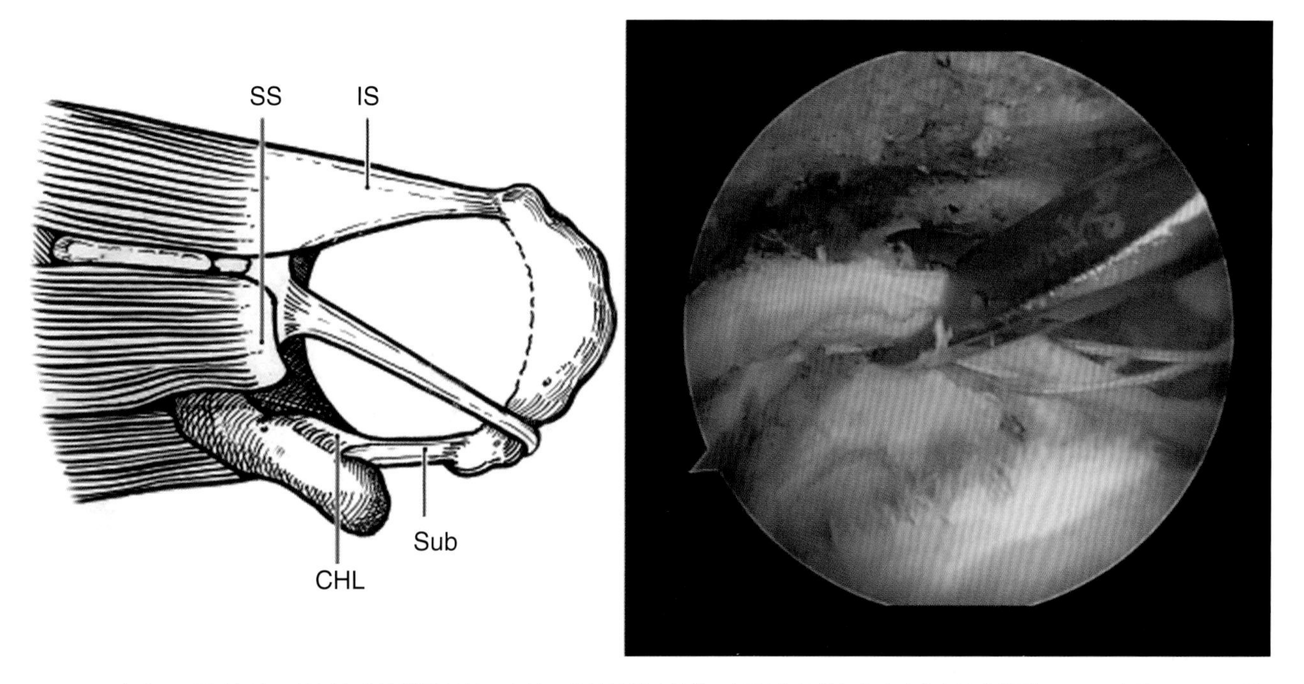

图 25.8　右肩。3 型(巨大回缩型)肩袖撕裂是长而宽的。肌腱的活动性差，需要先行松解技术来修复这些撕裂　SS.冈上肌;IS.冈下肌;CHL.喙肱韧带;Sub.肩胛下肌

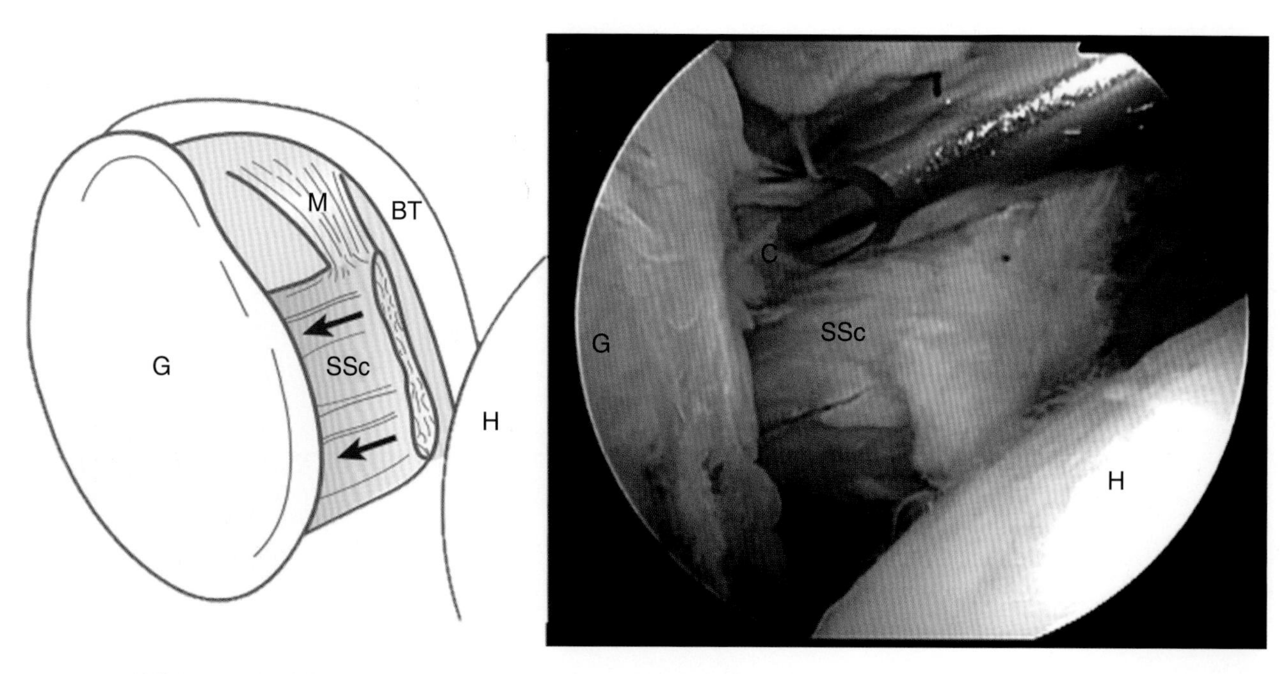

图 25.9 回缩的肩胛下肌撕裂的病理解剖展示了向外牵拉“逗号”组织（位于刨刀后面）如何使回缩的肩胛下肌腱（SSc）进入清晰的视野 M. 肱二头肌腱内侧悬吊结构；BT. 肱二头肌腱；H. 肱骨头；G. 关节盂；C. 喙突尖

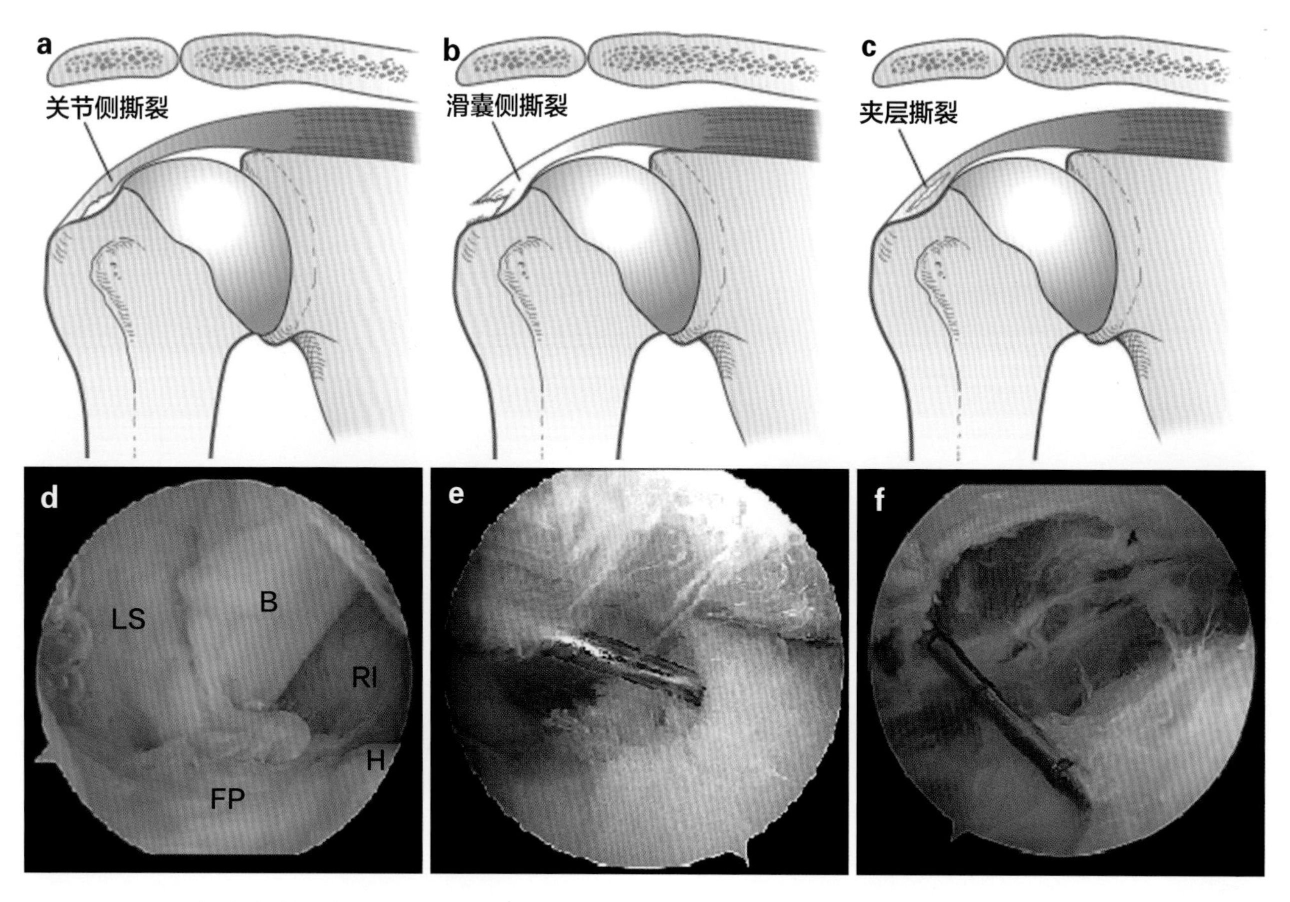

图 25.10 （a~f）后上部肩袖部分撕裂示意图及相应的关节镜照片。探钩是检查肩袖夹层撕裂的有用工具，因为探钩通常可以“落入”缺损处 LS. 外侧悬吊结构；B. 肱二头肌腱；RI. 肩袖间隙；FP. 足印区；H. 肱骨头

25.4　肩袖部分撕裂及内撞击损伤

我们根据撕裂的部位（图 25.10）和大小对后上部肩袖部分撕裂进行分类，这种分类方式最早由 Ellman 提出。由于撕裂的宽度通常用于术中做出治疗决策，撕裂的尺寸应该使用带有刻度的探钩或已知尺寸的工具来测量。

从标准的盂肱关节后方观察入路通常可以很容易地看到后上部肩袖的部分撕裂。为了准确评估损伤的程度，对撕裂边缘进行清创是必要的。在关节腔内观察时，在撕裂口的放置一根腰穿针是标记撕裂口在滑囊侧位置的有效技巧，有利于之后从肩峰下间隙进行检查。冈下肌关节侧的部分撕裂常见于投掷运动员，发病机制是关节面肌腱纤维过度、重复性的扭转负荷，以及后上肩胛盂对肩袖的内撞

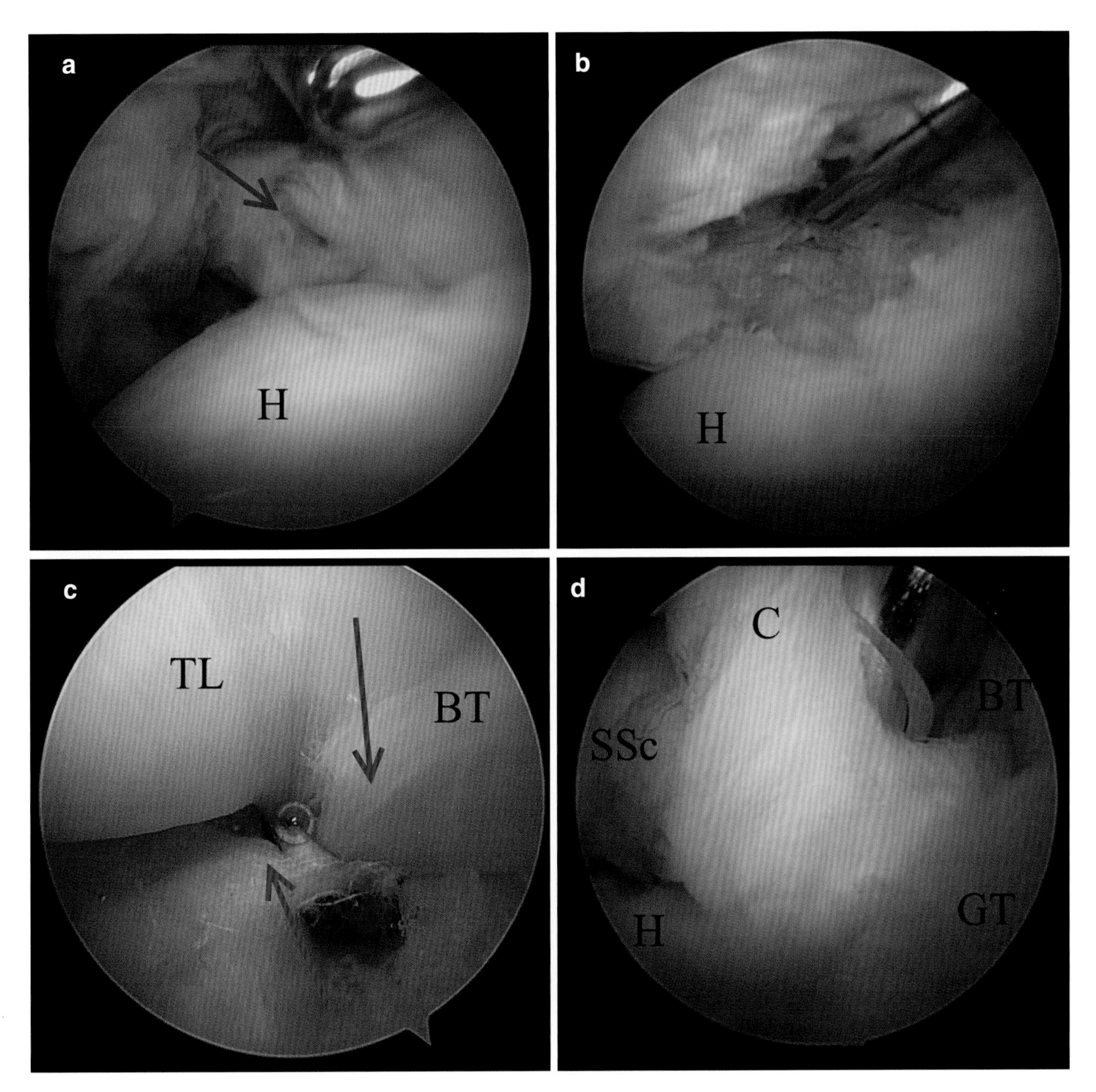

图 25.11　右肩，后入路 70° 关节镜视图。(a) 肩胛下肌腱的线性纵向撕裂，止点无纤维断裂；(b) 关节镜刨刀将肌腱从上部的关节侧部分撕裂处抬起。下排：隐匿的肩胛下肌夹层撕裂；(c) 显示了肱二头肌腱的磨损和撕裂以及间沟内侧壁（箭头）；(d) 切断肱二头肌长头腱后，对撕裂处进行清理可以使刨刀“落入”夹层撕裂处　H. 肱骨头；TL. 肱骨横韧带；BT. 肱二头肌长头肌腱；SSc. 肩胛下肌腱；C. 逗号组织；GT. 大结节

击。在关节镜检查过程中，手术医生通常可以在外展位高度外旋时重现内撞击的机制。

在滑膜切除后，通过标准的后观察入路使用 30° 或 70° 关节镜镜头都能很容易地在肩峰下间隙看到后上部肩袖滑囊侧的部分撕裂。在治疗滑囊侧部分撕裂时，手术医生应该努力探查磨损或撞击的来源。肩峰下清理后，应当使用合适的工具来测量撕裂的大小。

基于 MRI 和体格检查结果的高度怀疑指数以及系统的诊断方法有助于骨科医生诊断夹层撕裂。当关节侧和滑囊侧的纤维完好无损，而我们怀疑有损伤时，我们会采用几种关节镜检查测试。首先，我们用探钩触诊肌腱并评估是否存在滑动层。我们还会将探钩推入肌腱，此时探钩通常会“落入”夹层撕裂缺损处。最后，我们会尝试使用 18 号腰穿针将常规无菌生理盐水注射到肌腱组织中来进行“气泡试验”。如果盐水很容易注入肌腱内，产生肌腱“气泡”，则提示夹层撕裂。

有多位研究者曾提出肩胛下肌撕裂的分型，包括部分撕裂的亚型。我们更喜欢基于形态学的肩胛下肌腱部分撕裂的描述性分型(图 25.11)。肌腱可能出现线性纵向撕裂，而小结节附着部并没有明显的纤维断裂（图 25.11a)。这些线性撕裂通常是由外源性喙突下撞击通过滚筒绞拧效应所造成的。

参考文献

[1] Loehr JF, Uhthoff HK. The pathogenesis of degenerativerotator cuff tears. Orthop Trans. 1987;11:237.

[2] Rathbun JB, Macnab I. The microvascular pattern ofthe rotator cuff. J Bone Joint Surg Br. 1970;52(3):540–553. PubMed PMID: 5455089.

[3] Moseley HF, Goldie I. The arterial pattern of therotator cuff of the shoulder. J Bone Joint Surg Br.1963;45:780–789. PubMed PMID: 14074332.

[4] Levy O, Relwani J, Zaman T, Even T, VenkateswaranB, Copeland S. Measurement of blood fl ow in therotator cuff using laser Doppler fl owmetry. J BoneJoint Surg Br. 2008;90(7):893–898. doi: 10.1302/0301-620X.90B7.19918 . PubMed PMID: 18591599.

[5] Lo IK, Burkhart SS. The etiology and assessment of subscapularistendon tears: a case for subcoracoid impingement,the roller-wringer effect, and TUFF lesions ofthe subscapularis. Arthroscopy. 2003;19(10):1142–1150.doi: 10.1016/j.arthro.2003.10.024 . PubMed PMID:14673459.

[6] Abrams GD, Gupta AK, Hussey KE, Tetteh ES,Karas V, Bach BR, et al. Arthroscopic repair of fullthicknessrotator cuff tears with and without acromioplasty:randomized prospective trial with 2-yearfollow-up. Am J Sports Med. 2014;42(6):1296–1303.doi: 10.1177/0363546514529091 . PubMed PMID:24733157.

[7] MacDonald P, McRae S, Leiter J, Mascarenhas R,Lapner P. Arthroscopic rotator cuff repair with andwithout acromioplasty in the treatment of full-thicknessrotator cuff tears: a multicenter, randomized controlledtrial. J Bone Joint Surg Am. 2011;93(21):1953–1960.doi: 10.2106/JBJS.K.00488 . PubMed PMID: 22048089.Fig. 25.11 (continued)c dR.U. Hartzler et al.

[8] Lo IK, Burkhart SS. Arthroscopic revision offailed rotator cuff repairs: technique and results.Arthroscopy. 2004;20(3):250–267. doi: 10.1016/j.arthro.2004.01.006 . PubMed PMID: 15007314.

[9] Davidson J, Burkhart SS. The geometric classifi cationof rotator cuff tears: a system linking tear pattern totreatment and prognosis. Arthroscopy. 2010;26(3):417–424. doi: 10.1016/j.arthro.2009.07.009 . PubMed PMID:20206053.

[10] Sela Y, Eshed I, Shapira S, Oran A, Vogel G, HermanA, et al. Rotator cuff tears: correlation between geometrictear patterns on MRI and arthroscopy andpre- and postoperative clinical fi ndings. Acta Radiol.2014. doi: 10.1177/0284185114520861 . PubMedPMID: 24445094.

[11] Davidson JF, Burkhart SS, Richards DP, CampbellSE. Use of preoperative magnetic resonance imagingto predict rotator cuff tear pattern and method ofrepair. Arthroscopy. 2005;21(12):1428. doi: 10.1016/j.arthro.2005.09.015. PubMed PMID: 16376230.

[12] Lo IK, Burkhart SS. Arthroscopic repair of massive,contracted, immobile rotator cuff tears usingsingle and double interval slides: technique and preliminaryresults. Arthroscopy. 2004;20(1):22–33.doi: 10.1016/j.arthro.2003.11.013 . PubMed PMID:14716275.

[13] Lo IK, Burkhart SS. The interval slide in continuity:a method of mobilizing the anterosuperiorrotator cuff without disrupting the tear margins. Arthroscopy. 2004;20(4):435–441. doi: 10.1016/j.arthro.2004.01.016 . PubMed PMID: 15067287.

[14] Burkhart SS, Esch JC, Jolson RS. The rotator crescentand rotator cable: an anatomic description ofthe shoulders “suspension bridge”. Arthroscopy.1993;9(6):611–616. PubMed PMID: 8305096.

[15] Kim HM, Dahiya N, Teefey SA, Keener JD, GalatzLM, Yamaguchi K. Relationship of tear size and locationto fatty degeneration of the rotator cuff. J BoneJoint Surg Am. 2010;92(4):829–839. doi: 10.2106/JBJS.H.01746 . PubMed PMID: 20360505; PubMedCentral PMCID: PMCPMC2842942.

[16] Lo IK, Burkhart SS. The comma sign: an arthroscopicguide to the torn subscapularis tendon. Arthroscopy.2003;19(3):334–337. doi: 10.1053/jars.2003.50080 .PubMed PMID: 12627163.

[17] Ellman H. Diagnosis and treatment of incompleterotator cuff tears. Clin Orthop Relat Res. 1990;254:64–74. PubMed PMID: 2182260.

[18] Burkhart SS, Morgan CD, Kibler WB. The disabledthrowing shoulder: spectrum of pathology partI: pathoanatomy and biomechanics. Arthroscopy.2003;19(4):404–420. doi: 10.1053/jars.2003.50128 .PubMed PMID: 12671624.

[19] Lafosse L, Jost B, Reiland Y, Audebert S,Toussaint B, Gobezie R. Structural integrity andclinical outcomes after arthroscopic repair of isolatedsubscapularis tears. J Bone Joint Surg Am.2007;89(6):1184–1193. doi: 10.2106/JBJS.F.00007 .PubMed PMID: 17545420.

[20] Garavaglia G, Ufenast H, Taverna E. The frequency ofsubscapularis tears in arthroscopic rotator cuff repairs:a retrospective study comparing magnetic resonanceimaging and arthroscopic fi ndings. Int J ShoulderSurg. 2011;5(4):90–94. doi: 10.4103/0973-6042.91000 .PubMed PMID: 22223958; PubMed Central PMCID:PMCPMC3249929.

[21] Toussaint B, Barth J, Charousset C, Godeneche A,Joudet T, Lefebvre Y, et al. New endoscopic classification for subscapularis lesions. Orthop TraumatolSurg Res. 2012;98(8 Suppl):S186–S192. doi: 10.1016/j.otsr.2012.10.003 . PubMed PMID: 23149162.

[22] Fox JA, Noerdlinger MA, Romeo AA. Arthroscopicsubscapularis repair. Techn Shoulder Elbow Surg.2003;4(4):154–168.

[23] Koo SS, Burkhart SS. Subscapularis tendon tears:identifying mid to distal footprint disruptions.Arthroscopy. 2010;26(8):1130–1134. doi: 10.1016/j.arthro.2010.06.017 . PubMed PMID: 20678713.

[24] Burkhart SSL, Ian KY, Brady PC, Denard PJ. TheCowboy's companion: a trail guide for the arthroscopicshoulder surgeon. Philadelphia: Wolters KluwerHealth/Lippincott Williams & Wilkins; 2014.

[25] Hartzler RU, Burkhart SS. Technical note: medialbiceps sling takedown may be necessary to exposean occult subscapularis tendon tear. Arthrosc Techn.2014;3(6):e719–e722.

第 26 章　三角肌

Yoshimasa Sakoma，Eiji Itoi

26.1　肌肉结构

三角肌是一块较大的三角形肌肉，覆盖肱骨头和肩袖复合体。三角肌通常分为 3 个解剖部分：前束、中束和后束(图 26.1)。前束起于锁骨外侧 1/3 的前缘和上表面。中束起于肩峰的外缘和上表面。后束起于肩胛冈的后缘。这 3 个部分汇集在一起并止于肱骨干外侧的三角肌结节。3 个部分的肌肉纤维排列各不相同。前束和后束是行程较长的平行纤维，而中束是行程较短的、多羽状斜行纤维。三角肌近端的浅层筋膜延续至斜方肌的筋膜，形成三角斜方筋膜。

三角肌的起点和止点有两种附着模式：腱性附着和肌纤维的直接附着。前束的肌纤维直接附着于锁骨远端前表面的骨膜。后束的肌纤维也直接附着于肩胛冈的骨膜。中束的 4 条肌内肌腱起于肩峰的外侧面（图 26.2a）。肌纤维从这些肌内肌腱发出，并向下延伸至止点部的肌内肌腱。腱性止点形成 3 条不相连的线或“M”形止点（图 26.2b）。前束附着于腱性止点前部，后束附着于腱性止点后部。而中束则分成 3 个部分，分别附着于腱性止点的前部、中部、后部。换句话说，3 个起点和 3 个止点彼此不对应。止点前部有 3 条肌内肌腱（A1、A2 和 A3），中部有 1 条（M1），后部有 3 条（P1、P2 和 P3）。

根据肌纤维与止点肌内肌腱的连接模式，三角肌可以分为 7 段：即 A1、A2、A3、M1、P1、P2 和 P3（图 26.2c）。A1、A2 和 A3 段，M1 段，P1、P2 和 P3 段分别附着于止点前部、中部、后部。根据经典划分法，A1 段对应前束，A2、A3、M1 和 P1 段对应中束，而 P2 和 P3 段则对应后束。由于脂肪抑制 T2 加权 MRI 的横截位图像可以清楚地显示肌内肌腱，因此这 7 个分段可以在 MRI

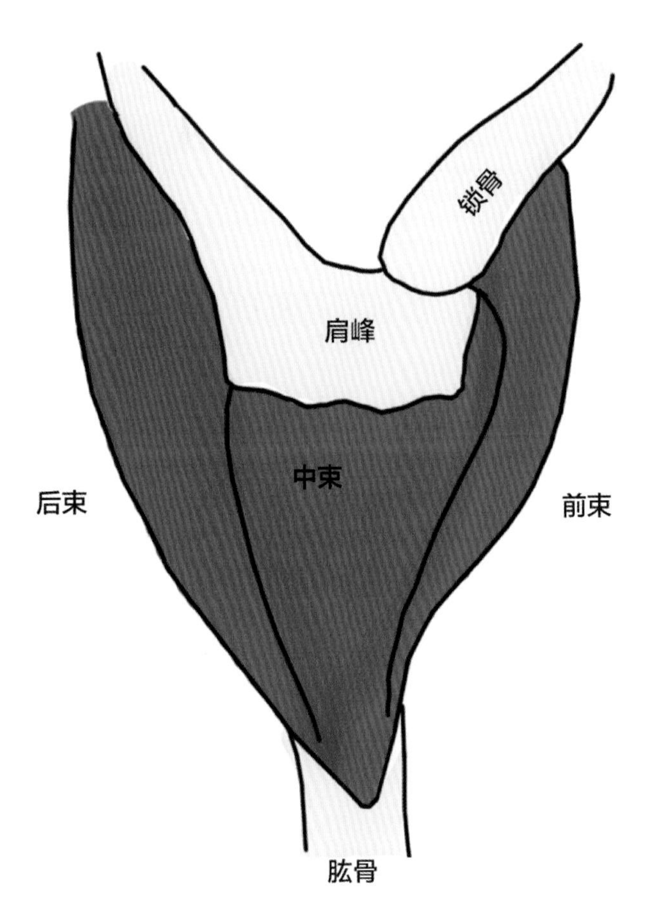

图 26.1　三角肌的 3 个部分。三角肌的前束、中束和后束汇集在一起并向远端延伸至肱骨干上的三角肌结节

影像上进行区分。

肌腱－肌肉－肌腱单元是肌肉的基本功能单元。因此，在讨论三角肌的功能时应该考虑这些基于肌内肌腱的解剖分段。

26.2 神经支配

三角肌由从臂丛神经后索分出的腋神经（C5 和 C6）支配。腋神经从前向后穿过四边孔，并在四边孔内分出两条分支（前支和后支）。前支环绕肱骨外科颈，支配三角肌的中束和前束（图 26.3）。另外，前支的分支支配后束。后支向后延伸，支配三角肌的后束。后支还有一条运动支延伸至小圆肌、一条感觉支（臂外侧上皮神经）延伸至被称为“军团徽章”的肩部上外侧区域。在 89.1% 的尸体标本中，三角肌的后束由腋神经的前支和后支共同支配。在该研究中，只有 2.3% 由前支单独支配，8.5% 由后支单独支配。前、后支的平均直径分别为 4.0mm 和 3.3mm。不同研究者报道的肩峰边缘到腋神经的平均距离不同。据报道，从肱骨头到腋神经的距离为 4.0~6.7cm，但在肩外展

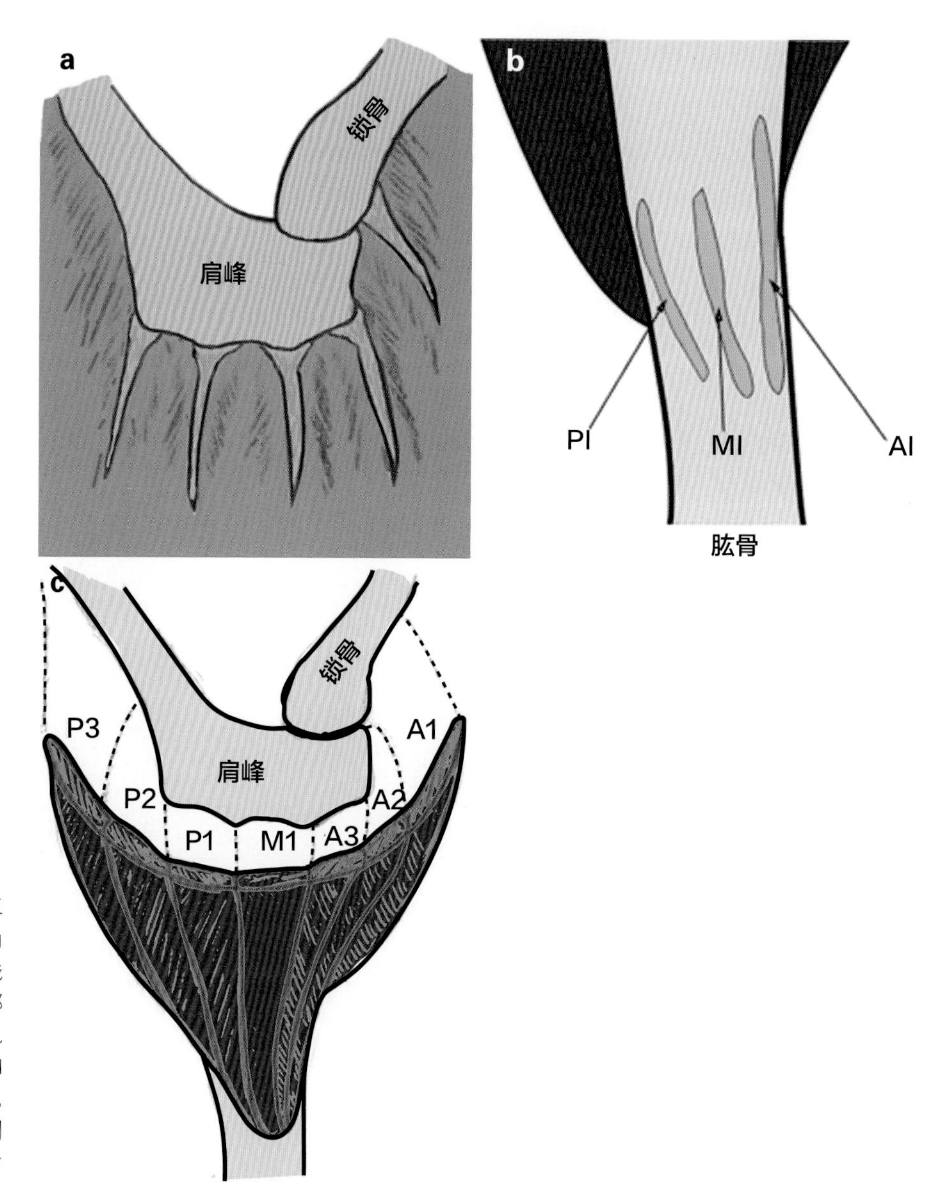

图 26.2 三角肌的分段。（a）在三角肌起点有多条肌内肌腱；（b）三角肌的腱性止点形成 3 条不相连的线 AI. 前部止点；MI. 中部止点；PI. 后部止点；（c）根据起点和止点，三角肌可以分为 7 段。前侧段（A1、A2 和 A3）汇集在一起并附着于前部止点。中间段（M1）附着于中部止点。后侧段（P1、P2 和 P3）汇集在一起并附着于后部止点

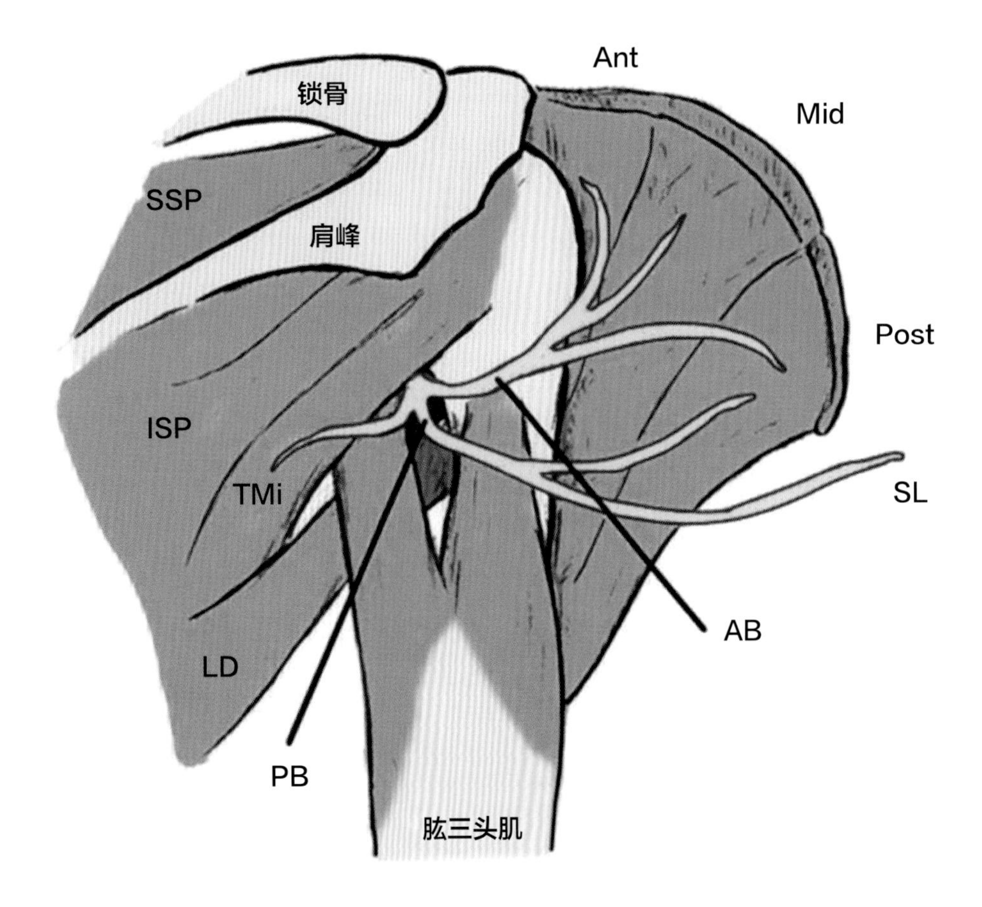

图 26.3　腋神经。腋神经在四边孔中分为前支和后支。前支支配整个三角肌，而后支的运动支则延伸至小圆肌、感觉支延伸至肩部的上外侧区域。AA. 腋神经前支；PA. 腋神经后支；SL. 臂外侧上皮神经：Ant. 前束；Mid. 中束；Post. 后束

过程中腋神经会向上移动。在臂下垂时，肩峰和腋神经之间的距离范围为 66.6~72.6mm；而在外展 60° 时，则为 53.9~61.6mm。

肌电图评估表明，三角肌至少由中枢神经系统协调下的 7 个部分组成。但这 7 个功能性分段可能不同于通过肌内肌腱划分的 7 个解剖节段。换句话说，神经支配节段和解剖节段之间的关系仍不清楚，需要进一步研究。

26.3　血管分布

三角肌的血供主要来源于与腋神经一起穿过四边孔的旋肱后动脉（图 26.4）。旋肱后动脉供应三角肌的中束和后束。胸肩峰动脉也供应三角肌。胸肩峰动脉是腋动脉的一条分支，它又分为两条分支：三角肌动脉和肩峰动脉。三角肌动脉走行在三角肌—胸肌间沟附近并供应三角肌的前束。肩峰动脉走行于锁骨和肩峰附近的三角肌深层，并有一些分支到中束。在 63% 的尸体标本中，旋肱前动脉

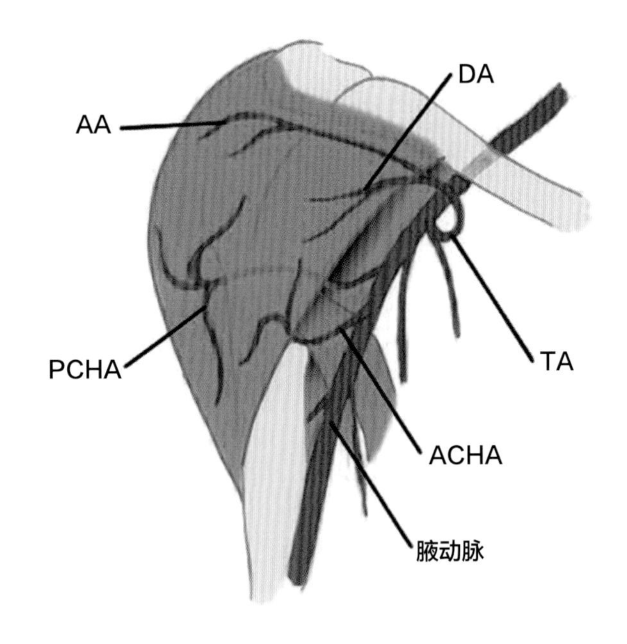

图 26.4　三角肌的血供。从胸肩峰动脉分出的肩峰动脉和三角肌动脉以及旋肱前动脉和旋肱后动脉供应三角肌。TA. 胸肩峰动脉；AA. 肩峰动脉；DA. 三角肌动脉；ACHA. 旋肱前动脉；PCHA. 旋肱后动脉

分出一条分支到前束。

除了走行于三角肌—胸肌间沟内的头静脉外，静脉分支都与动脉分支伴行。

26.4 功能

肩关节运动涉及多方向的复杂动作，例如屈曲 / 伸展、外展 / 内收、内旋 / 外旋。此外，每一个运动都需要多块肌肉的协同作用。因此，很难评估每块肌肉在肩关节运动中的参与度。肌肉功能有多种评估方法，例如生理横截面积（PCSA）、力臂、潜在力矩和肌电活动（EMG）。三角肌在肩带中具有最大的生理横截面积，是肩关节外展的关键肌肉。此外，三角肌与肩袖肌肉协同作用，形成力偶使肩关节得以平滑的运动。

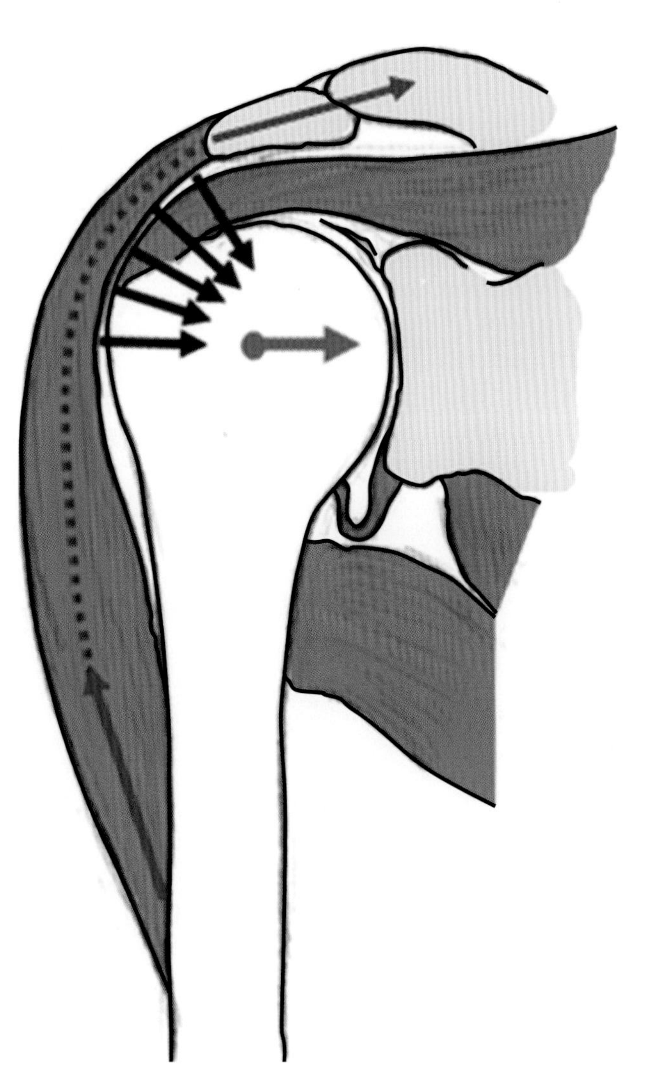

图 26.5 三角肌作为肱骨头的稳定肌。三角肌的收缩力（红色箭头）转换为稳定力（黑色箭头），将肱骨头压向关节盂窝（蓝色箭头）

三角肌的前束在胸大肌的锁骨部和肱二头肌的协同作用下使手臂向前抬起。中束使手臂向外侧抬起。后束在小圆肌和背阔肌的协同作用下使手臂向后抬起。在一项力臂研究中，后束除了提供 20% 的肩后伸力矩外，还另外提供了约 14% 的肩外旋力矩。

过去常认为三角肌在手臂抬起时将肱骨头向上推。然而，最近的生物力学研究表明三角肌还可以在手臂抬起时使肱骨头稳定在关节盂窝内（图 26.5）。这个功能对于有肩袖缺损的肩关节非常重要。

投掷运动的生物力学研究表明，在外展 90° 和外旋 90° 时，三角肌和肩袖肌肉一起充当前部稳定肌。虽然在手臂抬起 90° 时，这种前部稳定效果在肩胛骨平面上比在冠状面上更强，但它仍然比肩袖提供的稳定性弱。

26.5 三角肌病理学

腋神经麻痹并不少见，但三角肌的其他病变较少见。

26.5.1 三角肌撕裂

三角肌自发性撕裂并不常见，通常被认为是肩部手术的并发症。在肩峰成形术后，部分三角肌起点从肩峰分离。切开肩峰成形术会损伤 40%~70% 的三角肌起点，而关节镜下肩峰成形术保留了三角肌的大部分足印。

据报道，在运动损伤和交通事故中存在单独的三角肌撕裂伤。撕裂最常见于腱腹交界处或肩峰起点处。肌腹中部的断裂较罕见。巨大肩袖撕裂会引起三角肌撕裂，尤其是中束。在巨大肩袖撕裂的肩关节中，肱骨头上移并撞击肩峰边缘。同时，三角肌的下表面与大结节发生摩擦，这可能会导致三角肌深筋膜撕裂。在一系列经肩峰外侧旁入路的巨大肩袖撕裂手术中，8% 的患者在术后前 3 个月内发生了三角肌撕脱。

26.5.2 腋神经麻痹

腋神经麻痹是一种公认的创伤后并发症，尤其是肩关节前脱位后。肩关节脱位时，腋神经一直被移位的肱骨头拉伸，直到肱骨头复位。脱位状态的时长与腋神经暂时性或永久性损伤的发生率有关。根据临床结果，肩关节前脱位后腋神经损伤的发生率为 3%~21%；而根据肌电图异常结果，其发生率为 19%~65%。腋神经损伤也被认为是肩部手术的医源性并发症。在进行肩部手术时，手术医生应该留意腋神经的解剖。

26.5.3 其他病理学

三角肌挛缩也是一个有较多记载的病理问题。三角肌挛缩是一种罕见的情况，但可继发于三角肌内注射疫苗、抗生素或其他药物。有报道介绍了挛缩的发生机制。三角肌的注射或穿刺可能导致三角肌的直接断裂、局部水肿、血管损伤和局灶性肌炎。这些病理变化会导致肌肉缺血和胶原合成异常，从而导致局部纤维化。这些纤维带可能会导致三角肌挛缩。注射的药物也有肌毒性，可能导致相同的情况，超声或 MRI 影像上可观察到肥厚的纤维索。

肩关节周围的钙化性肌腱炎是一种常见的疾病，尤其常见于肩袖肌腱中。三角肌也受到钙化性肌腱炎的影响，但通常并无症状。肩袖和肩峰下滑囊的钙化引起的炎症可能会延伸并影响三角肌的深层。

在强直性脊柱炎患者中可见到三角肌末端病变。在一项 MRI 研究中，在肩峰起点处、锁骨起点处以及三角肌结节中发现骨髓水肿。

各种良性和恶性肿瘤都可能影响三角肌。良性肿瘤包括脂肪瘤、血管瘤、纤维瘤，恶性肿瘤包括恶性脂肪肉瘤和纤维肉瘤（图 26.6）。

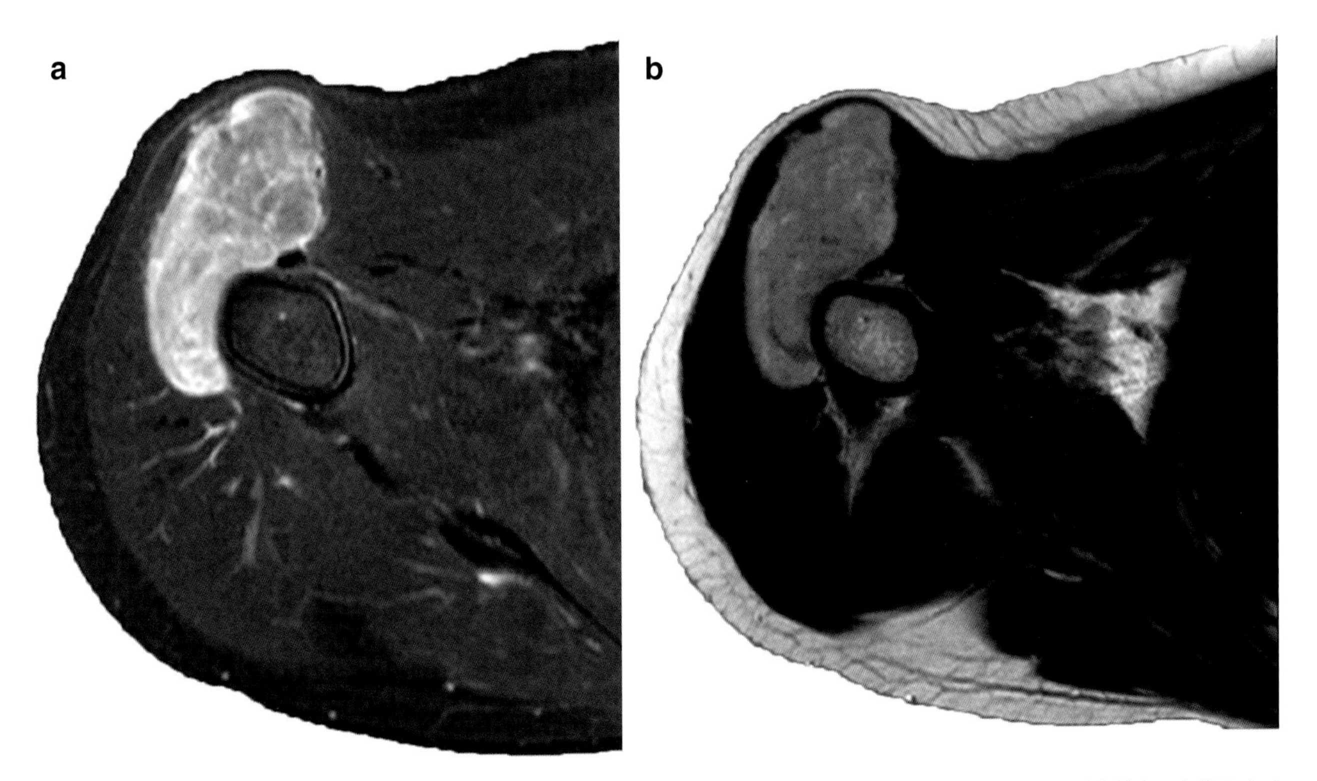

图 26.6 三角肌滑膜肉瘤（10岁女孩）。（a）横切位 T2 加权影像显示了在三角肌前束至中束具有不规则表面的椭圆形肿瘤的高强度信号；（b）横切位 T1 加权、压脂、钆增强的影像显示肿瘤内部不规则强化信号，边缘清晰

参考文献

[1] Apaydin N, Tubbs RS, Loukas M, Duparc F. Reviewof the surgical anatomy of the axillary nerve and theanatomic basis of its iatrogenic and traumatic injury.Surg Radiol Anat. 2010;32(3):193–201. doi: 10.1007/s00276-009-0594-8 .

[2] Billuart F, Devun L, Skalli W, Mitton D, GageyO. Role of deltoid and passives elements in stabilizationduring abduction motion (0°–40°): an ex vivostudy. Surg Radiol Anat. 2008;30(7):563–568.doi: 10.1007/s00276-008-0374-x .

[3] Brown JM, Wickham J. Neuromotor coordination ofmultisegmental muscle during a change in movementdirection. J Musculoskelet Res. 2006;10:63–74.

[4] Brown JM, Wickham J, McAndrew DJ, HuangXF. Muscles within muscles: coordination of 19 musclesegments within three shoulder muscles duringisometric motor tasks. J Electromyograph Kinesiol.2007;17:57–73.

[5] Bunker TD, Cosker TD, Dunkerley S, Kitson J, SmithCD. Anatomical variations of the deltoid artery: relevanceto the deltopectoral approach to the shoulder.Bone Joint J. 2013;95-B(5):657–659. doi: 10.1302/0301-620X.95B5.31408 .

[6] Chen SS, Chien CH, Yu HS. Syndrome of deltoid and/or gluteal fi brotic contracture: an injection myopathy.Acta Neurol Scand. 1988;78(3):167–176.

[7] Cheung S, Fitzpatrick M, Lee TQ. Effects of shoulderposition on axillary nerve positions during the splitlateral deltoid approach. J Shoulder Elbow Surg.2009;18(5):748–755. doi: 10.1016/j.jse.2008.12.001 .

[8] Crouch DL, Plate JF, Li Z, Saul KR. Biomechanicalcontributions of posterior deltoid and teres minor inthe context of axillary nerve injury: a computationalstudy. J Hand Surg Am. 2013;38(2):241–249.doi: 10.1016/j.jhsa.2012.11.007 .

[9] Gumina S, Di Giorgio G, Perugia D, PostacchiniF. Deltoid detachment consequent to open surgicalrepair of massive rotator cuff tears. Int Orthop.2008;32(1):81–84.

[10] Huang CC, Ko SF, Ko JY, Wan YL, Cheng YF, WangCJ. Imaging factors related to rotator cuff tear inpatients with deltoid contracture. J Formos MedAssoc. 2006;105(2):132–138.

[11] Hue E, Gagey O, Mestdagh H, Fontaine C, DrizenkoA, Maynou C. The blood supply of the deltoid muscle.Application to the deltoid fl ap technique. SurgRadiol Anat. 1998;20(3):161–165.

[12] Ilaslan H, Iannotti JP, Recht MP. Deltoid muscle andtendon tears in patients with chronic rotator cuff tears.Skeletal Radiol. 2007;36(6):503–507.

[13] Kido T, Itoi E, Lee SB, Neale PG, An KN. Dynamicstabilizing function of the deltoid muscle in shoulderswith anterior instability. Am J Sports Med. 2003;31:399–403.

[14] Klepps S, Auerbach J, Calhon O, Lin J, Cleeman E,Flatow E. A cadaveric study on the anatomy of thedeltoid insertion and its relationship to the deltopectoralapproach to the proximal humerus. J ShoulderElbow Surg. 2004;13:322–327.

[15] Kronberg M, Nemeth G, Brostrom LA. Muscle activityand coorination in the normal shoulder. AnElectromyographic Study. Clin Orthop Relat Res.1990;257:76–85.

[16] Lambert RG, Dhillon SS, Jhangri GS, Sacks J, SacksH, Wong B, Russell AS, Maksymowych WP. Highprevalence of symptomatic enthesopathy of the shoulderin ankylosing spondylitis: deltoid origin involvementconstitutes a hallmark of disease. ArthritisRheum. 2004;51(5):681–690.

[17] Lee SB, An KN. Dynamic glenohumeral stability providedby three heads of the deltoid muscle. ClinOrthop Relat Res. 2002;400:40–47.

[18] Leechavengvongs S, Teerawutthichaikit T, Witoonchart K,Uerpairojkit C, Malungpaishrope K, Suppauksorn S,Chareonwat B. Surgical anatomy of the axillary nervebranches to the deltoid muscle. Clin Anat. 2015;28(1):118–122. doi:10.1002/ca.22352 .

[19] Leijnse JN, Han SH, Kwon YH. Morphology of deltoidorigin and end tendons – a generic model. J Anat.2008;213:733–742.

[20] Liu KY, Chen TH, Shyu JF, Wang ST, Liu JY, ChouPH. Anatomic study of the axillary nerve in a Chinesecadaveric population: correlation of the course of thenerve with proximal humeral fi xation with intramedullarynail or external skeletal fi xation. Arch OrthopTrauma Surg. 2011;131(5):669–674. doi: 10.1007/s00402-010-1184-2 .

[21] Lorne E, Gagey O, Quillard J, Hue E, Gagey N. Thefi brous frame of the deltoid muscle. Its functional andsurgical relevance. Clin Orthop Relat Res. 2001;386:222–225.

[22] Moser T, Lecours J, Michaud J, Bureau NJ, Guillin R,Cardinal E. The deltoid, a forgotten muscle of theshoulder. Skeletal Radiol. 2013;42(10):1361–1375.doi: 10.1007/s00256-013-1667-7 .

[23] Nyffeler RW, Werner CML, Sukthankar A, SchmidMR, Gerber C. Association of a large lateral extensionof the acromion with rotator cuff tears. J Bone JointSurg Am. 2006;88:800–805.

[24] Perlmutter GS. Axillary nerve injury. Clin OrthopRelat Res. 1999;368:28–36.

[25] Peterson SL, Rayan GM. Shoulder and upper armmuscle architecture. J Hand Surg Am. 2011;36(5):881–9. doi: 10.1016/j.jhsa.2011.01.008 .

[26] Rispoli DM, Athwal GS, Sperling JW, Cofi eldRH. The anatomy of the deltoid insertion. J ShoulderElbow Surg. 2009;18:386–390.

[27] Robinson CM, Shur N, Sharpe T, Ray A, MurrayIR. Injuries associated with traumatic anterior glenohumeraldislocations. J Bone Joint Surg Am.2012;94(1):18–26. doi: 10.2106/JBJS.J.01795 .

[28] Sakoma Y, Sano H, Shinozaki N, Itoigawa Y, YamamotoN, Ozaki T, Itoi E. Anatomical and functional segmentsof the deltoid muscle. J Anat. 2010;218(2):185–190. doi: 10.1111/j.1469-7580.2010.01325.x .

[29] Stecco C, Gagliano G, Lancerotto L, Tiengo C,Macchi V, Porzionato A, De Caro R, AldegheriR. Surgical anatomy of the axillary nerve and itsimplication in the transdeltoid approaches to theshoulder. J Shoulder Elbow Surg. 2010;19(8):1166–1174. doi: 10.1016/j.jse.2010.05.010 .

[30] Torpey BM, Ikeda K, Weng M, van der Heeden D,Chao EY, McFarland EG. The deltoid muscle origin.Histologic characteristics and effects of subacromialdecompression. Am J Sports Med. 1998;26(3):379–383.

[31] Torrens C, López JM, Puente I, Cáceres E. The infl uenceof the acromial coverage index in rotator cufftears. J Shoulder Elbow Surg. 2007;16:347–351.

[32] Tuckman GA, Devlin TC. Axillary nerve injury afteranterior glenohumeral dislocation: MR fi ndings in threepatients. AJR Am J Roentgenol. 1996;167(3):695–697.

[33] Webb JD, Blemker SS, Delp SL. 3D fi nite elementmodels of shoulder muscles for computing lines ofactions and moment arms. Comput Methods BiomechBiomed Engin. 2014;17(8):829–837. doi: 10.1080/10255842.2012.719605 .26 Deltoid Muscle

[34] Wickham J, Brown JM. Muscles within muscles: theneuromotor control of intra-muscular segments. Eur JAppl Physiol. 1998;78:219–225.

[35] Wysiadecki G, Polguj M, Krasucki K, Zytkowski A,Smigielski J, Topol M, Orkisz S. Morphology and aproposed model of innervation of the human deltoidmuscle: a pilot study. Folia Morphol (Warsz).2014;73(2):216–223.

doi: 10.5603/FM.2014.0032 .
[36] Yeap JS, Lee DJ, Fazir M, Kareem BA, YeapJK. Nerve injuries in anterior shoulder dislocations.Med J Malaysia. 2004;59(4):450–454.
[37] Meyer DC, Rahm S, Farshad M, Lajtai G, Wieser K.Deltoid muscle shape analysis with magnetic resonanceimaging in patients with chronic rotator cufftears. BMC Musculoskelet Disord. 2013;14:247. doi:10.1186/1471-2474-14-247 .

第 27 章　肩胛骨周围肌肉

William Ben Kibler，Aaron Sciascia

27.1　骨性解剖

要掌握复杂的运动模式和功能，需要对骨骼和肩胛骨的肌肉附着有透彻的理解。解剖是基于活动功能的进化优势，如抓握和过顶使用手臂。这可以在人类肩胛骨进化过程中的几个主要变化中得到体现。首先，肩峰变宽和外侧化，以允许三角肌获得机械优势。喙突增大在理论上可以协助防止肩关节在外展 90° 时发生前脱位。最后，假定冈下肌和小圆肌增宽以及力矢量的改变同时增加了外旋力量和肱骨头的压力。

肩胛骨是一块由间充质细胞集合而成的大扁平骨。它在胚胎发育的第 5 周显示出骨化的迹象，肩胛骨沿着规律的路线从颈旁区域下行至胸廓，如果这个过程失败，则会导致先天性肩胛骨畸形。到胚胎发育第 7 周，肩胛骨下行到它的最终位置且关节盂容易辨认。

大体上，肩胛骨是一块薄骨，是肌肉附着的关键部位。血供主要来源于起自肌肉止点的骨膜血管网。骨质在外侧缘以及上、下角明显增厚。肩胛骨腹侧呈凹面，与肋骨形成平滑的关节面。肩胛下肌的肌腱止点位于腹侧的小斜脊。同样，背侧也有小纤维性隔膜，用于连接和分隔冈下肌、小圆肌和大圆肌。肩胛冈横穿肩胛骨背侧表面并将其分成两个凹窝，分别是冈上窝和冈下窝。这两个凹窝的内侧 2/3 是冈上肌和冈下肌的起点。肩胛冈包含两个重要的切迹。首先是喙突基部的肩胛上切迹，其内有肩胛上神经，此处压迫会影响冈上肌和冈下肌；其二是位于肩胛冈外侧缘的冈盂切迹。多种原因可导致此处的肩胛上神经受压迫，并引起单独的冈下肌萎缩。

肩胛骨的解剖关注点通常是喙突、肩峰或肩胛盂。喙突这个名字来自希腊语“Korakodes”，意思是“像乌鸦的喙”。弯曲的形状类似指向肩胛盂的手指。“Akros”在希腊语中的意思是“点”，所以肩峰通常被称为肩关节的顶点。肩峰的形态是人体中被研究最多的对象之一。已有相当多的尸体研究针对不同肩峰类型的相对出现频率和假设原因。但尚没有文献可以证明肩峰形状和“撞击综合征”或肩袖撕裂之间的关系。肩胛盂同样也一直是深入研究的对象，旨在确定肩关节不稳定的骨性解剖结构。肩胛盂的平均高度为 35mm，平均宽度为 25mm，但存在较大的变异。为了准确评估骨缺损，可能需要与对侧进行比较。肩胛盂扭转角也可能存在较大差别。6° 以内的后倾最为常见，可见于 75% 的人群，但也有前倾 2° 以内的报道。

27.2　肌肉解剖和功能

肩胛骨的功能取决于多个附着肌肉的复杂募集模式。这些肌肉通常可以分为：肩胛骨 – 躯干肌群和肩胛骨 – 肱骨肌群（喙肱肌、肱二头肌和肱三头肌）。

肩胛骨是肩关节的基础，肩胛骨 – 躯干肌群的作用是固定肩胛骨。此外，它们还引导肩胛骨实现必要的活动度。这些肌肉包括前锯肌、肩胛提肌、胸小肌、菱形肌和斜方肌。斜方肌是最大、最浅表的肩胛骨 – 躯干肌群。这块宽大的肌肉起于枕骨、颈韧带和 C7~T12 椎体的棘突。上斜方肌止于锁骨远端 1/3 和肩峰。中斜方肌止于肩胛冈和肩胛冈基底部的下部。基于募集模式，阔肌完成肩胛骨回缩、抬高和后倾的复杂功能。通常，上斜方肌和下斜方肌分开募集。运动神经支配来自第 11 对颅神经(副神经)。

菱形肌分为大、小菱形肌。小菱形肌起于 C7 和 T1 椎体棘突，并止于肩胛冈基部的肩胛骨内缘。大菱形肌起于 T2~T5 椎体棘突，止于肩胛骨内缘后侧面，从肩胛冈基部向下延伸到肩胛骨下角。这种走行方向在肩胛骨回缩中起着重要作用。菱形肌由肩胛背神经（C5）提供神经支配。

前锯肌由 3 个部分组成，起于第 1~9 肋的前外侧面。锯肌的神经支配由胸长神经提供。锯肌产生的前伸是肩胛骨平移和多方向旋转的组成部分之一。在其前伸过程中，肩胛骨同时向上旋转、向后倾斜和向外旋转的情形并不少见。在手臂抬高过程中，锯肌的作用是在手臂前屈和上抬的几乎所有位置中提供重要的稳定功能，防止过度内旋。

肩胛提肌作为稳定肌与锯肌密切相关，但也起到抬高和向上 / 向下旋转肩胛骨的作用。肩胛提肌起于 C1~C3 椎体横突，有时还包括 C4 椎体。止点位于肩胛骨上角。神经支配来自 C3、C4 椎体的深支。

胸小肌在维持肩胛骨位置中的作用经常被忽视。其起于第 2~5 肋，向上外侧走行并止于喙突。其处于协助前锯肌引导肩胛骨前伸和前倾的理想位置。慢性紧张会导致肩胛骨前伸、前倾。

肩胛肱骨肌产生盂肱关于运动，由三角肌、冈上肌、冈下肌、肩胛下肌、小圆肌和大圆肌组成。三角肌广泛起于肩峰和肩胛冈，止于肱骨的三角肌结节。这种结构使它能够在多个平面上实现手臂抬高运动。如前所述，冈上肌和冈下肌分别起于冈上窝和冈下窝的内侧 2/3，同时以复杂的排列止于大结节。肩胛下肌起于肩胛骨的前侧面并附着在小结节上。羽状的肩袖纤维斜行止于肌腱，允许它们对肱骨施加强大的压力，以增大凹度 / 压力。小圆肌起于肩胛骨外侧的中段并由腋神经的后支支配。大圆肌起于肩胛骨外侧较低的位置，并与背阔肌有共同的、止于结节间沟内侧面的腱性止点。它由肩胛下神经支配，并在肱骨的内旋、内收和伸展中发挥作用。

肩胛胸壁的稳定涉及斜方肌的上下纤维与前锯肌及菱形肌的耦合。肩胛骨随手臂的抬高而抬高是通过前锯肌和下斜方肌与上斜方肌及菱形肌的激活和耦合来实现。在该运动过程中，下斜方肌通过其在肩胛冈内侧的附着来帮助维持肩胛骨的即时旋转中心，具有机械优势。在手臂抬高、肩胛骨向上旋转时，下斜方肌在肩胛冈上的附着实现了直线拉动。由于下斜方肌在肩胛骨向上旋转的整个过程中都维持其长力臂，因此下斜方肌通常被认为是肩胛骨的上旋肌。然而，当手臂从抬高的位置下降时，它也起到肩胛骨稳定肌的作用。在手臂从高处回落过程中，位置良好的下斜方肌在高效工作时有助于将肩胛骨稳定于胸壁。

前锯肌也具有稳定肩胛骨的作用。由于其在各种俯卧撑运动中都会诱发高位肌电活动，因此前锯肌既往被认为是肩胛骨的前伸肌，还有其他证据表明锯肌有助于肩胛骨向上旋转。前锯肌实际上是多面的，它有助于手臂抬高过程中肩胛骨的所有三维运动。锯肌有助于肩胛骨上旋、后倾和外旋，同时稳定内侧缘和下角以防止翼状肩胛。这很可能是由于前锯肌在肩胛骨和胸廓上的纤维走向不同。最高水平的前锯肌激活发生在投掷运动的伸展期，而前锯肌激活发生在手臂抬高的最早阶段。这样看来，锯肌在这些活动中的主要作用是在手臂运动过程中作为肩胛骨的外旋肌 / 稳定肌。

肩胛骨处于回缩位和外旋位对于肌肉的激活最为理想。在肩关节运动和功能耦合中，肩胛骨回缩是正常肩胛骨 - 肱骨节律必不可少的组成部分。它是从髋部和躯干通过肩胛骨到达手臂的肌肉协同激活的结果，有助于最大限度激活附着于肩胛骨的肌肉之后回缩的肩胛骨成为所有肩袖肌肉起点的稳定基础。前伸位已被证明对肌肉的力量和活动都有限制作用。

27.3 结论

肩胛骨的解剖使手臂复杂的综合运动模式成为可能。骨性解剖结构是众多肌肉附着的平台，有助于实现盂肱关节的充分自由度。肩胛骨周围的多种肌肉同时起到稳定和活动肩胛骨的作用，有助于实现复杂的肩胛骨 - 肱骨运动。理解肩胛骨作用的最佳方式是理解肩胛骨的解剖设计和功能，这也有助于临床医生辨别正常功能和异常功能。

对所有肩关节损伤患者的评估均应包括肩胛骨的静息位置和动态运动，以及肩胛骨周围肌肉的力量和功能。

参考文献

[1] Kibler WB, Sciascia AD. Current concepts: scapular dyskinesis. Br J Sports Med. 2010;44(5):300–305.

[2]] Kibler WB, Sciascia A, Wilkes T. Scapular dyskinesis and its relation to shoulder injury. J Am Acad Orthop Surg. 2012;20(6):364–372.

[3] Lukasiewicz AC, McClure P, Michener L, Pratt N, Sennett B. Comparison of 3-dimensional scapular position and orientation between subjects with and without shoulder impingement. J Orthop Sports Phys Ther. 1999;29(10):574–586.

[4] McClure PW, Michener LA, Sennett BJ, Karduna AR. Direct 3-dimensional measurement of scapular kinematics during dynamic movements in vivo. J Shoulder Elbow Surg. 2001;10:269–277.

[5] Ludewig PM, Cook TM. Alterations in shoulder kinematics and associated muscle activity in people with symptoms of shoulder impingement. Phys Ther. 2000;80(3):276–291.

[6] Kibler WB, McMullen J. Scapular dyskinesis and its relation to shoulder pain. J Am Acad Orthop Surg. 2003;11:142–151.

[7] Kebaetse M, McClure PW, Pratt N. Thoracic position effect on shoulder range of motion, strength, and three-dimensional scapular kinematics. Arch Phys Med Rehabil. 1999;80:945–950.

[8] Smith J, Kotajarvi BR, Padgett DJ, Eischen JJ. Effect of scapular protraction and retraction on isometric shoulder elevation strength. Arch Phys Med Rehabil. 2002;83:367–370.

[9] Baugh DD, McClure PW, Karduna AR. Threedimensional scapulothoracic motion during active and passive arm elevation. Clin Biomech (Bristol, Avon). 2005;20(7):700–709.

[10] Speer KP, Garrett WE. Muscular control of motion and stability about the pectoral girdle. In: Matsen Iii FA, Fu F, Hawkins RJ, editors. The shoulder: a balance of mobility and stability. Rosemont: American Academy of Orthopaedic Surgeons; 1994. p. 159–173.

[11] Bagg SD, Forrest WJ. Electromyographic study of the scapular rotators during arm abduction in the scapular plane. Am J Phys Med. 1986;65(3):111–124.

[12] Bagg SD, Forrest WJ. A biomechanical analysis of scapular rotation during arm abduction in the scapular plane. Am J Phys Med Rehabil. 1988;67:238–45.

[13] Moseley JB, Jobe FW, Pink MM, Perry J, Tibone JE. EMG analysis of the scapular muscles during a shoulder rehabilitation program. Am J Sports Med. 1992;20(2):128–134.

[14] Decker MJ, Hintermeister RA, Faber KJ, Hawkins RJ. Serratus anterior muscle activity during selected rehabilitation exercises. Am J Sports Med. 1999;27(6): 784–791.

[15] Ludewig PM, Cook TM, Nawoczenski DA. Threedimensional scapular orientation and muscle activity at selected positions of humeral elevation. J Orthop Sports Phys Ther. 1996;24(2):57–65.

[16] Glousman R, Jobe FW, Tibone JE, Moynes D, Antonelli D, Perry J. Dynamic electromyographic analysis of the throwing shoulder with glenohumeral instability. J Bone Joint Surg. 1988;70:220–226.

[17] Glousman R. Electromyographic analysis and its role in the athletic shoulder. Clin Orthop Relat Res. 1993;288:27–34.

[18] Bast SC, Mohr KJ, Glousman RE. Electromyographic analysis in overhead activities in athletes. Sports Med Arthrosc Rev. 2000;8(2):135–40.

[19] DiGiovine NM, Jobe FW, Pink M, Perry J. An electromyographic analysis of the upper extremity in pitching. J Shoulder Elbow Surg. 1992;1(1):15–25.

[20] Kibler WB, Chandler TJ, Shapiro R, Conuel M. Muscle activation in coupled scapulohumeral motions in the high performance tennis serve. Br J Sports Med. 2007;41:745–749.

[21] Happee R, Van der Helm FC. The control of shoulder muscles during goal directed movements, an inverse dynamic analysis. J Biomech. 1995;28(10):1179–1191.

[22] Prilutsky BI, Isaka T, Albrecht AM, Gregor RJ. Is coordination of two-joint leg muscles during load lifting consistent with the strategy of minimum fatigue. J Biomech. 1998;31:1025–1034.

[23] Hirashima M, Kadota H, Sakurai S, Kudo K, Ohtsuki T. Sequential muscle activity and its functional role in the upper extremity and trunk during overarm throwing. J Sports Sci. 2002;20:301–310.

[24] Hirashima M, Kudo K, Watarai K, Ohtsuki T. Control of 3D limb dynamics in unconstrained overarm throws of different speeds performed by skilled baseball players. J Neurophysiol. 2007;97(1):680–691.

[25] Hirashima M, Yamane K, Nakamura Y, Ohtsuki T. Kinetic chain of overarm throwing in terms of joint rotations revealed by induced acceleration analysis. J Biomech. 2008;41:2874–2883.

[26] Cordo PJ, Nashner LM. Properties of postural adjustments associated with rapid arm movements. J Neurophysiol. 1982;47(2):287–308.

[27] Kibler WB, Sciascia AD, Dome DC. Evaluation of apparent and absolute supraspinatus strength in patients with shoulder injury using the scapular retraction test. Am J Sports Med. 2006;34(10):1643–1647.

[28] Tate AR, McClure P, Kareha S, Irwin D. Effect of the scapula reposition test on shoulder impingement symptoms and elevation strength in overhead athletes. J Orthop Sports Phys Ther. 2008;38(1):4–11.

第 28 章　肩胛骨运动的动力学

William Ben Kibler，Aaron Sciascia

28.1　正常肩胛骨运动的生物力学

传统上对于肩胛骨运动的描述是在二维模型中的单一平面进行的，以肩胛骨上旋和肩峰抬高为目的。激活后使肩峰上提的上斜方肌和使肩胛骨下缘外移的前锯肌被称为关键肌肉力偶。不同研究对于上旋幅度的描述有所不同，但平均值为 60°，由此确定了肩胛骨 / 肱骨的运动比例为 1 : 2 的整体肩胛骨肱骨节律（SHR）。

最近研究表明肩胛骨的运动实际上是多维立体的，一些研究通过使用运动跟踪系统和留置骨针证明了肩胛骨的整体运动是一系列运动（绕轴旋转）与平移（沿表面滑动）的组合。可观察到的 3 个旋转运动包括：围绕垂直于肩胛骨体部的轴上旋 / 下旋，围绕沿着内侧缘的纵轴内旋 / 外旋，以及围绕沿着肩胛冈的横轴前倾 / 后倾。每次旋转的绝对值在研究中有所不同。其中，Ludewig 留置骨针的研究结果可能是最为准确的。他的研究表明，处于静息状态时的肩胛骨相对胸廓上旋 5.4°、内旋 41.1°、前倾 13.5°。当手臂抬高到最大高度时，肩胛骨的 3 个旋转运动均发生变化：上旋 45°、后倾 21°、先内旋然后外旋至净变量为 2°外旋，手臂抬高至 80°以上时这些运动的幅度最大。

在锁骨支撑及肩锁（AC）关节完整的情况下可完成以下两种平移运动，即胸锁关节（SC）处伴随锁骨向上 / 向下运动，肩胛骨在胸廓上向上 / 向下滑动；胸锁关节（SC）处伴随锁骨向前 / 向后运动，肩胛骨沿着胸廓的曲率向前 / 向后滑动。

锁骨、胸锁关节与肩锁关节是决定肩胛骨位置、运动与平移的主要因素。锁骨是肩胛骨与中轴骨之间唯一的骨连接。这就形成了一个稳定的支撑，使肩胛骨能够在多个平面内完成控制下的运动。为了在手臂抬到最高时将肩胛骨运动和肩胛骨肱骨运动最大化，锁骨回缩 16°、抬高 6°并在其长轴上后旋 31°。所有这些运动都是基于胸锁关节。肩锁关节的活动是由肩峰在锁骨上内旋 8°、上旋 11° 和后倾 19° 组成。这些约束运动通过肩锁关节在锁骨与肩胛骨之间产生一个可重复的有效螺旋运动轴从而实现三维运动。

由于相对有限的骨连接，肩胛骨主要依靠肌肉激活来获得运动性与稳定性。这种激活产生了围绕锁骨支撑的有控制的动态运动。整个肩胛骨内侧缘与中轴骨的唯一连接是肌肉。这使得肩胛骨能够在手臂处在不同位置时均能灵活运动和调整，以实现多种功能需求。同时还能在手臂向前的运动或手臂承受负荷的活动中，通过充分激活离心肌肉对抗拉力。为保持这种稳定性并实现运动性，需要激活多块肩胛骨周围的肌肉。

大多数研究表明，对维持肩胛骨的稳定性与灵活性贡献最大的是经常独立活动的上、下斜方肌和前锯肌。上斜方肌作用于肩峰和肩胛冈的上外侧缘，而前锯肌则作用于肩胛骨下内侧缘。这两块肌肉的激活启动了上旋与后倾。当手臂高度低于 90°时，这对力偶在手臂刚开始抬起时尤其活跃。当手臂高度超过 90°时，下斜方肌精确定位，通过直线牵拉以增加并维持上旋。在这个手臂位置，前锯肌起到将肩胛骨内缘稳定于胸廓的作用，充当肩胛骨的外旋肌。在手臂从最大高度下降时，下斜方肌激活也很重要，它被离心激活以控制过度前倾。其他内在肌即菱形肌与胸小肌，起着重要作用但不是主要作用。菱形肌的重要作用体现在手臂抬高时启动和维持肩胛骨外旋，以及在手臂下放时控制肩胛骨过度内旋。胸小肌协助前锯肌在推的活动中作为肩胛骨的前引肌，但胸小肌经常会紧张和短缩。外表肌主要是背阔肌与胸大肌，它们作为手臂活动的主要驱动肌引起肩胛骨的运动。肱骨运动也可通过盂肱关节囊和肌肉的张力来引起肩胛骨的运动，尤其是当盂肱关节内旋不足（GRID）时。最后，由于斜角肌和胸锁乳突肌可以影响锁骨的运动，它们也可能也会影响肩胛骨的位置。

由于这些稳定肌与活动肌都附着在中轴骨上，控制核心的姿势和稳定性对于这些肌肉最大激活的重要性等同于控制肩胛骨对肩袖最大激活的重要性。只有当激活模式是从核心传导至四肢时，这些肌肉和力偶才能得到最大激活。这种模式协调同步收缩和力偶并协同激活以产生最大力量。最近的研究表明，从对侧髋部通过腰背筋膜到下斜方肌呈对角线募集肌肉时，下斜方肌和前锯肌的激活最大。

28.2　肩胛骨在正常肩关节功能中的作用

肩胛骨是肩肱节律的一部分，因此复杂的运动和平移是必要的，手臂和肩胛骨的整体耦合运动是有效使用上肢的基础。它创造了利于稳定收缩的生物力学位置，并有助于提高肩肱节律的效力与盂肱关节功能。Carter Rowe 博士将该耦合描述为“海狮鼻子上的球”。海狮移动它的身体（肩胛骨）来保持它的鼻子（肩胛盂）与活动的球（肱骨）成一直线以避免不稳定。这种动态配合与“球座上的高尔夫球”的静态配合相比更具生理性。肩胛骨在实现高效的肩肱节律方面发挥着多种作用。

首先，通过保持肱骨和肩胛盂在生理范围内的对齐，它使盂肱关节能够在手臂的全范围运动过程中保持球窝排列。测算的上述生理范围内的盂肱角为 ±29.3°。这种排列可使关节的凹度 / 压缩能力最大化。骨骼的相对直线排列也使得肩袖肌肉能够在关节两边沿直线牵拉，从而最大限度地提高协同收缩与压缩的效率。肩胛盂周围相对等量的关节压力使盂唇作为关节的垫圈发挥出最有效的作用，降低关节载荷的峰值并分散压缩效应。

其次，它为肩胛骨肌肉的最佳激活创造了一个稳定的基础。对无症状受试者的相关研究已证明，肩袖力量的最大化发生在肩胛骨处于稳定的中立回缩位时。过度前引或回缩时可使产生的力量降低 11%。在有症状的受试者中变化会更大。肩胛骨稳定在回缩位时产生的力量增加了 24%。这些变化源于肩胛骨稳定性的提高，以及肌肉激活增加所促进的肩袖肌群激活。在肩袖力量的临床评估中采用稳定的回缩位可增加测试 / 再测试的可靠性，并对治疗过程带来的力量变化进行准确的评估。

第三个作用是手臂抬高时形成的肩峰下间隙。大多数运动学研究表明，除了上旋之外后倾也很必要，可以使手臂前屈达到最大值。该位置允许在过顶运动中实现最佳功能并减少外撞击症状的发生。

作为身体整体动态活动的动力链的一部分，肩胛骨的最后一个作用是将力量从最大的发力核心，以最佳的力传导方式传递到最常见的力量传送点——手。肩关节的作用类似漏斗，传递和汇集产生的力量。该功能需要动态稳定性，以便有效地传递能量。这种动态稳定来自肩胛骨稳定肌群。当髋关节与躯干力量最大化时，这些稳定肌群的力量也最大化。

28.3　肩胛骨运动与功能的改变——肩胛骨运动障碍

关于肩胛骨运动变化的大多数讨论都集中在“翼状肩胛骨”和“弹响肩胛骨”。“翼状”肩胛骨是一个描述性术语，通常用于定义休息时或手臂运动时肩胛骨内侧缘不对称突出的患者。肩胛骨不稳定而导致的肩关节功能缺陷很常见。在过去的文献中，大多数肩关节功能缺陷被假定为是某条支配肩胛骨稳定肌群的神经受损所致，或者是胸长神经（前锯肌）、副神经（斜方肌）、肩胛背神经（菱形肌），或者是潜在的神经肌肉问题，如肌肉营养不良。最近的研究表明，这种生物力学位置或运动与支撑骨结构、胸肩胛肱复合体和（或）稳定肌群的强度、柔软性、激活顺序和附着点的改变相关性更强。因此，对翼状肩胛骨患者的评估必须足够全面，以辨别哪些因素可能导致位置和运动的改变。

类似的，“弹响”肩胛骨也是一个描述性术语，用于定义在手臂运动时肩胛骨内侧缘有痛性骨擦音的患者。这些症状传统上被归咎于骨软骨瘤或其他骨病理学改变，或胸廓 – 肩胛骨间隙的增厚性滑囊炎。最近研究表明，正常肩肱节律的改变是大多数弹响肩胛骨的原因，这些改变会增加内侧缘的压力并导致症状。同样，必须对周围所有肌肉组织的柔韧性和强度进行综合评估，以确定致病因素。

由于与肩胛骨相关的大多数临床问题涉及肩胛骨静态位置和动态运动的某种类型的改变，由此看来应该建立一个更通用的框架来更有效地理解肩胛骨在肩部病理学中的作用。统一这些想法的最基本概念是生物力学术语“肩胛骨运动障碍”（Scapular Dyskinesis）。

“Dys”（变化）“Kinesis”（运动）是一个更通用的术语，反映正常肩胛骨的生理、力学和运动失控。它的优点是统一了这些关于肩胛骨的观点，将所有产生的生物力学缺陷与可能的致病因素归纳成一个评估和治疗的框架，并指出与肩关节病变的可能联系。

运动障碍本身不是一种损伤，不一定伴随损伤，也不与特定损伤直接相关。其特征为内缘或下内缘突出，在抬高手臂时肩胛骨抬高太早或耸肩，和（或）放下手臂时肩胛骨快速下旋。这些都是引起肩胛骨前伸的姿势，而这种生物力学的不利位置限制了最佳的肩肱节律和盂肱关节功能。运动的改变在几个方面降低了肩关节功能的效率，包括盂肱关节三维角度、肩锁关节张力、肩峰下间隙大小、最大肌肉激活以及最佳手臂位置和运动的改变。如果这些次优功能与功能需求相结合，如关节稳定性、最大肌肉激活、重复性关节运动、关节高负荷或特定的过顶或前屈活动等，则可能出现完成度下降或受伤风险增加的问题。这种情况类似关节囊松弛或 Sulcus 征阳性，因为它可以是产生症状的一种因素，因此应该在综合评估中完成纳入或排除。

28.4　肩胛骨运动障碍的致病因素

正常的肩胛骨运动和导致运动障碍的改变已经被许多生物力学研究证明。这些研究利用了莫尔云纹分析、皮肤电极监测和留置骨针，并已充分确认当肩部和手臂出现症状时，肩胛骨的运动和位置确实有改变。

肩胛骨通过锁骨的骨性支撑、完整的肩锁关节与胸锁关节以及协调的整体肌肉激活模式固定在中轴骨与弯曲的椭圆形胸壁上。所有区域的改变都可能造成运动障碍。过度胸椎后突或者脊柱侧弯可改变肩胛骨的运动。获得性胸椎后突导致肩胛骨内旋与上抬幅度增加，并使肩胛骨上旋与后倾角度减少。这些运动学的变化导致手臂在前屈与外展位时的上举幅度减小。

锁骨支撑功能丧失可被视为锁骨骨折、骨不连或短缩 / 旋转畸形愈合的结果。在肩锁关节完整的情况下，肩胛骨会随锁骨远端骨折块的位置而移动，导致运动障碍。最常见的是肩胛骨内旋角度和前倾角度增大，且上旋受到不同程度的干扰。据报道，在这些患者中，最大肩袖力量与功能评分的下降与其力量减小有关。

重度肩锁关节脱位（Ⅲ ~ Ⅵ型）也会损害锁骨的支撑功能，它使肩胛骨向锁骨下方和内侧移动，从而产生“第三平移”。这种运动导致内旋角度增大并抑制后倾，产生各种不利的肩胛骨运动。在超过 70% 的重度肩锁关节脱位患者中有此种情况的记录。

为支撑、稳定或移动肩胛骨的肌肉系统提供支配的神经发生病变会造成肩胛骨运动障碍。这些神经包括胸长神经、副神经和肩胛背神经。此外，累及 C5、C6 神经根的颈椎间盘疾病也会影响肩胛肌的功能。一个罕见但经常被忽略的神经源性病因是急性臂丛神经炎或 Parsonage-Turner 综合征，其经常与病毒性疾病有关。运动障碍可能与急性神经功能缺损和在神经损伤恢复过程中的慢性肌无力均有关联。

肩胛骨运动障碍最常见的致病机制包括软组织的改变。由于喙突的牵拉，胸小肌与肱二头肌短头缺乏弹性和僵硬会造成肩胛骨前倾和前伸。最常见的软组织缺乏弹性是盂肱关节内旋缺损（GIRD）。它在手臂内旋或水平外展时造成肩胛骨在胸廓的“卷起”。盂肱关节内旋缺损常与撞击和其他肩袖疾病相关。

一些研究对同时有肩胛骨运动障碍和肩袖疾病的患者的肩胛骨周围肌肉激活的变化进行了记录。撞击综合征与肩痛患者的前锯肌的激活和力量降低，导致肩胛骨后倾角和上旋角度丧失从而引起运动障碍。此外，下斜方肌延迟激活可改变上斜方肌 / 下斜方肌力偶，从而改变肩胛骨的上旋与后倾。最后，肩胛骨周围肌肉的疲劳会改变其运动。稳定力偶的下部，即下斜方肌与前锯肌，最容易受到疲劳的影响。

造成运动障碍的一个不常见的肌肉问题是肩胛肌撕脱。在此情况下，下斜方肌和菱形肌在结构或功能上从其肩胛骨附着部位撕脱，几乎总是继发于急性拉伤。由于存在肌肉控制不足，其引起的运动障碍与疼痛和肩部功能障碍有关。

几乎所有这些病因的最终结果是静息位时肩胛骨前伸，或手臂运动时肩胛骨过度前伸。除举重运动中的特定动作外，这种通常由内旋与前倾幅度增大而引起的姿势对肩关节的各项功能都是不利的。它造成减小的肩峰下间隙、增加撞击症状、削弱肩袖力量、增加前盂肱韧带负荷、增加内撞击的风险并增加肩胛骨稳定肌肉的负荷。治疗肩胛骨动力障碍的最主要目标与恢复功能性收缩能力有关。

运动障碍和肩部症状之间的关系并不是在所有情况下都很明确。在神经损伤、骨折、肩锁关节脱位或肌肉分离的情况下，损伤可以造成运动障碍影响肩关节功能。在其他情况下，如肩袖疾病、盂唇损伤及多向不稳，运动障碍可能反而是病因。运动障碍产生的病理机制使手臂容易受伤，或者它可能是受伤后的反应，进而产生了病理机制加重功能障碍。无论哪种情况，运动障碍都存在并必须得到解决。

这些可能的致病机制通常不是孤立的，在同一患者中可能存在几种。仔细检查肩胛骨运动障碍的存在与否和每一种致病机制应作为肩部损伤患者综合评估的一部分。

28.5 相关病理

28.5.1 撞击与肩袖疾病

研究结果几乎一致确认肩袖撞击征或肩袖肌腱病的患者具有运动障碍，但此种改变的确切性质并不一致，包括上旋（大部分显示减小）、后倾（大部分显示减小）与内旋 / 外旋（不变或内旋增加）变化的不同组合。

对确诊为肩袖撕裂患者的所有研究显示，上旋角度一定程度增大，其中大多数显示后倾角减小。此外，在一项对 MRI 证实的肩袖全层撕裂患者进行的大型前瞻性研究中，肩胛骨运动障碍被确认为是与较低功能评分相关的主要原因。

观察到的运动障碍是肩部病变的病因、结果还是代偿尚不清楚。如果这是一个病因，它可能是由于上旋和后倾的减少改变了喙肩弓下的肩袖间隙，从而产生机械摩擦和损耗；外旋减少使手臂运动期间产生肩胛盂前倾而导致内撞击；或者肩袖肌腱内的张力增加。如果运动障碍是一种结果，它可能是由于疼痛对个体肌肉激活的抑制作用和正常激活模式的破坏，以及避痛效应对运动模式的影响。肩袖撕裂患者的上旋增加似乎是一种代偿，试图在肩袖激活减弱或缺失的情况下增加或最大化手臂抬高角度及手臂位置。在所有这些情况下，运动障碍与较低的功能评分均相关。

28.5.2 盂唇损伤

运动障碍经常与盂唇损伤有关。内旋与前倾角度的增加改变了盂肱关节的排列，增加了前方韧带的拉伸应变，增加了肩胛盂上的肱二头肌盂唇复合体的“回剥”，并引起病理性内撞击。对疑似盂唇损伤的患者进行运动障碍评估时可侧重于康复方案。作为病理生理学的一部分，运动障碍的存在表明肩胛骨康复需要改善肩胛骨回缩，包括松动紧张的前侧肌群和建立肩胛骨稳定性的系列训练。

28.5.3　锁骨骨折

骨折块的对线可能会破坏肩胛骨与中轴骨的关系，进而影响肩胛骨肱骨运动。锁骨解剖结构的改变包括由骨折块重叠或蝴蝶状骨折块导致的真性短缩、前 / 后或下 / 上成角或远端骨折块外旋。肩胛骨力学改变可能是肩胛骨前伸或倾斜的结果。缩短 15mm 的骨折畸形愈合显示肩胛骨明显前伸和前倾，主观评分较低且力量明显减弱。

与非手术治疗相比，钢板内固定治疗移位性锁骨中段骨折的满意度更高，Constant 评分和 DASH 评分明显更好。结果评分中导致分数较低的原因是外展力量和耐力因素，以及与运动障碍的位置和活动情况相关的前屈活动度。

28.5.4　肩锁关节损伤

运动障碍已在 73 % 有严重肩锁关节症状的患者中得到证实。重度的肩锁关节脱位（Ⅲ型和Ⅴ型）改变了锁骨对肩胛骨的支撑功能，并改变了肩肱节律的生物力学螺旋轴。因此，当肩峰在锁骨下方向下和向内滑动时肩胛骨过度内旋和前伸，同时当手臂抬高时肩峰的动态抬高减少。这种运动被称为肩胛骨在胸廓上的“第三平移”。肩胛骨位置前伸可造成许多与慢性肩锁关节脱位相关的功能障问题，包括撞击征和有肩袖力量下降。此外，如果肩锁韧带撕裂，肩胛骨与肩部功能障碍也会发生在Ⅱ型损伤中。这导致肩锁关节围绕完整喙锁韧带（CC）轴线的前 / 后向松弛，并可能与疼痛、弹响、手臂抬举高度减少和肩关节功能降低等症状相关。

如临床检查没有显示运动障碍，那么关节可以被视为功能性稳定，患者可以通过物理治疗在可以耐受的前提下快速康复。如临床检查显示运动障碍，则应注意纠正肩胛骨锁骨的生物力学异常。应该采用使锁骨 / 肩胛骨复位的“8”字肩带固定。物理治疗首先应该帮助恢复肩胛骨的回缩和外旋，再恢复其后倾。那些经过 3~6 周的物理治疗没有改善的患者通常仍然表现出运动障碍与功能性症状，此时应考虑手术治疗。手术治疗不仅应包括喙锁韧带重建，还应包括肩锁韧带重建，以全面恢复螺旋轴机制并同时稳定上 / 下和前 / 后向运动。

28.5.5　多向不稳定

固有的关节囊与韧带松弛只是肩关节多向不稳（MDI）的一个组成部分。当手臂移动时，许多患者在增加肩胛骨前伸的同时，肱骨头也从关节中心移开。当 MDI 患者抬高手臂时，肩胛骨偏离上旋、后倾及最小内旋的正常运动模式，而是遵循上旋、前倾及过度内旋的运动模式。这个位置允许肩胛盂面朝下，减少了对下方平移的骨性约束，使肱骨头向下移出肩胛盂窝，造成肩关节不稳。肩胛骨肌肉激活模式的改变引肩胛骨前伸并增加肱骨头的活动。肩胛下肌、下斜方肌和前锯肌的激活抑制，加上胸小肌和背阔肌激活的增加，已被证明会将肩胛骨置于前伸的位置。此外，过度活跃的背阔肌是将肱骨头拉向下方的主要动态变形力。肩袖激活与肱二头肌激活的增加是对肩肱节律改变的代偿，这种情况下肱骨头易从关节中心移出，向下平移，然后向前或向后移动。

对于后向不稳定与肩胛骨前伸似乎自相矛盾，可以用同样的机械变化来解释。由于肩胛骨前伸和后侧肩袖肌肉无力和（或）抑制，松弛的关节囊结构无法限制背阔肌将肱骨头拉向内旋和水平内收位、进而拉向后方的活动。患者经常可以通过外旋手臂并回缩肩胛骨来减少半脱位，从而达到动态稳定。

28.6　肩胛骨的临床评估

肩胛骨的运动是运动障碍的关键组成部分，因此肩胛骨的临床评估应该包括所有可能导致运动障碍的局部因素和远端因素，也包括动态因素。

28.6.1　重要的问题

病史：关于病史的重要问题包括既往或目前的肩胛骨、锁骨或肩锁关节创伤，慢性或急性脊柱症状，近期或远期的髋部或腿部损伤，肩部手术史，颈部症状或病毒性疾病史。所有这些都可能对骨或肌肉稳定机制产生影响。许多患者接受过“治疗”，但了解治疗方案的具体内容和结果很重要。侧重于理疗、早期的肩袖抗阻开链训练、耸肩和肩前伸训练的物理治疗方案尚未被证实对肩胛骨运动障碍有效。

28.6.2 “非肩胛骨”的检查

肩胛骨检查的“非肩胛骨”部分主要通过筛查。肩胛骨附近需要重视的区域包括膝、髋和躯干。腿部和躯干肌肉的活动和柔韧度对肩胛骨 / 肩部功能很重要，它们是远端活动的近端稳定基础，是产生手臂和手部力量的核心，并辅助肩胛骨 / 肩部肌肉的活动。

有效的“非肩胛骨”筛查包括单腿稳定性系列和髋关节旋转、腰椎屈 / 伸、腰椎前凸 / 胸椎后凸和颈椎前凸测试。如果在筛查中发现缺陷，可以集中进行更详细的分析。

单腿稳定性系列检查评估患者负重腿控制躯干和身体的能力。它有两个部分：评估动态体位控制的单腿站立平衡测试和评估动态运动控制的单腿下蹲测试。在站立平衡测试中，要求患者将双手放在胸部，并用单腿站立，没有其他语言提示。如果出现 Trendelenburg 姿势或负重肢体内 / 外旋转等偏差，则表明无法控制姿势。研究发现此种情况与近端核心肌群无力相关，尤其是臀中肌。单腿下蹲是下一个进阶评估。与站立平衡测试的起始姿势相同，要求患者重复做部分半蹲动作并返回站立位置，没有其他语言提示。评估运动质量的偏差与站立平衡测试相似。站立平衡测试中没有发现的 Trendelenburg 姿势可能会在单腿下蹲时出现。患者也可能会使用手臂来保持平衡，或者可能会做出夸张的屈曲或旋转姿势，甚至躯体呈现“螺旋形”，以使臀肌或短旋肌承受更大的张力来代偿肌无力。

28.6.3 肩胛骨的检查

肩胛骨检查应集中于评估是否存在肩胛运动障碍，并确定其对功能障碍的症状和体征的可能影响。肩胛骨检查应包括 6 个主要组成部分：(1) 肩胛骨周围症状的定位；(2) 肩胛骨的视诊；(3) 徒手肌力测试；(4) 体态；(5) 肌肉紧张度；(6) 症状 / 体征改变的策略。检查结果将有助于确定肩胛骨的受累情况和运动障碍的一些致病因素，进而有助于指导治疗和康复。

28.6.3.1 症状的定位

疼痛的定位有助于临床检查。触痛通常出现在肩胛骨内缘，尤其是靠近肩胛冈的地方。其他常见区域是沿着肩胛骨上缘的上斜方肌 / 肩胛提肌区域、前锯肌、沿肩胛骨外缘的背阔肌、喙前肌、胸小肌和肱二头肌短头。这些压痛点被认为是肌肉紧张、缩短或痉挛的表现，并可通过松动技术进行处理。肩胛肌撕脱患者的疼痛位于肩胛骨内缘，疼痛相当强烈，平均疼痛评分值为 8/10 分。

28.6.3.2 肩胛骨的视诊

由于覆盖的软组织和缺乏可靠的成像技术，肩胛骨的视诊可能比较困难。因此，研究者们为了开发有用的临床方法进行了大量的努力。一组经验丰富的研究者和临床医生查阅了相关文献，并制定出了汇集肩胛骨检查方面经临床验证的诊断标准。这种评估方法包括使用肩胛骨的内缘作为肩胛骨定向的标志，并且同时使用静息位置和抬臂时的动态运动作为观察点。内缘突出方式可以是内缘下部的绝大部分（Ⅰ型）、整个内缘（Ⅱ型）或上部内缘（Ⅲ型），或者可以是这些方式的组合。

肩胛骨检查应该主要从后面完成，应充分暴露肩胛骨创造完整视野。这可以通过穿长袍、背心或脱下衬衫来实现。应检查静息姿势是否存在双侧不对称，尤其是检查下内缘或内缘突出的证据。如果确定肩胛位置有困难，标记上 / 下内缘可能会有助于确定位置。

动态肩胛运动可以通过让患者上下移动手臂 3~5 次来评估。这通常会暴露肌肉的所有弱点，并显示运动障碍的模式。前屈运动最有可能显示出内缘突出（图 28.1）。内缘的任何部分的突出被记录为“是”（存在）或“否”（不存在），具有较强的临床实用性。如有必要，重复进行上述运动，最多 10 次，或者增加 1.3~2.3kg 的负重将会使肌肉的无力更加突出。一旦证明了这一点，力量和柔韧性测试可以帮助确定一些致病因素。

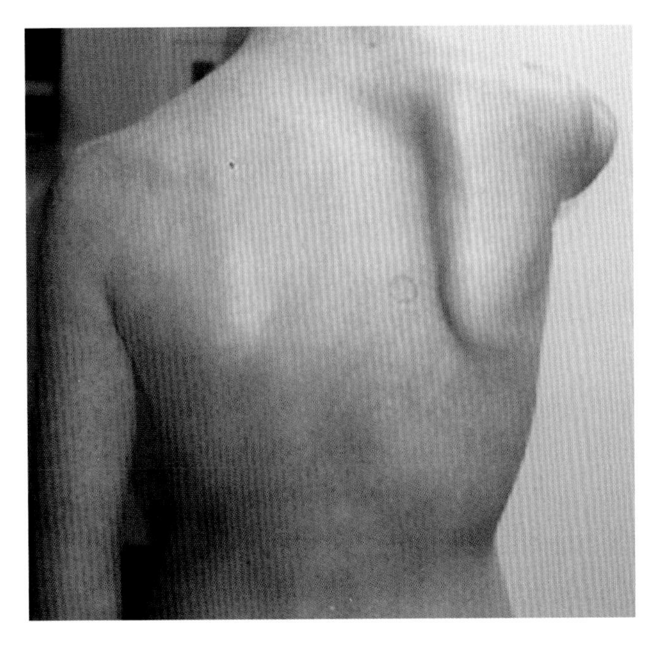

图 28.1 动态评估以确定肩胛运动障碍的存在

28.6.3.3 徒手肌力试验

提倡用来评估下斜方肌和前锯前肌完整性的一项测试是低位拉背测试。执行这一操作时，患者站立位，患侧手臂放在体侧，手掌向后（图 28.2）。指导患者伸展躯干，在肩关节后伸方向对抗检查者阻力，注意回缩和下压肩胛骨。这个动作评估两块肌肉主动稳定肩胛骨的能力，同时为检查者提供了下斜方肌收缩的视觉描述。其他测试，如主动收缩肩胛骨或夹背（菱形肌和中斜方肌）和推墙（前锯肌）也被提倡作为评估肩胛肌功能的动作。

28.6.3.4 姿势与前屈活动

喙突引起的前屈受限可以通过触诊喙突尖止点处的胸小肌和肱二头肌短头来评估。它们通常对触诊比较敏感，即使它们在使用中没有症状，也可以触及它们止点处的紧张带。当通过手法将肩胛骨调整到最大回缩位且手臂被轻微外展至 40° ~50°时，可能会产生酸痛和僵硬的症状。让患者靠墙站立并测量从墙面到肩峰前角的距离可以粗略测量胸小肌紧张度。这可以通过让患者背靠墙站立，使用“双矩形”工具来实现。进行双侧测量（以 cm 计量）以确定患侧和健侧肩部之间是否存在显著差异，两侧不对称 >3cm 被视为异常。

为了获得准确的盂肱关节内旋角度测量值，患者应该仰卧在平坦的表面上。第二位检查者应该在患者后方，通过向喙突和肱骨头施加向后的力来确保肩胛骨不会移动，从而适当地稳定肩胛骨（图 28.3）。肱骨放在平面上，屈肘 90°、前臂放置在与肩胛骨同平面的支撑物上。使用标准气泡测角仪进行测量，其中支点设在肘关节的鹰嘴处。由测角仪上的气泡标记固定臂垂直于台面，移动臂与尺骨

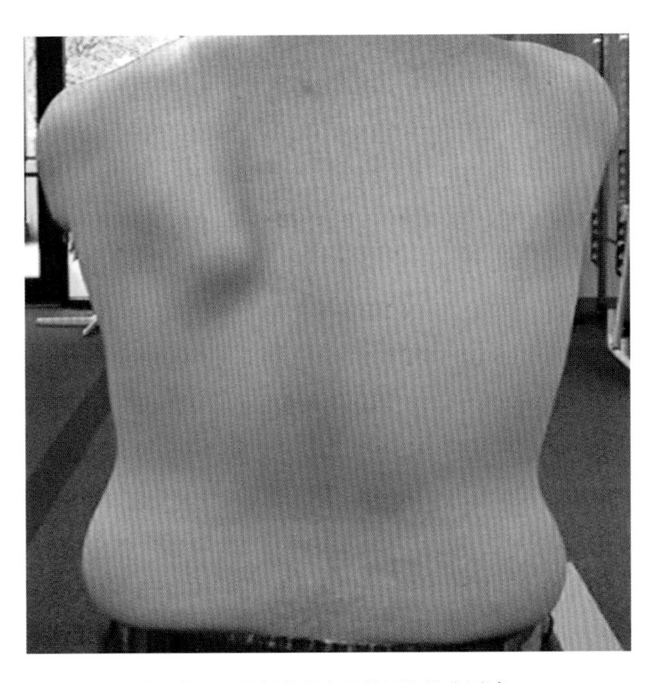

图 28.2 评估下斜方肌等长收缩力量的低位拉背测试

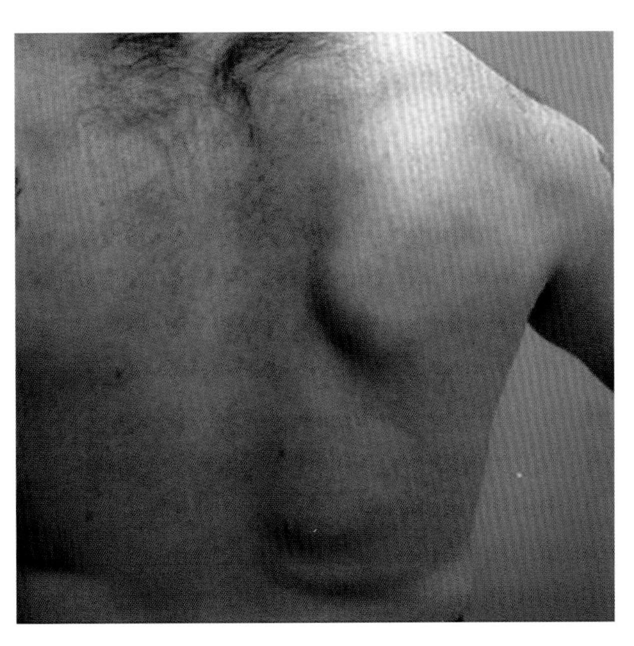

图 28.3 肱骨内旋角度测量的首选患者

茎突在一条直线。临床医生被动地内旋和外旋前臂，旋转至“紧绷点”。在这个点上，除非肩胛骨移动或者检查者施加旋转力，否则不会再发生盂肱关节活动。这种测量应双侧进行，并计算两侧差异。内旋的两侧差异大于 20° 被认为是病理性盂肱关节内旋缺陷（GIRD）。

28.6.3.5 症状改变（矫正动作）

如果临床检查中发现肩关节损伤患者存在肩胛运动障碍，可以采用不同类型的矫正动作来确定运动的改变对肩关节损伤的症状或体征的影响。这些动作的目的是改变或减少一些体征或症状。

肩胛骨协助试验（SAT）和肩胛骨复位试验（SRT）是可以改变损伤症状的矫正动作，在伴随肩部损伤和需要恢复的功能障碍时，考量肩胛骨运动障碍在整体画面中的作用。SAT 有助于评估肩胛骨对撞击征和肩袖力量的影响，而 SRT 评估对肩袖力量和盂唇症状的影响。在 SAT 中，当患者举起手臂时，检查者施加轻柔的外力辅助肩胛骨上旋和后倾（图 28.4）。当撞击症状的疼痛弧减轻并运动弧度增加时则为阳性。此试验具有良好的测试 / 再测试可靠性。已经发现该试验通过增加肩胛骨的后倾来改变肩胛运动，因此阳性试验结果提示需要改善胸大肌的柔韧性和下斜方肌的力量。在 SRT 中，检查者根据标准徒手肌力试验程序或者手持测力计对冈上肌力量进行评分（图 28.5a）。然后临床医生通过手法将肩胛骨调整并稳定在复位的位置（图 28.5b）。当肩胛骨在复位位置时，冈上肌力量增加或内撞击症状缓解则为阳性。这项试验的主要运动

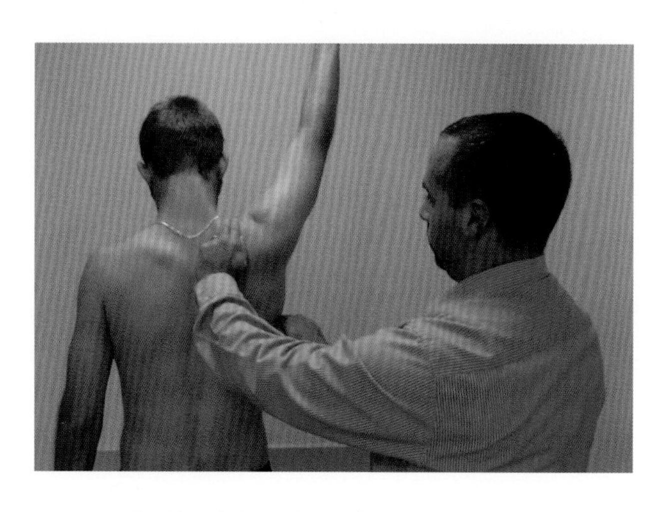

图 28.4 肩胛协助试验证明肩胛骨参与肩关节功能障碍

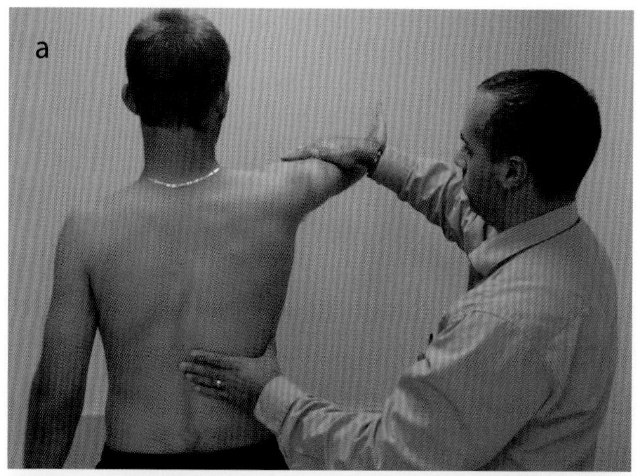

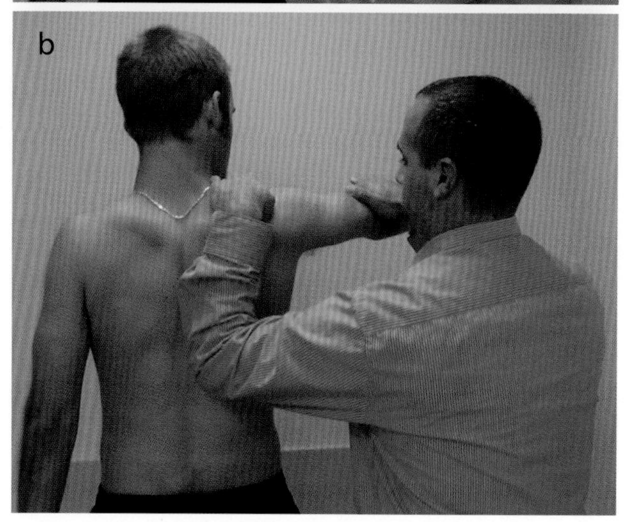

图 28.5 （a）肩胛骨复位试验开始于徒手测试向前抬高的肌力；（b）肩胛骨被手动稳定在复位的位置，并重新测试手臂力量，以确定肩胛骨的位置是否会影响徒手肌力试验的结果

学结果是增加肩胛骨的外旋和后倾，因此阳性结果表明肩袖的加强不是必要的，重点应放在菱形肌加强和锯肌的复位功能上。虽然这些试验不能确诊肩部病变的特定形式，但是 SAT 或 SRT 的阳性结果表明肩胛运动障碍直接参与症状的产生，并提示需要进行早期肩胛骨康复训练以改善肩胛骨控制。

28.7 结论

正常的肩胛骨活动度和稳定性是正常肩功能的关键和基本组成部分。肩胛运动障碍以及移动性和稳定性的改变与各种肩部损伤的临床功能障碍相关，这可能是原因，也

可能是结果。肩胛运动障碍的评估和恢复有助于指导治疗方案，提示康复治疗的侧重点，并指明功能恢复的进展。

参考文献

[1] Bagg SD, Forrest WJ. A biomechanical analysis of scapular rotation during arm abduction in the scapular plane. Am J Phys Med Rehabil. 1988;67:238–245.

[2] Inman VT, Saunders JB, Abbott LC. Observations of the function of the shoulder. Clin Orthop Relat Res. 1996;330:3–13.

[3] Bagg SD, Forrest WJ. Electromyographic study of the scapular rotators during arm abduction in the scapular plane. Am J Phys Med. 1986;65(3):111–124.

[4] Speer KP, Garrett WE. Muscular control of motion and stability about the pectoral girdle. In: Matsen Iii FA, Fu F, Hawkins RJ, editors. The shoulder: a Fig. 28.4 Scapular assistance test to demonstrate scapular involvement in shoulder dysfunction a b Fig. 28.5 (a) Scapular retraction test begins by manually muscle testing forward elevation. (b) The scapula is manually stabilized in retraction and the arm is retested to determine if scapular positioning is affecting the manual muscle test result 28 Kinematics of Scapular Motion 290 balance of mobility and stability. Rosemont: American Academy of Orthopaedic Surgeons; 1994. p. 159–173.

[5] Lukasiewicz AC, McClure P, Michener L, Pratt N, Sennett B. Comparison of 3-dimensional scapular position and orientation between subjects with and without shoulder impingement. J Orthop Sports Phys Ther. 1999;29(10):574–586.

[6] McClure PW, Michener LA, Sennett BJ, Karduna AR. Direct 3-dimensional measurement of scapular kinematics during dynamic movements in vivo. J Shoulder Elbow Surg. 2001;10:269–277.

[7] Ludewig PM, Cook TM, Nawoczenski DA. Threedimensional scapular orientation and muscle activity at selected positions of humeral elevation. J Orthop Sports Phys Ther. 1996;24(2):57–65.

[8] Ludewig PM, Behrens SA, Meyer SM, Spoden SM, Wilson LA. Three-dimensional clavicular motion during arm elevation: reliability and descriptive data. J Orthop Sports Phys Ther. 2004;34(3):140–149.

[9] Ludewig PM, Phadke V, Braman JP, Hassett DR, Cieminski CJ, LaPrade RF. Motion of the shoulder complex during multiplanar humeral elevation. J Bone Joint Surg Am. 2009;91A(2):378–389.

[10] Sahara W, Sugamoto K, Murai M, Yoshikawa H. Three-dimensional clavicular and acromioclavicular rotations during arm abduction using vertically open MRI. J Orthop Res. 2007;25:1243–1249.

[11] Kibler WB, Chandler TJ, Shapiro R, Conuel M. Muscle activation in coupled scapulohumeral motions in the high performance tennis serve. Br J Sports Med. 2007;41:745–749.

[12] Nichols TR. A biomechanical perspective on spinal mechanics of coordinated muscular action. Acta Anat. 1994;15:1–13.

[13] Hirashima M, Kadota H, Sakurai S, Kudo K, Ohtsuki T. Sequential muscle activity and its functional role in the upper extremity and trunk during overarm throwing. J Sports Sci. 2002;20:301–310.

[14] Zattara M, Bouisset S. Posturo-kinetic organisation during the early phase of voluntary upper limb movement. 1 Normal subjects. J Neurol Neurosurg Psychiatry. 1988;51:956–965.

[15] Young JL, Herring SA, Press JM, Casazza BA. The infl uence of the spine on the shoulder in the throwing athlete. J Back Musculoskelet Rehabil. 1996;7:5–17.

[16] Kibler WB, Press J, Sciascia AD. The role of core stability in athletic function. Sports Med. 2006;36(3): 189–198.

[17] Kibler WB, McMullen J, Uhl TL. Shoulder rehabilitation strategies, guidelines, and practice. Orthop Clin North Am. 2000;8(4):258–267.

[18] De May K, Danneels L, Cagnie B, Cools A. Are kinetic chain rowing exercises relevant in shoulder and trunk injury prevention training? Br J Sports Med. 2011;45(4):320.

[19] Nieminen H, Niemi J, Takala EP, Viikari-Juntura E. Load-sharing patterns in the shoulder during isometric fl exion tasks. J Biomech. 1995;28(5):555–566.

[20] Lippitt S, Vanderhooft JE, Harris SL, Sidles JA, Harryman Ii DT, Matsen Iii FA. Glenohumeral stability from concavity-compression: a quantitative analysis. J Shoulder Elbow Surg. 1993;2(1):27–35.

[21] Veeger HEJ, van der Helm FCT. Shoulder function: the perfect compromise between mobility and stability. J Biomech. 2007;40:2119–2129.

[22] Smith J, Kotajarvi BR, Padgett DJ, Eischen JJ. Effect of scapular protraction and retraction on isometric shoulder elevation strength. Arch Phys Med Rehabil. 2002;83:367–370.

[23] Kibler WB, Sciascia AD, Dome DC. Evaluation of apparent and absolute supraspinatus strength in patients with shoulder injury using the scapular retraction test. Am J Sports Med. 2006;34(10):1643–1647.

[24] Tate AR, McClure P, Kareha S, Irwin D. Effect of the scapula reposition test on shoulder impingement symptoms and elevation strength in overhead athletes. J Orthop Sports Phys Ther. 2008;38(1):4–11.

[25] Kebaetse M, McClure PW, Pratt N. Thoracic position effect on shoulder range of motion, strength, and three-dimensional scapular kinematics. Arch Phys Med Rehabil. 1999;80:945–950.

[26] Kuhn J, Plancher K, Hawkins R. Scapular winging. J Am Acad Orthop Surg. 1995;3:319–325.

[27] Kuhne M, Boniquit N, Ghodadra N, Romeo AA, Provencher MT. The snapping scapula: diagnosis and treatment. Arthroscopy. 2009;25(11):1298–1311.

[28] Herzmark MH. Traumatic paralysis of the serratus anterior relieved by transplantation of the rhomboidei. J Bone Joint Surg Am. 1951;33:235–238.

[29] Steinman S, Wood M. Pectoralis major transfer for serratus anterior paralysis. J Shoulder Elbow Surg. 2003;12:555–560.

[30] Wright TA. Accessory spinal nerve injury. Clin Orthop Relat Res. 1975;108:15–18.

[31] Bigliani LU, Perez-Sanz IR, Wolfe IN. Treatment of trapezius paralysis. J Bone Joint Surg Am. 1985;67: 871–877.

[32] Gumina S, Carbone S, Postacchini F. Scapular dyskinesis and SICK scapula syndrome in patients with chronic type III acromioclavicular dislocation. Arthroscopy. 2009;25(1):40–45.

[33] Borstad JD, Ludewig PM. The effect of long versus short pectoralis minor resting length on scapular kinematics in healthy individuals. J Orthop Sports Phys Ther. 2005;35(4):227–238.

[34] Ludewig PM, Cook TM. Alterations in shoulder kinematics and associated muscle activity in people with symptoms of shoulder impingement. Phys Ther. 2000;80(3):276–291.

[35] Kibler WB, Ludewig PM, McClure PW, Uhl TL, Sciascia AD. Scapula summit 2009. J Orthop Sports Phys Ther. 2009;39(11):A1–A13.

[36] Warner JJP, Micheli LJ, Arslanian LE, Kennedy J, Kennedy R. Patterns of fl exibility, laxity, and strength in normal shoulders and shoulders with

instability and impingement. Am J Sports Med. 1990;18(4):366–75. W.B. Kibler and A. Sciascia 291

[37] Ogston JB, Ludewig PM. Differences in 3- dimensional shoulder kinematics between persons with multidirectional instability and asymptomatic controls. Am J Sports Med. 2007;35:1361–1370.

[38] Uhl TL, Kibler WB, Gecewich B, Tripp BL. Evaluation of clinical assessment methods for scapular dyskinesis. Arthroscopy. 2009;25(11):1240–1248.

[39] Endo K, Yukata K, Yasui N. Infl uence of age on scapulo- thoracic orientation. Clin Biomech (Bristol, Avon). 2004;19:1009–1013.

[40] McKee MD, Pedersen EM, Jones C, Stephen DJG, Kreder HJ, Schemitsch EH, et al. Defi cits following nonoperative treatment of displaced midshaft clavicular fractures. J Bone Joint Surg Am. 2006;88:35–40.

[41] Borich MR, Bright JM, Lorello DJ, Cieminski CJ, Buisman T, Ludewig PM. Scapular angular positioning at end range internal rotation in cases of glenohumeral internal rotation defi cit. J Orthop Sports Phys Ther. 2006;36:926–934.

[42] Burkhart SS, Morgan CD, Kibler WB. The disabled throwing shoulder: spectrum of pathology part I: pathoanatomy and biomechanics. Arthroscopy. 2003; 19(4):404–420.

[43] Harryman II DT, Sidles JA, Clark JM, McQuade KJ, Gibb TD, Matsen Iii FA. Translation of the humeral head on the glenoid with passive glenohumeral motion. J Bone Joint Surg Am. 1990;72(9):1334–1343.

[44] Lin JJ, Hanten WP, Olson SL, Roddey TS, Soto- Quijano DA, Lim HK, et al. Functional activities characteristics of shoulder complex movements: exploration with a 3-D electromagnetic measurement system. J Rehabil Res Dev. 2005;42(2):199–210.

[45] Cools AM, Witvrouw EE, DeClercq GA, Vanderstraeten GG, Cambier DC. Evaluation of isokinetic force production and associated muscle activity in the scapular rotators during a protraction-retraction movement in overhead athletes with impingement symptoms. Br J Sports Med. 2004;38:64–68.

[46] Cools AM, Witvrouw EE, DeClercq GA, Danneels LA, Cambier DC. Scapular muscle recruitment pattern: trapezius muscle latency with and without impingement symptoms. Am J Sports Med. 2003;31:542–549.

[47] Cools AM, Dewitte V, Lanszweert F, Notebaert D, Roets A, Soetens B, et al. Rehabilitation of scapular muscle balance. Am J Sports Med. 2007;35(10):1744–1751.

[48] Ebaugh DD, McClure PW, Karduna AR. Effects of shoulder muscle fatigue caused by repetitive overhead activities on scapulothoracic and glenohumeral kinematics. J Electromyogr Kinesiol. 2006;16:224–235.

[49] Tsai NT, McClure P, Karduna AR. Effects of muscle fatigue on 3-dimensional scapular kinematics. Arch Phys Med Rehabil. 2003;84:1000–1005.

[50] McClure P, Michener LA, Karduna AR. Shoulder function and 3-dimensional scapular kinematics in people with and without shoulder impingement syndrome. Phys Ther. 2006;86:1075–1090.

[51] Graichen H, Stammberger T, Bonel H, Wiedemann E, Englmeier KH, Reiser M, et al. Three-dimensional analysis of shoulder girdle and supraspinatus motion patterns in patients with impingement syndrome. J Orthop Res. 2001;19(6):1192–1198.

[52] Mell AG, LaScalza S, Guffey P, Carpenter JE, Hughes RE. Effect of rotator cuff pathology on shoulder rhythm. J Shoulder Elbow Surg. 2005;14:S58–S64.

[53] Ludewig PM, Reynolds JF. The association of scapular kinematics and glenohumeral joint pathologies. J Orthop Sports Phys Ther. 2009;39(2):90–104.

[54] Karduna AR, Kerner PJ, Lazarus MD. Contact forces in the subacromial space: effects of scapular orientation. J Shoulder Elbow Surg. 2005;14:393–399.

[55] Kibler WB. What is a clinically important superior labrum anterior to posterior tear? In: Pagano MW, Hart RA, editors. Instructional course lectures, vol. 62. Rosemont: American Academy of Orthopaedic Surgeons; 2013. p. 483–489.

[56] Kibler WB, Dome DC. Internal impingement: concurrent superior labral and rotator cuff injuries. Sports Med Arthrosc. 2012;20(1):30–33.

[57] Kibler WB, Sciascia AD, Uhl TL, Tambay N, Cunningham T. Electromyographic analysis of specifi c exercises for scapular control in early phases of shoulder rehabilitation. Am J Sports Med. 2008;36(9):1789–1798.

[58] Ledger M, Leeks N, Ackland T, Wang A. Short malunions of the clavicle: an anatomic and functional study. J Shoulder Elbow Surg. 2005;14(4):349–354.

[59] Matsumura N, Ikegami H, Nakamichi N, Nakamura T, Nagura T, Imanishi N, et al. Effect of shortening deformity of the clavicle on scapular kinematics: a cadaveric study. Am J Sports Med. 2010;38(5):1000–1006.

[60] Canadian Orthopaedic Trauma Society. Nonoperative treatment compared with plate fi xation of displaced midshaft clavicular fractures. A multicenter, randomized clinical trial. J Bone Joint Surg Am. 2007;89:1–10.

[61] Morris AD, Kemp GJ, Frostick SP. Shoulder electromyography in multidirectional instability. J Shoulder Elbow Surg. 2004;13:24–29.

[62] Hardcastle P, Nade S. The signifi cance of the Trendelenburg test. J Bone Joint Surg Br. 1985;67(5): 741–746.

[63] Crossley KM, Zhang WJ, Schache AG, Bryant A, Cowan SM. Performance on the single-leg squat task indicates hip abductor muscle function. Am J Sports Med. 2011;39(4):866–873.

[64] Kibler WB, Sciascia A, Uhl T. Medial scapular muscle detachment: clinical presentation and surgical treatment. J Shoulder Elbow Surg. 2014;23(1):58–67.

[65] McClure PW, Tate AR, Kareha S, Irwin D, Zlupko E. A clinical method for identifying scapular dyskinesis: part 1: reliability. J Athl Train. 2009;44(2):160–164.

[66] Tate AR, McClure PW, Kareha S, Irwin D, Barbe MF. A clinical method for identifying scapular dyskinesis: part 2: validity. J Athl Train. 2009;44(2):165–173.

[67] Kluemper M, Uhl TL, Hazelrigg H. Effects of stretching and strengthening shoulder muscles on forward shoulder posture in competitive swimmers. J Sport Rehabil. 2006;15(1):58–70. 28 Kinematics of Scapular Motion 292

[68] Wilk KE, Macrina LC, Fleisig GS, Porterfi eld R, Simpson Ii CD, Harker P, et al. Loss of internal rotation and the correlation to shoulder injuries in professional baseball pitchers. Am J Sports Med. 2011; 39(2):329–35.

[69] Kibler WB. The role of the scapula in athletic function. Am J Sports Med. 1998;26:325–337.

[70] Rabin A, Irrgang JJ, Fitzgerald GK, Eubanks A. The intertester reliability of the scapular assistance test. J Orthop Sports Phys Ther. 2006;36(9):653–660.

[71] Seitz AL, McClure P, Lynch SS, Ketchum JM, Michener LA. Effects of scapular dyskinesis and scapular assistance test on subacromial space during static arm elevation. J Shoulder Elbow Surg. 2012;21(5):631–640.

第 29 章　翼状肩胛骨的解剖

William Ben Kibler，Aaron Sciascia

29.1　简介

肩胛骨及其肌肉组织的损伤并不少见。通常来说，损伤导致的视觉和功能表现为肩胛骨内缘翘起，常常称为“翼状肩胛骨”。翼状肩胛骨的临床表现包括神经源性翼状肩胛、肩胛肌分离、肩胛骨弹响和运动链或肌肉抑制相关的肩胛骨运动障碍。这些可归纳为肩胛骨运动障碍（手臂运动期间肩胛骨运动异常）的表现，可被视为各种类型肩部损伤的原因或结果。

29.2　神经源性翼状肩胛

对于表现为肩胛骨内缘翘起的翼状肩胛骨，最常见的观点认为是支配肩胛骨稳定肌肉的神经损伤所致。神经源性翼状肩胛骨的准确发病率尚不清楚。损伤可能是创伤性的、医源性的以及特发性的，临床鉴别需要详细地询问病史和检查。最常受累的 3 条神经包括胸长神经、副神经以及肩胛背神经。

胸长神经支配前锯肌，其起自 C5、C6 和 C7 的腹侧支，是单纯的运动神经。该神经的走行具有临床相关性，使其容易受到损伤。其通过中斜角肌后，从锁骨下方穿过，然后保持在外侧胸壁浅表层走行。在这里，它可能遭受钝器创伤、各种运动损伤或牵拉伤。许多关于压迫性神经损伤的报道是由侧卧位或恢复期延长导致的。对于乳腺癌根治术或腋窝淋巴结清扫术等侵入性外侧胸部手术后的患者应在恢复期考虑医源性损伤。最后，Parsonage-Turner 型神经炎可能是导致患者剧烈疼痛或近期病毒感染的潜在病因。特发性病因通常可在 1 年内恢复良好，但也有报道长达 2 年。

胸长神经损伤会造成前锯肌丧失功能，导致肩胛骨向上、内移位，从而破坏正常的肩胛骨肱骨运动。临床上，这种旋转会导致肩胛骨下角在静态和动态检查中明显突出（图 29.1）。在创伤后 6 周左右，肌电图可明确诊断。初步治疗措施包括支持治疗并观察和康复治疗，尽可能每 3 个月复查 1 次肌电图。康复治疗应侧重于通过激活菱形肌和

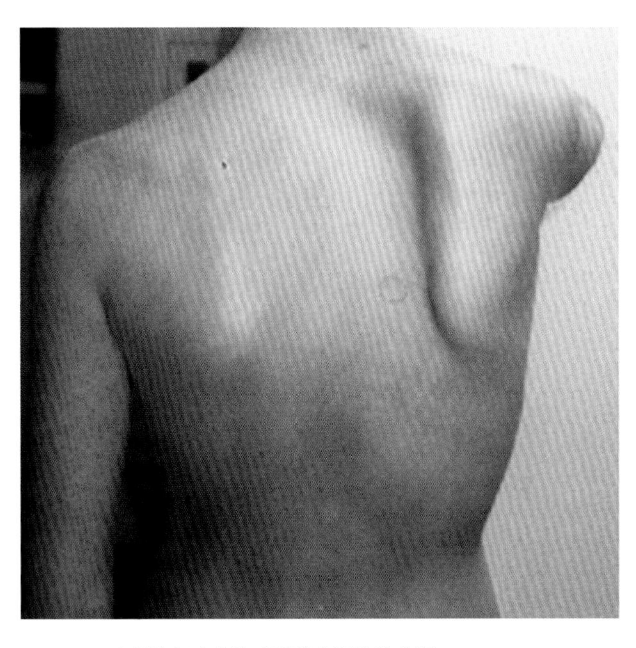

图 29.1　胸长神经麻痹造成翼状肩胛骨的病例

下斜方肌来保持盂肱关节运动和肩胛骨的稳定。强化肩胛骨周围的稳定肌肉很有挑战，但临床医生应避免采用长距训练，这样会因载荷过度而加重症状。最好通过短距训练来强化菱形肌和下斜方肌，从而促使肩胛骨回缩和下降。

对于症状持续 1 年、功能缺失且无恢复迹象的胸长神经麻痹患者，可采用手术治疗。肩胛骨胸廓融合术已经被纳入考虑且可能取得满意的疗效，但考虑到该手术的并发症发生率，它通常只应用于高体力需求的劳动者及抢救情况。另外，筋膜固定术（悬吊术）也已被采用，但磨损松动率高和功能差是可能的结果。因此，可以进行肌肉转位来恢复动态运动学。研究发现胸大肌胸肋头的转位是最容易成功的方法。选取一部分肌腱从肱骨附着部反折出来，通过各种技术穿过肩胛骨腹侧并附着于肩胛下角。肌腱通常需要用阔筋膜或其他移植物来增加长度。已发表的文献结果显示，手术的整体效果是有益的，各项结果评分在术后均有增加。

翼状肩胛骨也可能由副神经（第 12 对颅神经）损伤所致。当失去斜方肌的激活时，肩胛骨呈现出向下、向外或“下垂”的姿势。翼状表现通常不如前锯肌麻痹突出，但容易辨别出上斜方肌萎缩、肌张力下降及不能耸肩。下斜方肌如果不能实现和保持肩胛骨回缩的“功能”位，则患者会自诉前举和外展时疼痛无力。菱形肌和肩胛提肌代偿性痉挛很常见，肌电图可明确诊断。必须仔细观察肌电图检查结果，因为如果记录电极被错误的放置在位于下层的正常菱形肌上而不是位于上层的薄且萎缩的斜方肌上，则可导致假阴性结果。对于特发性病因或神经炎，建议长达 1 年的支持疗法和观察。对于医源性横断或穿透伤，通常提倡手术治疗。

肩胛骨胸廓融合术可提供静态稳定性和缓解疼痛，但运动丧失和并发症可能是不可接受的。Eden-Lange 转位术被发明出来，提供内侧和上方的动态约束。在这一手术中，肩胛提肌与菱形肌向外侧转位约 5cm，并通过钻孔固定在肩胛骨体部以提高机械效益并替代斜方肌的功能。已有文献报道了该手术的短期和长期的积极疗效。

肩胛背神经功能不良引起大菱形肌和小菱形肌无力的情况不太常见。肩胛背神经是 C5 神经根的一个分支，可能受累于神经根病变。菱形肌功能丧失则前锯肌失去了拮抗力，导致肩胛下角外旋。视诊可能会发现菱形肌萎缩，建议采用肌电图检查和前面描述的支持性治疗与观察，筋膜固定术的疗效有限。

29.3 肩胛肌分离

因已报道的研究结果有限，这个问题并不广为人知，也没有很好地分类。因此，这部分患者的症状可持续数月甚至数年。这种病理解剖是下斜方肌和菱形肌从肩胛冈和肩胛骨内缘的解剖学或生理学分离。大部分病例出现在急性创伤性拉伸负荷后，其中一半涉及机动车事故中安全带的束缚，但也还有许多其他原因，如投掷、接球、手臂完全伸展时举重物、拉重物、扣篮后挂在篮筐上和电击（如电刑或心脏电复律）。肩胛肌分离呈现出的症状群是一致的，都是创伤后早期在肩胛骨内缘出现局部疼痛。疼痛随着病情的发展而加剧，平均疼痛评分为 8/10 分。主要限制手臂离开身体前屈或上举过头顶的位置。由于缺乏下斜方肌的活动，上斜方肌的运动和痉挛增加从而造成偏头痛。肩胛运动障碍可导致颈部和肩部症状，通常会成为治疗的重点，包括效果不佳的手术。

体格检查同样也得出一系列一致的结果；包括局部压痛、肌肉分离或肌肉萎缩导致的明显且可触及的软组织缺损、肩胛骨静态位置改变、动态运动障碍包括肩胛骨弹响、肩部撞击和前屈无力，以及矫正肩胛骨后临床症状得到缓解。MRI 和 CT 检查的作用很小，损伤切面可能不在正确的平面上，不易发现分离产生的瘢痕，下斜方肌从脊柱分离但在仰卧回缩成像位时回复到原位，或静态成像不易发现细微的慢性病变。病史和体格检查结果的一致性可得出可靠的临床诊断。

这些患者中的大多数都进行过排除神经或骨骼病因的检查，并接受过不同类型的治疗，包括局部或远端手术以及各种康复方案。如果他们在一种适当的肩胛康复方案中无效且没有表现出其他解剖缺陷，则需要手术复位。手术的操作是在肩胛骨内缘与肩胛冈上成对钻孔，直接进行再附着操作（图 29.2）。松解分离和瘢痕化的菱形肌，再将其重新附着到距离内缘约 1cm 处的肩胛骨背面（图 29.3）。沿肩胛冈近侧缘松解下斜方肌并进行再附着操作。

术后手臂固定在旋转中立位保护 4 周，但鼓励患者立

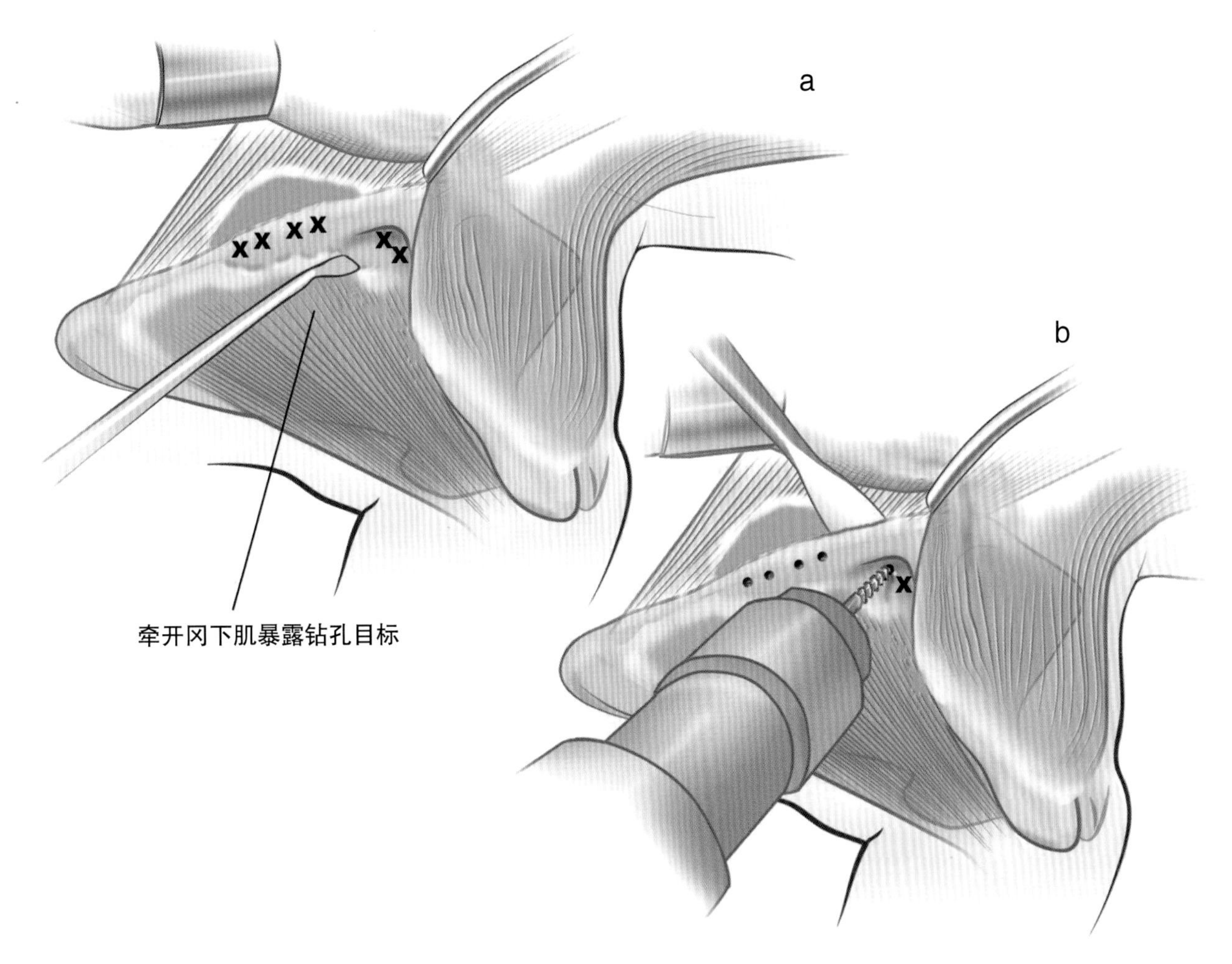

图 29.2　肩胛骨肌肉再附着过程中钻孔位置的示意图。(a) 将冈下肌从肩胛内缘移开；(b) 以便进行钻孔和肌肉再附着操作

即轻柔地回缩肩胛骨。4 周后，在手部稳定的情况下开始进行闭链的、外展 90° 以内的锻炼。术后 6~8 周时，修复处已愈合，早期力量已恢复，则允许超过 90° 的运动，患者开始进行标准的肩胛骨力量训练。如果最大力量在 6~9 个月内没有恢复，则反映出可能存在慢性肌肉失用和萎缩。一个小样本队列研究的 2 年随访结果显示患者的疼痛评分从 8/10 分降低到 2/10 分，而 ASES 评分则由 38/100 分提高至 68/100 分，这些结果在 2 年的随访中是持续的。

29.4　肩胛骨弹响

弹响肩胛骨的诊断与治疗在临床上具有很大的挑战性。据估计，高达 30% 的无症状人群存在弹响肩胛骨，但此病症也可导致剧烈疼痛。最常见于弹响肩胛骨的是肩胛骨在胸廓和肩胛骨周围肌肉上的顺畅滑动受到破坏。要理解各种病因，需要对三维运动学与解剖学有全面的了解。当手臂抬高时，正常肩胛骨后倾和外旋的耦合运动减少通常是由于组织紧张、肌无力以及某些情况下损伤后的代偿运动模式。因此，从肩胛骨内上缘到肩锁关节的肩胛骨即时旋转中心的正常运动被破坏，导致肩胛骨绕内侧缘旋转，产生过大的压力并引发症状。

患者常抱怨在过顶活动时肩胛骨周围疼痛。病史可能提示近期有过度使用或单一创伤事件。症状经常使体育运动与日常生活活动受限。伴随着肩胛骨大幅度摆动的投掷运动尤其受到影响。患者经常会注意到在各种主动活动甚至在耸肩时可听见“吱嘎”或“咔嗒”声，并会被胸腔放大。然而，患者通常不会注意到等长收缩时的症状。疼痛

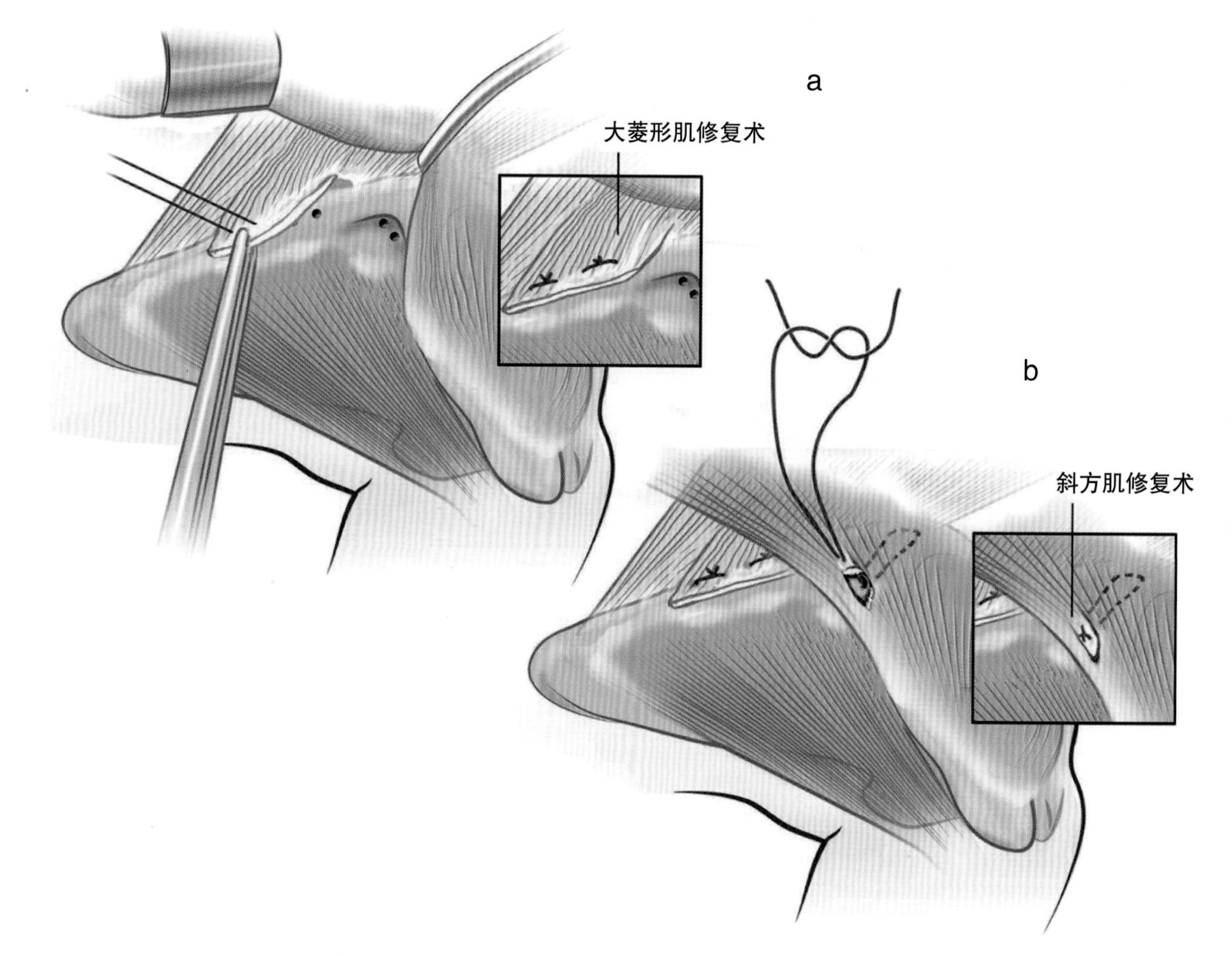

图 29.3 菱形肌与下斜方肌再附着示意图。(a)首先进行菱形肌再附着;(b)然后进行下斜方肌再附着

部位最常见于上内侧缘，但也不尽相同。

捻发音的病因被认为是慢性发炎的滑囊或解剖异常。锯肌下滑囊位于前锯肌与胸壁之间，锯肌上滑囊位于肩胛下肌与前锯肌之间。另外，上内缘、下角或肩胛冈内侧底端存在多个细小的滑囊。滑囊可能因过度使用和（或）力学异常而持续发炎。

少数患者存在解剖异常，容易因肩胛胸壁关节的破坏而产生肩胛骨弹响。这种情况的病例差异很大，从肩胛骨骨软骨瘤到肋骨骨折畸形愈合都有可能。数位研究者曾经认为肩胛骨腹侧面过度弯曲是不协调的原因。然而，高质量的标准数据库有限而且定义病理性曲率增加的数值尚不确定。Luschka 结节被描述为一个位于内上角的突起或钩形结构。在关于这种解剖变异相对频率的报告中，对正常肩胛骨解剖的检查有所不同。弹响肩胛骨的一个罕见病因是创伤后肩胛肌分离。其主要的体格特征是沿肩胛冈内侧缘的、可触摸到的软组织缺损。

弹响肩胛骨的检查必须全面，以评估肩胛骨的位置和运动变化的所有可能病因，并评估可能造成捻发音的骨性病因。应评估休息位的姿势，并注意内侧缘凸起，提示前倾和内旋增加。胸小肌、斜角肌与胸锁乳突肌的触诊通常会发现收缩和紧绷的肌肉，这些肌肉需要松动。手臂抬高时，肩胛骨的动态运动经常表现出缺乏平滑的移动，且提示下斜方肌肌无力。双侧对比检查至关重要。同时还要注意肩胛骨周围肌肉的压痛、肿胀及可触及的缺陷。肩胛骨辅助检查有助于评估肩胛骨位置和运动的改变对症状的缓解作用。X 线片应包括一张肩胛骨的 Y 位片，以评估肩胛骨的背侧与腹侧面。已有研究使用三维 CT 来测量解剖异常。MRI 可能有助于显示发炎的滑囊与肌肉。

弹响肩胛骨的治疗应从综合的非手术治疗开始。每个方案都应个性化并基于已证实的病因。然而，治疗方案通常以物理治疗为基础，以调整正确的姿势和肩胛骨周围力学。治疗重点是通过等长耐力训练和动态耐力训练来提升下斜方肌与前锯肌的力量。所有的前部肌群挛缩都应通过按摩与拉伸来松动。治疗方案还应包含运动调整与理疗。在某些情况下可使用肩胛骨支具。滑囊炎可以通过适当的技术和谨慎的精准注射来治疗。

对于系统保守治疗失败、残疾程度高且愿意依从和执行术后护理的患者可采取手术治疗。对于有神经损伤或严重肌肉萎缩的患者，单纯的弹响肩胛骨手术是禁忌证。经报道，尽管手术技术差异很大，手术的成功率很高。虽然开放性手术的并发症发生率和美容问题引起了关注，但开放性技术与关节镜技术均可获得满意疗效。虽然关节镜技术恢复更快，但技术要求高，神经血管损伤风险增加。选择任一技术，手术医生均可行简单的滑囊切除术或肩胛骨部分切除术。骨切除无确定的适应证，且报道的切除量差异显著。

29.5 动力链与基于肩胛骨运动障碍的肌肉抑制

理想的肩关节功能是生理运动激活的结果。生理运动激活作用于完整的解剖结构，创造特定的生物力学运动和体位，进而产生力量、运动以及完成特定的任务。当激活、运动和产生的力能够充分满足特定的任务要求时，即可实现完成特定任务的功能。例如过顶投掷、发球或举重物等复杂的生物力学任务，需要同时有序地激活上、下肢肌肉。这些节段统称为动力链的连接点。动力链是身体各部位依照协调的顺序激活、运动和稳定，从而完成体育运动。

有效的动力链由 3 个部分组成：(1) 优化的解剖结构(完整无损伤)及生理学(力量、柔韧性、耐力及发力)；(2) 用于肌肉激活的成熟、高效、基于特定任务的运动模式；(3) 顺序产生、在运动中适当分布以实现预期体育功能的力量。动力链中某节段的功能障碍可能改变其性能或导致远侧节段受损。例如，肩胛骨的稳定性是维持动力链正常功能的关键，因为肩胛骨是动力链中将产生能量的核心与能量传递臂相连接的环节。肩胛骨或其周围结果的缺陷，如肌无力和/或肌肉紧张，会对与手臂相关的任务所需要的生物力学输出产生负面的影响。

其他动力链节段的肌无力或肌肉紧张会导致肩胛骨功能障碍。髋部或膝部的缺陷会通过改变发力或减少近端动力链运动而导致肩胛骨运动障碍。下斜方肌附着于腰背筋膜和髋伸肌，在臀部活动时得到最大限度的激活，尤其是对角线运动。当髋部与躯干旋转不充分时，肩胛骨必须通过增加回缩/前伸幅度或增强稳定性来进行代偿。由于需要增强肌肉活动，这两种代偿都是低效和困难的。多项关于各种运动和活动的研究证明了动力链各节段之间存在力量不平衡，提示这些缺陷可能会对动力链功能障碍有一定影响。

肩胛骨运动障碍是对近端激活丧失的非特异性反应，而不是对特定病理的特异性反应。肩胛骨运动障碍有多种动力链致病因素，包括既往的腿部或髋部损伤、肌无力/失衡、神经损伤及运动障碍。视诊所见的内侧缘突出可能是肌肉激活异常的结果，可能是来自肌肉的直接影响，如肌肉僵硬、无力、疲劳，也可能是神经损伤，一般可通过康复手段来治疗(图 29.4)。

动力链上肢部分的肌肉紧张，包括肩部及其周围的惰性与收缩性组织的紧张是导致肩胛骨运动障碍的另一因素。止于喙突的肌群(胸小肌与肱二头肌短头)的肌肉僵硬与肩袖后部肌群的紧张很常见。这些肌肉的紧张导致肩胛骨前伸，肩胛骨后倾角和肩峰下间隙高度减小，因此与外撞击相关。内旋不足常见于过顶运动的运动员，投掷臂的内旋角度较非投掷臂约小 10°。这种旋转不足被认为是骨、关节囊和(或)肌肉随时间变化的结果。对于存在体格损伤但未发现明显病理改变的运动障碍者，应评估动力链的病因。治疗方面以纠正所有动力链缺陷为基础。

盂肱关节损伤引起的肌肉抑制可导致协同肌激活缺失，进而引起肩胛骨运动障碍。外撞击、盂唇损伤、二头肌病变、肩袖疾病、盂肱关节不稳及粘连性关节囊炎与下斜方肌、上斜方肌和前锯肌的激活改变有关，并可导致肩胛骨的前伸和运动障碍。如果系统的康复治疗计划中没有

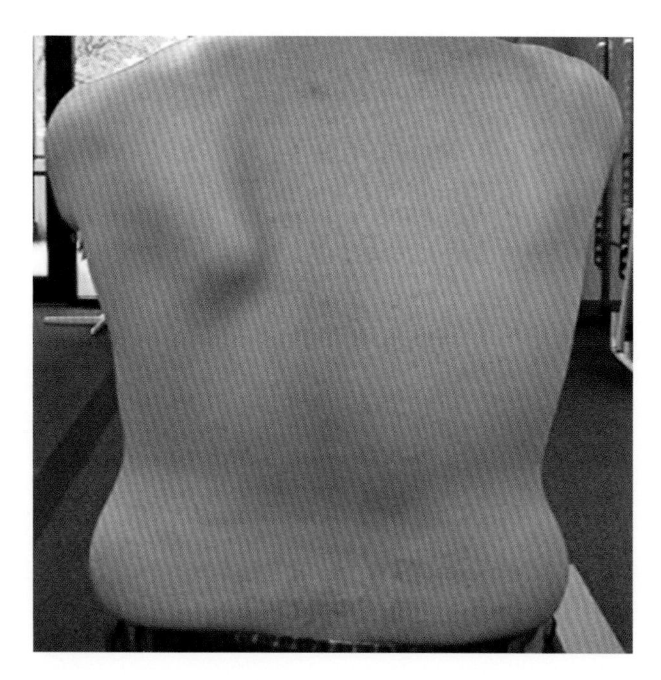

图 29.4 由动力链功能障碍引起的非病理性肩胛骨运动障碍的病例

涉及运动障碍，则此运动障碍可增加由损伤引起的功能障碍，并延迟功能的恢复。

29.6 结论

多种病理可导致肩胛骨位置与运动的改变，这些改变被统称为翼状肩胛骨。传统观点认为的神经源性病因较其他病因少见。临床观察到内侧缘凸起应该是一个起点，需要后续的诊断流程以排查所有可能的病因。

参考文献

[1] Aval SM, Durand P, Shankwiler JA. Neurovascular Injuries to the athlete's shoulder: part 1. J Am Acad Orthop Surg. 2007;15(4):249–256.

[2] Aval SM, Durand P, Shankwiler JA. Neurovascular injuries to the athlete's shoulder: part 2. J Am Acad Orthop Surg. 2007;15(5):281–289.

[3] Kibler WB. Scapular surgery I–IV. In: Reider B, Terry MA, Provencher MT, editors. Sports medicine surgery. Philadelphia: Elsevier Saunders; 2010. p. 237–267.

[4] Kuhn J, Plancher K, Hawkins R. Scapular winging. J Am Acad Orthop Surg. 1995;3:319–325.

[5] Galano GJ, Bigliani LU, Ahmad CS, Levine WN. Surgical treatment of winged scapula. Clin Orthop Relat Res. 2008;466(3):652–660. Fig. 29.4 Example of nonpathologic scapular dyskinesis caused by kinetic chain dysfunction 29 Anatomy of Scapula Winging 300

[6] Tauber M, Moursy M, Koller H, Schwartz M, Resch H. Direct pectoralis major muscle transfer for dynamic stablization of scapular winging. J Shoulder Elbow Surg. 2008;17(1):S29–S34.

[7] Romero J, Gerber C. Levator scapulae and rhomboid transfer for paralysis of trapezius: The Eden-Lange procedure. J Bone Joint Surg Br. 2003;85(8):1141–1145.

[8] Kibler WB, Sciascia A, Uhl T. Medial scapular muscle detachment: clinical presentation and surgical treatment. J Shoulder Elbow Surg. 2014;23(1):58–67.

[9] Kuhne M, Boniquit N, Ghodadra N, Romeo AA, Provencher MT. The snapping scapula: diagnosis and treatment. Arthroscopy. 2009;25(11):1298–1311.

[10] Bagg SD, Forrest WJ. A biomechanical analysis of scapular rotation during arm abduction in the scapular plane. Am J Phys Med Rehabil. 1988;67:238–245.

[11] Lehtinen JT, Tingart MJ, Apreleva M, Warner JJP. Quantitative morphology of the scapula: normal variation of the superomedial scapular angle, and superior and inferior pole thickness. Orthopedics. 2005;28(5):481–486.

[12] Ebraheim NA, Rongming X, Haman SP, Miedler JD, Yeasting RA. Quantitative anatomy of the scapula. Am J Orthop. 2000;29(4):287–292.

[13] Kibler WB, Sciascia AD. Current concepts: scapular dyskinesis. Br J Sports Med. 2010;44(5):300–305.

[14] Putnam CA. Sequential motions of body segments in striking and throwing skills: description and explanations. J Biomech. 1993;26:125–135.

[15] Sciascia AD, Thigpen CA, Namdari S, Baldwin K. Kinetic chain abnormalities in the athletic shoulder. Sports Med Arthrosc Rev. 2012;20(1):16–21.

[16] De May K, Danneels L, Cagnie B, Cools A. Are kinetic chain rowing exercises relevant in shoulder and trunk injury prevention training? Br J Sports Med. 2011;45(4):320.

[17] Reeser JC, Joy EA, Porucznik CA, Berg RL, Colliver EB, Willick SE. Risk factors for volleyball-related shoulder pain and dysfunction. Phys Med Rehabil. 2010;2(1):27–35.

[18] Radwan A, Francis J, Green A, Kahl E, Maciurzynski D, Quartulli A, et al. Is there a relation between shoulder dysfunction and core instability? Int J Sports Phys Ther. 2014;9(1):8–13.

[19] Vad VB, Bhat AL, Basrai D, Gebeh A, Aspergren DD, Andrews JR. Low back pain in professional golfers: the role of associated hip and low back range-ofmotion defi cits. Am J Sports Med. 2004;32(2):494–497.

[20] Ellenbecker TS, Roetert EP. Age specifi c isokinetic glenohumeral internal and external rotation strength in elite junior tennis players. J Sci Med Sport. 2003;6(1):63–70.

[21] Nadler SF, Malanga GA, Feinberg JH, Prybicien M, Stitik TP, DePrince M. Relationship between hip muscle imbalance and occurrence of low back pain in collegiate athletes: a prospective study. Am J Phys Med Rehabil. 2001;80(8):572–577.

[22] Nadler SF, Malanga GA, Bartoli LA, Feinberg JH, Prybicien M, DePrince M. Hip muscle imbalance and low back pain in athletes: infl uence of core strengthening. Med Sci Sports Exerc. 2002;34(1):9–16.

[23] Kibler WB, Ludewig PM, McClure PW, Michener LA, Bak K, Sciascia AD. Clinical implications of scapular dyskinesis in shoulder injury: the 2013 consensus statement from the "scapula summit". Br J Sports Med. 2013;47:877–885.

[24] Wilk KE, Meister K, Andrews JR. Current concepts in the rehabilitation of the overhead throwing athlete. Am J Sports Med. 2002;30(1):136–151.

[25] Reagan KM, Meister K, Horodyski M, Werner DW, Carruthers C, Wilk KE. Humeral retroversion and its relationship to glenohumeral rotation in the shoulder of college baseball players. Am J Sports Med. 2002;30(3):354–360.

[26] Myers JB, Laudner KG, Pasquale MR, Bradley JP, Lephart SM. Glenohumeral range of motion defi cits and posterior shoulder tightness in throwers with pathologic internal impingement. Am J Sports Med. 2006;34:385–391.

[27] Burkhart SS, Morgan CD, Kibler WB. The disabled throwing shoulder: spectrum of pathology part I: pathoanatomy and biomechanics. Arthroscopy. 2003; 19(4):404–420.

[28] Crockett HC, Gross LB, Wilk KE, Schwartz ML, Reed J, O'Mara J, et al. Osseous adaptation and range of motion at the glenohumeral joint in professional baseball pitchers. Am J Sports Med. 2002;30(1):20–26.

[29] Kibler WB, Sciascia AD, Moore SD. An acute throwing episode decreases shoulder internal rotation. Clin Orthop Relat Res. 2012;470:1545–1551.

[30] Reinold MM, Wilk KE, Macrina LC, Sheheane C, Dun S, Fleisig GS, et al. Changes in shoulder and elbow passive range of motion after pitching in professional baseball players. Am J Sports Med. 2008; 36(3):523–527.

[31] Wilk KE, Macrina LC, Fleisig GS, Porterfi eld R, Simpson Ii CD, Harker P, et al. Loss of internal rotation and the correlation to shoulder injuries in professional baseball pitchers. Am J Sports Med. 2011;39(2):329–335.

[32] Tyler TF, Nicholas SJ, Roy T, Gleim GW. Quantifi cation of posterior capsule tightness and motion loss in patients with shoulder impingement. Am J Sports Med. 2000;28:668–673.

[33] Shanley E, Rauh MJ, Michener L, Ellenbecker TS, Garrison JC, Thigpen CA. Shoulder range of motion measures as risk factors for shoulder and elbow injuries in high school softball and baseball players. Am J Sports Med. 2006;39:1997–2006.

[34] Kibler WB, McMullen J, Uhl TL. Shoulder rehabilitation strategies, guidelines, and practice. Oper Techn Sports Med. 2000;8(4):258–267.

[35] Sciascia A, Cromwell R. Kinetic chain rehabilitation: a theoretical framework. Rehabil Res Pract. 2012; 2012:1–9.

[36] Kibler WB, Sciascia A, Wilkes T. Scapular dyskinesis and its relation to shoulder injury. J Am Acad Orthop Surg. 2012;20(6):364–372.

第 30 章　胸大肌和胸小肌

Alberto de Castro Pochini, Eduardo Antonio Figueiredo, Bernardo Barcellos Terra,Carina Cohen, Paulo Santoro Belangero, Carlos Vicente Andreoli, Benno Ejnisman, Levi Morse

30.1　解剖

胸大肌的锁骨头起自锁骨前表面内侧一半。其胸骨头起自胸骨体部以及胸骨柄前表面的外侧一半、上方 6 根肋软骨和外斜肌的腱膜（图 30.1~ 图 30.7）。

从这个广泛的起点开始，肌肉纤维向它们的止点汇集；起于锁骨的纤维斜向下和向外走行，通常被一个小间隔与其他纤维分开。起于胸肋的肌肉纤维则向上和向外走行，同时中部的纤维呈水平走行。胸大肌腱是双层的，宽度约 5cm。它止于肱骨二头肌间沟的外侧缘（图 30.1~ 图 30.7）。

胸小肌是一块小的三角形肌肉，起于胸大肌覆盖下的第 3~5 肋。其通过短而粗的肌腱止于喙突的上表面和内侧缘。

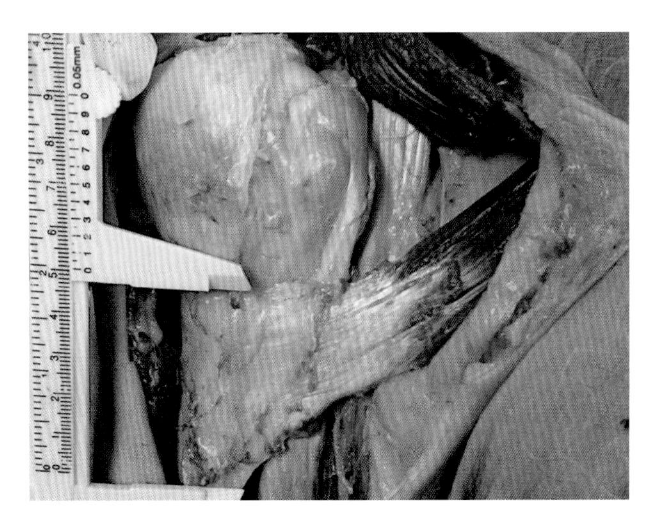

图 30.1　胸大肌腱在肱骨的止点

30.2　分层

根据许多文献的描述，胸大肌腱由两层组成，其中一层位于另一层的前面。它们通常会在下方混合在一起。

前层较厚，由起自锁骨和胸骨最上方的纤维组成。它们以与起点相同的排列附着于止点。也就是说，锁骨纤维的最外侧止于前层的上部，而胸骨最上部的纤维则走行至前层的下部。这个肌腱层向下延伸并汇集至三角肌的肌腱（图 30.2）。

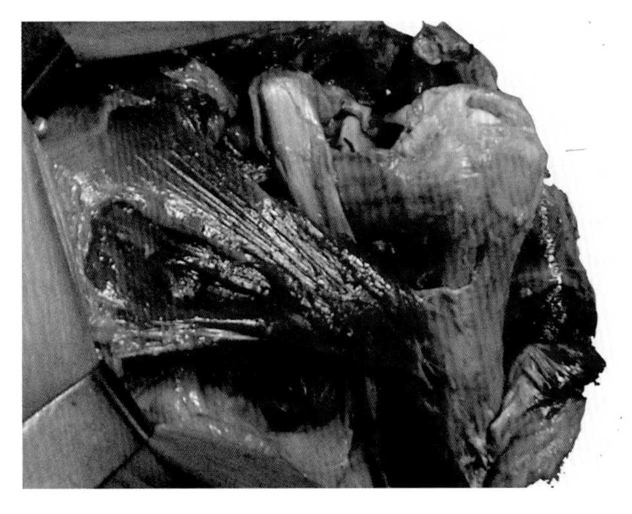

图 30.2　胸大肌的大体解剖。注意锁骨头形成前层，胸骨肋骨头作为后层，在下方卷曲走行并向前附着在更高处

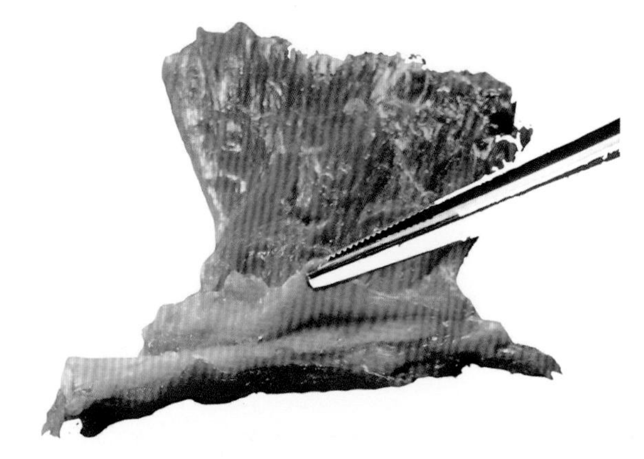

图 30.3 胸大肌腱和肱二头肌腱的解剖关系

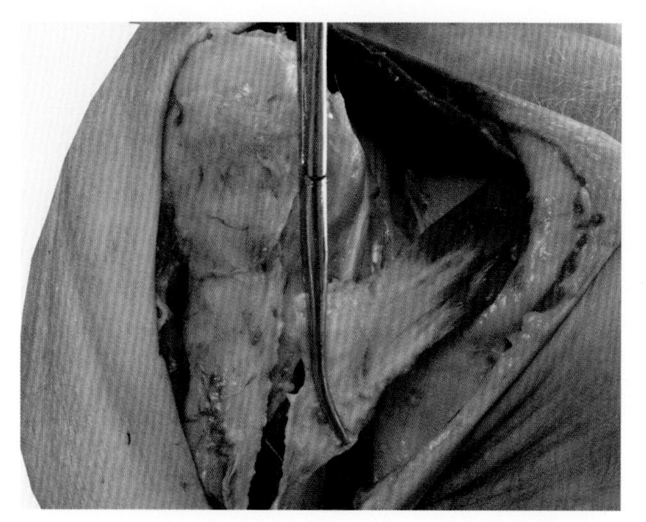

图 30.4 胸大肌腱从其附着处分离后，显露下方的二头肌腱近端

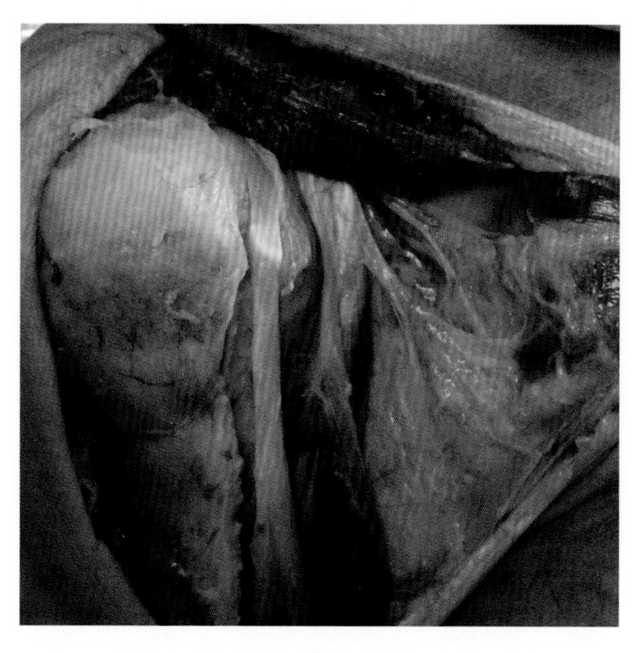

图 30.5 胸大肌腱分离并从其附着处反折后，显露下方的二头肌腱近端

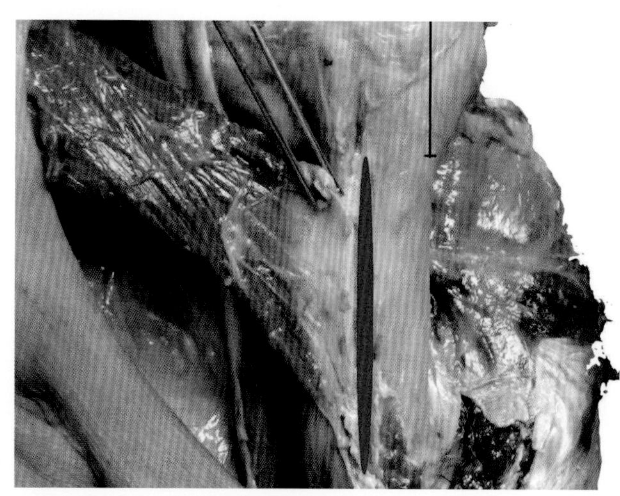

图 30.6 胸大肌的肌腱止点

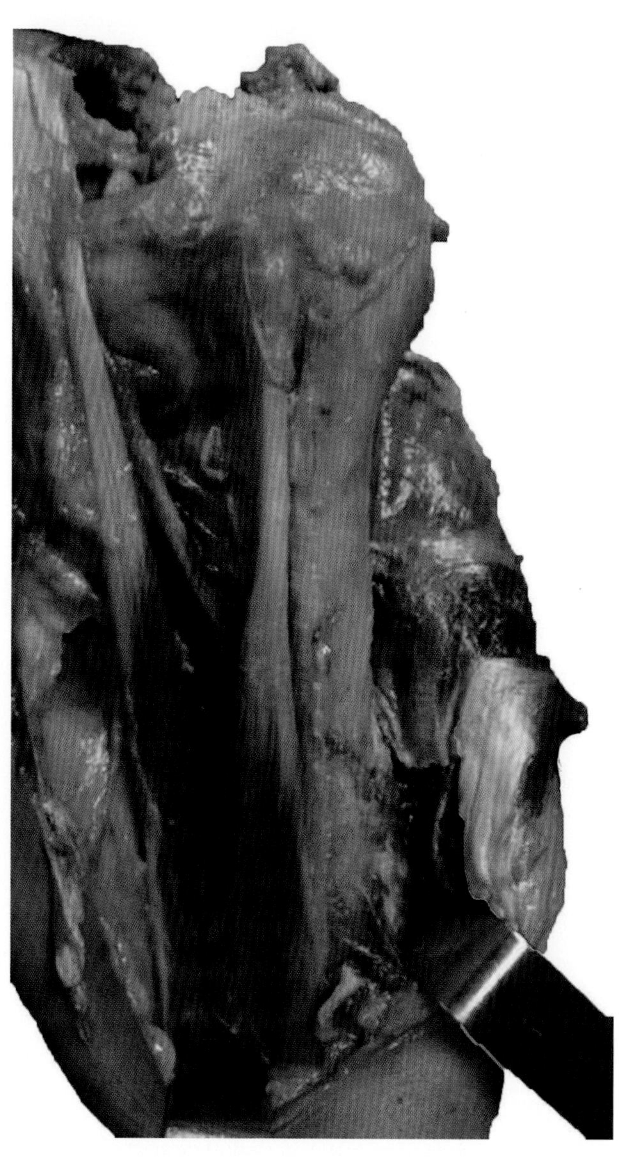

图 30.7 完全去除胸大肌以显露下面的肱二头肌

肌腱的后层汇集了来自胸骨大部和肋软骨深部的纤维。它们向上和向外走行，逐渐附着于更高处的肌腱后层，形成腋前襞的圆形外观和扭曲的肌腱外观。肌腱后层在肱骨上的位置比肌腱前层更高。在这里，肌腱后层的扩张部分延伸跨越肱骨结节间沟，并与肩关节囊相融合。胸大肌和肱二头肌腱之间有紧密的解剖关系。这与我们的观察结果是一致的。在胸大肌腱完全断裂后的某些情况下，患者还出现肱二头肌长头腱半脱位。这可能是因为胸大肌腱的后层是肱二头肌腱的重要稳定结构（图 30.3）。

从该层止点部的最深层纤维发出的一个扩张部划分出肱骨结节间沟。同时，从肌腱下缘发出的第三个扩张部分向下走行至手臂筋膜。

30.3 神经支配

胸大肌的运动神经支配由胸内、外侧神经提供。而胸内、外侧神经的命名是因为它们起源于神经丛的内、外侧索。胸内侧神经起源于臂神经丛下干的 C7、C8 和 T1 神经根。然后通过释放乙酰胆碱到神经肌肉接合部来传递神经肌肉接合部的动作电位，刺激胸大肌胸骨头成比例的肌肉收缩。胸大肌的第二个神经支配起源于 C5 和 C6 神经根。C5 和 C6 神经根合并形成上干，然后分裂成上干前支，与中干汇合形成外侧索。胸外侧神经从臂神经丛外侧索分出，分布在胸大肌的深面。在神经肌肉接合部，胸外侧神经向胸大肌的锁骨头提供运动支配。

胸小肌也接受来自胸内、外侧神经的支配，起源于 C6~C8 神经根。

胸大肌的感觉反馈遵循相反的路径：通过一级神经元和脊神经前支返回到 C5、C6、C8 和 T1 处的脊神经。在脊髓后角的突触之后，关于肌肉运动、本体感觉和压力的感觉信息通过背柱内侧丘径中的二级神经元到达髓质。在那里，纤维交织形成内侧丘系，携带感觉信息继续前行到达“通往大脑皮层的大门”——丘脑。丘脑将一些感觉信息转移到小脑和基底核以完成运动反馈回路，而一些感觉信息通过三级神经元直接上传到大脑顶叶的中央后回。胸大肌的感觉信息在的感觉侏儒图上部得到处理，靠近将大脑分为两个半球的纵裂。

肌电图显示，其至少由 6 组可由中枢神经系统独立协调的肌肉纤维组成。

30.4 功能

胸大肌是手臂的强大内收肌和内旋肌，也有助于肩关节的屈曲。它还负责保持手臂与躯干的附着。上肢固定在外展位时，胸大肌便是一块吸气辅助肌。两个不同的部分负责不同的动作。锁骨部分邻近三角肌，有助于肱骨的屈曲、水平内收和内旋。在大约 110° 角时，其有助于肱骨的内收。胸肋部分与锁骨部分是相互拮抗的。它有助于手臂向下和向前的运动以及内收时的内旋运动。胸骨部分的纤维也有助于伸展，但不能超过其解剖位置。

胸小肌的功能意义较小，但它会在腋窝处的神经血管和淋巴结构的前面形成一条紧密带，从而起到保护作用。它协助前锯肌进行肩胛骨前伸，也会协助重力在手臂完全外展后将肩胛骨恢复到静息位置，但胸小肌被认为是冻结肩发展的一个病因。

30.5 损伤和影像学

胸大肌撕裂不常见，先天性缺失也很罕见（图 30.8、

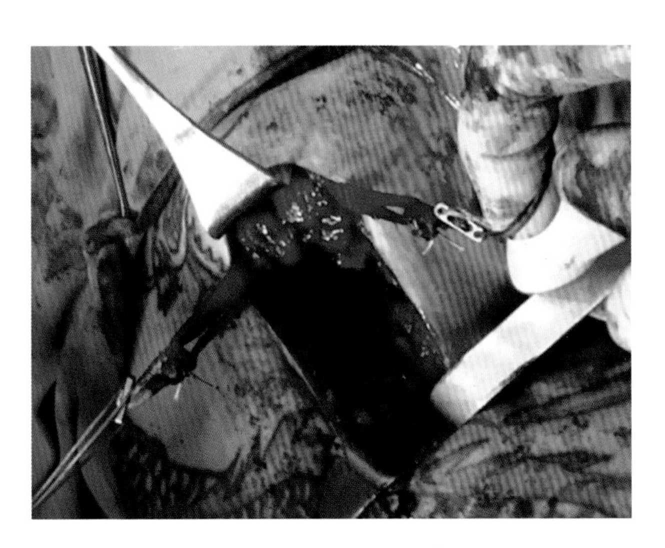

图 30.8 胸大肌和腘绳肌腱移植物的手术照片

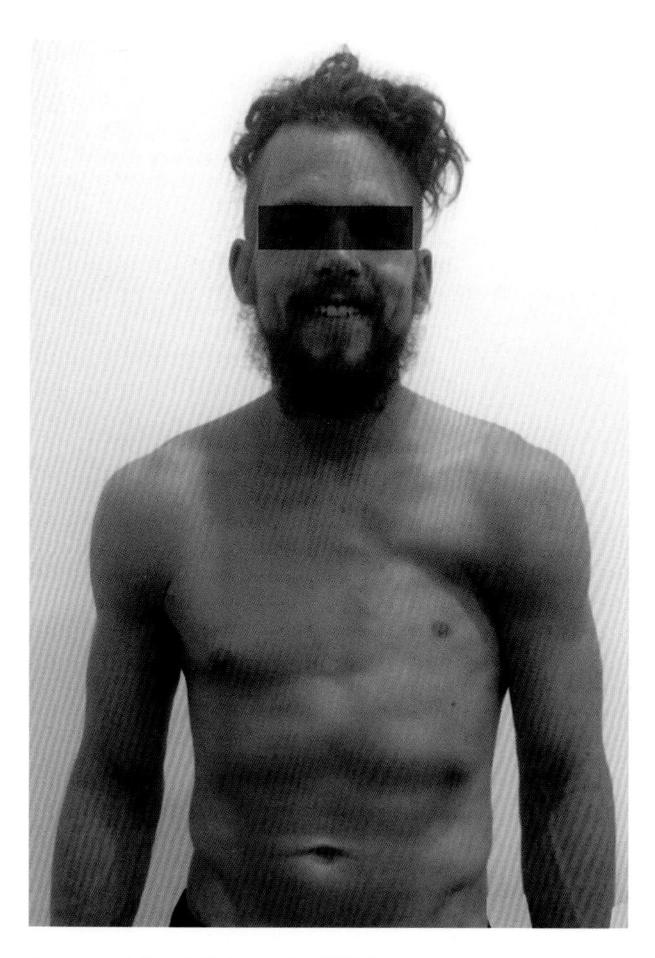

图 30.9 胸大肌肋骨头部分先天性缺失

图 30.9）。最常见的损伤机制是举重，特别是卧推。大多数损伤都位于腱腹交界处，由剧烈的离心肌肉收缩导致。但我们也描述过，由于合成类固醇的作用，肌肉强壮的运动员在卧推过程中，在离心收缩和向心收缩之间过渡时也会发生断裂。在肌腹处的断裂较少见，通常是直接打击所致。大多数损伤发生在男性运动员身上，尤其是那些从事接触性运动和举重的运动员。由于女性的腱－肌直径更大、肌肉弹性更大且高能量损伤更少，因此这些撕裂不太容易发生在女性身上。这种损伤的特征是胸壁疼痛、皮肤瘀青和肌肉力量丧失，以及腋前壁的感觉丧失。重度部分撕裂或完全撕裂通常需要手术，尤其是在运动人群中。大多数患者能够在手术后恢复活动，且患者满意度较高，与受伤前的功能相比也只有轻微的力量下降。超声和 MRI 影像均可明确诊断。

参考文献

[1] Aarimaa V, Rantanen J, Heikkila J, Helttula I, Orava S. Rupture of the pectoralis major muscle. Am J Sports Med. 2004;32(5):1256–1262.

[2] Alho A. Ruptured pectoralis major tendon. A case report on delayed repair with muscle advancement. Acta Orthop Scand. 1994;65(6):652–653.

[3] Anbari A, Kelly 4th JD, Moyer RA. Delayed repair of a ruptured pectoralis major muscle. A case report. Am J Sports Med. 2000;28(2):254–256.

[4] Bak K, Cameron EA, Henderson IJ. Rupture of the pectoralis major: a meta-analysis of 112 cases. Knee Surg Sports Traumatol Arthrosc. 2000;8(2):113–119.

[5] Beloosesky Y, Grinblat J, Katz M, Hendel D, Sommer R. Pectoralis major rupture in the elderly: clinical and sonographic fi ndings. Clin Imaging. 2003;27(4):261–264.

[6] Berson BL. Surgical repair of pectoralis major rupture in an athlete. Case report of an unusual injury in a wrestler. Am J Sports Med. 1979;7(6):348–351.

[7] Carek PJ, Hawkins A. Rupture of pectoralis major during parallel bar dips: case report and review. Med Sci Sports Exerc. 1998;30(3):335–338.

[8] Connell DA, Potter HG, Sherman MF, Wickiewicz TL. Injuries of the pectoralis major muscle: evaluation with MR imaging. Radiology. 1999;210(3):785–791.

[9] Chiavaras MM, Jacobson JA, Smith J, Dahm DL. Pectoralis major tears: anatomy, classifi cation, and diagnosis with ultrasound and MR imaging. Skeletal Radiol. 2015;44:157–164.

[10] Dunkelman NR, Collier F, Rook JL, Nagler W, Brennan MJ. Pectoralis major muscle rupture in windsurfi ng. Arch Phys Med Rehabil. 1994;75(7):819–821.

[11] Dvir Z. Isokinetics—muscle testing, interpretation and clinical applications. Edinburgh: Churchill Livingstone; 1995.

[12] Egan TM, Hall H. Avulsion of the pectoralis major tendon in a weight lifter: repair using a barbed staple. Can J Surg. 1987;30(6):434–435.

[13] ElMaraghy AW, Devereaux MW. A systematic review and comprehensive classifi cation of pectoralis major tears. J Shoulder Elbow Surg. 2012;21(3):412–422.

[14] Fleury AM, Silva AC, Pochini A, Ejnisman B, Lira CA, Andrade Mdos S. Isokinetic muscle assessment after treatment of pectoralis major muscle rupture using surgical or non-surgical procedures. Clinics (Sao Paulo). 2011;66(2):313–320.

[15] Garrigues GE, Kraeutler MJ, Gillespie RJ, O'Brien DF, Lazarus MD. Repair of pectoralis major ruptures: singlesurgeon case series. Orthopedics. 2012;35(8):e1184–e1190.

[16] Hanna CM, Glenny AB, Stanley SN, Caughey MA. Pectoralis major tears: comparison of surgical and conservative treatment. Br J Sports Med. 2001;35(3):202–206.

[17] Hart ND, Lindsey DP, McAdams TR. Pectoralis major tendon rupture: a biomechanical analysis of repair techniques. J Orthop Res. 2011;29(11):1783–1787.

[18] Jones MW, Matthews JP. Rupture of pectoralis major in weight lifters: a case report and review of the literature. Injury. 1988;19(3):219.

[19] Joseph TA, Defranco MJ, Weiker GG. Delayed repair of a pectoralis major tendon rupture with allograft: a case report. J Shoulder Elbow Surg. 2003;12(1):101–104.

[20] Law WB. Closed incomplete rupture of pectoralis major. Br Med J. 1954;4886:499.

[21] Lee J, Brookenthal KR, Ramsey ML, Kneeland JB, Herzog R. MR imaging assessment of the pectoralis major myotendinous unit: an MR imaging-anatomic correlative study with surgical correlation. AJR Am J Roentgenol. 2000;174(5):1371–1375.

[22] Lindenbaum BL. Delayed repair of a ruptured pectoralis major muscle. Clin Orthop. 1975;109:120–121.

[23] Marmor L, Becthol CO, Hall CB. Pectoralis major muscle function of esternal portion and mechanism of rupture of normal muscle: case reports. J Bone Joint Surg Am. 1961;43:81–87.

[24] Miller MD, Johnson DL, Fu FH, Thaete FL, Blanc RO. Rupture of the pectoralis major muscle in a collegiate football player. Use of magnetic resonance imaging in early diagnosis. Am J Sports Med. 1993;21(3):475–477.

[25] Motzkin N, Cahalan TD, Morrey BF, Chao EYS. Isometric and isokinetic endurance testing of the forearm complex. Am J Sports Med. 1991;19:107–111.

[26] Ohashi K, El-Khoury GY, Albright JP, Tearse DS. MRI of complete rupture of the pectoralis major muscle. Skeletal Radiol. 1996;25(7):625–8. Fig. 30.9 Congenital absence of the costal head of the pectoralis major muscle (Copyright Dr Gregory Bain) 30 Pectoralis Major and Minor Muscles 306

[27] Park JY, Espiniella JL. Rupture of pectoralis major muscle. A case report and review of literature. J Bone Joint Surg Am. 1970;52(3):577–581.

[28] Pochini A, Ejnisman B, Andreoli CV, Cohen M. Reconstruction of the pectoralis major tendon using autologous grafting and cortical button attachment: description of the technique. Tech Should Elbow Surg. 2012;13(5):77–80.

[29] Pochini AC, Ejnisman B, Andreoli CV, et al. Exact moment of tendon of pectoralis major muscle rupture captured on video. Br J Sports Med. 2007;41(9):618–619.

[30] Pochini AC, Ejnisman B, Andreoli CV, et al. Pectoralis major muscle rupture in athletes: a prospective study. Am J Sports Med. 2010;38(1):92–98.

[31] Pochini AC, Andreoli CV, Ejnisman B. Clinical considerations for the surgical treatment of pectoralis major muscle ruptures based on 60 cases: a prospective study and literature review. Am J Sports Med. 2014;42(1):95–102.

[32] Quinlan JF, Molloy M, Hurson BJ. Pectoralis major tendon ruptures: when to operate. Br J Sports Med. 2002;36(3):226–228.

[33] Rabuck SJ, Lynch JL, Guo X, et al. Biomechanical comparison of 3 methods to repair pectoralis major ruptures. Am J Sports Med. 2012;40(7):1635–40.

[34] Schachter AK, White BJ, Namkoong S, Sherman O. Revision reconstruction of a pectoralis major tendon rupture using hamstring autograft: a case report. Am J Sports Med. 2006;34(2):295–298.

[35] Schepsis AA, Grafe MW, Jones HP, Lemos MJ. Rupture of the pectoralis major muscle. Outcome after repair of acute and chronic injuries. Am J Sports Med. 2000;28(1):9–15.

[36] Scott BW, Wallace WA, Barton MA. Diagnosis and assessment of pectoralis major rupture by dynamometry. J Bone Joint Surg Br. 1992;74(1):111–113.

[37] Sherman SL, Lin EC, Verma NN, Mather RC. Biomechanical analysis of the pectoralis major tendon and comparison of techniques for tendo-osseous repair. Am J Sports Med. 2012;40(8):1887–1894.

[38] Silverstein JA, Goldberg B, Wolin P. Proximal humerus shaft fracture after pectoralis major tendon rupture repair. Orthopedics. 2011;34(6):222.

[39] Tietjen R. Closed injuries of the pectoralis major muscle. J Trauma. 1980;20(3):262–264.

[40] Uchiyama Y, Miyazaki S, Tamaki T, et al. Clinical results of a surgical technique using endobuttons for complete tendon tear of pectoralis major muscle: report of fi ve cases. Sports Med Arthrosc Rehabil Ther Technol. 2011;3:20.

[41] Wheat H, Bugg B, Lemay K, Reed J. Tears of pectoralis major in steer wrestlers: a novel repair technique using the EndoButton. Clin J Sport Med. 2013;23(1):80–82.

[42] Wolfe SW, Wickiewicz TL, Cavanaugh JT. Ruptures of the pectoralis major muscle. An anatomic and clinical analysis. Am J Sports Med. 1992;20(5):587–593.

[43] Wong B, Fung L, Ravichandiran K, Agur A, Rindlisbacher T, Elmaraghy A. Three-dimensional study of pectoralis major muscle and tendon architecture. Clin Anat. 2009;22(4):500–508.

[44] De Zordo T, Chhem R, Smekal V, Feuchtner G, Reindl M, Fink C, Faschingbauer R, Jaschke W, Klauser AS. Real-time sonoelastography: fi ndings in patients with symptomatic achilles tendons and comparison to healthy volunteers. Ultraschall Med. 2010;31(4):394–400.

[45] Turan A, Tufan A, Mercan R, Teber MA, Tezcan ME, Bitik B, Goker B, Haznedaroğlu S. Real-time sonoelastography of Achilles tendon in patients with ankylosing spondylitis. Skeletal Radiol. 2013;42(8):1113–1118.

[46] Drakonaki EE, Allen GM, Wilson DJ. Ultrasound elastography for musculoskeletal applications. Br J Radiol. 2012;85(1019):1435–1445.

第六部分

神经血管结构

第 31 章　臂丛神经

Akimoto Nimura, Keiichi Akita，Hiroyuki Sugaya

31.1　臂丛神经的发育

31.1.1　肩带肌群的基本结构

人类的上肢相当于四足动物的前肢，来源于鱼类的胸鳍。因此，想要了解肩带肌群的结构原理，让我们先思考鳍的发育过程。胸鳍起源于腹外侧连续的皮肤褶皱，出现在无颌类动物的躯干的腹面双侧。鳍褶被认为分为两个部分，形成原始有颌类动物的成对附肢结构。鳍部的肌肉是由躯干肌肉延伸至鳍而构成。因为鳍部的肌肉起源于躯干腹侧（v）的肌肉，所以鳍的肌肉由脊神经腹支支配。脊神经的背支和躯干背侧（d）肌肉不参与鳍的形成。

鳍的主要功能是抬升和下降。肌间隔出现在鳍的中线，相当于上肢的骨间膜和骨骼。这些结构将鳍的肌肉分为升肌（背侧，d）和降肌（腹侧，v）。此外，鳍的肌肉和躯干之间还有额外的间隔。它们相当于四足动物的肢带。

人类的肩带在肩胛骨中心有一个关节盂，并与肱骨近端相连接形成关节。肩带本身是由关节盂分为背侧和腹侧。换言之，肩胛骨体部在背侧，喙突及锁骨在腹侧（图 31.1）。此外，根据骨的连接，肌肉从近端到远端可分成不同类别。基于上述规则，肩带肌群如表 31.1 所示。

31.1.2　臂丛神经的形态研究

在肌肉分布的发育过程中，每一块肌肉和支配神经的关系都被认为是存储在发育系统中。因此，研究肩带肌群的形态可能会为我们认识臂丛神经的复杂结构提供思路。

脊神经首先分出前支和后支分别支配腹侧和背侧同一节段的躯干肌。

臂丛神经应是由前支构成，因为上肢出现在躯干腹侧。对鲨鱼鳍发育的研究使得我们更容易理解，为什么位于几个节段水平的前支能够错综复杂地形成了神经丛（图 31.2）。如果鳍在缓慢发育的过程中其基底部始终与躯干相通，则神经支配的节段顺序应保持不变，且神经支的密度不应发生变化。但是，事实上鳍在快速发育的过程中其基底部是闭合的，肌节交错，支配神经汇合成丛。在这些过程中，神经的节段顺序被显著打乱。

然而，在臂丛神经发育的过程中，支配神经的以下两个规则得以大致存留。首先，根据所支配肌肉的分布，臂丛神经的分支分为腹侧层和背侧层。换言之，背侧肌肉（d）是由背侧层的神经支配，腹侧肌肉（v）是由腹侧层的神经支配。其次，越靠近躯干的肌肉，其支配神经的起点越靠近臂丛的近端。具体说来，肩胛背神经和胸长神经（表 31.1 中 d1）和锁骨下神经（v1）起源于椎间孔附近，而肩胛下神经和胸背神经（d2）以及胸神经（V2）起源于锁骨下区（图 31.1、图 31.3）。

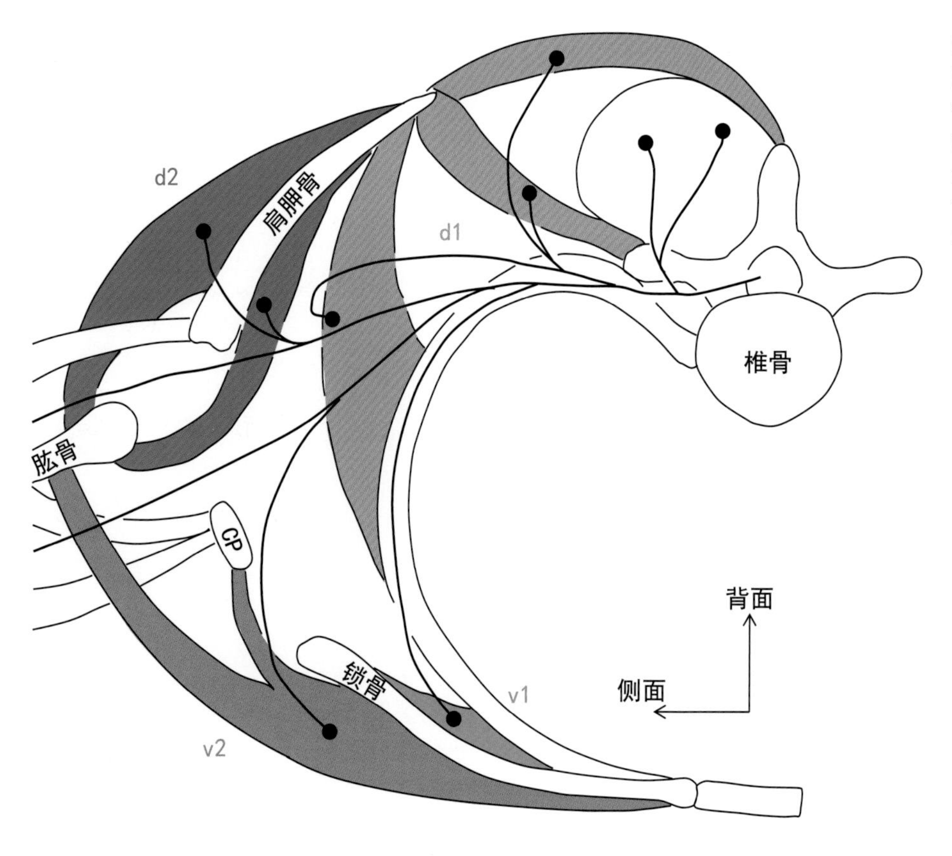

图 31.1 胸部和手臂的横截面示意图，显示基于分布和神经走行对肩带肌群进行的分类。表 31.1 中 d1 部分的肌肉显示为绿色；d2、v1 和 v2 分别显示为蓝色、橙色和粉红色。每组肌肉（d1、d2、v1、v2）均在表 31.1 中描述

表 31.1 肩带肌群的分布

分布		肌肉	神经	神经根
背侧（d）	d1	肩胛提肌	肩胛背	C5
		菱形肌		C5
		前锯肌	胸长	C5 ~C7
	d2	肩胛下肌	肩胛下	C5~ C6
		大圆肌		C5~ C6
		背阔肌	胸背	C6~C8
腹侧（v）	v1	锁骨下肌	锁骨下	C5~ C6
	v2	胸大肌	胸内外侧	C5~ C7
		胸小肌	胸内侧	C8~T1

31.2 臂丛神经的结构

31.2.1 臂丛神经概述

臂丛神经是由 C4~C8 神经根的前支和 T1 神经根的大部分前支联合组成的（图 31.3）。最常见的臂丛神经分布情况如下：C5、C6 神经分支在中斜角肌外侧缘交汇，为上干；C8 和 T1 神经分支在斜角肌前部后方交汇，为下干；C7 神经分支为中间干。这些神经干向外侧延伸，并分支成前股和后股。上干、中干的前股形成外侧束，位于腋动脉外侧。下干的前股下行至腋动脉后侧，再向内侧走行，形成内侧束；该束往往会有来自 C7 神经根的分支汇入。

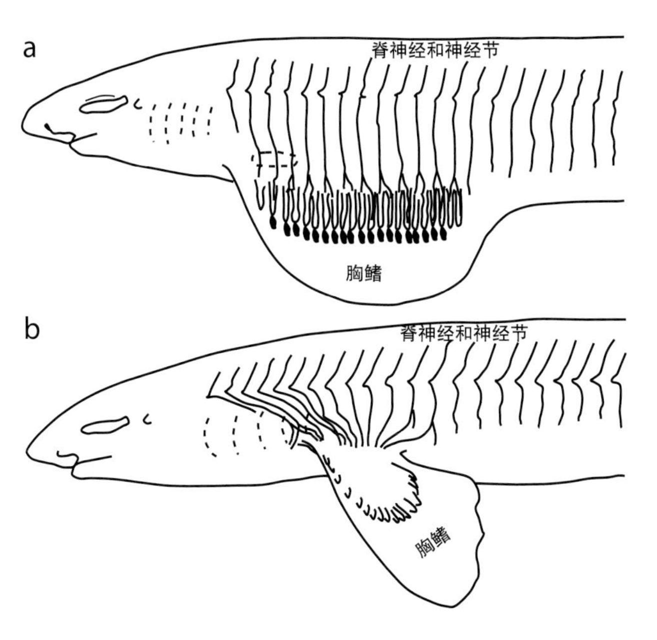

图 31.2　成年鲨鱼上体示意图显示胸鳍的神经分布。(a)胸鳍展开，其神经、肌肉、骨骼等散在分布；(b)胸鳍的基底部闭合，肌节支配神经聚集

3 条神经干的后股形成后侧束。后侧束起于腋动脉的上方，向腋动脉后侧走行。

31.2.2　肩胛背神经和胸长神经（d1）

肩胛背神经源于 C5 神经根分支。胸长神经通常源于 C5~C7 神经根，但有时 C7 并不参与。肩胛提肌、前锯肌和菱形肌广泛附着于肩胛骨内侧缘，从上角至下角。因此，这 3 块肌肉被认为是同源的，而这些肌肉的神经支配也彼此关联。

肩胛提肌由 C3、C4 神经分支和肩胛背神经分支直接支配（图 31.4）。C4 神经分支穿入肩胛提肌并与从肩胛提肌后侧穿过的 C5 神经分支连通，然后形成肩胛背神经来支配菱形肌。

前锯肌由上、中、下三部分组成。上部的支配神经包括与菱形肌的支配神经共干的独立神经分支，以及胸长神

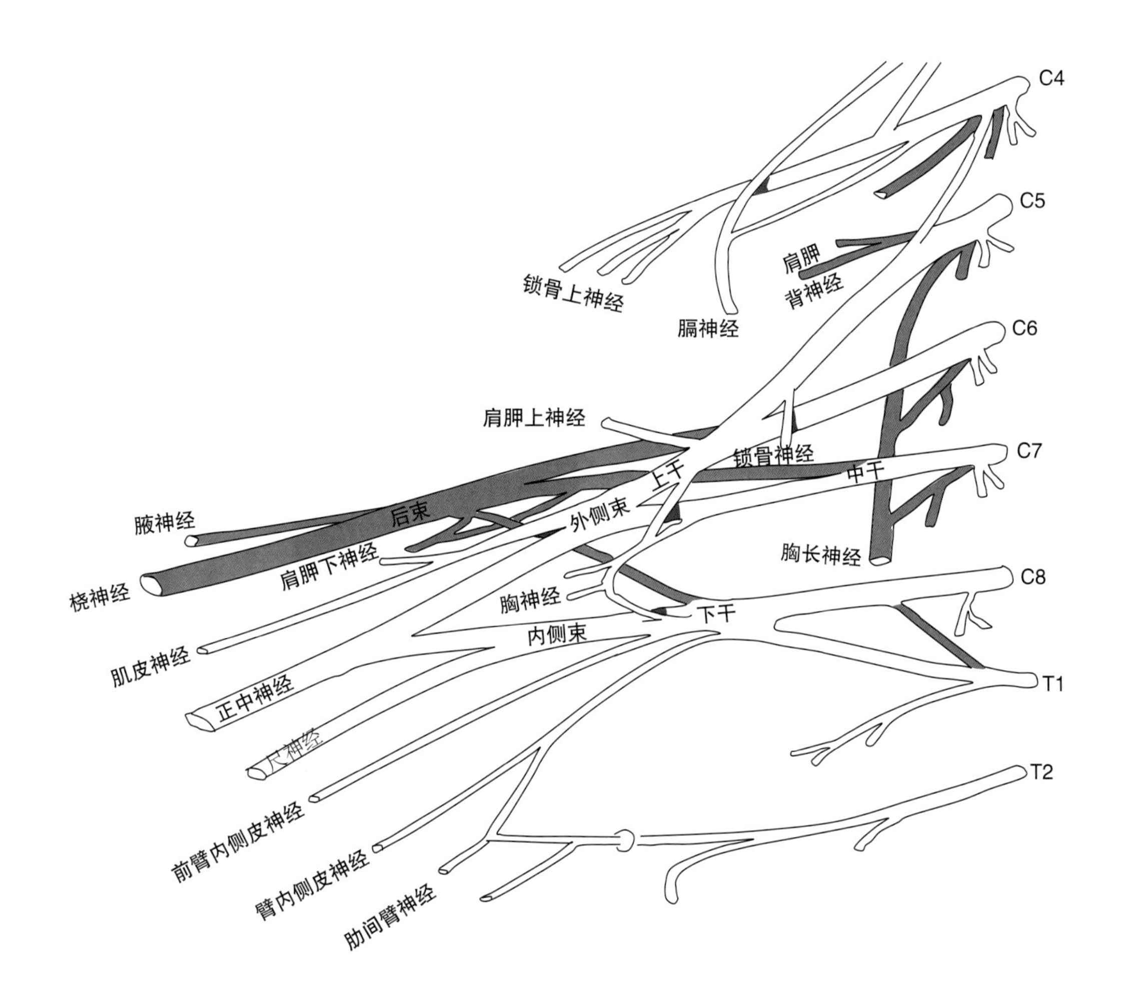

图 31.3　臂丛神经的概述。走行于背侧的神经显示为灰色

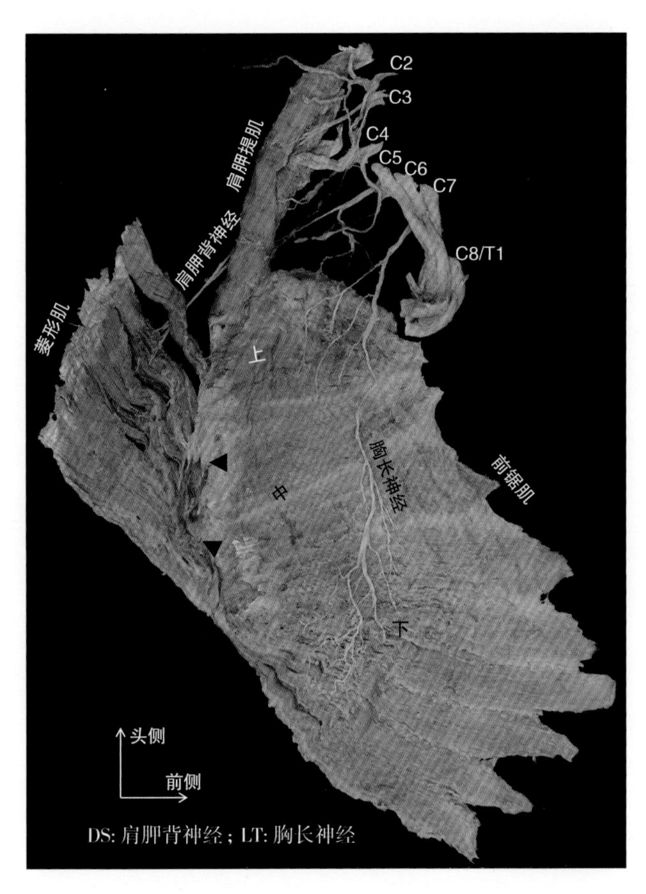

图 31.4 臂丛神经支配的肩胛提肌、菱形肌和前锯肌。右侧肌肉外侧观，可见保留在肩胛骨内侧缘的止点（箭头）。前锯肌分为上、中、下三部分

经的短支。中部和下部则主要由沿前锯肌背侧向下走行的胸长神经支配。因此，前锯肌上部被认为与肩胛提肌和菱形肌有密切联系，而中部和下部可能才是实际意义上的前锯肌。

31.2.3 肩胛下神经和胸背神经（d2）

受臂丛神经支配的背阔肌是背部的浅表肌肉之一。背阔肌的肩胛骨起点保留了它属于肩带肌群的原始证据。背阔肌在棘突、髂嵴和肋骨上的起点是在肩胛骨起点之后发育的。考虑到神经支配的情况，肩带肌群可被认为是扩展到背部。

上、下肩胛下神经和胸背神经均起源于脊髓后索，可被归为同一组别。上、下肩胛下神经源于 C5 和 C6，分别支配肩胛下肌和大圆肌。胸背神经主要源于 C7（C6~C8），位于肩胛下神经之间。它支配背阔肌，并一直延伸到背阔肌的远端外缘。

31.2.4 锁骨下神经（v1）

锁骨下神经起源于 C5、C6 神经前支的连接处附近，从臂丛前侧下行，支配锁骨下肌。舌骨下肌、膈肌及锁骨下肌被认为是同样包含在腹直肌肌群内。因此，锁骨下肌与膈肌有密切的发育联系，而锁骨下神经有时也会与膈神经相连。

31.2.5 胸神经（v2）

胸大肌和胸小肌由胸神经支配。胸神经起源于臂丛神经腹侧并从其前侧下行，胸神经分为胸外侧神经和胸内侧神经。胸外侧神经源于 C5~C7 神经支外侧束。胸内侧神经源于 C8 和 T1 神经支内侧束。这也是它们被称为“胸外侧神经”和“胸内侧神经”的原因。胸外侧神经跨过胸小肌上方，穿过锁胸筋膜并支配胸大肌深面。胸内侧神经穿过或跨过胸小肌下方，止于胸大肌。两条胸神经在腋动脉前方汇合形成一个环路。

参考文献

[1] Goodrich ES. Studies on the structure & development of vertebrates. Chicago: The University of Chicago Press; 1930.

[2] Hamada J, Igarashi E, Akita K, Mochizuki T. A cadaveric study of the serratus anterior muscle and the long thoracic nerve. J Shoulder Elbow Surg. 2008;17(5):790–794. doi: 10.1016/j.jse.2008.02.009 . S1058-2746(08)00344-3.

[3] Johnson D. Pectoral girdle and upper limb: overview and suface anatomy. In: Standring S, editor. Gray's anatomy. 14th ed. London: Churchill Livingstone; 2008. p. 777–790.

[4] Kato K, Sato T. Innervation of the levator scapulae, the serratus anterior, and the rhomboideus in crabeating macaques and its morphological signifi cance. Anat Anz. 1984;157(1):43–55.

[5] Nasu H, Yamaguchi K, Nimura A, Akita K. An anatomic study of structure and innervation of the serratus anterior muscle. Surg Radiol Anat. 2012;34(10):921–928. doi: 10.1007/s00276-012-0984-1 .

[6] Tabin CJ. Why we have (only) fi ve fi ngers per hand: hox genes and the evolution of paired limbs. Development. 1992;116(2):289–296.

[7] Tytherleigh-Strong G. Pectoral girdle, shoulder region and axilla. In: Standring S, editor. Gray's anatomy. 14th ed. London: Churchill Livingstone; 2008. p. 791–822

第 32 章 腋神经

Ian J. Galley

32.1 解剖

腋神经是脊髓后索的两大终末支之一（C5 和 C6 神经腹侧支）。它位于腋动脉和腋静脉的后方，桡神经的上方，正中神经和尺神经外侧。然后，腋神经在肩胛下肌前侧向外下方走行。它分为前支和后支，在肩胛下肌下缘通过四边孔，然后再分支到三角肌、小圆肌、臂外侧上皮神经和盂肱关节。

腋神经遵循 Hilton 定律，即支配运动某一关节肌群的神经也支配该关节。Duparc 等认为该神经有 5 个节段。

1. 从它的起点到肩胛下肌下缘。
2. 从肩胛下肌到肱三头肌长头。
3. 从肱三头肌长头到肱骨外科颈。
4. 从肱骨到三角肌入口。
5. 在三角肌内穿行的部分。

32.1.1 腋神经

腋神经在臂丛神经内的关系相对固定。腋神经在大多数情况下是最表浅的神经（20% 的情况是肌皮神经更表浅）。在第一节段内通常没有分支。

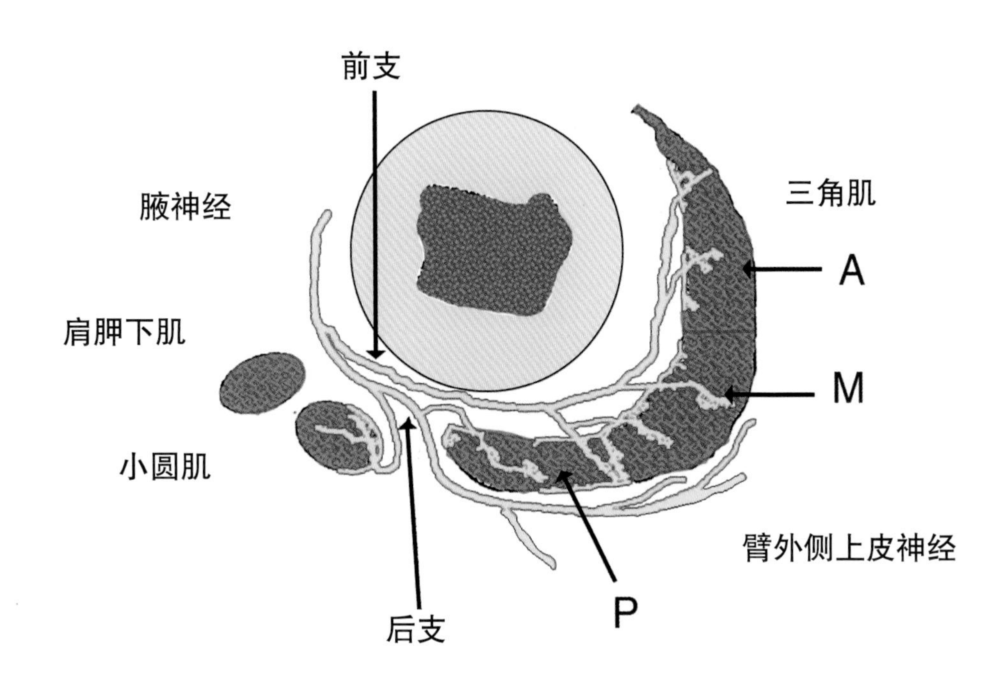

图 32.1 腋神经通过四边孔后的走行示意图分支。A. 三角肌前束；M. 三角肌中束；P. 三角肌后束

当神经通过肩胛下肌前方时，内侧和外侧纤维束由松散的神经束膜包裹。支配盂肱关节的分支源于外侧纤维束。

外侧纤维束成为腋神经前支，内侧束成为腋神经后支。腋神经通常在四边孔处分为前支和后支，但也有可能发生在三角肌内（35%）。

后支较浅，并发出向后的分支，而前支则环绕肱骨颈并发出向前的分支（图 32.1）。

腋神经后支总是支配小圆肌和臂外侧皮神经。腋神经前支经过三角肌深面，支配三角肌前束和中束。三角肌后束可由其中一个分支支配或两个分支共同支配。三角肌中束也可受后支支配。

Flatow 和 Bigliani 描述过在肩部经三角肌胸大肌间隙入路时，通过牵拉试验来识别腋神经。用一只手的食指穿过三角肌下方，在其外侧触诊前支。用另一只手的食指沿肩胛下肌浅面向内侧伸向喙突肌群下方（喙肱肌和肱二头肌短头），然后向下旋转。任一手指施加的轻柔牵拉力将被传送到另一根手指，通常可明显触及（图 32.2）

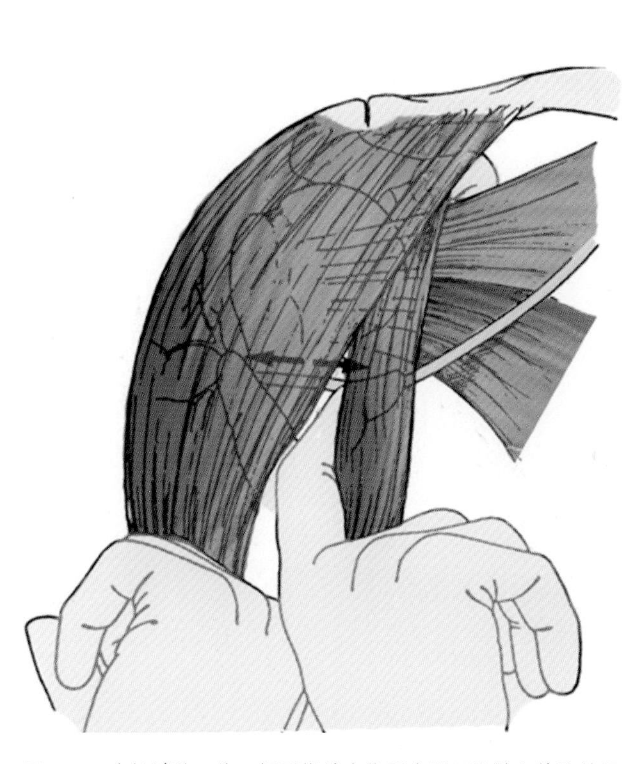

图 32.2 牵拉试验。将一根手指放在位于肩胛下肌前方的腋神经上，另一根手指放在三角肌下方的前支上。任一手指施加的轻柔牵拉力将被传送到另一根手指，通常可明显触及

32.1.2 四边孔

四边孔是肱骨内侧缘、大圆肌、小圆肌和肱三头肌长头围成的间隙，腋神经和旋肱后动静脉穿行其中（图 32.3）。

32.1.3 腋神经后支

所有支配小圆肌的神经分支和臂外侧皮神经都来自腋神经后支。有很多神经分支支配三角肌后束和中束。

Loukas 等研究发现，100% 的标本腋神经后支发出分支到小圆肌和臂外侧皮神经。90% 的标本有一条分支到达三角肌后束，38% 的标本有一条分支到达三角肌中束。

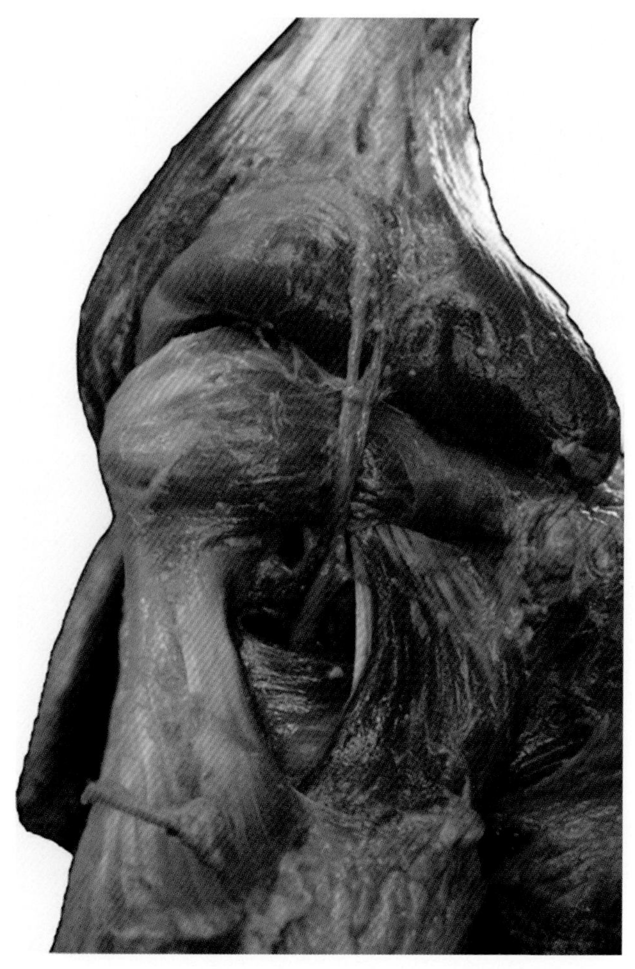

图 32.3 四边孔后面观，外侧以肱骨为界，下方以大圆肌为界，上方以小圆肌为界，内侧以肱三头肌长头为界，有旋肱后动脉伴行

Ball 等报道，腋神经在肱三头肌长头根部前方、关节盂面 6 点钟位置发出分支。在四边孔内，后支在前支的内侧，在盂缘外侧平均只有 1mm 的距离。后支沿肱三头肌长头根部的外侧缘，向内后侧走行至盂缘下方 2~17mm。到达小圆肌的神经分支起源于肱三头肌长头根部外侧缘。

在关节盂边缘的这个平面，神经直接走行于关节囊之上。达到小圆肌的神经向内侧走行 11~25mm，然后由其下表面向内进入肌肉内。研究发现有 79% 的标本有一条分支到达三角肌的后束。

32.1.4 腋神经前支

在四边孔内，腋神经的前支位于后支的外侧，由关节盂边缘向外走行至肱骨颈。它环绕肱骨颈，穿透三角肌下筋膜，从前侧向远端走行至肩峰下滑囊，进而支配三角肌（图 32.4、图 32.5）。

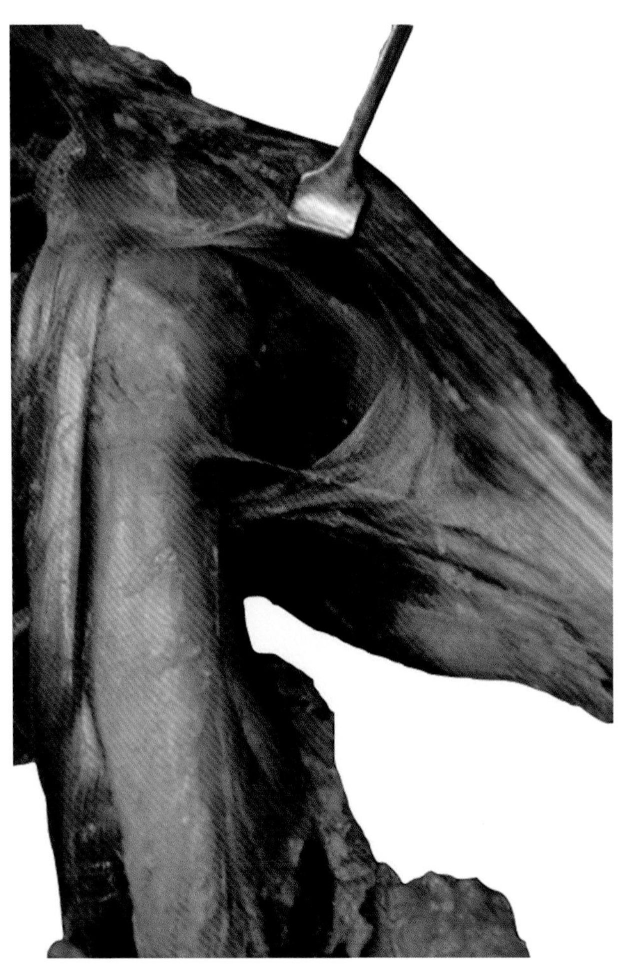

图 32.5 腋神经前支前面观，从关节盂边缘向外侧横行，环绕肱骨颈支配三角肌前束、中束 +/− 后束

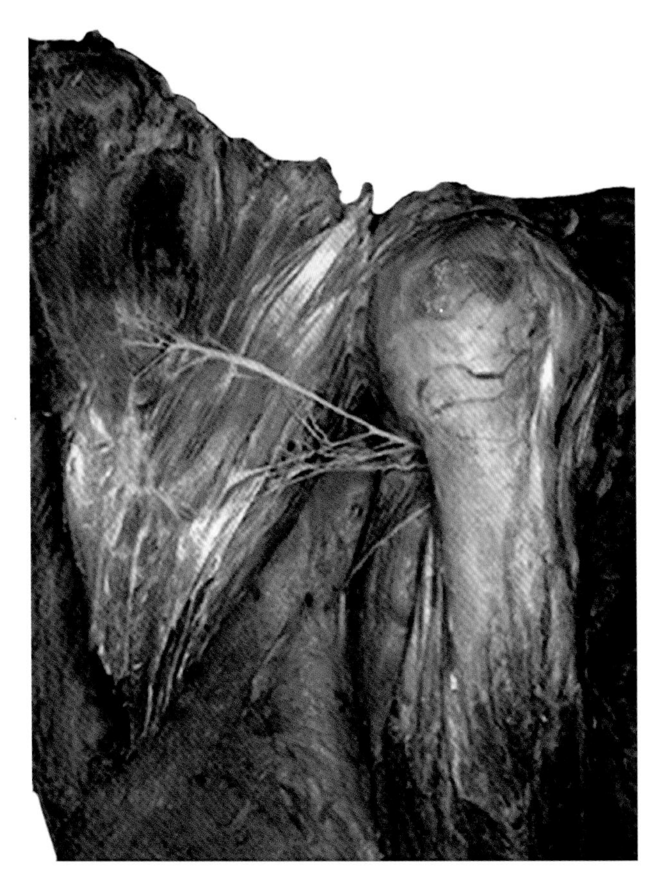

图 32.4 腋神经前支。暴露三角肌的深面，切除三角肌下筋膜以显露腋神经

Zhao 等将三角肌后束的神经支配模式分为 3 型：1 型（47.5%）由前、后支支配；2 型（42.5%）完全由后支支配；3 型（10%）完全由前支支配。

Zhao 等发现中三角肌前束和中束完全由前支支配。如果存在支配盂肱关节的另一条关节支，则它通常是在小圆肌下缘处由前支分出。

Loukas 等在 100% 的标本中发现，前支有一条分支到达关节囊，还有一条分支到达三角肌前束和中束。在 18% 的标本中发现，腋神经前支发出一个到达三角肌后束的分支。38% 的标本中三角肌中束和 8% 的标本中三角肌后束接受双重神经支配。

Uz 等表示三角肌后束由腋神经后支支配的仅占 70%，由前、后支共同支配的占 26.7%，由前支支配的仅占 3.3%。

Kulkarni 等研究了腋神经在三角肌内的位置，研究发现腋神经位于肌肉垂直平面中点上方 2.2~2.6cm 的位置。

32.1.5 肌肉支配

小圆肌由腋神经后支支配。三角肌由腋神经的前支和后支支配。三角肌起自锁骨外 1/3 的前缘和上表面、整个肩峰外侧缘和肩胛冈嵴下唇。在肩胛骨的外侧缘可以看到四条脊。从这四条脊发出的纤维间隔向下延伸至肌肉内部。肱骨外侧面的三角肌粗隆呈“V”形，中央有一条垂直脊。起自“V”形结构脊部和周缘的 3 个纤维间隔向上走行，穿行于发自肩峰的 4 个纤维间隔之间。在这些间隔之间的空隙里填充着大量富含肌纤维的肌肉组织，与邻近的间隔相连。如此形成的多羽状三角肌中部 1/3 收缩范围减小，而拉力则相应增加。发自锁骨和肩胛冈的三角肌前束和后束的纤维则并非多羽状。它们在三角肌粗隆的前后缘交汇。它们的活动范围较大，但拉力较小。

32.1.6 臂外侧皮神经

Zhao 等描述了臂外侧上皮神经的两种分支形式。较为常见的形式是所有神经分支穿过三角肌后缘筋膜。第二种形式是臂外侧皮神经分为两部分，一部分穿过三角肌后缘筋膜，另一部分穿过三角肌后 1/3 和中 1/3 之间的肌间隔。

Ball 等发现在上肢内收时，该神经在三角肌后部内侧缘距离肩峰后外侧角下方 6.3~10.9cm 处穿过深筋膜。在这一水平面该神经位于皮下，并向前外侧穿行至上层皮下组织。没有发现该神经直接通过三角肌后部到达皮下组织的标本。

由于该神经所支配的三角肌下部表面的皮肤区域位于上臂外侧，因此也被称为“团徽区”。

32.1.7 关节分支与本体感觉

盂肱关节囊的神经支配存在变异，且已被广泛描述。Gelber 等指出了盂肱下韧带对盂肱关节静态稳定性的重要意义。盂肱下韧带的神经支配非常重要，因为它是盂肱关节本体感受的决定性因素之一。无论其是否在肩关节病变中受伤，都可能会改变对自然运动产生的机械刺激信号的处理过程。

Uz 等报道，关节支起源于主神经干的有 30%，起源于后支的有 33%，起源于前支的有 16.6%。Aszman 等也有近似的描述，关节支起源于腋神经前部。随后，另外两条关节支在前支穿过肩胛下肌的下缘处发出。

但是 Gelber 等证实在大多数案例中（65.7%），主关节支由腋神经后支发出。主关节支由到达小圆肌的分支发出的占 41%，而在剩余案例中，主关节支则起源于后支的根部。Duparc 等指出关节支可能起源于腋神经的不同节段，而 Zhao 等认为关节支起源于前干。Loukas 等报道，同一分支起源于前干的只有 18%。

32.1.8 与三角肌下滑囊的关系

三角肌下滑囊的下缘也可看作是腋神经上方的一个安全界限，但易受关节镜液体压力的影响而发生活动和改变位置，因此它并不是一个可靠的标志。Beals 等指出三角肌下滑囊反折与腋神经之间的平均最短距离为 0.8cm（0~1.4cm），滑囊反折总是指向腋神经。

32.1.9 肩峰的关系

Ball 等观察了腋神经后支与后外侧肩峰之间的关系。沿三角肌后部内侧缘进行后方浅层剥离时，只有当平均间距大于 80mm 时才会危及臂外侧皮神经。因此，感觉分支在常规显露中受损的风险很小。显露肩关节后方的过程中，三角肌过大的横向收缩会损伤支配三角肌运动的腋神经后支。这一分支在肩峰后外侧角正下方仅 5cm 处进入肌肉。79%~90% 的标本有该分支。Uz 等发现肩峰后外侧角到腋神经及其分支的平均距离为 7.8cm。

传统教学建议与肩峰中心相距 5cm 内是腋神经的安全区。因此，在需要分离三角肌的入路、关节镜手术以及髓内钉与肌内注射的操作过程中，需要注意保护腋神经前支。

有几个参考标志常被用来提示腋神经的位置。这些标志包括肩峰、肱骨大结节、结节间沟、三角肌下滑囊和三角肌粗隆。在这些标志中，最常用的是肩峰，因为它的边界位于皮下，很容易触及，最容易辨识。

肩峰作为一个参考标志也有一定的局限性。第一，肩峰的前外侧角和后外侧角之间的形态差异以及三角肌的圆形表面导致较难在三角肌上确定一个恒定的垂直点。第二，肩峰前外侧角和后外侧角的形状通常较钝，而非尖锐的棱角。第三，腋神经在肩峰后外侧角时并非固定在三角肌筋膜，它的位置不是恒定的。第四，由于腋神经前支在肌肉内向上走行，此分支到肩峰前外侧角的垂直距离可能会陡变。第五，肩峰斜面并非总是与腋神经的走向相平行。多数情况是发散的，有时会趋于相交，但很少平行。

Burkhead 和 Duparc 等报道的肩峰到腋神经前支的距离相对较短，为 5.8cm（4.3~7.3cm）和 3.4cm（3.0~4.8cm）。Prince 和 Hoppenfeld 等报道的平均距离分别为 5.87cm 和 7.0cm。Duparc 等测量了腋神经到三角肌上方止点的距离，不包括肩峰高度。Sung 等报道的腋神经前支与肩峰之间的平均距离是 6.5cm。肩峰与腋神经之间的距离和尸体的高度（r= 0.767）和肱骨长度（r=0.797）之间有很强的相关性。

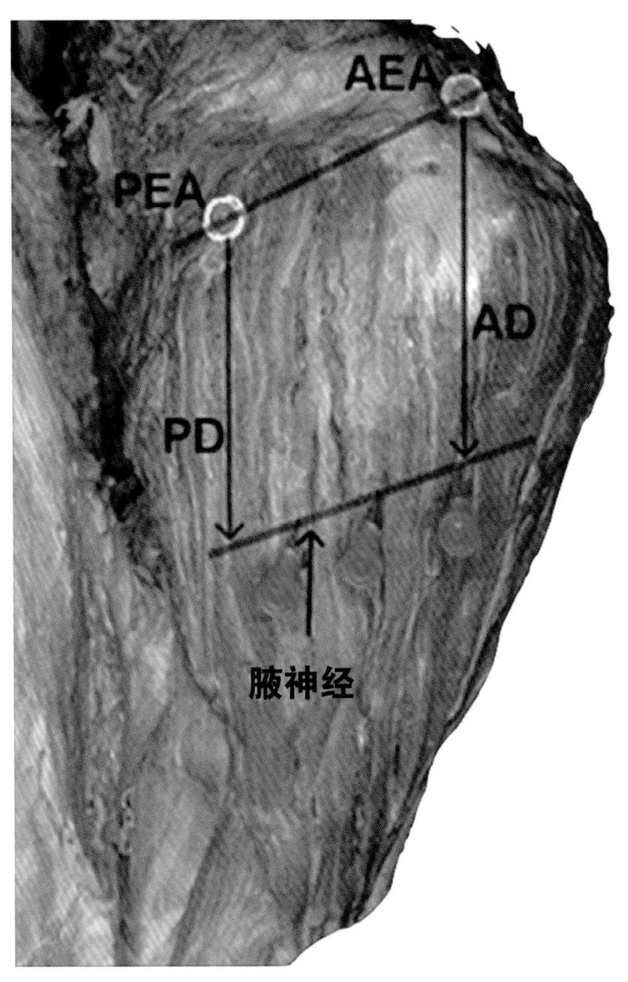

图 32.7　三角肌位于其原有的解剖位置。用针头标记神经的走行，并测量前间距（AD）和后间距（PD）肩峰前缘（AEA），肩峰后缘（PEA）

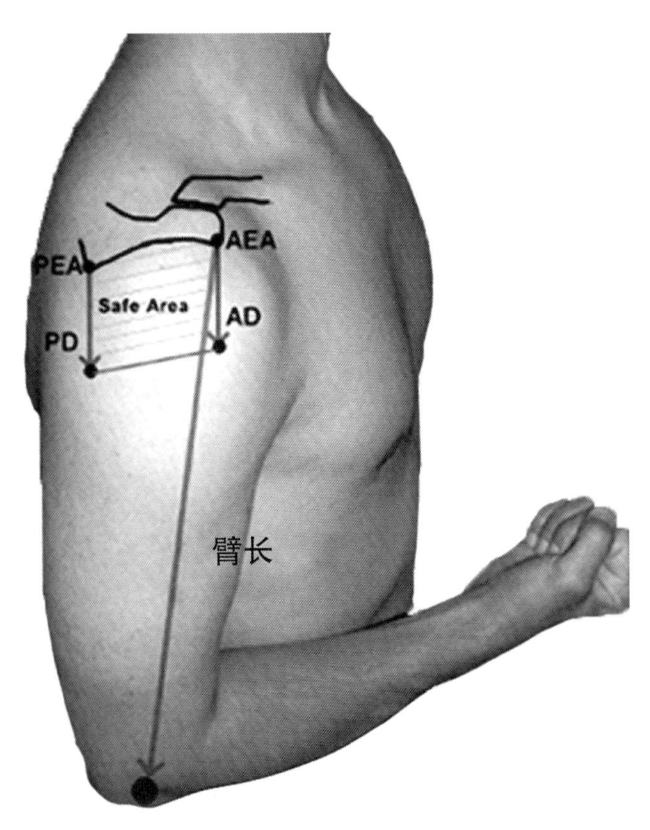

图 32.6　安全区域呈四边形，侧边长度取决于手臂的长度。AD（前间距），PD（后间距），AEA（肩峰前缘），PEA（肩峰后缘）

Cetik 等发现腋神经到肩峰外侧前缘的平均距离为 6.08cm（5.2~6.9cm）。腋神经到肩峰外侧后缘的平均距离为 4.87cm（4.3~5.5cm）。平均臂长为 30.4cm（28.1~32.9cm）。臂长与前间距（r=0.79，$P < 0.001$）和后间距（r=0.61，P=0.001）之间存在显著的正相关关系。臂长与肩峰到腋神经的距离的比值被称为前方和后方指数。前方指数的平均值为 0.20（0.19~0.22），后方指数的平均值为 0.16（0.15~0.17）。使用这些测量值可以计算出一个四边形的安全区域（图 32.6、图 32.7）。

Kontakis 对 Cetik 等描述的安全区提出了质疑。Kontakis 等研究发现 25% 尸体标本的三角肌上缘到腋神经的垂直距离＜ 4cm。Burkhead 等也发现，在近 1/5 的尸体中，腋神经到背侧（d）可触及的肩峰边的缘距离为 5cm，而最小距离为 3.1cm。

Stecco 等研究发现，腋神经在三角肌的入口处到肱骨头的平均距离为 5cm，腋神经到肩峰的平均距离为 6.8cm。他们发现当从外侧入路插入一块 5 孔、114mm 长的 PHILOS 肱骨近端钢板之后，在 100% 的病例中钢板肱骨头部分远端的两个孔与腋神经的通道重合。Smith 等指出，这块钢板肱骨头部分的孔道之间有 3 枚个性化的钉孔，它们可能会损伤腋神经的完整性。

Nijs 等指出弯曲的斜头交锁髓内钉似乎对腋神经的危险性最大。弯曲和斜向螺栓这两个设计特性使交锁螺钉与腋神经的平均距离分别为 1mm 和 2.7mm。Sirus 和 T_2PHN（肱骨近端髓内钉）。

已有报道显示三角肌肌肉内注射可损伤腋神经前支。推荐应用安全区域来预防此类事件。不同报道显示的测量结果不尽相同。上述有关安全区域的测量结果应作为指南。身材矮小和上臂较短的人群其腋神经可能会更靠近端。

32.1.10 与关节囊的关系

Ball 等研究发现腋神经后支位于关节囊下方 6 点钟位置，在肩胛盂边缘外侧仅 1mm 处。在肱三头肌外侧缘，到达小圆肌的神经和臂外侧皮神经位于肩胛盂缘水平面、肱三头肌起点外侧缘的关节囊上（图 32.8）。在关节镜和开放手术处理后下方关节囊时可能会损伤到这些神经。这可能只会影响到小圆肌，因为三角肌主要是由腋神经前支支配。腋神经前支在四边孔中位于后支的外侧，从肩胛盂缘向外侧走行至肱骨颈。小圆肌是肩关节内收位的一个非常重要的外旋和稳定结构。

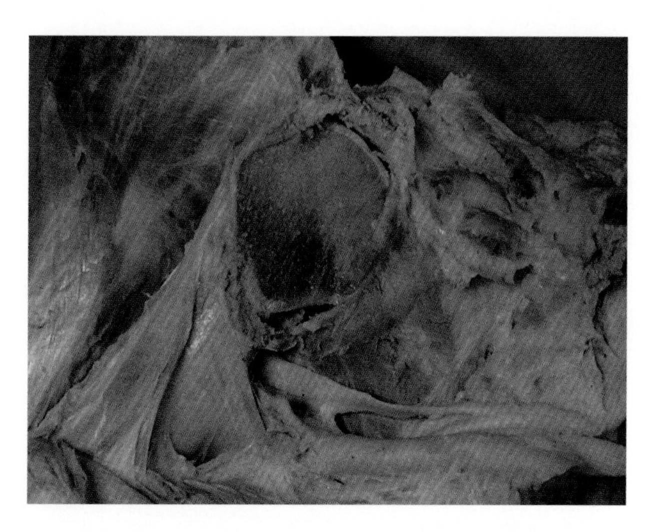

图 32.8 尸体标本前面观，显示腋神经穿过肩胛下肌进入四边孔，可以看到腋神经与关节囊的关系

在关节镜下进行肩关节后方和下方关节囊热挛缩术后，臂外侧皮神经分布区域的感觉变化已有发现。研究还发现肩关节前脱位后也有类似的感觉变化，并伴有四边孔综合征。即使三角肌的功能正常，臂外侧皮神经分布区域的感觉变化也可能提示小圆肌功能障碍。

Apaydin 等研究发现盂肱韧带最下部距离腋神经的平均距离为 1.1cm（0.3~2.5cm）。

Price 等研究发现盂唇和腋神经在 6 点钟位置最为接近，平均距离为 12.4mm（11.6~13.2cm）。腋神经在 6 点钟位置相比于其前面或后面的 10mm 距离处更靠近盂唇 1.78mm。盂肱下韧带和腋神经之间的距离也是在 6 点钟位置最近，平均距离为 2.3mm（1.7~2.9cm）。

Yoo 等从关节镜视角观察了腋神经在肩关节外展 30°、前屈 20°时的情况。腋神经在 4 点钟位置（右）或 8 点钟位置（左）从肩胛下肌下缘进入关节镜视野。腋神经的前方边界是肩胛下肌、下方边界是肱三头肌长头、后方边界是小圆肌和大圆肌、内侧边界是关节盂下缘、外侧边界是肱骨头。关节镜视野下腋神经在 5:30~6 点钟位置（右）或 6~6:30 钟位置（左）距离最近。腋神经最近距离的范围是 10~25mm。11 例标本在术区仅仅显露出神经主干，其余 12 例标本还显露出了前、后分支。

Eakin 等观察了关节镜下植入的关节囊盂唇环扎缝线与腋神经的邻近关系。所有缝线都在距离关节盂约 1cm 处进入关节囊，然后在盂唇底部穿出。肩关节被固定在外展 45°、前屈 20°位置。前方缝线与腋神经的平均距离为 16.7mm，前下方为 12.5mm，下方为 14.4mm，后下方为 24.1mm，后方为 32.3mm，没有发现缝线与腋神经的距离小于 7mm 的标本。

在关节镜或开放手术过程中，腋神经在盂肱关节囊下方时最容易被损伤，如关节囊盂唇修复术、关节囊皱缩和转位术、关节囊松解术、人工肩关节置换术、内固定术和传统的热挛缩术。Burkhart 等描述在进行关节囊松解

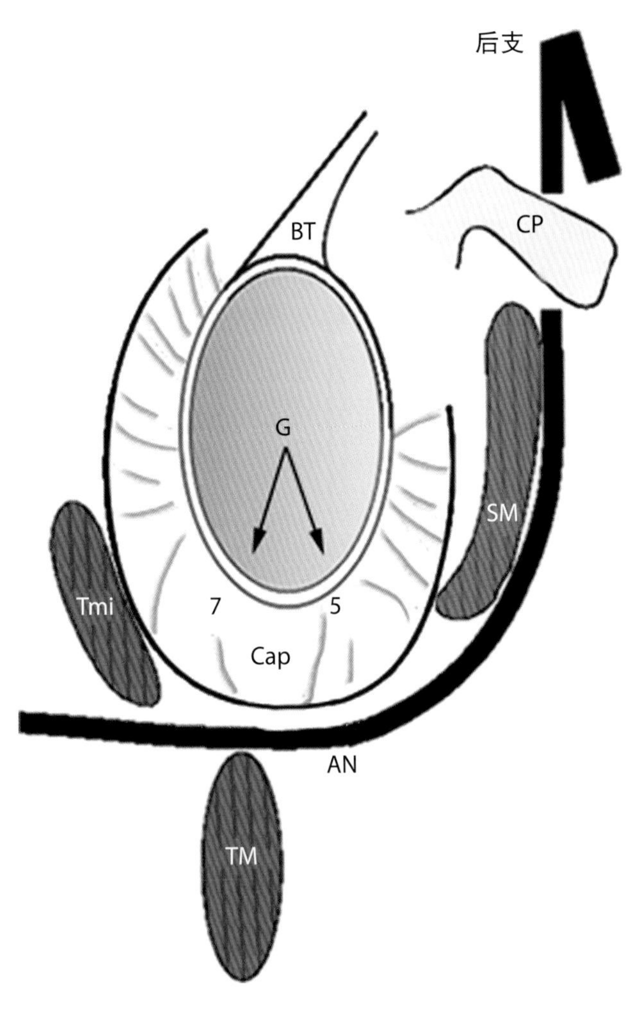

图 32.9　腋神经在下关节囊下方 1cm 左右通过。AN. 腋神经；BT. 肱二头肌腱；CP. 喙突；SM. 肩胛下肌；TM. 大圆肌；Tmi. 小圆肌

时，在盂唇外侧至少 5mm 处松解腋囊以扩大安全区（图 32.9）。

32.1.11　手臂的位置对神经位置的影响

对于多向不稳患者，肱骨下移减少了腋神经和前下关节囊之间的距离。这也会牵拉到神经使其在肩胛下肌内更绷紧，从而导致触诊更困难。

Yoo 等从关节镜下观察了腋神经在肩关节外展 30°、前屈 20° 时的情况。在外旋中立位肩关节外展 45° 时，腋神经远离关节囊。

Uno 等指出在关节镜下观察到手臂位置影响腋神经的位置。外展肩关节使腋神经变得绷紧并向外、向上移位。外旋肩关节牵拉肩胛下肌并向前拉紧腋神经。内旋导致肩胛下肌和腋神经变得松弛。前屈肩关节使神经变得松弛，后伸使其绷紧。纵向牵引使腋神经绷紧，但不足以使其移位。垂直牵引使腋神经绷紧并侧向移位。

肩关节外展、外旋和垂直牵引时，关节囊绷紧并使腋神经远离关节盂。

Cheung 等指出肩峰中点至腋神经上缘的距离为 66.6mm，至腋神经下缘距离为 75.7mm。肩关节垂直外展 60° 时，腋神经上下缘发生明显位移，距离分别为 53.9mm 和 61.6mm。前屈肩关节无明显影响，旋转引起的变化不恒定。

32.1.12　与喙突的关系

Apaydin 等研究发现喙突尖前内侧与腋神经之间的最近距离为 3.7cm（3.1~4.8cm）。

32.1.13　与旋肱血管的关系

Duval 等研究发现旋肱前血管在腋神经前侧跨过，与垂直于结节间沟内侧缘的直线的平均距离为 2.6cm（2.1~3.6cm）。这在肩关节三角肌胸大肌入路中可作为寻找腋神经的一个有用的指引。

旋肱前动脉走行于喙肱肌和肱二头肌长、短头深面；在这里分出一个分支上行到结节间沟，是肱骨头的一个重要的血供来源，然后该分支环绕肱骨外科颈与旋肱后动脉汇合。

旋肱后动脉与旋肱前动脉类似，起源于腋动脉第 3 部分。它较大并与其上伴行的腋神经一起穿过四边孔。它还供应三角肌，分出分支供应肱三头肌长头、外侧头和肩关节，与肱深动脉汇合。

32.1.14　与关节镜入路的关系

Meyer 等研究发现在沙滩椅位时，5 点钟入路与腋神经最近，平均距离为 15mm（6~22mm）。

Lo 等检查了侧卧位时后侧、后外侧、前侧、5 点钟位置、前上外侧和 Wilmington 入路与腋神经的邻近关系。

所有入路与神经的距离都超过 20mm。5 点钟位置入路与腋神经的平均距离为 33.3mm（23~40mm）。

Bhatia 等检查了后下侧入路与腋神经的邻近关系。下方入路如腋囊入路对腋神经是安全的，因为该入路进入了三角肌后束，但其仍在腋神经在三角肌内延伸部分的 5mm 范围内。

32.2 影像学

32.2.1 MRI 检查

高分辨率 3T MRI 提供了更详细的臂丛神经视图，包括终末神经（图 32.10~ 图 32.12）。它也可以显示腋神经及其分支，而且旋肱后动脉 MRI 也可用于检测脂肪变性和去神经支配的三角肌、小圆肌的萎缩情况。四边孔综合征在 MRI 斜矢状位上表现为异常信号或在 T1 相上表现为小圆肌萎缩和脂肪浸润。MRI 扫描也排除了四边孔内的占位性病变。

32.2.2 外伤性腋神经损伤的临床病例

一名 50 岁男性在高速机动驾驶中受伤。他的右肩为单纯 Gustilo 3A 型复合骨折。肢体远端动脉搏动存在，上

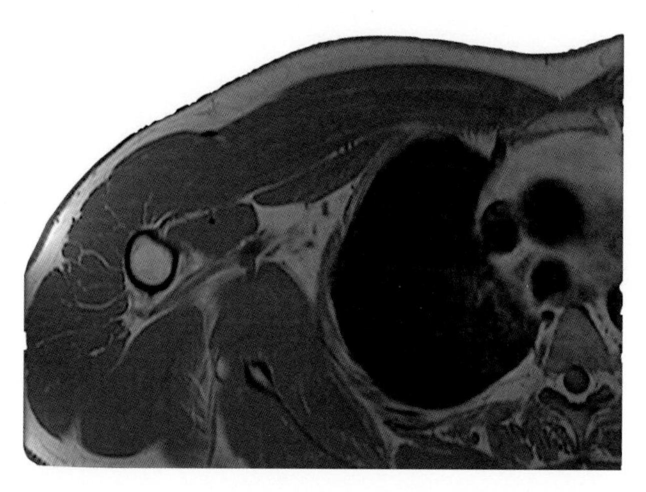

图 32.10 轴位 T1 MRI 图像显示腋神经和旋肱后动脉穿过四边孔

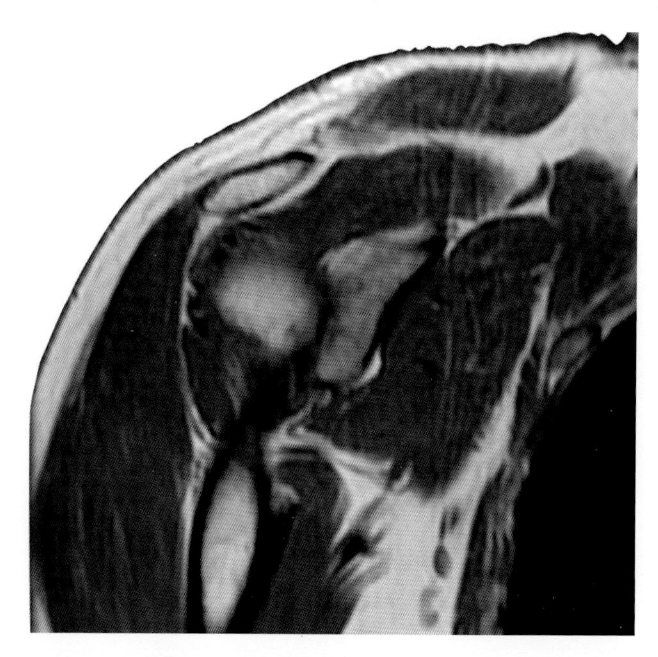

图 32.11 冠状位 T1 MRI 图像显示腋神经和旋肱后动脉穿过四边孔

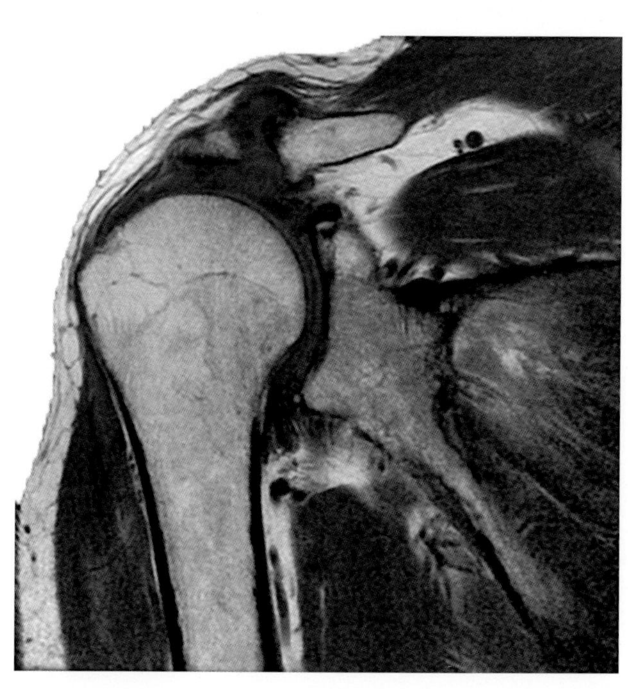

图 32.12 冠状位 T1 MRI 图像。患者三角肌从肩峰撕裂并合并巨大肩袖撕裂。腋神经和旋肱后动脉下移，因为它们通过三角肌下筋膜紧密附着于三角肌下表面

肢完全丧失感觉和运动功能。X 线片显示肱骨近端移位骨折，肩胛骨、肩峰骨折并肩胛 – 胸廓分离（图 32.14）。

对该患者进行清创、切开复位内固定术复位肱骨近端和肩峰。应用肩锁关节桥接钢板稳定肩胛 – 胸廓分离。通

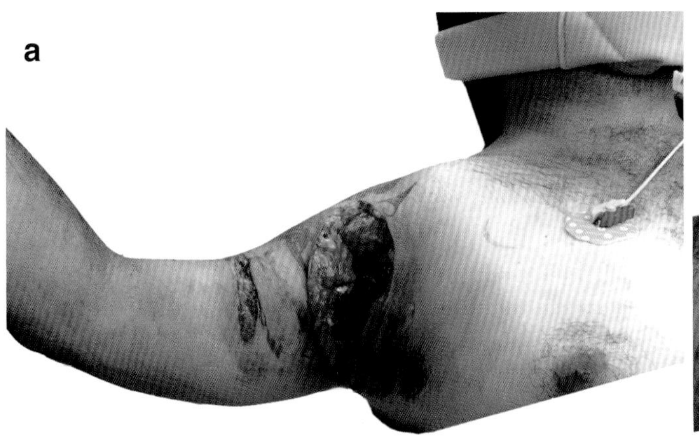

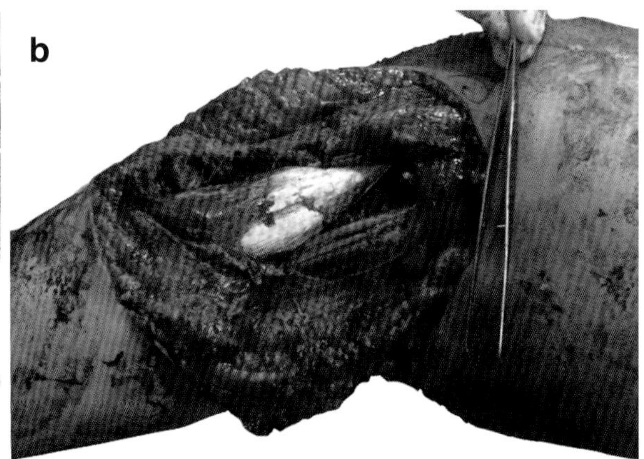

图 32.13 （a，b）最初受伤和有限探查臂丛神经的临床图片

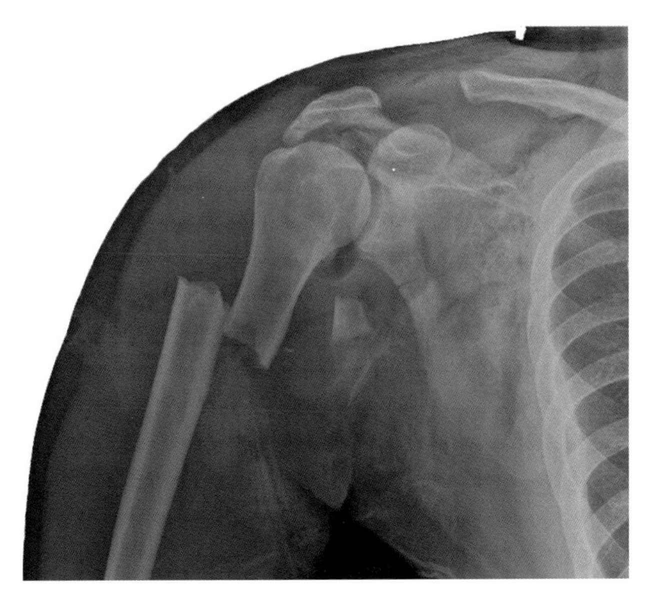

图 32.14　机动车交通事故导致的外伤性腋神经损伤临床病例。正位 X 线片显示肱骨近端移位骨折，肩胛骨、肩峰骨折和肩胛 - 胸廓分离

过复合伤口对臂丛神经进行有限显露或探查（图 32.13）。

术后 3 个月取出肩锁关节桥接板。除了腋神经功能完全丧失外，患者其余神经的恢复非常好。X 线片确诊的肱骨向下半脱位与腋神经麻痹相关（图 32.15）。

6 个月时，患者没有出现腋神经恢复的临床、NCS 和 EMG 表现（图 32.16）。

MRI 影像显示三角肌萎缩、脂肪变性以及小圆肌维持相对不变，提示为腋神经前支为主导的损伤（图 32.17）。对该患者采用了桡神经的肱三头肌分支进行选择性神经移植术治疗，但神经恢复并不完全。

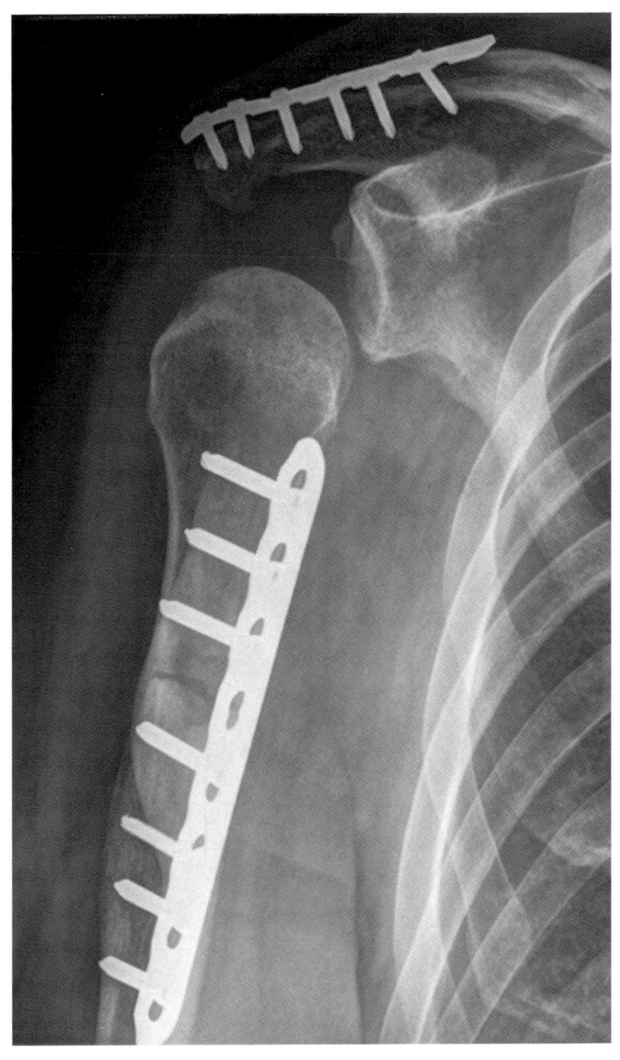

图 32.15　正位 X 线片显示与腋神经损伤相关的盂肱关节向下半脱位

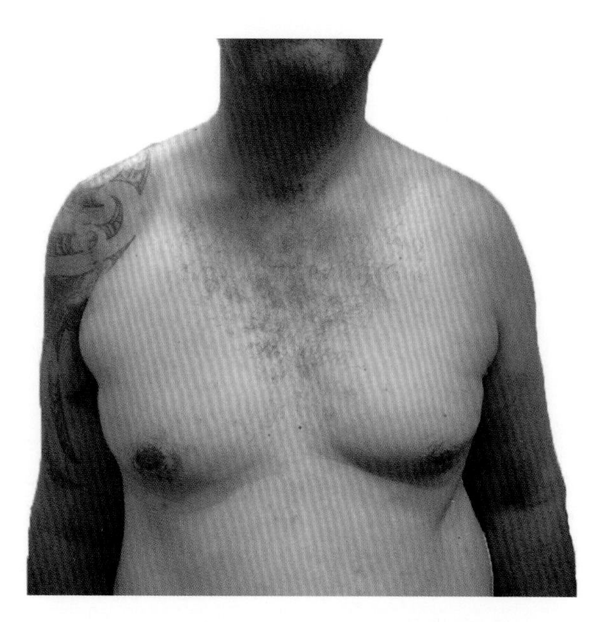

图 32.16 创伤性腋神经损伤后三角肌失用的临床照片

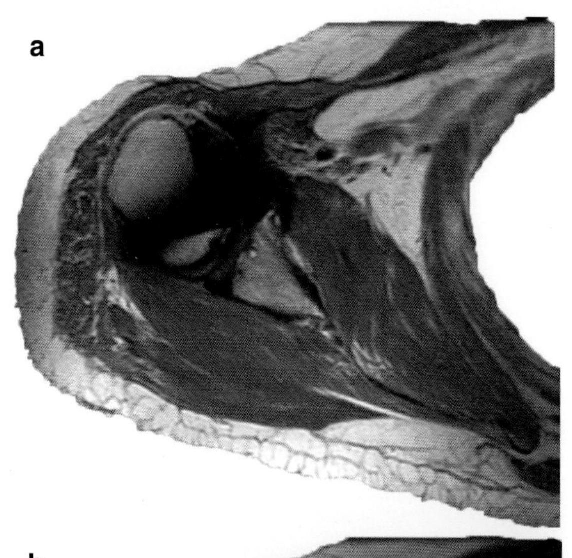

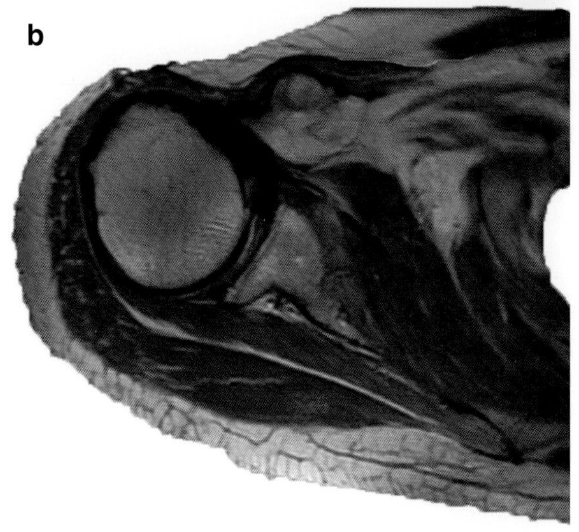

图 32.17 （a，b）轴位 PD MRI 影像显示三角肌萎缩和脂肪变性，小圆肌维持相对不变，提示为腋神经前支为主导的损伤

32.3 病理解剖

32.3.1 四边孔综合征

Cahill 和 Palmer 将四边孔综合征（QSS）描述为四边孔内对腋神经的慢性压迫，有或无动脉压迫。该疾病导致肩部和上臂的不确定性疼痛和感觉异常，在四边孔上方后侧存在分散的压痛点。肩关节外展、内收和前屈时症状加重。QSS 真正的发病率尚不明确。在经历肩关节 MRI 检查的患者中，0.8% 的病例可发现与四边孔综合征诊断依据一致的表现，但是大多数患者并没有临床症状。

外展肩关节过程中四边孔的空间变小，一些患者外展肩关节时腋动脉被压迫阻塞。这种综合征究竟是起源于神经还是因为旋肱后动脉受到血管压存在争议。

Cahill 和 Palme 首先提出四边孔内容物的压迫源于术中纤维束这一说法，但他们表示未能在尸体解剖中未能发现任何纤维束。Mckowen、Voorrhies 和 Francel 等报道了在活体解剖四边孔过程中发现了纤维束，Mckowen 和 Voorrhies 指出这些结缔组织束包绕于神经血管结构周围，文献中很少有对这些纤维束位置的描述。

McClelland 和 Paxinos 在 16 例随机尸体标本中发现有 14 例可观察和触诊到纤维束。大多数标本存在多条不同方向的纤维束。在 11 例肩中，由增厚的筋膜组成的最为显著的纤维束覆盖肱三头肌长头，其发起于肱三头肌长头近端靠近盂下结节的位置，止于大圆肌和肱骨表面，在腋神经附近形成吊索。存在的纤维束都是双边的。在肩关节外展 90° 位进行旋转试验。在 16 例肩中有 11 例在旋转时四边孔空间缩小。存在纤维束吊索的 14 例肩中，有 11 例大圆肌和肱三头肌长头之间的纤维束在肩关节旋转时绷紧。在 16 例肩中有 7 例其纤维束吊索在肩外旋时最为紧张，有 4 例在肩内旋时最为紧张，所有尸体标本均未发现血管畸形或其他占位性病变。

有报道显示的 QSS 的解剖诱因还包括关节盂唇囊肿、神经节、肌肉肥大和肩胛骨骨折后的骨刺。

QSS 表现为非特异性症状，因此其诊断可能很难捉摸。MRI 可能会显示小圆肌内信号异常，或斜矢状位 T1 加权像小圆肌的高信号脂肪萎缩。肌电图检查可显示小圆肌内去神经支配的可能性，有或无三角肌的改变。

32.3.2　创伤

腋神经可能在急性创伤中损伤，如盂肱关节脱位、肱骨近端骨折、穿透性损伤或三角肌前外侧受到直接打击。肌电图研究表明，局灶性腋神经病变常见于肩关节前脱位后（35%~ 65%）。神经病变更常见于 50 岁以上的患者。老年患者肩关节前脱位后肩袖撕裂的发生率也更高（38%~100%）。Gonzalez 和 Lopez 描述的肩关节"恐怖三联征"包括肩关节脱位、周围神经损伤和肩袖撕裂。当肩关节复位后，如果患者不能抬起手臂、手臂有感觉异常、三角肌和（或）肩袖废用，则应该考虑这种复合损伤。肌电图和 MRI 可以辅助诊断（图 32.18）。

如果肩关节脱位状态持续超过 12h，臂丛神经和腋神经损伤的发生率和预后将急剧恶化。腋神经在肩关节脱位中的损伤机制是当肱骨头向前方和下方脱出时，腋神经横跨肱骨时受到牵拉和挤压。腋神经的游离段相对较短，它是由到达小圆肌的分支和三角肌深面筋膜相连，在肱骨头上方过度牵拉腋神经可能导致腋神经的游离段被拉长。

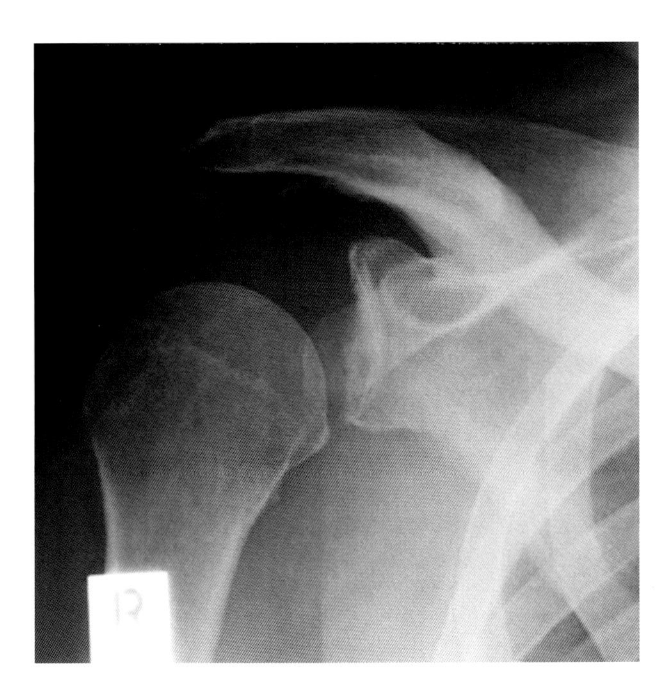

图 32.18　正位 X 线片提示由腋神经损伤导致的盂肱关节下方半脱位

神经生理学研究有所帮助。可观察到腋神经复合动作电位波幅降低。针刺肌电图研究也可以显示急性失神经支配的表征。

Nagda 等在肩关节置换术中进行了术中神经监测。17 例患者（56.7%）在手术过程中有 30 段神经功能障碍（神经警报）。当手臂回归中立位时，23 例（76.7%）警报回归基线。术后肌电图检查发现，术中未回归基线的 7 例患者中有 4 例(57.1%)显示为阳性。16.7% 单纯腋神经受累，46.7% 累及混合神经丛。因此，近一半的损伤案例累及部分臂丛，而不是末梢神经，如腋神经。

参考文献

[1] Amin MF, Berst M, el-Khoury GY. An unusual cause of the quadrilateral space impingement caused by a bone spike. Skeletal Radiol. 2006;35:956–8.

[2] Apaydin N, Tubbs RS, Loukas M, Dupare F. Review of the surgical anatomy of the axillary nerve and the anatomic basis of its iatrogenic and traumatic injury. Surg Radiol Anat. 2010;32:193–201.

[3] Apaydin N, Uz A, Bozkurt M, Elhan A. The anatomic relationships of the axillary nerve and surgical landmarks for its localization from the anterior aspect of the shoulder. Clin Anat. 2007;20:273–277.

[4] Aszman OC, Dellon AL, Birely BT, McFarland EG. Innervation of the human shoulder joint and its implications for surgery. Clin Orthop Relat Res. 1996;330:202–207.

[5] Ball C, Steger T, Galatz L, Yamaguchi K. The posterior branch of the axillary nerve: an anatomic study. J Bone Joint Surg Am. 2003;85:1497–501.

[6] Beals T, Harryman D, Lazarus M. Useful boundaries of the subacromial bursa. Arthroscopy. 1998;14:465–470.

[7] Berbig R, Weishaupt D, Prim J, Shahin O. Primary anterior shoulder dislocation and rotator cuff tears. J Shoulder Elbow Surg. 1999;8:220–225.

[8] Bhatia D, de Beer J, Dutoit D. An anatomic study of inferior glenohumeral recess portals: comparative anatomy at risk. Arthroscopy. 2008;24(5):529–536.

[9] Brown TD, Newton PM, Steinmann SP, Levine WN, Bigliani LU. Rotator cuff tears and associated nerve injuries. Orthopedics. 2000;23:329–32.

[10] Bryan WJ, Schauder K, Tullos HS. The axillary nerve and its relationship to common sports medicine shoulder problems. Am J Sports Med. 1986;14:113–116.

[11] Burkhart S, Lo I, Brady P, Denard P. The cowboy's companion. A Trail Guide for the arthroscopic shoulder surgeon. Philadelphia: Lippincott Williams & Wilkins; 2012. p. 404.

[12] Burkhead WZ, Scheinberg RR, Box G. Surgical anatomy of the axillary nerve. J Shoulder Elbow Surg. 1992;1:31–36.

[13] Cahill BR, Palmer RE. Quadrilateral space syndrome. J Hand Surg. 1983;8:65–69.

[14] Cetik O, Uslu M, Acar H, Comert A, Tekdemir I, Cift H. Is there a safe ara

for the axillary nerve in the deltoid muscle. A Cadaveric study. J Bone Joint Surg Am. 2006;88:2395–2399.

[15] Chautems RC, Glauser T, Waeber-Fey MC, Rostan O, Barraud GE. Quadrilateral space syndrome: a case report and review of the literature. Ann Vasc Surg. 2000;14:673–676.

[16] Chung S, Fitzpatrick M, Lee T. Effects of shoulder position on axillary nerve positions during the split lateral deltoid approach. J Shoulder Elbow Surg. 2009;18:748–755.

[17] Cook I. An evidence based protocol for the prevention of upper arm injury rleated to vaccine administration (UAIRVA). Hum Vaccin. 2011;7(8):845–848.

[18] Cook T, Stein J, Simonson S, Kim W. Normal and variant anatomy of the shoulder on MRI. Magn Reson Imaging Clin N Am. 2011;19:581–594.

[19] Cothran Jr RL, Helms C. Quadrilateral space syndrome: incidence of imaging fi ndings in a population referred for MRI of the shoulder. AJR Am J Roentgenol. 2005;184:989–992.

[20] Davidson LT, Carter GT, Lkilmer DD, Han JJ. Iatrogenic axillary neuropathy after intramuscular injection of the deltoid muscle. Am J Phys Med Rehabil. 2007;86:507–511.

[21] De Laat EA, Visser CP, Coene LN, Pahlplatz PV, Tavy DL. Nerve lesions in primary shoulder dislocations and humeral neck fractures. A prospective clinical and EMG study. J Bone Joint Surg Br. 1994;76:381–383.

[22] Duparc F, Bocquet G, Simonet J, Freger P. Anatomical basis of the variable aspects of injuries of the axillary nerve (excluding the terminal branches in the deltoid muscle). Surg Radiol Anat. 1997;19:127–32. I.J. Galley 329

[23] Duval M, Parker A, Drez Jr D, Hinton M. The anterior humeral circumfl ex vessels and the axillary nerve. An anatomic study. Orthop Rev. 1993;22(9):1023–1026.

[24] Eakin C, Dvimak P, Miller C, Hawkins R. The relationship of the axillary nerve to arthroscopically place capsulolabral sutures. An anatomic study. Am J Sports Med. 1998;26(4):505–509.

[25] Flatow E, Bigliani L. Locating and protecting the axillary nerve in shoulder surgery: the tug test. Orthop Rev. 1992;21(4):503–505.

[26] Francel TJ, Dellon AL, Campbell JN. Quadrilateral space syndrome: diagnosis and operative decompression technique. Plast Reconstr Surg. 1991;87:911–916.

[27] Gelber PE, Reina F, Monllau JC, Yema P, Rodriguez A, Caceres E. Innervation patterns of the inferior glenohumeral ligament: anatomical and biomechanical relevance. Clin Anat. 2006;19:304–311.

[28] Gonzalez D, Lopez R. Concurrent rotator cuff tear and brachial plexus palsy associated with anterior dislocation of the shoulder. A report of two cases. J Bone Joint Surg Am. 1991;73:620–621.

[29] Guanche C, Knatt T, Solomonow M, Lu Y, Baratta R. The synergistic action of the capsule and shoulder muscles. Am J Sports Med. 1995;23:301–306.

[30] Gumina S, Postacchini F. Anterior dislocation of the shoulder in elderly patients. J Bone Joint Surg Br. 1997;79:540–543.

[31] Haddo O, Rossouw D, Copeland S, Levy O. Subdeltoid bursa is a safe marker for avoiding injury to the axillary nerve. Should Elb. 2009;1:29–30. http://dx.doi. org/10.1111/j.1758-5740.2009.00005.x .

[32] Hilton J. On rest and pain: a course of lectures on the infl uence of mechanical and physiological rest in the treatment of accidents and surgical diseases, and the diagnostic value of pain, delivered at the Royal College of Surgeons of England in the years 1860, 1861, and 1862. 1863.

[33] Hoppenfeld S, de Boer P. The shoulder. In: Hoppenfeld S, de Boer P, editors. Surgical exposures in orthopaedics: the anatomic approach. Philadelphia: Lippencott Williams & Wilkins; 2003. p. 1–66. ISBN 978-0-7817-4228-3.

[34] Hovelius L, Augustini BG, Fredin H, Johansson O, et al. Primary anterior dislocation of the shoulder in young patients. A ten year prospective study. J Bone Joint Surg Am. 1996;78:1677–1684.

[35] Ishima T, Usui M, Satoh E, Sakahashi H, Okamura K. Quadrilateral space syndrome caused by a ganglion. J Shoulder Elbow Surg. 1998;7:80–82.

[36] Khan LA, Robinson CM, Eill E, Whittaker R. Assessment of axillary nerve function and functional outcome after fi xation of complex proximal humeral fractures using the extended deltoid splitting approach. Injury. 2009;40:181–185.

[37] Kjelstrup T, Courivaud F, Klaastad O, Breivik H, Hol P. High resolution MRI demonstrates detailed anatomy of the axillary brachial plexus. A pilot study. Acta Anaesthesiol. 2012;56:914–919.

[38] Klepps S, Auerbach J, Calhon O, Lin J, Cleeman E, Faltow E. A cadaveric study on the anatomy of the deltoid insertion and its relationship to the deltopectoral approach to the proximal humerus. J Shoulder Elbow Surg. 2004;13:322–327.

[39] Kontakis G. Is there a safe area for the axillary nerve in the deltoid muscle? J Bone Joint Surg Am. 2007;89(5):1134–1135.

[40] Kontakis GM, Steriopoulos K, Damilakis J, Michalodimitrakis E. The position of the axillary nerve in the deltoid muscle. A cadaveric study. Acta Orthop Scand. 1999;70:9–11.

[41] Kulkarni R, Nandedkar A, Myosorekar VR. Position of the axillary nerve in the deltoid muscle. Anat Rec. 1992;232:316–317.

[42] Lester B, Jeong GK, Welland AJ, Wicklewicz TL. Quadrilateral space syndrome: diagnosis, pathology and treatment. Am J Orthop. 1999;28(718–722):725.

[43] Lo I, Lind C, Burkhart S. Glenohumeral arthroscopy portals established using an outside-in technique: neurovascular anatomy at risk. Arthroscopy. 2004;20(6):596–602.

[44] Loomer R, Graham B. Anatomy of the axillary nerve and its relation to inferior capsular shift. Clin Orthop Relat Res. 1989;243:100–105.

[45] Loukas M, Grabska J, Tubbs RS, Apaydin N, Jordan R. Mapping the axillary nerve within the deltoid muscle. Surg Radiol Anat. 2009;31:43–47.

[46] Maman E, Morag G, Safi r O, Benifl a M, Mozes G, Boynton E. The anterior trunk of the axillary nerve: surgical anatomy and guidelines. A fresh cadavers study. J Orthopaedics. 2008;5:e7.

[47] Meyer M, Graveleau N, Hardy P, Landreau P. Anatomic risks of shoulder arthroscopy portals: anatomic cadaveric study of 12 portals. Arthroscopy. 2007;23(5):506–513.

[48] McClelland D, Paxinos A. The anatomy of the Quadrilateral space with reference to quadrilateral space syndrome. J Shoulder Elbow Surg. 2008;17:162–164.

[49] McKowen HC, Voorrhies RM. Axillary nerve entrapment in the quadrilateral space: a case report. J Neurosurg. 1987;66:932–934.

[50] Nagda S, Rogers K, Sestokas A, Getz C, et al. Neer Award 2005: peripheral nerve function during shoulder arthroplasty using intraoperative nerve monitoring. J Shoulder Elbow Surg. 2007;16:2S–8S.

[51] Nijs S, Sermon A, Broos P. Intramedullary fi xation of proximal humeral fractures: do locking bolts endager the axillary nerve or the ascending branch of the anterior circumfl ex artery? A cadaveric study. Patient Saf Surg. 2008;2(33):1–6.

[52] Pecina MM, Krmpotic-Nemanic J, Markiewitz AD. Tunnel syndromes. 2nd ed. Boca Raton: CRC press; 1997.

[53] Perlmutter GS. Axillary nerve injury. Clin Orthop Relat Res. 1999;368:28–36.

[54] Price M, Tillett E, Acland R, Nettleton G. Determining the relationship of the axillary nerve to the shoulder joint capsule from an arthroscopic perspective. J Bone Joint Surg Am. 2004;86:2135–2142. 32 Axillary Nerve 330
[55] Prince EJ, Breien KM, Fehringer EV, Mormino MA. The relationship of proximal locking screws to the axillary nerve during antegrade humeral nail insertion of four commercially available implants. J Orthop Trauma. 2004;18:585–588.
[56] Robinson P, White IM, Lax M, Salonen D, Bell RS. Quadrilateral space syndrome caused by a glenoid labral cyst. AJR Am J Roentgenol. 2000;175:1103–1105.
[57] Sinnatamby C. Lasts Anatomy Regional and applied. 11th ed. London: Elsevier Ltd; 2006. p. 48–57.
[58] Smith J, Berry G, Lafl amme Y, Blain-Pare E, et al. Percutaneous insertion of a proximal humeral locking plate: an anatomic study. Injury. 2007;38:206–211.
[59] Stecco C, Gagliano G, Lancerotto L, Tiengo C, Macchi V, et al. Surgical anatomy of the axillary nerve and its implication in the transdeltoid approaches to the shoulder. J Shoulder Elbow Surg. 2010;19:1166–1174.
[60] Sung C, Roh G, Sohn H, Park H. Prediction of the location of the anterior branch of the axillary nerve, using correlations with physical factors: a cadaveric study. J Shoulder Elbow Surg. 2013;22:e9–e16.
[61] Toolanen G, Hildingsson C, Hedlund T, Knibestol M, Oberg L. Early complications after anterior dislocation of the shoulder in patients over 40 years. An ultrasonographic and electromyographic study. Acta Orthop Scand. 1993;64:549–552.
[62] Tubbs RS, Oakes WJ, Blount JP, Elton S, Salter G, Grabb PA. Surgical landmarks for the proximal portion of the axillary nerve. J Neurosurg. 2001;95:998–1000.
[63] Uno A, Bain G, Mehta J. Arthroscopic relationship of the axillary nerve to the shoulder capsule: an anatomic study. J Shoulder Elbow Surg. 1999;8:226–230.
[64] Uz A, Apaydin N, Bozkurt M, Elhan A. The anatomic branch pattern of the axillary nerve. J Shoulder Elbow Surg. 2007;16:240–244.
[65] Vathana P, Chiarapattanakom P, Ratanalaka R, Vorasatit P. The relationship of the axillary nerve and the acromion. J Med Assoc Thai. 1998;81:953–7.
[66] Visser CP, Coene LN, Brand R, Tavy DL. The incidence of nerve injury in anterior dislocation of the shoulder and its infl uence on functional recovery. A prosepctive clinical and EMG study. J Bone Joint Surg Br. 1999;81:679–685.
[67] Visser CP, Coene LN, Brand R, Tavy DL. Nerve lesions in proximal humeral fractures. J Shoulder Elbow Surg. 2001;10:421–427.
[68] Visser CP, Tavy DL, Coene LN, Brand R. Electromyographic fi ndings in shoulder dislocations and fractures of the proximal humerus: comparison with clinical neurological examination. Clin Neurol Neurosurg. 1999;101:86–91.
[69] Yoo J, Kim J, Hwan Ahn J, Hyun Lee S. Arthroscopic perspective of the axillary nerve in relation to the glenoid and arm position: a cadaveric study. Arthroscopy. 2007;23(12):1271–1217.
[70] Zhao X, Hung L, Zang G, Lao J. Applied anatomy of the axillary nerve for selective neurotization of the deltoid muscle. Clin Orthop Relat Res. 2001;390:244–251.

第 33 章　肩胛上神经

Kevin D. Plancher，Stephanie C. Petterson

33.1　大体解剖

肩胛上神经起自臂丛上干（C5~C6）Erb 氏点。约 25% 人群的肩胛上神经接受 C4 神经根发出的分支。肩胛上神经在锁骨上方约 3cm 处离开上干，平行于肩胛舌骨肌的肌腹向外走行，沿颈后三角深入至斜方肌前缘（图 33.1）。通过颈后三角后，它与肩胛上动静脉伴行，沿锁骨后缘到达肩胛骨上缘。随后肩胛上神经与动脉分开，向后走行，从肩胛横韧带（TSL）下方深入肩胛上切迹（图 33.2、图 33.3）。在此位置，肩胛上神经与盂上结节相距约 3cm。肩胛上动脉在前方走行，从肩胛横韧带（TSL）上方进入肩胛上切迹。有报道显示肩胛上动脉存在少数变异，与肩胛上神经伴行从肩胛横韧带后方通过。

肩胛上神经在进入冈上窝时发出 2 条运动神经分支进入冈上肌肌腹。该神经还发出感觉和交感神经分支支配 2/3 的盂肱关节、喙锁韧带、喙肱韧带、肩峰下滑囊，以及肩锁关节（AC）后侧关节囊。然后神经沿冈上窝向外侧走行，在肩胛冈水平时来到关节盂后缘 2cm 内。肩胛上神经绕肩胛冈外侧走行，然后仅从肩胛下横韧带（SGL）下通过，下行至冈下窝（图 33.4）。肩胛上神经发出 2~4 个分支到冈下肌肌腹。肩胛上神经距离关节盂边缘约 2.5cm，距离肩胛冈后角约 4cm。

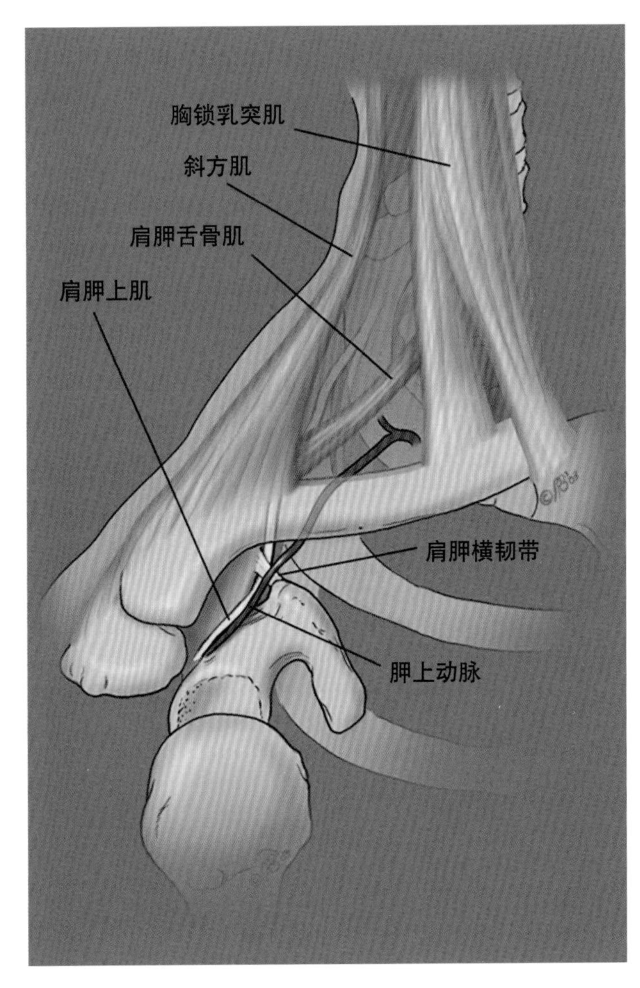

图 33.1　肩胛上神经离开上干后，沿颈后三角平行于肩胛舌骨肌肌腹走行

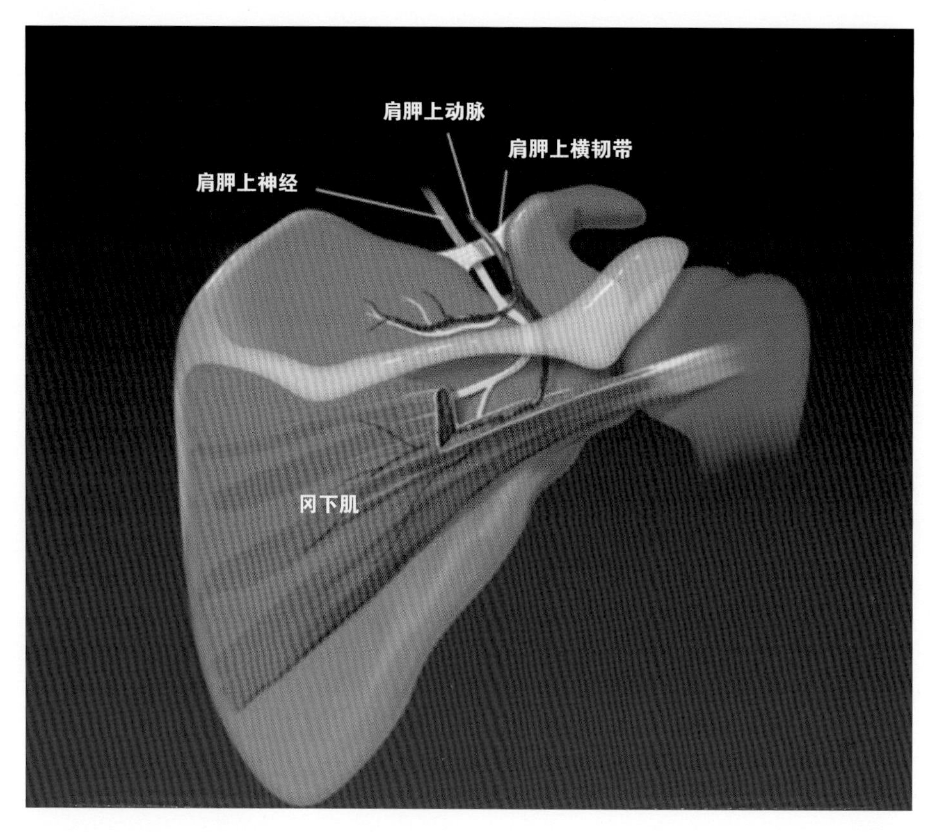

图 33.2　肩胛上神经沿锁骨后缘走行至肩胛骨上缘。随后肩胛上神经与动脉分开，从肩胛横韧带下方通过进入肩胛上切迹，而肩胛上动脉则从肩胛横韧带上方通过，进入肩胛上切迹

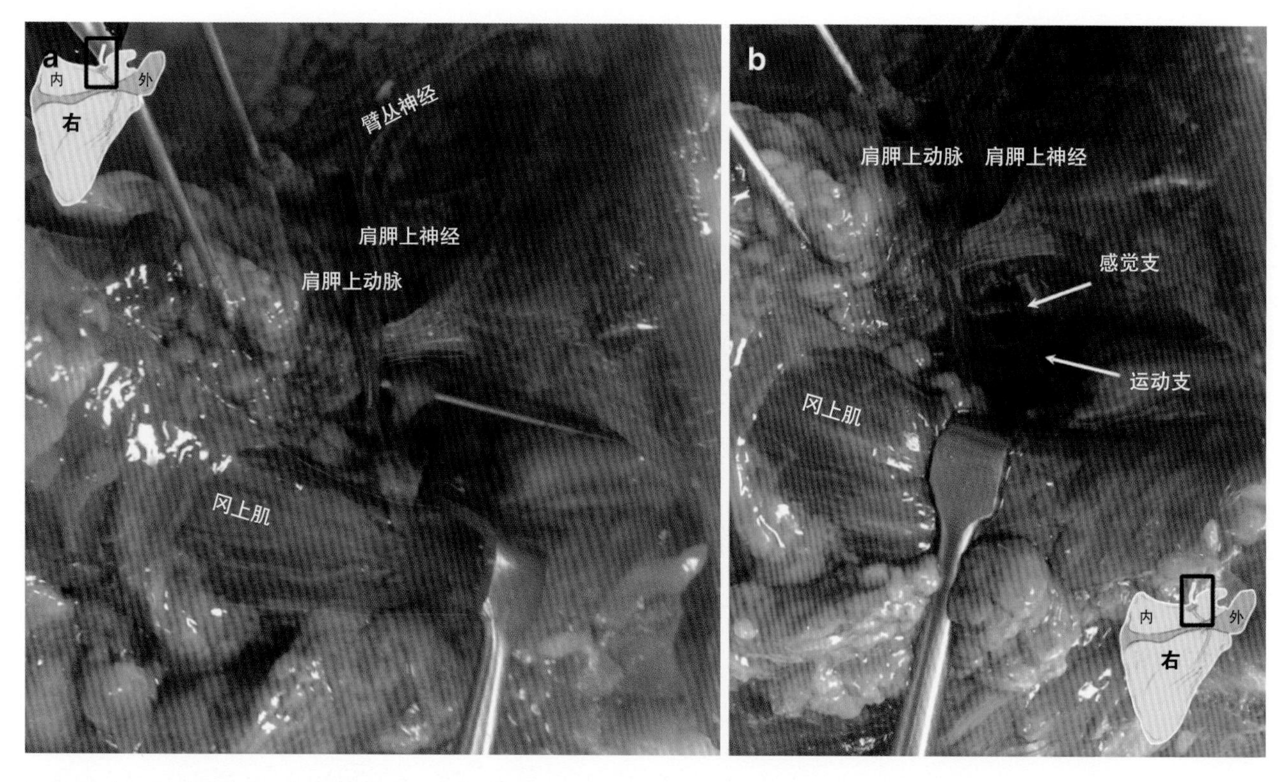

图 33.3 （a，b）肩胛上神经起自臂丛神经，从横韧带下方走行，进入冈上窝并深入到冈上肌。它发出运动神经分支到达冈上肌，发出感觉神经纤维到达盂肱关节　SSN. 肩胛上神经；SSA. 肩胛上动脉；M. 内侧；L. 外侧

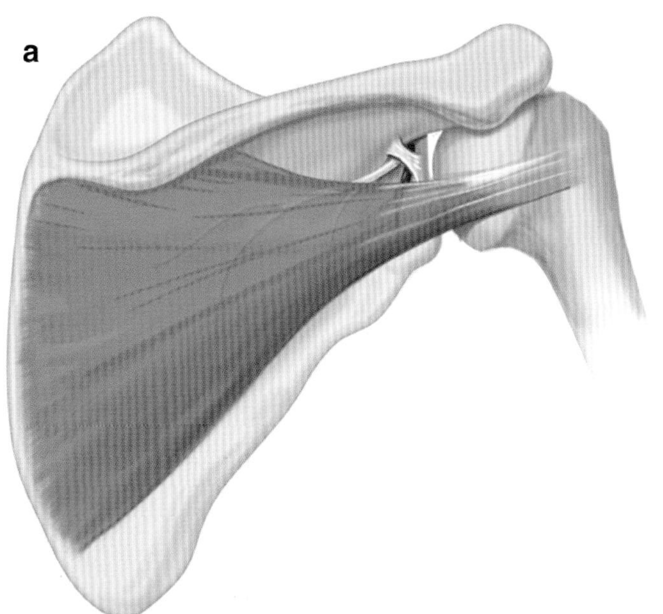

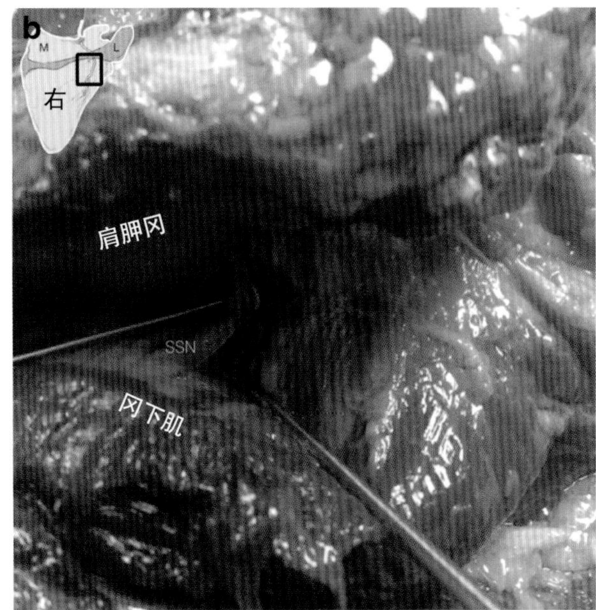

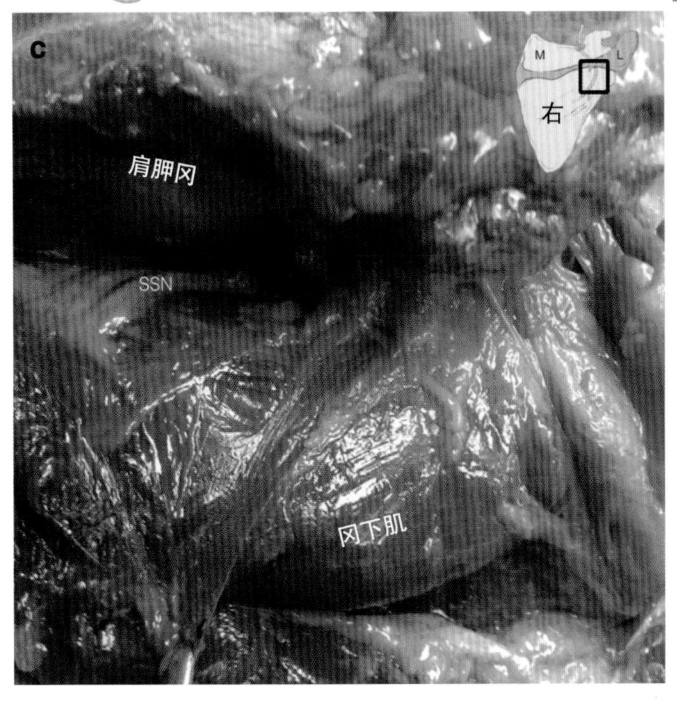

图33.4 （a）肩胛上神经通过肩胛下横韧带下方，下行到冈下窝；（b，c）位于冈盂切迹的肩胛上神经的尸体解剖　SSN. 肩胛上神经；M. 内侧；L. 外侧

33.2　相邻结构和变异

33.2.1　肩胛上切迹

肩胛上切迹的形态，特别是切迹的高度降低，可能是引发肩胛上神经卡压的诱因。Rengachary 首先将肩胛上切迹划分为6型（图33.5）。Ⅰ型，肩胛骨没有切迹，而是呈现出从肩胛骨上角到肩胛骨基底部的比较宽的凹陷。Ⅱ型肩胛上切迹较宽，是占据肩胛骨上缘约1/3的钝头“V”形切迹。对称的“U”形肩胛上切迹，两条侧边几乎平行，被定义为Ⅲ型。非常小的“V”形切迹为Ⅳ型。“V”形切迹的形状与Ⅲ型类似，肩胛横韧带内侧的局部骨化结构缩小了肩胛骨上缘切迹的直径。Ⅵ型是指肩胛横韧带完全骨化形成一个大小不等的骨孔。肩胛上切迹的其他分类系

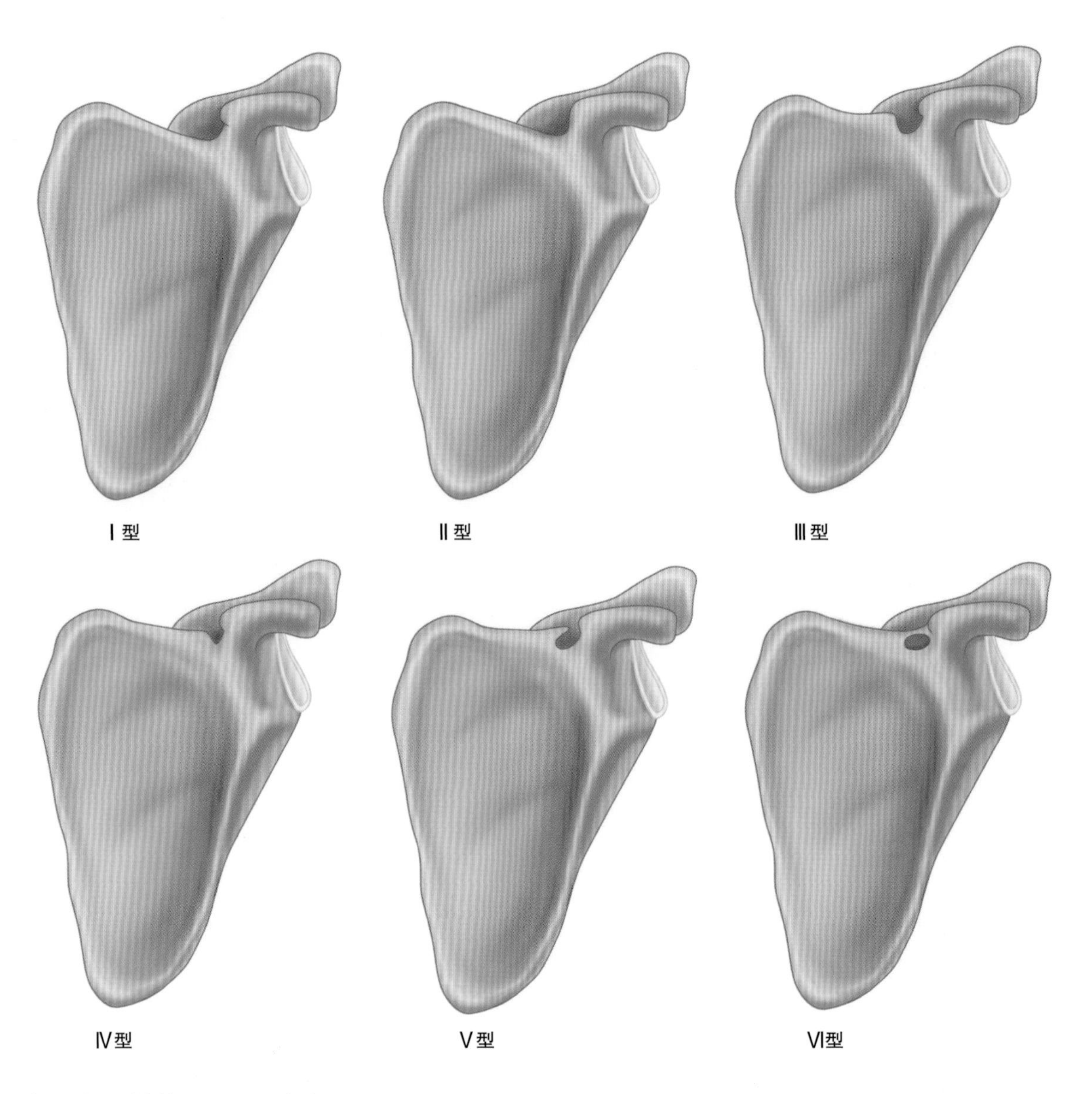

图 33.5 肩胛上切迹形态的 Rengachary 分型

统有：Ticker 等将肩胛上切迹分为“U”形和“V”形，并单独评估肩胛横韧带的骨化程度；Iqbal 和同事将其分为 3 种，包括“U”形、“V”形和“J”形。

33.2.2 肩胛横韧带

肩胛横韧带附着在喙突基底和肩胛上切迹内侧端，形成一个骨孔，大多数人的肩胛上神经都从这个骨孔中穿过。肩胛横韧带薄而扁平，中间比止点处窄。报道显示有约 25% 的临床病例肩胛横韧带发生骨化。Polguj 等将肩胛横韧带的变异分为 3 型。大多数标本的肩胛横韧带为扇形韧带（54.6%）或带状韧带（41.9%）；然而，3.5% 的标本中发现了裂成两部分的韧带。只有 51% 的标本发现前肩胛喙突韧带，它缩小了肩胛上切迹的空间。前肩胛喙突韧带是肩胛上神经在肩胛上切迹处卡压的另一个病因。

一般来说，肩胛上动脉在肩胛上切迹处从肩胛横韧带上方穿行，而肩胛上神经则从肩胛横韧带下方穿行。

在一项对 2014 具尸体进行的研究中发现，61.3% 的肩胛上神经和静脉在肩胛横韧带下方穿行。发现的其他走行方式包括：（1）肩胛上动脉和静脉在韧带上方走行而肩胛上神经在韧带下方走行（17%）；（2）肩胛上动静脉和肩胛上神经都在韧带下方走行（12.3%）；（3）9.4% 的标本中发现了其他的肩胛上神经血管结构变异。

33.2.3　肩胛下横韧带

肩胛下横韧带呈四边形，起自肩胛颈后侧和盂肱关节囊后侧，以双层韧带止于肩胛冈。肩胛下横韧带分为 2 型：（1）Ⅰ型，一种薄而界限模糊的带状组织；（2）Ⅱ型，一条结构良好的韧带。其几何形状可为带状、三角形或不规则形。Plancher 等曾报道过这条韧带存在于 100% 的新鲜冷冻标本。

33.3　病理解剖学

肩胛上切迹肩胛横韧带下方是肩胛上神经卡压的最常见部位。肩胛横韧带肥大可导致肩胛上切迹狭窄，而肩胛上切迹本身几何形状的差异（见 33.2.1　相邻结构和变异 – 肩胛上切迹）也可能引起神经受压，导致神经失用症。伴有较小肩胛上骨孔的“V”形切迹与肩胛上神经病变有关。

33.4　生物力学

肩胛下横韧带是一条动态韧带。前文有提及该韧带止于盂肱关节囊后方，因此盂肱关节的活动会影响到肩胛上神经。这一止点位置对于肩关节内旋的影响更大。正因如此，当手臂横置于体前处于内收内旋位时，肩胛下横韧带的收紧会压迫位于韧带远端的神经。

相反，当肩关节处于过度外展、外旋位时，冈下肌和冈上肌的内侧腱缘会撞击肩胛冈外侧缘，压迫肩胛上神经的冈下支。在更靠近近端的位置，过度外展、外旋肩关节可以导致对肩胛横韧带的扭转，进而刺激肩胛上神经。由于神经的走行发生了“急转弯”，这种对神经的牵拉被称为“悬吊效应”。

无论是什么机制，当神经受到过度牵拉时，神经传导速度发生变化，临床症状可能接踵而至。报道显示，神经的拉伸长度达到神经静息长度的 6% 时，可察觉到神经传导速度的改变。神经的拉伸长度大于静息长度的 15% 会导致不可逆转的神经损伤。

33.5　诊断方法

诊断方法包括影像学检查、诊断性注射和神经生理学。

33.5.1　影像学检查

虽然许多研究者认为肩胛上神经病变的诊断较困难，因为它是一个排除性诊断过程，但是准确的病史、详细的体格检查和适当的诊断性影像学检查有助于准确的鉴别这种疾病并发现明显的肿瘤性疾病。

应常规使用 X 线检查肩、锁部分，包括前后位（AP）、Y 位、冈上肌出口位、腋位、Stryker Notch 位和 Zanca 位。射线在肩胛横韧带处偏向头端 15°~30°投照的肩胛骨前后位片有助于发现骨性切迹处的钙化、骨软骨瘤、过往创伤形成的骨痂。这一系列 X 线片检查的目的是识别肩胛骨、锁骨、喙突和肩胛颈的骨折或微小创伤。

由于对软组织分辨率高，MRI 是诊断肩胛上神经病变的最好的影像学检查。斜矢状位 T2 加权图像可观察到肩胛上神经的走行情况。识别软组织肿块如囊肿对肩胛上神经病变的诊断也越来越重要。MRI 有助于确定软组织肿块的存在、位置和大小（图 33.6）。Fritz 描述了无临床症状的囊肿患者其特征性表现为信号均匀、T1 低信号、T2 高信号，如果增强对比则有边缘强化。继发性病变如盂唇撕裂可引起对肩胛上神经的继发性撞击、肩袖肌腱病、神经源或非神经源性肿瘤，盂肱关节炎也可以用这种成像方式检测。应评估冈上肌和冈下肌的肌肉萎缩和脂肪浸润（更常见于慢性疾病），以及是否存在一些人认为是肩胛上神经卡压最早期表征的肌肉水肿（图 33.7）。

最后，CT 和超声检查也是诊断肩胛上神经病变的有效工具。CT 可发现或确认切迹变异的 Rengachary 分型（见 33.2.1　相邻结构和变异 – 肩胛上切迹）、锁骨或肩胛骨骨折以及肩胛横韧带的骨化情况。诊断性超声检查也有助

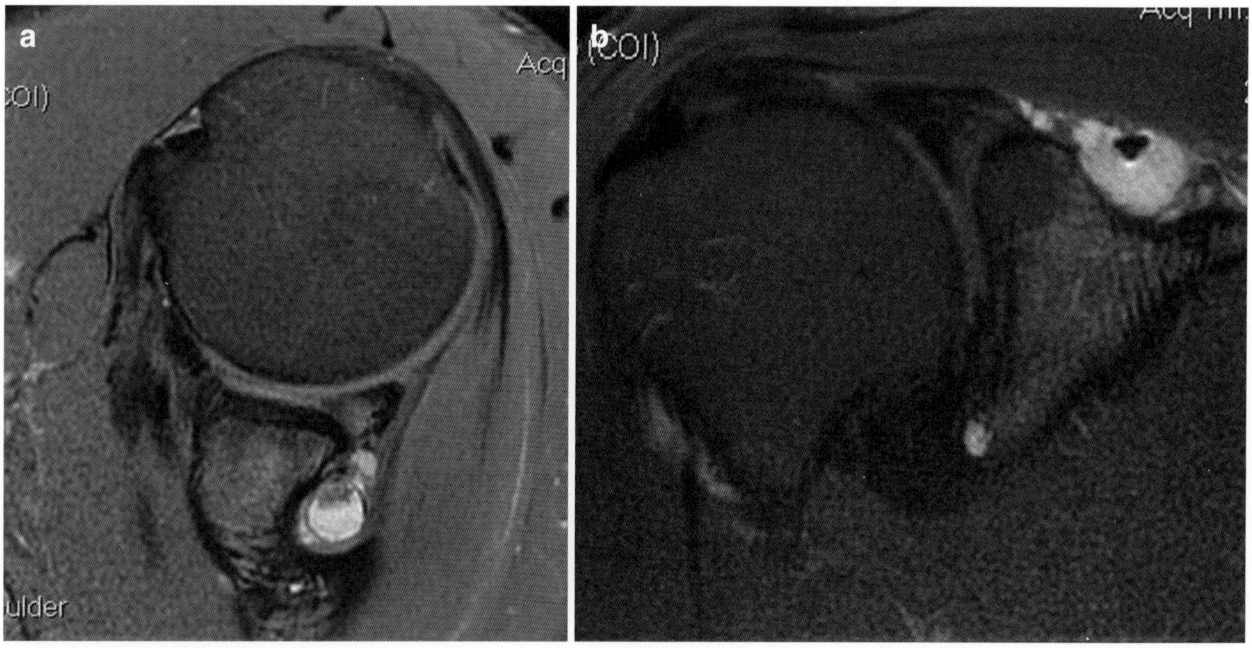

图 33.6 MRI 显示囊肿在冈盂切迹取代了肩胛上神经。(a) 冠状位像；(b) 轴位像

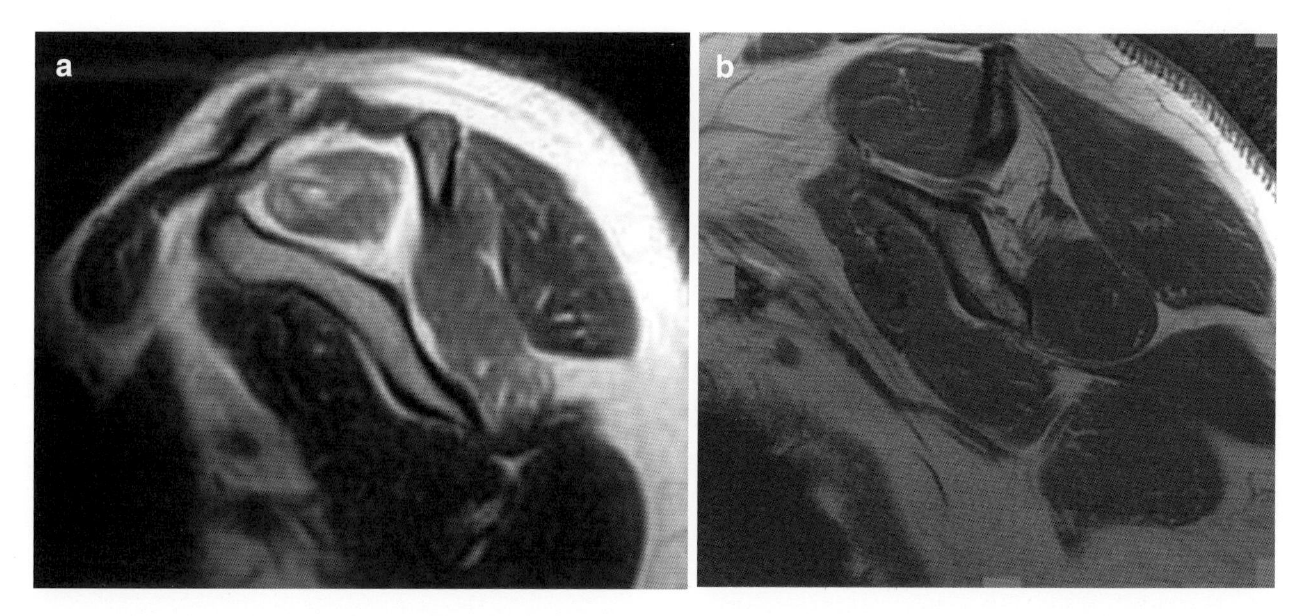

图 33.7 斜矢状面 MRI 显示：(a) 一个年轻男性的冈上肌萎缩；(b) 一个排球运动员的单纯冈下肌萎缩，注意 T2 加权图像的神经走行

于在诊室鉴别诊断囊肿。此外，超声还可以用于超声引导下囊肿穿刺。

33.5.2 利多卡因注射

1% 利多卡因局麻注射对准确诊断肩胛上神经是否在肩胛横韧带或肩胛下横韧带处受压非常有帮助。作者常规使用 25 号、3.8cm 针头注射，效果非常好。超声可用于辅助引导针头以确保准确性。

当对肩胛横韧带处的受压进行诊断性注射时，掌握如前所述的动脉和神经之间的关系非常重要。应选择位于 Nevaiser’s 入路内侧 3cm 处的后上入路进针，向前瞄准

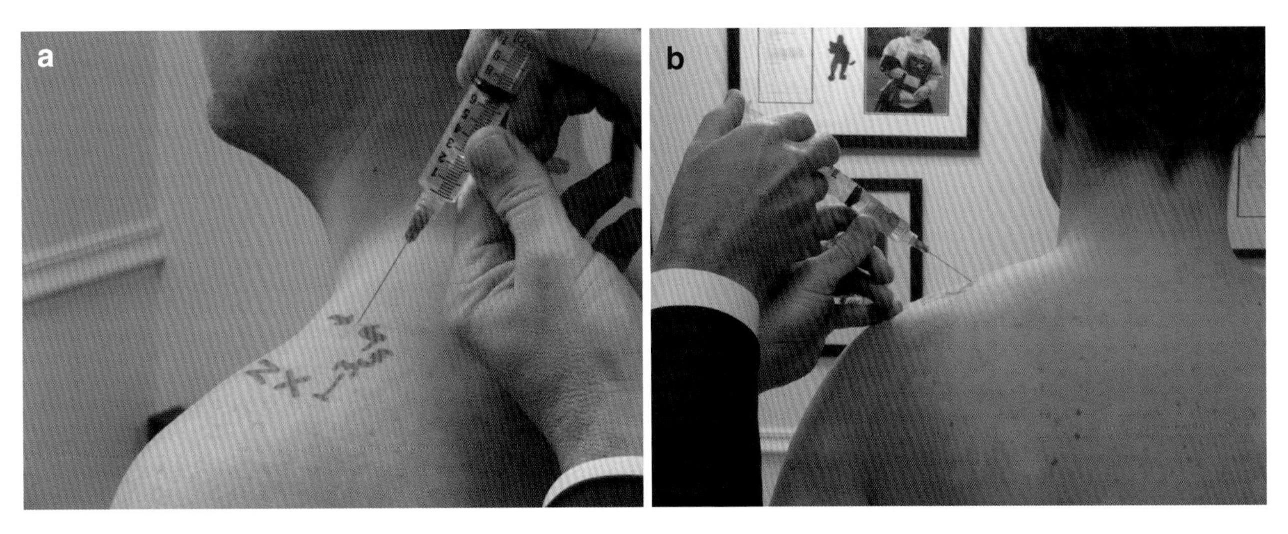

图 33.8　（a）从 Nevaiser’s 入路内侧 3cm 处将利多卡因注射液注射入肩胛横韧带的临床照片；（b）后面观，请注意针的角度

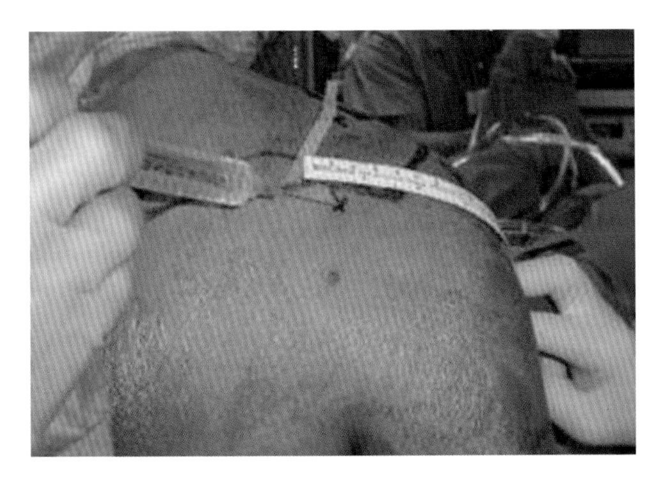

图 33.9　肩胛下横韧带处注射利多卡因的临床照片，注射点位于肩峰后外侧角内侧 4cm 处

刺入肩胛上切迹，首先要回抽（图 33.8）。

在冈盂切迹处注射比肩胛横韧带简单。向冈盂切迹注射时，针尖应放置在肩峰后外侧角内侧 4cm 处（图 33.9）。当注射器触碰到肩胛冈时，向下调整 1~2cm 并回抽，接下来就很很容易到冈盂切迹了。

注射后立即询问患者的疼痛情况，疼痛可立刻显著缓解。与通过诊断性注射确认撞击综合征相同，在注射前后应进行交臂内收试验以明确诊断。如果注射前是阳性的，那么此时该测试应为非诱发性动作。患者可能会描述在注射后肩锁关节的疼痛消失，进一步帮助医生确诊肩胛上神经卡压。

然而，在切迹类型为 4~6 型的患者人群中，测试阴性不能排除这一疾病，因为对这一群体注射利多卡因非常困难。对于没有肌肉萎缩、肌电图检查阴性、无盂唇撕裂或囊肿但仍有力弱和疼痛症状的患者，在考虑进行任何手术干预之前需要接受为期 3 个月的非手术治疗。

33.5.3　肌电图和神经传导速度检测

当体格检查有可疑诊断但影像学检查为阴性（即没有软组织肿块）且没有萎缩时，肌电图和神经传导等电诊断检测有积极帮助。如前所述，肩胛上神经是一个运动和感觉混合神经，因此局部压迫很难检查。

肩胛上神经的感觉神经支配尚不明确，因此对感觉速率的评估意义较小，但是肌电图和神经传导速度检测已被证实对与肌肉无力相关的神经损伤有 91% 的诊断准确率。然而，肩胛上神经功能障碍仍然可以呈现出一个正常的肌电图和神经传导结果，也正因为此，诊断肩胛上神经损伤极具挑战。

双侧都应进行电诊断研究从而进行对比，刺激点通常在 Erb 点。延迟时间增加往往提示传导受损。冈上肌的惯常延迟或神经传导速度变化范围为 1.7~3.7ms，超过 2.7ms 的值通常提示异常，延迟增加超过 3.3ms（范围 2.4~4.2ms）提示冈下肌受压的阳性结果。典型的肩胛下横韧带处受压的阳性电诊断研究结果为冈下肌活动缺失而冈上肌不受影响。预期肩胛上神经下支有末端潜伏期延迟。冈下肌的肌电图检测比较困难，因为只有一个分支可能受累而其他部分则可能不受影响。临床医生应测试多个部位，以减少假阴性肌电图结果的风险。刺激其他的肩胛周围肌肉可导致体积干涉；因此相比于体表记录，针刺记录可能是监控这种疾病的最佳方式。

其他可以确诊肩胛上神经卡压的肌电图检查也有被报道。报道称诱发电位的振幅和自发或标记多相波的减少对确认肩胛上卡压有重要意义。长期存在神经病变的患者其冈上肌和冈下肌在失神经支配后对干扰刺激的反应会减弱。冈下肌和冈上肌出现正向尖波、纤颤电位以及运动单位动作电位缺失或减少也可再次确认肩胛上神经卡压的存在。

33.6 解剖与体育运动

肩胛上神经卡压更常见于过顶运动员和过顶工人，如电工。由于肩部受到重复的机械应力且经常处于活动范围极限，过顶运动员可能更容易受伤。棒球、网球和排球的一些特定动作中手臂放置的位置增加了肩胛上神经的紧张度。例如，在排球和网球运动的投掷后期和上手发球时，上肢处于体前横臂内收内旋位，如前所述此时肩胛上神经在肩胛下横韧带处的张力增加。尸体研究表明投掷后期的这一体位（如肩关节在伸展位内旋、内收）增加了肩胛上神经远支在冈盂切迹内的张力和压力（图 33.10）。另外，在极度外展、外旋位，如投掷运动的挥臂准备期，相比于肩胛下横韧带，肩胛上神经更容易在肩胛横韧带处受压。Martin 等证实肩胛上神经的拉伸是由肩关节进行极限活动时肩胛骨的旋转引起，如棒球、排球和游泳。这些活动范围终末端的极限位置可能会增加神经的张力，从而导致神经缺血、刺激和肿胀。

为什么有些运动员发生这种疾病而其他没有，仍然困扰着临床医生。一些研究者认为重复性的动作和肩关节活动增加的联合作用使肩胛上神经的风险增加，使运动员易发肩胛上神经疾病。也有人认为是冈下肌快速的离心收缩增加了肩胛上神经末端部分的压力。还有些人认为肩胛上神经间接的缺血性损伤可能由微细创伤和由此产生的微栓子导致。但我们相信，虽然很多运动员有这种损伤，但往往没有被发现，因为这种疾病好发于有强大前锯肌、背阔

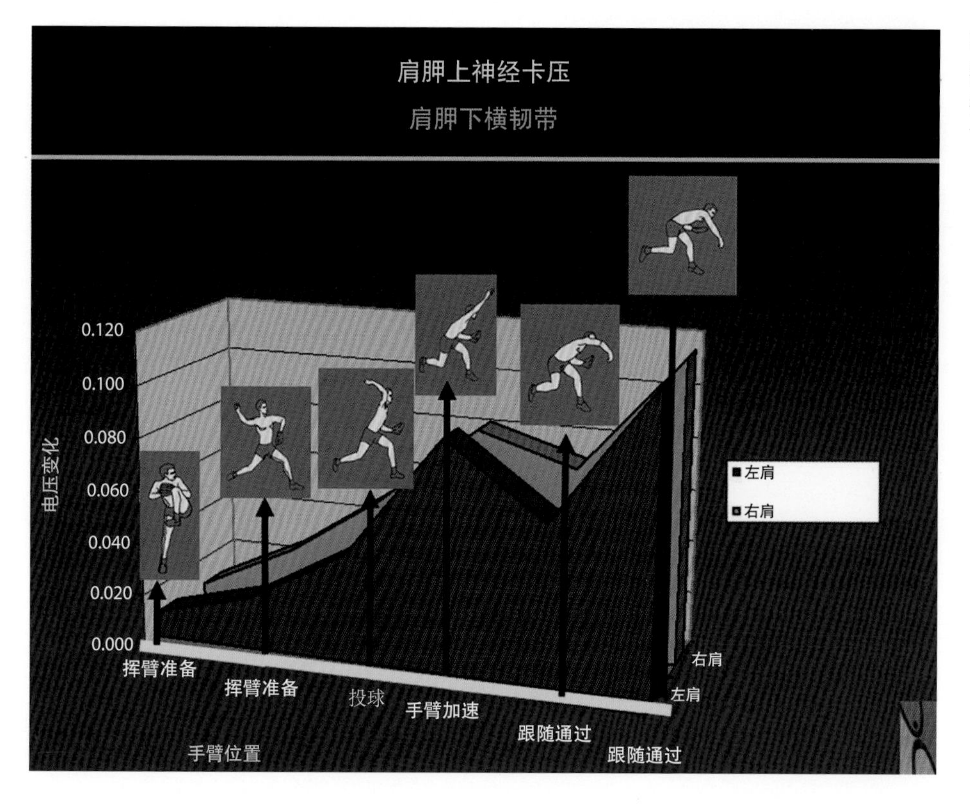

图 33.10 完好的肩胛下横韧带在投掷运动中的电压变化，注意投掷后期或体前横臂内收位时肩胛下横韧带处产生的压力变化最高

肌、菱形肌和肩胛提肌的年轻人。随着年龄的增长，这些肌肉的力量逐渐减弱，此时很快就会发现萎缩和无力，我们相信有许多运动员都患有某种形式的这种疾病。

33.7　创伤的影响

肩胛上神经的神经压迫性病变常局限于神经长度的一个离散部分，因为它所处的解剖位置使它容易受到压迫。早期文献指出神经可受到创伤的影响，如通过肩胛切迹的骨折，甚至肩部受到直接打击造成的肱骨近端骨折。也有报道指出肩胛上神经损伤是肩关节脱位导致的第二常见的单纯神经损伤，仅次于腋神经损伤。

33.8　疾病的影响

无论是良性或恶性肿瘤均可侵犯位于肩胛切迹或肩胛下横韧带的肩胛上神经，囊肿是这些占位性病变中最常见的一种（图 33.11）。在盂唇撕裂后也可能出现囊肿对肩胛上神经产生继发性撞击。

肩胛上神经的受累也与巨大肩袖撕裂相关。一项研究指出在巨大肩袖撕裂的患者中，40% 有单纯肩胛上神经功能障碍的电诊断证明。冈上肌腱显著的回缩可导致肩胛上神经和其第一个运动分支之间锐角的减小，增加肩胛上神经在冈盂切迹的张力。Albritton 等在对冈上肌有 2~3cm 回缩的尸体标本进行研究后以 100% 的发生率证实了这一观点。临床研究发现肩胛上神经病变患者的肌电图改变呈多样性。Mallon 等报道所有巨大肩袖撕裂患者均表现出阳性的肌电图结果，而 Shi 等发现在肩袖撕裂并疑似肩胛上神经受累的患者中，只有 37% 的患者其 EMG 提示肩胛上神经病变以及有神经传导速度改变。Vad 等发现，28% 的巨大全层肩袖撕裂患者其 EMG 结果异常，当冈上肌、冈下肌和（或）三角肌存在脂肪替代性萎缩时，腋神经受累比肩胛上神经受累更常见。

33.9　对手术的意义

不管是关节镜还是开放手术，解剖指南对医生更好地

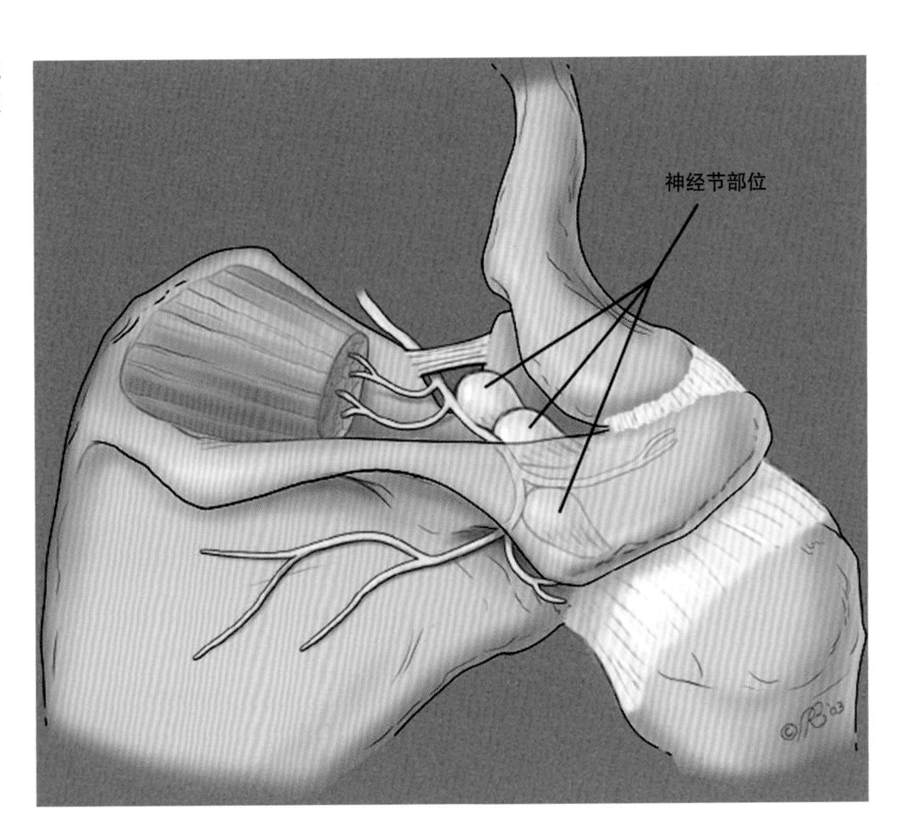

图 33.11　囊肿在肩胛横韧带压迫和侵犯肩胛上切迹，相比在肩胛下横韧带处受压更为罕见

理解邻近神经血管结构以避免任何不必要的并发症都是很重要的。文献报道显示医源性肩胛上神经损伤可发生于锁骨远端切除术、关节镜下和开放 Latarjet 术或任何肩关节后侧入路手术。在 Latarjet 手术过程中，前后螺钉的出钉口在肩胛上神经附近使神经存在损伤风险。在 23 例肩关节尸体标本研究中，Knudsen 等发现在钝性分离到肩锁关节内侧 2.5cm 和可触摸到的肩峰外缘内侧 5cm 处是安全的，尚未触及肩胛上神经或动脉。也有人认为在肩袖修复手术的入路定位和软组织松解过程中，应保持与肩胛切迹的最小距离为：男性 3.86cm，女性 3.71cm。

最近的临床研究以及此前的解剖研究已经充分展示了肩胛上神经对肩关节感觉神经支配的大量信息。这些感觉神经支配也许可以解释肩胛上神经受牵拉或压迫所导致的疼痛，以及在巨大肩袖撕裂修补中组织拉向足迹区导致的疼痛。Albritton 等提出，当存在全层肩袖撕裂时，肩胛上神经回缩可导致其张力增加并使其在冈盂切迹处的成角更锐利，而肩袖全层撕裂修复术则可增加神经在肩胛横韧带处的张力。几项尸体研究表明，肩袖撕裂后向外侧回缩的范围是 1~3cm，而超过此范围的回缩可使肌腹内的神经血管蒂处于紧绷状态。有时，巨大肩袖撕裂修复术导致的肩胛上神经牵拉可导致修复失败。因此，我们建议行巨大肩袖撕裂修复术时应常规松解肩胛上神经。

33.10 结论

肩胛上神经损伤可引起多种症状，包括肩关节疼痛和无力。这种疾病导致的疼痛和功能障碍可能会被过度拖延，但其实先进的关节镜技术很容易就能治愈。虽然这种疾病在肩关节外科医生的临床实践中只占一小部分，但对其解剖学、生物力学、诊断性试验和最新治疗进展的理解已经将这种疾病的排除性诊断带向前沿，得到众多外科医生的关注。

参考文献

[1] Albritton MJ, Graham RD, Richards 2nd RS, Basamania CJ. An anatomic study of the effects on the suprascapular nerve due to retraction of the supraspinatus muscle after a rotator cuff tear. J Shoulder Elbow Surg. 2003;12(5):497–500.

[2] Antoniadis G, Richter HP, Rath S, Braun V, Moese G. Suprascapular nerve entrapment: experience with 28 cases. J Neurosurg. 1996;85(6):1020–1025.

[3] Aszmann OC, Dellon AL, Birely BT, McFarland EG. Innervation of the human shoulder joint and its implications for surgery. Clin Orthop Relat Res. 1996;330:202–207.

[4] Bigliani LU, Dalsey RM, McCann PD, April EW. An anatomical study of the suprascapular nerve. Arthroscopy. 1990;6(4):301–305.

[5] Bora Jr FW, Pleasure DE, Didizian NA. A study of nerve regeneration and neuroma formation after nerve suture by various techniques. J Hand Surg Am. 1976; 1(2):138–143.

[6] Chan KL, Liu S, Maffulli N, Nobuhara K, et al. Controversies in orthopaedic sports medicine. Hong Kong: Williams & Wilkins; 1998.

[7] Clein LJ. Suprascapular entrapment neuropathy. J Neurosurg. 1975;43(3):337–342.

[8] Costouros JG, Porramatikul M, Lie DT, Warner JJ. Reversal of suprascapular neuropathy following arthroscopic repair of massive supraspinatus and infraspinatus rotator cuff tears. Arthroscopy. 2007; 23(11):1152–1161.

[9] Cummins CA, Messer TM, Schafer MF. Infraspinatus muscle atrophy in professional baseball players. Am J Sports Med. 2004;32(1):116–120.

[10] Demirhan M, Imhoff AB, Debski RE, Patel PR, Fu FH, Woo SL. The spinoglenoid ligament and its relationship to the suprascapular nerve. J Shoulder Elbow Surg. 1998;7(3):238–243.

[11] Ebraheim NA, Whitehead JL, Alla SR, et al. The suprascapular nerve and its articular branch to the acromioclavicular joint: an anatomic study. J Shoulder Elbow Surg. 2011;20(2):e13–e17.

[12] Ferretti A, Cerullo G, Russo G. Suprascapular neuropathy in volleyball players. J Bone Joint Surg Am. 1987;69(2):260–263.

[13] Ferretti A, De Carli A, Fontana M. Injury of the suprascapular nerve at the spinoglenoid notch. The natural history of infraspinatus atrophy in volleyball players. Am J Sports Med. 1998;26(6):759–763.

[14] Fritz RC, Helms CA, Steinbach LS, Genant HK. Suprascapular nerve entrapment: evaluation with MR imaging. Radiology. 1992;182(2):437–444.

[15] Greiner A, Golser K, Wambacher M, Kralinger F, Sperner G. The course of the suprascapular nerve in the supraspinatus fossa and its vulnerability in muscle advancement. J Shoulder Elbow Surg. 2003;12(3): 256–259.

[16] Ide J, Maeda S, Takagi K. Does the inferior transverse scapular ligament cause distal suprascapular nerve entrapment? An anatomic and morphologic study. J Shoulder Elbow Surg. 2003;12(3):253–255.

[17] Iqbal K, Iqbal R, Khan SG. Anatomical variations in shape of suprascapular notch of scapula. J Morphol Sci. 2010;27:1–2.

[18] Khalili AA. Neuromuscular electrodiagnostic studies in entrapment neuropathy of the suprascapular nerve. Orthop Rev. 1974;3:27–28.

[19] Knudsen ML, Hibbard JC, Nuckley DJ, Braman JP. Anatomic landmarks for arthroscopic suprascapular nerve decompression. Knee Surg Sports Traumatol Arthrosc . 2014; [Epub ahead of print].

[20] Ludig T, Walter F, Chapuis D, Mole D, Roland J, Blum A. MR imaging evaluation of suprascapular nerve entrapment. Eur Radiol. 2001;11(11):2161–2169.

[21] Mallon WJ, Bronec PR, Spinner RJ, Levin LS. Suprascapular neuropathy after distal clavicle excision. Clin Orthop Relat Res. 1996;329:207–211.

[22] Mallon WJ, Wilson RJ, Basamania CJ. The association of suprascapular neuropathy with massive rotator cuff tears: a preliminary report. J Shoulder

Elbow Surg. 2006;15(4):395–398. K.D. Plancher and S.C. Petterson 343

[23] Maquieira GJ, Gerber C, Schneeberger AG. Suprascapular nerve palsy after the Latarjet procedure. J Shoulder Elbow Surg. 2007;16(2):e13–e15.

[24] Martin SD, Simmons C, Koris M. Suprascapular nerve strain: a biomechanical study. Paper presented at AOSSM 23rd annual meeting. Sun Valley; 1997.

[25] Matsumoto D, Suenaga N, Oizumi N, Hisada Y, Minami A. A new nerve block procedure for the suprascapular nerve based on a cadaveric study. J Shoulder Elbow Surg. 2009;18(4):607–611.

[26] Nardin RA, Rutkove SB, Raynor EM. Diagnostic accuracy of electrodiagnostic testing in the evaluation of weakness. Muscle Nerve. 2002;26(2):201–205.

[27] Ogino T, Minami A, Kato H, Hara R, Suzuki K. Entrapment neuropathy of the suprascapular nerve by a ganglion. A report of three cases. J Bone Joint Surg Am. 1991;73(1):141–147.

[28] Plancher KD, Luke TA, Peterson RK, Yacoubian SV. Posterior shoulder pain: a dynamic study of the spinoglenoid ligament and treatment with arthroscopic release of the scapular tunnel. Arthroscopy. 2007; 23(9):991–998.

[29] Plancher KD, Peterson RK, Johnston JC, Luke TA. The spinoglenoid ligament. Anatomy, morphology, and histological fi ndings. J Bone Joint Surg Am. 2005;87(2):361–365.

[30] Polguj M, Jedrzejewski K, Podgorski M, Majos A, Topol M. A proposal for classifi cation of the superior transverse scapular ligament: variable morphology and its potential infl uence on suprascapular nerve entrapment. J Shoulder Elbow Surg. 2013;22(9):1265–1273.

[31] Polguj M, Rozniecki J, Sibinski M, Grzegorzewski A, Majos A, Topol M. The variable morphology of suprascapular nerve and vessels at suprascapular notch: a proposal for classifi cation and its potential clinical implications. Knee Surg Sports Traumatol Arthrosc . 2014; Epub ahead of print].

[32] Post M, Grinblat E. Suprascapular nerve entrapment: diagnosis and results of treatment. J Shoulder Elbow Surg. 1993;2(4):190–197.

[33] Post M, Mayer J. Suprascapular nerve entrapment. Diagnosis and treatment. Clin Orthop Relat Res. 1987;223:126–136.

[34] Rengachary SS, Burr D, Lucas S, Hassanein KM, Mohn MP, Matzke H. Suprascapular entrapment neuropathy: a clinical, anatomical, and comparative study. Part 2: anatomical study. Neurosurgery. 1979;5(4):447–451.

[35] Rengachary SS, Neff JP, Singer PA, Brackett CE. Suprascapular entrapment neuropathy: a clinical, anatomical, and comparative study. Part 1: clinical study. Neurosurgery. 1979;5(4):441–446.

[36] Rose DL, Kelly CR. Shoulder pain. Suprascapular nerve block in shoulder pain. J Kans Med Soc. 1969;70(3):135–136.

[37] Sandow MJ, Ilic J. Suprascapular nerve rotator cuff compression syndrome in volleyball players. J Shoulder Elbow Surg. 1998;7(5):516–521.

[38] Sastre S, Peidro L, Mendez A, Calvo E. Suprascapular nerve palsy after arthroscopic Latarjet procedure: a case report and review of literature. Knee Surg Sports Traumatol Arthrosc . 2014; [Epub ahead of print].

[39] Shi LL, Boykin RE, Lin A, Warner JJ. Association of suprascapular neuropathy with rotator cuff tendon tears and fatty degeneration. J Shoulder Elbow Surg. 2014;23(3):339–346.

[40] Spinner M, Spencer PS. Nerve compression lesions of the upper extremity. A clinical and experimental review. Clin Orthop Relat Res. 1974; 104:46–67.

[41] Sunderland S. The anatomy and physiology of nerve injury. Muscle Nerve. 1990;13(9):771–784.

[42] Ticker JB, Djurasovic M, Strauch RJ, et al. The incidence of ganglion cysts and other variations in anatomy along the course of the suprascapular nerve. J Shoulder Elbow Surg. 1998;7(5):472–478.

[43] Tom JA, Mesfi n A, Shah MP, et al. Anatomical considerations of the suprascapular nerve in rotator cuff repairs. Anat Res Int. 2014;2014:674179.

[44] Tubbs RS, Smyth MD, Salter G, Oakes WJ. Anomalous traversement of the suprascapular artery through the suprascapular notch: a possible mechanism for undiagnosed shoulder pain? Med Sci Monit. 2003;9(3):BR116–119.

[45] Vad VB, Southern D, Warren RF, Altchek DW, Dines D. Prevalence of peripheral neurologic injuries in rotator cuff tears with atrophy. J Shoulder Elbow Surg. 2003;12(4):333–336.

[46] Visser CP, Coene LN, Brand R et al. The incidence of nerve injury in anterior dislocation of the shoulder and its infl uence on functional recovery. A Prospective clinical and EMG Study. J Bone Joint Surg Br. 1999;81(4):679–685.

[47] Warner JP, Krushell RJ, Masquelet A, Gerber C. Anatomy and relationships of the suprascapular nerve: anatomical constraints to mobilization of the supraspinatus and infraspinatus muscles in the management of massive rotator-cuff tears. J Bone Joint Surg Am. 1992;74(1):36–45.

[48] Witvrouw E, Cools A, Lysens R, et al. Suprascapular neuropathy in volleyball players. Br J Sports Med. 2000;34(3):174–180.

[49] Won HJ, Won HS, Oh CS, Han SH, Chung IH, Yoon YC. Morphological study of the inferior transverse scapular ligament. Clin Anat. 2014;27(5): 707–711.

[50] Yan J, Horiguchi M. The communicating branch of the 4th cervical nerve to the brachial plexus: the double constitution, anterior and posterior, of its fi bers. Surg Radiol Anat. 2000;22(3–4): 175–179.

[51] Yoon TN, Grabois M, Guillen M. Suprascapular nerve injury following trauma to the shoulder. J Trauma. 1981;21(8):652–655.

第 34 章　肩部的血管

Maritsa Konstantinos Papakonstantinou，Giovanni Di Giacomo，Gregory I. Bain

34.1　简介

肩部是一个富血管区域，其主要供血血管之间包含有多个吻合分支。因此，由手术结扎或血管粥样硬化导致的肩部和上肢主要动脉的栓塞通常不会导致上肢动脉供血不足。这种情况与骨盆带和下肢不同，临床中经常被下肢粥样硬化困扰。当肩部区域的主要动脉栓塞而血供主要依靠吻合分支时，可能会发生动脉回流。

肩部的动脉血供是骨科手术的重要课题，对肱骨近端骨折尤其重要。缺血性坏死可能是自发性的，但也常见于伴有或不伴有脱位的肱骨近端骨折后。坏死可能是局限性的，也可能会累及整个肱骨头。这可导致关节表面不匹配、关节活动受限和关节面疼痛。深入了解肱骨近端的血供对于理解骨折或骨折合并脱位后的肱骨头缺血性坏死十分关键。

34.2　动脉解剖

肩带和上肢的动脉血供来源于锁骨下动脉。根据与前斜角肌的位置关系，锁骨下动脉被分为 3 个部分。在前斜角肌的内侧，动脉的第一部分有 3 个主要分支，其中甲状颈干参与肩关节的动脉供应。动脉的第二部分在前斜角肌后走行并发出 1 个分支，而第三部分则在前斜角肌外侧走行，供应同样为肩部区域提供血运的肩胛背动脉。

甲状颈干有 3 个分支，其中肩胛上动脉和颈横动脉这两个分支参与肩部的血液供应。肩胛上动脉沿锁骨后缘走行，进入冈上窝供应冈上肌，然后沿肩胛冈外侧缘弯折以供应冈下肌和小圆肌。颈横动脉供应斜方肌和菱形肌。

锁骨下动脉到达锁骨后方后续行为腋动脉。同样，根据其与胸小肌的位置关系分为 3 个部分。在胸小肌的内侧，腋动脉第一部分发出胸上动脉。腋动脉在胸小肌的深面发出两个分支，胸肩峰动脉和胸外侧动脉。胸肩峰动脉为一短干，穿过胸锁筋膜后很快分出 4 个分支：肩峰支、三角肌支、胸肌支和锁骨支。它们的名字表示它们供应的结构和它们走行的方向。最后，在胸小肌的外侧，腋动脉第三部分发出 3 个分支。肩胛下动脉是其中最大的分支，沿肩胛骨外侧缘下行，供应肩胛下肌和前锯肌。它分出两个分支，胸背动脉和旋肩胛动脉，供应背阔肌、大圆肌和小圆肌。

腋动脉第三部分的最后两个分支为旋肱前动脉（ACHA）和旋肱后动脉（PCHA）。这两条动脉为肱骨近端提供了主要的血液供应。它们共同起源于腋动脉，但 PCHA 还经常来源于肩胛下动脉或肱深动脉（图 34.1）。这两条动脉发出分支或分支束供应肱骨近端的 4 个主要部分：外科颈、小结节、大结节与肱骨头。当 ACHA 沿肱骨外科颈前侧分叉时，PCHA 向后侧穿入，沿外科颈内侧走行并从四边孔穿出以供应三角肌、肱三头肌以及大圆肌和小圆肌。

腋动脉在大圆肌下缘转变成肱动脉继续向手臂远端走行。其中 1 个分支肱深动脉通过三边孔，参与到肩部和手臂之间的吻合血管网中。

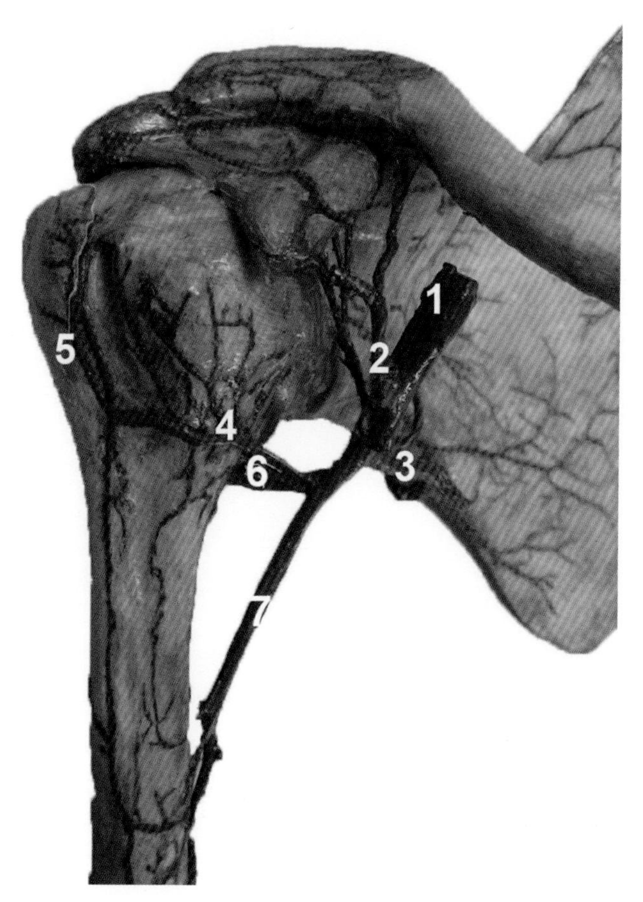

图 34.1 肩关节前面观显示动脉分布情况：1. 腋动脉；2. 胸肩峰动脉；3. 肩胛下动脉；4. 旋肱前动脉（ACHA）；5. 在结节间沟外唇上方走行的前外侧动脉；6. 旋肱后动脉（PCHA；7. 肱动脉

34.2.1 旋肱前动脉及其分支

该动脉的平均直径为 1.2mm，在胸大肌上缘处起源于腋动脉。其在喙肱肌及肱二头肌长、短头的下方向外侧走行并为这些肌肉提供血供，当它继续向外科颈靠近时还为肩胛下肌提供血供。在到达外科颈之前，它发出一个分支到关节囊腋隐窝的前部。旋肱前动脉在外科颈处分为 4 个主要分支。他们包括到达胸大肌止点的降支、到达肱骨骨膜和肱骨大结节的横支、到达上覆的三角肌的肌支和被称为前外侧动脉的升支。前外侧动脉沿结节间沟外侧唇上行，在途中发出一些穿入小结节的分支，在结节间沟顶部进入骨质。在前外侧动脉转变为骨内动脉的位置，它还供应一些分支到达大结节足印区上部以及肩袖间隙前部。

前外侧动脉的骨内延续和肱骨近端的主要营养动脉为弓状动脉，由 Laing 据其在肱骨头后内侧部的走行为“弓形”于 1956 年为其命名（图 34.2）。弓状动脉供应小结节、大结节的前半部和大部分的肱骨头（图 34.3、图 34.4）。因为它为肱骨头提供绝大部分血液供应，这条血管如果发生损伤或闭塞被认为会增加肱骨头缺血性坏死（AVN）的风险。

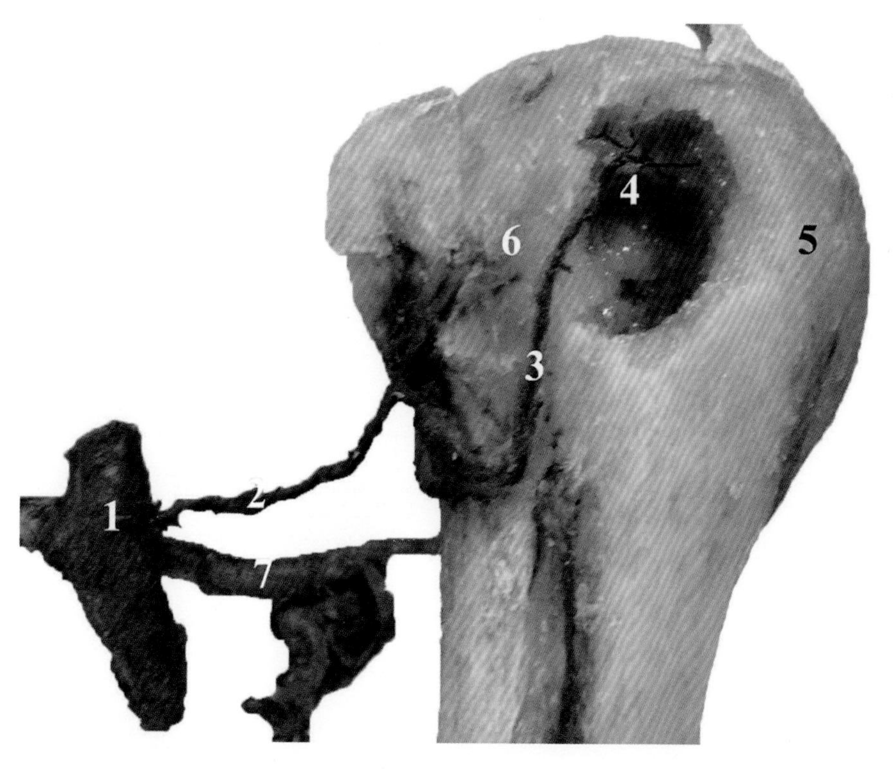

图 34.2 注射墨水的左肱骨近端标本外侧观，呈现了从腋动脉到前外侧动脉最后到弓状动脉及其分支的延续。大结节的骨皮质被切开，以显露这些骨内血管：1. 腋动脉；2. 旋肱前动脉；3. 前外侧动脉；4. 弓状动脉；5. 大结节；6. 结节间沟；7. 旋肱后动脉

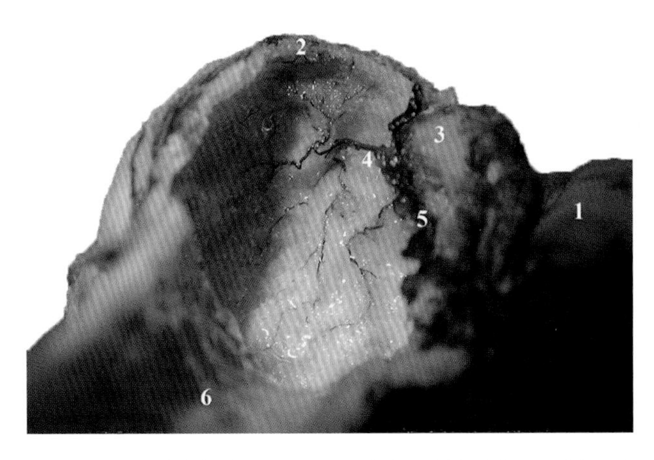

图 34.3 右侧肩关节侧面观，自下而上观察肱骨近端内部顶端。部分肱骨干和大部分大结节皮质已被切除以显露血管。肱骨头的绝大部分血供是由弓状动脉供应的。1. 肩胛下肌；2. 大结节；3. 结节间沟；4. 弓状动脉；5. 前外侧动脉；6. 肱骨干

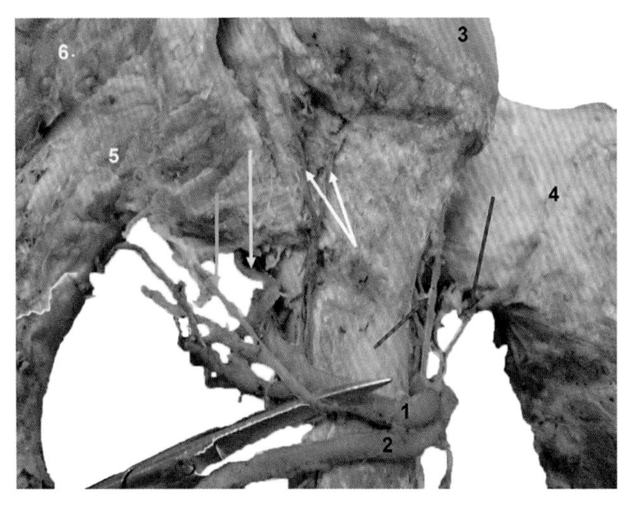

图 34.5 左侧肱骨近端后内侧的旋肱后动脉分支。白色箭头指示后内侧动脉的分支，粉色箭头指示旋肱后动脉的前内侧分支，蓝色箭头指示供应肩胛下肌的分支，绿色箭头指示供应小圆肌的分支。黄色箭头指示后外侧动脉：1. 旋肱后动脉；2. 肩胛下动脉；3. 肱骨头；4. 肩胛下肌；5. 小圆肌；6. 冈下肌

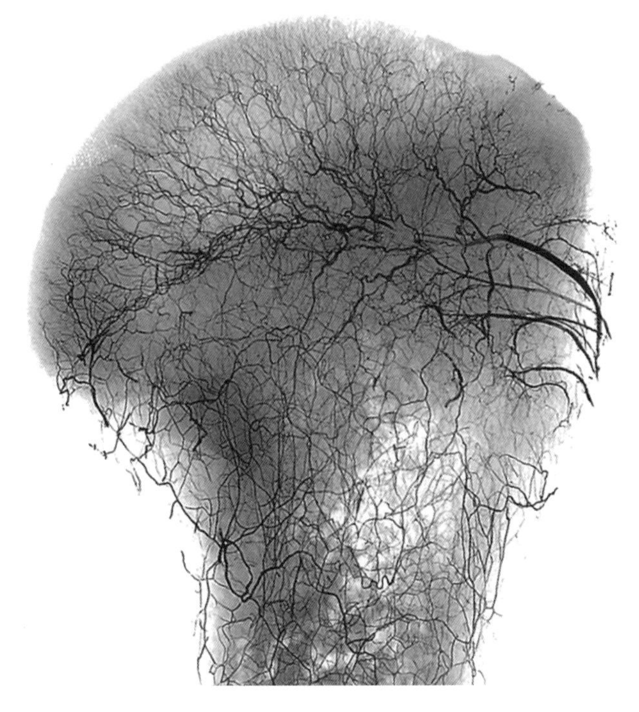

图 34.4 成人肱骨近端，脱钙并切除骨膜以显示骨内动脉分布。图片右侧最大的动脉可能是弓状动脉

34.2.2 旋肱后动脉及其分支

旋肱后动脉直径是旋肱前动脉的 3 倍。从腋动脉发出后，它沿肱骨外科颈内侧向后走行。旋肱后动脉通常发出分支到达肩胛下肌下缘、关节囊下缘、肱三头肌长头和外侧头以及小圆肌。此外，从旋肱后动脉发出的血管形成内侧和后内侧血管组，沿关节囊走行，在肱骨头软骨远端分叉并进入骨质（图 34.5）。这些骨内血管为外科颈和内下侧肱骨头提供血运。在肱骨距完整的肱骨头四部分外翻嵌插骨折中，这些骨内血管被认为是维持了肱骨头的动脉血供。

旋肱后动脉沿肱骨近端内侧表面走行，当其通过四边孔后又分为许多分支。大部分进入三角肌内，而其中一个最近被命名为后外侧动脉的末端分支，沿小圆肌外侧缘走行，并发出分支供应小圆肌和大结节表面的骨膜血管网。当它到达小圆肌上缘时，后外侧动脉分为许多分支，其中一个分支为连接小圆肌和冈下肌的结缔组织提供血运，而其他分支进入骨质（图 34.6a，b）。一旦转变为骨内血管，这些分支向前内侧走行穿过大结节和肱骨头，为肱骨大结节后半部分和肱骨头后外侧部分提供血运（图 34.7）。

34.2.3 血管吻合

肩胛上动脉、胸肩峰动脉、肩胛下动脉和肱深动脉与旋肱动脉形成吻合，汇集成肱骨近端血管。这些血管形成了一个立体的血管网，分布在 4 个层面：肌肉吻合、肩袖和关节囊吻合、骨膜吻合、骨内吻合。

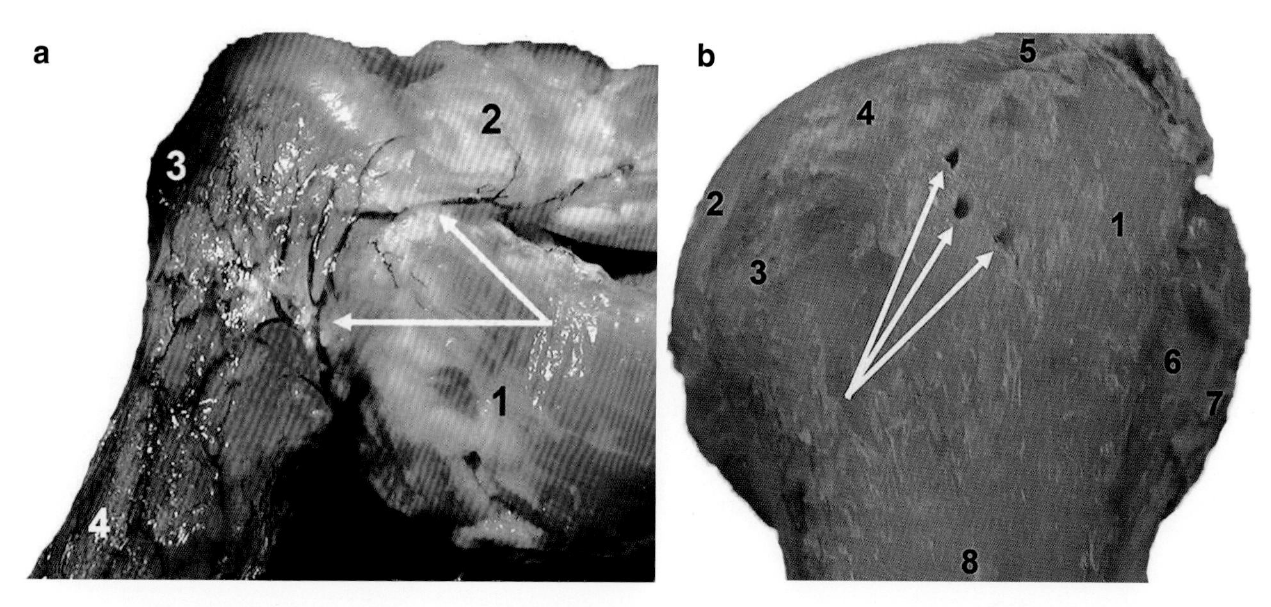

图 34.6 （a）新鲜左侧肱骨近端标本后外侧观。突出了后外侧动脉（水平白色箭头）对于大结节表面骨膜循环的贡献以及它所供应的小圆肌与冈下肌之间的结缔组织（斜向白色箭头）。上方显示了全层肩袖撕裂：1. 小圆肌；2. 冈下肌；3. 大结节；4. 肱骨干；（b）右肱骨近端后外侧的 3 个血管孔（白色箭头），后外侧动脉的骨支从中穿过：1. 大结节；2. 肱骨头；3. 足印区下部；4. 足印区中部；5. 足印区上部；6. 结节间沟；7. 小结节；8. 肱骨干

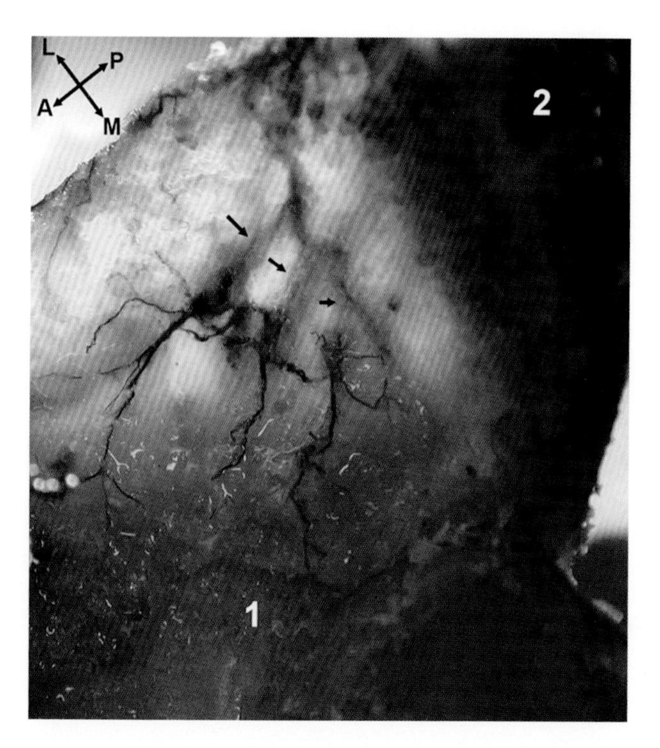

图 34.7 从内向外观察大结节的后外侧皮质。标本经透光处理后，显示出后外侧动脉于大结节皮质表面走行，随后分出 3 个分支转变成骨内血管：1. 冈下肌；2. 小圆肌

34.2.3.1 肌肉吻合

三角肌内有多个 PCHA 与胸肩峰动脉的三角肌支、肩胛下动脉、肩胛上动脉和肱深动脉的血管吻合，来源于 ACHA 的血供较少。冈上肌内有肩胛上动脉与肩胛背动脉的血管吻合，而冈下肌内则有肩胛上动脉、PCHA 和旋肩胛动脉的血管吻合。小圆肌内 PCHA 与旋肩胛动脉分支的血管吻合、肩胛下肌内 ACHA 和 PCHA 的血管吻合与肩胛下动脉的分支共同形成了一个完善的网状结构。

34.2.3.2 肩袖和关节囊吻合

肩袖肌腱位于 4 条主要动脉的吻合部：ACHA 和的末端分支、胸肩峰动脉的肩峰支、肩胛上动脉和肩胛下动脉的一小部分。关节囊内还有 PCHA、肩胛下动脉和旋肩胛动脉之间的血管吻合。

34.2.3.3 骨膜吻合

最重要的吻合是 ACHA 和 PCHA 之间的、穿过大结节和肱骨外科颈外侧面的小血管（图 34.8a，b）。虽然大部分解剖学教材都描述两条旋肱动脉参与肱骨外科颈周围的一条大直径吻合支，但这一观点并不被相关解剖研究支持。和肱深动脉的分支之间也有另一些血管吻合。

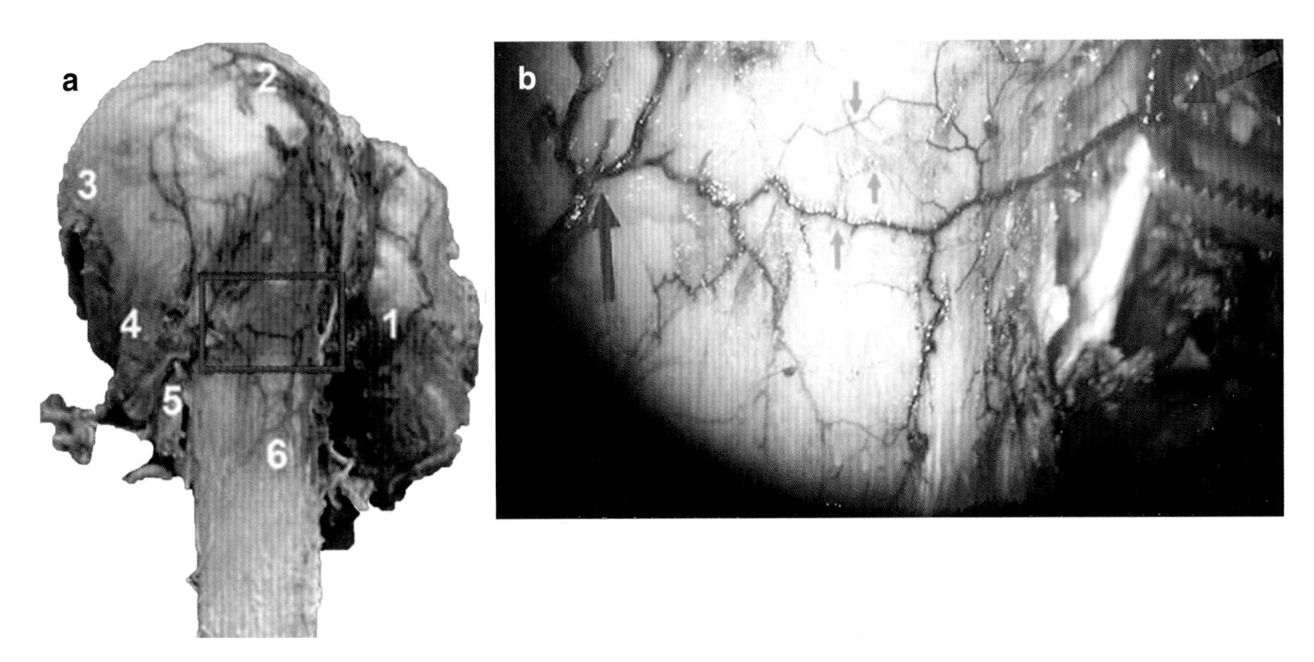

图 34.8 （a）右肱骨近端外侧观；（b）红色方框中的区域经特写后显示。可以观察到从外侧穿过肱骨外科颈的较小的吻合血管（绿色箭头），位于被器械夹持的 ACHA（右侧的红色箭头）和后外侧动脉（左侧的红色箭头）之间

34.2.3.4　骨内吻合

尽管肩部周围有众多血管吻合，但是肱骨近端的骨内吻合只有 ACHA 和 PCHA 的末端分支之间的血管吻合。前、后循环之间的血管边界和吻合部出现在大结节中部，在大结节足印区上部和中部的下表面最为明显。弓状动脉的血管结构与后外侧动脉的骨支在足印区上部和中部的边界的正下方吻合（图 34.9a，b）。在远端，后内侧血管束的分支与弓状动脉和后外侧骨内动脉沿肱骨外科颈形成吻合。

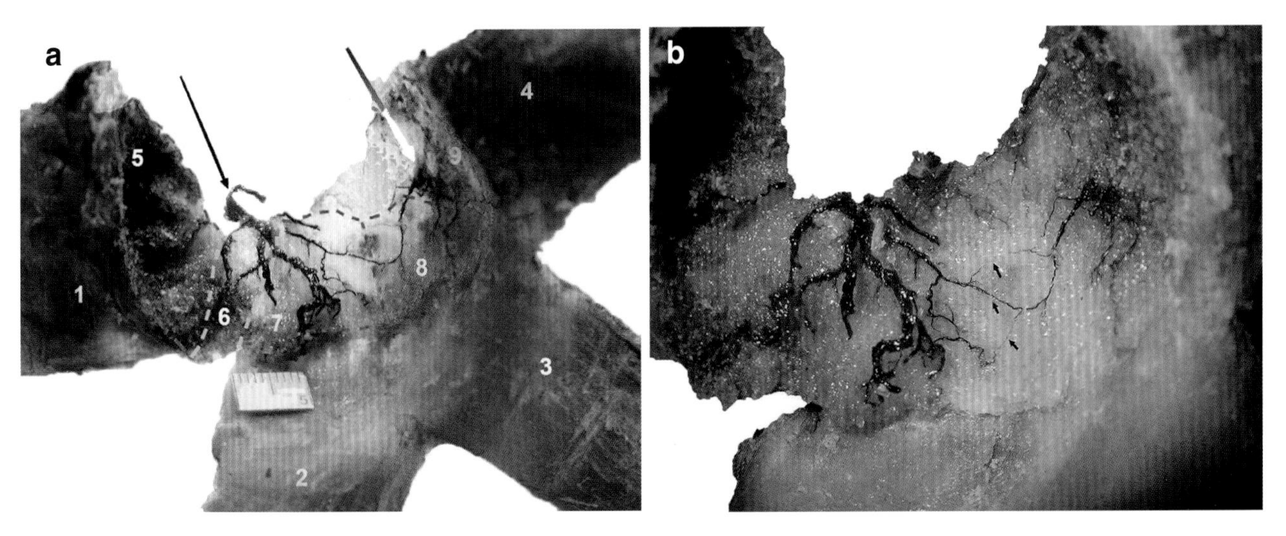

图 34.9 （a）左肱骨。图像显示了肩袖下表面和其在肱骨小结节、大结节足印区的止点。肱骨近端的剩余部分已被切除。足印区的轮廓和肩袖的止点分别由红色和粉红色虚线标示。绿色虚线标示出肱二头肌长头腱的位置。对标本进行透照，暗部是肌腱止点区域。黑色箭头指示弓状动脉及其分支。白色箭头指示后外侧动脉的骨支：1. 肩胛下肌；2. 冈上肌；3. 冈下肌；4. 小圆肌；5. 小结节深面；6. 肱二头肌长头腱的位置；7. 足印区上部下表面；8. 足印区中部下表面；9. 足印区下部下表面。（b）为（a）的特写，清楚地显示出弓状动脉的分支与后外侧动脉的骨内分支之间的 3 处血管吻合。吻合点位于足印区上下部交界处的正下方

34.3　肩关节脱位和骨折

肩关节脱位后，肱骨头正常的血供可能被破坏。肩关节前脱位时可发生许多血管损伤，包括腋动脉破裂、血管内膜撕裂、动脉血栓形成以及肩胛下动脉、ACHA 和 PCHA 撕脱伤。这些血管损伤在肩关节后脱位中并不常见。年龄在缺血性坏死（AVN）的发展中也可能会起到一定的作用，老年患者组织退化导致侧支供血减少，且会发生与年龄相关的血管内动脉硬化性改变。

肱骨近端骨折占所有成人骨折的 4%~5%，而儿童则不到 1%。高达 85% 的病例移位较小，通常预后良好。可最终导致肱骨头缺血性坏死的血管损伤更多发于移位骨折和肩关节脱位。三部分移位骨折的 AVN 发生率可高达 25%，而四部分骨折的 AVN 发生率则更高，为 75%。这是因为当关节骨折块从肱骨结节和外科颈脱离时，其血供的主要来源也被从入口处离断，进而导致血供不足。

据 Hertel 报道，骨折形态的细节可预示肱骨头的血液灌注情况。血供受损的相关因素包括：解剖颈骨折、干骺端以远 8mm 以内的骨折、内侧铰链断裂、肱骨结节移位 > 10mm、肱骨头移位成角 > 45° 和肱骨头劈裂骨折。Hertel 随后发表的 5 年随访研究结果显示，血供不足并不总会导致缺血性坏死或预后较差（10 例肱骨头血供受损的病例中有 2 例出现了肱骨头塌陷，而 30 例血供正常的病例中有 4 例出现了肱骨头塌陷。

对这些骨折和脱位进行复位的保守和手术治疗过程也可能导致医源性血管损伤，进而使 AVN 恶化。因此，手术过程中必须重视并保护好软组织，以避免进一步破坏骨折块的血供。

参考文献

[1] Moore KL, Dalley AF. Clinically oriented anatomy. 4th ed. Baltimore: Lippincott Williams & Wilkins; 1999.
[2] Taylor GI, Razaboni RM, editors. Arterial anastomotic pathways of the extremities (Translation of M. Salmon, Les Voies Anastomotiques Arte´rielles des Membres, 1939). Quality Medical Publishing: St. Louis; 1994.
[3] Gerber C, Schneeberger AG, Vinh TS. The arterial vascularization of the humeral head. An anatomical study. J Bone Joint Surg. 1990;72-A(10):1486–1494.
[4] McMinn RMH, editor. Last's anatomy: regional and applied. 9th ed. Hong Kong: Churchill Livingstone; 1998.
[5] Taylor GI, Razaboni RM, editors. Arteries of the muscles of the extremities and the trunk (translation of M. Salmon and J. Dor, Les Artères des Muscles des Membres et du Tronc, 1939). St Louis: Quality Medical Publishing;1994.
[6] Papakonstantinou MK. The arterial supply of the tendinous rotator cuff insertions: an anatomic study. In The Jack Brockhoff Reconstructive Plastic Surgery Research Unit. Melbourne: The University of Melbourne; 2009. p. 220.
[7] Sheehan D. Some observation of the course and distribution of the circumfl ex arteries in Man. Anat Anz. 1932;75:129–145.
[8] Kasai T, Suzuki T, Fukushi T, Kodama M, Chiba S. Two circumfl ex humeral arteries in the arm with a b Fig. 34.9 (a) Left humerus. The images are of the undersurfaces of the rotator cuff and their insertions on a strip of bone corresponding the lesser tuberosity and facets of the greater tuberosity. The rest of the proximal humerus has been removed. The outlines of the facets and insertions of the rotator cuff are shown in red and pink interrupted lines . The green interrupted lines trace the position of the long head of biceps tendon. The specimen has been transilluminated, with opaque areas corresponding to regions of tendinous insertions. The black arrow points to the arcuate artery and its branches. The white arrow points to the osseous branches of the posterolateral artery : (1) subscapularis, (2) supraspinatus, (3) infraspinatus, (4) teres minor, (5) deep surface of the lesser tuberosity, (6) position of the long head of biceps tendon, (7) undersurface of superior facet, (8) undersurface of middle facet, (9) undersurface of inferior facet. (b) A close-up of (a) , clearly showing three anastomoses between branches of the arcuate artery and intraosseous branches of the posterolateral artery . The point of anastomosis occurs directly beneath the border of the superior and inferior facets 34 Vascularity of the Shoulder 352 special reference to their communications. Okajimas Folia Anat Jpn. 1984;61(5):347–353.
[9] Laing PG. The arterial supply of the adult humerus. J Bone Joint Surg. 1956;38-A(5):1105–1116.
[10] Duparc F, Muller JM, Fréger P. Arterial blood supply of the proximal humeral epiphysis. Surg Radiol Anat. 2001;23(3):185–190.
[11] Meyer C, Alt V, Hassanin H, Heiss C, Stahl J-P, Giebel G, Koebke J, Schnettler R. The arteries of the humeral head and their relevance in fracture treatment. Surg Radiol Anat. 2005;27:232–237.
[12] Brooks CH, Revell WJ, Heatley FW. Vascularity of the humeral head after proximal humeral fractures – an anatomical cadaver study. J Bone Joint Surg. 1993;75B(1):132–136.
[13] Papakonstantinou MK, Pan W-R, le Roux CM, Richardson MD. Arterial supply of the tendinous rotator cuff insertions: an anatomic study. ANZ J Surg. 2012;82(12):928–934.
[14] Moseley HF, Goldie I. The arterial pattern of the rotator cuff of the shoulder. J Bone Joint Surg. 1963;45B(4):780–789.
[15] Chansky HA, Iannotti JP. The vascularity of the rotator cuff. Clin Sports Med. 1991;10(4):807–822.
[16] Crock HV. An atlas of the vascular anatomy of the skeleton of the spinal cord. London: Martin Dunitz Ltd.; 1996.
[17] Jakob RP, Miniaci A, Anson PS, Jaberg H, Osterwalder A, Ganz R. Four-part valgus impacted fractures of the proximal humerus. J Bone Joint Surg. 1991; 73-B(2):295–298.

[18] Determe D, Rongieres M, Kany J, Glasson JM, Bellumore Y, Mansat M, Becue J. Anatomic study of the tendinous rotator cuff of the shoulder. Surg Radiol Anat. 1996;18:195–200.

[19] Rothman RH, Parke WW. The vascular anatomy of the rotator cuff. Clin Orthop. 1965;41:176–186.

[20] Iannotti JP, Williams Jr GR. Disorders of the shoulderdiagnosis and management, vol. 2. 2nd ed. Philadelphia: Lippincott Williams & Wilkins; 2007.

[21] Court-Brown CM, Garg A, McQueen MM. The epidemiology of proximal humeral fractures. Acta Orthop Scand. 2001;72(4):365–371.

[22] Zyto K. Non-operative treatment of comminuted fractures of the proximal humerus in elderly patients. Injury. 1998;29(5):349–352.

[23] Kristiansen B, Christensen SW. Plate fi xation of proximal humeral fractures. Acta Orthop. 1986;57(4):320–323.

[24] Sturzenegger M, Fornaro E, Jakob RP. Results of surgical treatment of multifragmented fractures of the humeral head. Arch Orthop Trauma Surg. 1982;100:249–259.

[25] Leyshon RL. Closed treatment of fractures of the proximal humerus. Acta Orthop Scand. 1984;55(1):48–51.

[26] Gibson JMC. Rupture of the axillary artery. J Bone Joint Surg. 1962;44(1):114–115.

[27] Max Jardon O, Hood LT, Lynch RD. Complete avulsion of the axillary artery as a complication of shoulder dislocation. J Bone Joint Surg. 1973;55A(1):189.

[28] Johnston GW, Lowry JH. Rupture of the axillary artery complicating anterior dislocation of the shoulder. J Bone Joint Surg. 1962;44B(1):116–118.

[29] Kirker JR. Dislocation of the shoulder complicated by rupture of the axillary vessels: report of a case. J Bone Joint Surg. 1952;34B(1):72–73.

[30] Henson GF. Vascular complications of shoulder injuries. J Bone Joint Surg. 1956;38B(2):528–531.

[31] Hertel R, Hempfi ng A, Stiehler M, Leunig M. Predictors of humeral head ischemia after intracapsular fracture of the proximal humerus. J Shoulder Elbow Surg. 2004;13(4):427–433.

[32] Bastian JD, Hertel R. Initial post-fracture humeral head ischemia does not predict development of necrosis. J Shoulder Elbow Surg. 2008;17(1):2–8. doi: 10.1016/j.jse.2007.03.026 .

第 35 章 肩关节手术的神经血管损伤

Harry D.S. Clitherow，Gregory I. Bain

35.1 简介

肩关节手术导致的医源性血管损伤并不常见。据报道，神经损伤的发生率为 0.3%~17%，大量文献报道了较低的发生率。血管损伤更不常见，很多大型研究都没有关于此并发症的报道。然而，文献中也有关于肢体显著并发症的描述，甚至危及生命。作者也在当地发现过这类并发症，因此我们怀疑该并发症的发生率事实上被低估了。

为了避免这些损伤，需要彻底掌握能够增加神经血管损伤风险的外科解剖和病理解剖病变知识。此外，外科医生还必须注意并发症本身的病理解剖和表现。例如，腋动脉假性动脉瘤可能在受伤后的几年内并无症状。未能识别这一损伤可能会使外科医生在面对一个锁骨固定术后多年、出现血管功能障碍症状的患者时，错误地低估锁骨固定螺钉轻微突出的影响。

本章将介绍并发症的类型、好发位置和它们背后的病理解剖过程。

35.2 血管损伤

表 35.1 综述了主要的危险血管、并发症及损伤机制。

表 35.1 肩关节主要的医源性血管损伤

血管	易损区域	损伤	机制
锁骨下静脉	锁骨内 1/3 段	穿孔	钻伤
		TOS	骨痂压迫
		DVT	
锁骨下动脉	锁骨内 1/3 和中部 1/3 的交界处	假性动脉瘤	金属植入物突出
腋动 / 静脉	锁骨中部 1/3	假性动脉瘤	金属植入物突出
		AV 瘘	压迫
		TOS	
肩胛上动脉	关节盂上内侧	穿孔	关节镜下分离
头静脉	开放或关节镜手术的前侧入路	穿孔	器械
		假性动脉瘤	

TOS. 胸廓出口综合征；DVT. 深静脉血栓；AV. 动静脉

35.2.1 损伤机制

血管损伤可能是由压迫、牵引或血管壁穿孔导致的结果。穿孔可能是由尖锐的力量(切口)或钝力(撕裂)所致。损伤区域可能狭窄，如刀片或钢丝刺伤，也可能较宽，如血管在锋利的骨缘上撕裂。损伤的机制通常是急性损伤，虽然也有些损伤经报道是长期的血管壁磨损引起的，如假性动脉瘤。

35.2.2 病理解剖

35.2.2.1 压迫 / 胸廓出口综合征

胸廓出口容纳到达上肢的神经血管结构，可分为 3 个相互独立的解剖区域。内侧的不等边三角形为 3 块斜角肌的位置（前、中、后斜角肌）。这一区域包含臂丛和锁骨下动脉，它们位于前、中斜角肌之间的间隙。锁骨下静脉不在这一区域，因为它位于斜角肌的前方（图 35.1）。肋锁间隙由上方的锁骨、下方的第 1 肋、内侧的斜角肌和外侧的胸小肌构成。胸小肌后（喙突下）间隙位于外侧。

胸廓出口综合征（TOS）可能会影响到上肢的血管结构以及神经结构。已有报道指出锁骨骨折钢板内固定术后可导致医源性的血管 TOS。

与其他病因导致的 TOS 通常发生在比斜角肌间隙更内侧的位置不同，医源性 TOS 最常发生在肋锁间隙。血管结构受压后表现出变色、肿胀和温度改变的多重症状，而臂丛神经受压则表现出不同类型的疼痛、无力和感觉障碍。明显的骨痂形成可侵犯肋锁间隙（图 35.2）。在这种情况下，活动和固定骨折块可能会进一步减少肋锁间隙的容积，直至达到表现出临床 TOS 症状的临界点。

35.2.2.2 穿孔

锁骨下血管毗邻锁骨内 2/3（图 35.3）。有报道指出急性锁骨骨折内固定和锁骨骨不连翻修内固定后出现了锁骨下静脉损伤，静脉壁薄使静脉更容易扩张但更难修复（图 35.4）。它位于距锁骨内侧段后方平均 5mm 的位置，但可直接附着于骨膜。相比之下，锁骨下动脉血管壁较厚，而且相对而言会受到上方前斜角肌的保护。

35.2.2.3 假性动脉瘤

假性动脉瘤是通过血管壁的破口与血管内自由流通的血管外血肿（图 35.5）。假性动脉瘤的壁是由血肿周围受压的组织构成，而不是一个真正的 3 层血管壁结构。

损伤通常是穿透伤，最常见的医源性原因是血管内插

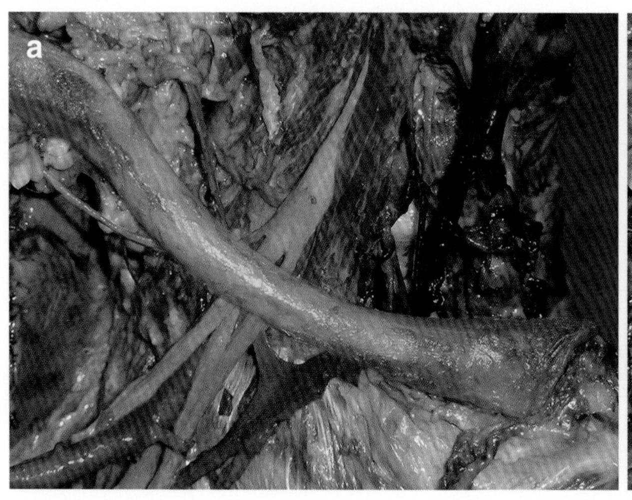

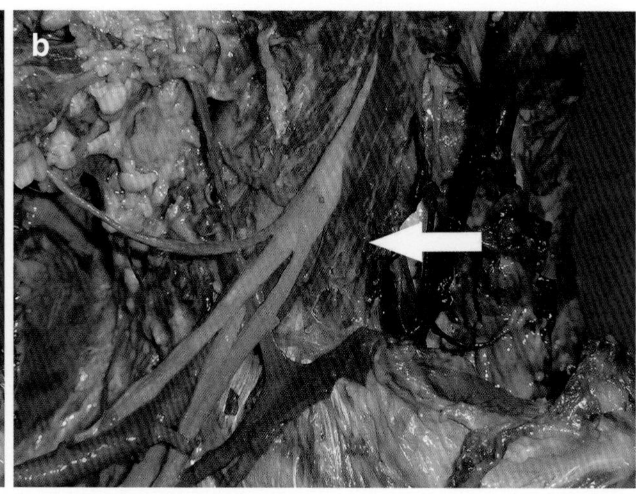

图 35.1 右前侧颈部解剖，包含锁骨（a）和切除锁骨（b）。（a）与锁骨内侧 2/3 毗邻的神经血管结构；（b）臂丛神经和锁骨下动脉在前斜角肌的后侧（白色箭头）。锁骨下静脉穿过第 1 肋骨到达前斜角肌前侧，然后直接到达锁骨内侧段和胸锁关节（已切除）后侧。在锁骨内侧端，锁骨下动脉和臂丛神经由前斜角肌提供相对保护。白色箭头标示出前斜角肌，着色的神经血管结构使它们更为明显。锁骨下 / 腋动脉：红色；锁骨下 / 腋静脉：蓝色；臂丛神经：黄色；胸锁关节（已切除）：黑色

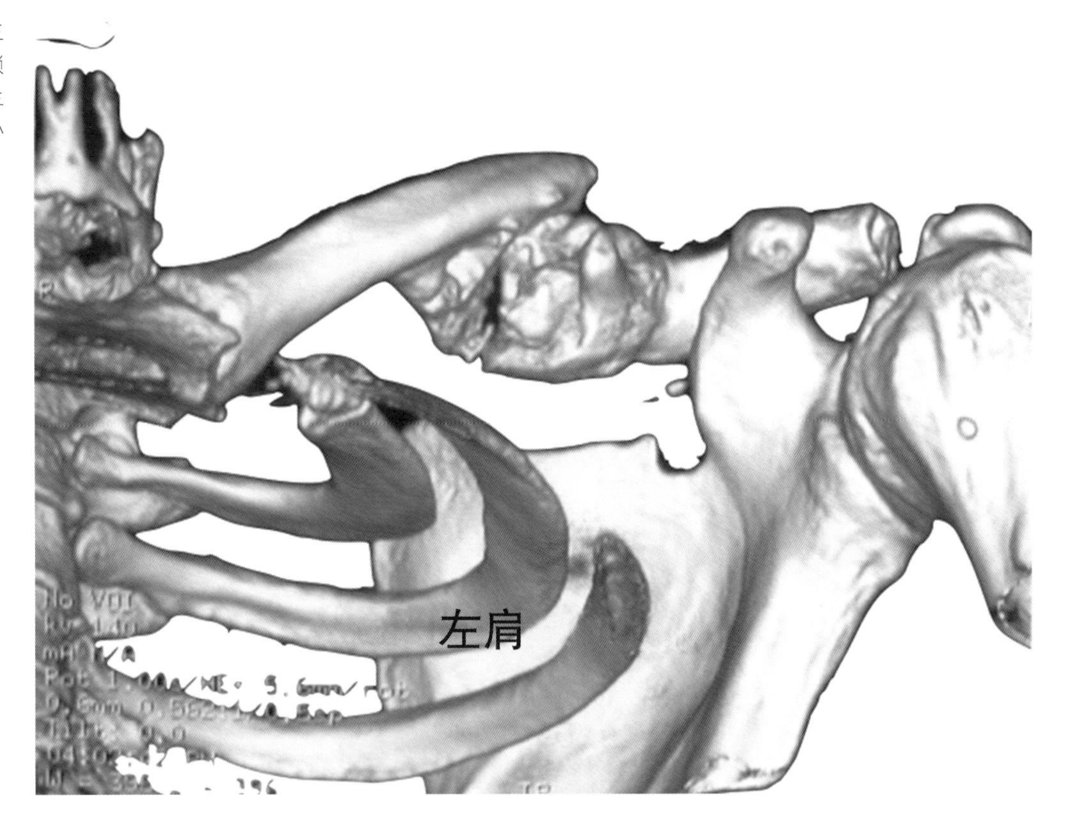

图 35.2　左肩的三维 CT 重建。可见锁骨骨折端周围的增生骨痂，这个骨块减小了肋锁间隙的容积

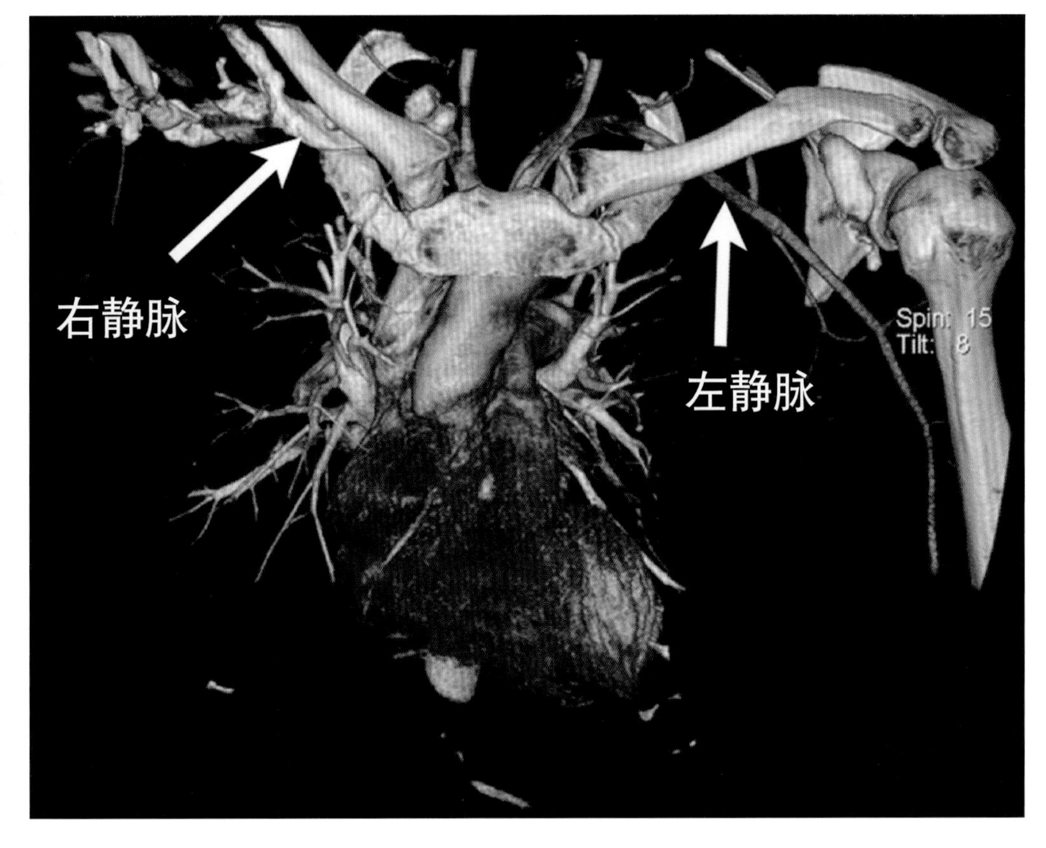

图 35.3　纵隔和胸廓出口血管造影三维 CT 重建。两条锁骨下血管已经被突出显示（右静脉和左动脉），注意血管贴近锁骨内侧端

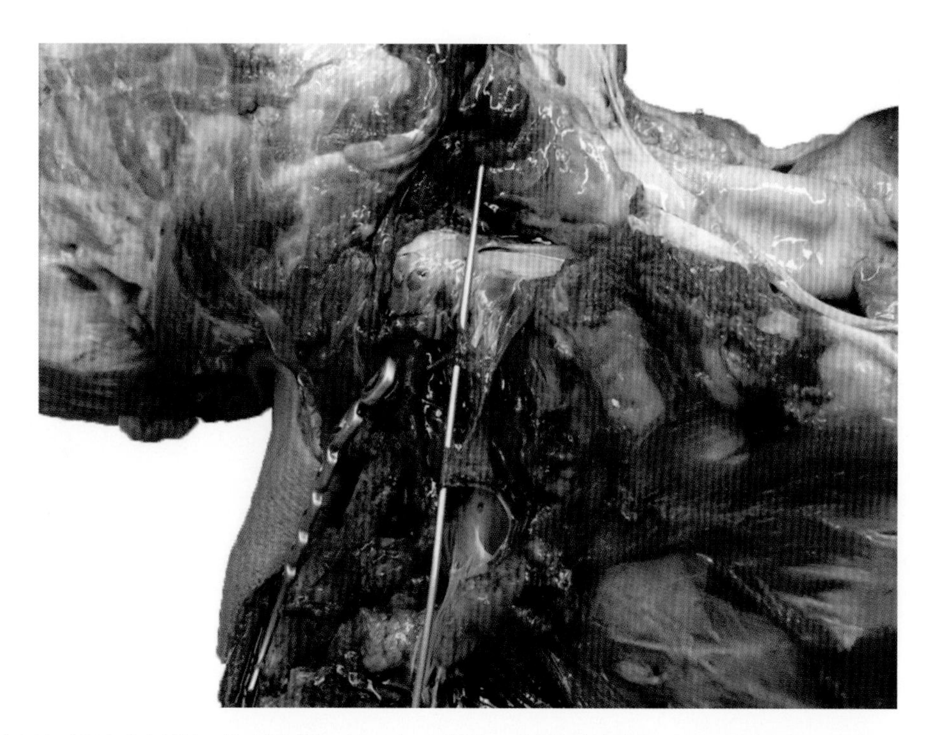

图 35.4 在锁骨内固定过程中发生锁骨下静脉撕裂的尸检照片。探针位于剩余静脉管腔内，注意血管壁薄而且靠近锁骨内侧端。损伤发生于锁骨骨折固定过程中，其中一个孔被钻穿后出现大出血，其死亡原因为失血和空气栓塞。尽管在锁骨下方放置了一个骨膜剥离器以试图避免钻头的突然下降，但损伤仍然发生了

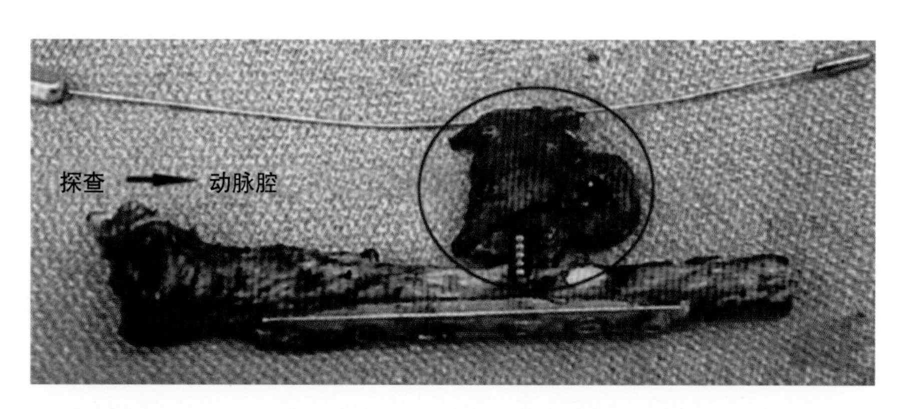

图 35.5 连同在突出螺钉尖端的假性动脉瘤一起切除的锁骨。扩张器置于被切除的锁骨下动脉的真腔内。须注意的危险因素：突出的螺钉明显长于相邻的螺钉；螺钉从锁骨中段 1/3 后下方突出；钉道偏离，以致外科医生在钻孔时可能只穿透了一层皮质骨

管操作。然而，也有报道指出肩部的假性动脉瘤与突出的锁骨金属固定物（图 35.6），以及后续的喙突转位操作有关。

假性动脉瘤可保持很多年无临床症状，有 1 例与突出螺钉相关的病例报道指出，其在锁骨内固定后存在了 10 年（图 35.5）。由于周围血管受压，间歇性、亚急性缺血症状发生在动脉远端。也可能会发生血栓状况，导致急性缺血危及肢体。

35.2.2.4 动静脉瘘

动静脉（AV）瘘的发病原因是动脉和邻近的静脉均受到损伤。同假性动脉瘤相似，动静脉瘘通常与穿透性损伤相关。

随着时间的推移，动静脉瘘扩张、损伤处的静脉侧压力增加，导致静脉充血和肿胀。长时间未治疗的静脉高压可引起充血性心力衰竭或危及肢体的缺血。

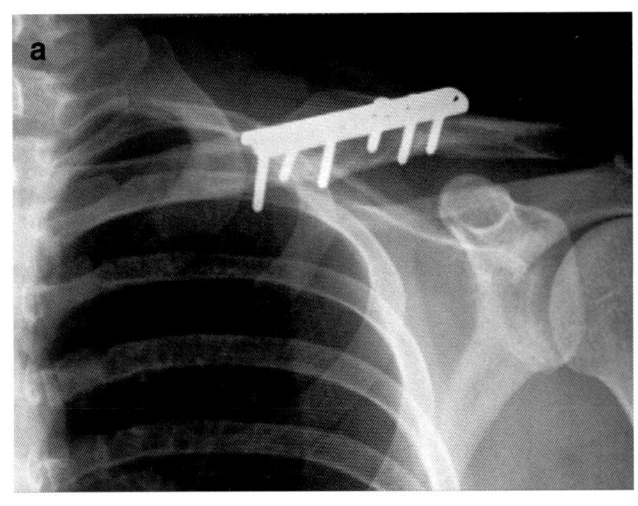

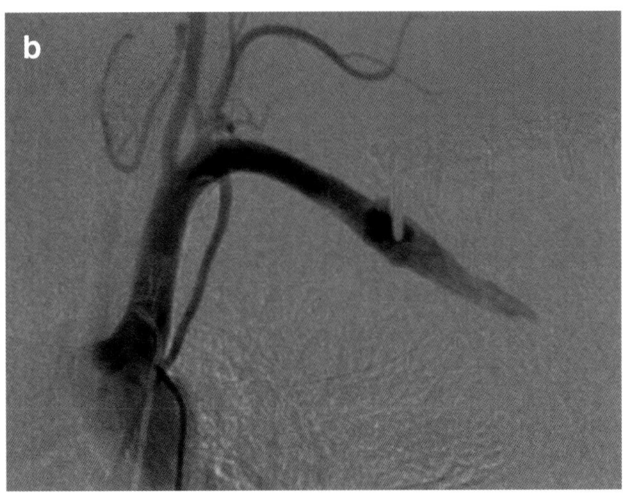

图 35.6 （a）锁骨骨折术后 6 年的锁骨和内固定钢板的 X 线片。18 个月前，患者患侧上肢出现间歇性运动障碍的症状；（b）同一例患者的血管造影。内固定钢板的最内侧螺钉尖端周围出现假性动脉瘤

35.2.2.5　空气栓塞

空气栓塞发生在空气或气体进入血管系统时，它通常发生在中心静脉导管。它也常见于后颅窝手术、全髋关节置换术和俯卧位的脊柱手术中。有报道指出在钢板内固定治疗锁骨骨折中，发生锁骨下动脉损伤后出现了致命性的空气栓塞（图 35.4）。

附着于静脉周围的软组织可阻止它塌陷，而胸内负压的存在导致了静脉管腔内存在负压，因此血管壁上的任何破口都可能会允许空气通过缺口被吸入血管腔内。

一旦空气进入锁骨下静脉，它可以产生多种病理生理影响。心脏的机制是泵出液体，而尽力泵出压缩空气的过程（“气锁现象”）可导致心脑血管灌注不足甚至完全衰竭。和其他任何原因引起的栓塞一样，空气在肺循环引起肺血管收缩、炎症介质的释放、支气管痉挛和通气 / 血流不匹配。如果存在卵圆孔未闭，栓子则有进入脑循环的潜在可能。空气的致死量为 200~300mL（3~5mL/kg）。越靠近右心的静脉，致死量越小。

35.2.2.6　深静脉血栓

深静脉血栓（DVT）是由经典的 Virchow’s 三联征引起的，即血管壁损伤、血流量改变和血液高凝状态。众所周知，手术和制动是 DVT 的高危因素。有 1 例关于锁骨内固定术后 DVT 形成的报道。但是，目前尚不清楚 DVT 是否与初始损伤、手术或潜在的 Paget – Schroetter 综合征有关。这是一种以静脉血栓为特征的胸廓出口综合征。上肢 DVT 形成后肺栓塞的风险与下肢类似（3%~36%），但大多数是无症状的而且很少致命。

35.2.3　临床表现及预后

静脉穿孔的临床效果通常在手术时观察。明显的出血可能是显而易见的，但是如果出血进入胸腔，其唯一迹象可能是不明原因的低血压。空气栓塞的影响同样迅速显现。如果不能辨别低血压的原因并解决，它们可能会致命。

由血管受压导致的胸廓出口综合征通常会在术后即刻显现症状。

动脉壁损伤通常不会在术中显现，相反会延迟到数月至数年后。尽管潜伏期较长，但是患者一旦出现症状，则可能恶化为明显的上肢缺血。

35.2.4　有损伤风险的特定血管

35.2.4.1　锁骨下动脉和静脉

锁骨下血管在对锁骨内侧和中部 1/3 进行的手术操作中有损伤风险。锁骨下动脉在前斜角肌后侧，因此相对会

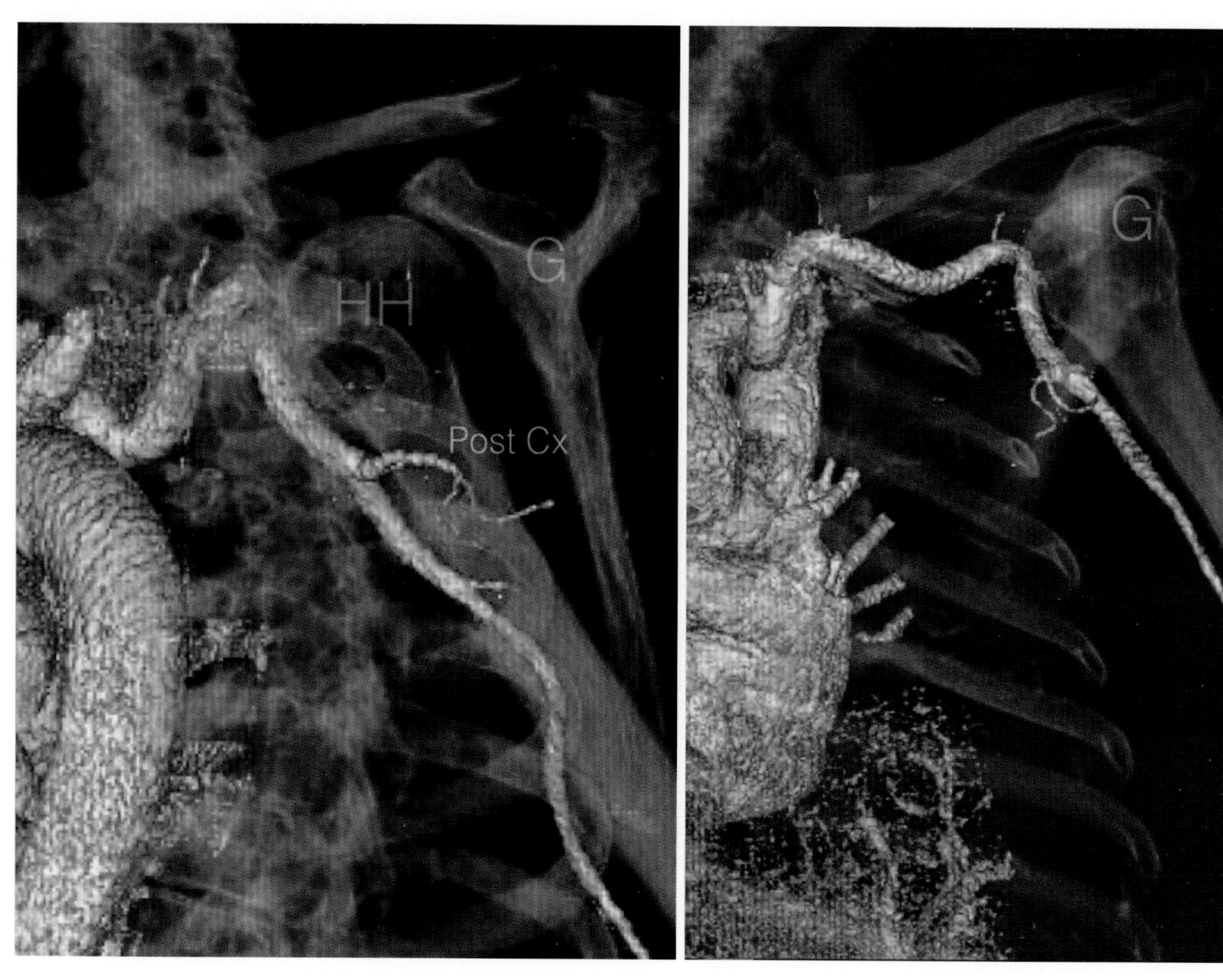

图 35.7 6 个月陈旧性慢性盂肱关节前脱位的三维 CT 血管造影。腋动脉直接与肱骨头前侧相对，并因此向前移位 HH. 肱骨；G. 关节盂

受到保护。相反，锁骨下静脉在这块肌肉的前侧，直接暴露于锁骨内侧端后方。它位于距锁骨内侧段后方平均 5mm 的位置，但可直接附着于骨膜。静脉管壁薄，可被锋利的骨折块、拉钩、钻头和螺丝损伤（图 35.4）。

35.2.4.2 腋动脉和静脉

锁骨下动、静脉和腋动静脉之间的解剖边界是第 1 肋的外侧缘。腋动静脉交会于锁骨中 1/3 的后下方，与锁骨的距离在 13~17mm。已有报道显示该部位的突出金属物导致假性动脉瘤和动静脉瘘。

腋动脉沿胸壁向下走行到大圆肌下缘并转变成为肱动脉。腋动脉和腋静脉在前方入路的肩关节手术中均存在损伤风险，特别是翻修手术，因为瘢痕组织破坏了原有的解剖关系。

肩关节前脱位可使肱骨头直接与腋动脉相对（图 35.7）。这可能会导致急性或慢性血管损伤。如果不能进行闭合解剖复位，则必须进行血管检查，以确保动脉没有卡压于关节面之间。对于慢性损伤可能需要进行切开复位，术中必须特别小心地辨认和保护动脉，因为它可能会被移入手术视野。

锁骨手术需要特别小心，因为手术视野与这些主要血管邻近。钻孔时必须小心，在可能的情况下应该让钻头沿着避开血管的轨迹钻孔。在锁骨的内 1/3，安全轨迹是由上向下；在中 1/3，安全轨迹是由前向后。在锁骨的内 2/3 段，必须在骨膜下平面进行剥离，以防止损伤附着的锁骨下静脉。这种剥离导致的锁骨血供受损的潜在发病率远远低于由血管损伤导致的上肢或右心房血流量受损的发病率。

35.3　神经损伤

35.3.1　损伤机制

神经可能因牵引、压迫或分裂而受伤。分裂可能是钝力（撕裂）、牵引（撕脱）或与尖锐表面接触（切开）的结果，损伤的程度取决于刺激的强度和持续的时间。

没有充分松解周围的束缚点而试图游离、牵拉或挤压神经或神经周围结构可导致神经牵引损伤。这些束缚点可能是正常解剖，如神经从两个肌肉头之间穿过的位置，也可能是病理过程，如神经被瘢痕黏附到邻近结构。报道称神经的静息长度增加 8% 会导致静脉阻塞并有 15% 发生缺血。

压迫损伤可能来自拉钩摆放位置失误、神经嵌入固定钢板和骨之间，或缝合包埋。由于摆放患者体位时没有充分填充，压迫损伤也可发生在肩关节以外区域的突起神经。

35.3.2　病理解剖学

神经损伤常用的两种分类系统是基于其病理解剖表现的。Seddon 根据轴突和神经的完整性将神经损伤分为 3 类。Sunderland 根据神经的各个解剖层的完整性将这些分类进一步分型（表 35.2）。

所有神经损伤的共同特点是神经功能不全。如果所有轴突均有损伤则为完全损伤，如果有任何轴突幸免损伤则为部分损伤。

35.3.3　表现及预后

疼痛是急性部分神经损伤的特征。对于神经受到持续伤害性刺激的患者，如环形缝合或在较短的节段内持续牵拉，患者有可能因为受累区域的剧烈疼痛从术中醒来。

神经功能障碍的预后与每个神经纤维表现出的病理解剖损伤相关，这就是 Sunderland 分型的依据，也可作为神经损伤的治疗指南。病理解剖受到损伤机制的强度和持续时间的影响。

神经损伤通常是短暂性和自限性的，虽然也有永久性损伤的报道。臂丛神经或腋神经是最常受累的结构。短暂性的臂丛神经损伤可能需要 6 个月或更长的时间才能恢复，对患者来说是一个很大的负担。此外应该注意的是，神经损伤的程度越大，不依靠手术干预而自行恢复的可能性越小。

35.3.4　存在损伤风险的特定神经

存在损伤风险的主要神经、容易受伤的区域以及报道指出的损伤机制总结见表 35.3。

表 35.2　神经损伤的 Sunderland 分型和 Seddon 标准

Sunderland 分型（Seddon 标准）	病理解剖	预后
Ⅰ（神经失用症）	局限性传导阻滞 轴索完整	在数小时到数周后恢复
Ⅱ（轴索断裂）	轴索断裂 神经内膜、神经束膜和神经外膜均完整	在数月到数年后恢复
Ⅲ（轴索断裂）	神经内膜撕裂，其他层完整	可能恢复
Ⅳ（轴索断裂）	神经束膜撕裂，神经外膜完整	可能恢复
Ⅴ（神经断裂）	所有层面结构撕裂 – 神经分离	不修复就不能恢复

Sunderland 分型（Ⅰ ~ Ⅴ）和相对应的 Seddon 标准（括号内）

表 35.3 肩部主要神经的医源性损伤

神经	易受伤区域	损伤机制
臂丛神经	侧卧位关节镜手术 锁骨中 1/3（后下面） 关节盂前方	肩关节外展 45°位直线牵引 医源性胸廓出口综合征 臂丛神经附近的骨折块移动 突出的金属物
腋神经	肩胛下肌下缘 关节囊下方 四边孔 肱骨近端	前下方入路，分离肩胛下肌 关节囊紧缩术 关节囊紧缩术，后侧入路 钢板下受压
肩胛上神经	锁骨外侧 肩胛上切迹（距离关节面 2.3cm） 肩胛冈基底（距离关节面 1.4cm） 关节盂后下方	锁骨远端切除术 关节镜下剥离松解、关节盂的操作器械 显露后方关节盂 突出的金属物
肌皮神经	在喙肱肌的头之间	喙突转位，肱二头肌长头腱固定，反肩置换
副神经	胸锁乳突肌、颈后三角 肩胛骨内上角	淋巴结手术 关节镜的入路位置
肩胛背神经	肩胛骨内上角与内侧缘	胸肩胛滑囊镜，肩胛骨内侧切口
肩胛下神经上、下支	关节盂前方（关节盂缘内侧 18mm）	TSA 过程中松解肩胛下肌

TSA. 全肩关节置换术；入路是指关节镜入路

35.3.4.1 臂丛神经

在侧卧位关节镜手术过程中，臂丛神经可能出现牵拉伤，据报道短暂性感觉异常的发生率为 10%~30% 。上肢在外展 0°或 90°时的牵引是最安全的，因为在这个体位时臂丛神经承受的拉力最小。

牵引神经丛损伤是反肩置换术（RTSA）的重要并发症。假体的设计使关节中心下移，从而增加了肩峰与肘关节之间的距离。报道称臂丛神经承受的拉力增加 15%~19%。

臂丛神经位于锁骨中 1/3 的后下方（图 35.1），在锁骨全长 3/5 的位置（由内侧端开始测量）与锁骨的平均距离为 12mm。在锁骨骨折中，由于肩胛骨和上肢的重力影响，骨折块向臂丛上束移位。在臂丛神经和骨痂之间可形成一个病理性连接结构，因此骨折块移动时可产生神经牵拉损伤的风险。

已有报道显示明显的骨痂、活动骨折块周围的骨折碎片或碎片重叠畸形愈合可导致医源性胸廓出口综合征。医源性血管 TOS 的病理改变是由肋锁间隙狭窄导致的。

臂丛神经损伤也可发生在肩胛胸壁关节融合术中。矫正上移的肩胛骨可使臂丛神经在颈肋上方绷紧或导致其在锁骨和第一肋之间受压。手术处理固定的肩胛骨畸形时这种并发症的发生率最高，而不是处理活动的。

臂丛神经紧邻锁骨，因此突出的金属物有损伤臂丛神经的风险。有报道指出锁骨钢板和螺钉固定术后可发生臂丛神经损伤，臂丛神经在突出的金属物周围缠绕、拉长，最终断裂。

35.3.4.2 腋神经

在几乎所有的肩关节手术中，无论是开放还是关节镜，腋神经都有损伤风险。在前方手术中，神经在肩胛下肌下缘外侧和下盂肱关节囊后方走行时有损伤风险。Carofino 等报道了 4 例在切开下关节囊转位时，由缝线捆绑导致腋神经周围神经单元的结构性损伤。

据报道，腋神经是关节置换手术过程中最常被损伤的神经。大多数病例是神经麻痹，但也有关于神经撕裂的报道。以三角肌胸大肌为入路的手术中可出现牵引伤，特别是为处理关节盂而将肱骨放置在外展、外旋位时。

在建立关节镜前方入路时，腋神经有潜在的损伤风

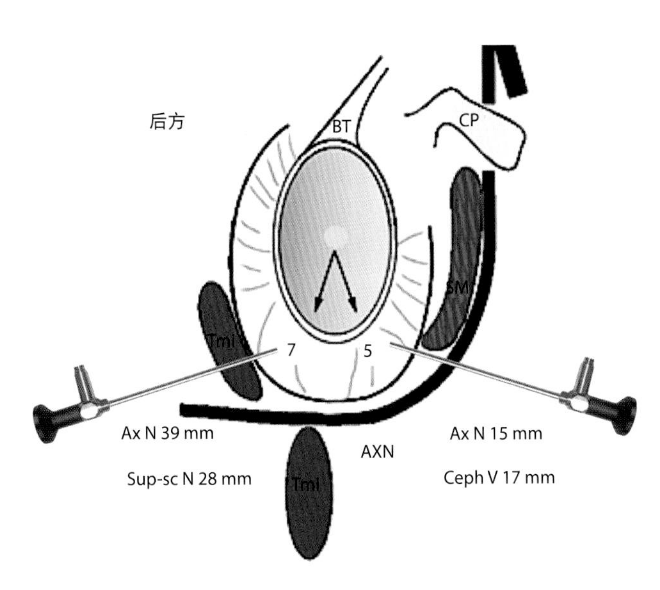

图 35.8 右侧关节盂与邻近神经血管结构的平均距离。已标记前下入路（5 点钟）和后下入路（7 点钟）。Ax N. 腋神经。有损伤危险的结构包括头静脉（2mm）和腋神经（与 5 点钟位置入路相距 6mm）。入路必须位于联合肌腱外侧以避免损伤腋神经和（或）肌皮神经 BT. 肱二头肌腱；CP. 喙突，SM. 肩胛下肌；Tmi. 小圆肌；Sup-sc N. 肩胛上神经；Ceph V. 头静脉

险。腋神经尤其靠近与前下关节盂平齐的入路（图 35.8）。入路与腋神经的距离为 15~24mm，但最近时可达 6mm。入路与头静脉的平均距离为 17mm，但最近时可达 2mm。

当其穿出四边孔后，神经绕肱骨向前在三角肌下表面走行。对于后侧和外侧劈三角肌入路，如果劈开范围超过肩峰远端 4~7cm，则有损伤神经的潜在风险。基于这些数据可以确定位于肩峰远端的四边形“安全区”（见第 7 章）。如果能在劈开三角肌纤维之前小心地游离位于其下方的腋神经，那么劈三角肌入路可向这一区域之外延伸。

三角肌下滑囊可在开放手术中帮助确定神经的位置。神经位于滑囊下方，所以如果可触及滑囊下缘，则外科医生可以确认神经不会在这一标记点以上。

腋神经的肱骨部分也可在经皮插入肱骨钢板的过程中受到损伤。这可能是因为神经卡压在钢板和骨之间，或在经皮向钢板植入螺钉的过程中受到损伤。

35.3.4.3 肩胛上神经

肩胛上神经走行路径的许多位置都存在医源性损伤的风险。Mallon 等报道了锁骨远端切除引起的神经损伤。神经到达锁骨后凸以后，开始平行于锁骨外侧段后缘走行，平均走行距离为 3.2cm；接着在距锁骨外侧端平均 2.2cm 处转向后下方。在此过程中，神经与锁骨之间的距离始终在 1.3cm 范围内，可近达 6mm。在剥离或锁骨远端切除后对其上方软组织进行修复时，过度分离锁骨后方可导致神经损伤。

在肩胛切迹水平，关节镜下剥离范围超过关节盂内侧 2cm 时，神经存在损伤风险。这一区域的风险因素还包括修补上盂唇撕裂时钻头和突出的金属植入物，以及肩关节置换术中固定关节盂基座的操作（图 35.9）。

肩胛上神经通过关节盂后缘下方的位置，在骨折固定或截骨手术中直接显露关节盂后缘时存在损伤风险。因此在关节盂后缘放置钢板时必须注意避免将神经卡压在钢板和骨之间。钻入关节盂后缘皮质的钻头和螺丝也可能危及神经。这种情况在关节盂下方的手术中发生率更高，如盂唇修复或喙突转位，但也有一篇关于上盂唇骨锚钉错位导致该损伤的报道。

关节盂后侧的安全区位于肩胛冈下方、距肩盂关节面内侧 ≤ 1.4cm。为了能够保持在这个安全区内，普遍推荐从前方钻孔和植入螺钉时，其定位方向与肩盂关节面平面的内侧夹角不应超过 10°。

35.3.4.4 肌皮神经

肌皮神经穿过联合腱的肌肉组织，与喙突的距离可近达 22mm，因此它在喙突转位手术中存在损伤风险。肌皮神经在喙肱肌的各个头之间穿行时可被拴住。在向下、向外移动喙突和联合腱可导致神经扭折（局部受压）或牵拉伤。关节镜入路必须在联合腱外侧，以避免器械进入关节腔时损伤神经。

开放的肱二头肌腱固定术导致肌皮神经麻痹也曾被报道过。在这一病例中，植入肌腱固定螺钉时无意中将神经缠绕在肱二头肌长头肌腱周围。

35.3.4.5 副神经（第Ⅺ脑神经）

副神经是不是臂丛神经的一部分，但因为它支配斜方肌，所以它对肩关节功能具有重要作用。神经通过胸锁乳突肌（SCM）主体或背侧。它在胸锁乳突肌后缘、锁骨头端 8cm 处穿出，然后向斜方肌斜行。神经位于斜方肌深面，在内上角外侧约 2.5cm 处越过肩胛骨上缘。在这一点它刚好位于肩胛提肌外侧，并直接面向肩胛斜方肌滑囊浅表。

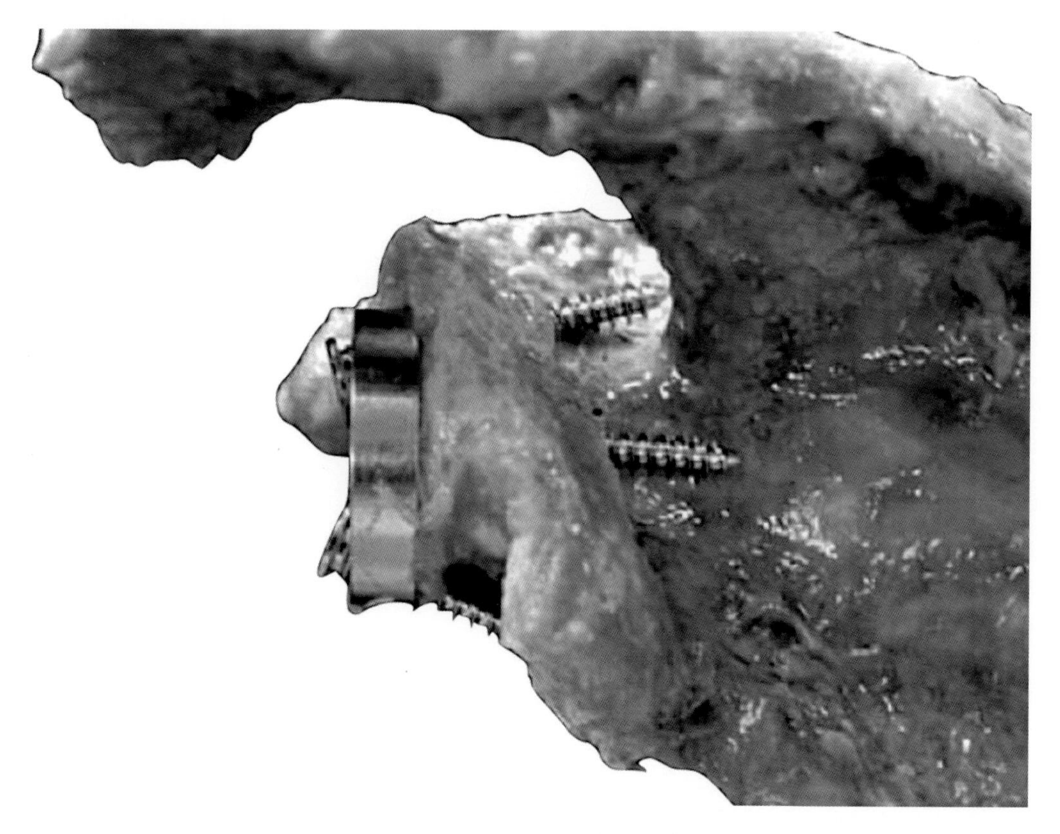

图 35.9 尸检标本肩胛骨后侧面照片。8 个月以前进行了反肩置换。关节盂基座上部和后部的螺钉都从肩胛颈内侧皮质穿出。肩胛上神经穿行于这两枚螺钉所在的区域，有被螺钉损伤的风险

副神经损伤通常是医源性的，常见于胸锁乳突肌后方的淋巴结活检或切除术。据报道，在近 50% 的医源性损伤中，神经依然保持连续。在肩胛骨的内上角进行开放手术时，为了保护神经，外科医生应该避免在距离内上角外侧 2.5~3cm 的范围以外劈开斜方肌肌纤维。肩胛胸壁关节镜入路应位于肩胛冈的下方。

35.3.4.6 肩胛背神经

肩胛背神经位于副神经内侧并与其平行。它可穿过肩胛提肌，也可走行在肩胛提肌的深面，然后沿菱形肌深面平行于肩胛缘并在其内侧 1~2cm 走行。因此，在这一区域进行手术，神经存在损伤风险。肩胛胸壁关节镜的内侧观察入路应该更靠近中线而不是外缘，既可保护神经也可获得更好地观察整个肩胛骨的视野。

35.3.4.7 肩胛下神经

据报道，肩胛下神经的上、下分支在肩胛下肌前部的穿入点距关节盂边缘的平均距离分别为 33mm 和 28mm，下支可近达 18mm，肱骨外旋可将神经外移 5mm。

肩胛下神经上支和中间支（如果存在）支配上部的肌肉纤维，而剩余部分的纤维由下支支配。上、下两部分纤维之间的边界通常被描述为在肌肉的上 2/3 和下 1/3 之间。另一种方法是观察肱骨止点：上支和中间支支配肌肉形成肌腱的部分，而下支则支配覆盖骨面的纤维。

开放手术需要劈开肩胛下肌的肌纤维，而关节镜手术也会对前方关节盂内侧和喙突周围进行剥离，因此位于前方关节盂周围的肩胛下神经上、下支存在损伤风险。据报道，肩胛下神经上、下支与喙突基底部的平均距离分别是 32mm 和 43mm（图 35.10）。

通过神经间隙劈开肌肉可以避免神经损伤。在关节镜手术中，剥离不应超过盂缘内侧 2cm。

35.4 结论

在治疗过程中，这些主要神经血管结构的损伤很少见。然而，我们仍需要保持高度警惕，以确保这些损伤不会发生。目前，我们通常会对复杂病例进行三维 CT 血管

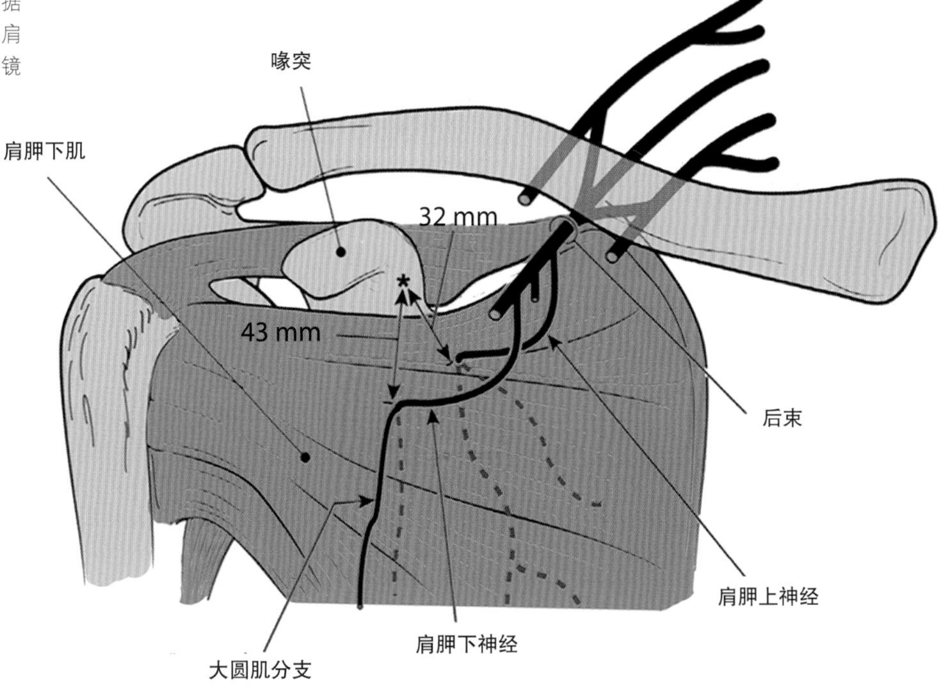

图 35.10　肩胛下神经上、下支在据喙突基底部 32mm 和 43mm 处穿入肩胛下肌。这对喙突的开放和关节镜手术均有影响

造影，以确保我们能够清楚地掌握邻近血管的分布（图 35.3、图 35.7）。

参考文献

[1] Owens BD, Harrast JJ, Hurwitz SR, et al. Surgical trends in Bankart repair: an analysis of data from the american board of orthopaedic surgery certifi cation examination. Am J Sports Med. 2011;39:1865–1869. doi: 10.1177/0363546511406869 . Coracoid process Subscapularis m 32 mm 43 mm Branch to terres major m Lower subscapular n Upper subscapular n Posterior cord Fig. 35.10 The upper and lower subscapular nerves pierce the subscapularis muscle 32 and 43 mm from the base of the coracoid. This has implications for open and arthroscopic procedures about the coracoid (Used with Permission from Denard et al. [72]) H.D.S. Clitherow and G.I. Bain 365

[2] Griesser MJ, Harris JD, McCoy BW, et al. Complications and re-operations after Bristow- Latarjet shoulder stabilization: a systematic review. J Shoulder Elbow Surg. 2013;22:286–292. doi: 10.1016/j.jse.2012.09.009 .

[3] Butt U, Charalambous CP. Complications associated with open coracoid transfer procedures for shoulder instability. J Shoulder Elbow Surg. 2012;21:1110–9. doi: 10.1016/j.jse.2012.02.008 .

[4] Aldinger PR, Raiss P, Rickert M, Loew M. Complications in shoulder arthroplasty: an analysis of 485 cases. Int Orthop (SICOT). 2009;34:517–524. doi: 10.1007/s00264-009-0780-7 .

[5] Bohsali KI, Wirth MA, Rockwood CA. Complications of total shoulder arthroplasty. J Bone Joint Surg Am. 2006;88:2279–92. doi: 10.2106/JBJS.F.00125 .

[6] Cheung E, Willis M, Walker M, et al. Complications in reverse total shoulder arthroplasty. J Am Acad Orthop Surg. 2011;19:439–449.

[7] Wijdicks F-JG, Meijden OAJ, Millett PJ, et al. Systematic review of the complications of plate fi xation of clavicle fractures. Arch Orthop Trauma Surg. 2012;132:617–625. doi: 10.1007/ s00402-011-1456-5 .

[8] Johnson B, Thursby P. Subclavian artery injury caused by a screw in a clavicular compression plate. Cardiovasc Surg. 1996;4:414–415.

[9] Perlowski AA, Jaff MR. Vascular disorders in athletes. Vasc Med. 2010;15:469–479. doi: 10.1177/1358 863X10382944 .

[10. Atasoy E. Thoracic outlet syndrome: anatomy. Hand Clin. 2004;20:7–14. doi: 10.1016/S0749-0712(03)00078-7 .

[11] Skedros JG, Hill BB, Pitts TC. Iatrogenic thoracic outlet syndrome caused by revision surgery for multiple subacute fi xation failures of a clavicle fracture: a case report. J Shoulder Elbow Surg. 2010;19:e18–e23. doi: 10.1016/j.jse.2009.05.014 .

[12] Sheikh MA, Bashir R. Iatrogenic thoracic inlet syndrome. Vasc Med. 2005;10:327–328. doi: 10.1191/1358 863x05vm625xx .

[13] Papagelopoulos PJ, Papadopoulos EC, Savvidou OD, et al. Acute thoracic outlet syndrome after internal fi xation of a clavicle pseudarthrosis. Orthopedics. 2005;28:606–608.

[14] Thavarajah D, Scadden J. Iatrogenic postoperative brachial plexus compression secondary to hypertrophic non-union of a clavicle fracture. Ann R Coll Surg Engl. 2013;95:e55–e57. doi: 10.1308/0035884 13X13511609956174 .

[15] Bain GI, Eng K, Zumstein MA. Fatal air embolus during internal fi xation of the clavicle a case report. J Bone Joint Surg Am Case Rep. 2013;3(e24):1–4. doi: 10.2106/JBJS.CC.L.00194 .

[16] Neer CS. Nonunion of the clavicle. JAMA. 1960;172:1006–1011.

[17] Sinha A, Edwin J, Sreeharsha B, et al. A radiological study to defi ne safe zones for drilling during plating of clavicle fractures. J Bone Joint Surg Br. 2011;93:1247– 1252. doi: 10.1302/0301-620X.93B9.25739 .

[18] Choo H-J, Kim J-H, Kim D-G. Arterial pseudoaneurysm at the arthroscopic portal site as a complication after arthroscopic rotator cuff surgery: a case report. J Shoulder Elbow Surg. 2013;22:e15–e19. doi: 10.1016/j.jse.2013.07.056 .
[19] Corriere MA, Guzman RJ. True and false aneurysms of the femoral artery. Semin Vasc Surg. 2005;18:216–223. doi: 10.1053/j.semvascsurg.2005.09.008 .
[20] Gullo J, Singletary EM, Larese S. Emergency bedside sonographic diagnosis of subclavian artery pseudoaneurysm with brachial plexopathy after clavicle fracture. Ann Emerg Med. 2013;61:204–206. doi: 10.1016/j.annemergmed.2012.05.037 .
[21] Bain GI, Galley IJ, Keogh ARE, Durrant AW. Axillary artery pseudoaneurysm after plate osteosynthesis for a clavicle nonunion: a case report and literature review. Int J Shoulder Surg. 2010;4:79–82. doi: 10.4103/0973-6042.76969 .
[22] Shackford SR. Taming of the screw: a case report and literature review of limb-threatening complications after plate osteosynthesis of a clavicular nonunion. J Trauma. 2003;55:840–843. doi: 10.1097/01.TA.0000085862.32648.05 .
[23] Casselman F, Vanslembroek K, Verougstraete L. An unusual cause of thoracic outlet syndrome. J Trauma. 1997;43:142–143.
[24] Ding M, Hu J, Ni J, et al. Iatrogenic subclavian arteriovenous fi stula: rare complication of plate osteosynthesis of clavicle fracture. Orthopedics. 2012;35:e287–e289. doi: 10.3928/01477447-20120123-21 .
[25] Gordy S, Rowell S. Vascular air embolism. Int J Crit Illn Inj Sci. 2013;3:73–76. doi: 10.4103/2229-5151.109428 .
[26] Jadik S, Wissing H, Friedrich K, et al. A standardized protocol for the prevention of clinically relevant venous air embolism during neurosurgical interventions in the semisitting position. Neurosurgery. 2009;64:533–538; discussion 538–539. doi: 10.1227/01. NEU.0000338432.55235.D3 .
[27] Mirski MA, Lele AV, Fitzsimmons L, Toung TJK. Diagnosis and treatment of vascular air embolism. Anesthesiology. 2007;106:164–177.
[28] Austin LS, VanBeek C, Williams GR. Venous air embolism: an under-recognized and potentially catastrophic complication in orthopaedic surgery. J Shoulder Elbow Surg. 2013;22:1449–1454. doi: 10.1016/j.jse.2013.06.007 .
[29] Boon JM, Van Schoor AN, Abrahams PH, et al. Central venous catheterization—an anatomical review of a clinical skill—part 1: subclavian vein via the infraclavicular approach. Clin Anat. 2007;20:602–611. doi: 10.1002/ca.20486 .
[30] Albin MS. Venous air embolism: a warning not to be complacent–we should listen to the drumbeat of history. Anesthesiology. 2011;115:626–629. doi: 10.1097/ ALN.0b013e31822a6408 .
[31] Muth CM, Shank ES. Gas embolism. N Engl J Med. 2000;342:476–482.
[32] Claes T, Debeer P, Bellemans J, Claes T. Deep venous thrombosis of the axillary and subclavian vein after osteosynthesis of a midshaft clavicular fracture: a case report. Am J Sports Med. 2010;38:1255–1258. doi: 10.1177/0363546509359062 . 35 Neurovascular Injuries with Shoulder Surgery 366
[33] Baarslag H, Koopman MW, Reekers J, Beek ER. Diagnosis and management of deep vein thrombosis of the upper extremity: a review. Eur Radiol. 2004;14:1263–1274. doi: 10.1007/ s00330-004-2252-1 .
[34] Palcau L, Gouicem D, Dufranc J, et al. Delayed axillary artery pseudoaneurysm as an isolated consequence to anterior dislocation of the shoulder. Ann Vasc Surg. 2012;26:279.e9–e12. doi: 10.1016/j.avsg.2011.05.039 .
[35] Lundborg G, Rydevik B. Effects of stretching the tibial nerve of the rabbit. A preliminary study of the intraneural circulation and the barrier function of the perineurium. J Bone Joint Surg Br. 1973;55: 390–401.
[36] Seddon SH. Surgical disorders of the peripheral nerves. 2nd ed. Edinburgh/New York: Churchill Livingstone; 1975.
[37] Sunderland SS. Nerves and nerve injuries. 2nd ed. Edinburgh/New York: Churchill Livingstone; 1978.
[38] Carofi no BC, Brogan DM, Kircher MF, et al. Iatrogenic nerve injuries during shoulder surgery. J Bone Joint Surg Am. 2013;95:1667–1674. doi: 10.2106/ JBJS.L.00238 .
[39] Jeyaseelan L, Singh VK, Ghosh S, et al. Iatropathic brachial plexus injury: a complication of delayed fi xation of clavicle fractures. Bone Joint J. 2013;95- B:106–110. doi: 10.1302/0301-620X.95B1.29625 .
[40] Peruto CM, Ciccotti MG, Cohen SB. Shoulder arthroscopy positioning: lateral decubitus versus beach chair. Arthroscopy. 2009;25:891–896. doi: 10.1016/j. arthro.2008.10.003 .
[41] Klein AH, France JC, Mutschler TA, Fu FH. Measurement of brachial plexus strain in arthroscopy of the shoulder. Arthroscopy. 1987;3:45–52.
[42] Van Hoof T, Gomes GT, Audenaert E, et al. 3D computerized model for measuring strain and displacement of the brachial plexus following placement of reverse shoulder prosthesis. Anat Rec. 2008;291:1173–1185. doi: 10.1002/ar.20735 .
[43] Lo EY, Eastman J, Tseng S, et al. Neurovascular risks of anteroinferior clavicular plating. Orthopedics. 2010;33:21. doi: 10.3928/01477447-20091124-09 .
[44] Kitsis CK, Marino AJ, Krikler SJ, Birch R. Late complications following clavicular fractures and their operative management. Injury. 2003;34:69–74.
[45] Namdari S, Voleti PB, Huffman GR. Compressive brachial plexopathy after fi xation of a clavicular fracture nonunion a case report. J Bone Joint Surg Am Case Rep. 2012;2(e26):1–4. doi: 10.2106/JBJS. CC.K.00124 .
[46] Whitman A. Congenital elevation of scapula and paralysis of serratus magnus muscle: operation. JAMA. 1932;99:1332–1334.
[47] Mackenzie WG, Riddle EC, Earley JL, Sawatzky BJ. A neurovascular complication after scapulothoracic arthrodesis. Clin Orthop Relat Res. 2003;408:157–161. doi: 10.1097/01.blo.0000053342.97749.68 .
[48] Woodward JW. Congenital elevation of the scapula correction by release and transplantation of muscle origins. J Bone Joint Surg Am. 1961;43:219–228.
[49] Grogan DP, Stanley EA, Bobechko WP. The congenital undescended scapula. Surgical correction by the woodward procedure. J Bone Joint Surg Br. 1983;65:598–605.
[50] Jeannopoulos CL. Congenital elevation of the scapula. J Bone Joint Surg Am. 1952;34(A):883–892.
[51] Wirth MA, Rockwood CA. Complications of total shoulder replacement arthroplasty. J Bone Joint Surg Am. 1996;78:603–616.
[52] Nagda SH, Rogers KJ, Sestokas AK, et al. Neer award 2005: peripheral nerve function during shoulder arthroplasty using intraoperative nerve monitoring. J Shoulder Elbow Surg. 2007;16:S2–S8. doi: 10.1016/j.jse.2006.01.016 .
[53] Apaydin N, Tubbs RS, Loukas M, Duparc F. Review of the surgical anatomy of the axillary nerve and the anatomic basis of its iatrogenic and traumatic injury. Surg Radiol Anat. 2009;32:193–201. doi: 10.1007/s00276-009-0594-8 .
[54] Uz A, Apaydin N, Bozkurt M, Elhan A. The anatomic branch pattern of the axillary nerve. J Shoulder Elbow Surg. 2007;16:240–244. doi: 10.1016/j.jse.2006.05.003 .
[55] Cetik O, Uslu M, Acar HI, et al. Is there a safe area for the axillary

nerve in the deltoid muscle? A cadaveric study. J Bone Joint Surg Am. 2006;88:2395–2399.

[56] Saran N, Bergeron SG, Benoit B, et al. Risk of axillary nerve injury during percutaneous proximal humerus locking plate insertion using an external aiming guide. Injury. 2010;41:1037–1040. doi: 10.1016/j.injury.2010.04.014 .

[57] Park J, Jeong SY. Complications and outcomes of minimally invasive percutaneous plating for proximal humeral fractures. Clin Orthop Surg. 2014;6:146. doi: 10.4055/cios.2014.6.2.146 .

[58] Mallon WJ, Bronec PR, Spinner RJ, Levin LS. Suprascapular neuropathy after distal clavicle excision. Clin Orthop Relat Res. 1996;329:207–211.

[59] Warner JP, Krushell RJ, Masquelet A, Gerber C. Anatomy and relationships of the suprascapular nerve: anatomical constraints to mobilization of the supraspinatus and infraspinatus muscles in the management of massive rotator-cuff tears. J Bone Joint Surg Am. 1992;74:36–45.

[60] Chan H, Beaupre LA, Bouliane MJ. Injury of the suprascapular nerve during arthroscopic repair of superior labral tears: an anatomic study. J Shoulder Elbow Surg. 2010;19:709–715. doi: 10.1016/j.jse.2009.12.007 .

[61] Yoo JC, Lee YS, Ahn JH, et al. Isolated suprascapular nerve injury below the spinoglenoid notch after SLAP repair. J Shoulder Elbow Surg. 2009;18:e27–e29. doi: 10.1016/j.jse.2008.10.006 .

[62] Shishido H, Kikuchi S. Injury of the suprascapular nerve in shoulder surgery: an anatomic study. J Shoulder Elbow Surg. 2001;10:372–376. doi: 10.1067/ mse.2001.115988 . H.D.S. Clitherow and G.I. Bain 367

[63] Lädermann A, Denard PJ, Burkhart SS. Injury of the suprascapular nerve during latarjet procedure: an anatomic study. Arthroscopy. 2012;28:316–321. doi: 10.1016/j.arthro.2011.08.307 .

[64] Ma H, Van Heest A, Glisson C, Patel S. Musculocutaneous nerve entrapment: an unusual complication after biceps tenodesis. Am J Sports Med. 2009;37:2467–2469. doi: 10.1177/0363546509337406 .

[65] Kierner AC, Zelenka I, Heller S, Burian M. Surgical anatomy of the spinal accessory nerve and the trapezius branches of the cervical plexus. Arch Surg. 2000;135:1428–1431.

[66] Ruland LJ, Ruland CM, Matthews LS. Scapulothoracic anatomy for the arthroscopist. Arthroscopy. 1995;11:52–56.

[67] Williams GR, Shakil M, Klimkiewicz J, Iannotti JP. Anatomy of the scapulothoracic articulation. Clin Orthop Relat Res. 1999;329:237–246.

[68] Camp SJ, Birch R. Injuries to the spinal accessory nerve a lesson to surgeons. Bone Joint J. 2011;93:62– 67. doi: 10.1302/0301-620X.93B1 .

[69] Kim DH, Cho Y-J, Tiel RL, Kline DG. Surgical outcomes of 111 spinal accessory nerve injuries. Neurosurgery. 2003;53:1106–13. doi: 10.1227/01.NEU.0000089058.82201.3D .

[70] Bell SN, van Riet RP. Safe zone for arthroscopic resection of the superomedial scapular border in the treatment of snapping scapula syndrome. J Shoulder Elbow Surg. 2008;17:647–649. doi: 10.1016/j.jse.2007.12.007 .

[71] Yung S-W, Lazarus MD, Harryman DT. Practical guidelines to safe surgery about the subscapularis. J Shoulder Elbow Surg. 1996;5:467–470.

[72] Denard PJ, Duey RE, Dai X, et al. Relationship of the subscapular nerves to the base of the coracoid. Arthroscopy. 2013;29:986–989. doi: 10.1016/j.arthro.2013.02.005 .

[73] Clitherow HDS, Bain GI. Major neurovascular complications of clavicle fracture surgery. Shoulder Elbow. 2014. doi: 10.1177/1758573214546058 .

[74] Clitherow HDS, Bain GI. Association between screw prominence and vascular complications after clavicle fi xation. Int J Shoulder Surg. 2014;8(4):122. doi: 10.4103/0973-6042.145261 .

[75] Nyffeler RW, et al. Analysis of a retrieved Delta III total shoulder prosthesis. J Bone Joint Surg [Br]. 2004;86-B:1187–1191.

第七部分

外科解剖学

第 36 章　肩部表面和皮肤解剖

Joideep Phadnis，Gregory I. Bain

36.1　表面解剖

肩部的很多部分都可以通过系统的检查进行触诊。在检查中可见三角肌的轮廓、肌肉萎缩以及喙突和肩峰的形状。斜向光线可以使骨骼轮廓和萎缩的肌肉更清晰。

36.1.1　胸锁关节（AC）、锁骨和肩锁关节

胸锁关节显而易见，即使是肥胖的患者。胸锁关节毗邻胸骨切迹和胸锁乳突肌的胸骨头止点。当出现胸锁关节炎时，它会因肿胀而更加突出；而当胸锁关节后脱位时，它会变得不明显。这些通常可以通过触诊或直接与健侧胸锁关节对比来进行分辨。

锁骨是连接中轴骨与肩带的支杆。锁骨位于皮下，因此很容易看到和摸到。从上方观察，锁骨呈“S”形，越靠近外侧端越宽，最好的识别方法是触诊锁骨的前后缘。

从正前方视诊，体格较瘦的患者其肩锁关节更加显而易见，因为锁骨远端高于肩峰，呈现出微小的突起。

当出现肩锁关节炎时，增生的骨赘会使肩锁关节更加突出。通常情况下仍可触及关节线，但如果较为困难，可以让患者坐下，在活动肱骨的同时触诊肩锁关节。肩胛冈前缘形成肩峰的部分和锁骨后缘构成一个“V”形，触及这一标志点即可确定肩锁关节的方向和位置，因为肩锁关节就位于这一标志点的正前方。肩锁关节也可通过触诊喙突外缘来定位。肩锁关节线就在这一点的外侧和前方约一指宽的位置。这一标志点有助于定位肩锁关节切除术的前方关节镜入路。当肩锁关节出现疼痛时，可以进行注射治疗，但这种治疗方法存在风险，尤其是对于肥胖或增生骨赘的患者。同时，肩锁关节的方向存在很多变异，因此建议在注射前先通过 X 线片掌握详情。除非检查者对肩锁关节的定位把握充分，否则我们建议在 X 线透视或 B 超引导下进行注射（图 36.1）。

36.1.2　肩峰

肩峰是一个扁平的梯形突起，起自肩胛冈，向前突出。它的主要功能是作为三角肌中束纤维的起点，但它同时也为肩锁韧带、关节囊和喙肩韧带提供附着点。肩峰后缘容易触及，后外侧角是一个关键的标志点，因为标准的关节镜后方观察入路就位于后外侧角的下方和内侧。触诊肩峰和肩胛冈后缘的最好方法是用手指的掌面自下而上进行。相比之下，肩峰的外缘和前缘就没有那么明显了，因为上面覆盖着三角肌，但仍然可以通过“手指的掌面”来触诊（图 36.2）。一种有效的表面标志法是：自锁骨后缘与肩胛冈前缘形成的“V”形画线，再向外侧延伸跨越肩峰。这条线把肩峰一分为二，为关节镜外侧入路提供定位引导（图 36.3）。外缘可辅助定位腋神经，因为腋神经就位于其下方 4~7cm 处的三角肌深面。对于所有需要劈开三角肌的入路，都应在皮肤上标记神经的位置，并且在建立入路的过程中找到神经。肩峰的前外侧角对于关节镜和开放手术十分重要。这里是肩峰下骨刺最多的位置，也是

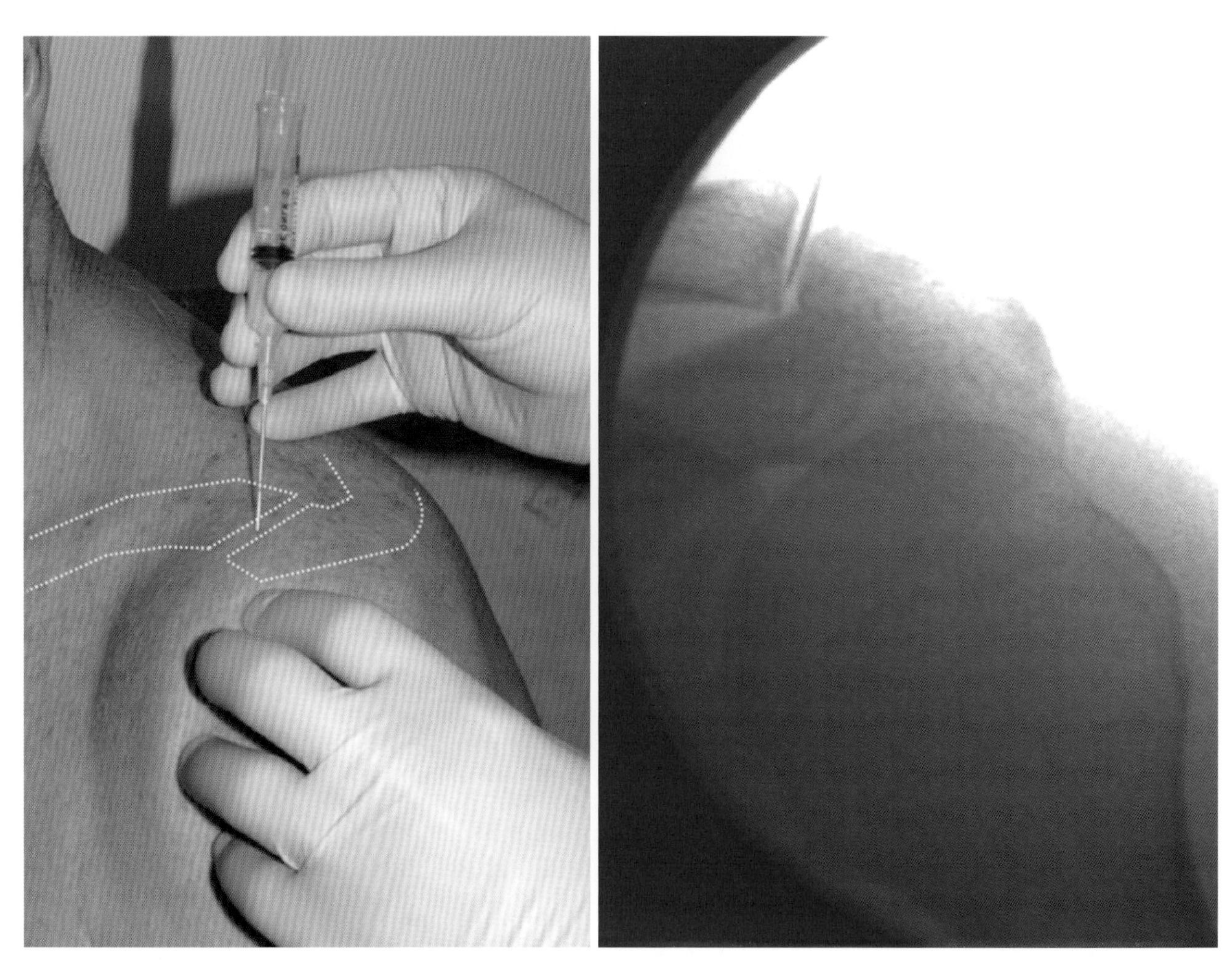

图 36.1 通过肩锁关节的表面解剖和透视引导技术对肩锁关节进行定位和注射

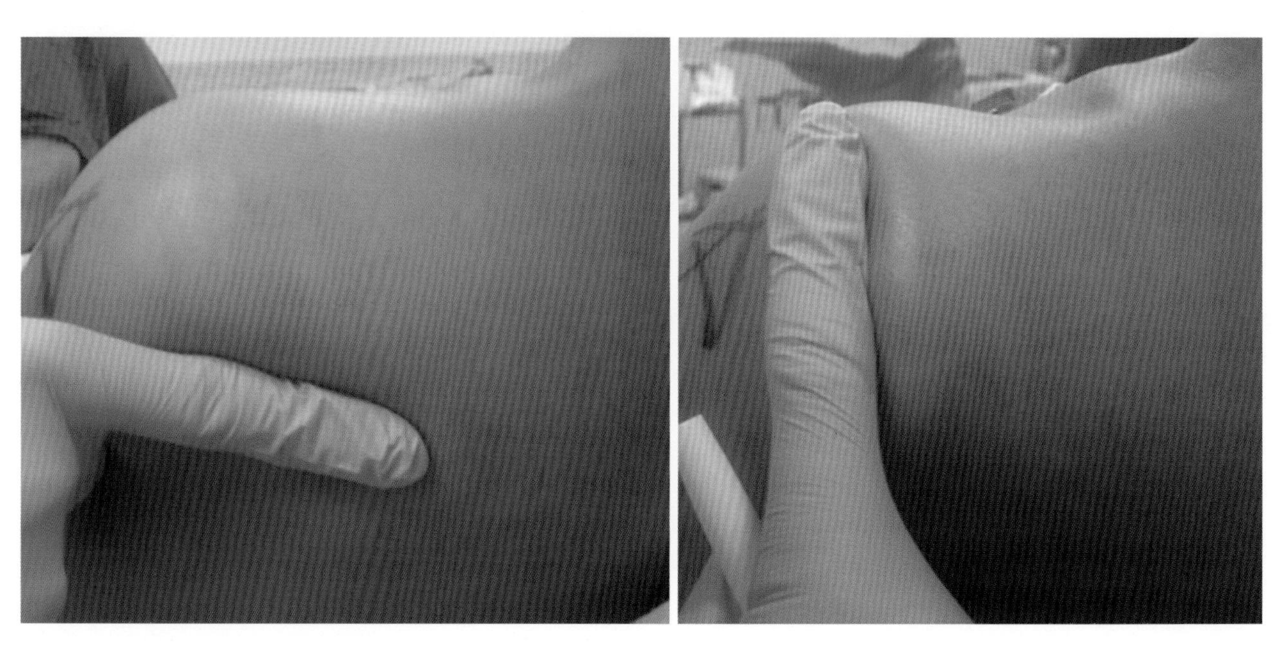

图 36.2 手指的掌面触诊技术分辨肩峰的边缘

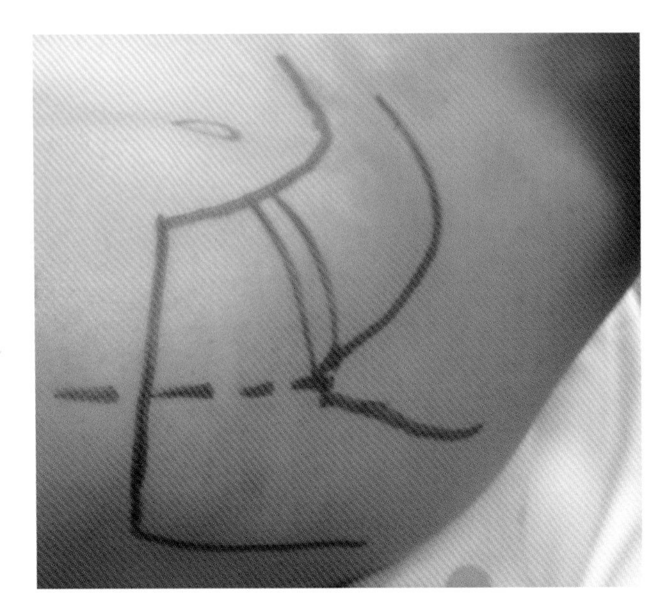

图 36.3 关节镜手术前在皮肤上进行标记，注意虚线处可引导外侧入路的定位

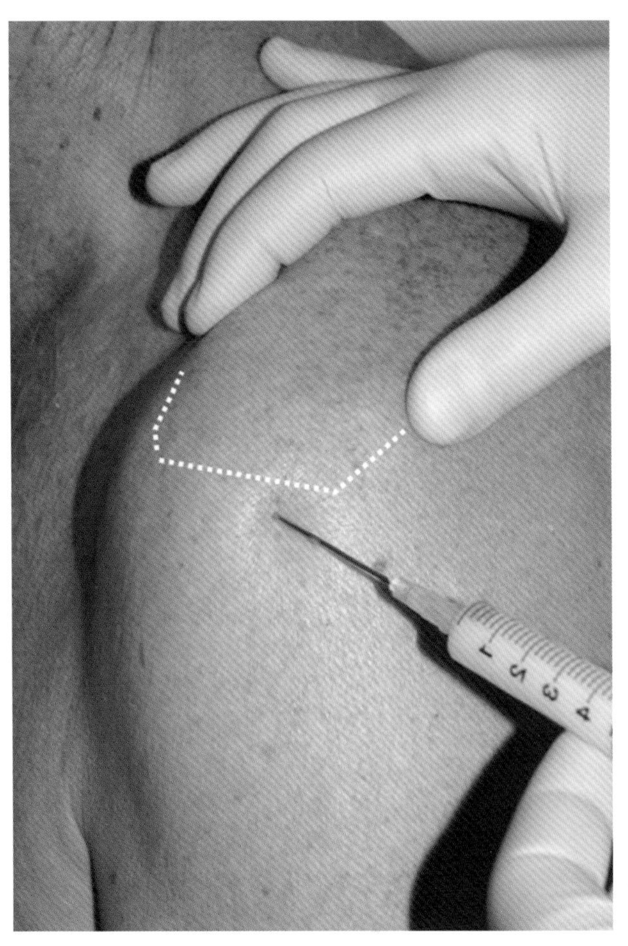

图 36.4 从后外侧起点对肩峰下滑囊进行注射

肩峰成形术的重要标志点。肩峰的前外侧角还可标记三角肌前束和中束之间的间隙，这条没有血管的间隙可用于分离三角肌。肩峰下注射是内科医生、外科医生和相关医疗专业人士的普遍操作。肩峰下滑囊位于肩峰的前部下方，因此注射点通常位于前侧或外侧。作者更喜欢从后外侧入针是因为前方肱骨头与肩峰之间的空间非常狭小，而外侧又很容易错误判断肩峰的斜面和过于靠近肱骨头或肩峰本身。对肩峰后外侧角的触诊可以确保针头进入肩峰下间隙，而将针头方向对准前方则可以很精准地注射在滑囊内，此时患者的不适感和皮下渗出液最少（图 36.4）。

36.1.3 喙突

在肩部手术中，喙突是重要的解剖标志物。所有患者的喙突均可触到进行触诊，较瘦患者的喙突也可以通过视诊进行检查。通常情况下用圆形标记喙突，但需要注意的是喙突实际上呈钩形，水平部呈椭圆形，并且斜向外侧。臂丛神经、腋动脉和腋静脉均位于喙突内侧。

因此，喙突可作为肩部手术的安全标记之一。肌皮神经在喙突远端 3~8cm 之间穿过喙肱肌。肩胛上神经在进入肩胛上切迹时位于喙突基底部内侧 1cm 和后方 2cm 处（图 36.5）。

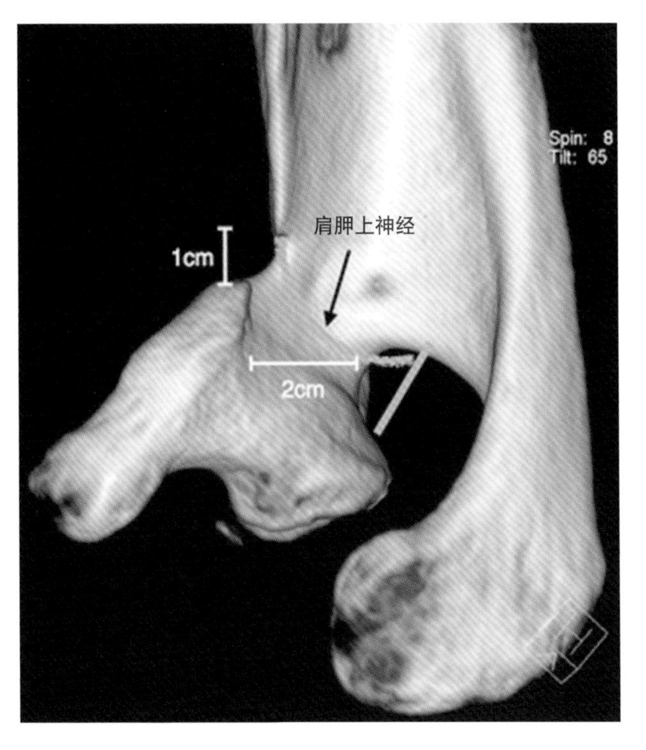

图 36.5 三维 CT 扫描显示喙突的顶面观，以及肩胛上神经通过肩胛上切迹时与喙突的解剖关系

关节镜手术中，从后方入路进入盂肱关节时，喙突提供了一个重要的轨迹。喙突是肩袖间隙松解的浅层界限，可撞击到肩胛下肌的上部纤维。

36.1.4 盂肱关节

位于深部的盂肱关节其关节线难以触诊。然而，肱骨头容易触诊，可用来判断盂肱关节的位置。在体表标记出喙突和肩峰则可从前方或后方对盂肱关节进行注射或抽吸。肩袖间隙位于肩关节前部喙突与结节间沟之间，从这里进入盂肱关节距离最短。肩袖间隙位于喙突外侧，肱二头肌腱内侧，肩胛下肌上方。因为无法触及肩胛下肌，所以将针头靠近肩锁关节下缘和喙突外侧，并以 45° 对准头端，即可安全进入肩袖间隙。也可选择后方入路，从肩峰后外侧角内侧和下方 2cm 处进入并将针头对准喙突（图 36.6）。如果使有这种方法，对于体格较大的患者需要使用长针头。

36.1.5 肩胛骨和肩胛骨周围的肌肉组织

尽管肩胛骨上附着很多重要的肌群，从后方仍可观察到三角形的肩胛骨体部。肩胛冈是冈上窝和冈下窝的分界线。当对肩关节患者进行体格检查时，需要检查冈上肌或冈下肌的肌肉萎缩情况，因为这可以提示慢性肩袖撕裂或者肩胛上神经的去神经支配。从后方观察到明显的“翼状肩胛”时也需要特别留意，因为这也可提示原发性或继发性肩关节损伤（详见第 29 章）。

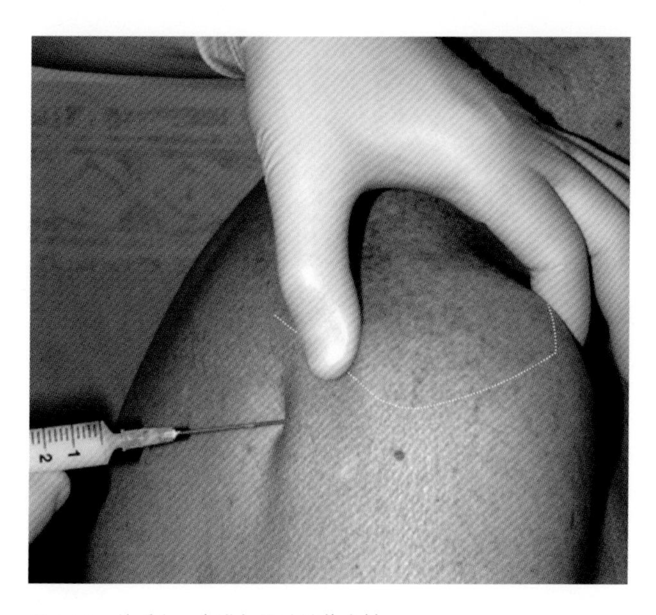

图 36.6 从后方入点进行盂肱关节注射

36.1.6 肩袖

肩袖难以触诊，因为它位于三角肌和骨骼的深面。肩袖的前上部止点（冈上肌）可以被触诊，它位于前外侧肩峰外侧的肱骨头上方，此部位的局部疼痛可提示肩袖损伤。上抬和旋转手臂时用另一只手触诊肩袖的肱骨头止点常可听到“咔嗒”声。虽然文献并没有相关报道，但是此种“咔嗒”声似乎总与肩袖全层撕裂并存。如果触及喙肩韧带在肩峰前缘正下方增厚，则其可能是肩峰下撞击的来源。

36.1.7 肌肉

肩带周围有一些大肌群。了解这些肌肉的体表解剖有助于确定压痛部位，诊断肩部疾病以及鉴别肌肉间隙以定位肩关节手术入路。胸大肌三角肌入路是肩关节手术的主要前方入路，利用胸大肌和三角肌之间的神经间平面。触诊到喙突以后，可以看到大多数人的间沟斜行穿过肩关节前部。外旋上臂使前侧皮肤绷紧后，间沟的外观更加清晰。用手指从外向内划过三角肌前束时可以感受到一处凹陷，即为间沟。肌肉发达的人其位于间沟内的头静脉可以从皮肤表面观察到。在胸大肌三角肌间沟下方，胸大肌腱的下缘形成了前方的皮肤腋折。如果皮肤腋折不对称且有相关病史，则提示胸大肌断裂，后方的皮肤腋折为背阔肌的边缘。在肩部外展状态下用手按压髋部可以使胸大肌和背阔肌收缩，便于检查。肱二肌长头腱是引起肩部疼痛的常见原因。它走行于结节间沟内，背阔肌和胸大肌的肱骨近端止点之间。胸大肌三角肌间沟深部可触及肱二头肌长头腱，尤其是当肩关节处于外旋位时。在上臂内侧，肱二头肌肌腹后部与三头肌前部形成一个间沟。间沟内有腋动脉、贵要静脉、正中神经和尺神经，它们从这里离开腋窝向远端走行。一些患者的三角肌前部间隙也可看到和触诊，作为一个重要的无血管标记应用于劈三角肌入路。触

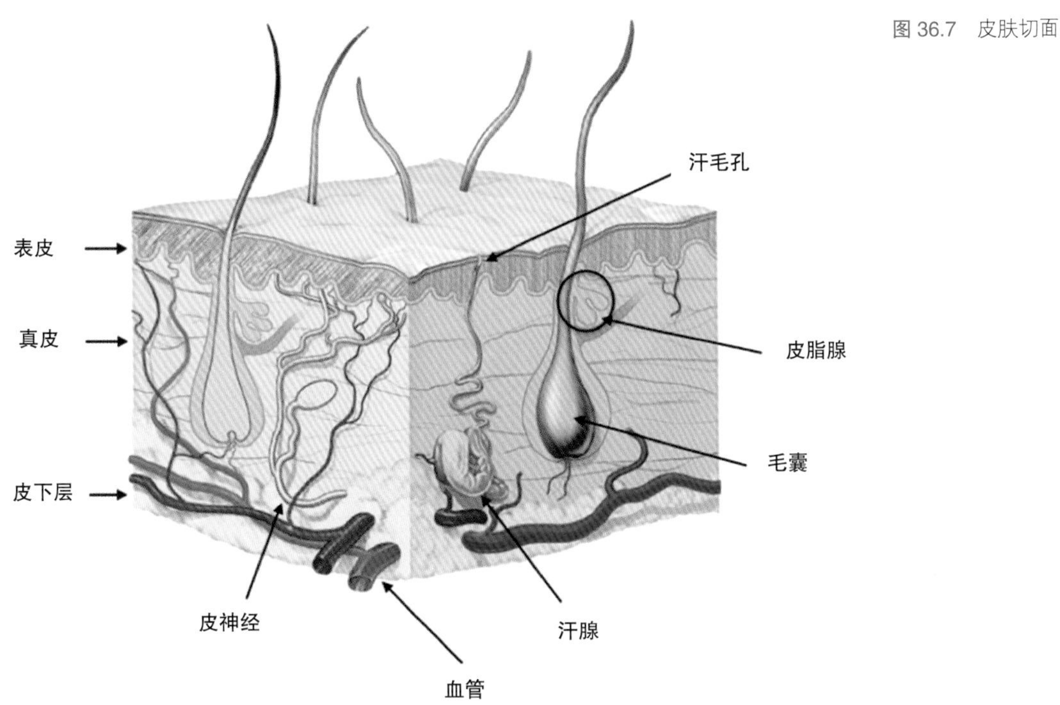

图 36.7　皮肤切面

诊腋神经的最佳位置是上臂外侧（团徽区），评估腋神经的最佳方法是对三角肌内所有受腋神经离散分支支配的部分进行抗阻试验。

36.2　肩部皮肤

设计皮肤切口时需要考虑血运、皮神经支配、皮肤是否松动易于进入以及切口可能产生的瘢痕是否美观。

选择不同的入路，肩部表面的皮肤及其与下方筋膜和肌肉的关系也不尽相同。

36.2.1　皮肤的结构

皮肤的主要两层分别是表皮和真皮（图 36.7）。表皮又进一步分为数层，最深层为基细胞层。表皮的最浅层由死去的鳞状细胞组成，可从表面脱落。手术室内人员与患者脱落的鳞状细胞可能会引起术后感染。贯穿真皮层的几个结构分别是毛囊、汗腺、皮神经和血管。毛囊与皮脂腺紧密相连，注意皮脂腺与汗腺相区别。皮脂腺分泌类似蜡状物质的皮脂保护皮肤。面部、肩部、躯干上部的皮肤内所含的皮脂腺密度比身体其他部分高出很多。激素失调例如青春期会引起皮脂分泌增多。一些细菌例如痤疮丙酸杆菌已经能够适应生活在皮脂腺中，以进食皮脂为生。这些细菌引起了青春期痤疮，因为它们堵塞了皮脂腺，导致二次感染。肩部表面皮肤内的痤疮丙酸杆菌密度增高，与肩关节假体周围感染的发病机制有关。痤疮丙酸杆菌寄居在皮脂腺内可以解释，为什么它会持续成为肩部手术的病菌，尽管它很容易被备皮和静脉注射抗生素所杀灭。皮脂腺与毛囊紧密相连，毛囊呈栅栏状整齐排列，而不是随意排布，因此皮脂腺也很可能以这种形式在皮下排布（图 36.8）。这就提供了一种可能性，在做皮肤切口时避免切开皮脂腺，以免痤疮丙酸杆菌暴露于切口内。

图 36.8　毛囊呈栅栏状整齐排列

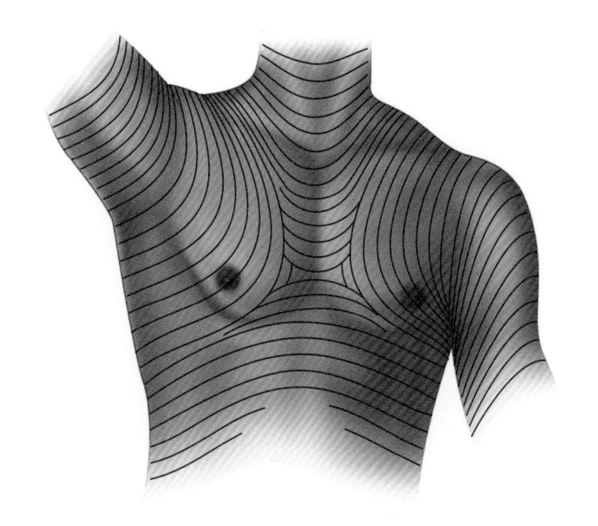

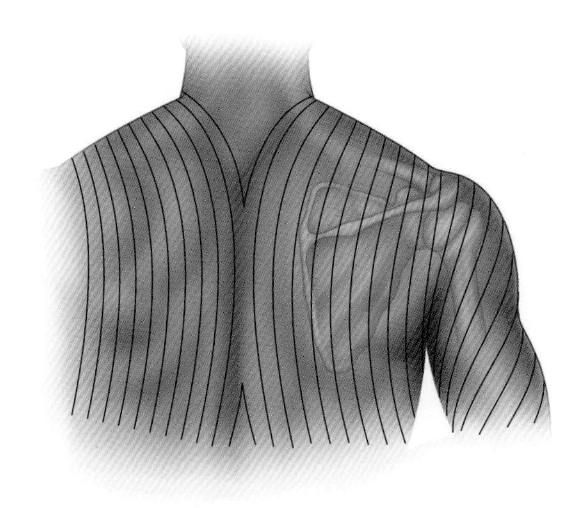

图 36.9 Langer’s 线分布图

36.2.2 皮肤切口

Langer 受到 Dupytren 和 Maligne 研究结果的启发，开始研究皮肤对手术切口的反应。他在尸体标本的整个皮肤表面穿出很多圆形的孔，并观察皮肤如何“裂开”。然后他测量切口处的皮肤张力，并观察产后妇女腹部皮肤的变化。这项经典的研究产生了一张皮肤张力线分布图，也就是所谓的“Langer’s 线”(图 36.9)。新技术显示，减张线的概念更适用于人体的特定部位，包括肩部。用拇指与食指夹起皮肤时，中间被夹起的部分产生的线条就是减张线。从美容的角度出发，最佳的手术切口是与通过这种操作产生的最明显的减张线垂直。这些代表着真皮内胶原分布的线条很重要，因为不管切口方向如何，胶原总会沿着瘢痕的长度自动重新排列。减张线有个体差异，是由皮肤下方肌肉的不断凸起和这些肌肉所跨越关节的不断运动逐渐形成的。

36.2.3 皮肤血供

皮肤动脉的数量在整个生命中保持不变，它们只会伴随生长和活动而增加体积与长度，从图 36.10 和图 36.11 可以看到肩部血管的分布。皮肤内有两束水平的血管丛。一个是真皮血管丛，另外一个是筋膜血管丛。真皮血管丛位于真皮深面，筋膜血管丛位于浅筋膜的深面或浅面。这些血管丛之间的交通支的走向和分布主要取决于这些血管如何适应表皮与其下肌肉的相对运动，这种活动发生于皮下脂肪组织。向皮肤表面走行的血管密度受到皮肤凹面的影响。在皮肤表面凹陷的区域例如腋窝，血管渗透往往更丰富；而皮肤表面凸起的区域例如三角肌则被认为是相应的分水岭区。

36.2.4 肩部周围切口的应用

图 36.12 显示了皮肤循环的不同类型以及它们与肩部区域的关系。A 型由斜向的交通血管构成，筋膜血管网位于分布在浅筋膜表层。胸三角肌入路上方的皮肤就是这种类型。由此可以看出，捏起厚层筋膜皮瓣在血供方面没有优势，因为筋膜血管网位于筋膜浅层。B 型皮肤的筋膜表面有血管分支，因为筋膜与肌肉之间的运动比筋膜与皮肤之间的运动更多。在肌肉表层做充分的游离，有利于整个筋膜皮瓣的翻转。这种皮肤见于肱二头肌。C 型循环仅见于手掌与脚底的皮肤。D 型循环见于三角肌表面皮肤。此类型的筋膜血管网位于筋膜深层，肌肉内部甚至是肌肉下表面，发自旋肱后动脉的穿支血管自下而上垂直贯穿皮肤全层。此类型的产生条件是表皮、真皮、皮下组织和筋膜

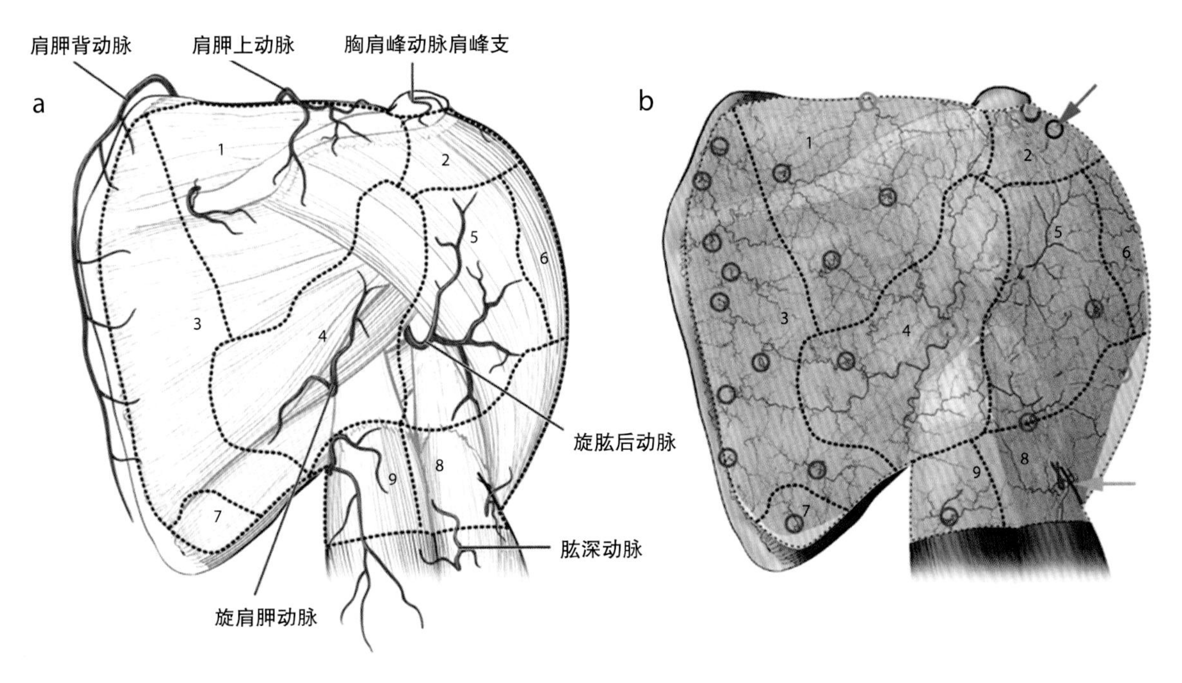

图 36.10　肩关节后部解剖区域编号。肩关节后部的皮肤血管和血管区域，肩关节后部血管造影图，显示肌肉穿支（红色圈）和肌间隔穿支（蓝色圈）。三角肌止点（绿色箭头）。肱骨最上方（蓝色箭头）

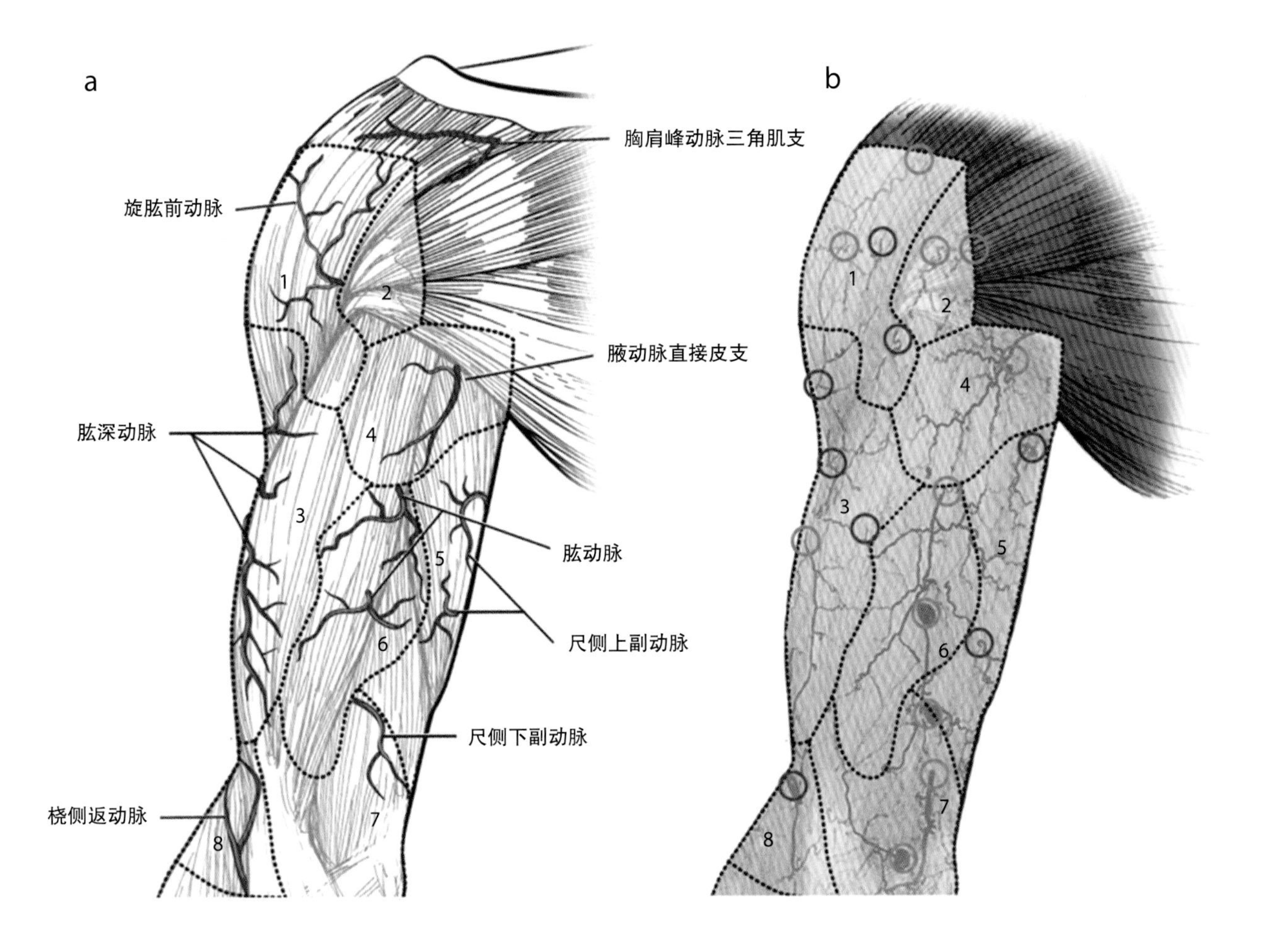

图 36.11　肩关节前部解剖区域编号。前部皮肤血管和血管区域。(a)血管造影显示血管区域；(b)红色圈是肌肉穿支，蓝色圈是肌间隔穿支。1. 旋肱前动脉；2. 胸肩峰动脉三角肌支；3. 肱深动脉；4. 腋动脉皮支；5. 肱动脉

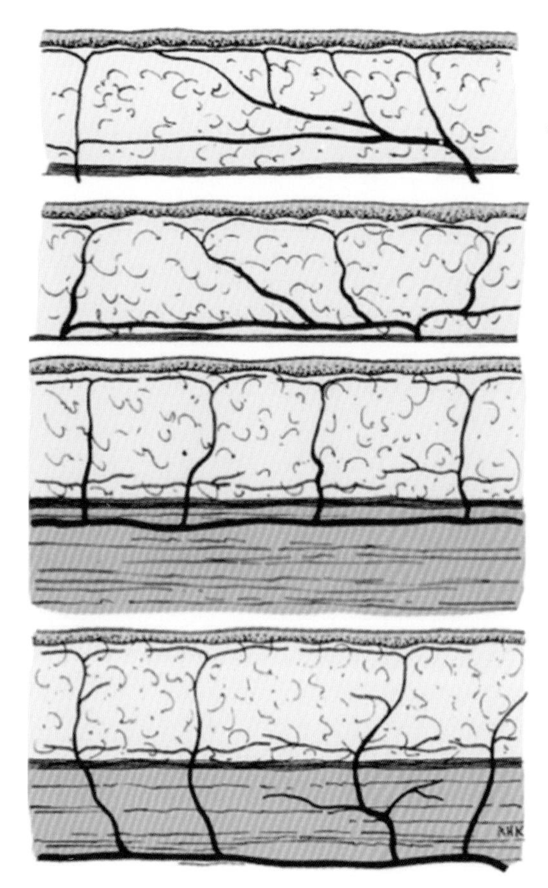

图 36.12 A 型：交通血管斜向分布，筋膜血管丛位于浅筋膜上方；B 型：分支出现于筋膜表层；C 型：仅见于手掌与脚底皮肤；D 型：筋膜血管丛位于筋膜深层

之间几乎没有活动。在这种情况下筋膜血管丛的位置更深，因此生成筋膜皮瓣没有优势。

参考文献

[1] Burkhead Jr WZ, Scheinberg RR, Box G. Surgical anatomy of the axillary nerve. J Shoulder Elbow Surg. 1992;1(1):31–316. doi: 10.1016/S1058-2746(09) 80014-1 .

[2] Hoppenfeld S, deBoer P, Buckley R. Surgical exposures in orthopaedics. Philadelphia: Lippincott Williams & Wilkins; 2012.

[3] Aubin GG, Portillo ME, Trampuz A, Corvec S. Propionibacterium acnes, an emerging pathogen: from acne to implant-infections, from phylotype to resistance. Med Mal Infect. 2014;44(6):241–250. doi: 10.1016/j.medmal.2014.02.004 .

[4] Lee MJ, Pottinger PS, Butler-Wu S, Bumgarner RE, Russ SM, Matsen FA. Propionibacterium persists in the skin despite standard surgical preparation. J Bone Joint Surg. 2014;96(17):1447–1450. doi: 10.2106/ JBJS.M.01474 .

[5] Gibson T. Karl Langer (1819-1887) and his lines. Br J Plast Surg. 1978;31:1–2. Fig. 36.12 TYPE A: Oblique communicating vessels with the facial plexus lying above the superfi cial fascia. TYPE B: Branching occurs on the surface of the fascia. TYPE C: Occurs only in the palmar and plantar skin. TYPE D: The fascial plexus lies deep to the fascia [11], (Copyright Elsevier 2009) 36 Surface and Cutaneous Anatomy of the Shoulder 380

[6] Langer K. On the anatomy and physiology of the skin: III. The elasticity of the cutis. Br J Plast Surg. 1978;31(3):185–199.

[7] Borges AF. Relaxed skin tension lines (RSTL) versus other skin lines. Plast Reconstr Surg. 1984;73(1): 144–150.

[8] Taylor GI, Palmer JH. The vascular territories (angiosomes) of the body: experimental study and clinical applications. Br J Plast Surg. 1987;40(2):113–141.

[9] Rockwood Jr CA, Matsen III FA, Wirth MA, Lippitt SB. The shoulder. Philadelphia: Elsevier Health Sciences; 2009.

[10] Thomas BP, et al. Chapter 12, vascular supply of the integument of the upper extremity. In: Regional fl aps: anatomy and surgical technique/upper extremity.

[11] Rockwood CA, Matsen FA. Chapter 2, Bones and joints. In: The shoulder, 4th ed. Lippincott Williams and Wilkins, Philadelphia, PA, USA

第 37 章　肩关节手术前入路

Mark Ross, Kieran Hirpara, Miguel Pinedo, and Vicente Gutierrez

37.1　简介

肩关节手术有几种前入路，可以用于肩关节置换、肱骨近端骨折的复位内固定、肩袖修复、肩关节前侧软组织稳定术和前方肩胛盂植骨术。

三角肌胸大肌间沟入路是最常用的前入路。其利用了三角肌（腋神经）与胸大肌（胸内、外侧神经）之间的平面。1957 年，Herny 详细介绍了这一入路的细节。其主要用途是显露盂肱关节的前部，因此可由该入路显露肩胛盂前部（上方和下方）、肱骨头和肱骨近端。另外，该入路允许向远侧延长至整个肱骨干。虽然所有这些手术都利用了同一个神经间隙平面，但它们在肩胛下肌的处理上有所不同，并可利用不同的松解和延长来改善对盂肱关节及其周围结构的显露。

劈开三角肌的前上入路，可以很好地显露肩峰下间隙、前方和上方的肩袖。延长该切口可以为肩关节置换和肱骨近端骨折固定提供足够的显露，但有可能损伤支配三角肌前束的神经。

37.2　手术体位

当我们进行前入路的肩关节手术时，通常采用沙滩椅位。患者仰卧于手术台，将手术台倾斜 20° ~30°，呈中度头低臀高位（Trendelenburg 位）。然后抬高患者双腿，并在大腿下方放置一些枕头或一个定位楔形块，这样比较容易实现后期摆放沙滩椅位。最后，手术台的头侧抬高 30° ~40°，以增加肩部静脉回流，并减少术中出血，允许从术口吸引术区出血以保持肩关节在术中的清晰视野。根据所使用的手术床，选择采用 Mayfield 头架或凝胶环固定头部并保持颈椎处于中立位。

我们可以通过麻醉降低血压来减少术中出血。如果担心脑部灌注量，可以使用脑血氧定量计来监测脑部的血供情况。

危险提示

减少术中出血的同时不应忽视保持充足的脑部灌注量。

37.3　手术入路

37.3.1　三角肌胸大肌间沟入路

37.3.1.1　体表解剖

在规划手术切口前，先在体表标记出锁骨、肩锁关节、肩峰、肩胛冈、喙突的骨性标志是有益的，因为这样可以确准的定位皮肤切口。三角肌胸大肌间沟入路的皮肤切口通常位于三角肌和胸大肌的间隙。其在高瘦的患者身上可以见到。如果这个间隙难以辨识，切口则从喙突尖开始向下、向外穿过腋下皱褶角并根据需要沿上臂向下延长。如果手术不需要延长切口，则可以使用一个更美观的垂直切口。该切口通常长 8~10cm，其中 4~5cm 位于腋窝。这个区域的皮肤松弛且移动性好，通过小心地牵拉移动皮肤可以将切口回移到三角肌胸大肌间沟。

37.3.1.2 浅层解剖

暴露肩关节的关键步骤是识别和分离三角肌内侧边缘和胸大肌外侧边缘之间的间隙平面。该间隙平面可以通过识别在三角肌胸大肌间沟内的头静脉来确认（图 37.1）。

头静脉通常位于三角肌胸大肌间沟内的纵向分布的脂肪组织中。但是，在特别高瘦的，头静脉分布较深、退化或缺失的，或者翻修手术的患者身上，这样的脂肪组织可能没有或者是难以找到。在这些情况下，由于三角肌和胸大肌的肌纤维在远端聚拢，因此在近侧锁骨附近更容易找到这个间隙。触摸深处的喙突也可以协助定位。

在头静脉与胸大肌之间进行分离更容易，因为头静脉的大部分分支位于头静脉外侧与三角肌之间。但是，选择头静脉外侧有一个缺点，向近侧延长入路时有可能损伤头静脉，因为头静脉从外向内横跨近侧术口。因此，如果预计需要进行更大范围的显露，最好花多点时间结扎头静脉侧方的分支，然后将头静脉与三角肌分开并将其和胸大肌一起拉开。

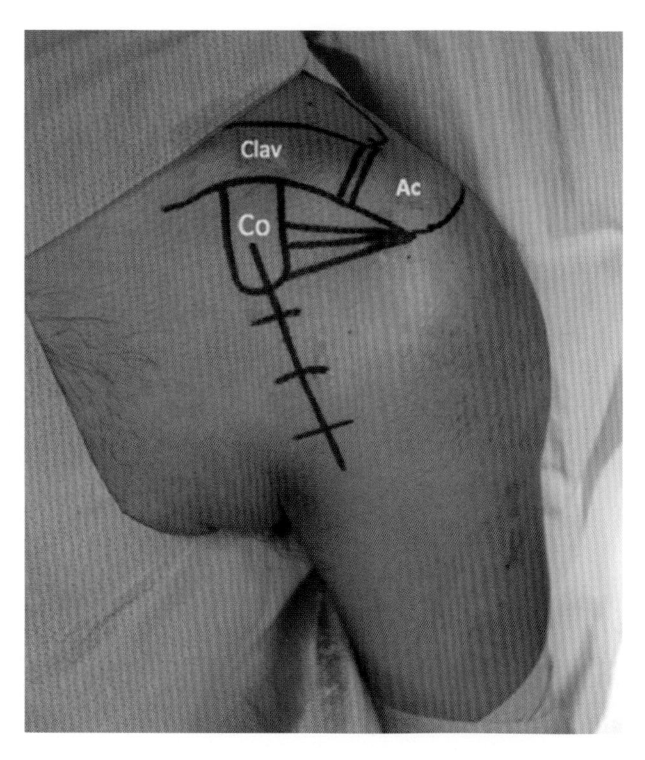

图 37.1 三角肌胸大肌间沟入路的体表标志：Ac. 肩峰；Clav. 锁骨；CO. 喙突

要点提示

识别头静脉可能很难，它通常位于三角肌胸大肌间隙的近端，在喙突表面的脂肪组织内。

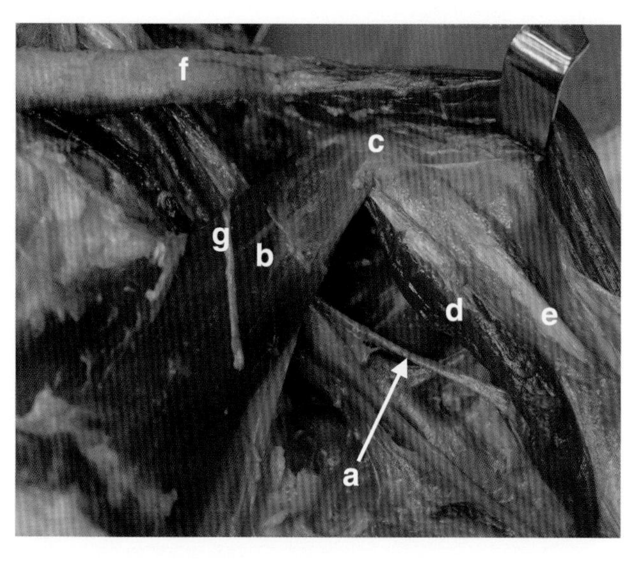

图 37.2 喙突内侧和下方的相关结构：前面观，胸大肌被切除，向外牵开三角肌前侧部分。a. 肌皮神经；b. 胸小肌；c. 喙突尖；d. 喙肱肌；e. 肱二头肌短头腱；f. 锁骨；g. 胸外侧神经

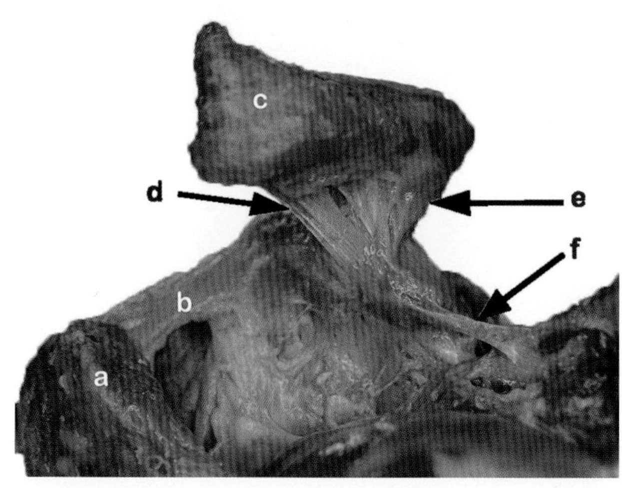

图 37.3 喙突上方的相关结构：喙锁韧带上面观，肩锁关节囊被分开，锁骨向前旋转。a. 肩峰；b. 喙肩韧带；c. 外侧锁骨；d. 斜方韧带；e. 锥形韧带；f. 穿过肩胛骨切迹的肩胛横韧带

37.3.1.3　深层解剖

在识别和分开三角肌胸大肌间隙后，与三角肌胸大肌间隙入路相关的肩关节前方的主要解剖结构可通过两个重要的骨性标志来识别。这两个骨性标志中，一个是固定的，另一个是可移动的。两个骨性标志对于这个区域的适当显露同等重要。

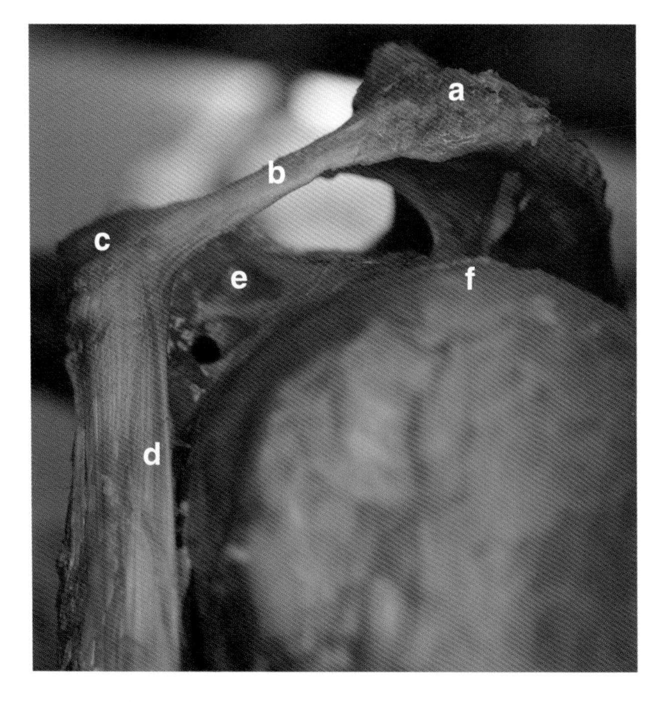

图 37.4　喙肩韧带：侧面观，三角肌和锁骨被切除。a. 肩峰；b. 喙肩韧带；c. 喙突；d. 联合肌腱；e. 喙肱韧带；f. 冈上肌

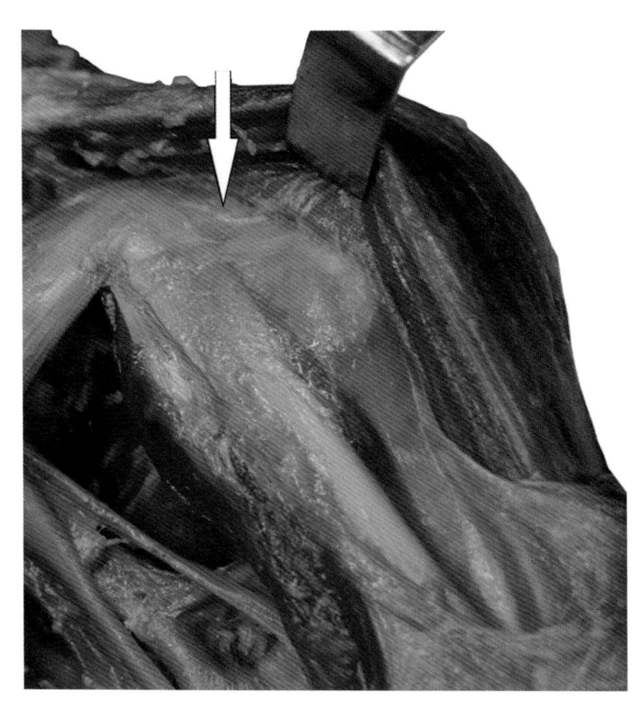

图 37.5　箭头所示的是锁胸筋膜

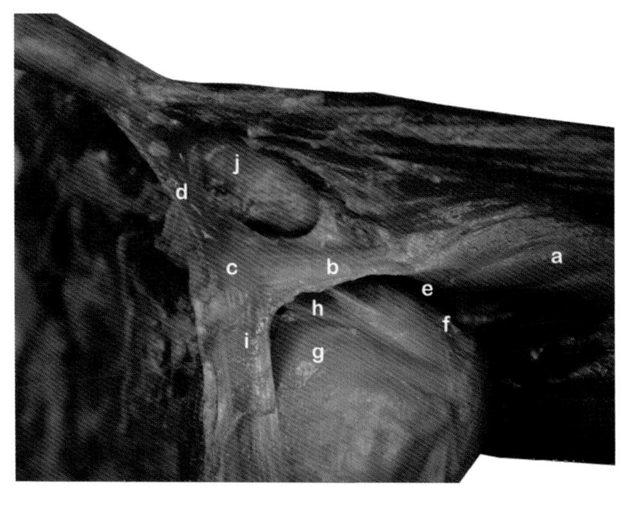

图 37.6　肩袖和喙肩韧带：前面观，三角肌向远侧分离并向外侧反折。a. 反折的三角肌下表面；b. 喙肩韧带；c. 喙突；d. 喙锁韧带（锥形）；e. 肩峰下间隙；f. 冈上肌；g. 肩胛下肌；h. 喙肱韧带；i. 联合肌腱；j. 外侧锁骨下表面

固定的骨性标志是喙突。当两块肌肉组织被分开后，会发现喙突位于三角肌胸大肌间隙的近侧部分。喙突上有 4 个主要附着结构，每个方向 1 个。位于内侧的是胸小肌腱（图 37.2）。位于上表面靠近根部的是锥形和斜方喙锁韧带（图 37.3）。位于外侧的是喙肩韧带（图 37.4）。位于下方的是肱二头肌短头腱和喙肱肌的联合肌腱（图 37.2）。

一旦确认喙突，可以看到锁胸筋膜就位于联合肌腱的外侧、喙肩韧带的下方（图 37.5 和图 37.6）。切开筋膜就可以显露三角肌下方的间隙。

> **危险提示**
>
> 腋神经由筋膜固定在三角肌下表面，因此分离三角肌有可能损伤腋神经。

> **要点提示**
>
> 通过识别喙肩韧带下方的肩峰下间隙，在三角肌下方向远侧和外侧探查可以找到三角肌下的安全平面。

腋神经起源于臂丛神经后索，向后穿出四边孔，主要支配三角肌。四边孔后侧的边界与前侧的边界有所不同，即上缘是小圆肌而不是肩胛下肌（图 37.7）。

腋神经进入肩关节后方之后，围绕肱骨近端走行，紧密地附着于三角肌的深面。其与旋肱血管伴行。

旋肱血管在三角肌前 1/3 的深面发出一个恒定的分支(图 37.8)。这条血管具有双重意义。大多数经三角肌胸大肌间沟入路的外科手术需要识别和利用三角肌下间隙。这条血管是引起顽固性出血的常见原因。如果能够识别和处理好这条血管，而不是在三角肌下间隙操作时意外损伤它，就可以避免这种出血。但是，在处理血管时，尤其是使用电刀时，应注意不要损伤腋神经。另外，这条血管还可作为三角肌深层腋神经水平的标志。肩峰外缘到腋神经的距离不恒定，但可能仅仅只有 4cm。

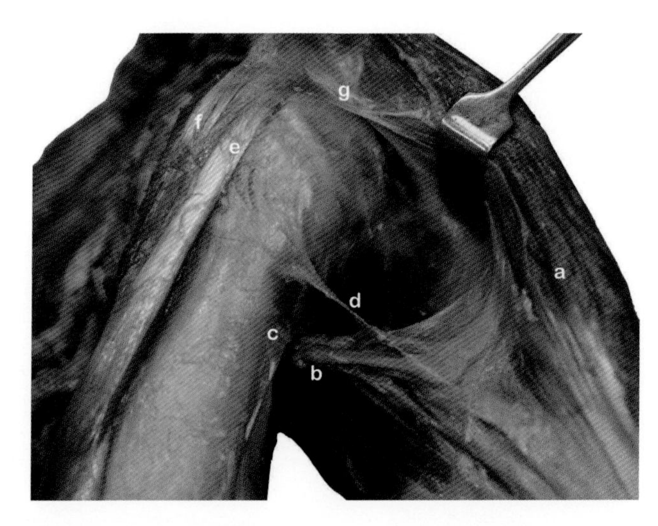

图 37.8 腋神经和三角肌：外侧观，三角肌远端松解开并向后方转移。a. 三角肌；b. 腋神经和旋肱血管；c. 肱骨干骺端交界；d. 旋肱后血管的肱骨分支；e. 肱二头肌长头腱；f. 联合肌腱；g. 喙肩韧带

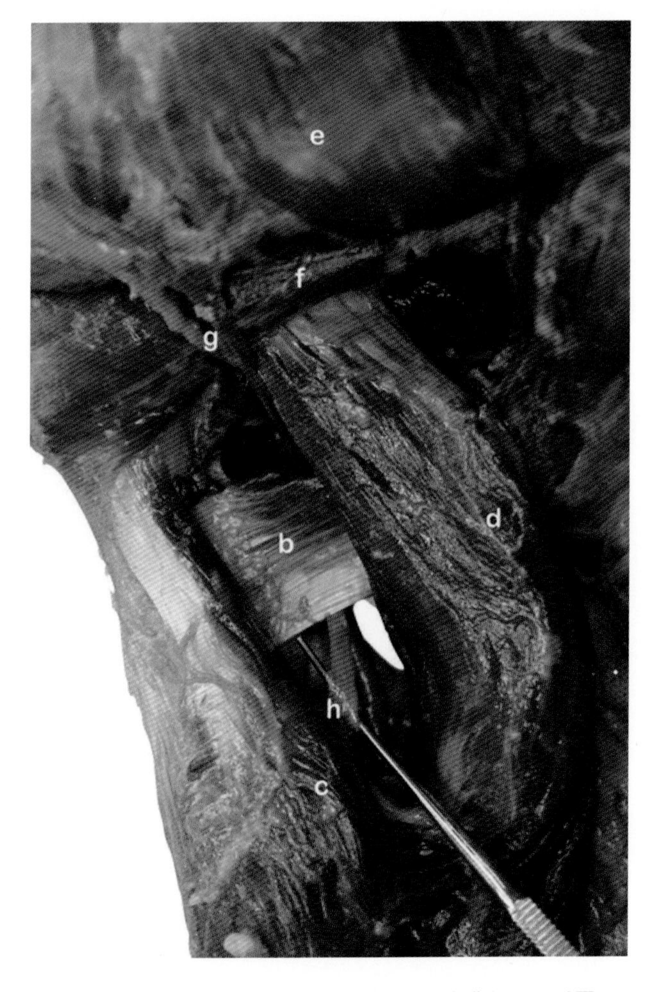

图 37.7 四边孔和三边孔的后面观，大圆肌和背阔肌：后面观，三角肌向上牵拉回缩。b. 大圆肌；c. 肱三头肌外侧头；d. 分开的肱三头肌长头腱；e. 向上反折的三角肌；f. 小圆肌；g. 腋神经 ；h. 桡神经

三角肌胸大肌间沟入路的可移动的骨性标志是肱二头肌间沟，可协助进一步识别关键结构。肱二头肌间沟的位置取决于肱骨的旋转。但一般来说，当肱骨处于旋转中立位时肱二头肌间沟正对前方（以屈肘时前臂的位置来判断）。肱二头肌间沟和相关结构比喙突处于更深的层面，因此识别他们需要如前所述地分离锁胸筋膜（图 37.5），特别是喙突外侧和喙肩韧带下方。

肱二头肌间沟内由肱二头肌长头腱占据。沿着肱二头肌腱向上探查可以显露肩胛下肌和冈上肌肌腱之间的肩袖间隙。该间隙是显露盂肱关节腔的关键间隙之一。肱二头肌间沟内侧壁上方的肱骨小结节附着有肩胛下肌肌腱，下方的肱骨附着有肩胛下肌的肌肉（图 37.9a）。沿肱二头肌腱向远端探查至肱二头肌间沟较浅的部分，可见其被胸大肌肌腱所覆盖。胸大肌肌腱止于肱二头肌间沟的外侧唇上。胸大肌肌腱止点结构很复杂，纤维相互交叉，肋骨部（下束）纤维倾向止于更上方，而胸骨部（中束）和锁骨部（上束）纤维倾向止于更下方。在这一水平的肱二头肌间沟基底部是扁平带状结构的背阔肌腱的止点。与背阔肌止点密切相关、位于肩胛下肌止点正下方的是大圆肌在肱二头肌间沟内侧唇的止点。虽然关系密切，有时做双肌腱转位时一起切取，但这些肌腱几乎是完全分开的（图 37.9b）。在背阔肌肌腱后部和肱骨干内侧之间还有一个界

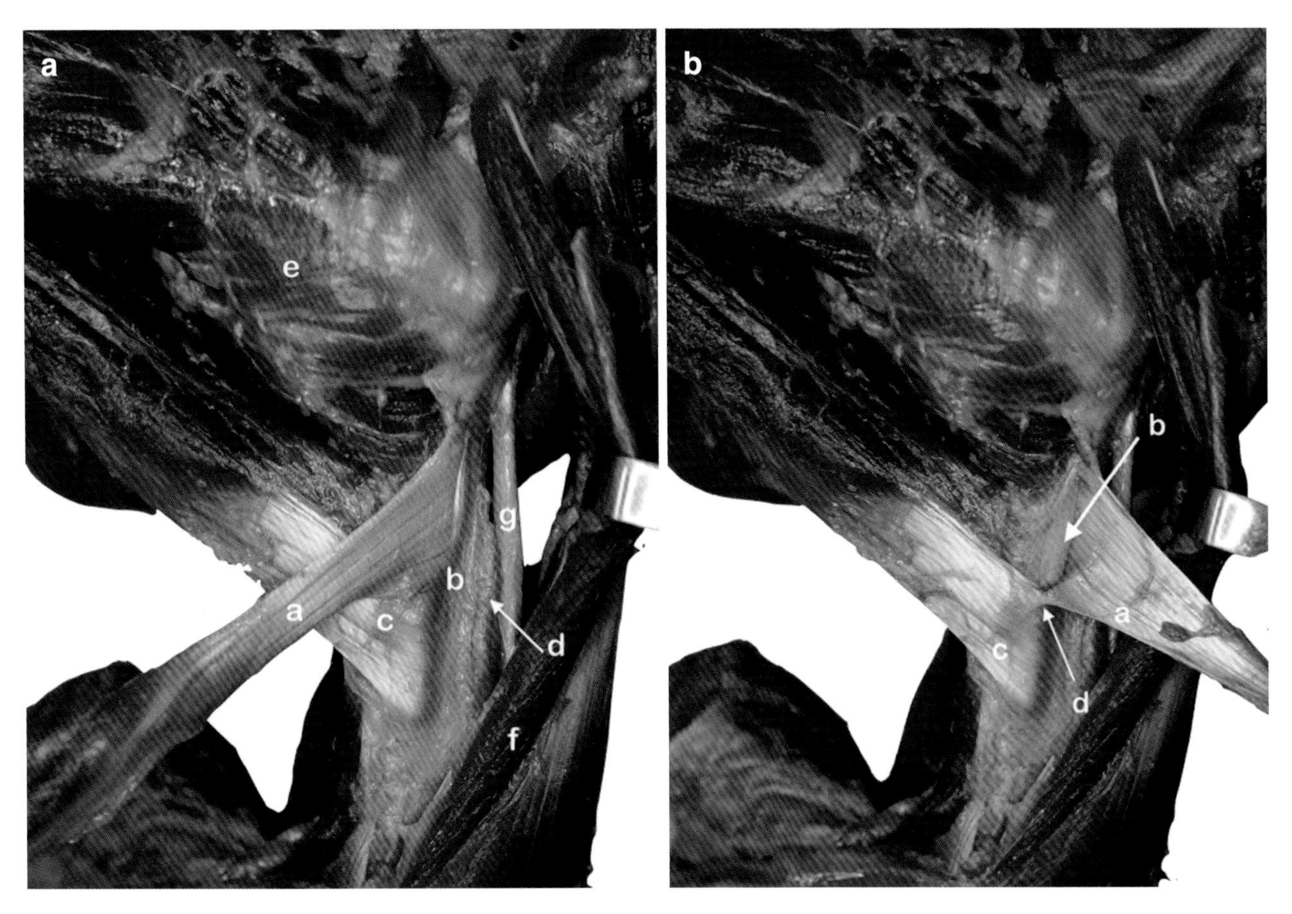

图 37.9 （a）肱二头肌间沟，背阔肌和大圆肌：前面观，喙肱肌和肱二头肌短头腱向外侧牵开。a. 背阔肌腱；b. 肱二头肌间沟；c. 大圆肌腱；d 胸大肌止点残端；e. 肩胛下肌；f. 喙肱肌；g. 向外移出间沟外的肱二头肌长头腱；(b) 背阔肌和大圆肌腱：前面观，喙肱肌和肱二头肌短头腱向外侧拉开，背阔肌向外侧反折。a. 背阔肌肌腱下表面；b. 肱骨干和背阔肌腱深面之间的滑囊；c. 大圆肌腱；d. 背阔肌和大圆肌腱之间的少许连接

限分明的滑囊。

如果有明显的内旋挛缩，如骨关节炎，可能需要部分或完全松解胸大肌止点。这可能有助于在关节置换时进行关节脱位。如果需要完全松解开，则可在胸大肌肌腱缝合标记缝线以便进行后续修复。

37.3.1.4 锁骨截骨术和三角肌松解术

三角肌在锁骨上的附着部比较宽，这可能导致显露关节更加困难。应该避免强力牵拉来改善显露，因为牵拉器会使三角肌挫伤或切割伤。如果显露受限，那么松解三角肌则可显著改善关节的显露。该松解还能更好地显露肱骨近端的外侧面，这对处理骨折很有意义，因为理想地植入钢板常常受到显露不良的影响。

松解三角肌前束的方法有两种：

1. 锁骨截骨术。
2. 锁骨骨膜下三角肌剥离术。

锁骨截骨术

锁骨截骨术由 Redfern 在 1989 年提出。采用三角肌胸大肌间沟入路，向近端在锁骨上方延长皮肤切口，可以显露外侧锁骨和锁骨上的三角肌止点。标记截骨线，其位于锁骨前 1/3，从锁骨曲度变化点延伸至肩锁关节（AC）内侧。包含整个三角肌附着部，且不损伤肩锁关节。截骨时使用窄锯片的摆锯并通过冲洗来冷却锯片（图 37.10a）。截下的骨块是可活动的，附着有三角肌，使肌肉可以向外侧反折。可以松解三角肌的纤维间隙以更好地显露盂肱关节。重要的是截骨面的内侧角要平滑而不能成角，以防止局部应力升高而导致锁骨骨折。同样重要的是截骨的外侧

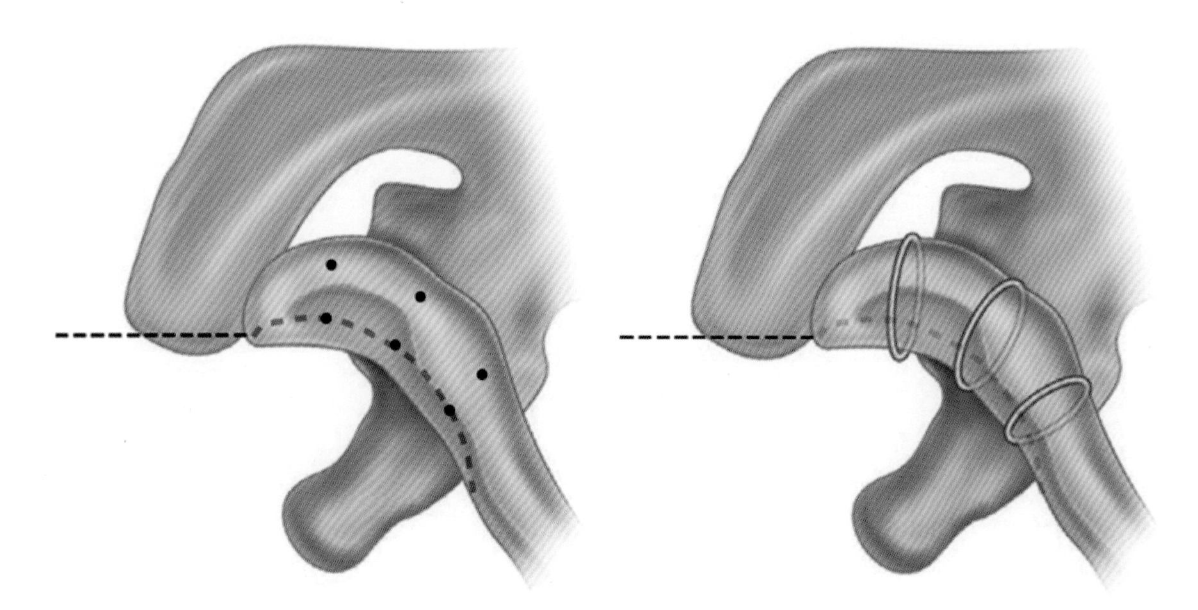

图 37.10 （a）经骨缝合固定锁骨截骨块图示；（b）环扎固定锁骨截骨块图示

部分不损伤肩锁关节。手术完成后，使用多条爱惜邦缝线环扎（图 37.10b）或经骨缝合（图 37.10a）固定截骨块。

骨膜下三角肌松解术

1918 年，Thompson 提出将横向切开附在锁骨和肩峰上的三角肌前部作为肩关节入路的一部分。2004 年，Gill 报道了使用该方法取得的优异效果，在 81 例肩关节置换患者中没有三角肌分离，且三角肌前部功能良好。确定三角肌胸大肌间隙后，将三角肌前部直接从锁骨上切开，小心地从下方的喙肩韧带上通过肌瓣提起所有三角肌下的组织。这种松解方法根据需要尽可能向外侧松解，可一直松解至肩峰前角。手术完成后，用多条 1- 爱惜邦缝线环扎或经骨缝合固定三角肌肌瓣。

37.3.1.5 肩胛下肌腱

为了显露盂肱关节前部，手术医生需要充分了解肩胛下肌腱的细节。术前评估患者的病史、体格检查和影像学检查对了解肩胛下肌腱的完整性至关重要。重要的是充分了解预先存在的病变，如：

1. 既往肩关节脱位可能有肩胛下肌腱撕裂或肱骨小结节骨折。

2. 退行性关节炎可能有肌腱和关节囊挛缩。

3. 肩关节置换失败，肩胛下肌可能因为未愈合而功能缺陷。

通过反折松弛的胸锁筋膜和向内侧拉开联合肌腱来显露肩胛下肌。处理肩胛下肌的方法有：

1. 水平切开肌肉 / 肌腱。

2. 垂直切断肌腱：

（a）肌腱中部。

（b）从骨面分离。

3. “L” 形部分切断肌腱（上部肌腱）。

4. 肱骨小结节截骨术。

5. 肌腱牵拉（保留肌腱入路）。

提倡术中移开肩胛下肌腱，但必须注意在关节盂边缘内侧穿入肌肉前侧面的肩胛下神经上、下支（发自臂丛神经后索）。但肌肉的神经支配不恒定，包括来自腋神经（图 37.11）。

大多数松解是沿肩胛下肌腱上表面和与前关节囊密切相连的肌腱后表面进行。肌肉和肩胛骨前侧面之间的平面可以安全地显露关节盂内侧，并且为术中显露关节盂提供了有用的定位。在盂唇水平两个结构的分叉处可以更容易地将前关节囊和肩胛下肌肌腱之间的间隙向内侧延伸。

危险提示

在肩胛下肌前方、联合肌腱内侧操作时，有损伤肩胛下肌神经的风险。

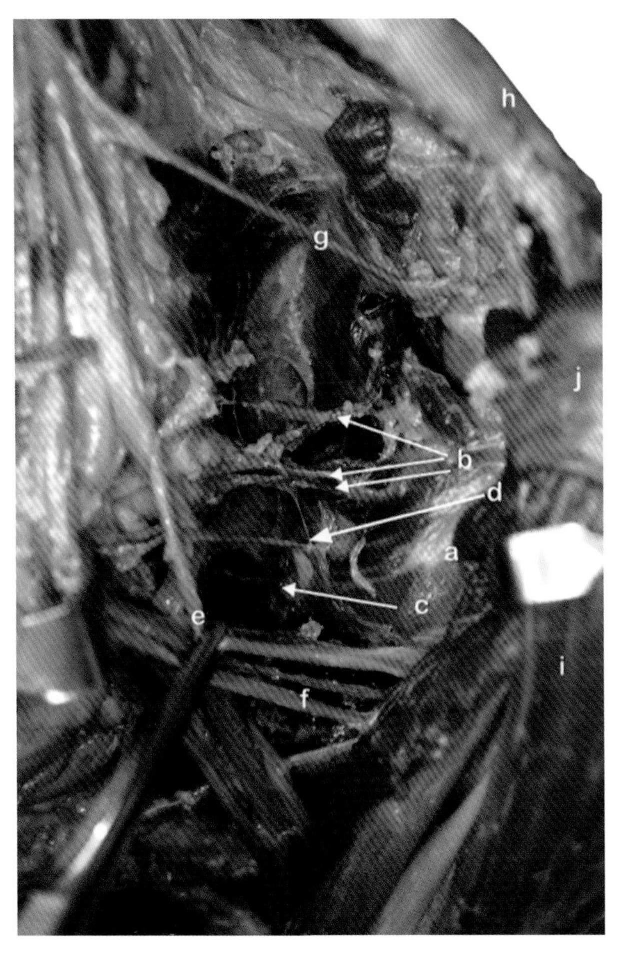

图 37.11　肩胛下肌的神经：前面观，胸大肌被切除，胸小肌 / 联合肌腱和三角肌向外侧拉开。a. 肩胛下肌肌腹的前表面；b. 肩胛下神经上支的分支；c. 分布至肩胛下肌的腋神经分支；d. 肩胛下神经下支；e. 腋神经（牵开的）；f. 肌皮神经；g. 肩胛上神经；h. 锁骨；i. 三角肌；j. 牵开的胸小肌

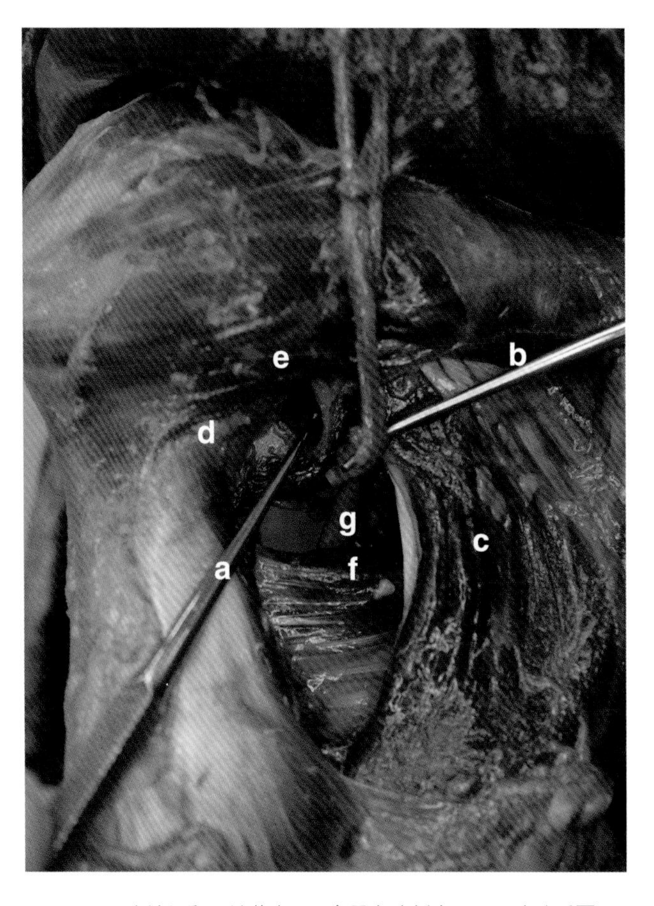

图 37.13　腋神经和下关节囊：三角肌向头侧牵开，四边孔后面观。a. 后下关节囊隐窝的探钩；b. 在腋神经上的探钩；c. 肱三头肌长头；d. 肱骨颈内侧；e. 小圆肌；f. 大圆肌；g. 桡神经

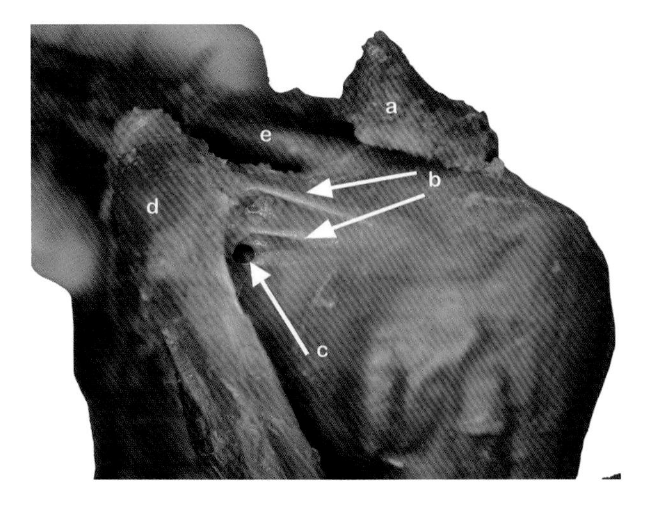

图 37.12　喙肱韧带：肩袖间隙的前面观，锁骨和喙肩韧带被切除。a. 肩峰前部；b. 喙肱韧带；c. 通过关节囊上的小孔可见到肩胛下肌上缘；d. 喙突尖和附着的联合肌腱（肱二头肌短头腱和喙肱肌）；e. 冈上肌腱上缘

内旋挛缩经常与喙肱韧带增厚、肩袖间隙内的关节囊牵拉有关（图 37.12）。松解这一结构有助于移开肩胛下肌和显露关节盂。

腋神经从臂丛神经发出并穿过四边孔，因此识别与关节盂和肩胛下肌紧密相邻的腋神经也很重要。将腋神经与盂肱关节囊隔开的肩胛下肌的厚度是变化的，且随着神经向后走行和向肩胛盂靠近而减少。

危险提示

腋神经可能与下关节囊直接相连（图 37.13）。

关节本身的显露可以通过几种方式进行。对于完全显露关节，如肩关节置换术需要的那样，常常通过肌腱切断、肌腱剥离或小结节截骨来实现肌腱的完全松解。然而，在最近的文献中有一些关于保留肩胛下肌的报道，其利用肩袖间隙或切断肩胛下肌的下 50%，通过水平分离肩胛下肌肌肉组织来游离肌腱的下叶（如图 37.14 所示）。这些保留肌腱的方法以有限的关节显露为代价，确保了肩胛下肌功能的保留。因此，它们在技术上较为费力，不推荐用于有明显畸形或大量骨赘的患者。

小结节截骨术是处理肩胛下肌腱最有效的方法，小结节具有更强的愈合能力和更好的临床效果。重要的是分清肩胛下肌腱的上、下缘。识别肩袖间隙有助于识别肩胛下肌腱，最简单的是顺着肱二头肌间沟内的肱二头肌长头腱往上探查。肱二头肌长头腱穿过肩袖间隙止于关节盂上方。顺着肱二头肌长头腱往上探查至关节腔内，可以看到肩胛下肌腱位于它的内侧（图 37.14）。

肱骨小结节截骨从二头肌间沟基底部开始，从肩胛下肌止点内侧穿出。可以在肩胛下肌腱下方插入一个穿过肩袖间隙的环形钉来标记截骨平面，从而为使用骨凿或摆锯截骨时提供一个瞄准目标。理想的小结节截骨块厚度为 3~6mm，以便保留肱骨近端的皮质边缘来支撑植入的假体。当小结节被移开后，在骨膜下向下剥离至肱骨干并可将一片连续的组织从肱骨内侧拉起。这形成了一个骨膜瓣，从近到远可包含：有肩胛下肌腱附着的小结节、盂肱关节囊、肩胛下肌、大圆肌腱和背阔肌腱。这种肱骨近端内侧剥离的方法改善了外旋，因为切除肱骨头需要将关节脱位，也使牵开肱骨显露关节盂的操作更加容易。

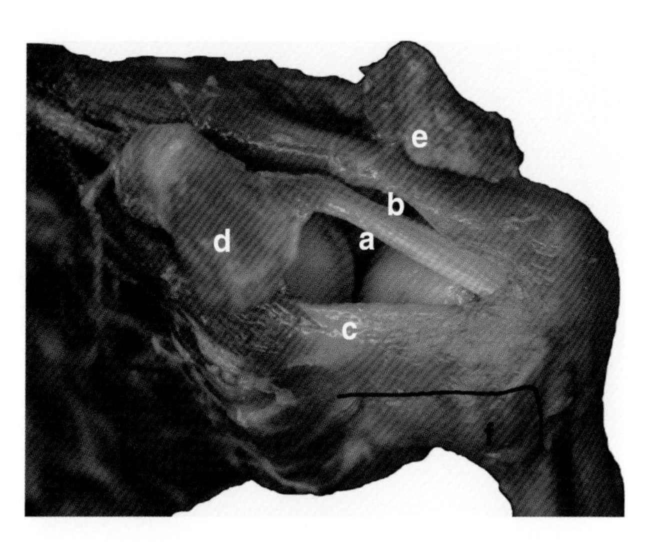

图 37.14　肩袖间隙和肱二头肌长头腱（LHB）：前上视图。a. 肱二头肌长头腱；b. 冈上肌；c. 肩胛下肌；d. 喙突；e. 肩峰前部；g. 保留肌腱手术的肩胛下肌腱切口

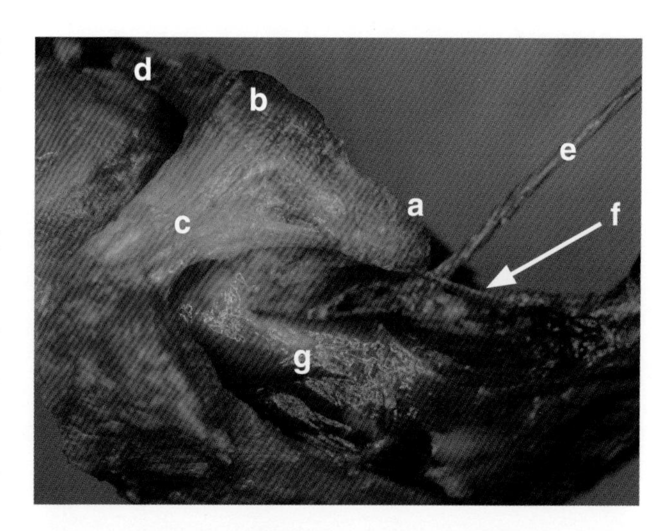

图 37.15　喙肩韧带和肩胛上神经：上面观，锁骨被切除。a. 喙突基底部；b. 喙突尖；c. 喙肩韧带；d. 肱二头肌短头腱；e. 肩胛上神经；f. 肩胛横韧带；g. 冈上肌肌腹

37.3.1.6　喙突截骨术

如果需要增加肩胛下肌腱内侧的显露，可以通过喙突截骨来松解联合肌腱。在截骨之前预先对喙突进行钻孔和攻丝是很重要的。因为如果截骨之后再钻孔和攻丝，喙突尖有骨折的风险。虽然喙突截骨术改善了肩胛下肌的显露，但增加了损伤从内侧进入喙肱肌的肌皮皮神经的风险。当联合肌腱的保护性张力被松开时，肌皮神经受到了更多的牵拉（图 37.2）。

> **要点提示**
>
> 因为肩胛下肌肌腱有可能回缩而且很难被找到，所以在松解或切断肩胛下肌腱之前用长的缝线进行标记是明智的做法。

37.3.1.7　肩胛盂的显露

移开肩胛下肌后，切开关节囊可显露肩胛盂。应该松解开喙肱韧带。可从上到下呈倒三角形切除部分前关节囊；但超过 5 点位以后立刻改为紧靠前下盂唇进行关节囊切开更安全，因为在这个区域的腋神经靠得很近（图 37.16）。

危险提示

如果进行喙突截骨术，应注意肩胛上神经和喙突基底之间的紧密关系（图 37.15）。

要点提示

在盂唇水平更容易在内侧识别肩胛下肌肌腱和前关节囊之间的平面。

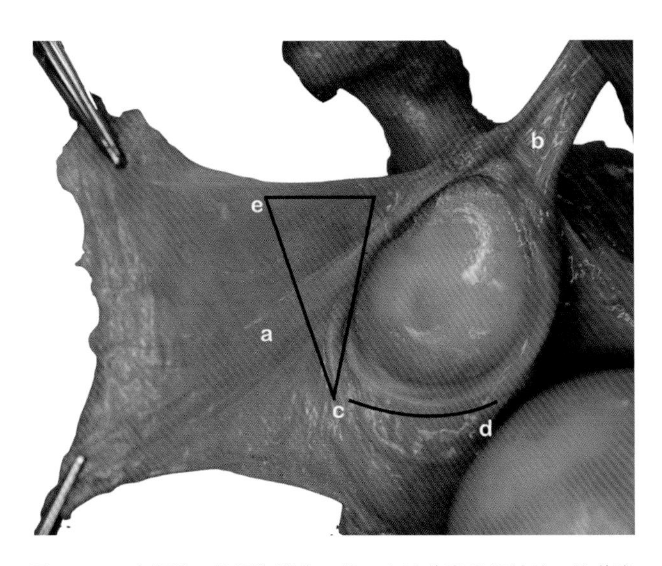

图 37.16 肩胛盂、盂唇和附件：前下方关节囊盂唇结构，关节囊从肱骨止点剥离且肱骨头向后拉开。倒三角形表示在关节置换术中为显露肩胛盂所进行的前关节囊切除，弧线表示有损伤腋神经风险的关节囊切开区域。a. 盂肱中韧带；b. 肱二头肌长头腱；c. 盂肱下韧带前束；d. 盂肱下韧带后束；e. 盂肱上韧带

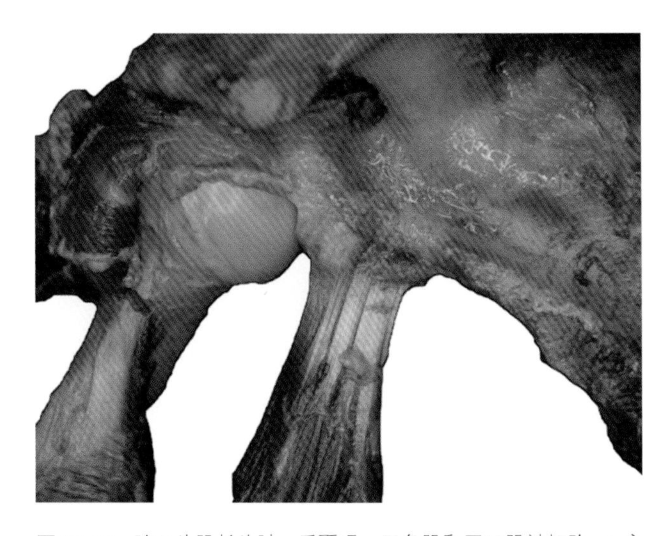

图 37.17 肱三头肌长头腱：后面观，三角肌和冈下肌被切除。a. 肩胛颈和盂下结节；b. 肱三头肌长头腱

有时需要显露关节盂下部。特别是在进行反向肩关节置换或者金属支撑解剖型肩关节置换时，需要在肩胛骨 / 肩胛颈拧入下方的螺钉。另外，在反向肩关节置换术中充分地清理关节盂下部区域可防止软组织或骨性撞击而导致不稳定或凹陷。切开下关节囊后，可进一步松解肱三头肌长头腱来使下方间隙的清理更容易。它有一个起于盂下结节、延伸至盂唇内侧至少 2cm 的腱性起点，可以安全地松解（图 37.17）。

37.3.2 三角肌劈开入路

也可以通过劈开三角肌来显露盂肱关节，尽管这样会使腋神经处于很大的损伤风险，因为腋神经从后向前在三角肌的下表面走行（图 37.16）。腋神经位于肩峰以远约 6cm 处，该处是劈三角肌入路手术中可能损伤腋神经的地方（图 37.18）。在采用劈三角肌入路时，需要保护腋神经；通常通过劈开三角肌近端肌肉，可以在三角肌下表面触摸感觉到腋神经。一旦确认了腋神经的位置，就可以劈开远端肌肉以显露肱骨干。

Mackenzie 于 1993 年首次提出这种方法，Robinson 于 2007 年对其进行了改良。劈开前上三角肌入路非常好地显露了肩袖，并且较好地显露了肱骨近端以处理简单的骨折或进行肩关节置换。以肩峰前角为中心的纵切口或肩部吊带切口并抬高远端蒂皮瓣均可用于术中显露。劈开三角肌近端以允许一个手指进入三角肌下滑囊。在触诊腋神经时，会在三角肌下表面感觉到一条横行的带状组织。然后在该点以下继续劈开以形成上、下两个窗口。用一个止血钳从下方窗口穿到上方窗口，然后用一条血管保护带绕过包含腋神经的完整三角肌肌肉带。这对治疗肱骨近端骨折尤为重要。如果没有劈开三角肌远端，在近端切口很难植入骨干部位钢板的螺钉，或者会导致对腋神经的过度拉伸。腋神经的位置和劈裂的示意图如图 37.18 所示。

37.4 结论

显露盂肱关节的手术入路方式有多种选择。手术医生

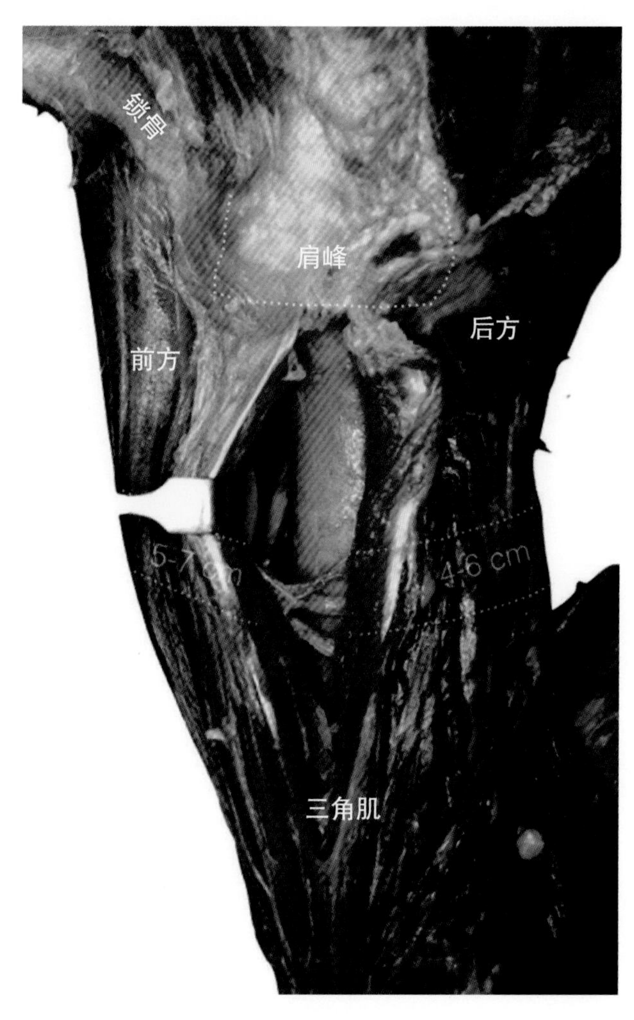

图 37.18 三角肌劈开入路：注意腋神经在肩峰以远 4~6cm 处有损伤危险。可在肩峰下滑囊远端的三角肌下表面触及腋神经。一旦确认神经的位置，就可以劈开神经以远的肌肉以显露肱骨干

需要清楚地了解哪些解剖结构需要显露。重要的是选择能提供最佳显露的手术入路。注意保护邻近的神经，并注重手术分离和最后固定的细节，是获得良好手术效果的关键。

致谢 特别感谢昆士兰科技大学医学工程和研究学院的 Jim 和 Jodie Kelly 捐献尸体标本。

参考文献

[1] Galley IJ, Watts AC, Bain GI. The anatomic relationship of the axillary artery and vein to the clavicle: a cadaveric study. J Shoulder Elbow Surg. 2009;18:21–25.

[2] Gill DRJ, Cofi eld RH, Rowland C. The anteromedial approach for shoulder arthroplasty: the importance of the anterior deltoid. J Shoulder Elbow Surg. 2004;13:532–537.

[3] Henry AK. Extensile exposure. 2nd ed. Baltimore: Churchill Livingstone; 1957.

[4] Hoppenfeld S, deBoer P, Buckley R. Surgical exposures in orthopaedics: the anatomic approach. Philadelphia: Wolters Kluwer Lippincott William; 2009.

[5] Krishnan SG, Stewart DG, Reineck JR, Lin KC, Buzzell JE, Burkhead WZ. Subscapularis repair after shoulder arthroplasty: biomechanical and clinical validation of a novel technique. J Shoulder Elbow Surg. 2009;18:184–192.

[6] Lafosse L, Schnaser E, Haag M, Gobezie R. Primary total shoulder arthroplasty performed entirely thru the rotator interval: technique and minimum twoyear outcomes. J Shoulder Elbow Surg. 2009;18:864–873.

[7] Mackenzie DB. The antero-superior exposure for total shoulder replacement. Orthop Traumatol. 1993;2:71–77.

[8] Qureshi S, Hsiao A, Klug RA, Lee E, Braman J, Flatow EL. Subscapularis function after total shoulder replacement: results with lesser tuberosity osteotomy. J Shoulder Elbow Surg. 2008;17(1):68–72.

[9] Redfern TR, Wallace WA, Beddow FH. Clavicular osteotomy in shoulder arthroplasty. Inter Orthop. 1989;13:61–63.

[10] Robinson CM, Khan L, Akhtar A, Whittaker R. The extended deltoid-splitting approach to the proximal humerus. J Orthop Trauma. 2007;21:657–662.

[11] Savoie FH, Charles R, Casselton J, O'Brien MJ, Hurt JA. The subscapularis-sparing approach in humeral head replacement. J Shoulder Elbow Surg. 2014;23:1–7.

[12] Thompson JA. Anatomic methods of approach in operations on the long bones of the extremities. Ann Surg. 1918;68:309–329.

[13] Van den Berghe GR, et al. Biomechanical evaluation of three surgical techniques for subscapularis repair. J Shoulder Elbow Surg. 2008;17:156–161.

第 38 章　肩关节手术后入路

Giovanni Di Giacomo, Andrea De Vita,Alberto Costantini

38.1　简介

38.1.1　肩关节后方的解剖

如果深入了解肩关节后部的解剖结构细节，则可以在不冒损伤风险的前提下进入肩胛区后方或盂肱关节。

覆盖在骨骼和肌肉 / 肌腱结构上的皮肤使得骨性标志更突出，因此后入路很安全。三角肌后部肌筋膜和肩袖后部肌筋膜位于皮肤下面。三角肌后束起于肩胛冈边缘，向外下走行至其肱骨止点，覆盖肩袖肌群后部。肩胛窝后部由冈下肌占据，其起于肩胛冈下方，止于肱骨大结节。小圆肌位于冈下肌相对远端，起于肩胛骨腋缘背面，向外走行并止于大结节下部。很难在内侧找到冈下肌和小圆肌之间的间隙，在外侧会更容易。关节囊和盂肱关节在冈下肌和小圆肌腱的下面。后关节囊由盂肱下韧带后束加强。肩胛骨的后部呈现为一个包容冈下肌的凹面，被肩胛冈与上方的冈上窝分开。肩胛冈后部为三角肌的起点。肩胛颈将肩胛盂表面（外侧）与肩胛骨体（内侧）分开。

38.1.2　神经界面

神经界面位于冈下肌和小圆肌之间。小圆肌和三角肌由腋神经支配而冈下肌由肩胛上神经支配。

38.1.3　后入路：指征

后侧入路能进入肩关节的后侧和下侧。很少为必选项，但在以下情况中可以使用：

1. 复发性肩关节后脱位或半脱位的修补术；
2. 肩胛盂截骨术；
3. 肿瘤活检和切除术；
4. 肩关节后隐窝游离体取出术；
5. 对肩胛颈骨折的治疗，特别是合并锁骨骨折的患者（漂浮肩）；
6. 肱骨近端后方骨折脱位的治疗。

38.2　描述

38.2.1　建立

这种入路可采用侧卧位或俯卧位。侧卧位时，将患者置于手术台的边缘，患侧在上。铺巾后使患者的手臂可以独立运动。站在患者身后，注意耳朵不要折叠在头部下方。俯卧位时，在胸部放置一个枕头使患者的头部可以旋转，以及便于术中活动手臂（图 38.1）。

切口的标志是肩峰和肩胛冈共同形成一个连续的拱弧。肩胛冈斜向延伸，跨过肩胛骨背面上部的 4/5，止于

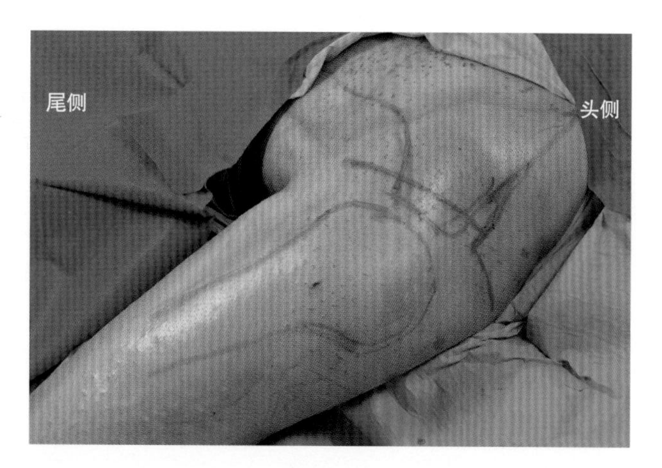

图 38.1 俯卧位的患者。手臂可自由活动，有助于切开前在皮肤上做标记

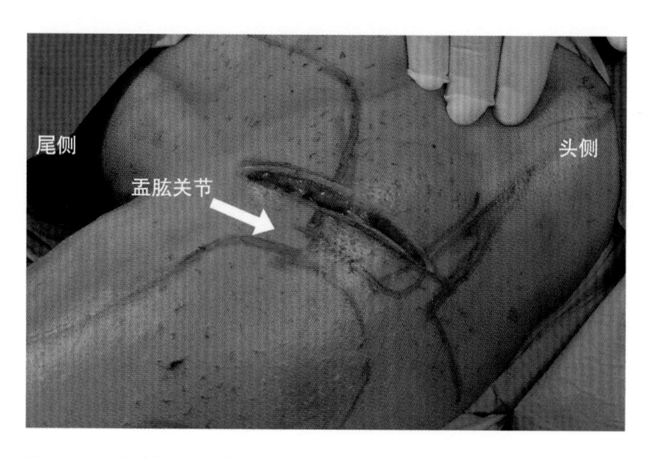

图 38.2 皮肤切口。肩峰后角内侧 2cm 处，自肩胛冈至腋皱襞的垂直切口

肩胛骨内侧缘，形成一个平坦、光滑的三角形，很容易触及。

38.2.2 皮肤切口

肩关节后入路既可选择水平切口，也可选择垂直切口。

对于水平切口，沿肩胛冈全长线性切开，延长至肩峰后角。然而对于垂直切口，在肩峰后角内侧 2cm 处，自肩胛冈至腋皱襞垂直切开（图 38.2 ）。该切口的中心点与关节镜后入口的位置相同。由于皮肤切口不同于三角肌的纤维走向，因此需向内侧和外侧拉起皮肤，分离深筋膜与其上覆盖的脂肪。肩胛冈外侧的垂直切口更美观，但关节的暴露程度较差。

> **提示**
>
> 避免切口过度靠外有助于改善盂肱关节后方的显露。

38.2.3 浅层肌肉的解剖

沿着肩胛骨冈切开筋膜，显露出肌肉，这时可见到三角肌的后束。三角肌后束起源于肩胛冈的内侧至肩峰后角，三角肌外侧起源于肩峰的外侧部分。

浅层的手术解剖首先将三角肌后束和外侧一小部分从肩胛骨分离（图 38.3 ）。将三角肌腱的一些纤维保留在骨上以便在手术结束时容易重新接合，找到三角肌和其下方的肩胛下肌之间的界面并不简单。

> **提示**
>
> 为了便于解剖，找到从肩胛冈外侧端开始的肌间隙平面很重要。一旦发现它，向下拉开三角肌就不难沿此平面显露冈下肌。有时，这个平面有助于在三角肌和肱骨头之间使用 Hohmann 牵开器向外侧牵开三角肌后束完成部分剥离（图 38.4 ）。

38.2.4 深层肌肉的解剖

深层解剖界面在冈下肌和小圆肌之间，用手指进行钝

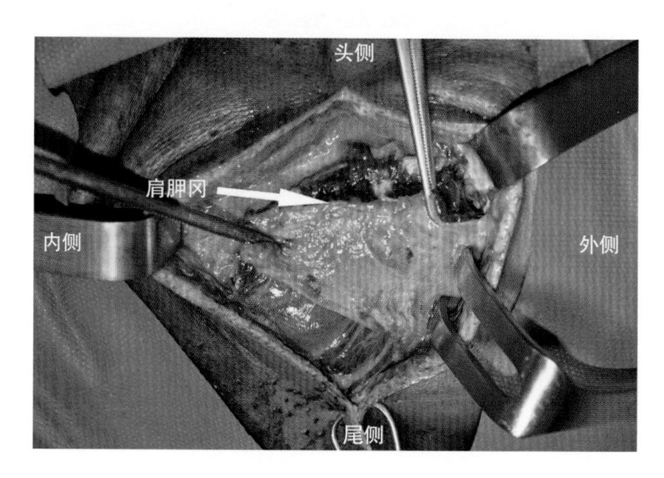

图 38.3 三角肌后束被显露。三角肌后束从肩胛冈剥离

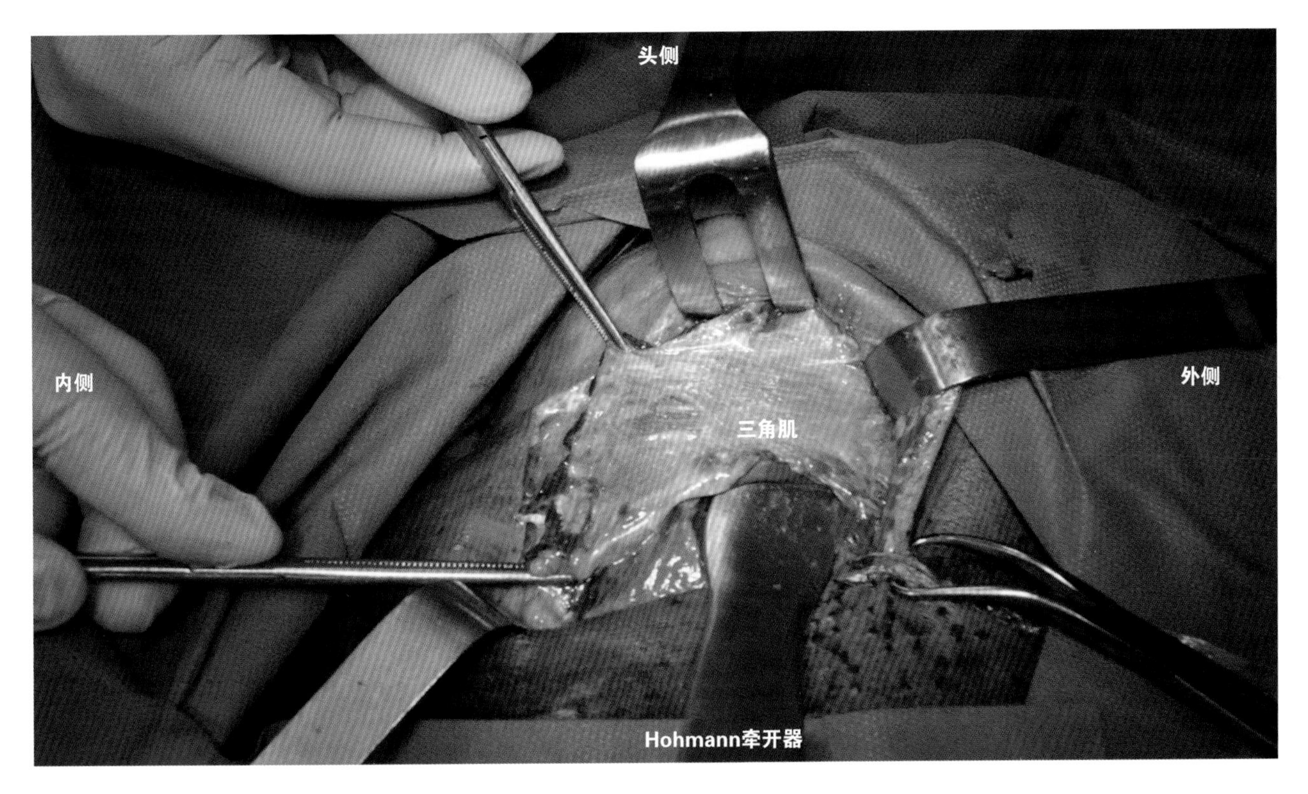

图 38.4 三角肌与肱骨头之间的 Hohmann 牵开器

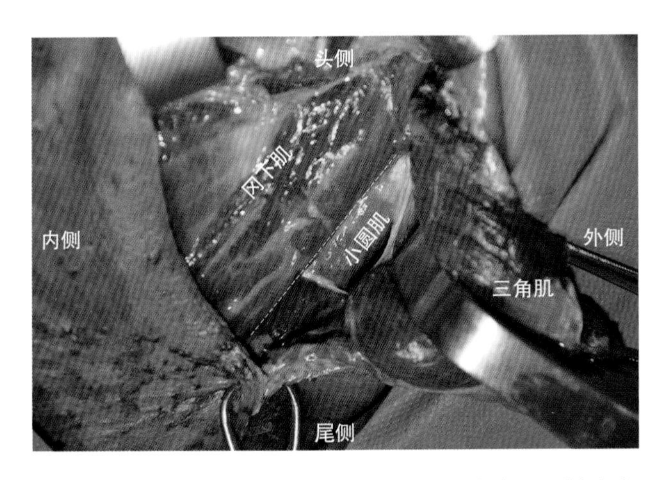

图 38.5 肩胛下肌和和小圆肌被显露，对冈下肌和小圆肌进行深部分离以显露关节囊层面，虚线表示解剖界面

性分离扩大(图 38.5)。这一重要的界面难以辨认。有时，冈下肌的“缝”会在解剖过程中造成混乱。“肌缝”是冈下肌的上半部分和下半部分之间的一个小纤维带形成的肌肉上的凹陷。由于腋神经和旋肱后动脉的存在，将解剖范围延伸至小圆肌下缘（四边孔）是非常危险的。腋神经在小圆肌下方穿过四边孔。在小圆肌下方进行剥离时可损伤腋神经（图 38.7），因此确认冈下肌和小圆肌之间的肌间隔且保持在这一间隔内很关键。肩胛上神经绕过肩胛冈基底从冈上窝走行至冈下窝。它是冈上肌和冈下肌的神经供应。轻柔地牵开冈下肌可以避免术后神经失用症，因为有时它可能是由肩胛冈坚硬的外侧缘拉长神经所引起的。

危险因素

损伤四边孔内的旋肱后动脉可造成难以控制的严重出血。

提示

在分离冈下肌和小圆肌的肌间隔时，逐渐内旋上臂和轻柔地下拉冈下肌可避免损伤腋神经。

38.2.5 关节囊切口

肌肉拉开后，肩关节囊的后下角被显露出来(图

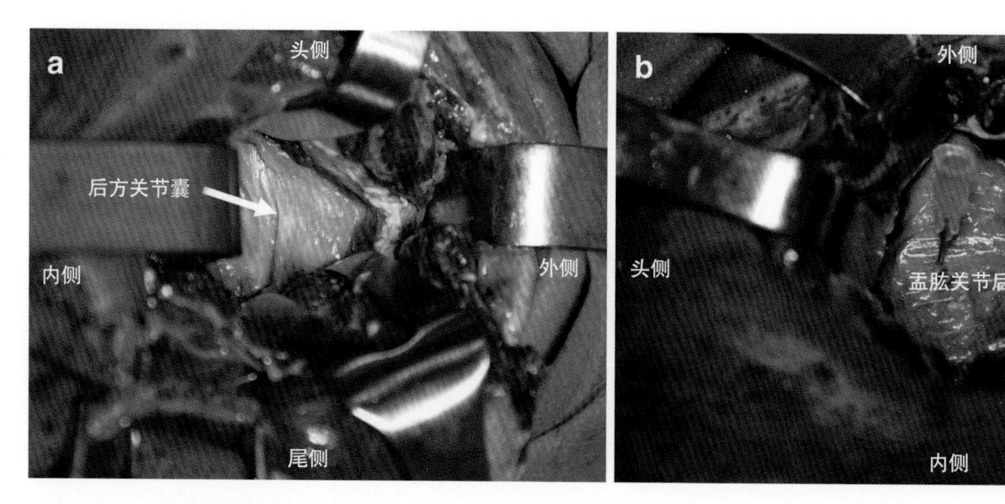

图 38.6 （a）后关节囊被显露。在分离冈下肌和小圆肌的肌间隔时，逐渐内旋上臂有帮助。轻柔地下拉冈下肌可避免损伤神经；（b）针头有助于标示后盂肱关节

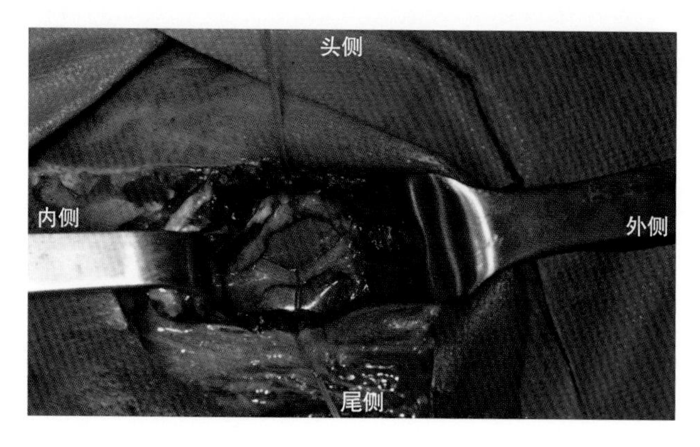

图 38.7 水平切开关节囊后的后盂肱关节

38.6a，b）。为了显露关节，靠近肩胛骨边缘纵向切开关节囊，或在关节囊上半部分和下半部分之间水平切开。我们更喜欢采用与肌肉间隔解剖同向的水平切开来显露后盂肱关节（图 38.7）。

技巧

为了更好地进入肩关节的后部，在离大结节止点 1cm 处切开冈下肌可有帮助作用。向内侧拉开肌肉，特别注意不要损伤在肩胛冈下方进入肌肉下表面的肩胛上神经。如果皮肤切口太靠外侧，进入肩胛颈后侧就可能会更加困难。

38.3 病理解剖

38.3.1 创伤影响

创伤性事件会造成肩关节的各种问题：骨折、不稳定、肌肉和肌腱损伤。盂肱不稳定是一个影响 2% 总人口数的、相对普遍的问题。前下盂肱关节不稳定是创伤后最常见的问题。后盂肱关节不稳定远小于前方不稳定，占所有肩关节不稳定病例的 2%~10%。肩关节后向不稳和肩胛盂骨折有时需要通过关节镜或开放手术治疗。在开放手术中采用后方入路。对于肩关节后方不稳定，创伤可能是重伤或轻伤。重伤是一种肩关节屈曲位时手臂受到轴向冲击的单一损伤。轻伤是一种重复性损伤，如足球运动中的直臂传球阻拦或卧推。创伤可能损伤肩袖、盂唇和（或）肩胛盂，导致关节后向半脱位。单纯切断肩袖后部肌肉不会增加后向位移。

38.3.2 肩关节后方不稳和肩关节损伤

肩关节后脱位是一种罕见，但临床和影像学诊断明确的病损。因为大多数情况下会在最初的急诊室检查中漏诊。后向半脱位与脱位之间存在混淆。后脱位是一种与创

伤相关的急性损伤，肱骨头有压缩凹陷（反 Hill-Sachs 损伤）。错误的诊断可引起慢性后脱位。治疗取决于缺损的大小和脱位持续的时间。复发性后脱位是一个不同的单独的情况，它往往与创伤无关，并需要完全不同的治疗方法，如非手术治疗或肩关节后方重建。这种情况通常是由癫痫发作、电击或创伤引起，如伸臂位的跌倒。

肩关节后向不稳定有许多分类，包括程度、方向、损伤机制和自主性。Hawkins 和 McCormack 讨论了急性后脱位、慢性（固定 / 锁定）后脱位和复发性后脱位。其中复发性后向半脱位是最常见的。

肩关节后方不稳定性可进一步分为单向（后）、双向（后下）和多向（后、下、前）。双向和多向不稳定比单向不稳定更普遍。

反向 Bankart 损伤或骨性 Bankart 损伤常见于外伤引起的后方不稳定患者。

多向不稳定可能由一个创伤引发，但事实上它是由先前存在的全关节囊松弛导致。肩胛盂的过度后倾可能是肩关节后方不稳定的一个诱发因素。最后，肩关节后方不稳可由患者自主表现出来。有一部分患者习惯性地通过各种形式的肌肉活动造成肩关节半脱位。这些患者较特殊，因为他们异常的心理冲动使他们的肩关节半脱位。识别出这部分患者很重要，因为他们的治疗计划大不相同。

为了诊断不稳定，完整的病史和进行彻底的体格检查是很重要的。肩关节后向不稳定主要表现为后关节线的酸痛和乏力。手臂在前屈 90°位内收和内旋时，这些症状加剧。对后向不稳定的最重要的检查是“后抽屉试验”，对后下方不稳定的“Kim 试验”，以及“Jerk 试验”。

影像学是诊断的重要支撑。X 线片有助于了解肱骨头的位置和量化肱骨头缺损，肩胛骨平面的正侧位 X 线片显示出肱骨头的位置。Stryker 切迹位片有助于量化反 Hill-Sachs 损伤。西点位片最有助于显示后盂缘的骨性 Bankart 损伤。MRI 在评价软组织病理变化方面更有价值。CT 有助于确定反向 Hill-Sachs 损伤、反向 Bankart 损伤、后肩胛盂骨缺损或骨性 Bankart 损伤，以及确定肩胛盂的前倾和形态。

38.4 手术治疗

保守的物理治疗方案通常用于治疗肩关节后向不稳定，知道这一点很重要。非手术治疗的时长并不是基于科学证据，但在考虑手术修复前通常需要接受至少 6 个月的非手术治疗。

存在几个例外的情况，包括盂肱关节骨性病变和肩关节稳定性后脱位的创伤性不稳定。

手术治疗不适用于习惯性不稳定，因为心理问题可导致很高的失败率。

38.4.1 关节囊治疗

当保守治疗失败时，表明需要处理关节囊。后囊松弛是没有真正的盂唇撕裂、独立的单向后方不稳定最常见的病理变化，推荐关节镜下或开放手术行后关节囊紧缩术。

对于没有前方损伤且肩袖间隙完整的后下向半脱位，应进行后下方关节囊滑移术。盂肱关节囊的后部通过一个“T”形切口切开，造成尾侧瓣和头侧瓣，然后拉在一起并重叠缝合以减少盂肱关节囊的体积。当反向 Bankart 损伤（后方盂唇撕裂）合并后关节囊松弛时，必须同时修补盂唇并紧缩后关节囊。这些治疗方案会更成功。

38.4.2 骨的治疗

关节囊紧缩治疗失败、肩胛盂发育不良、肩胛盂后倾角增加（倾斜角 > 20°）或肩胛盂软骨骨折需进行骨的治疗，其技术要求高，成功率低于软组织治疗，且并发症发生率高。骨的治疗方案包括后方骨阻挡，肩胛颈后方开放性楔形截骨术，或肩胛盂后部异体骨软骨移植术。肩胛盂后方的截骨增大了肩胛盂的前倾。骨阻挡有助于重建后肩胛盂的骨缺损。

然而，在反向 Hill-Sachs 损伤的情况下，则需要从前入路处理骨的损伤。如果反向 Hill-Sachs 损伤小于肱骨头体积的 25%，建议保守治疗。如果 Hill-Sachs 损伤为 25%~50%，建议行开放手术将小结节联合肩胛下肌腱移位至骨缺损区。McLaughlin 报道了缺损为 20%~40% 时行肩胛下肌转位，通过在骨质上钻孔的方法将肩胛下肌腱固定在骨缺损区。Hughes 和 Neer 改进了这一技术，行小结节联合附着的肩胛下肌截骨。用这种方法填充肱骨头缺损可预防肩关节再次后脱位。如果骨缺损超过 50%，则不建议采取这种方法，而是进行关节置换术。

38.5 结论

肩关节后入路是一种不常用的手术操作，因为它只适用于肩关节后向不稳定或肩胛骨后部骨折，这种情况在肩关节损伤中的发病率很低。然而，在采用这一入路时，必须清晰和准确地了解肩关节后部的解剖结构，以避免损伤神经和血管。

参考文献

[1] Rowe R, Vee LBK. A posterior approach to the shoulder joint. J Bone Joint Surg. 1944;26:580.

[2] Hindenach JCR. Recurrent posterior dislocation of the shoulder. J Bone Joint Surg Am. 1947;29(3):582–586.

[3] Boyd HB, Sisk TD. Recurrent posterior dislocation of the shoulder. J Bone Joint Surg Am. 1972;54:779.

[4] Scott Jr DJ. Treatment of recurrent posterior dislocation of the shoulder by glenoplasty: report of three cases. J Bone Joint Surg Am. 1967;49:471.

[5] Ahlgren SA, Hedlund T, Nistor L. Idiopathic posterior instability of the shoulder joint: results of operation with posterior bone graft. Acta Orthop Scand. 1978; 49(6):600–603.

[6] Bradley JP, Tejwani SG. Arthroscopic management of posterior instability. Orthop Clin North Am. 2010;41: 339–356.

[7] Fronek J, Warren RF, Bowen M. Posterior subluxation of the glenohumeral joint. J Bone Joint Surg Am. 1989;71(2):205–216.

[8] Hawkins RJ, Koppert G, Johnston G. Recurrent posterior instability (subluxation) of the shoulder. J Bone Joint Surg Am. 1984;66(2):169–174.

[9] Pollock RG, Bigliani LU. Recurrent posterior shoulder instability: diagnosis and treatment. Clin Orthop Relat Res. 1993;291:85–96.

[10] Schwartz E, Warren RF, O'Brien SJ, Fronek J. Posterior shoulder instability. Orthop Clin North Am. 1987;18(3):409–419.

[11] Ovesen J, Nielsen S. Anterior and posterior shoulder instability: a cadaver study. Acta Orthop Scand. 1986;57(4):324–327.

[12] Sanders TG, Morrison WB, Miller MD. Imaging techniques for the evaluation of glenohumeral instability. Am J Sports Med. 2000;28(3):414–434.

[13] Dubousset J. Luxation posterièures de l'epaule. Rev Chir Orthop. 1967;53:65–85.

[14] Michos IB, Michaelides DP. Reduction of missed posterior dislocation of the shoulder: report of 2 cases, 1 of them bilateral. Acta Orthop Scand. 1993;64: 599–600. 38 Posterior Surgical Approaches to the Shoulder 400

[15] Petersen SA. Posterior shoulder instability. Orthop Clin North Am. 2000;31:263–274.

[16] Beall Jr MS, Diefenbach G, Allen A. Electromyographic biofeedback in the treatment of voluntary posterior instability of the shoulder. Am J Sports Med. 1987; 15(2):175–178.

[17] Kuhn JE. A new classifi cation system for shoulder instability. Br J Sports Med. 2010;44(5):341–346.

[18] Takwale VJ, Calvert P, Rattue H. Involuntary positional instability of the shoulder in adolescents and young adults: is there any benefi t from treatment? J Bone Joint Surg (Br). 2000;82(5):719–723.

[19] Hawkins RJ, McCormack RG. Posterior shoulder instability. Orthopedics. 1988;11(1):101–107.

[20] Antoniou J, Duckworth DT, Harryman 2nd DT. Capsulolabral augmentation for the management of posteroinferior instability of the shoulder. J Bone Joint Surg Am. 2000;82(9):1220–1230.

[21] Gartsman GM, Roddey TS, Hammerman SM. Arthroscopic treatment of bidirectional glenohumeral instability: two- to fi ve-year follow-up. J Shoulder Elbow Surg. 2001;10(1):28–36.

[22] Miniaci A, McBirnie J. Thermal capsular shrinkage for treatment of multidirectional instability of the shoulder. J Bone Joint Surg Am. 2003;85(12):2283–2287.

[23] Neer 2nd CS, Foster CR. Inferior capsular shift for involuntary inferior and multidirectional instability of the shoulder: a preliminary report. J Bone Joint Surg Am. 1980;62(6):897–908.

[24] Sekiya JK, Cole BJ, Cohen SB. Arthroscopic treatment of multidirectional shoulder instability. In: Surgical Techniques of the Shoulder, Elbow, and Knee in Sports Medicine. Portland: WB Saunders Co; 2008. p. 816.

[25] Edelson JG. Localized glenoid hypoplasia: an anatomic variation of possible clinical signifi cance. Clin Orthop Relat Res. 1995;321:189–195.

[26] Wirth MA, Lyons FR, Rockwood Jr CA. Hypoplasia of the glenoid: a review of sixteen patients. J Bone Joint Surg Am. 1993;75(8):1175–1184.

[27] Rowe CR, Pierce DS, Clark JG. Voluntary dislocation of the shoulder: a preliminary report on a clinical, electromyographic, and psychiatric study of twenty- six patients. J Bone Joint Surg Am. 1973;55(3):445–460.

[28] Burkhead Jr WZ, Rockwood Jr CA. Treatment of instability of the shoulder with an exercise program. J Bone Joint Surg Am. 1992;74(6):890–896.

[29] Norwood LA, Terry GC. Shoulder posterior subluxation. Am J Sports Med. 1984;12(1):25–30.

[30] Pagnani MJ, Warren RF. Stabilizers of the glenohumeral joint. J Shoulder Elbow Surg. 1994;3(3):173–190.

[31] Tibone JE, Bradley JP. The treatment of posterior subluxation in athletes. Clin Orthop Relat Res. 1993;291: 124–137.

[32] Hurley JA, Anderson TE, Dear W, Andrish JT, Bergfeld JA, Weiker GG. Posterior shoulder instability: surgical versus conservative results with evaluation of glenoid version. Am J Sports Med. 1992;20(4):396–400.

[33] Bottoni CR, Franks BR, Moore JH, DeBerardino TM, Taylor DC, Arciero RA. Operative stabilization of posterior shoulder instability. Am J Sports Med. 2005;33(7):996–1002.

[34] Kim SH, Ha KI, Park JH, et al. Arthroscopic posterior labral repair and capsular shift for traumatic unidirectional recurrent posterior subluxation of the shoulder. J Bone Joint Surg Am. 2003;85(8):1479–1487.

[35] Williams 3rd RJ, Strickland S, Cohen M, Altchek DW, Warren RF. Arthroscopic repair for traumatic posterior shoulder instability. Am J Sports Med. 2003;31(2):203–209.

[36] Wolf EM, Eakin CL. Arthroscopic capsular plication for posterior shoulder instability. Arthroscopy. 1998; 14(2):153–163.

[37] Wilkinson JA, Thomas WG. Glenoid osteotomy for recurrent posterior dislocation of the shoulder: in proceedings of the British Orthopaedic Association [abstract]. J Bone Joint Surg (Br). 1985;67:496.

[38] Jones V. Recurrent posterior dislocation of the shoulder: report of a case treated by posterior bone block. J Bone Joint Surg (Br). 1958;40(2):203–207.

[39] Hawkins RJ, Krishnan SG, Karas SG, Noonan TJ, Horan MP. Electrothermal arthroscopic shoulder capsulorrhaphy: a minimum 2-year follow-up. Am J Sports Med. 2007;35(9):1484–1488.

第 39 章　肩关节的功能

39.1　进化进程

39.1.1　四足动物

大部分哺乳动物是四足动物，并将盂肱关节作为负重关节，通过屈 / 伸、摆动盂肱关节来活动前肢。因为它们的前肢不需要悬挂在远离身体的部位，因此大多数四足动物都没有锁骨。这些哺乳动物中如果存在锁骨可能会减慢它们的速度。

39.1.2　双足动物

肩关节的进化是由直立姿势的发展所驱动的。这种姿势需要进行解剖学上的改变以适应活动的非承重关节的需求，并使手臂成为一个臂状、可抓握的肢体（图 39.1）。肩关节进化的细节在第一章有相关介绍。在双足动物中，下肢承受所有的重量，使上肢自由地执行许多其他功能。在像人类这样的臂状哺乳动物中，锁骨强壮、肩胛骨宽、喙突增大。这些特征不仅允许臂远离身体躯干，还允许其在这些位置负重。

双足动物的肩关节有着显著的生物力学变化，它悬挂在躯干骨上，具有抬高肱骨和手臂的能力。双足动物的肩带需要在收缩状态下发挥作用，但也需要拉伸和剪切状态下发挥作用，实现肩关节每天的抬高和旋转功能。

39.1.3　肩峰与三角肌

人类肩峰的体积更大，因为它是三角肌的主要附着点。通过增大它的体积，更有利于外侧的三角肌附着。三角肌是随着进化而增大最多的肌肉，表明其对人体肩关节功能的重要性。三角肌越大，肩峰上的拉力就越大。而且喙肩韧带已经进化到具有把张力由肩峰转移到喙突的功能。

39.1.4　肩袖

冈上肌在进化的过程几乎保持不变。然而人类的冈下肌更大，且走向更倾斜，使它成为一个强大的肱骨头降肌和外旋肌。在大多数动物中，肩袖是附着于肱骨颈上的独立肌肉。但在直立行走的动物中，存在联合腱止点。这使得手臂处于不同的外展和屈曲位置时均可保持良好的肱骨头动态稳定性和肱骨旋转。

39.2　肩关节起重机

手臂的作用机制类似于起重机（图 39.2）。它有许多工作部件，使得手臂可以抬高，从而可以进行功能性的过顶活动。

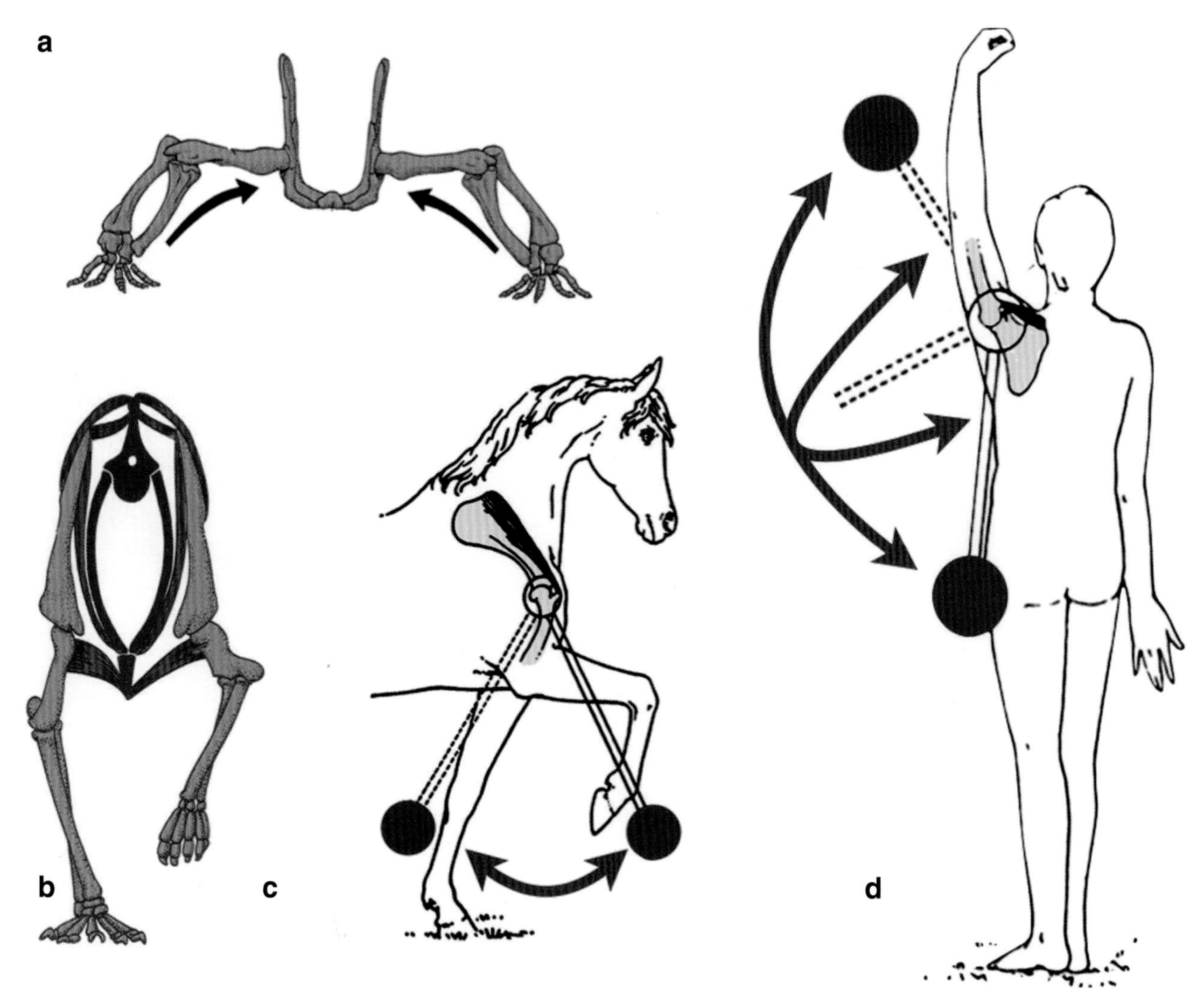

图 39.1 肩带的进化演变。(a) 爬行动物四肢伸开，力量指向中间；(b) 陆地哺乳动物的四肢位于身体下方，力量指向腹部。注意广泛的肌肉悬挂、稳定肩胛骨和肩带；(c) 跑步的四足动物的前肢像钟摆一样摆动，但没有限制运动的锁骨；(d) 人的肩关节既可以像钟摆一样摆动还可以环绕

39.2.1 底座、支腿和脊柱塔

底座（骨盆）和它的支腿（下肢）为整个结构提供稳定性。铰接式脊柱塔（中轴骨）从骨盆基底延伸到颅骨。

39.2.2 高架胸廓平台

胸廓是轴向塔中间的高架平台。整个上肢固定于这个平台并可进行活动。平台和铰接塔由“核心”肌肉稳定。核心肌肉控制和稳定平台和中轴骨的相对位置。由于支腿，底座和塔都是铰接结构，因此核心肌肉控制对于上肢活动至关重要。我们在对肩关节进行评估时，最初只是注重肩部肌肉。但核心肌提供了稳定性，在此基础上整个胸部及上肢必须在平衡才能进行功能活动。

39.2.3 锁骨吊杆

锁骨是起重机的吊杆（或悬臂）。它将悬挂点抬高并侧向远离铰接点。铰接点是位于高架前平台的胸锁关节。在锁骨的两端各有一个减振器（关节盘）。

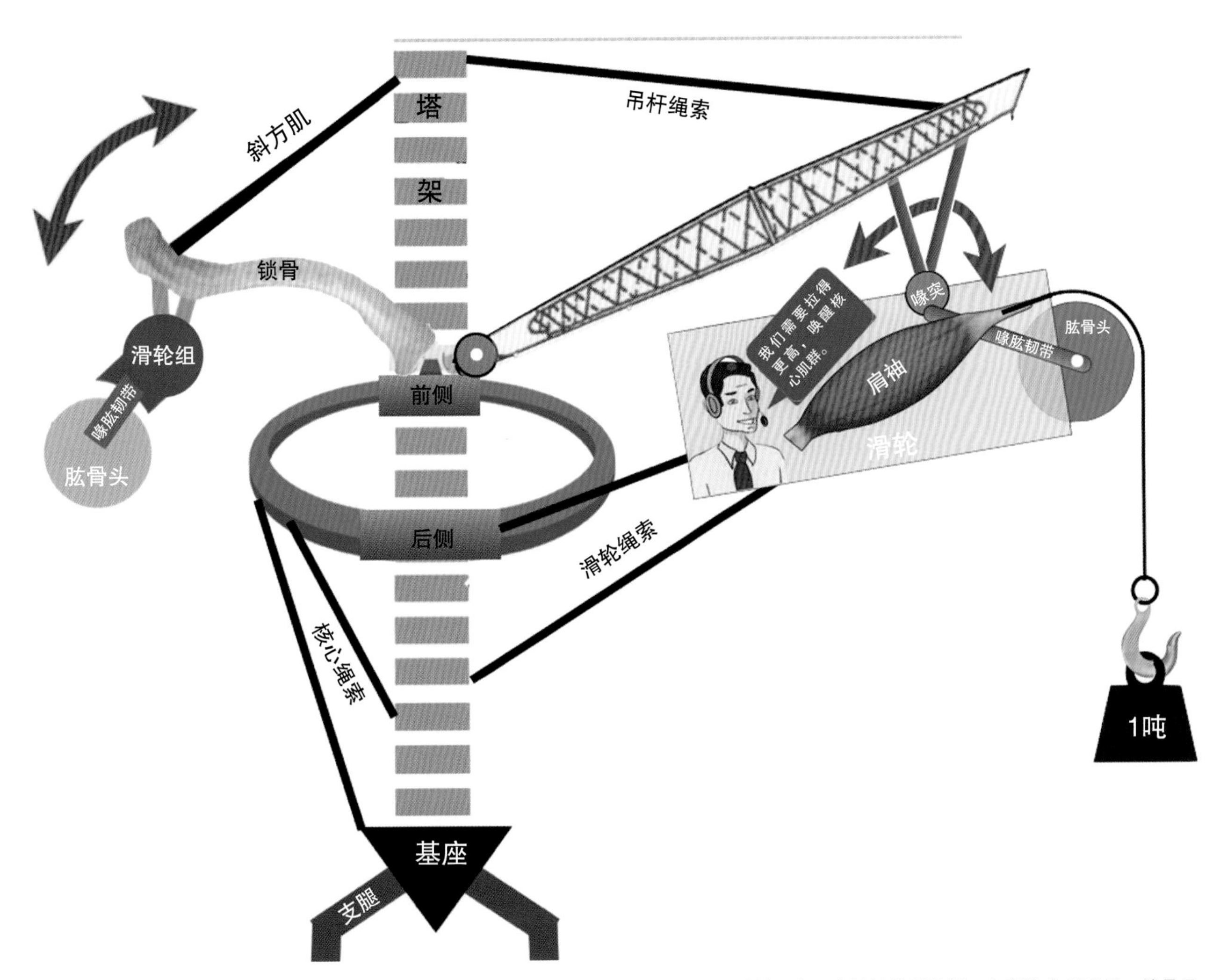

图 39.2　肩关节起重机。(a) 起重机建立在骨盆底座上，支腿用于提供稳定性和机动性。有一个铰接的脊柱塔，上面装有起重机。锁骨吊杆在胸锁关节处与前平台连接，并且由斜方肌从后塔拉高；(b)“悬吊阶梯”从锁骨外侧延伸到肱骨头，包括锁骨、喙锁韧带、喙突、喙肱韧带、肱骨头；(c) 肩胛骨是一个滑轮，战略性地定位于两个韧带复合体之间悬链的中间。它在喙锁韧带上旋转，使肩胛骨适应“肩胛骨轨迹”的形状和肱骨头的位置；(d) 肩胛骨的位置由多个强大的肩胛骨周围肌肉控制。这些肌肉控制关节盂和肩胛骨的方向，以保证肩关节的稳定性和力量

39.2.4　悬吊阶梯

锁骨吊杆由斜方肌（“吊杆拉绳”肌）抬高。斜方肌起于颅骨和颈椎。因此，悬吊的顶点在脊柱塔顶部，明显高于胸廓平台。从塔顶（颅骨）到肱骨，有一系列的骨头和中间悬吊的结构。每个关节都有一组“吊杆拉绳”肌提供对关节的动态控制。喙突通过喙锁韧带悬挂在锁骨臂的外段，反过来，喙肱韧带将肱骨悬挂在喙突上。

39.2.5　肩胛骨滑轮的悬挂

喙锁韧带附着于喙突的底部，从而悬挂起肩胛骨。它们构成了肩关节上方悬吊复合体。破坏这个悬吊环会造成肩锁关节不稳。有趣的是，锥状韧带是悬吊韧带并附着在锁骨后角突出的结节上。随着锁骨的旋转，韧带通过包裹锁骨而缩短和延长，就像肱二头肌腱包裹桡骨近端一样。斜方韧带的是肩胛骨的外侧韧带。它的主要功能是防止肩胛骨相对于锁骨的内侧移位（图 39.3a）。肩胛骨围绕这两个韧带旋转。肩锁关节的关节囊限制肩胛骨的前后移位。

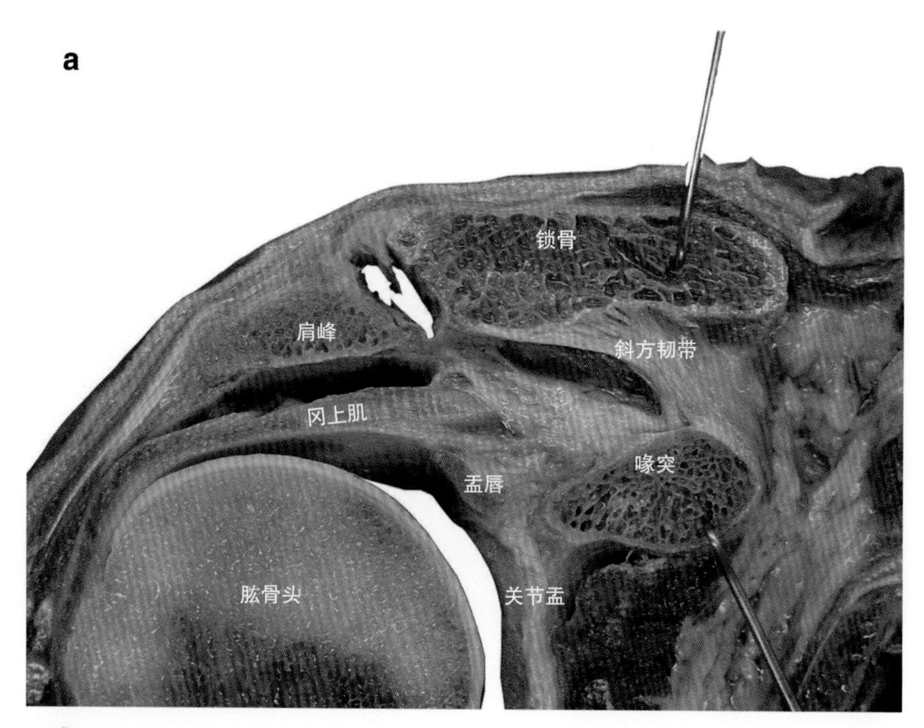

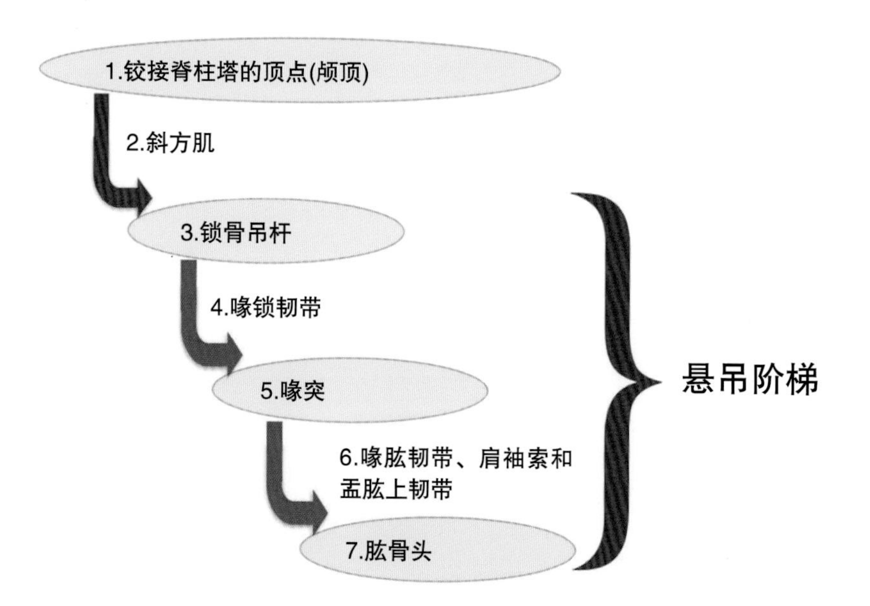

图 39.3 (a)　喙锁韧带。锁骨吊杆悬挂肩胛骨并使其侧向倾斜。锥状韧带悬挂肩胛骨，斜方韧带限制肩胛骨内移。肩胛骨在喙锁韧带上旋转；(b) 肱骨头和手臂悬吊开始。从锁骨“悬吊阶梯”一直延伸到肱骨头

39.2.6　肩胛骨滑轮

滑轮是一个设计用来支撑运动和按它的圆周改变方向的轮子。肩胛骨是一个滑轮，战略性地悬挂在锁骨和肱骨之间的“悬吊阶梯”中部（图 39.3b）。肩胛骨滑轮位于锁骨吊杆外段的下方。肩胛骨在喙锁韧带上旋转以改变肩袖对齐的方向，从而优化肩关节功能。

肩胛骨为肌肉提供了大面积的附着区域。肩胛骨周围有多块强大的肌肉从脊柱和胸廓平台延伸出来。这些肩胛骨周围的肌肉控制肩胛骨在胸廓内的旋转和平移。我们称肩胛骨穿过的胸廓区域为“肩胛骨轨迹”。肩袖的肌肉通过“关节盂轨迹”控制肱骨头。肩胛骨实质上是位于控制肩胛骨的肩胛骨周围肌肉和控制肱骨头的肩袖之间的籽

骨。这两组主要的肌肉共同作用将肱骨固定在空间中。

39.2.7　肩关节三角和肩胛骨轨迹

肩关节由一个功能三角形来稳定和活动（图 39.4）。这个功能三角形的边和角的组成如下：

内侧边：固定的胸廓平台。

前角：胸锁铰链关节。

前侧边：锁骨吊杆抬高和外移肩胛骨滑轮。

外侧角：喙锁韧带悬挂并旋转肩胛骨。

后侧边：肩胛骨及为其提供动力并维持动态稳定的肩胛骨周围肌肉。

后角：肩胛骨周围肌肉在胸腔的附着点是肌肉的固定点。

注意三角形的 3 条边和 3 个角都有不同的功能。肩胛骨的位置由胸锁关节的仰角、锁骨吊杆的长度和肩胛骨周围肌肉的张力来确定。胸廓平台是固定的；前稳定结构是铰链结构但是静态的，而后稳定结构的是动态的。肩胛骨滑轮在前部结构的静态约束下，由肩胛骨周围肌肉支配在固定的胸廓上进行运动（“肩胛骨轨迹”）。

这个三角形的功能是稳定和移动肩胛骨滑轮。这样滑轮可与肩袖一致以稳定和移动盂肱关节。肩胛骨使肩胛盂面向前外侧。这决定了肩关节的功能平面。

39.2.8　肱骨头悬吊：喙肱韧带（CHL）

喙肱韧带起于喙突底部，穿过肩袖间隙，加强肩袖系索，然后与冈上肌、肩胛下肌一起止于大、小结节。喙肱韧带是一种重要的韧带结构。它将头部拴在喙突上。肱骨头是一个悬在盂肱关节中的“弦上的球”（图 39.5）。因为

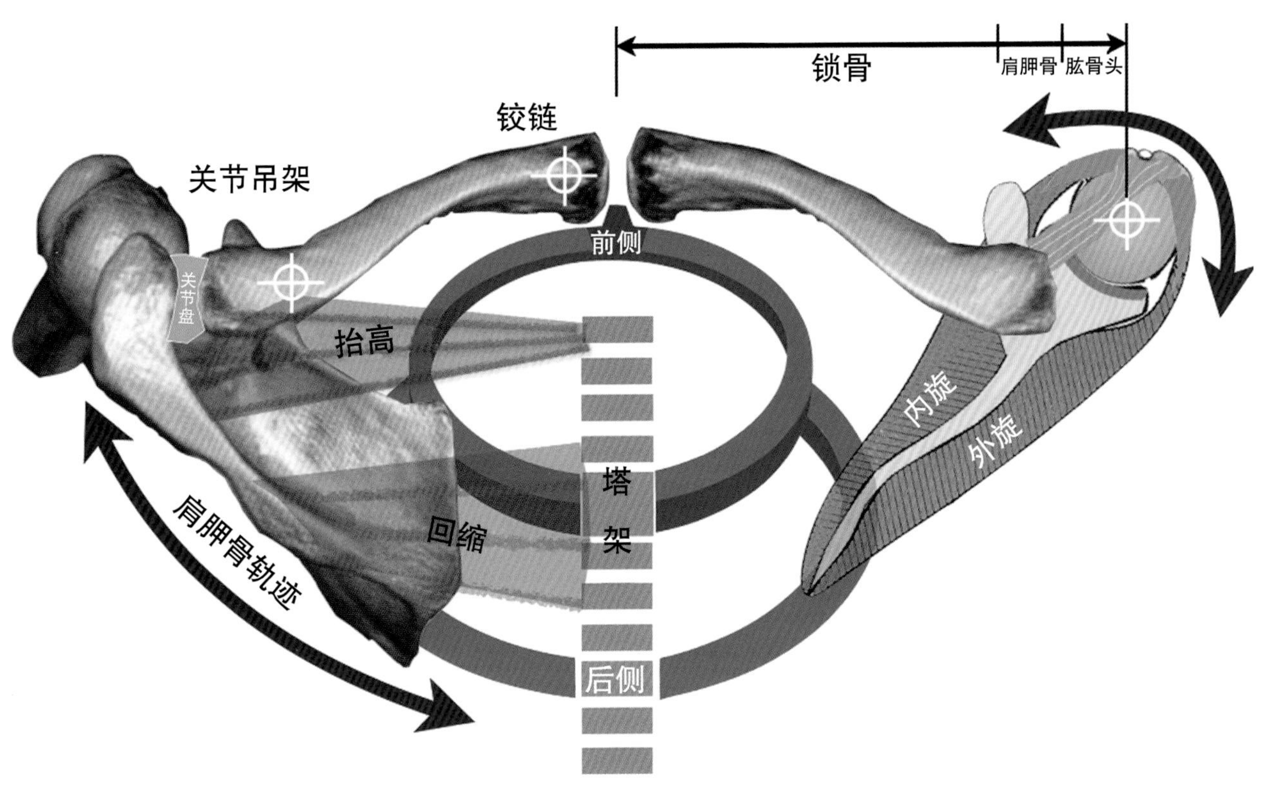

图 39.4　肩关节架（左）。肩关节架是盂肱关节顶部的支架。它由锁骨、喙突、肩锁韧带、肩峰和肩胛冈组成。斜方肌（后）抬高支架，铰接在胸锁关节（前内侧）。支架在喙锁韧带上旋转，这使得肩胛周围肌肉可以改变肩胛骨的方向。有了这些约束，肩胛骨就遵循“肩胛骨轨迹”。肩锁关节纤维软骨盘缓冲压力，喙锁韧带抵抗张力。肩关节三角（右）。肩关节三角结构由肩带、胸廓、锁骨吊杆组成。内侧边是抬高的胸廓平台。前侧边是锁骨吊杆，它抬高并保持肩胛骨的横向位置。三角结构的外侧角是喙锁韧带，是肩胛骨悬挂和旋转的部位。三角结构的后侧边是的肩胛骨和用来活动肩胛骨的肩胛骨周围肌肉。请注意，肱骨头的旋转中心被这个三角结构外移，外移距离还包括滑轮结构的宽度和肱骨头的半径。肩袖的止点位于肱骨头旋转中心的外侧，使其成为一个重要的旋转结构。注意肩胛骨周围的肌肉如何驱动肩胛骨，以及肩袖如何控制肱骨头

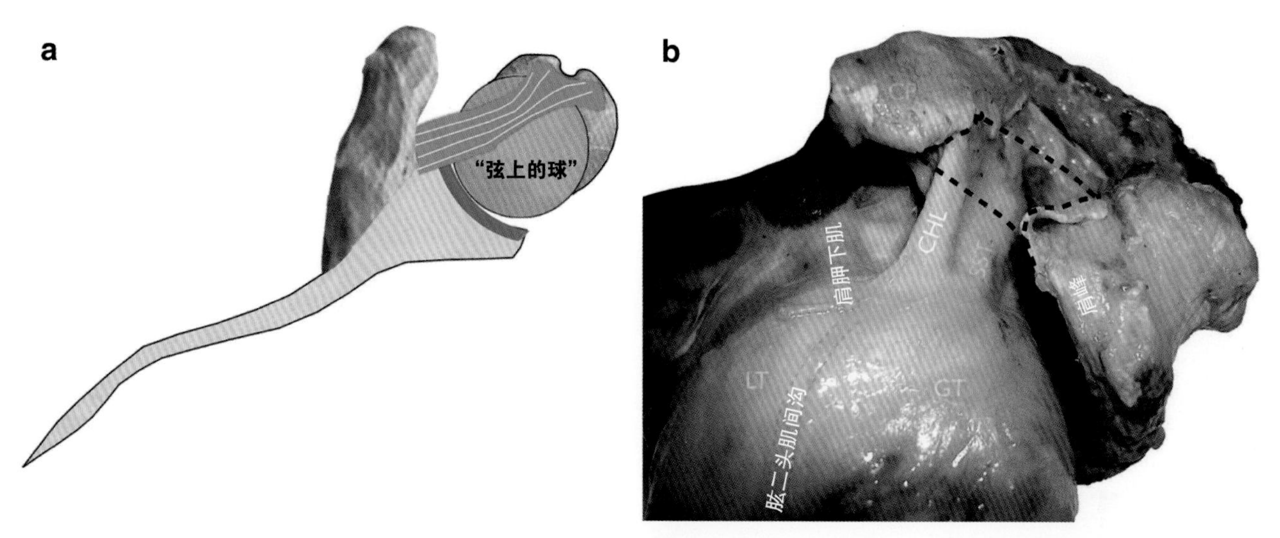

图 39.5 喙肱韧带。喙肱韧带是一个重要的结构，在喙突上有较宽的附着点（通常是 2 个附着点）。远端连接肱骨头的大、小结节。它加强了肱二头肌腱吊索、肩袖系索以及肩胛下肌和冈上肌的止点。它是"悬吊阶梯"的第二韧带面。（a）喙肱韧带的解剖图片。喙肩韧带已被切除（黑虚线标记），以更好地观察喙肱韧带和喙突底部。喙肱韧带悬挂和束缚肱骨头，就像"弦上的球"。喙肱韧带的两个部件是一个四连杆结构，它限制了肩关节整个旋转过程中肱骨头的活动极限；（b）喙肱韧带可以被看作是喙突上的 2 个附件，与冈上肌紧密相对，并有助于加强肩袖索

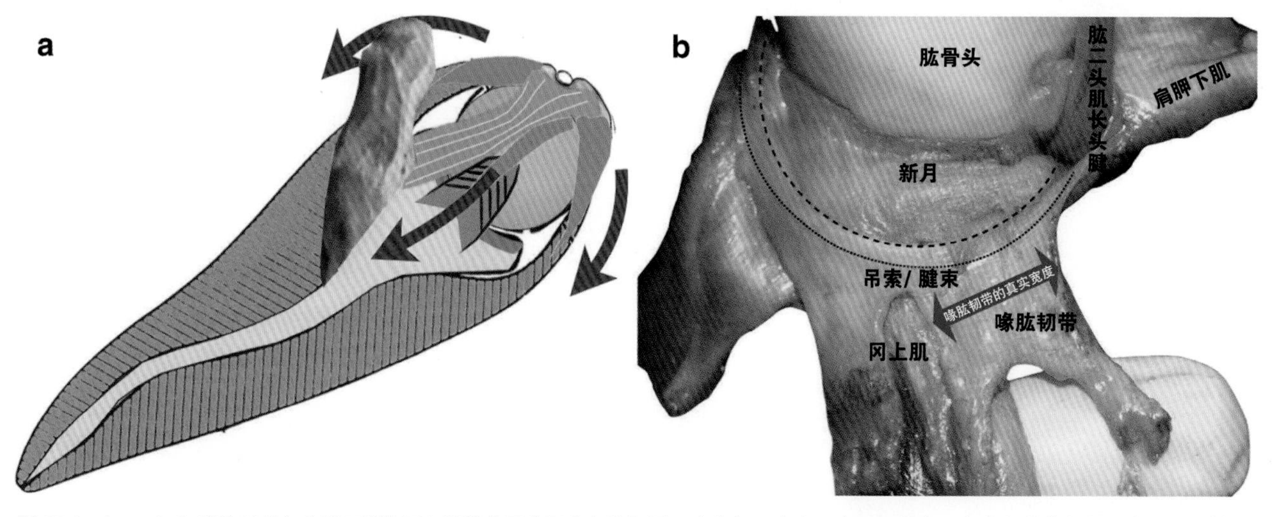

图 39.6 （a，b）喙肱韧带与肩胛下肌和冈上肌附着于共同止点并加强了止点部。注意，喙肱韧带有 2 个喙突附着点和 2 个肱骨附着点。肩袖索连接肩袖的各个结构

肩袖连接在系索的外侧，肩袖可以主动控制肱骨头在任何平面内的旋转，同时喙肱韧带和盂肱韧带维持肱骨头的位置（图 39.6）。

39.2.9 肩胛盂面

肩胛盂从肩胛骨的外侧面突出，形成肩带的主要关节。关节囊和加深关节盂的盂唇是最主要的稳定结构。肩袖肌肉起于肩胛骨，从关节盂和喙肱韧带外侧穿过，止于肱骨结节的突起部。他们提供了动态稳定性，特别是在联合腱、肩袖索和喙肱韧带的支持下。关节盂垂直于肩胛骨体部。因此如果关节盂对位正确维持稳定，那么肩胛骨体部也会被正确定位，从而使肩袖的力量最大化。

39.3 肩袖

肩袖的单个肌肉有不同的肌内腱结构（图 39.7）。冈

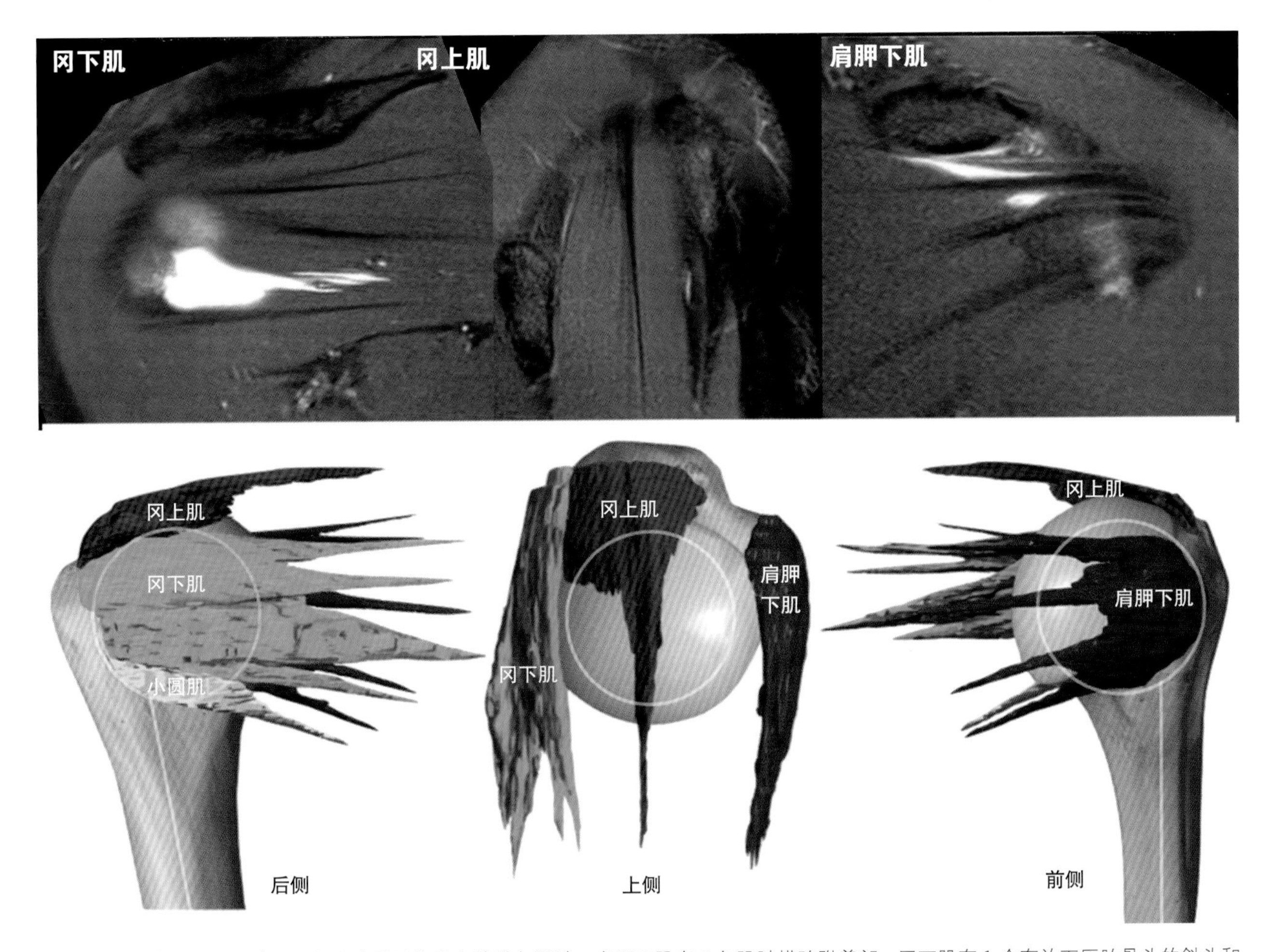

图 39.7　肩袖的肌内肌腱。冈上肌腱是羽状肌内的单条肌腱。肩胛下肌有 4 条肌腱横跨附着部。冈下肌有 1 个有效下压肱骨头的斜头和 1 个有效外旋肱骨头的横头

上肌腱是一个羽状肌中的单条肌腱，毗邻喙肱韧带的悬吊点。肩胛下肌是多羽肌，上部肌腱较厚。冈下肌是具有横头和斜头的多羽肌。肩胛下肌上部的肌腱和冈下肌的斜头位于肱骨头的上方，属于外展肌。当手臂在侧面时，它们提供旋转；当手臂抬高时，它们有助于外展。更下方的肌腱主要是旋转肌。

肩袖的共同止点对于过顶运动非常重要，几乎只在灵长类动物中发现。肩袖肌肉都起于宽阔的肩胛骨体部，并结合成肌腱袖止于肱骨近端的结节（图 39.8）。联合腱止点是由肌腱和韧带结构交织而成的网状结构（图 39.9）。这包括喙肱韧带、盂肱韧带、“肩袖索”（肱骨半圆形韧带）。关节镜下可以看到“肩袖索”是一个 1cm 宽的韧带“吊桥”，从肩胛下肌延伸到小圆肌，横跨并加固肩袖止点的深面（图 39.10）。

肩袖肌肉都有一个独特的共同点，起源于肩胛骨。

1. 因此，肩胛骨和肩胛骨周围肌肉对肩袖功能都至关重要。

2. 肩胛骨周围的肌肉需要定位和稳定肩胛骨。肌电图研究表明，肩外展时首先被激活的肌肉是冈上肌。然而，在手臂发生动作之前，肩胛骨是由斜方肌和三角肌来稳定的。当肩关节开始活动后，前锯肌被激活。

3. 肩胛骨周围肌和肩袖肌肉必须同步以优化功能。当手臂外展时，每场肌肉最大电活动的角度是不同的（例如：冈上肌 88°、斜方肌中束 95°、三角肌中束 105°、前锯肌 125° 和下斜方肌 140°）。

肩袖肌腱有一个独特的共同止点接入肩袖索，然后一起附着于肱骨结节。

1. 单个肩袖肌肉根据肱骨的位置不同而发挥不同的作

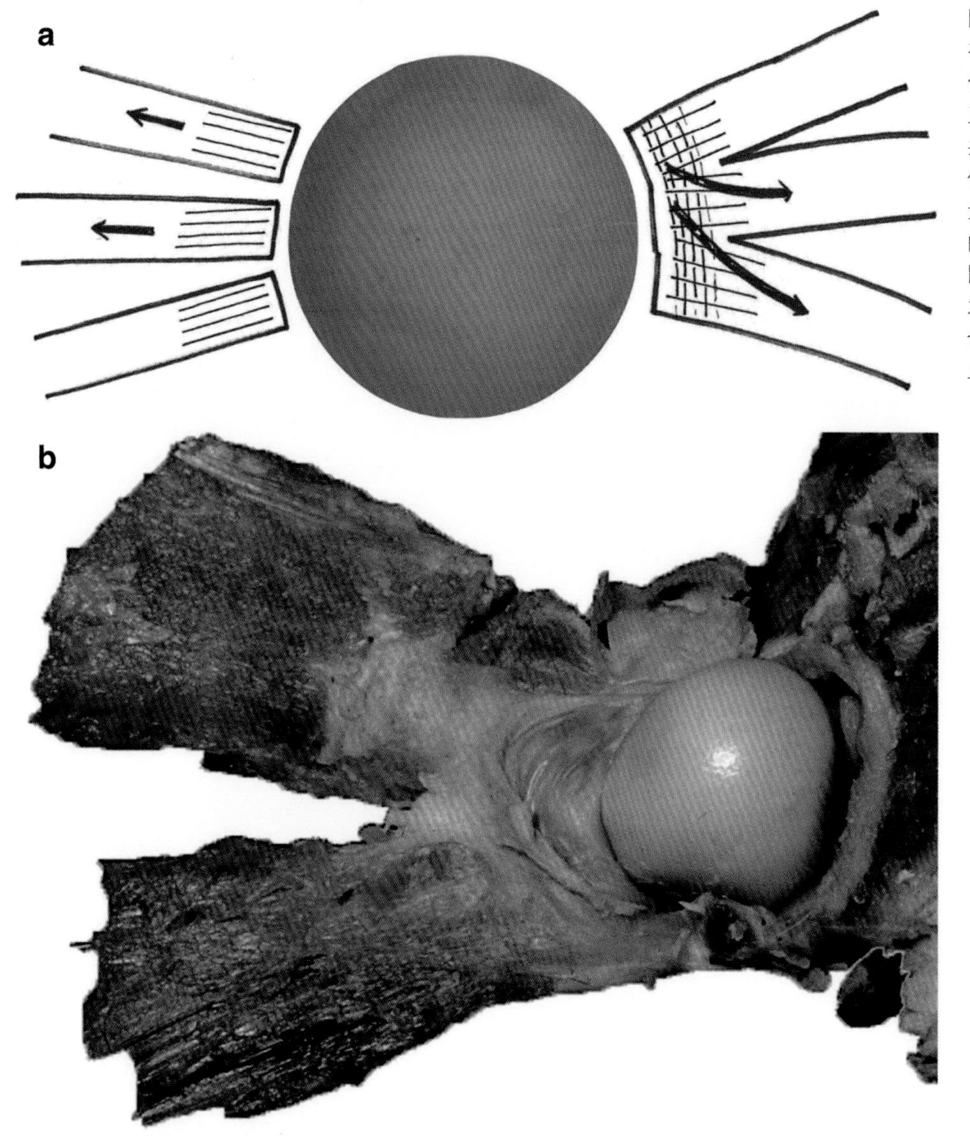

图 39.8 （a）肩袖联合肌腱。在大多数动物中，肩袖肌肉与它们的止点是独立分开的。然而在直立行走的动物中，肩袖肌腱则共同止于结节部。肩袖为关节提供稳定性，并允许肌腱叠加力量，以抬高肩关节并使其在抬高的位置上进行旋转；（b）树袋鼠肩袖的深面。在止于肱骨结节之前，分开的肌肉汇集到一条联合肌腱。注意"肩袖索"，距离止点 1cm

用（例如肩胛下肌上部可以外展或内旋肱骨）。

2. 肩袖肌肉可以协同作用以增加力量（如：冈上肌是主要的外展肌，但可以通过肩胛下肌上部和冈下肌来增强）。

3. 肩袖肌肉可以协同作用改变运动的方向（如：冈上肌可以外展，但在冈下肌的帮助下可以外展并外旋）。

在外展过程中，肩袖和肩胛骨周围肌肉的协同作用。

1. 外展由冈上肌发起，同时三角肌将肱骨头维持在中心位置，斜方肌和肩胛骨周围肌肉维持肩胛骨的稳定。

2. 在中间范围时，三角肌前束和后束、冈下肌和肩胛下肌上部协同作用以外展手臂。

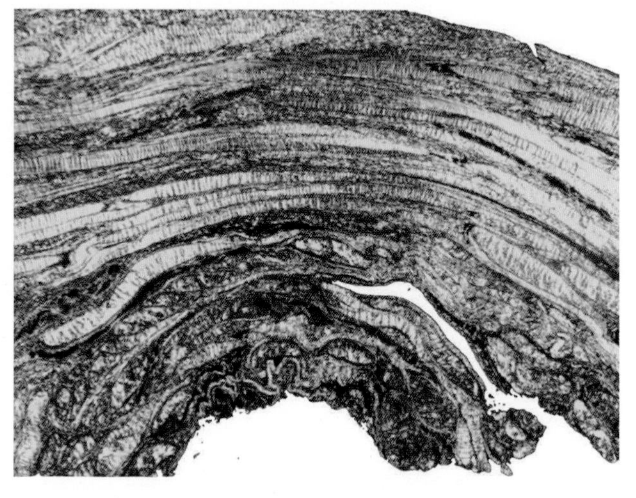

图 39.9 多层交错的肩袖在偏振光下的形态图片

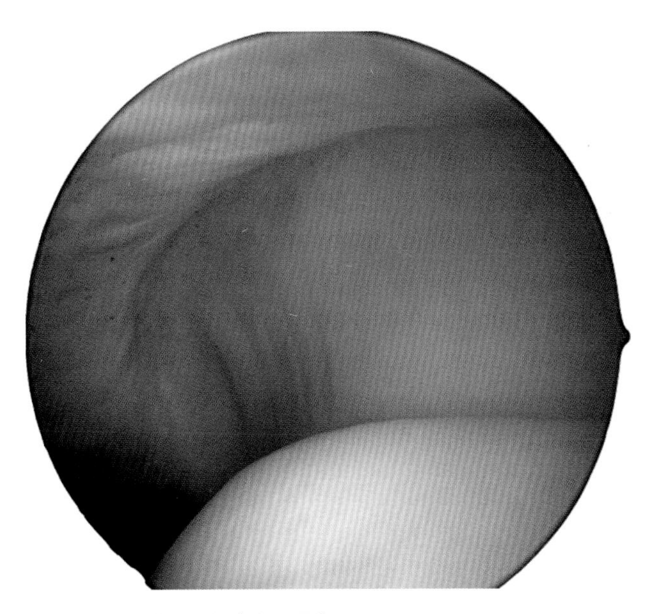

图 39.10　关节镜下肩袖索深面的视图

3. 当超过 135° 时，下斜方肌使肩胛骨旋转以增加外展。同时，三角肌和冈上肌保持盂肱关节的稳定性。

39.4　“龙门架”（喙肩弓）

喙肩弓（CCA）是由锁骨远段、喙肩韧带（CAL）、肩峰和肩胛冈组成的龙门架。喙肩弓（CCA）的“龙门架”这个称号最早由澳大利亚珀斯的医生 Peter Hales 命名。“龙门架”的定义是桥梁式的框架或支撑结构。只有双足动物进化出了这个结构，特别是有臂动物。龙门架是一个能让手臂自身体抬高的进化之一。龙门架在喙肩弓和肩袖之间构成了一个“假关节”。龙门架有不同的组成部分，每个部分都有自己的功能。

龙门架的支柱是喙突和肩胛冈（图 39.11）。它们为喙肩弓提供悬臂支撑。

上表面为斜方肌提供了一个宽阔的附着部，以抬高整个龙门架，并十分有助于增加外展力量。

外侧面为三角肌提供了附着面。三角肌是肩关节强有力的、多羽状的外展肌。它还压缩肩峰下空间，增强肩袖功能。腋神经附着于三角肌的深面，因此，它与三角肌一起移动，而不是与肩袖一起移动。

喙肩弓下表面有较薄骨质的肩峰和喙肩韧带组成。在外展过程中，三角肌收缩以缩小肩峰下间隙，这样肩袖就会紧靠喙肩弓。喙肩弓有一定的弹性，因此，当三角肌收缩时，喙肩弓可以适应施加在其上的作用力。喙肩韧带所处的位置独特，被看作是肩袖和肱骨头的一个有弹性的“软支点”，而且可以把三角肌的拉力由肩峰转移到喙突。喙肩韧带的进化不但可以让人类稳定横向突出的肩峰，反过来又增加了三角肌的杠杆臂和力量。

39.5　肩峰下假关节

肩峰下间隙是肩峰与肩袖之间的一个“假关节”。肩峰下滑囊创造了一个肩袖和喙肩弓之间摩擦力最小的界

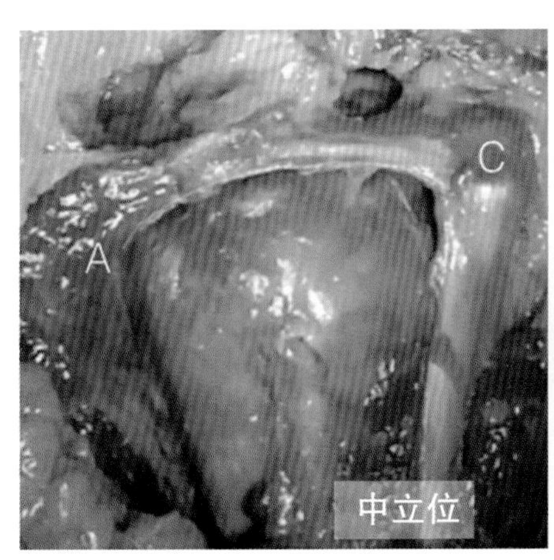

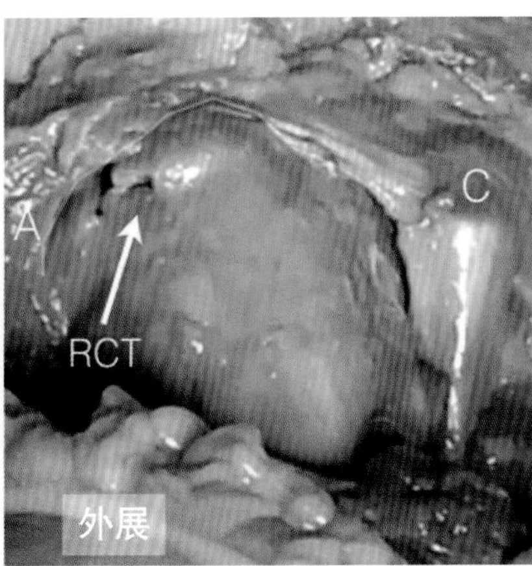

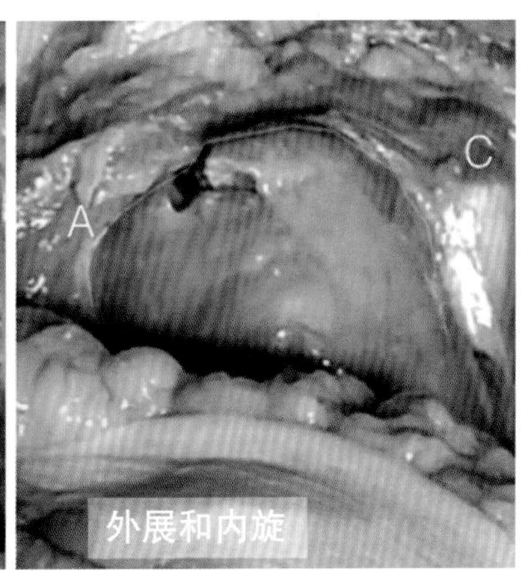

图 39.11　喙肩弓。展示喙肩弓撞击的尸体标本。（a）手臂放在中立位置，喙肩韧带横跨肩袖；（b）肩外展时，肩袖撕裂触及喙肩韧带，可见喙肩韧带在应用力作用下被撑起；（c）在肩外展、内旋时，大结节撞击喙肩韧带。A. 肩峰；C. 喙突；两者之间是喙肩韧带

面。肩外展从 0° 到 90°，冈上肌调动盂肱关节，肌腱穿过肩峰下间隙。从 135° 到 180°，外展主要是肩胛胸壁运动，肩袖平移最小，但肩袖向上紧靠喙肩弓的下表面。

随着年龄的增长，喙肩韧带失去弹性并变硬，进而会在肩袖上施加更大的压力，从而诱发撞击、退变和撕裂。在巨大肩袖撕裂中，肱骨头抬高，假关节消失，形成一个较大的肩峰–肩胛盂–肱骨的关节。在肩袖损伤关节病中，肩峰下可能会被髋臼化。

39.6 肩胛骨轨迹和翼状肩

沿着“肩胛骨轨迹”的正常肩胛骨运动是平滑的，且由多个肩胛骨周围肌肉协调。翼状肩是功能失调的肩胛骨运动。表现为肩胛骨突出。翼状肩的 4 个基本因素包括骨（如锁骨骨折）、关节（如肩胸关节或肩锁关节不稳）、肌肉（如疲劳）和神经（如长胸神经）。

39.7 盂唇

关节囊–盂唇复合体是维持肩关节稳定性的重要因素。下盂唇（5~10 点位）呈凸面圆形，旨在提供缓冲作用。它使关节盂深度增加了 50%。它与关节软骨有一个附着的界面，并有一个坚硬的骨性基础，从而防止盂唇的移动。下盂唇和盂肱下韧带（图 39.12）是一个起到压缩固定作用的复合结构，旨在提供稳定性。

相比之下，上盂唇连接部具有一定的活动性，没有骨性基础，其附着点远离关节盂缘。其横截面是凹形的，本质上与半月板类似，并且遵循关节盂表面的轮廓。上盂唇是一种可移动且有张力的结构。肱二头肌腱的长头是固定在盂上结节的动态结构。但它可以拉动上盂唇和其上附着的盂肱韧带，并增强整个运动范围的稳定性。

39.8 功能和进化

上文描述的“起重机”结构使肩关节可以外展、抬高

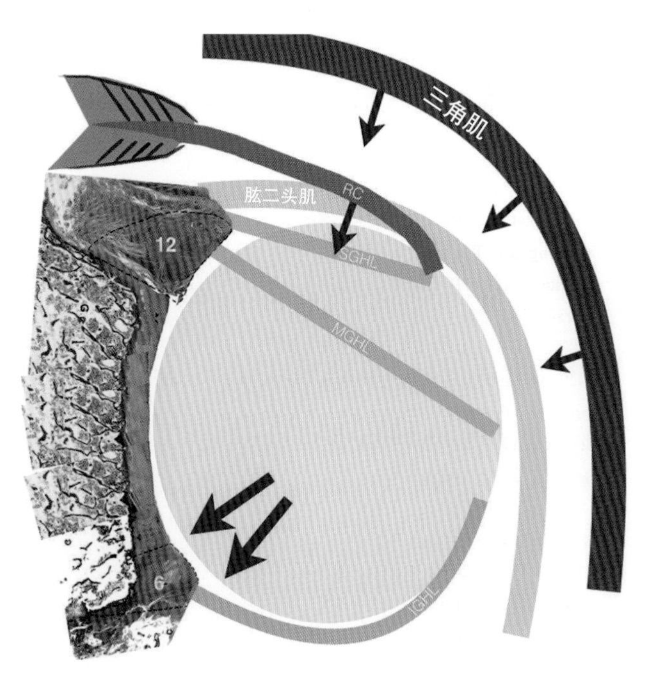

图 39.12 上盂唇和下盂唇。6 点和 12 点位关节盂盂唇的复合组织学图像。(1) 在 6 点位，盂唇是一个压缩固定的组织结构。连接于骨性肩胛盂的下盂唇起到凸起缓冲作用。关节盂、盂唇和关节表面没有缺损。(2) 在 12 点位，盂唇是一个可移动且有张力的结构。凹形的上盂唇附着部“背对”肩胛盂，且在盂唇和关节盂之间有一个线形滑膜裂隙。上盂唇主要由肱二头肌腱主动控制，由盂肱上韧带和盂肱中韧带被动控制。(3) 活动的上盂唇及其附件（肱二头肌、盂肱上韧带和盂肱中韧带）在运动的极端时增加张力，以改善肩关节的包裹和稳定性。肱二头肌、肩袖和三角肌都将肱骨头压在“静态”的下关节盂和盂唇上，以提供关节稳定性。H 和 E 组织学切片

和外旋。一旦手臂放在这个位置，内收肌和内旋肌可以将手带到身体、嘴、胸或腹股沟。非常有优势的进化！

现在手臂可以“自由”地执行其他任务，它为上肢的其他部分创造了更多的机会。随后，其他进化的发展包括增强前臂旋转、投飞镖的手腕运动和屈伸的拇指。拇指使我们能够操纵和捏住小物体，手指允许我们抓更大的物体。手腕是一个万向关节，允许我们在整个手腕运动中提供可控的力量。前臂使我们能够在空间中旋转。肩关节允许手放在空间中并把物体带回身体。因此，肩带的进化使我们现在能够捏、捡、抓、挤、握、放、挡、扔、挂、取回、养育、吮吸、梳理、上厕所，以及最近的书写、打字和发信息。

参考文献

[1] Codman EA, Akerson IB. The pathology associated with rupture of the supraspinatus tendon. Ann Surg. 1931;93(1):348–359.

[2] Kardong KV. The vertebrates. In: Comparative anat- omy, function and evolution. 6th ed. Boston: McGraw- Hill Companies; 2012.

[3] DePalma AF. The classic. Origin and comparative anatomy of the pectoral limb. Surgery of the shoulder. Philadelphia: Lippincott Williams & Wilkins; 1950. p. 1–14. Clin Orthop Relat Res. 2008;466(3):531–542.

[4] Inman VT. Observations on the function of the shoul- der joint. J Bone Joint Surg Am. 1944;26:1–30.

[5] Sonnabend DH, Young AA. Comparative anatomy of the rotator cuff. J Bone Joint Surg. 2009;91(12):1632–1637.

[6] Jeray KJ. Acute midshaft clavicular fracture. J Am Acad Orthop Surg. 2007;15(4):239–248.

[7] Clark JM, Harryman 2nd DT. Tendons, ligaments, and capsule of the rotator cuff. Gross and microscopic anatomy. J Bone Joint Surg Am. 1992;74(5):713–725.

[8] Kolts I, Busch LC, Tomusk H, Raudheiding A, Eller A, Merila M, et al. Macroscopical anatomy of the so-called "rotator interval". A cadaver study on 19 shoul-der joints. Ann Anat Anatomischer Anzeiger: Off Organ Anatomische Gesellschaft. 2002;184(1):9–14.

[9] Di Giacomo G, Pouliart N, Constantini A, De Vita A. Atlas of functional shoulder anatomy. Milan: Springer-Verlag Mailand; 2008.

[10] Burkhart SS, Esch JC, Jolson RS. The rotator crescent and rotator cable: an anatomic description of the shoulder's "suspension bridge". Arthroscopy: J Arthrosc Relat Surg: Off Publ Arthrosc Assoc North Am Int Arthrosc Assoc. 1993;9(6):611–616.

[11] Wickham J, Pizzari T, Stansfeld K, Burnside A, Watson L. Quantifying 'normal' shoulder muscle activity during abduction. J Electromyogr Kinesiol: Off J Int Soc Electrophysiol Kinesiol. 2010;20(2): 212–22.

[12] Bain GI, Galley IJ, Singh C, Carter C, Eng K. Anatomic study of the superior glenoid labrum. Clin Anat. 2013;26(3):367–376.

[13] Howell SM, Galinat BJ. The glenoid-labral socket. A constrained articular surface. Clin Orthop Relat Res. 1989;243:122–125.

[14] Mileski RA, Snyder SJ. Superior labral lesions in the shoulder: pathoanatomy and surgical management. J Am Acad Orthop Surg. 1998;6(2):121–131.

[15] Elser F, Braun S, Dewing CB, Giphart JE, Millett PJ. Anatomy, function, injuries, and treatment of the long head of the biceps brachii tendon. Arthroscopy: J Arthrosc Relat Surg: Off Publ Arthrosc Assoc North Am Int Arthrosc Assoc. 2011;27(4):581–592.